现代临床康复治疗学

主编 王 平 任晓晓 孙 剑 倪祥强
王 琪 潘加谦 叶肖燕

黑龙江科学技术出版社
HEILONGJIANG SCIENCE AND TECHNOLOGY PRESS

图书在版编目（CIP）数据

现代临床康复治疗学 / 王平等主编. -- 哈尔滨：
黑龙江科学技术出版社，2023.2
ISBN 978-7-5719-1781-4

Ⅰ．①现… Ⅱ．①王… Ⅲ．①康复医学 Ⅳ．①R49

中国国家版本馆CIP数据核字（2023）第029282号

现代临床康复治疗学
XIANDAI LINCHUANG KANGFU ZHILIAOXUE

主　　编	王　平　任晓晓　孙　剑　倪祥强　王　琪　潘加谦　叶肖燕
责任编辑	陈兆红
封面设计	宗　宁
出　　版	黑龙江科学技术出版社
	地址：哈尔滨市南岗区公安街70-2号　邮编：150007
	电话：（0451）53642106　传真：（0451）53642143
	网址：www.lkcbs.cn
发　　行	全国新华书店
印　　刷	黑龙江龙江传媒有限责任公司
开　　本	787 mm×1092 mm　1/16
印　　张	31
字　　数	784千字
版　　次	2023年2月第1版
印　　次	2023年2月第1次印刷
书　　号	ISBN 978-7-5719-1781-4
定　　价	198.00元

编 委 会

◎ **主　编**

王　平　任晓晓　孙　剑

倪祥强　王　琪　潘加谦

叶肖燕

◎ **副主编**

陈仕东　刘奕辛　崔丽花

李　瑞　赵　珉　曹莹莹

◎ **编　委**（按姓氏笔画排序）

王　平（枣庄市妇幼保健院）

王　琪（枣庄市妇幼保健院）

叶肖燕（苏州市立医院）

任晓晓（青岛市城阳区人民医院）

刘奕辛（贵州医科大学附属医院）

孙　剑（宜昌市中心人民医院）

李　瑞（襄阳市中心医院）

陈仕东（六盘水市人民医院）

赵　珉（解放军第32298部队）

倪祥强（枣庄市妇幼保健院）

曹莹莹（山东健康集团枣庄中心医院）

崔丽花（菏泽市第三人民医院）

蔺法强（莱钢集团莱芜矿业有限公司职工医院）

潘加谦（肇庆市第一人民医院）

众所周知,预防、治疗、康复三结合既是世界卫生组织强调的,也是我国国家卫生体系的支柱。康复医学是以疾病和损伤引起的功能障碍为研究内容,以物理治疗、作业治疗、语言治疗、康复工程技术及中医康复技术为主要手段,以改善或者消除功能障碍、改善或者恢复患者的日常生活能力及社会参与能力、提高生活质量、促进患者早日回归社会为目标的一门医学学科。康复医学强调以人为本,康复医疗充分体现了生物-心理-社会的医学模式,既有高精尖的科技融入,也有最简单的手法操作。在健康服务业发展的大潮中,康复医疗的发展已成热点,对于实现分层级医疗、分阶段康复的医改方针及全面提升健康水平具有十分重要的作用,其核心理念、基本知识与技能应该为所有医务人员所了解。为此,我们组织相关专家编写了《现代临床康复治疗学》一书。

本书共13章,首先介绍了康复医学基础、康复工程、康复评定技术及康复治疗技术;然后阐述了临床常见疾病的康复,包括神经系统疾病、循环系统疾病、呼吸系统疾病、消化系统疾病的康复治疗等内容;最后对疼痛康复治疗、产后康复治疗、临床营养治疗进行了叙述。本书参考了康复医学相关的国际指南和国内外最新研究进展,以提高康复思维能力和实践技能为主线,特别强调临床实际的应用性和可操作性,以期为患者提供系统、科学、规范的康复服务。本书适合各级医院的康复医师、康复治疗师及康复相关人员参考使用。

由于本书编者较多,每位编者的撰稿及笔调不尽一致,且缺乏经验,在编写的过程中难免有疏漏,如有不妥之处,恳请各位专家、同行及广大读者给予批评指正,以便进一步修订,共同促进康复医学的发展与提高。

《现代临床康复治疗学》编委会

2022 年 11 月

目录

第一章

康复医学基础

第一节　神经生理学基础

一、神经元和神经胶质细胞

(一)神经元的结构

神经系统内含有神经细胞和神经胶质细胞两大类细胞。神经细胞又称神经元,其形态和大小差别很大,是神经系统的结构和功能单位。神经元的形态和功能多种多样,但在结构上大致都可分为细胞体和细胞突起两部分。细胞突起又分为树突和轴突两种,一个神经元可有一个或多个树突,但一般只有一个轴突。细胞体发出轴突的部位称为轴丘。轴突起始的部分称为始段;轴突的末端分成许多分支,每个分支末梢的膨大部分称为突触小体,它与另一个神经元相接触而形成突触。神经元通过胞体或树突接受来自其他神经元或感受器的冲动,通过轴突将冲动传给其他神经元或效应器。轴突和感觉神经元的长树突统称为轴索,它的外面被有神经膜和髓鞘者,称为有髓鞘纤维;有的只有神经膜而无髓鞘,称为无髓鞘纤维。神经元结构见图1-1。

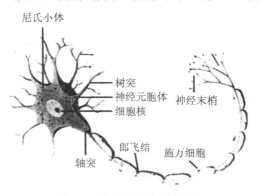

图 1-1　神经元结构示意图

(二)神经元的分类和功能

1.按照神经元突起的数目分类

神经元可分为:①单极神经元,即只有一个胞突,仅见于胚胎时期。②假单极神经元,由胞体发出一个突起后分为两支，一支伸向脑和脊髓，为中央突，相当于轴突；另一支伸向感受器，为外围突，相当于树突。这类神经元主要位于脊神经节和脑神经节。③双极神经元，由胞体发出一个轴突、一个树突，如耳蜗神经节神经元。④多极神经元，由胞体发出一个轴突和多个树突。中枢内的神经元多属此类。

2.按照神经元的功能分类

神经元可分为：①感觉神经元，又称传入神经元，它们接受刺激并将之转变为神经冲动，再将冲动传至中枢神经(脊髓和脑)；②运动神经元，又称传出神经元，它们将中枢发出的冲动传导到效应器(肌肉和内分泌腺)，支配效应器官的活动；③联络神经元，又称中间神经元，是介于感觉神经元与运动神经元之间起联络作用的。

(三)神经纤维的兴奋传导

兴奋在同一细胞内的传布称为传导，而兴奋由一个细胞传至另一个细胞的过程则称为传递。细胞间的兴奋传递有两种：一种是神经元之间的兴奋传递，即突触传递；另一种是神经元与效应器之间的兴奋传递，如神经-肌肉接头的兴奋传递，神经-肌肉接头传递从广义上讲也可视为突触传递。兴奋传递过程首先是神经冲动传至神经末梢处，引起某种化学物质的释放，这种物质称为神经递质；神经递质再以扩散的方式传到另一个神经元或效应器细胞，诱发其产生电位变化，最后完成兴奋的传递。

1.神经纤维兴奋传导的特征

神经纤维传导兴奋具有以下特征：①完整性，神经纤维只有在其结构和功能都完整时才能传导兴奋；如果神经纤维受损或被切断，或局部应用麻醉药时，兴奋传导将受阻。②绝缘性，一根神经干内含有许多神经纤维，但多条纤维同时传导兴奋时基本上互不干涉，其主要原因是细胞外液对电流的短路作用，使局部电流主要在一条神经纤维上构成回路。③双向性，认为刺激神经纤维上任何一点，只要刺激强度足够大，引起的兴奋可沿纤维同时向两端传播。由于轴突总是将神经冲动由胞体传向末梢，表现为传导的单向性，这是由突触的极性所决定的。④相对不疲劳性，连续电刺激神经数小时至十几小时，神经纤维仍能保持其传导兴奋的能力，表现为不容易发生疲劳。神经纤维传导的相对不疲劳性是与突触传导比较而言的。突触传导容易发生疲劳，与神经递质的耗竭有关。

2.神经纤维的传导速度

神经纤维的传导速度与髓鞘有无、纤维直径及温度有密切关系。一般说来，无髓鞘比有髓鞘传导速度慢；直径越大，传导速度越快；温度降低，传导速度减慢，甚至停止传导。

(四)神经胶质特征及功能

1.神经胶质细胞的特征

人类神经系统含有$(1\sim5)\times10^{12}$个神经胶质细胞，其数量为神经元的$10\sim50$倍。神经胶质细胞广泛分布于周围和中枢神经系统，在周围神经系统，有包绕轴索形成髓鞘的施万细胞和脊神经节中的卫星细胞；在中枢神经系统，则主要有星形胶质细胞、少突胶质细胞和小胶质细胞(图1-2)。神经胶质细胞也有突起，但无树突和轴突之分；细胞之间不形成化学性突触，但普遍存在缝隙连接；也有随细胞外K^+浓度而改变的膜电位，但不能产生动作电位。在星形胶质细胞膜上还存在多种神经递质受体。

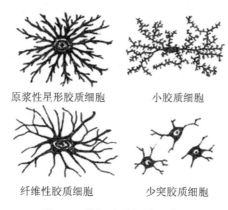

原浆性星形胶质细胞　　　　　小胶质细胞

纤维性胶质细胞　　　　　少突胶质细胞

图 1-2　神经胶质细胞示意图

2.神经胶质细胞的功能

（1）支持作用：星形胶质细胞以其长突起在脑和脊髓内交织成网,构成支持神经元的支架。

（2）修复和再生作用：如脑和脊髓受伤时,小胶质细胞能转变成巨噬细胞,清除变性的神经组织碎片;而星形胶质细胞则能依靠增生来填充缺损,但过度增生则可能形成脑瘤。

（3）免疫应答作用：星形胶质细胞可作为中枢的抗原呈递细胞,其细胞膜上存在特异性的主要组织相容性复合物Ⅱ类蛋白分子,后者能与处理过的外来抗原结合将其呈递给 T 淋巴细胞。

（4）物质代谢和营养性作用：星形胶质细胞一方面通过血管周足和突起连接毛细血管与神经元,对神经元起运输营养物质和排除代谢产物的作用;另一方面还能产生神经营养因子,以维持神经元的生长、发育和功能的完整性。

（5）绝缘和屏障作用：少突胶质细胞可形成神经纤维髓鞘,起一定的绝缘作用。星形胶质细胞的血管周足是构成血-脑屏障的重要组成部分。

（6）稳定细胞外的 K^+ 浓度：星形胶质细胞膜上的钠泵活动可将细胞外过多的 K、泵入胞内,并通过缝隙连接将其分散到其他神经胶质细胞,以维持细胞外合适的 K^+ 浓度,有助于神经元电活动的正常进行。当神经胶质细胞受损而过度增生时,将 K^+ 泵入细胞内的能力减弱,可导致细胞外高 K^+,使神经元的兴奋性增高,从而形成局部癫痫病灶。

（7）参与某些递质及生物活性物质的代谢：星形神经胶质细胞能摄取神经元释放的谷氨酸和 γ-氨基丁酸（GABA）,再转变为谷氨酰胺而转运到神经元内,从而消除氨基酸递质对神经元的持续作用,同时也为神经元合成氨基酸类递质提供前体物质。星形胶质细胞还能合成和分泌多种生物活性物质,如血管紧张素原、前列腺素、白细胞介素及多种神经营养因子等。

二、神经损伤反应

（一）中枢神经损伤反应

中枢神经损伤时,除损伤区域的神经组织直接受损外,由此继发的动力性损伤也很重要,如脑卒中引起的缺血、缺氧继发的神经元细胞膜通透性改变使细胞膜内外离子交换障碍,致使 Ca^{2+} 大量进入细胞内,激活多种蛋白激酶,随后发生细胞内级联事件,大量释放炎性因子,引起神经毒性反应,加重脑损伤。常见的中枢神经损伤病理改变如下。

1.神经元急性坏死

急性缺血、缺氧,以及急性中毒或感染可引起神经元的死亡,表现为神经元核固缩、细胞体缩小变形、细胞质尼氏小体消失,苏木精-伊红(HE)染色细胞质呈深伊红色,称为红色神经元。若细胞坏死后的酶性分解过程继续发展,则可导致细胞核溶解消失,残留细胞的轮廓或痕迹称为鬼影细胞。由缺血引起的红色神经元最常见于大脑皮质的锥体细胞和小脑浦肯野细胞。

2.单纯性神经元萎缩

神经元慢性渐进性变性甚至死亡的过程称为单纯性神经元萎缩,又称神经元的慢性病变。其病变特点表现为神经元胞体缩小、核固缩而无明显的尼氏小体溶解,一般不伴炎症反应;晚期可伴明显胶质细胞增生。

3.中央性尼氏小体溶解

中央性尼氏小体溶解为一种可逆性变性,常由病毒感染、B族维生素缺乏及神经元与轴突断离等因素所致。其病变表现为神经元肿胀、变圆、核偏位,胞质中央的尼氏小体崩解,进而溶解消失,或仅在细胞周边部有少量残余,胞质着色浅而呈苍白均质状。

4.神经元胞质内包涵体形成

神经元胞质内包含体形成可见于某些病毒感染和变性疾病等。其形态、大小和着色不同,分布部位也有一定规律。Parkinson病的黑质、蓝斑等处的神经细胞中的Lewy小体、狂犬病时海马和脑皮质锥体细胞中的Negri小体分别对这些疾病具有诊断意义。

5.神经原纤维变性或神经原纤维缠结

神经原纤维变粗在胞核周围凝结卷曲呈缠结状。其镀银染色为阳性,电镜下为直径7～10 nm双螺旋微丝成分,是神经元趋向死亡的一种标志。此现象除常见于Alzheimer病外,也见于Parkinson病等。

(二)周围神经损伤反应

周围神经损伤是脑神经、脊神经、神经丛、神经索、神经干和末梢神经损害的总称。与中枢神经系统相比,外周神经受损伤的可能性更大,最为常见的是神经被切断或压伤,髓鞘膜脱落也是最为常见的损伤之一。周围神经可由多种致病因素(如外伤、炎症、中毒、营养缺乏、免疫障碍等)损伤,出现明显的病理改变。

1.瓦勒变性

轴突外伤断裂后,受损远端轴突和髓鞘变性、碎裂,被施万细胞和巨噬细胞吞噬;断端近侧的轴突和髓鞘可有同样的变化,一般只波及最近的1～2个郎飞结内而不再进展,但接近胞体的轴突断伤可使胞体坏死。

2.轴突变性

轴突变性是中毒代谢性神经病最常见的病理改变,由于在中毒或代谢障碍条件下,神经细胞蛋白合成障碍,不能供给轴索远端营养,出现由远端开始向近端发展的轴索变性,称为逆死性神经病。其病因一旦纠正,轴突常可再生。

3.神经元变性

神经元变性主要见于感染、中毒、代谢等致病因素,可分别累及感觉性神经细胞、运动性神经细胞和自主神经细胞,造成原发性神经细胞生化代谢紊乱出现形态学改变,表现为神经细胞体变性、崩解和死亡继发的轴突及髓鞘破坏,最后整个神经细胞及其突起崩解坏死,称此为神经元神经病。

4.节段性脱髓鞘

节段性脱髓鞘主要见于免疫介导的自身免疫性疾病,也见于白喉毒素所致的周围神经病和遗传性周围神经病。其病理特点为髓鞘破坏而轴突相对完整保存,脱髓鞘多从郎飞结开始,近端神经根受累严重,远端呈多节段脱髓鞘病变,施万细胞增生,髓鞘再生呈薄髓鞘,节段短再生纤维。严重的髓鞘脱失,偶可致轴突变性。

周围神经疾病的病因繁多,有感染、中毒、外伤、压迫、血管闭塞、营养缺乏、代谢障碍、变态反应、遗传因素等。中毒引起的周围神经疾病最多见,其中有铅、砷等重金属中毒和有机磷农药、异烟肼、链霉素等化学药品及药物中毒。外伤、昏睡和外科手术等机械性压迫可引起单神经或多发性神经损伤。营养缺乏和代谢障碍除维生素缺乏外,糖尿病和各种内分泌障碍均可引起周围神经病。尽管周围神经疾病的病因如此繁多,但一定的毒素或感染却经常作用于一定的神经,如铅中毒作用于桡神经、链霉素容易侵害蜗神经等。因此,对周围神经病的诊断必须依照受累神经的解剖生理确定其损害的部位.同时也要尽可能地明确其病因。

周围神经疾病的症状是以感觉、运动障碍为主,伴有反射和自主神经障碍。由于每条周围神经所包含的感觉、运动和自主神经纤维的比例不同,以及病因和受损部位各异,其临床表现也不全一致。例如,异烟肼中毒性神经炎以感觉障碍为主;白喉性多神经炎以运动瘫痪为主;砷中毒性多神经炎则以自主神经损害比较突出。周围神经疾病在感觉改变中有主观的和客观的感觉障碍,主观感觉障碍表现为疼痛和异常感觉,如针刺感、蚁走感、电灼感和灼痛等,同时伴有神经痛;客观感觉障碍有痛觉、温度觉、触觉和关节觉、音叉振动觉的减低或消失。常见的神经痛有三叉神经痛、坐骨神经痛等。

运动纤维损害时,其所支配的肌肉松弛无力,其瘫痪的程度取决于起病的快慢和受累纤维的多寡。与肌肉瘫痪同时出现肌肉萎缩时,多以上下肢的远端明显,严重的可伴有垂腕、垂足。脑神经损害可有复视、面肌瘫痪、构音障碍、吞咽困难等。周围神经疾病在其损害的范围内,肌腱反射皆减低或消失。自主神经障碍有排汗、血管运动及营养障碍,具体表现为多汗或少汗、血管扩张、皮肤温度增高或减低、发绀、水肿,以及皮肤骨骼的改变。

周围神经损伤后的修复时机很重要,原则上治疗越早越好。其处理的原则:用修复法治疗神经断裂;用减压法解除神经压迫;用松解切除法解除瘢痕粘连或绞窄;去除病因和积极治疗原发病,并根据病情适当采用糖皮质激素或解毒剂,给予 B 族维生素;早期患者宜安静休息,使用镇静药、血管扩张药、透热疗法,并配合针刺治疗,同时还需注意对患肢的护理,保持功能位置,防止压疮发生,给予丰富的营养。恢复期进行理疗、按摩和康复治疗。

三、中枢神经的可塑性

中枢神经可塑性是指中枢神经的修饰能力,这种修饰能力是短期功能改变和长期结构改变的连续统一体。在发育成熟的神经系统内,神经回路和突触结构都能发生适应性改变。在神经损伤反应中,既有现存突触的脱失现象,又有神经发芽形成新的突触连接,病灶周围突触的长时程增强,且可在卒中后数周内形成新的突触,神经损伤后还可以在远离损伤部位神经处出现突触结构改变、数目增减和神经回路改造。中枢神经的可塑性反映了机体神经系统对内外环境刺激发生应变的能力。

(一)大脑的可塑性

1.脑可塑性的生理学基础

从解剖生理学上看,初级感觉运动皮质、视觉皮质和次级感觉运动皮质都包含在感觉、知觉中,基底神经节和丘脑传导通路对运动的计划、知觉和感觉运动的完成起了促进作用。对于运动功能的准备和运动功能的执行起主要作用的是辅助运动皮质和运动前皮质,通过皮质脊髓束来完成其他的下行传导系统的平行抑制通路,小脑的传导系统能够监测运动的输出和执行。初级感觉皮质将躯体感觉信号传输到初级运动皮质,通过感觉信号的传输在很大程度上调节初级运动皮质,而且在初级运动皮质区中共同存在多重和单个传出神经的特性。

对初级运动皮质区的不同部位进行选择性刺激可以产生相同的运动功能,因此通过神经元网状系统控制的单个运动分布在整个初级运动皮质,此网状系统能够使重叠交错的单个肌肉皮质控制区汇集在一起,将一个皮质区分散成多个肌肉的控制点且广泛的相互连接在一起。另外,肢体关节(如肩关节、肘关节、腕关节)的代表区在皮质上不只是一个,而是将邻近的不同关节的靶肌肉集中在一起激活,这种方式将会产生各种各样的运动组合。多重皮质区的协作关系能够使受损功能恢复,这与多种适应性障碍可塑性的机制相一致。

脑卒中后一些因素可能会促进脑功能重建,如神经元膜兴奋性的改变、抑制作用的去除、提高突触的传导、病灶周围的 γ-氨基丁酸能抑制作用的降低和谷氨酸活性的增加。动物模型中受损的部分在初级运动皮质区或人的初级感觉和运动皮质区梗死后,表现出病灶周围区域的激活,这些均表明了在损伤部位周围的突触与失去抑制作用或神经网状结构与进行性激活作用无关。运动功能的恢复可通过锥体系统的功能重组来完成,初级运动皮质区外进行功能重组是一个长时间的过程,同侧初级运动皮质区可能会通过两半球间、皮质网状纤维或直接的皮质脊髓束连接来促进功能的恢复。

2.功能影像学技术与脑的可塑性

目前,多种影像学技术应用到脑的可塑性研究中,正电子发射计算机断层显像(positron emlssion tomography,PET)和功能磁共振成像(functional magnetic resonance imaglng,fMRI)可以描绘脑局部的血流量和连接神经纤维代谢的改变,脑电图和脑磁图可以分析脑活动的电磁现象。脑的功能影像学方法已经在一些研究中得到了广泛的应用。脑卒中后有失语和严重的右侧瘫痪的患者中,他们在 12 个月内运动功能得到了很好的恢复。fMRI、TMS 和脑磁图研究都发现,在患侧大脑半球中的感觉运动区出现了不对称的扩大和后移。伴有患侧大脑半球组织不对称的患者,在进行正中神经刺激的过程中,fMRI 和脑磁图表现出了明显的相关性。

(二)脊髓的可塑性

脊髓损伤动物在伤后不接受任何干预的情况下可出现运动功能恢复,其机制与脊髓自发性可塑性有关。脊髓自发性可塑性由损伤诱发,并有多种表现形式,主要包括损伤部位周围正常轴突芽生、损伤轴突再生性出芽和突触数量增加。脊髓具有可塑性,并贯穿于人的整个生命过程。

在出生后的一段时间内,脊髓可塑性表现最为明显,其作用是帮助个体掌握规范的行为(如步行)和回避疼痛等伤害性刺激;成年后,脊髓可塑性主要在获得和维持新的运动技能中发挥作用,以及补偿因衰老、疾病和创伤所引起的外周和中枢神经系统的变化。脊髓可塑性表现为自发性可塑性和活动(训练)依赖性可塑性两种类型。在正常人,脊髓自发性可塑性主要存在于发育过程中,与神经细胞轴突的生长和数量的增加有关;在轴突找到了合适的生长方向和形成突触后,则主要表现为活动(训练)依赖性可塑性。活动(训练)依赖性可塑性强化与常用的如行为和运动反应等有关的神经联系,其他不常用的则受到抑制,使机体的神经网络变得更有组织和规律。脊髓损伤后,脊髓可塑性由损伤和特殊形式的训练启动,表现为自发性可塑性(损伤诱导的可塑性)和活动(训练)依赖性可塑性两种类型。

轴突芽生、潜伏通路重启、突触效率改变、脊髓神经元回路重组等多种形式是脊髓损伤患者功能恢复的基础。虽然损伤后脊髓可表现出自发性可塑,但这种可塑性存在时间和程度的限制。一般来说,自发性可塑在伤后数分钟到数小时便可出现,可持续到伤后1年,1年以后脊髓运动神经元便出现退变。同时,由于损伤后不同时期脊髓内环境的变化使这种自发性可塑受到限制,如急性期的继发性损伤、炎性反应因子、髓磷脂释放的轴突生长抑制因子、瘢痕形成等,因此在合适的时间内采取有效的治疗策略,使中枢模式发生器重新激活、脊髓神经元回路重组,最大限度地增强脊髓的活动(训练)依赖性可塑性,将有助于优化现有治疗方案,进一步促进脊髓损伤患者的功能恢复。

四、神经再生与脑功能重组

(一)中枢神经损伤后的神经再生

20世纪80年代的成年哺乳动物中枢神经系统(CNS)损伤后不能再生和恢复的理论受到挑战,这种概念上的突破主要基于两方面的试验事实:①把外周神经节段移植进脊髓,观察到损伤的脊髓神经纤维能够长距离地延伸。这一发现清楚地显示成年哺乳动物的脊髓神经元仍然保持着再生的能力,从根本上改变了人们对整个神经再生领域的认识。②人们注意到中枢神经系统内的微环境对受损神经的存活和再生至关重要。其中,抑制性因素被认为可能起着更重要的作用。中枢微环境中除了抑制因子外,还存在神经生长因子、黏附分子和轴突诱向分子等诱导生长的因子,他们又促进神经再生的有利环境。

成功的神经再生必须达到以下条件:①必须有一定数量的神经元成活,因轴突再生所需的结构和功能性物质只能在细胞体内合成;②再生的轴突必须生长足够的距离,穿过受损的部位;③再生的轴突必须定位于合适的靶细胞,形成功能性连接。目前,促进神经再生与修复的策略主要是通过促进内在的再生能力和消除外在的抑制因素两大途径进行。在中枢神经系统再生研究过程中,形成了两个重要的研究方向:一个是研究和改变中枢神经内在的生长能力,在这个方向上,目前的研究主要是试图了解控制中枢神经系统和外周神经系统(PNS)神经元存活和轴突生长的信号途径,从而对细胞内的信号途径实现干预;另外一个是解决中枢神经系统再生的环境问题,如利用移植的细胞或神经块,提供损伤神经元再生长的合适环境,试图增强受损神经的再生。在过去的20年内,对中枢神经系统发育和损伤的动物研究获得了许多令人瞩目的进展,为今后临床上更好地促进中枢神经系统再生带来了希望。例如,神经营养因子(NTF)的应用、消除髓鞘蛋白的抑制作用、干细胞及组织移植等为中枢神经系统损伤后神经再生与修复提供了新的可能途径,部分治疗方式目前已应用于临床,具体疗效尚待进一步证实。

中枢神经系统再生障碍的原因相当复杂,损伤区胶质瘢痕形成、神经营养因子缺乏及抑制性蛋白存在等均影响到中枢神经再生,即使体内所有再生抑制因素被克服,也不一定能保证成年动物中枢神经系统损伤神经成功再生,其功能的完全恢复也非仅仅依赖于神经组织成功再生,人类大脑和脊髓组成的中枢神经系统再生和修复目前仍是长期困扰神经科学界的一大难题。值得注意的是,康复训练可以调节细胞分裂的速度、新生神经元的生存,并把新生神经元整合到已有神经环路,良好的饮食和睡眠、合理的临床治疗、积极的康复治疗能最大限度地改善患者生活及社会参与能力,这才是神经再生的本质意义所在。

(二)周围神经损伤后的神经再生

正常的神经功能有赖于轴突的双向轴浆转运。一方面,通过顺行转运的神经介质和神经营养因子刺激神经末梢和效应器,保持所支配效应器活力与功能;另一方面,通过逆行转运的神经营养因子及神经诱导因子,从而促进神经轴突的再生和趋化、定向生长。周围神经损伤在临床非常多见,属于常见创伤或其并发症。其损伤性质不同于一般的组织损伤,它本质上归属于细胞损伤的范围,神经束断裂后所有组成该神经束的神经纤维的神经元均发生细胞损伤;同时,导致神经轴突的连续性中断、神经的传导和支配作用丧失,也就是自神经元胞体方向传来的指令性神经冲动不能传导至末梢靶细胞,所以经由顺行轴浆运输系统运输的神经介质和营养靶细胞的物质也不能继续运输至神经末梢,导致神经丧失了对靶器官、靶细胞营养、支配功能和其他作用。末梢靶器官、靶细胞丧失神经支配后,逐渐产生结构上和功能上失神经改变,如肌肉萎缩和纤维化、感觉小体变性消失、运动终板变性、坏死等;而且,发自靶器官、靶细胞的向心性神经冲动不能到达胞体,经逆行轴浆运输系统运输的、产自靶器官的靶细胞及对神经元胞体有重要神经营养价值的因子也不能转运到达神经元胞体,这些都对神经元的生存与功能的维持有着直接影响,因此周围神经损伤后将导致整个神经元的损伤反应。

典型的周围神经的再生过程为周围神经损伤,但神经元胞体存活,启动近端轴突尖部的再生、出芽过程,胞体近端轴突的出芽与延伸及近端再生轴突在合适的微环境和必要条件下,长入相应远端施万细胞基膜管中,并且一直延长至神经末梢,最终重新与相应的末梢靶器官恢复建立突触联系,重建其正常的结构特征和生理特征,神经重新支配的末梢靶器官并逐步恢复因轴突断裂失神经支配而发生的结构变化。周围神经损伤后的功能恢复有赖于其轴突成功再生,成功再生应包括以下几点:①损伤神经元胞体的存活和功能正常;②损伤神经近端轴突芽生与延伸;③再生轴突与效应器重新建立突触联系;④神经再支配的靶器官的复原;⑤轴浆运输恢复。因此,周围神经损伤后的第一要务就是及时地恢复神经干的连续性,全力避免神经元死亡,积极促进轴突再生,有效防止效应器萎缩。

近些年,修复周围神经损伤的外科技术取得了很大程度发展,尤其是显微外科技术在周围神经损伤修复中的应用极大地促进和改善了神经吻合理念和技术。但运动性轴突和肌肉运动终板必须重建联系,再生的轴突才可能最终成熟;同样,感觉性轴突必须与感觉末梢器官必须相连,才能保证感觉功能恢复,而错位的对接生长不能恢复理想的神经功能。另外,康复治疗及早介入可防止末梢靶器官、靶细胞丧失神经支配后的结构上和功能的改变,如肌肉萎缩和纤维化、感觉小体变性消失、运动终板变性、坏死等,从而为神经再生后保证末梢靶器官的功能状态,以达到功能的最佳恢复。

(三)康复治疗对脑功能重组的影响

脑卒中后可塑性的改变是由于患侧大脑组织的自然恢复或治疗干预导致的。在康复治疗过程中,可以利用不同的技术来评估各种干预的影响。强制性训练是治疗干预技术的一种,在进行强制性训练之前,患侧大脑半球的运动皮质有少量的运动输出波图,治疗后运动输出波增加了近40%。这些改变与临床症状明显的改善有关,推测只是训练过程中增加了患侧上肢的使用和减少了健侧上肢使用导致的。治疗后运动映射中心向中侧移动表明了脑区的复原,在对动物的脑磁图研究中获得类似的结果。PET 和 fMRI 两方面的研究表明,主动和被动的特定康复治疗程序都可以诱导脑激活模式的改变,在成年人患侧脑中的可塑性是可以加工处理的。皮质下脑卒中的患者经过 3 周的强化康复治疗后,患侧大脑半球中初级感觉运动皮质的激活程度明显增加;慢性期的脑卒中患者进行患侧上肢强化训练可以逆转激活作用的模式,使健侧大脑半球中的初级运动皮质激活作用改变为患侧大脑半球的激活作用,同时伴随手和手指控制能力的明显改善。这个研究结果的临床意义在于,在患侧大脑半球中,被动运动对感觉运动皮质的影响与主动运动

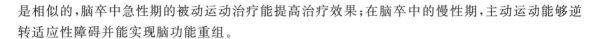

是相似的,脑卒中急性期的被动运动治疗能提高治疗效果;在脑卒中的慢性期,主动运动能够逆转适应性障碍并能实现脑功能重组。

五、脑老化

随着社会老龄化形势不断严峻,脑老化问题也日益引起医学界的广泛重视,众多学科都对脑老化的不同领域展开了广泛而深入的研究。在正确认识脑老化的基础上,通过对其机制、治疗与预防等的深入研究让人们能够更好地认识脑老化所带来的严重后果,以及正确选择预防和治疗措施,以有效的措施改善和提高老年人的生活质量。

(一)脑老化概述

脑老化是指随着年龄的增长,大脑组织结构、功能、形态逐渐出现的衰退老化现象,并表现为一定程度的脑高级功能障碍,其中认知功能减退是其重要特征之一。脑老化是一种正常生理现象,与病理性大脑变性(如阿尔茨海默病)有着本质的区别,不应该把脑老化看成是脑的病理现象。从生物学角度来看,脑老化是继脑自然生理过程中的发育阶段与成熟阶段后脑必然要经过的一个自然阶段,是脑生理三大阶段中的最后一个阶段,所以脑老化理所当然也属于一种生理现象。当进入到脑老化阶段后,大脑便逐渐开始出现各种各样的神经系统功能紊乱而逐渐明显地出现神经退行性改变,这是符合"生长—发育—退化"这一自然法则的,也是老年时期脑的必然表现和结果。

(二)研究脑老化的重要性

当今世界人口老龄化已经成为一个非常严峻的问题,老年人的数量占总人口数量的比例逐年上升,成为一个庞大的群体。而在老年人人群中,脑老化已经是一个非常常见的情况,轻者可以导致记忆力减退、反应迟钝、健忘、动作协调性差、联想学习记忆障碍等,脑老化发展严重后很有可能出现阿尔茨海默病、帕金森病(PD)等病理性疾病。由于脑老化引起的认知功能衰退甚至阿尔茨海默病、帕金森病等的发生会给老年人的健康及生活质量带来极大的影响,对于家庭和社会而言,无疑增添了沉重的经济负担和社会负担,甚至会影响到社会经济的发展。脑老化研究有利于改善和提高老年人的健康和生活质量,也有利于更全面阐述生命现象的本质(老化阶段),所以加强脑老化的研究已经是新时代的迫切需要。

(三)脑老化的相关机制

脑老化是一个复杂的、多因素的过程,没有一个单一的过程可以解释老化的具体机制。目前比较认可的机制有钙稳态学说、线粒体学说、自由基代谢紊乱、自噬调节失常、神经递质紊乱等,此外还有关于内分泌、氧化应激、蛋白聚集、炎性反应、遗传学、免疫学等方面的各种研究,都从不同的方面揭示了脑老化的相关机制。

1.神经细胞凋亡

凋亡又称细胞程序性死亡,是一种由基因控制的主动的细胞死亡方式。近年来,脑老化被看作是环境因素作用于神经元,引起神经元凋亡的结果。研究表明,神经细胞在发育过程中有50%的细胞凋亡,这是具有重要生理意义的细胞自然死亡。它在与年龄有关的衰老过程中可能是正常的,但不适当的或者是加速的细胞凋亡在的慢性神经退变性疾病的细胞死亡发生、发展中可能起着一定作用。

2.稳态学说

海马突触可塑性是Ca^{2+}依赖性的,随着年龄增长可以引起Ca^{2+}稳态失调,改变突触传递的阈值,易化突触的抑制,影响神经元属性和神经网络的活动。Ca^{2+} 稳态变化与衰老和认知功能障碍有着密切关系。

3.线粒体学说

随着年龄的增加,胞核内脂褐素的堆积破坏磷脂膜结构、线粒体 DNA 突变不断累积呈不均匀分布、跨膜电位的破坏引起促凋亡因子释放,这些改变都影响脑细胞功能的异常。

4.自噬调节

自噬作用主要是清除降解细胞内受损伤的细胞结构、衰老的细胞器及不再需要的生物大分子等。自噬作用失调将导致细胞异常甚至死亡。研究证明,自噬失调与多种神经退行性疾病相关。目前,导致自噬功能障碍的机制仍然不明确。

5.神经递质分泌紊乱

乙酰胆碱(ACh)、单胺类递质[5-羟色胺(5-HT)、肾上腺素、去甲肾上腺素、多巴胺(DA)]等都是神经活动重要的神经递质。随着年龄增长,神经递质系统内酶的活性出现不平衡,导致不同递质系统间的协调活动随之出现不平衡。例如,正常人大脑中锥体外系运动功能的调节取决于DA、ACh 和 GABA 的平衡,随着年龄增长,基底神经节内上述 3 个递质系统间的协调活动逐渐失衡,使运动能力减退,甚至出现运动性障碍等帕金森症状。

21 世纪社会老龄化是人类历史上前所未有的重大挑战,与之相应的年龄相关性疾病也必然随之增加,成为医学界面临的巨大挑战。其中,脑老化及其相关疾病也就成为人们关注的焦点之一,很多学科包括组织化学、细胞化学、病理化学、生理药理学、神经分子生物学等都对此开展了深层次的研究。随着各个学科对脑老化的系统性研究,相信脑老化过程中尚不清楚的一系列疑团不久将被一一解开,使人们能够更好地认识脑老化进程并针对性地制订相应的策略,以提高老年人的生活质量、减轻家庭和社会负担,为应对老龄化社会作出贡献。

(王　平)

第二节　人体发育学基础

一、概述

人体发育学主要研究人体生命全过程及其变化规律的科学,它的研究对象包括了人的胚胎和胚后的发育、婴幼儿及青少年的发育、中年人的成熟及老年人的衰老。其研究范围包括人体的正常发育(生理功能、心理功能和社会功能)、异常发育及发育评定。人体发育学是一门多学科交叉的新兴学科。

(一)基本概念

1.生长

生长是指儿童身体器官、系统和身体形态上的变化,以身高(身长)、体重、头围、胸围等体格测量表示,是量的增加。

2.发育

发育是指机体的功能成熟,主要是指生理、心理和社会功能发育,重点涉及儿童的感知发育、思维发育、语言发育、人格发育和学习能力的发育等,是质的改变。生长和发育两者紧密相关,生长是发育的物质基础,生长的量变可在一定程度上反映身体器官、系统的成熟状况,生长和发育两者共同表示机体量和质的动态变化过程。

3.成熟

成熟是指人体的结构和功能有机结合成为稳定的、完全发育的状态;心理学的成熟是指内在自我调节机制的完成和完善状态。自我调节机制决定了个体发育方向、发育顺序等一系列过程。

4.衰老

衰老是指人的生理功能明显衰退及出现老年性疾病的现象。它是一个严格的单向不可逆性的生命编程过程,或者说人的延续只能通过世代更替的方式来完成。衰老机制主要有端粒成因说、自由基学说、衰老的基因学。

(二)生理功能发育

生理功能发育研究人体发育的生物学因素,包括运动功能、语言功能、感觉功能、行为等各种生理功能的建立和发育过程。不同年龄阶段具有不同的生理功能的特点。

(三)心理功能发育

心理功能发育主要研究人的认知功能(感知、注意、记忆、智能、思维、想象)、情绪和情感等个性特征的发育过程与特点。不同年龄、不同个体具有不同的心理发育特征。

(四)社会功能发育

社会功能发育主要研究人的适应性行为、亲社会行为和侵犯行为、社会交往等发育过程与特点。不同年龄、不同个体具有不同的社会功能特征。

(五)生长发育障碍

个体的生长发育过程受内在因素或环境因素的影响,称为生长发育障碍。生长发育障碍包括形态结构的生长障碍和功能的发育障碍,如婴幼期的自闭症和智力低下、儿童期的注意缺陷、多动障碍症、学龄期的学习困难等。

(六)生长发育的评定

生长发育的评定是研究生长发育中如生长与运动功能、语言与认知功能、情感发育与社会功能、生物因素和心理因素与社会因素等之间的关系,从中找出决定和影响生长发育的诸多因素,探索促进正常生长发育、抑制异常生长发育的理论依据和实践方法。

二、主要发育理论

(一)达尔文的进化论

该理论从生物学的角度,提出发育是由"斗争"的结果决定的这一观点。达尔文发现,各种生物都有很高的繁殖率;自然界各种生物的数量,是在一定时期内保持相对稳定的;生物普遍存在着变异。达尔文由此得出了两个推论:①自然界物种的巨大繁殖潜力之所以未能实现,是由于生存斗争所致。②在生存斗争中,具有有利变异的个体得到最好的机会保存自己和生育后代,具有不利变异的个体在生存斗争中就会遭到淘汰。达尔文把生存斗争所引起的这个过程称为"自然选择"或"适者生存"。通过长期的、一代又一代的自然选择,物种的变异被定向地积累下来,逐渐形成了新的物种,推动着生物的进化。

(二)格塞尔的成熟理论

格塞尔是美国著名儿童心理学家,主要研究婴幼儿行为发展。他认为遗传学的程序可能决定了生长发育的整体顺序,提出年龄是成熟理论中衡量人类发育成熟度的一个核心变量。在大量的观察和资料分析的基础上,格塞尔提出儿童行为发育的五个方面:①粗大动作;②精细动作;③言语行为;④适应性行为;⑤个体和社会行为。

格塞尔在此基础上设计和建立的《格塞尔发育量表》成为最著名的行为发育测量方法。Brazelton新生儿行为评估量表、丹佛发育筛查测验、Bayley 行为发育量表等均是在此基础上设计出来的国内外常用的婴幼儿发育评价方法。

(三)埃里克森的心理社会发育理论

埃里克森是美国的精神分析医师,其人格发展学说结合了生物学因素、文化因素和社会因素,认为自我过程在个人及其周围环境的交互作用中起着主导和整合作用。埃里克森提出人格发育八个阶段的理论,即人格的发育是一个逐渐形成的过程,每个阶段都有其固有的社会心理危机,如果解决了冲突,完成了每个阶段的任务,就能形成积极的个性品质;否则将形成消极的品质,以致产生心理障碍。八个阶段为:①信任对不信任(0~1 岁);②自主性对羞怯疑虑(1~3 岁);③主导论性对内疚(3~6 岁);④勤奋对自卑(6~12 岁);⑤亲密对孤立(20~40 岁);⑥创造对停滞(40~60 岁);⑦完善对沮丧(老年期)。

(四)皮亚杰的认知发育阶段理论

皮亚杰是当代著名的发展心理学家,是认知学派的创始人。他认为,主体通过动作对环境的适应是认知发育的真正原因。智力发育的内在动力是失衡,因为失衡而寻求恢复再平衡的心理状态,从而产生了适应;适应时需要发挥个体的适应能力,因此促进其智力继续发育。人的认知发育过程是一个具有质的差异的连续阶段,皮亚杰将认知发育划分为四个阶段(表 1-1)。

(五)弗洛伊德的精神分析理论

弗洛伊德(S.Freud)是奥地利精神病学医师和心理学家,提出存在于潜意识中的性本能是心理发育的基本动力,是决定个人和社会发展的永恒力量。弗洛伊德将一个人的精神世界分为三个层次,即"本我""自我"和"超我":①"本我"是与生俱来的,包含各种欲望和冲动,是无意识的、非道德的,服从于"快乐原则"。②"自我"是从"本我"中发展而来,代表人们在满足外部现实制约的同时,满足本我的基本冲动的努力,是有意识的、理性的,按"现实原则"行事。当儿童逐渐能区分自己和外界,"自我"便开始出现。③"超我"代表着社会的伦理道德,按"至善原则"行动,限制"自我"对"本我"的满足。

弗洛伊德提出人格的发展经历了五个阶段,即口唇期、肛门期、性器期、潜伏期和生殖期。在这些阶段中,满足过多或过少都可能产生固着现象,即发育停滞在某个阶段、延迟甚至倒退,也可能产生病理现象。

表 1-1　皮亚杰的认知发育阶段理论

阶段	年龄	行为特征
感知运动阶段	0~2 岁	主要通过感觉动作来认识外部世界,个体的认知离不开动作,这是人类智慧的萌芽阶段。按照发展顺序,这一阶段包括了反射练习、动作习惯、有目的动作、图式的协调、感觉动作和智慧综合共 6 个时期
前运算阶段	3~7 岁	由于语言的掌握,儿童可以利用表象符号代替外界事物,进行表象思维。虽然这一阶段的儿童在形式上有明确的逻辑过程,但因为他们无法摆脱自我中心,因此思维具有刻板性和不可逆性

阶段	年龄	行为特征
具体运算阶段	8～11岁	可以进行完整的逻辑思维活动,但他们的思维活动仅限于比较具体的问题,还不能对假设进行思维。思维具有可逆性和守恒性
形式运算阶段(逻辑运算阶段)	12岁至成年	能作出假设,已经能对事物进行非常抽象的系统的和稳定的逻辑思维。思维的全面性和深刻性已经具备

三、发育的调控与失控

正常的胚胎发育决定于正常的染色体组型,染色体在正常发育中具有重要作用。基因型是人体从双亲获得的遗传信息所赋有的特性。人体在不同发育时期表现出来的形态、结构、生化等特征称为表型。人体由基因型控制发育,同时其表型又受到环境因素与基因型的共同影响。发育是基因型与表型的结合,受遗传和环境的相互作用的调控。

(一)发育与遗传

遗传信息主要是编码在细胞核内基因组 DNA 的一级序列,发育受遗传信息的控制。基因通过其编码产物蛋白质的变化控制发育分化中细胞的特性,因此发育受遗传程序的控制。遗传特性通过发育表现出来,没有遗传就没有发育,没有发育也就无所谓遗传。

异常的发育包括先天异常、胎儿死亡及早产儿等,可以由体内和体外两种因素引起。由遗传因素(突变、非整倍性、易位)引起的异常称为畸形,如唐氏综合征是由 21 号染色体异常导致的畸形。

(二)发育与环境

环境对决定人体表型有时起关键作用。由外源因素(化学物质、病菌、放射线或高温)引起的人体发育异常称为干扰作用,引起干扰作用的因子称为致畸因子,致畸因子常在某一关键发育时期发挥作用。对每个器官发生来说,其最关键的时期是生长和结构形成阶段。尽管受精后15～60天是人体许多器官形成的关键时期,但不同器官的关键发育时期各不相同,心脏主要在第3～4周之间形成,此时心脏对环境因子最敏感;外生殖器则在第8-9周对环境因子最敏感;而大脑和骨骼从第3周直至妊娠结束乃至出生后一直对环境因子敏感。

(三)发育失控

发育失控是指超出正常发育程序的生命过程和现象,可以发生在个体生活中的任何阶段。在胚胎期,发育程序的偏离可造成发育终止或者畸胎出现;在婴幼儿期,发育程序的异常可发生发育的迟缓或迟滞(如脑性瘫痪、智力低下等);在成人期,发育程序的失控可能造成严重的病理状态(如变态反应和自身免疫疾病及癌症);在老年人期,发育的失控可造成衰老。

四、胎儿期的发育特征

胚胎发育的过程要经过受精、卵裂、原肠胚形成、神经胚形成和器官形成等几个主要的胚胎发育阶段才能发育形成早期胎儿,然后生长发育为成熟胎儿。

(一)胎儿宫内发育分期

卵子和精子的结合称为受精。胎儿的发育起始于受精后的产物,即一个含有 46 条染色体的二倍体细胞——受精卵。受精激活卵细胞的代谢过程,启动受精卵的卵裂,开始胚胎的发育。正常妊娠期分为 3 个时期:①胚芽期(0～2,受精卵形成到子宫内着床;②胚胎期(1～8 周),受精卵迅速分化,逐渐形成组织和器官系统;③胎儿期(9~40周),生长迅速,机体构造复杂化,器官系统部分生理功能开始分化,为出生后的生存做好准备。胎儿胎龄的计算以妊娠妇女末次月经的第1天算起,通常以37~42妊娠周(260~293天)为正常妊娠期。

(二)胎儿发育特征

1.主要器官系统的生理功能发育

正常胎儿的神经系统在妊娠中期到出生后18个月之间发育最快。在胎儿发育早期,主要是神经元数量增多,胎儿后期则主要是细胞的增大和神经轴突的分支及髓鞘的形成。神经系统最易受到宫内生长发育障碍的影响,可发生畸形或出生后出现功能障碍和智能落后等体。胎儿期第10~18妊娠周,如果在此时期妊娠母体营养不足,可造成成神经细胞数目减少,形成脑发育不良;胎儿期第19~28妊娠周,由于脑室周围血管解剖的特点、压力被动型脑循环、胶质细胞发育和其易损性,如果在此期出现脑低灌注则易导致脑白质发育不良;胎儿期第29周以后髓鞘开始发育,胶质细胞迁移,是脑室周围血管发育的活跃期,如果在此期发生缺血、缺氧则易导致髓鞘发育不良、脑室周围白质软化。

胚胎期后,胎儿的生理功能也获得稳步发展;从3个月开始,胎儿能够吞咽和排尿;6个月以后,胎儿能够呼吸和哭泣;7个月以后具备子宫外存活能力,胎儿在出生前最后的3个月里其发育的速度变慢;8个月时,胎儿皮下脂肪开始生长发育,这对胎儿出生后的存活有重要意义。

2.胎儿的运动与行为发育

(1)运动发育:胎儿时期的反射和胎动可为最初的运动形式。第8周时,接触、压迫、振动等机械刺激均可引起胎儿的反射活动。以后随着中枢神经系统的结构和功能的成熟,反射运动呈现多样化。第9周出现自发运动,最初的运动为呼吸、摄取、排泄等自律神经功能为主的运动,以后逐渐发育成屈曲、反射等防御功能相关的运动,进一步出现把握、表情、姿势的支撑和站立反射等功能。胎动是指胎儿在母体内自发的身体活动或蠕动,妊娠5个月时母亲就能明显感觉到胎儿。

(2)行为发育:经B超研究发现,当母亲发觉自己妊娠时,胎儿已经有原始的蠕动;妊娠2个月起,胎儿有游泳样运动和有皮肤感觉;妊娠3个月时,胎儿会吸吮自己的手指及碰到嘴的手臂或脐带;妊娠4个月时,胎儿可以听到子宫外的声音,可以通过听到透过母体的频率为1 000 Hz以下的外界声音,因此此时实施胎儿音乐教育是可行的。胎教是指胎儿的教育,以音乐教育、运动教育、言语教育、光照教育为主。妊娠5个月时,胎儿能记住母亲的声音并对这熟悉的声音产生安全感,能熟练、认真地吸吮手指。妊娠6个月时,胎儿能在羊水中嗅到母亲的气味并记在脑中。妊娠7个月时,胎儿能用舌头舔自己的手,并开始发育视觉,对宫外的声音会有喜欢或讨厌的行为反应,开始具有发声功能,可以通过母亲的活动感觉昼夜的周期。妊娠8个月时,胎儿能辨出音调的高低强弱并对此有敏感反应,味觉感受发达,能辨别苦与甜,如遇子宫收缩或外界压迫时会踢子宫壁进行抵抗,能感知母亲的高兴、激动、不安和悲伤,并做出不同的反应。

3.胎儿的异常发育

受遗传因素或环境因素的影响,出现身体有明显畸形的胚胎或新生儿称为畸胎;胎龄足28周,不足37周的活产婴儿称为早产儿;出生体重低于1 500 g者称为极低出生体重儿;胎儿在出生前或婴儿在出生时脱离母体后不能立即独立呼吸,或婴儿的头部遭受损伤引起脑出血,影响脑神经细胞的氧气供应称为宫内窘迫;严重状态时可出现胎儿死亡,称为死胎或死产。

五、婴幼儿期的发育特征

自胎儿娩出、脐带结扎至生后 28 天为新生儿期,此期实际包含在婴儿期内。自胎儿娩出、脐带结扎至 1 周岁之前为婴儿期。自 1 周岁至满 3 周岁之前为幼儿期,此期是小儿生长发育最迅速的时期。小儿神经与心理发育是小儿生长发育的一个重要方面,与体格发育相互影响,包括从新生儿期到学龄期前儿童的低级到高级的感知、运动、语言、心理功能及社会功能的发育。心理功能包含认知功能(感知、记忆、思维、注意、想象)和情感与情绪、性格与气质等个性特征。

(一)生理功能的发育

神经心理发育的基础是神经系统的生长发育。小儿大脑皮质功能发育较形态发育慢。脑细胞的分化从胎儿 30 周左右持续到生后 1 岁半。中枢神经结构的髓鞘化是从脊髓向脑干大脑发育的过程,约在 1 岁半完成。

(二)感知、运动、语言的发育

新生儿期有很好的感觉功能,视感知、听感知有了迅速的发展。

1.粗大运动发育

粗大运动发育是指抬头、翻身、坐、爬、站、走、跳等运动发育,是人类最基本的姿势和移动能力的发育。与婴幼儿粗大运动发育密切相关的反射发育包括原始反射、立直反射和平衡反应。姿势运动发育的顺序遵循如下规律:①动作沿着抬头、翻身、坐、爬、站、走和跳的方向发育;②离躯干近的姿势运动先发育,然后是离躯干远的姿势运动的发育;③由泛化到集中、由不协调到协调发育;④先学会抓握东西,然后才会放下手中的东西;⑤先能从坐位拉着栏杆站起,然后才会从立位到坐下;⑥先学会向前走,然后才会向后倒退着走。

2.精细运动能力

精细运动能力是指个体主要凭借手及手指等部位的小肌或小肌群的运动,在感知觉、注意等心理活动的配合下完成特定任务的能力。精细运动活动均以抓握物体、将手伸向物体、随意放下物体、腕关节可在各个方向活动 4 项基本动作为基础。精细运动与姿势和移动、上肢功能和视觉功能的发育是一个互相作用、互相促进的共同发育的过程。

运动发育总规律:①自上而下或头尾规律;②由近及远;③由粗到细;④从泛化到集中,从不协调到协调;⑤先取后舍。

手的抓握动作发育规律:①由无意识抓握向随意抓握发育;②由手掌的尺侧抓握向桡侧抓握发育;③由不成熟的抓握模式(全手掌抓握模式)向成熟的对指抓握模式发育;④由抓握物体向放开物体发育。动作发育的总结:一动二仰三抬头,四抓五翻六会坐,七滚八爬九扶站,一岁独站又能走。

3.语言发育

语言是表达思想、观念、感情等心理过程的,与智力发育密切相关。言语、文字、手势、其他视觉及听觉信号都属于语言范畴。语言发育包括发音、理解、表达和交流。语言发育的总结:一哭二音三咿呀,四笑五学六反应,七妈八爸九再见,一岁能叫物品名。

新生儿期感知、运动、语言发育的常用评定方法有粗大运动功能评定(gross motor functionmeasure,GMFM)、功能独立性评定(functional independence measure,FIM)、新生儿行为测试、Gesell 发育评定量表、Baylcy 发育评定量表等。

(三)认知功能的发育

动作发育始于新生儿的无条件反射和随之发展起来的条件反射活动,动作发育为认知功能发育创造条件,为具体形象思维及概念的发育奠定了基础。早期的动作发育水平标志着认知功能发展的水平。在婴儿认知发育检查中,大动作与精细动作的发育是检查的一个重要方面。儿童的言语能力的发展促进了抽象概括性和随意性的初步发展。通过动作,儿童与客观世界建立了直接的相互作用的关系,建立了自我和客体概念,并产生了自我意识和最初的主客体的分化;同时,社会性和情感也进一步发展。认知发育的总结:一看二听三协调,四认(物)五要六认人,七懂八观九要抱,一岁喜憎有分明。

(四)异常发育

异常发育包括运动功能障碍(如脑性瘫痪等)、言语或语言障碍、孤独症、重症身心发育障碍等可由先天因素、遗传因素或后天的环境因素所致。无论发育障碍的种类和程度如何,对儿童来说都有发育的可能性和潜在发育能力。因此,只有应用康复手段,才能抑制异常发育、充分挖掘潜在的发育能力。

六、学龄前期和学龄期发育特征

学龄前期是指3周岁后(第4年)到入小学前(6~7岁)的时期。此时体格发育速度较婴幼儿期减慢,达到稳步增长,而智能发育更趋完善,求知欲强,能做较复杂的动作,学会照顾自己,语言和思维能力进一步发展。3岁开始形成个性基础,对今后的个性特点具有重要影响。

学龄期又称儿童期,是指从入学起(约满6周岁)到12周岁进入青春期前的时期,也是小学阶段的时期。此时期发育所面临的问题是认知学习能力的获得和提高。

(一)生理功能发育

由于运动和感觉区域神经元的髓鞘化一直到6岁才完成,因此学前儿童仍然显得眼手协调能力较低和动作较笨拙;大脑半球的偏侧化也仍在继续,左右的优势得到进一步加强。学龄前期骨骼肌的发育还处于不平衡阶段,大肌群发育早,小肌群发育还不完善,而且骨骼肌的力量差,特别容易受损伤。学龄前期是儿童学习语音的最佳时期,口头言语或外部言语占明显地位,顺序性发展最好,逻辑性较差,决定了这个时期思维的具体形象性特点的因素之一。

(二)心理功能发育及指导

学龄前期儿童的无意注意达到了高度发展,而有意注意还在逐步形成中;思维的主要特点是它的具体形象及进行初步抽象概括的可能性;机械记忆占主导地位,无意记忆的效果优于有意记忆的效果,且以无意的形象记忆为主。学龄前期是儿童个性最初开始实际形成的时期。学龄儿童的运动更加协调和准确,大脑皮质的抑制能力也相对加强了,已能对自己的欲望和情感进行自我控制;分析综合能力加强,能进行复杂的联想、推理、概括、归纳等抽象思维活动;通过系统学习知识,词汇大量增加,理解力、注意力和记忆力变得更有意识;自我评价的稳定性逐渐加强,开始逐渐用行为特征、心理特点、价值和态度等抽象词汇评价他人;更加关心他人对自己的看法,尤其是老师和同学的看法。家庭的教育方式尤为重要。

(三)心理行为问题

心理行为问题主要包括行为障碍或异常、学习障碍、智力低下等。

七、青春期的发育特征

青春期是由儿童发展到成人的过渡时期。它从体格生长突增开始,到骨骼完全愈合、躯体停止生长、性发育成熟而结束。

(一)生理功能发育

在神经内分泌作用下,身体迅速生长,出现生长突增。男童、女童具有不同的体型:男童较高,肩部较宽,骨骼肌发达结实;而女童较矮,臀部较宽,身材丰满。另外,第二性征与性功能开始发育,男性出现遗精,女性月经来潮。

(二)心理功能发育

青春期儿童感知觉、记忆、注意等认知能力的改善和提高,能更有效地完成学习任务;抽象思维、推理能力快速发展,能运用抽象、形式逻辑的归纳或演绎方式去思考、解决问题,发现事件的多样性,以系统的方法提出假设并试验各种可能的解决办法。青春期以抽象思维占主导地位,其逻辑推理能力加强、运用假设的能力增强、思维中残留自我中心特征、自我意识逐步成熟、成人感和独立意向发展。

(三)青春期心理卫生问题

青春期容易出现青春期焦虑症、青春期抑郁症、青春期强迫症、青春期癔症等,应加强青春期的心理卫生咨询和健康教育。

八、成人期的特征

成人期包括青年期、成年期、老年期。不同时代、不同国家、不同民族划分人的年龄标准不尽相同,受多种因素制约。

(一)青年期

青年期年龄大致是 18~25 岁,标志着生理功能发育已处于完全成熟的阶段,认知功能也已获得较大提高,人格特性也渐形成。在此阶段,青年人将面临就业、恋爱等一系列问题,导致各种心理纠葛和矛盾,若能妥善地解决这些矛盾,就能适应这一时期的社会生活,顺利地进入成年期;否则会带来许多心理问题,引发精神心理疾病。

(二)成年期

成年期是从 25~60 岁人生跨度最长的时期。WHO 于 1991 年提出关于划分年龄分期的标准,中年期一般指 45~60 岁的人群。

1.生理功能特点

进入中年期,机体的各个组织、器官、系统的生理功能便开始走向衰退。一般认为,30 岁以后的个体,其生理功能的衰退平均每年以 1% 左右的速度递增。由于组织器官的功能开始衰退,各类疾病发生的危险性也增高。

2.心理功能特点

处在人生旅途"中点站"的中年人,生理功能由盛转衰,而心理功能则处于继续发展和相对稳定的阶段。中年期是个体心理能力最成熟的时期,但心理能力的状况也因人而异,主要与个体的个性心理如理想、信念、世界观、人生观和性格等因素有关。只有锐意进取、开拓创新、与时俱进、正确认识社会与自我,才能保持心理上的青春活力。中年期心理发育特征主要表现为:①智力有明显的上升或下降;②情绪稳定,心理平衡;③意志坚定,自我意识明确;④个性成熟,特点鲜明;⑤压力增大,心理冲突增多。

3.亚健康问题

此期应注意防范中年人心理疲劳和围绝经期综合征。中年人心理疲劳是指中年人的心理活动过激或不足,使神经系统紧张程度过高或长时间从事单调、厌烦的工作而引起疲劳。轻者表现为体力不支、注意力不易集中、容易出现错觉、思维迟缓、语言功能差、情绪低落,并同时伴有工作效率低、错误率上升等现象。持续发展将导致头痛、眩晕、心血管和呼吸系统功能紊乱、食欲下降、消化不良及失眠等,严重者将导致中年夭折、英年早逝。围绝经期综合征是指中年后期因内分泌功能紊乱表现为情绪的变化,如焦虑、抑郁、烦躁等,以及阵发性潮湿、出汗、心烦等为主的自主神经功能紊乱的症状。女性围绝经期是指妇女绝经前后的一段时期。

(三)老年期

老年期的定义,各国规定的年龄不同。1982年,中华医学会老年医学学会建议:45～59岁为老年前期,60～89岁为老年期,90岁以上为长寿期。

1.生理功能特点

人的机体各器官生理功能正常是其赖以生存的基本条件。各器官衰老是人类不可抗拒的自然规律,表现为须发由黑变白或脱落、颜面部皱纹增多、皮肤松弛及色素沉着、眼睑下垂、耳聋眼花、牙齿脱落、脊柱弯曲、步态缓慢、反应迟钝等,为整体水平的衰老;器官的衰老则表现为许多重要酶的活力下降、代谢缓慢、储备能力下降、组织的萎缩、实质细胞数量减少及某种微量元素的缺乏或过高等,导致其生理功能的改变,易患各器官系统的老年性疾病,如阿尔茨海默病(AD)、老年性白内障、老年性耳聋、骨关节退行性变、糖尿病、原发性高血压、冠状动脉粥样硬化性心脏病(冠心病)、骨质疏松症、前列腺肥大、老年斑等。

2.心理功能特点及问题

老年期心理变化的主要特点表现有:①身心变化不同步;②心理发展仍具潜能和可塑性;③心理变化体现出获得和丧失的统一;④心理变化存在较大个体差异。老年期心理变化表现为情绪变化大、记忆力减退、思维衰退、智力衰退、人格改变(完善感与失望感、厌恶感)、人际关系变化,要注意防范老年骨质疏松症、老年性颈椎病、阿尔茨海默病的发生。

（王　平）

第三节　运动学基础

一、运动学概念

运动学是研究人体活动时,神经、肌肉、骨骼、关节的生物力学和运动生理变化的一门学科,是研究活动时机体各系统生理效应变化的科学,以生物力学和神经发育学为基础,以作用力和反作用力为治疗因子,以改善身、心的功能障碍为主要目标。

二、骨与关节的运动学

(一)人体运动的面与轴

人体运动的面与轴是以人体运动的基本姿势为基准来划分的,人体运动的基本姿势定义为身体直立,面向前,双目平视,双足并立,足尖向前,双上肢自然下垂于体侧。

1.人体运动的面(图 1-3)

(1)横截面:此面与地面平行,将人体分为上下两部分。

(2)冠状面:此面与地面垂直,将人体分为前后两部分。

(3)矢状面:此面与地面垂直,将人体分为左右两部分。

2.人体运动的轴(图 1-3)

(1)矢状轴:矢状面与横截面相交所形成的前后贯穿于人体的直线。

(2)额状轴:冠状面与横截面相交所形成的左右贯穿于人体的直线。

(3)纵轴:矢状面与冠状面相交所形成的上下贯穿于人体的直线。

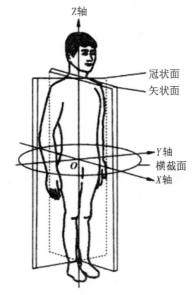

图 1-3 人体运动的面与轴

(二)关节运动的常用术语

1.屈曲与伸展

关节的屈曲与伸展运动是指组成关节的骨骼以关节为中心所作的运动。组成关节的两骨逐渐接近,角度变小称为屈曲。组成关节的两骨逐渐远离,角度增大称为伸展(图 1-4)。

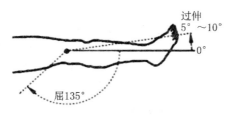

图 1-4 屈曲与伸展

2.内收与外展

关节的内收与外展运动是指肢体以矢状轴为中心在冠状面上所作的运动。远离躯干为外展,靠近躯干为内收(图 1-5)。

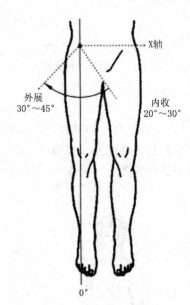

图 1-5   内收与外展

3.内旋与外旋

关节内旋与外旋运动是指肢体以肢体长轴为中心在水平面上的运动。转向躯干的运动为内旋,转离躯干的运动为外旋(图 1-6)。

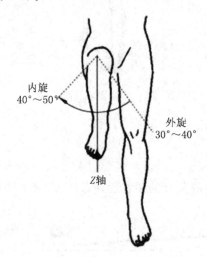

图 1-6   髋关节的内旋与外旋

(三)人体的力学杠杆

1.杠杆原理

任何杠杆均分为三个部分,力点、支点和阻力点。以 0 表示支点,F 为作用力点,则 FO 为动力臂;W 为阻力点,则 WO 为阻力臂。F×FO＝W×WO(图 1-7)。

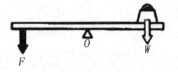

图 1-7   杠杆原理

2.人体的杠杆分类

肌肉收缩时骨骼和关节的运动都符合杠杆原理。在人体上,力点是肌肉在骨上的附着点,支点是运动的关节中心,阻力点是骨杠杆上的阻力,与力点作用方向相反。根据力点、支点和阻力点的不同位置关系可分为 3 类杠杆。

(1)平衡杠杆:第一类杠杆,支点位于力点与阻力点之间,主要作用是传递动力和保持平衡,故称为平衡杠杆。支点靠近力点时有增大运动幅度和速度的作用,支点靠近阻力点时由于动力臂相对较长,因此可以省力。如肱三头肌作用于鹰嘴产生伸肘动作,由于肌肉附着点接近肘关节,故手部有很大的运动弧度。

(2)省力杠杆:此类杠杆阻力点位于力点和支点之间,力臂始终大于阻力臂,因此可用较小的力来克服较大的阻力,故称为省力杠杆。如足承重时跖屈使身体升高,其特点是阻力点移动的力矩小于肌肉的运动范围(图 1-8)。

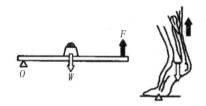

图 1-8　省力杠杆

(3)速度杠杆:此类杠杆力点位于阻力点和支点之间,因动力臂始终小于阻力臂,力必须大于阻力才能引起运动,故不省力,但可以获得较大的运动速度和幅度。如肱二头肌引起屈肘动作,运动范围大,但作用力较小(图 1-9)。

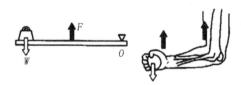

图 1-9　速度杠杆

三、肌肉的运动学

(一)肌肉的类型

根据肌细胞分化情况可将其分为骨骼肌、心肌和平滑肌。多块骨骼肌的协同作用才能使关节活动准确、有效,按其在运动中的作用不同,分为原动肌、拮抗肌、固定肌和协同肌。

1.原动肌

原动肌在运动的发动和维持中一直起主动作用,收缩时能产生特定运动。

2.拮抗肌

拮抗肌指那些与原动肌作用方向完全相反或发动和维持相反运动的肌肉。关节活动的稳定性、动作的精确性及防止关节损伤有赖于原动肌与拮抗肌的协调运动。

3.固定肌

将肌肉近端附着的骨骼作充分固定,以发挥原动肌的动力作用,这类肌肉即为固定肌。如在肩关节,当臂下垂时,冈上肌起固定作用。

4.协同肌

多个原动肌跨过多轴或多个关节时,就能产生复杂的运动,需要其他肌肉收缩来消除某些不良反应,辅助完成某些动作,这种具有辅助作用的肌肉称为协同肌。

在不同的运动中,一块肌肉可担当不同的角色。有时由于重力的作用或抵抗力不同,即使在同一运动中,同一块肌肉的作用也会改变。

(二)肌细胞结构和收缩

人体各种形式的运动主要是靠一些肌细胞的收缩活动来完成,各种收缩活动都与细胞内所含的收缩蛋白质—肌凝蛋白和肌纤蛋白的相互作用有关。

成人肌纤维呈细长圆柱形,直径约 60 μm,长可达数毫米乃至数十厘米。在大多数肌肉中,肌束和肌纤维都呈平行排列,它们两端都和由结缔组织构成的腱相融合,后者附着在骨上。通常四肢的骨骼肌在附着点之间至少要跨过一个关节,通过肌肉的收缩和舒张,就可能引起肢体的屈曲和伸直。每条肌纤维由大量的肌原纤维组成,肌原纤维的全长均呈规则的明、暗交替。分别称明带和暗带。暗带的长度较固定,在暗带中央有一段相对透明的区域称 H 带,它的长度随肌肉状态的不同而有变化,在 H 带的中央有一条横向的 M 线。明带的长度是可变的,在肌肉安静时较长,收缩时变短,明带的中央有一条横向的暗线,称Z线,肌原纤维上每两条 Z 线之间的结构称为肌小节。肌小节的明带和暗带包含更细的、平行排列的丝状结构,称为肌丝。暗带中含有的肌丝较粗,称为粗肌丝;明带中的较细,则称为细肌丝。细肌丝由 Z 线结构向两侧明带伸出并深入暗带和粗肌丝处交错和重叠,肌肉被拉长时,肌小节长度增大,使细肌丝由暗带重叠区拉出,明带长度也相应增大。

当肌细胞收缩时,可见 Z 线互相靠拢,肌小节变短,明带和 H 区变短甚至消失,而暗带的长度则保持不变,这是细肌丝在粗肌丝之间向 M 线方向滑动的结果。

(三)肌肉的收缩形式

1.等长收缩

肌肉收缩时长度保持不变而只有张力的增加称为等长收缩。它的作用主要是维持关节的位置,由于肌肉作用的物体未发生位移,所以未对物体做功。

2.等张收缩

肌肉收缩时只有长度的变化而张力基本保持不变称为等张收缩。因肌肉收缩时带动关节的运动,能使物体发生位移,所以它对物体做了功。人体四肢的运动主要是等张收缩。

(1)等张向心性收缩:肌肉收缩时肌纤维向肌腹中央收缩,肌肉的起始点相互接近,长度变短,如肱二头肌的收缩引起的肘关节屈曲。

(2)等张离心性收缩:肌肉收缩时肌纤维的长度变长,肌肉起始端远离,此时的肌肉收缩是为了控制肢体的运动速度,如下蹲时,股四头肌收缩但其长度延长,其作用是控制下蹲的速度。

离心性运动的机械效率高而耗氧量低,因此离心性运动消耗的能量少。离心性运动的另一优点是,与向心性运动相比较,在相同的收缩速度下,肌肉作最大自主性收缩和产生最大力矩时。神经肌电活动则只表现为次最大活动。而且,反复地进行离心性收缩训练也可以增加肌肉对抗运动性延迟性肌肉疼痛的能力。

一般情况下,人体骨骼肌的收缩大多是混合式收缩,既有张力的增加又有长度的变化,而且总是张力增加在前,当肌张力增加到超过负荷时,肌肉收缩才出现长度的变化从而产生运动。

3.等速收缩

等速收缩指肌肉收缩时关节的运动速度保持不变,其产生的张力可变。等速收缩产生的运动称为等速运动。

(四)骨骼肌收缩与负荷的关系

影响骨骼肌收缩的主要因素有前负荷、后负荷和肌肉的收缩力。

1.前负荷

前负荷指肌肉收缩前已存在的负荷,它与肌肉的初长度关系密切。在一定限度内,肌肉的初长度与肌张力成正比关系。

2.后负荷

后负荷指肌肉开始收缩时承受的负荷。在一定限度内,肌肉的收缩速度与后负荷成反比关系。

3.肌肉收缩力

肌肉收缩时所产生的力临床上简称肌力,其大小受肌肉的生理横断面、肌肉的初长度、肌纤维走向与肌腱长轴的关系、骨关节的杠杆效率及肌肉的营养状态等很多因素的影响。缺氧、营养不良、酸中毒等因素可降低肌肉的收缩能力,而钙离子、肾上腺素则可增强肌肉的收缩能力。

(王 平)

第四节 运动对机体的生理效应

一、消化系统

适宜的运动对消化系统能产生良好的作用:由于运动时要消耗较多的能量,反射性地促进消化系统的功能,加强营养素的吸收和利用,增进食欲;运动时能促进膈肌、腹肌较大幅度的舒张、收缩,造成对胃肠相应的挤压作用,促进胃肠蠕动,防治便秘;促进胆汁合成和排出,减少胆石症的发生。但饱食后,不宜进行剧烈运动,因为此时运动会减少胃肠的供血量,影响消化吸收功能;同时过度震荡充满食物的胃肠,牵拉肠系膜,会诱发疼痛,甚至引起呕吐。

二、呼吸系统

运动可增加呼吸容量,改善 O_2 的吸入和 CO_2 的排出,运动可提高吸氧能力的 $10\%\sim20\%$;由于在运动起始阶段。因呼吸、循环的调节较为迟缓,致使摄氧量水平不能立即到位,而是呈指数函数曲线样逐渐上升,称为工作的非稳态期,需经过一段时间逐渐达到摄氧量的稳定状态,因此在运动时要逐渐增加运动量,避免因突然剧烈运动而导致摄氧量的严重不足。

三、循环系统

在运动时为了增加氧气和能量的供给。心排血量增多,血液循环明显加快。心率增加是致心排血量增多的主要因素,占 $60\%\sim70\%$,而其他因素占 $30\%\sim40\%$,因此,运动时心血管系统的反应中,心率增加最明显。

　　心排血量增多和血管阻力因素可以引起相应的血压增高,由于代谢增加,运动肌肉中的动脉扩张,血管阻力明显下降,不运动的组织中的血管收缩,血管阻力增加,但其总的净效应是全身血管阻力的降低,一般情况下,运动时收缩压增高,而舒张压不变。机体运动时产生一系列复杂的心血管调节反应,既保证了运动的肌肉有足够的血液供应,同时保证重要脏器如心、脑的血液供应。

四、中枢神经系统

　　中枢神经根据周围器官不断传入的信息对全身器官的功能起调控作用。反射是神经系统功能活动的基本方式,运动是中枢神经最有效的刺激形式,所有的运动都可向中枢神经提供感觉、运动和反射性传入;运动可提高神经活动的兴奋性、灵活性和反应性,多次重复的运动训练,可使大脑皮质建立暂时性的条件反射,对大脑的功能重组和代偿起着重要作用;运动可锻炼人的意志,增强自信心。

五、运动系统

(一)运动对骨骼肌的影响
　　运动是保持骨骼肌功能的主要因素,系统训练可使肌纤维生化、形态及功能发生改变。
　　1.力量训练
　　力量大和重复次数少的训练可增加肌肉力量和体积,这是肌肉横截面面积增加的结果。力量训练主要增加肌肉的力量,而对耐力无明显影响。
　　2.耐力训练
　　耐力训练的结果是肌肉产生适应性变化,耐力训练对肌纤维内的线粒体的影响比较明显,随训练的增加线粒体的数量和密度也增加,肌肉能量供应也相应增加。对耐力训练而言,选择的阻力负荷应以 20 次动作以上为宜。
　　3.爆发力训练
　　爆发力训练指持续数秒至 2 分钟的高强度训练,能量供应主要来源于储存的磷酸肌酸分解为 ATP 及葡萄糖的酵解,由于其主要依赖于无氧代谢途径供能,又称无氧训练。无氧训练所产生的人体适应性变化主要表现为磷酸肌酸储存量的增加,另外,参与糖酵解的某些酶的活性也增加,但这种酶活性的变化比有氧训练的变化小得多。

(二)运动对骨代谢的影响
　　运动时的加压和牵伸对维持骨的结构和代谢起着重要的促进作用,骨受力增加可刺激其生长,使骨皮质增厚、骨量增加、骨小梁结构增强;刺激软骨细胞,增加胶原和氨基己糖的合成,防止滑膜粘连,有利于关节功能的恢复;运动提供的应力使胶原纤维按功能需要有规律的排列,促进了关节骨折的愈合;关节负荷过大、过度使用或撞击都可影响关节软骨的功能,单一的冲击或反复的损伤均可增加软骨的分解代谢,成为进行性退变的始动因素。适量的跑步运动可增加关节软骨的蛋白多糖含量与压缩硬度,增加骨骼未成熟者关节软骨的厚度。

(三)运动对肌腱的影响
　　运动训练能增加胶原的合成。增加肌腱中大直径胶原纤维的百分比,使肌腱承受更大的张力,运动训练对肌腱的结构和力学性质有长期的正面效应。

六、运动对代谢的影响

(一)运动对糖代谢的影响

糖的分解代谢是人体运动时骨骼肌细胞获得能量的主要方式,糖的分解供能途径包括:①无氧条件下葡萄糖或糖原经酵解生成乳酸;②有氧条件下葡萄糖或糖原经三羧酸循环进行有氧氧化生成水和二氧化碳;③葡萄糖经磷酸戊糖途径被氧化为水和二氧化碳。其中有氧氧化是糖分解的最重要途径,是长时间大强度运动的重要能量来源。短时间剧烈运动时,糖酵解供应的能量越多,人体的运动能力就越强。

(二)运动对乳酸代谢的影响

肌肉收缩时,不仅在无氧代谢时产生乳酸,而且在各种运动(即便在安静)时也有乳酸产生;乳酸的清除随着乳酸浓度的升高而相应加快,使乳酸的产生和清除形成动态平衡,运动可以加速乳酸清除。

(三)运动对血糖的影响

肌肉对血糖的摄取是通过肌肉毛细血管扩张,血流量增大,胰岛素释放相对增加,促进血糖进入肌细胞,加速糖原合成来完成的。一般在低强度运动时增加2~3倍,剧烈运动时增加4~5倍。随着运动时间的延长,运动肌摄取、利用血糖的量保持上升趋势。

(四)运动对脂质代谢的影响

血浆甘油三酯、磷脂、胆固醇、胆固醇酯和载脂蛋白以不同比例结合在一起构成各种脂蛋白而存在,运动中脂肪能量供应随运动强度的增大而降低,随运动持续时间的延长而增高。因此,耐力运动可以使人体的血脂减少,血浆高密度脂蛋白浓度增高,低密度脂蛋白和极低密度脂蛋白浓度降低,对于预防和治疗肥胖、冠状动脉粥样硬化性心脏病(冠心病)、动脉粥样硬化等非常有益。

(五)运动对蛋白质代谢的影响

正常情况下成人体内蛋白质分解的速率等于合成速率,绝大多数蛋白质的数量保持不变。长时间运动时,引起蛋白质分解代谢进一步增强,蛋白质分子分解成氨基酸后除经过糖异生作用维持血糖稳定外,氨基酸的直接氧化和促进脂肪酸的氧化利用,对维持运动能力起重要作用。

（王 平）

第五节 制动对机体的影响

制动的形式有局部固定、卧床和瘫痪,长期制动可引起废用综合征,主要见于急性病或外伤而长期卧床者。长期卧床或制动可增加新的功能障碍,加重残疾,并可累及多系统的功能。

一、消化系统

长期卧床可使胃肠蠕动减弱,消化液分泌减少,胃内食物排空减慢,食欲下降,造成消化吸收不良,可致低蛋白血症;胃肠蠕动减弱,食物残渣在肠道内停留时间过长而造成便秘。

二、呼吸系统

患者卧床数周后,全身肌力减退的同时,呼吸肌肌力也下降,卧位时胸廓外部阻力加大。不利于胸部扩张,肺的顺应性变小,肺活量明显下降;卧位时膈肌的运动受影响,使呼吸运动幅度减小;长期卧床使下部支气管壁附着的分泌物较上部为多,而气管纤毛的功能下降,卧位时咳嗽无力,分泌物黏附于支气管壁而排出困难,致使分泌物沉积于下部支气管中,容易诱发沉积性呼吸道感染。

三、循环系统

严格卧床者,基础心率加快,舒张期缩短,将减少冠状动脉血流灌注,因此,长期卧床者即使从事轻微的体力活动也可能导致心动过速;直立位时血液流向下肢,这是血管内血液静压的作用,卧位时此静压解除,这些多余的血液流向肺和右心,使中心静脉压升高,抗利尿激素释放减少,尿量增加,导致血浆容量减少。长期卧床的患者易发生直立性低血压,其发生机制有:①由于重力的作用使血容量从中心转到外周,即血液由肺和右心转向下肢;②交感-肾上腺系统反应不良,不能维持正常血压。

四、中枢神经系统

运动是对中枢神经系统最有效的刺激,制动以后,由于各种感觉输入减少,对中枢神经系统的刺激减少,导致中枢神经系统的反应异常,可以产生感觉异常、痛阈下降、焦虑、抑郁、情绪不稳、易怒等异常行为。

五、运动系统

(一)对肌肉的影响

制动对骨骼肌肌力和耐力均有明显影响,肌肉体积减小,肌纤维间的结缔组织增生,非收缩成分增加。导致肌肉单位面积的张力下降。肌力下降。制动的第一周肌肉重量下降最明显,长时间卧床。肌肉局部血流量减少及其营养供应降低,最终导致失用性肌肉萎缩。

(二)骨骼与关节骨的正常代谢

主要依赖于日常对骨的加压和牵伸作用,制动后肌肉对骨骼加压和牵伸作用明显减弱,由于内分泌变化的影响,骨的代谢出现异常,骨吸收加快,特别是骨小梁的吸收增加,骨皮质吸收也很显著,导致骨质疏松。关节制动超过6小时,关节囊内的渗出开始增加,超过12小时活动关节时会产生明显的疼痛,长期制动,关节周围韧带变得脆弱而易于断裂,由于关节囊内组织增生导致纤维结缔组织和软骨面之间发生粘连,继而关节囊收缩,最终导致关节挛缩。

六、泌尿系统

卧床时由于抗利尿激素的分泌减少,尿量增加;由于骨组织中的钙转移至血中的量增多,产生高钙血症;血中多余的钙又经肾排出,产生高钙尿症;卧床后1～2天尿钙即开始增高,5～10天内显著增高;高钙尿症和高磷尿症为结石形成提供了物质基础;腹肌无力和膈肌活动受限、盆底肌松弛、神经损伤患者神经支配异常而导致括约肌与逼尿肌活动不协调。都可能导致尿潴留,由于排尿不畅等原因还常常引起尿路感染。

七、代谢与内分泌

长期卧床往往伴有内分泌和代谢障碍。

(一)负氮平衡制动

导致抗利尿激素的分泌减少而多尿,尿氮排出明显增加,加上蛋白质摄入减少,可出现低蛋白血症、水肿和体重下降。短期卧床所造成的负氮平衡较易恢复,而长期卧床所造成的负氮平衡则需较长时间才能恢复。

(二)负钙平衡

由于骨的代谢出现异常,大量钙进入血液导致高钙血症,血液中过多的钙随尿液排出体外导致钙的流失。

(三)内分泌变化

卧床后抗利尿激素的分泌在第2~3天开始下降,肾上腺皮质激素分泌增高,雄激素水平降低,血清甲状腺素和甲状旁腺素的分泌异常,血清胰岛素和前胰岛素C肽同时增高,由于胰岛素的利用下降导致糖耐量降低。

(四)水、电解质改变

高钙血症是制动后常见而又容易忽视的水、电解质异常,在骨折固定或牵引而长期卧床的儿童中,高钙血症的发生率可达50%。卧床休息4周左右可以发生症状性高钙血症,早期症状包括食欲减退、腹痛、便秘、恶心和呕吐,进行性神经体征为无力、低张力、情绪不稳、反应迟钝,最后发生昏迷。

八、皮肤系统

长期卧床使皮肤长时间受压影响局部血液循环,以及全身营养不良而使皮肤角化和受压部位产生压疮。

(王　平)

第二章

康复工程

第一节 假　肢

　　假肢是用于截肢者为弥补肢体缺损,代偿已失肢体部分功能而制造、装配的人工肢体。同时,它也可用于矫治某些疾病。近年来,随着工程学、生物力学、材料学等学科的发展,已形成独立的假肢学科。

　　假肢学科是一门包括多方面知识的综合性学科,它与医学、工程学、生物力学、高分子化学、电子学、材料学等方面有着密切的联系。

一、概述

　　假肢不同于一般的器械,它是穿戴在人体上的辅助装具,需要严格适应肢体残缺者的生理、病理和医学原理的要求。假肢一般都须通过残肢来控制,所以截肢的部位、残肢的条件、肌力的锻炼、装配假肢后的功能训练等都需要假肢工作者和医务工作者的紧密配合才能完成。同时,人体又是一个很复杂的机体,每个患者在假肢和伤残后,都有自己的特殊身体情况,因此,假肢是要因人而异的。

(一)假肢学发展史

　　假肢有着悠久的历史。1858年意大利出土了一条公元300年左右的膝上假肢。这条假肢主要是由木材制成,用皮革、青铜和铁加固。第一只假手出现于公元前218～201年罗马与迦太基战争中,一个将军失去一只手,他装了一支铁手,能继续战斗。历史告诉我们,战争在推动着截肢技术,假肢学及截肢者康复事业的发展。第一次世界大战后,成千上万的截肢者促使假肢制造成为一个行业。第二次世界大战后,由于众多的截肢者对假肢功能进一步提高的要求,现代科学技术的发展,社会对残疾人事业的关注,使假肢制造从一门古老的传统手艺逐步发展成为一门与许多工程学科及医学技术相结合的学科,成为截肢者康复工作中不可缺乏的重要组成部分。

(二)理想的残肢

　　(1)残肢有适当的长度,以保证有足够的杠杆力控制假肢。

　　(2)皮肤耐压、耐磨;切口瘢痕呈线状;与骨骼无粘连;皮肤感觉正常。

　　(3)皮下软组织适当。过去截肢多采用肌肉环形切断,任其自由缩回,待肌肉萎缩后残肢呈圆锥状。现代假肢技术强调残肢与接受腔全面接触,为此人们主张用肌肉瓣覆盖骨末端,以增加承重功能。

(4)局部无压痛。如果有,多为神经瘤或骨刺引起,应予以切除。

(5)肢体关节无畸形,有良好的功能和肌力。

(6)残肢定型。一般截肢后,由于出血,淋巴、静脉回流障碍常引起残肢肿胀,随着肿胀消失,肌肉萎缩使残肢体积变小。经过一段时间残肢体积停止变小,谓之残肢定型。临床上常以间隔两周,残肢同水平部位周长值相同时,作为残肢定型的标志,也作为订制永久性假肢的标志。残肢自然定型需半年以上。使用一些促进残肢定型的方法后可将残肢定型时间缩短为 2~3 个月。

(三)心理学治疗

截肢对截肢者精神上的打击往往超过身体上的打击。性格内向的截肢者多表现得孤独、忧郁、自卑、寡言,甚至轻生;外向的截肢者多表现出烦躁不安。

心理学治疗目的是使截肢者精神处于稳定、松弛状态,使其树立独立生活、回归社会的信心。主要方法是鼓励和实例教育,应当帮助他们尽早接触已使用假肢的人,加强社会交往,以克服心理上的障碍。

心理学治疗绝不只是心理学工作者的事,也是康复治疗组全体成员及其家属、亲友和社会的责任。

(四)术后训练

1.大腿截肢术后

(1)术后 1~3 天:开始呼吸练习。

(2)术后 4 天:开始为残肢做柔和的被动运动(以被动髋关节内收、后伸运动为主)。健肢开始主动运动。

(3)术后 6 天:开始练习残肢髋关节主动后伸运动。大腿截肢后由于髋关节运动肌肉肌力不平衡,残肢髋关节经常会出现屈髋,外展畸形,严重地影响使用假肢。为了预防畸形,术后应注意切勿垫高残肢末端。另外,每天让截肢者至少俯卧 2 次,每次 30 分钟。

(4)术后 14 天:残肢一般已愈合良好,可进行假肢装配前的专门的髋关节伸肌及内收肌训练,同时应对躯干、健侧下肢、双上肢进行训练。截肢者在游泳池内训练不但能改善全身和残肢局部功能,而且会帮助残疾人克服心理方面障碍。

(5)术后 21 天:可以开始残肢肌肉的阻抗性练习。训练不能过度,否则可以引起伤口裂开。

2.小腿截肢

体疗方法与上述相似。区别在于对小腿截肢者应以训练残肢膝功能为主。长残肢的截肢者屈膝成角超过 15°,将会影响使用假肢。对老年小腿截肢者应注意术后加强残侧的髋功能的训练。这是由于老年人腰椎代偿功能减少,一旦出现严重屈髋畸形,即使膝关节可以伸直也不能用假肢步行。

3.双大腿、双小腿截肢

除上述原则外都应注意加强双上肢(手、肘、肩)功能训练,为使用拐杖准备条件。

(五)截肢的原因

现代康复医学的观点认为某些截肢不仅仅是破坏性手术,它同时又是一种建设性手术。截肢手术不是医疗的结束,而是开始。截肢的原因如下。

1.炎症性疾病

化脓性骨髓炎(急性血源性骨髓炎、慢性骨髓炎、创伤后骨髓炎)、化脓性关节炎、骨与关节结核。

2.肿瘤

良性肿瘤(脂肪瘤、纤维瘤、骨瘤、软骨瘤、血管瘤)、恶性肿瘤(肉瘤、癌、白血病、骨髓瘤)。

3.先天畸形

缺肢畸形、四肢不全、短肢畸形、少肢畸形。

4.血液循环障碍

动脉性血液循环障碍(血管疾病引起、变形性退行性血管疾病引起、动脉闭塞引起)、静脉性血液循环障碍。

5.创伤性截肢

车祸、电击损伤、机械损伤。

二、分类

(一)按结构分类

1.壳式假肢

壳式假肢亦称外骨骼假肢。

2.骨骼式假肢

骼式假肢亦称内骨骼假肢。

(二)按安装时间分类

1.训练用临时假肢

在截肢患者康复早期,用于临时接受腔,促进残肢定型、方便训练用的假肢。是一种结构非常简单,制造容易、快、价格较低的假肢。目前国内残肢接受腔多用石膏绷带制造,使用时残肢上套用残肢专用袜套。随着残肢水肿的减少,增加残肢套的层数以调节接受腔的容量。术后2~3周伤口愈合良好,即可装配临时性假肢。一般下肢临时假肢需使用到残肢定型,再订制永久性假肢(或称正式假肢)。早期使用下肢临时假肢有如下优点。

(1)早期训练站立、步行,对截肢患者是非常好的心理治疗。

(2)减少残肢肿胀,加速残肢定型。

(3)在临时性假肢使用中,选择假肢装配的最佳方案和了解该患者的装配特点保证永久性假肢的装配质量。

(4)早期开始假肢使用训练,为永久性假肢训练和使用奠定良好的基础。

(5)减少多种卧床并发症及幻肢觉、幻肢痛,改善全身状态。

2.永久性假肢

患者长期使用制作的完整假肢。截肢者经过一系列假肢装配前的准备和穿用临时假肢的训练,残肢定型后,即可更换为永久性假肢。

(三)按功能分类

1.上肢假肢

(1)装饰用上肢假肢:是为了弥补上肢外观缺陷而设计的装饰性假手(指)。它没有从事劳动和生活自理的功能,只起到外观装饰及平衡肢体的作用,多用于截指、肩关节离断、上肢带解脱术后等难以发挥残肢功能,不便安装机械假手的患者。装饰手的外形、肤色、指纹都十分逼真,且结构简单、重量轻,各指关节可被动屈伸。

(2)作业用上肢假肢:是为了从事专业性劳动或生活专用而设计的多种代手工具。它讲求实用而不注重手的外形,由工具及其衔接器构成。装配工具手的患者,可以根据需要,通过工具衔接器换用各种专用的劳动工具和生活用具。其最大特点是使用性能好,而且结构简单,坚固耐用,最大的不足是缺乏装饰性。

(3)功能性上肢假肢:它作为上肢假肢的常用手,是为满足上肢截肢者从事日常生活和轻劳动的基本需要而设计的,是一种具有手的外形,并能完成抓取、握取、勾取等基本动作,以截肢者自身关节运动为力源来操纵的能动手。近年来,外部动力手作为人体仿生学的应用,越来越引起了生物物理、精密机械、自动控制等方面技术人员的关注,许多国家都在积极研制,并不断取得进展。

2.下肢假肢

(1)作业用下肢假肢:是为了适用于某些特殊的工种而设计的假肢。

(2)常用下肢假肢:是普遍使用的一种,用作装饰或是简单的负重的假肢。

(3)运动专用假肢:是为截肢患者专门设计参加残疾人运动用的假肢,科技含量比较高,价格也比较较高。

(四)按驱动假肢的动力来源分类

1.自身动力假肢

自身动力假肢又称内动力假肢,如用钢索牵动的前臂假肢。

2.外部动力假肢

外部动力假肢又称外动力假肢,如采用电动、气动机构成力源的假肢。

三、上肢假肢的装配要求

(一)上肢假肢长度的确定

从力学的角度看上肢假肢的长度,应在穿戴时保持两肩水平的状态下,使假手拇指末端或钩状手的末端与健侧拇指末端平齐。但从假肢装配的角度,在前臂假肢中,自肘关节到假手拇指末端的长度应比健侧短 1 cm,在上臂假肢中,肘关节轴与肱骨外上髁的位置一致,而前臂长通常比健侧短 1~2 cm。

(二)假肢的接受腔

腔即臂筒中包容残肢的部分,对悬吊和支配假肢有重要作用,因此,除了工具手和装饰手对其接受腔要求不严外,各种安装能动手的上肢假肢,其接受腔必须要与残肢很好地服帖,且符合运动解剖学要求。

1.前臂接受腔

原则上接受腔的四周和残肢全面接触,但根据残肢的长度,接受腔上线的高度要有变化。短残肢时接受腔的上缘要高些,长残肢时其上缘要低些。其中除了短残肢需采用分离式接受腔外,其余均采用和臂周一体化的接受腔。

(1)前臂中长残肢:为了不妨碍屈肘,接受腔的前侧要从肱骨内上髁处起削出约 10 mm 深的凹形口。接受腔的后侧壁作成平坦状。肘关节部分接受腔要空出 5 mm 的间隙以避免假肢动作时肘关节部分的骨组织触及接受腔。

(2)前臂短残肢：因前臂的回旋功能已丧失，肘的屈曲功能也只残存 50％左右，这时宜采用倍增式肘关节铰链。为了保证悬吊，接受腔要比普通残肢的深，使尺骨鹰嘴完全纳入接受腔内。前侧也要经肱骨内上髁高出约 5 mm，且为了防止屈肘时软组织被嵌入，其口缘要翻边处理。

(3)前臂长残肢(含腕关节离断)：为了使接受腔能充分发挥残肢尺、桡骨的回旋功能，接受腔的前端需制成扁形截面。为此，取型时要用拇指和其他指上下按压其前端部位，但同时还必须避免接受腔触及尺、桡骨的茎突。这种接受腔宜采用皮带制的可旋转性铰链。

(4)明斯特(MI NSTER)型接受腔：是一种包髁式的前臂接受腔，由于采用肱骨髁和鹰嘴上部悬吊，故可省去固定于上臂的皮和肘关节铰链。其适用范围较广，长残肢、短残肢都可用，尤其用于安装肌电手。其特点是接受腔具有约 35°的初始屈曲角：接受腔的后上缘包住鹰嘴，残肢越短，其后缘越高；两侧上缘包住肱骨内、外髁；前上缘一直包到肘窝，但为了在屈肘时不压迫肱二头肌肌腱，前面要隆起成凸形。取型时，用拇指和示指提起前侧的肱二头肌肌腱，同时用另一只手的手指按压肘关节上部，包住肘关节。

2.上臂接受腔

同前臂接受腔一样采用全接触式的接受腔，其上缘高度随着残肢长度而不同，残肢越短，接受腔的上缘越高。

(1)上臂短残肢：为了保证接受腔的稳定性，其上缘至少应超过肩峰 2.5～4 cm；其腋窝部位，在不使患者感到疼痛的情况下接受腔的壁要尽可能高。为防止腋窝处的软组织被嵌入，该处口缘要做往外翻边处理。取型时，用两手的拇指按压腋窝的凹部，以增加残肢的功能长度；同时，用右手示指防止残肢外展，两手的其他指和手掌从肩的上部和前后按压，使之符合解剖学的形状要求。

(2)上臂中长残肢：接受腔的上部要略低于肩峰，以免影响肩关节的外展，但要包住三角肌。外壁部，为肩关节的屈曲运动留出少许空间。取型时，腋窝处最好不像短残肢那样往里压，而是用左手的四指和手掌托在腋窝处将前后壁向上托起，这样便能使腋窝到肩峰的距离缩短。与此同时，右手的手指放在肩胛骨处，按压肩胛冈的上下部位，使肩胛冈免受压迫。在前壁，用右手拇指防止残肢外展；左手的拇指与其他指挤压胸大肌肌腱，以避免对胸大肌的压迫，并使锁骨的下方没有空间。这样，接受腔的口型便形成一个前下方有胸大肌沟槽、后下方有背阔肌沟槽的三角形。

(3)上臂长残肢(含肘关节离断)：基本与中长残肢的要求相同。只是在肘关节离断的情况下，由于肱骨末端的内外上髁处呈平坦状，对其骨突起处的修整务必慎重。对于肘关节离断术后时间较久的患者，因其上臂肌肉的失用性萎缩而形成球根状残端，为避免接受腔中部松动，通常采用皮制接受腔，在前面开口，穿戴时用绑绳或皮带束紧。

3.肩接受腔

肩关节离断假肢的接受腔，其形状就像一顶帽子扣在肩部，原则上也是作成全面接触式接受腔，并与上臂分别制作。肩接受腔根据不同的截肢，大体有 3 种形式。

(1)肩关节离断：接受腔要在不妨碍肩胛骨内收、外展的情况下做得深些。为不妨碍肩胛带的活动，接受腔的肩峰处要有一定空间；前后两侧要充分压迫，其后缘沿着肩胛骨内侧靠近脊柱，前缘达到乳线的位置。取型时，要注意肩峰、喙突、锁骨等骨突起部位免受压迫。安装假肢时可采用能被动外展、屈曲的肩关节，也可采用只能被动屈伸的隔板式肩关节。

(2)上肢带解脱术：接受腔的包裹范围要加大，可延伸到对侧肩包住锁骨，以增加支撑性。另外,为了安装肩关节,需要按与对侧肩平齐的位置,将接受腔补接出肩部。

(3)上臂残肢过短:与前两者不同,因没有安装肩关节的空间,故作成肩部与上臂筒连为一体的形状。接受腔要浅些,使其上缘不妨碍假肢的运动。

四、装配后的功能训练

(一)上肢假肢的使用训练

1.教会患者自行穿脱假肢

双侧上肢截肢者,自行穿脱比较困难,但经过训练仍是可能的。

(1)肩关节离断假肢穿脱训练:用健手将假肢接受腔放到残端,利用墙壁或桌子将其固定,健手绕到背后抓住胸廓固定带,拉到胸前加以固定,再将健手向背后插入肩固定带,完成假肢的穿戴动作。与以上动作相反,可完成脱拆假肢的动作。

(2)前臂假肢穿脱训练:将前臂假肢置于桌上,下垂于桌边固定带,患肢的残端插入接受腔,将患肢上举,固定带在身后下垂,健侧上肢后伸,穿入固定带环内,完成假肢的穿戴。

2.假肢基本功能的操作训练

使前臂截肢者能在不同的屈肘位控制开手、闭手。使上臂截肢者能正确地、熟练地通过牵引线控制屈肘、伸肘、开手、闭手。

3.日常生活和工作能力的训练

日常生活和工作能力的训练包括握取、捏取、勾取各种日常生活用品。使患者自己能穿衣、拿杯喝水、执笔写字、刷牙、吃饭、划火柴、大小便等。训练用假肢手配合健手工作,可以逐步扩大假肢使用范围。

(二)下肢假肢的使用训练

1.正确地穿戴假肢

小腿截肢者,应注意残肢穿入接受腔后使股骨内髁中心与膝关节铰链中心相对应,残肢的承重部位与接受腔相符合。大腿截肢者,应注意使残肢穿入接受腔,站立时能使坐骨结节部位承重,然后再固定悬吊装置。

2.站立平衡训练

通常是从扶着双杠或双拐练习假肢与健肢均衡承重开始,然后练习身体重心移动和单侧肢体站立而保持平衡。

(1)假肢内外旋动作:健肢支撑体重,假肢伸向前方,以足跟或足尖为轴心,做内旋、外旋动作。

(2)体重移置运动:以立正姿势站立,体重由健侧移至假肢侧,再移至健肢侧,交替移动,要求肩部、骨盆平行移动。

(3)交替膝关节运动:假肢从地面抬起时,要充分控制膝的屈曲。当健肢伸屈时,要防止假肢突然屈膝。

(4)向前步行、立稳:体重移向假肢一侧,健肢向前跨一步,此时必须保持假肢直立,健肢支撑体重。假肢开始向前跨步,此时屈曲残肢侧髋关节,使假肢的膝关节自由屈曲摆动,然后带动小腿部向前。假肢向前时,足跟落在健足旁,此时残肢应抵压接受腔后壁,待膝充分伸直时,体重逐步移到假肢一侧。

(5)侧方步行:假肢承重,健肢向外伸展,体重移到健侧,假肢跟着靠近健足。

3.步行基本功能训练

应强调步态。正常的步态应当是步幅、节奏均匀;身体重心摆动对称;沿着直线前进时,两足跟落地的横向间距不应大于 10 cm。初装假肢的患者,开始练习步行时,可扶双杠或双拐练习。熟练后则自己面对镜子,沿着地上划好的步行直线,按拍节器的节奏进行练习。训练中,步幅可以由小逐渐加大,节奏可以由慢逐渐加快,逐步接近正常步态。患者将重心向假肢侧转移、控制能力等均与穿脱假肢、步行训练同时进行,患者在进行独立步行时,往往产生不安和恐惧,这也是造成步态异常的主要原因之一。另外由于持拐步行,患者过分地依赖拐杖,使得独立步行迟迟不能掌握。因此训练中如条件许可,应在康复训练医师的辅助下,利用康复人员以手代替拐杖步行,康复训练医师在保护患者安全的情况下,指导步行的节律与协调。随着步行能力的提高,不断调整辅助量,这样往往会使患者尽快达到独立步行的水平。

如步行时重心向假肢侧转移不充分时,可让患者患侧上肢提沙袋步行,不仅可使重心向假肢侧转移,还可以改善平衡状态。沙袋的重量因患者的肌力、平衡能力而宜,一般在患者体重 1/10 以下范围调整。

如患者两侧下肢步幅不等时,可在地面上画脚印、横线、放置障碍物等标记,要求患者按训练计划进行,使其假肢的摆动、控制形成习惯。

4.实用训练

(1)坐到地上训练:健肢支撑体重,假肢置于健脚后半步处,再弯腰屈髋,健肢承重,两手下垂撑于地面,然后坐下。

(2)从地面站起训练:先使假肢在上,两手横向触地,屈健腿,两手支撑体重,手和健腿用力向上,使假肢向前站立。

(3)站立-跪下-站立训练:健肢置于假肢前,健肢屈髋、膝关节,假肢的膝关节也慢慢屈曲,当假肢屈到 90°以上,即可支撑体重。到站立时体重移到健肢,腰向前弯曲,健肢即可带动假肢站立,相反顺序即可跪下。

(4)上、下坡训练:上斜坡时,假肢在后,步幅要大些,残肢屈髋后,假肢再迈步,躯干尽可能前屈。下斜坡时,假肢在前,步幅要小些,身体要侧向假肢,健肢要快步跟上。

(5)上、下台阶训练:上台阶时,健肢先上,健肢膝关节伸直带动身体上台阶,假肢跟上;下台阶时假肢先下,假脚稍横一些再下健肢。注意假脚跟部要靠近台阶。

(6)跨越障碍物训练:假肢承重,健肢先跨越,然后健肢承重,身体前屈,假肢髋关节屈曲,带动假肢跨越。横向跨越:健侧靠近障碍物站立,假肢承重,健肢先跨过障碍物,然后健肢承重,假肢跟上跨过障碍物。

(7)从地上拾物训练:有两种方法,一是健肢在前,假肢膝伸直,健肢的膝和腰弯曲拾物;二是假肢膝屈曲,弯腰拾物。

各种不同地面上的步行训练,如上、下台阶或楼梯;上、下公共汽车;在斜坡道路、碎石路面、沙地上行走,以适应不同的生活工作环境。

(三)假肢装配及使用的有关问题

(1)假肢装配后,如出现残肢过度肿胀或僵硬,严重的疼痛,受压部位皮肤磨损,接受腔与残端松动或过紧,体重负荷和髋、膝关节稳定差等异常情况,应及时请医师处理。

(2)假肢不宜放在明火旁或高温处,防止假肢变形。

(3)使用前应检查有无配件的松动与丢失,如负压阀、辅助皮带等。

（4）假肢脱下后要放在离床近的位置，立放，不得在假肢上面压放其他物品。

（5）假肢接受腔易被汗水浸染导致残端出现汗疱疹等皮肤疾病，故应采取以下措施：对接受腔（皮制品除外）每天一次用肥皂洗刷里层，再用热水、干布擦拭，充分晾干以保证肢体残端干燥、清洁，经常使用护肤霜保护皮肤的弹性。

（任晓晓）

第二节 矫 形 器

一、概述

（一）矫形器的基本概念

矫形器是用于人体四肢、躯干某些部位，通过力的作用以预防、矫正畸形，治疗骨关节及神经肌肉疾病，补偿其功能的支具、支架、夹板等器械的总称。

（二）矫形器的发展历史

矫形器制造、装配由来已久，几乎是与矫形外科同时问世。历史上矫形器名称很多。国际上曾把矫形器称为支具、夹板、矫形器械、支持物、矫形装置。国内也曾称为支架、钢背心、辅助器等。近代这类产品已被统称为矫形器，与矫形外科相对应。随着近代矫形外科，残疾人康复事业的发展，随着近代机械学、材料学、电子学、生物力学发展，为医师、矫形器技师与工程技术人员的密切合作提供了广阔、良好的领域，使矫形器的设计、制造、装配技术取得了很大进步。

（三）矫形器的基本作用

1.稳定和支持

通过限制关节的异常活动范围，稳定关节，减轻疼痛或恢复其承重功能。

2.固定和保护

通过对病变肢体或关节的固定和保护以促进病变的愈合。如用于治疗骨折的各种矫形器。

3.预防、矫正畸形

其多用于儿童。儿童生长阶段，由于肌力不平衡、骨发育异常或外力作用可产生畸形。生长发育期间由于骨、关节生长存在生物可塑性，应用矫形器能得到一定的矫正效果。以下几种情况应注意预防畸形。

（1）由于上运动神经元、下运动神经元损伤，疾病或肌肉病变引起的关节周围肌力不平衡。

（2）由于上运动神经元、下运动神经元损伤，疾病或肌肉疾病引起无力对抗重力。

（3）损伤引起的反应性瘢痕。

（4）关节炎症。

（5）肌肉或肢体供血不足。

（6）任何能妨碍肌肉收缩的骨、关节、肌肉疼痛。

上述情况一旦形成畸形则矫正工作复杂，因此矫形器装配应尽早，应以预防为主。

4.减轻承重

这里指减轻肢体或躯干长轴的承重。例如用于治疗股骨头无菌性坏死所用坐骨承重下肢矫

35

形器。

5.改进功能

其是指用于改进残疾人步行、饮食、穿衣等各种日常生活、工作的矫形器。有些矫形器为了改进功能而借助于自身关节运动,被称为自身力源功能矫形器。

二、分类

(一)按装配部位分

1.上肢矫形器

(1)制动矫形器:制动矫形器的目的是固定关节或控制其活动。

肩部:飞机架夹板固定是应用于肩部的典型制动装置。它将上臂支撑于外展 90°的姿势,同时制动盂肱关节。飞机架夹板是由金属或石膏制成,利用皮带或弹性绷带固定于胸廓。此法在腋部烧伤时是首选矫形方法。

肘部:肘部制动装置主要是增加肘关节的屈伸活动范围。其轮廓与肘部相符,以吊带施力于上臂和前臂,可增加活动范围。它们也可以用于防止肘部烧伤后的挛缩。有挛缩存在时,可以使用松紧扣带以增加作用于挛缩区的力。

腕部:腕部的制动矫形器,常用来固定腕部,对恢复迅速、预后良好的桡神经失用症患者,用上翘石膏夹板保持腕部背曲 15°,可防止腕部活动。如果预测恢复需时较长,则应装配功能性装置。类风湿关节炎患者,可用塑料或金属矫形器,放于前臂和腕部掌面,用三条扣带分别在尺、桡茎突,掌腕关节和前臂中部固定。如果应用正确,这种装置可以防止或纠正腕骨向掌面半脱位所引起的腕部向桡侧或尺侧偏斜。螺旋状矫形器用金属或塑料袋从手掌到前臂中部包绕一圈半,也可稳定腕关节。

手部:手部制动矫形器,根据目的不同,设计有很大差异,可用米制动手指关节或是将手指保持有利于增强其功能的位置。如手背烧伤宜用夹板将手指固定在平板上,将指关节伸展,掌指关节充分弯曲,拇指外展,腕部稍微背屈。掌指关节急性炎症时,如类风湿关节炎,则应用掌板伸延至近端指间关节屈曲皱纹处而保持关节的中立位。这种支架用热成型塑料夹板极易制成,在掌面可伸延至或越过腕部,并且在手腕尺侧边缘有一唇状边缘,其高度足以防止手指向尺侧偏斜。另外,背带恰好在掌骨头后面,以减少指骨向掌面半脱位。在手无力或是部分麻痹时,还可考虑用不同的方法以增强手的功能。有两种基本矫形器可以应用,即简单手形矫形器和某些类型肘屈肌铰链式手矫形器。简单手部矫形器是一种由金属或塑料袋制作的装置。它或是从拇指蹼越过手背到第四掌骨的掌面,或从第二掌骨背面横过手掌而到达第四掌骨背面。每种矫形器都是固定在手上并用皮扣带绕在腕关节掌面以防滑脱。为了防止矫形器在手掌近端移动,可以在第一、第二掌骨间安装一个突出的轧制的小板。如果将此板增大成 C 字形,可保持拇指外展。越过第一掌骨基本矫形器,拇指固定在对掌位。若拇指呈连枷状,可将其套在连着简单手矫形器的一对有杆相连的环中。由于扳条从手背越过近端指骨背面,可阻止掌指关节的过度伸展。然而,这种蚓状板条将允许指伸肌活动,以伸展指间关节。在简单手矫形器中可加上其他装置如弹簧或可动的部件,将使之增加训练功能。

手指:手指制动型矫形器可以稳定单个或多个指间关节。它们常是用不锈钢制成的圆圈或半圆圈,用窄金属杆固定在一起而成。它们也可以是螺旋样,类似于用在包绕腕部的矫形器装置,可防止不稳定的指间关节过度伸展,从而达到稳定的目的。

(2)功能型矫形器:功能型矫形器的目的是改善功能。通过使用杠杆、滑轮、可动关节和外部能量贮存装置(如弹簧、橡胶带、电池和压缩空气罐等)而产生功能。

1)肩部:肩关节功能型矫形器,在改善肩关节的活动方面,一般是无效的。1950—1970年的20年中,曾设计和精制多种这样的矫形器,撑在髂嵴上、垂直达腋下或从侧面围绕肩关节,这是相当复杂的骨骼系统。因为笨重不便和难于合身,而且仅能提供极少的附加功能,所以已经废弃。

2)肘部:这种矫形器是为肘关节的无力或不稳定而设计的。通常的装置是利用某些类型的枢轴铰链与肘关节轴密切配合,并利用肘关节上、下的袖套维持肘关节的稳定性。

橡皮带、弹簧或压缩空气用以帮助屈曲或伸展。一般由于重力牵拉就可完成伸展动作,但屈曲需要辅助。当屈肘肌收缩力不足以抗重力时,就要利用屈肘辅助装置。矫形器必须具有固定功能,使肘关节在携重时保持于实用的功能位置。肘部弯曲辅助装置也可借助于 BOWDEN 缆。当该缆从绕过肩关节上的8字形吊带穿过缆套,延伸到肘关节以下的矫形器时,缆套与回绕前臂的袖套相连。拉紧该缆,肘关节就弯曲。当肩胛抬高,肘关节的固定机制即产生作用,从而能使肘关节可选择几种稳定的姿势。

3)前臂:在上肢极度无力的情况下,对肘关节和肩关节功能最有用的装置是平衡性前臂矫形器。它可以安装在轮椅上、桌上或工作台上,有时也可装在腰带上。它由一个凹槽组成,前臂的近端部分置于槽中,于其下方有一枢纽和连接系统,可进行调节和微调,以使患者能随着稍许活动躯干或肩胛带而引起肘关节和肩关节做小范围的运动。

4)腕部:很少单独使用腕关节功能矫形器。如果只需要辅助腕关节的伸展,可利用前臂的掌面塑料或金属凹槽,与回绕前臂背部的尼龙搭袢相连,腕关节一侧的枢纽铰链,必须连于前臂部分和手掌板。弹簧或橡皮带与腕关节每一侧铰短链的短背侧支柱相连,可调节辅助腕关节的伸展。一组称为"驾驶腕"的装置,即屈肌铰链手夹板,已经研制成功,是应用腕力来提供手指抓握等功能的。

5)手部:功能型手部矫形器的构成,是利用一简单手部矫形器作为基础,再加上一种或几种特殊辅助装置而成。转环拇指是一个围绕拇指近端指骨的半环形夹,它的吊臂从第二掌骨头附近处允许拇指从外展到对掌的固定弧中转动,这种硬质吊臂可用一弹簧替代,使拇指不仅能随着环形夹转动,而且可随意内收,并由弹簧帮助外展。第一掌骨间背侧肌的辅助装置也可附着于第二掌骨头部附近,并且利用弹簧和塑料环以牵拉示指外展,塑料环可安放在指骨近端或中部。拇指指间关节伸展辅助装置是在第一掌骨间手内肌和指长伸肌无功能时,通过架在手矫形器上的五弦琴式装置,辅助指间关节伸展,并且通过附着在橡皮带上的塑料环,继续牵拉末端指骨,此橡皮带紧扣于五弦琴式装置的横杆上。遗憾的是它较笨重,而且橡皮带的张力是随着牵引而增加,故其辅助力不能恒定。掌指关节伸展辅助器不再需要五弦琴式装置,可以用蚓状横杆来完成,但安装在近节指骨的掌面,用线圈弹簧将横杆的各端固定于矫形器上,其弹簧必须安置在掌指关节,以使近节指骨伸展,并使手指充分屈曲。

屈肌铰链式手矫形器:上述有各种附属物的手部矫形装置,对手的轻度到中等度无力或功能异常是很有效的。然而当手指麻痹或无力很广泛或严重时,就要建议使用建立在屈肌铰链手原理上的矫形器。这种装置的原则是仅允许掌指关节活动,稳定第二、三指的指间关节或拇指的掌指关节和指间关节。一个掌指关节不稳定的手,例如类风湿关节炎,可能只需要手指驱动屈肌铰链矫形器,使之正位。未受损的肌肉用于屈伸掌指关节,矫形器则引导手指做其所希望的运动。

当颈髓损伤时,手指的屈伸肌失神经支配,但桡侧腕伸肌完整,就能使用腕驱动屈肌铰链手矫形器,这种装置有一个平行四边形的金属横杆,可以将腕部伸屈之力转换为手指伸屈,通常平行四边形的顶杆长度是能够调节的,因而腕部几个不同的伸屈位都能进行抓握。这不是手矫形器,而是前臂带袖套成凹槽的腕手矫形器。腕驱动屈肌铰链手矫形器已有几种,一种是一背侧横板覆盖于示指和中指三个指节上,用一根绳索适当地固定于腕部的袖套。另一种是带拟指支柱的手矫形器,将拇指固定在稳定位置上。还有腕关节伸展可引起手指弯曲。这种矫形器较轻便,与带有四边形横杆的金属性腕驱动式屈肌铰链手矫形器相比,其稳定性稍差。另一种新型装置称抓钥匙式或侧夹式矫形器。其中有一腕驱动式矫形器,将示指的掌指关节和指间关节稳定在部分屈曲位,然后利用附着在腕关节掌面的BOWDEN缆牵拉拇指,使成屈曲位并达到拇指支撑。这就创制出一些为手严重瘫痪的患者所喜欢的侧夹型抓手。当手及前臂的肌肉全部麻痹时,可用钢丝驱动式或动力驱动式屈肌铰链手矫形器。BOWDEN缆可以附着于8字形吊带,就像用于操纵上肢假肢的末端装置一样。利用肩胛外展或肩部屈曲可操纵此矫形器。在操纵缆没有持久张力的情况下,为了长时期提供抓握功能,应该配置抓取锁定装置或弹簧辅助抓握器及缓解张力控制装置。小型电动马达的发展,使有可能用电力开关屈肌铰链矫形器,也可使用肌电控制。但现今的技术状况仍有许多有待改进之处,可靠的植入电极还处于发展阶段。表面电极的稳定性或可靠性差,而且难于每天放得很准。另外,皮肤阻抗变化,需要重调增益。为了取代肌电控制,人们设计了许多开关装置,但是要把开关装置放在一个可长期随时使用的地方却不是容易的事。一般多将其固定在轮椅上,由头或肩胛的运动来操纵,但保持操纵者与开关之间的协调关系则很困难。

2.下肢矫形器

近年来,由于工程技术在矫形器设计中的应用和适用于制作矫形器塑料的问世与充分供应,不仅有更多的矫形器制作方法可供选择,其结构也不断有所变化。因此评定患者,并为之选择最适宜的矫形器,对患者康复均很重要。

3.脊柱矫形器

脊柱支具常用以缓解疼痛,防止进一步损伤,协助无力的肌肉,并预防和矫正畸形。这些目标系通过躯干部的支持、活动的控制、脊柱的重新对位等生物力学效应而达到。当涉及颈部脊柱时,还有生物力学效应,就是在患者直立时头部的部分重量通过颈椎而传至躯干。必须考虑到脊柱矫形器的不良反应。由于减少了支持躯干所必需的肌肉活动,可能引起肌肉萎缩和无力,通过肌肉等长收缩练习可部分避免此问题。由于某种矫形器使活动受限,因而可以促使制动区域内的肌肉挛缩。有文献证实,有些患者带着脊柱矫形器行走时,对矫形器有一种心理依赖,能量的消耗也增加。有学者发现,当患者以适当速度步行,而后面有塑料背架限制活动时,耗氧量增加10%。对体质衰弱的患者,这种因素必须考虑在内。既然在行走时骨盆和肩关节之间的轴向旋转必不可少,那么,步行时不仅能量消耗增加,而且矫形器上下未受限制的节段,其活动也可能增加。脊柱矫形学常常用人名给矫形装置命名,而标准的名称又常省略详细的说明,所以脊柱矫形器的命名常令人混淆不清。

4.鞋类矫形器

常见有长筒矫形鞋,鞋腰高度约占小腿长度的2/3,固定方法有纽扣式、带式等。高腰矫形鞋,鞋腰高于踝关节的上部,固定方法有纽扣式、带式和钩扣式等。中腰矫形鞋,鞋腰高度达到踝关节踝部。低腰矫形鞋,鞋腰高度低于踝关节踝部。

5.矫形鞋垫

矫形鞋垫是辅助治疗足部疾病,矫正足部畸形的鞋垫。和普通鞋垫一样,可放在普通鞋内使用,常用的矫形鞋垫有补高鞋垫,补缺鞋垫,平足鞋垫和跟骨骨刺鞋垫等。

(1)平足鞋垫:是采用橡胶海绵、皮革或塑料板和金属板加工制作成的。平足鞋垫适用于有疼痛、疲劳症状的平足患者,帮助矫正纵弓下陷,横弓下陷,消除症状。可分为纵弓垫、横弓垫和纵横弓垫。

内侧纵弓垫,可分为半长式(足跟至距骨头后方)和全长式两种,顶部高 1～1.5 cm,目的是用以向上向外托起内侧纵弓,减少步行时的冲击,有利于改善距下关节的对线关系。

横弓垫,主要用于减少跖骨头的负荷。其顶部位于跖骨头的后方,高度 0.3～0.6 cm。

(2)跟骨骨刺垫:是利用皮革和橡胶海绵制作成的,使用时需要将接触骨刺的部位挖孔,目的是缓解跟骨部位的疼痛感。适用于跟骨骨刺患者的辅助治疗。

(3)补缺垫:适用于跖趾关节离断的患者。主要用以防止皮鞋前部变形,使用时鞋底需用钢板加固。

(二)按矫形器的作用、目的分类

分为保护用矫形器、稳定用矫形器、减负荷用矫形器、功能用矫形器、站立用矫形器、步行用矫形器、夜间用矫形器、牵引矫形器及功能性骨折治疗用矫形器。

(三)按主要制造材料分类

分为塑料矫形器、金属矫形器、皮制矫形器及布制矫形器。

(四)按所治疗的疾病分类

儿麻矫形器、马蹄内翻足矫形器、脊柱侧弯矫形器、先天性髋脱位矫形器、骨折治疗矫形器、股骨头无菌坏死矫形器等。

(五)近代矫形器的统一命名

为解决矫形器名称杂乱问题,1972 年美国科学院假肢矫形器教育委员会提出了矫形器统一命名方案,现已在国际上推广使用。该方案规定按矫形器的安装部位英文缩写命名。

例如:足部矫形器 FO(foot orthosis)、踝足矫形器 AFO(ankle foot orthosis)、膝踝足矫形器 KAFO(knee ankle foot orthosis)、髋膝踝足矫形器 HKAFO(hip knee ankle foot or thosis)、腕手矫形器 WHO(wrist hand orthosis)、肘腕手矫形器 E WHO(elbow wrist hand orthosis)、肩肘腕手矫形器 SEWHO(shoulder elbow wrist hand orthosis)、颈矫形器 CO(cervical orthosis)、胸腰骶矫形器 TLSO(thorax lumbus sacrum orthosis)、腰骶矫形器 LSO(lumbus sacrumorthosis)。

(六)制造矫形器用的主要材料

应用于矫形器制造的材料很多。随着新材料的出现,工艺技术也在不断地发展。目前使用的主要材料如下。

1.金属材料

主要用于制造矫形器的关节铰链和直条钢材,强度好,便宜但比重大,表面需要防腐蚀处理(电镀、涂敷塑料与喷漆),目前多用于普及型产品。不锈钢是钢的一种,优点是表面不再需要防锈处理,但价格较高;铝合金材料比重小,但抗变形能力远不如钢材,多用于儿童矫形器或负荷不高部位使用;钛合金比重介于钢与铝合金之间,价格虽然较高,但由于具有强度高,耐腐蚀而仍然在国际上较多地使用。

　　2.皮革

皮革是传统的矫形器材料。多用牛、羊、猪皮。皮革优点是强度高、浸湿后有良好的变形性，干燥后可以成型，有一定的吸湿和通气性。有较好的缝纫、黏合性能。缺点是受潮变形，吸汗后气味大，不易清洁，易发霉。皮革主要用于制造矫形鞋、垫、矫形器中的带子。

　　3.高分子材料

俗称塑料，可分热固性、热塑性两大类。

　　(1)热固性塑料：常用的包括不饱和聚酯树脂、丙烯酸树脂、环氧树脂。常温下呈液状，加入促进剂、催化剂后与某些增强纤维相混在一定压力、温度下，经过一定时间反应后固化成型。由于固化温度不同要分为加温固化和室温固化。热固性塑料多用于制造假肢的接受腔，也用于制造下肢矫形器。

　　(2)热塑性塑料：常温下塑料具有一定强度、刚性，当温度升至某种程度可有良好的塑料性、流变性能，可以用挤出、注射、真空吸塑等成型方法制造产品。常用于制造矫形器的热塑性塑料板材有以下几种。①低温塑料板：浸入 90 ℃水中即可变软，人体表面加保护层后可直接用这种塑料板塑形。常用于制造各种手部矫形器。②低密度聚乙烯板：白色、半透明、表面呈蜡样、软化点 120～180 ℃。主要用于制造颈矫形器和手矫形器。③高密度、超高密度聚乙烯板：白色、半透明、表面呈蜡样、刚性较好、软化点 170 ℃。常用于制造塑料弹性矫形器、脊柱侧弯矫形器。④聚丙烯板：白色、半透明、刚性较好、软化点 180 ℃。常用于制造踝足矫形器、胸腰骶矫形器。⑤聚乙烯泡沫塑料海绵板：白色或肤色、质轻、软化点 120 ℃。常用于制造各种矫形器的内衬垫。

三、临床应用

矫形器常用适应证如下。

　　(1)需要对关节加以制动时，如某些不宜手术的脊髓灰质炎后遗症所引起的关节松弛等。

　　(2)需要对身体的某种畸形加以矫形时，如青少年特发性脊柱侧弯等。

　　(3)用以代偿失去的功能，如上肢麻痹的患者，通过使用平衡式前臂矫形器来恢复部分功能。

　　(4)用以改善步态，如足下垂患者，使用各种踝足矫形器改善行走的步态。

　　(5)用以减免肢体承重，如股骨头骨骺骨软骨炎使用的矫形器。

　　(6)用于促进骨折愈合，如各种骨折矫形器。

　　(7)用于手术后对肢体的保护，如脊柱手术后短期使用的矫形器。

　　(8)用于减少因长期卧床导致的肌肉萎缩和各种并发症，如截瘫患者用于站立及行走锻炼的矫形器。

在考虑矫形器的适应证时，首先应将矫形器的应用作为整体治疗的一部分，明确矫形器在该疾病的不同治疗阶段中所起的作用。凡是用其他治疗手段能获得更好的疗效时，就可以考虑不安装矫形器，以减少患者经济负担。对于身体虚弱或缺乏自信心和主动锻炼的患者，应教会他们正确使用矫形器，以免患者对矫形器形成依赖。

（任晓晓）

第三节 助 行 器

一、概述

辅助人体支撑体重、保持平衡和行走的工具称为助行器。助行器可帮助步行困难的肢体残疾者支撑体重,保持平衡,减轻下肢负荷。站立和行走时,身体获得平衡的程度称为稳定度。影响稳定度的两个因素是身体的重心和足与地面形成的支撑面,身体是否获得平衡取决于重心线是否落在支撑面内,重心落在支撑面内身体就获得平衡,反之就失去平衡而倾倒。重心线与重心支撑面边缘连线之间的夹角称为稳定角。稳定角的大小与稳定度成正比。对于下肢功能减弱的患者,由于支撑面的减小造成稳定角的明显减小,使稳定度降低而易倾倒,使用助行器使得身体的支撑面增大,在站立和行走过程中增大稳定度。根据其结构和功能,可将其分为三类:无动力式助行器、功能性电刺激助行器和动力式助行器。无动力式助行器结构简单,价格低廉,使用方便,是最常见的助行器。

二、常用助行器

(一)杖

1.种类

根据杖的结构和使用方法,可将其分为手杖、前臂杖、腋杖和平台杖四大类。每一类又包括若干种类。

(1)手杖:手杖为一只手扶持以助行走的工具。有以下几种。①单足手杖:用木材或铝合金制成。适用于握力好、上肢支撑力强的患者,如偏瘫患者的健侧、老年人等。②多足手杖:由于有三足或四足,支撑面广且稳定,因此,多用于平稳能力欠佳、用单足手杖不够安全的患者。

(2)前臂杖:亦称为洛氏拐。把手的位置和支柱的长度可以调节,夹住前臂的臂套为折叶式,有前开口和侧开口两种。此拐可单用也可双用,适用于握力差、前臂力较弱但又不必用腋杖者。优点为轻便、美观,而且用拐手仍可自由活动,例如需用该手开门时,手可脱离手柄去转动门把,而不用担心杖脱手,其原因是臂套仍把拐保持在前臂上,此拐缺点是稳定性不如腋杖。

(3)腋杖:腋杖可靠稳定,用于截瘫或外伤较严重的患者。包括固定式(不能调整长度)和可调式(长度可以调节)。

(4)平台杖:又称类风湿拐。有固定带,可将前臂固定在平台式前臂托上,前臂托前方有一把手。用于手关节损害严重的类风湿患者或手部有严重外伤、病变不宜负重者,改由前臂负重,把手起掌握方向作用。

2.长度选择

选择适合长度的杖是保证患者安全,最大限度发挥杖的功能的关键。

(1)腋杖长度:确定腋杖长度的最简单方法是身长减去41 cm的长度即为腋杖的长度。站立时大转子的高度即为把手的位置,也是手杖的长度及把手的位置,测定时患者应着常穿的鞋站立。若患者下肢或上肢有短缩畸形,可让患者穿上鞋或下肢支具仰卧,将腋杖轻轻贴近腋窝。在小趾前外侧 15 cm 处与足底平齐处即为腋杖最适当的长度,肘关节屈曲 30°,腕关节背伸时的掌面即为把手部位。

(2)手杖长度:让患者穿上鞋或下肢支具站立。肘关节屈曲 150°,腕关节背伸,小趾前外侧 15 cm 处至背伸手掌面的距离即为手杖的长度。

(二)步行器

步行器也称助行架,是一种三边形(前面和左右两侧)的金属框架,一般用铝合金材料制成,自身很轻,可将患者保护在其中。有些带有脚轮。步行器可支持体重便于站立或步行,其支撑面积大,故稳定性好。主要的类型有以下几种。

1.固定型

常用来减轻一侧下肢的负荷,如下肢损伤或骨折不允许负重时,此时双手提起两侧扶手同时向前放于地面代替一足,然后健腿迈上。

2.交互型

体积较小,无脚轮,可调节高度。使用时先向前移动一侧,然后再移动余下的一侧向前,如此来回交替移动前进。适用于立位平衡差,下肢肌力差的患者或老年人,其优点是上厕所也很方便。

3.前方有轮型

用于上肢肌力差,单侧或整个提起步行器有困难者,此时前轮着地,提起步行器后脚向前推即可。

4.老年人用步行车

此车与以上三种不同,有四个轮,移动容易;不用手握操纵,而是将前臂平放于垫圈上前进。此车使用于步行不稳的老年人,但使用时要注意身体保持与地面垂直,否则易滑倒。

5.腋窝支持型步行器

腋窝支持型步行器是两腋窝支持体重而步行,有四个脚轮的一种步行器。体积最大,用于上肢肌力差者。

6.单侧步行器

很稳定,适用于偏瘫患者或用四脚手杖仍不满足的患者,缺点是比四脚手杖重。

(三)助行器的作用及应用范围

1.保持平衡

如老年人、非中枢性失调的下肢无力、下肢痉挛前伸不佳、重心移动不能的平衡障碍,但对高龄脑卒中、多发性脑梗死患者的平衡障碍作用不大。

2.支持体重

偏瘫、截瘫后,患侧下肢肌力减弱或双下肢无力不能支撑体重或因关节疼痛不能负重时,助行器可以起到替代作用。

3.增强肌力

经常使用手杖、腋杖,由于要支撑身体,因此,对上肢伸肌具有增强肌力作用。

(四)临床应用

一般说来,手杖适用于偏瘫患者或单侧下肢瘫痪患者,前臂杖和腋杖适用于截瘫患者。步行器的支撑面积大,较腋杖的稳定性高,多在室内使用。

1.手杖

上肢和肩的肌力正常才能使用手杖,如偏瘫患者的健侧、下肢肌力较好的不完全性截瘫患者。握力好、上肢支撑力强的患者可选用单足手杖,如果平衡能力和协调能力较差,应选用三足或四足手杖。

2.前臂杖和腋杖

(1)双下肢完全瘫痪(T$_{10}$以下截瘫,必须穿长下肢支具),可使用两支腋杖步行;单侧下肢完全瘫痪,使用一侧腋杖步行。

(2)下肢不完全瘫痪时,根据下肢残存肌力情况,选用腋杖、前臂杖。

(3)一般先用标准型腋杖训练,如患者将腋杖立起,以手扶住把手亦能步行,则可选前臂杖。

(4)肱三头肌肌力减弱时,肘的支持力降低,选用肱三头肌支持型腋杖;肘关节的稳定性较差时,选有前臂支撑的腋杖或前臂杖;腕关节伸肌肌力差、腕稳定性较差时,选有腕关节固定带的前臂杖或腋杖。

(5)肘关节屈曲挛缩,不能伸直时,可选用平台杖。

3.步行器

两上肢肌力差、不能充分支撑体重时,应选用腋窝支持型步行器;上肢肌力较差、提起步行器有困难者,可选前方有轮型步行器;上肢肌力正常,平衡能力差的截瘫患者可选用交互型步行器。

(任晓晓)

第四节　轮　　椅

一、普通轮椅

(一)轮椅的结构

普通轮椅主要由轮椅架、大轮、轮环、制动装置、座位、靠背、扶手、小轮和脚踏板九部分组成。

1.轮椅架

轮椅架是轮椅的核心部分,其他部分与轮椅架连接构成一辆完整的轮椅。轮椅架有固定式和折叠式两种。固定式轮椅架的强度和刚度好,结构简单,适于自制。折叠式轮椅折叠后体积小,便于携带。目前国产轮椅多为薄壁钢管制成,外表面有喷漆,喷塑或电镀的防锈保护层。为了减轻轮椅重量,已开始有用铝合金制成的产品,但价格较高。随着新材料的应用,国外已有全塑料轮椅及碳纤维轮椅。

2.大轮

大轮是承受重量的,大轮轴的强度必须可靠,否则会发生危险。大轮多采用充气式轮胎,为了便于在土地上使用,国外已出现低压宽胎。

3.制动装置

轮椅的制动装置极为简单,均采用手拉扳把刹住大轮。乘坐者在上下轮椅时或坡道上停留时,均需将轮椅刹住,否则轮椅会自行溜走,造成一定危险。因此,尽管轮椅行驶速度很慢,但刹车装置的可靠性还是十分重要的。

4.座靠部分

轮椅的坐垫和靠背非常重要,它们直接与乘坐者的臀部和后背接触,应具有良好的均压性、吸潮能力和透气性,这不仅是乘坐舒适的问题,解决不好会给乘坐者造成不良后果,如局部血运不佳、皮肤擦伤溃疡,甚至发生压疮(特别是脊髓损伤和残疾人,由于下半身感觉丧失及下肢和臀部肌肉萎缩,很容易在坐骨结节处发生压疮)。通常多使用泡沫塑料制成坐垫,它软硬适中,有均压作用和透气性,外层包有透气吸潮较好的棉、皮毛制品。目前已研制成内充有胶状流体物的均压垫,对防止压疮有明显作用,但造价较前者贵,普及使用还得进一步开发。

除均压垫外,还有一种多室式充气垫,它与人体接触部分是不稳定的,当压力大小和方向略有变化时,它的气室就自动移位,从而调节压力分布。气室移位时还产生一定的按摩作用,对防止压疮有一定作用。

5.小轮

小轮为辅助支撑,在转弯时有导向作用。小轮多为实心轮,但为了减少振动干扰,也有用充气轮胎的。

6.脚踏板

脚踏板除托住脚外,它要承受部分下肢的重量,强度也需有一定保证。为了防止脚从踏板上滑出而造成损伤,脚踏板上多配有限位带,对脚有保护作用。

(二)轮椅的选择

乘坐轮椅者承受压力的主要部位是坐骨结节、大腿及过腘窝部、肩胛区。因此,在选择轮椅时要注意这些部位的尺寸是否合适,避免皮肤磨损、擦伤及压疮。选用轮椅时应注意以下几个方面。

1.座位宽度

测量坐下时两臀间或两股之间的距离,再加5 cm,即坐下后两边各有2.5 cm的空隙。座位太窄,上下轮椅比较困难,臀部及大腿组织受到压迫;座位太宽不易坐稳,操纵轮椅不方便,双下肢易疲劳,进出大门也有困难。

2.座位长度

测量坐下时后臀部至小腿腓肠肌之间的水平距离,将测量结果减6.5 cm。座位太短,体重主要落在坐骨上,局部易受压过多;座位太长会压迫腘窝部,影响局部血液循环,并易刺激该部皮肤,对大腿特短或髋膝屈曲挛缩的患者,则使用短座位较好。

3.座位高度

测量坐下时足跟(或鞋跟)至腘窝的距离,再加4 cm,在放置脚踏板时,板面至少离地5 cm。座位太高,轮椅不能入桌旁;座位太低,坐骨承受重量过大。

4.坐垫

为了舒适和防止压疮,座上应放坐垫,可用泡沫橡胶(5~10 cm厚)或凝胶垫子。为防止座位下陷可在坐垫下放一张0.6 cm厚的胶合板。

5.靠背高度

靠背越高,越稳定,靠背越低,上身及上肢的活动就越大。低靠背:测量坐面至腋窝的距离(一臂或两臂向前平伸),将此结果减10 cm。高靠背:测量坐面至肩部或后枕部的实际高度。

6.扶手高度

坐下时,上臂垂直,前臂平放于扶手上,测量椅面至前臂下缘的高度,加2.5 cm。适当的扶手高度有助于保持正确的身体姿势和平衡,并可使上肢放置在舒适的位置上。扶手太高,上臂被

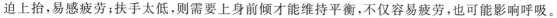

迫上抬,易感疲劳;扶手太低,则需要上身前倾才能维持平衡,不仅容易疲劳,也可能影响呼吸。

7.轮椅其他辅助件

为了满足特殊的患者需要而设计,如增加手柄摩擦面,车闸延伸,防震装置,防滑装置,扶手安装臂托,轮椅桌方便患者吃饭、写字等。

(三)轮椅的使用

普通轮椅适合于下列疾病:脊髓损伤,下肢伤残,颅脑疾病,年老、体弱、多病者。在选择轮椅时要考虑到患者的认知功能,以及至少有一侧上肢功能正常,能比较熟练地操纵轮椅。

1.打开与收起

打开轮椅时,双手掌分别放在座位两边的横杆上(扶手下方),同时向下用力即可打开。收起时先将脚踏板翻起,然后,双手握住坐垫中央两端,同时向上提拉。

2.自己操纵轮椅

向前推时,操纵前先将刹车松开,身体向后坐下,眼看前方,双上肢后伸,稍屈肘,双手紧握轮环的后半部分。推动时,上身前倾,双上肢同时向前推并伸直肘关节,当肘完全伸直后,放开轮环,如此重复进行。对一侧肢体功能正常,另一侧功能障碍的患者(如偏瘫),一侧上下肢骨折等,可以利用健侧上下肢同时操纵轮椅。方法如下:先将健侧脚踏板翻起,健足放在地上,健手握住手轮。推动时,健足在地上向前踏步,与健手配合,将轮椅向前移动。上斜坡时,保持上身前倾,重心前移,其他方法同平地推轮椅。如果上坡时轮椅后倾,很容易发生轮椅后翻。维持良好的姿势方能舒适而方便地操纵轮椅,而轮椅必须对患者合适则是达到要求的先决条件。为了更好地应用轮椅还要注意以下的一些问题,以确保患者的安全和舒适。

(1)轮椅的宽度和深度是否合适:为避免臀部受伤,除应安放软垫外,患者臀部两侧与扶手间应各有两指宽距离,但亦不宜太宽,否则将不能舒适而方便地够到操作轮。患者应能笔直地坐在椅上,着力于坐骨结节,并能呈90°倚靠于靠背。

(2)搁脚板的高度是否合适:以大腿能否获得充分支持来衡量搁脚板的高度是否合适。如果膝部高于臀部,将使坐骨承受过分的压力;对于应用集尿器的患者,在此情况下尿液将不能得到充分引流。如果膝部低于髋部(特别是髋部伸肌有严重痉挛者),患者将有滑出轮椅的危险。

(3)靠背的高度是否合适:靠背不能太高,否则将妨碍患者用弯曲的肘部钩住椅把以获得支持;靠背亦不能太低,否则当患者欲获得上述支持时身体将过分后倾。

(4)扶手的高度是否合适:在放松肩部的情况下,前臂应能舒适地搁置在扶手上。如果患者为高位且不对称的颈髓损伤,其损伤较重一侧的扶手可能需予以抬高以获得充分支持。

(5)此外尚需考虑,是否要应用足趾环固定足趾以对抗踝部背屈肌和腿部伸张肌痉挛?患者能否方便地够到刹车?如为颈髓损伤,是否需要应用刹车延伸杆?腰部是否需用限位带等?

二、几种特殊轮椅及适用范围

(一)单侧驱动轮椅

这种轮椅的基本结构与普通轮椅是一样的,只是两个大轮的驱动用轮环均在一侧(或左或右)。座位下面有传动的连接机构。适合只有一只手臂有驱动轮环能力的残疾人。

(二)站立轮椅

这种轮椅的座位和靠背部分可以变成一个直立的靠背,借助于它的安全带,使用者可以背靠着靠背实现站立,适合截瘫残疾人。站立对他们是十分重要的,不但可以帮助他们完成许多必须站立才能完成的工作,还能防止由于长期不站立而出现的下肢骨质疏松,并对残疾人心理状态有改善作用。

(三)电动轮椅

它是用直流电机驱动的轮椅,乘坐者用手控盒(或气控开关、舌控开关、颏控开关)操纵电控部分,控制电机的不同转向和转速,以实现进退、转弯,它主要适用于高位截瘫残疾人。

(四)躺式轮椅

这种轮椅的靠背可以放成水平,同时脚踏板可抬起,适用于老人和体弱者,也适用于无法坐姿乘用轮椅者。

(五)竞技轮椅

残疾人要全面康复回归社会,他们与健全人一样需要体育运动,肢残者需要竞技轮椅。目前常见的竞技轮椅有竞速轮椅、篮球轮椅等。它们的设计和制作既要考虑运动时的灵活性要求,又必须注意在结构上对乘用者的保护功能。

（任晓晓）

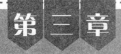

康复评定技术

第一节　感觉功能评定

通常将感觉分为特殊感觉和一般感觉,前者包括视、听、嗅、味等,本节不再讨论;后者又分为浅感觉、深感觉和复合感觉(皮质感觉)。浅感觉包括痛觉、温度觉和触压觉,是皮肤和黏膜的感觉;深感觉包括关节觉、振动觉,是肌腱、肌肉、骨膜和关节的感觉;复合感觉包括形体觉、两点辨别觉、定位觉、图形觉、重量觉等,为皮质感觉,是大脑顶叶皮质对深、浅等各种感觉进行分析比较和综合而形成的。

一、基本知识

(一)感觉产生的解剖学基础

1.感觉的传导途径

各种感觉的传导途径都是由三级神经元相互连接构成的,其中第二级神经元发出的神经纤维交叉到对侧,然后上行至中枢,所以感觉中枢对外周感受器的支配是对侧性的。

2.节段性感觉支配

脊髓的节段性分布见图 3-1、图 3-2。每一脊髓后根的周围神经纤维支配一定的皮肤区域,这种节段性支配在胸段最为明显,如 T_2 相当于胸骨角平面,T_4 相当于乳头平面,T_6 相当于剑突平面,T_8 相当于肋弓平面,T_{10} 相当于脐平面,T_{12} 相当于耻骨联合与脐连线中点平面。上下肢的节段性感觉分布比较复杂,具体见本书相关内容部分。

(二)常见的感觉障碍

1.感觉障碍的表现

感觉障碍可分为破坏性症状和刺激性症状。

(1)破坏性症状:感觉的传导途径被破坏或其功能受到控制时,出现感觉缺失(即没有感觉)或感觉减退。前者有痛觉缺失、温度觉缺失、触觉缺失和深感觉缺失等。在同一部位各种感觉均缺失,称为完全性感觉缺失。在同一部位只有某种感觉障碍,而其他感觉存在,称为分离性感觉障碍。

(2)刺激性症状:感觉传导途径受到刺激或兴奋性增高时,可出现感觉刺激症状。

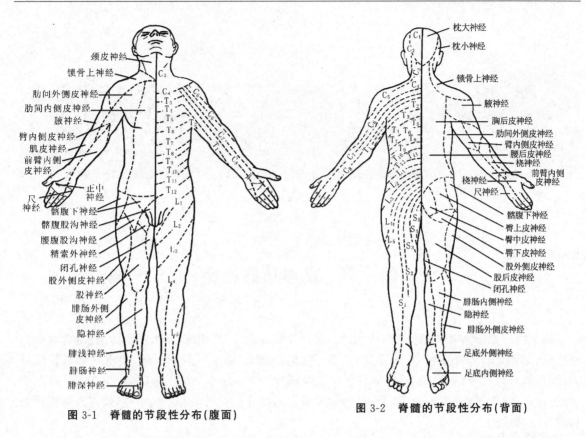

图 3-1　脊髓的节段性分布(腹面)　　　　　图 3-2　脊髓的节段性分布(背面)

感觉过敏:指轻微的刺激引起强烈的感觉,系由检查时的刺激和传导途径上兴奋性病变所产生的刺激的总和引起。如痛觉过敏即对痛的感觉增强,一个轻微的痛刺激可引起较强的痛觉体验。

感觉倒错:对刺激的认识倒错,如把触觉刺激误为痛觉刺激,将冷觉刺激误为热觉刺激等。

感觉过度:由于刺激阈增高与反应时间延长,在刺激后,需经一潜伏期,才能感到强烈的、定位不明确的不适感觉,并感到刺激向周围扩散,持续一段时间。

感觉异常:没有明显的外界刺激而自发产生的不正常的感觉,如麻木感、蚁走感、触电感、针刺感、烧灼感等,通常与神经分布的方向有关。

疼痛:是一种复杂的生理心理活动,是临床上最常见的症状之一。它包括伤害性刺激作用于人体所引起的痛感觉,以及机体对伤害性刺激的痛反应。痛觉可作为机体受到伤害的一种警告,引起机体一系列防御性保护反应;另一方面,疼痛常常对机体也是一种难以忍受的折磨,如长期的剧烈疼痛。

2.神经系统不同部位损害对感觉的影响

感觉途径中神经系统不同部位的损害,引起感觉障碍的表现不同,如图 3-3,这对感觉评定有着重要的意义。

二、基本方法

对感觉的检查,通常患者的反应有以下 3 种。①正常:患者反应快而准确;②消失:无反应;③降低或减退:迟钝的反应,回答的结果与所受的刺激不相符合。

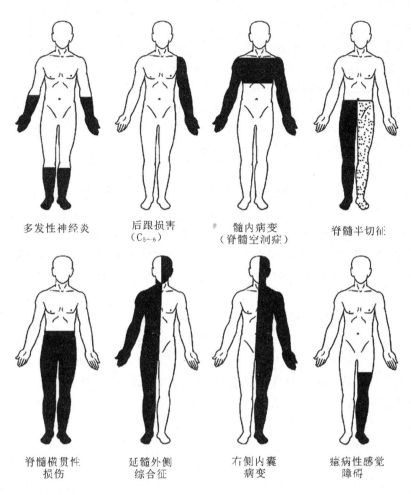

多发性神经炎　　　后跟损害　　　　髓内病变　　　脊髓半切征
　　　　　　　　　（C$_{5\sim6}$）　　（脊髓空洞症）

脊髓横贯性　　　延髓外侧　　　右侧内囊　　　癔病性感觉
损伤　　　　　综合征　　　　病变　　　　障碍

图 3-3　常见的感觉障碍表现

(一)检查目的

1.检测感觉障碍对功能性活动的影响

在感觉反馈减少的情况下,测定其对运动和功能活动的影响。

2.帮助选择辅助器具

帮助选择适当的辅助用具和指导正确的使用以保证安全,例如,感觉减退或丧失的区域,在使用夹板时,很容易忽视所受压力的感觉。

3.对治疗提供指导作用

对那些感觉过敏的患者,可提供脱敏的治疗方案;对那些感觉减退的患者,特别是皮质感觉减退,提供一个感觉恢复的训练方案,并且在治疗时要利用多方面的途径来达到训练目的,如利用视觉。此外,对感觉障碍的患者要用安全的措施防止并发症的出现,如烧伤和压疮。

(二)检查设备

感觉检查的用具通常存放在一个仪器箱中,包括:①大头钉若干个(一端尖、一端钝);②两支测试管及试管架;③一些棉花、纸巾或软刷;④4~5件常见物,如钥匙、钱币、铅笔、汤勺等;⑤感觉丧失测量器,或心电图测径器头、纸夹和尺子;⑥一套形状、大小、重量相同的物件;⑦几块不同质地的布;⑧音叉(256 Hz)、耳机或耳塞。

(三)检查方法

无论是检查浅感觉、深感觉,还是皮质感觉,都应弄清以下几方面情况:①受影响的感觉类型;②所涉及的肢体部位;③感觉受损的范围;④所受影响的程度。

感觉功能的评定若要取得准确的结果,必须要了解影响评定结果的因素,并使之降低到最低。通常,影响检查的因素有:①患者对所做的检查不太明白,不予以合作;②要使检测对象注意力集中,这对儿童和老人来说比较困难,因为他们的注意力不太好;③患者有听力和视力障碍;④患者有定向力障碍和失去记忆力;⑤不精确的测试技巧。

1.浅感觉

(1)轻度触觉:让患者闭眼,检查者用棉花等轻刷皮肤,请患者说出所接受感觉的区域。检查顺序通常是面部、颈部、上肢、躯干和下肢。

(2)痛觉:让患者闭眼,检查者用大头针尖端和钝端分别轻轻刺激皮肤,请患者指出是刺痛或钝痛。若要区别病变不同的部位,则需指出疼痛的程度差异。对痛觉减退的患者要从有障碍的部位向正常的部位检查,对痛觉过敏的患者则要从正常的部位向有障碍的部位检查,这样便于确定病变的范围。

视觉模拟评分:视觉模拟评分(visual analogue scale,VAS)是目前临床上最常用的评定方法,它采用一条 10 cm 长的直尺,称为 VAS 尺,面向医师的一面标明 0~10 完整的数字刻度,面向患者的一面只在两端标明有 0 和 10 的字样,0 端代表无痛,10 端代表最剧烈的疼痛,直尺上有可移动的游标。患者移动游动标尺至自己认定的疼痛位置时,医师立即在尺的背面看到表示疼痛强度的具体数字(长度的厘米数,可精确到毫米),省去了第二次测量长度的麻烦。此方法简单易行,在临床上使用广泛。

视觉模拟评分法亦可用于评估疼痛的缓解情况,若在线上的两端分别标上"疼痛无缓解""疼痛完全缓解",则成为评定疼痛强度缓解程度的目测类比评分法,用于评价疼痛的缓解情况。

数字评分法:数字评分法要求患者用 0 到 10 这 11 个点来描述疼痛强度。在 1 根直线上有从 0 到 10 共 11 个点,0 表示无痛,有疼痛时和疼痛较强时增加点数,10 表示最剧烈疼痛。这也是临床上经常使用的测量主观疼痛的方法,容易被患者理解,可以口述也可以记录。

(3)压觉:让患者闭眼,检查者用大拇指用劲地去挤压肌肉或肌腱,请患者指出感觉。对瘫痪的患者压觉检查常从有障碍的部位开始直到正常的部位。

(4)温度觉:让患者闭眼,检查者用两支试管,分别盛上冷水(5~10 ℃)、热水(40~45 ℃),交替地、随意地去刺激皮肤,请患者指出是"冷"还是"热"。试管与皮肤的接触时间为 2~3 秒,并注意检查部位要对称。

2.深感觉(本体感觉)

(1)位置觉:让患者闭眼,检查者将患者的某部位肢体移到一个固定的位置,请患者说出这个位置或用另一个部位模仿出来。

(2)运动觉:让患者闭眼,检查者将患者的肢体或关节移到某个范围,请患者说出肢体运动时的方向,如上、下、入、出等。

(3)振动觉:让患者闭眼,检查者将每秒振动 256 次的音叉放置患者身体的骨骼突出部位,如胸骨、肩峰、鹰嘴、尺骨小头、桡骨小头、棘突、髂前上棘、内、外踝等,请患者指出振动。也可利用音叉的开和关,来测试患者感觉到振动与否。检查时应注意身体上、下、左、右对比。

3.复合感觉(皮质感觉)

(1)实体觉:让患者闭眼,检查者用一些常用的不同大小和形状的物体(如钥匙、硬币、笔、纸夹)轮流地放入患者的手中,患者可以抚摸,请患者说出物体的名字。

(2)触觉定位:让患者闭眼,检查者用手去压挤一处皮肤区域,请患者说出被压的地方,然后测量和记录下与第一次刺激部位距离。

(3)两点分辨力:让患者闭眼,检查者用纸夹或心电图测径器的头,以两点的形式放在要进行检查的皮肤上,而且两点的压力要一样,之后,逐渐减小两点的距离,直到两点被感觉为一点为止。此时两点间的距离即为两点分辨力。人体的不同部位,有不同的分辨力。人的两点分辨力正常值:在舌的部位,1 mm;在指端部位,2～3 mm;在手掌部位,1.5～3 mm;在背中心部位,6～7 mm。

(4)其他大脑皮质感觉:通常大脑皮质感觉检查还包括重量识别觉(识别重量的能力)、皮肤书写觉(对数字、符号划在皮肤上的感觉)及对某些质地的感觉。

(四)检查步骤

感觉检查需要良好的测试技巧,这对于保证检查的可靠性至关重要。以下步骤是临床上常用的,供参考:①先检查正常的一面,使患者知道什么是"正常";②然后请患者闭上眼,或用东西遮上;③在两个测试之间,请患者睁开眼,再告诉新的指令;④患者可能存在注意力降低的情况,这是由于患者失去了视觉刺激、焦虑或定向力差的缘故;⑤先检查浅感觉,然后检查深感觉和皮质感觉,如果一旦浅感觉受到影响,那么深感觉和皮质感觉也会受到影响;⑥根据感觉神经和它们所支配和分布的皮区去检查;⑦所给的刺激以不规则的方法由远而近;⑧先检查整个部位,如果一旦找到缺乏感觉的部位,就要仔细找出那个部位的范围;⑨最后把所得的上述资料写到感觉评定图上(图3-4),可用不同颜色的铅笔来描述不同类型的感觉,如触觉用黑色,痛觉用蓝色,温度觉用红色,用虚线、实线、点线和曲线分别表示感觉缺失、感觉减退、感觉过敏和感觉异常。

通过对感觉检查的结果分析,应能判断引起感觉变化的原因,感觉障碍对日常生活、功能活动及使用辅助用具的影响,以及采取哪些安全措施可防止患者由于感觉上的变化而再受损伤,要能预测将来的变化,判断何时需要再次检查。

三、适宜病症

感觉功能的评定临床上主要用于神经系统疾病的检查,包括中枢神经系统疾病和周围神经系统疾病,如局部疼痛为炎性病变影响该部末梢神经,烧灼性疼痛见于交感神经不完全性损伤,温度觉障碍见于脊髓丘脑侧束损害;本体感觉障碍主要表现为协调障碍,关节觉和振动觉障碍见于脊髓后索病损,两点辨别觉障碍可见于额叶病变,图形觉障碍见于脑皮质病变,实体觉障碍提示丘脑水平以上的病变。脑卒中患者和神经炎患者常有复合感觉障碍。

此外,烧伤和严重的软组织损伤患者的感觉功能的评定也常有明显的功能障碍。

四、注意事项

(1)首先让被评定者了解评定的目的和方法,以取得充分的合作。

(2)评定时被检查部位应尽可能暴露,要注意左右侧和远近端部位的差别,从感觉缺损区向正常部位逐步移行评定。

(3)评定时需要被评定者闭目,以避免主观或暗示作用。

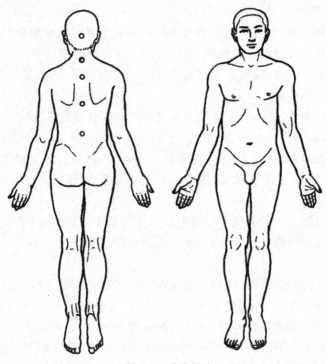

图 3-4　感觉评定

（潘加谦）

第二节　运动功能评定

一、肌张力评定

(一)基本概念

1.正常肌张力

肌张力是生理学的概念,是指肌肉组织在非主动收缩状态下的一种不随意的、持续的、微小的紧张状态。临床上所指的肌张力是指肌肉放松或做被动运动时,检查者所能感受到的肌肉紧张度或阻力程度。正常肌张力具有维持主动肌和拮抗肌的平衡,稳定关节,保持肢体一定的姿势等作用。

2.异常肌张力

异常肌张力是相对于正常肌张力而言,一般分为以下 3 类。

(1)肌张力增高:是指肌张力高于正常水平。增高的状态有痉挛和强直。根据肌张力增高的形式不同,分为折刀样、铅管样、齿轮样肌张力增高。多见于脑和脊髓损伤或上运动神经元损伤的恢复期。

(2)肌张力低下:是指肌张力低于正常水平。多见于运动神经元疾病、周围神经疾病、小脑病变、脑卒中弛缓期、脊髓疾病休克期、肌肉疾病等。

（3）肌张力障碍：是一种以张力损害、持续扭曲的运动为特征的运动功能障碍。张力强弱变化不定，通常以持续扭曲状态出现，无规律性。常由中枢神经系统缺损引起。

（二）基本方法

1.病史

可在一定程度上了解患者肌张力异常发生的时间、原因、表现方式、治疗效果等变化。

2.视诊

注意观察肢体和躯干的异常姿态，有无刻板样运动模式、不自主运动模式或自发性运动的缺失。一般情况下，刻板样运动模式常提示有肌张力增高，不自主的波动性运动变化提示肌张力障碍，自发性运动完全缺失则提示肌张力低下。

3.触诊

触摸被检肌肉的状态，即肌肉的紧张度，以判断肌张力的强弱。

4.反射

检查腱反射的状态。反射正常提示肌张力正常，反射亢进提示肌张力增高，反射减弱或消失提示肌张力降低。

5.被动运动

检查者通过被动活动患者肢体，感觉肢体肌肉对活动产生的牵张刺激的反应，体会肌肉的张力情况，判断肌肉张力是正常还是存在着肌张力过高或过低情况及其严重程度。

（三）评定标准

1.正常肌张力

肌肉外观上具有该肌肉分布的相应形态，有一定的紧张度和弹性。当主动肌和拮抗肌同时收缩时可以固定关节；随意运动时，具有使肢体由固定到运动和由运动过程中变为固定姿势的能力。

2.肌痉挛

目前多采用改良 Ashworth 痉挛量表（MAS）评定。该量表将肌张力分为 0～4 级，其中在1 级和 2 级之间增加了一个 1^+ 的等级。评定时，患者宜采用仰卧位，检查者分别对其双侧上、下肢进行被动关节活动范围的运动。

二、肌力评定

肌力是指肌肉在收缩或紧张时所表现出来的能力，以肌肉收缩时所能承受的重量来表示。

（一）手法肌力检查

检查者通过观察肢体主动运动的范围及感觉肌肉收缩的力量，来确定所检查肌肉或肌群的肌力是否正常及其等级的一种检查方法。

1.肌力分级

国际上普遍应用的肌力分级方法是补充 6 级（0～5 级）分级。

2.检查注意事项

检查时，先查健侧后查患侧，先抗重力后抗阻力，两侧对比。抗阻力必须使用同一强度，阻力应加在被测关节的远端（不是肢体的远端）。肌力测试时的用力等长收缩及闭气可以引起心血管系统的特异性反应，老年人及有心血管系统疾病患者应慎用。

(二)定量肌力检查

需要借助于设备来完成,如电子测力计、电子握力计等。

1.手握力

用握力计测定。结果以握力指数判定,握力指数＝手握力(kg)/体重(kg)×100,＞50 为正常(男、女相同)。

2.手捏力

用捏力计测试,主要反映拇对掌肌和其他四指屈曲肌的肌力,正常值约为握力的 30%。

3.背肌力

可用拉力计测背肌力。拉力指数＝(拉力 kg)/体重(kg)×100,正常标准为男 150～300,女 100～150。

(三)等速肌力测试

需要借助于特定的等速测试仪来测试。等速运动是在整个运动过程中运动速度(角速度)保持不变的一种肌肉收缩的运动方式。

三、关节活动范围评定

(一)基本概念

1.关节活动范围

关节活动范围(range of motion,ROM)即关节活动度,是指关节的运动弧度或关节的远端向近端运动,远端骨所达到的新位置与开始位置之间的夹角,即远端骨所移动的度数。

2.关节活动范围分类

分为主动关节活动范围和被动关节活动范围。

(1)主动关节活动范围(active range of motion,AROM):是指作用于关节的肌肉随意收缩使关节运动时所通过的运动弧。

(2)被动关节活动范围(passive range of motion,PROM):是指外力使关节运动时所通过的运动弧。

3.关节活动范围评定

主动关节活动障碍可能是关节本身出现病理性变化,也可能是神经、肌肉病变所造成的。但存在主动关节活动障碍时,被动关节活动无障碍或程度明显减轻,则是神经或肌肉病变所致;主动关节活动障碍和被动关节活动障碍同时存在,则是关节本身的病理性变化所致。

(二)基本方法

1.测量工具及测量方法

(1)量角器:由关节活动时,固定臂不动,移动臂随着关节远端肢体的移动而移动,移动臂移动终末所显示出的弧度即为该关节的活动范围。

(2)电子角度计:测量时将固定臂和移动臂的电子压力传感器与肢体的长轴重叠,用双面胶将其固定在肢体表面,此时液晶显示器显示出来的数字即为该关节的活动范围。

(3)指关节量角器:为小型半圆形量角器,半圆形的刻度盘和固定臂相连为一体,不能移动;移动臂与半圆形刻度盘相连,可以移动。

(4)脊柱活动量角器:为专用于背部活动的量角器,用于测量脊柱屈、伸的活动范围,也可以用于脊柱侧弯的测量。

2.测量标准

关节活动范围用"度(°)"来表示。全身大多数关节按解剖学的位置定为0°,解剖位置就是开始测量的体位,即0°位是开始位,在0°位开始活动的范围为关节活动的度数。例如肘关节伸直为0°,膝关节伸直为0°,踝关节在90°位为0°。

(三)测量原则与注意事项

1.测量原则

关节存在活动障碍时,主动关节活动范围(AROM)和被动关节活动范围(PROM)及两侧对应部位关节活动范围均应测量。

2.注意事项

(1)注意被测关节:是否存在肿胀、疼痛、变形、挛缩或瘢痕。

(2)注意患者:注意疼痛反应,记录疼痛的部位和范围。

(3)不做或慎做:近期有骨折;关节半脱位;关节血肿;关节腔积液;关节部位感染;肌腱或韧带损伤;关节部位软组织损伤。

(4)测量者:要熟练掌握被测关节的正常活动范围,特别在做关节被动活动范围测量时,要注意动作轻柔缓慢,不可超出关节活动范围。

(5)记录:因为关节活动有主动与被动之分,所以关节主动活动范围和被动活动范围都要测量。在记录测量数值时,要标明是主动活动,还是被动活动。

(潘加谦)

第三节　平衡与协调功能评定

平衡与协调功能是人体保持姿势与体位,完成各项日常生活活动,尤其是各种转移动作、行走,以及跑、跳等复杂运动的基本保证。当各种原因导致维持姿势稳定的感觉运动器官或中枢神经系统受到损伤时,平衡与协调功能便受到损害。通过对平衡与协调功能评定,可全面而精确地了解患者的躯体平衡和协调性功能状况,以及平衡或协调性功能障碍对日常生活活动能力的影响,为确定康复目标、制订康复治疗计划、评定康复治疗效果提供依据。

一、平衡功能评定

(一)基本知识

平衡功能的评定方法包括采用专业设备评定和量表评定。因篇幅有限,本节主要介绍评定操作简单、便于使用、信度、效度好的量表,如Berg平衡量表、现实站起和行走测验。每个量表检查的侧重点不同,使用者可根据患者不同情况进行选择。

(二)基本方法

1.Berg平衡量表

Berg平衡量表(Berg balance scale,BBS)正式发表于1989年,由加拿大的Berg等人设计,是一个标准化的评定方法,已广泛应用于临床,也是国际上评定脑卒中患者平衡功能最常用和最通用的评定量表,具有较好的信度、效度和敏感性。

Berg 评定量表将平衡功能从易到难分为 14 项内容进行检查,通过观察多种功能活动来评价患者身体的重心主动转移的能力,对患者的动、静态平衡进行全面检查。每个动作分为 0、1、2、3、4 五个功能等级予以记分。4 分表示能够正常完成所检查的动作,0 分则表示不能完成或需要中等或大量帮助才能完成。最低分为 0 分,最高分为 56 分。检查工具包括秒表、尺子,椅子、小板凳和台阶。测试用椅子的高度要适当。

平衡与步行能力关系密切。Berg 量表评分结果为 0~20 分,提示平衡功能差,患者需乘坐轮椅;21~40 分,提示有一定的平衡能力,患者可在辅助下步行;41~56 分者则说明平衡功能较好,患者可独立步行;<40 分提示有跌倒的危险。45 分通常作为判断老年人是否存在跌倒风险的临界值。

2.限时起立-步行测试

动态平衡功能检查方法。限时起立-步行测试(timed up and go test,TUG)正式发表于 1986 年,具有较好的信度、效度和灵敏度。测量工具包括一张有靠背有扶手的椅子(座高约 45 cm,扶手高 20 cm)、秒表,从座椅在地面画一条 3 m 长的粗线。这是一个单项测试,要求测试患者从座椅上站起来,向前走 3 m,然后转身走回到椅子再坐下。记录开始站起到再次坐下所用时间,计时单位为秒。在行走过程中,可使用助行具(如手杖、助行架),并记录助行器类型。测量 3 次,取平均值。

正常人 7~10 秒即可以完成测验,>20 秒完成者提示存在移动障碍。14 秒为预测生活在社区的老年人跌倒风险的临界值。>14 秒,提示跌倒风险的存在。TUG 测验结果显示与静态平衡功能具有很好的相关性。

(三)适应证

BBS 和 TUG 适用于多种疾病导致的平衡功能障碍者,包括中枢神经系统疾病、老年病、骨关节系统疾病等恢复期患者。

(四)注意事项

(1)评定前应与患者交代评定的目的,以取得患者的理解与配合。

(2)评定前应了解患者的基本功能情况,如病程、功能与结构障碍点、日常生活活动能力等。

(3)采用标准化指导语、测试环境与工具,以保证测试的可重复性。

二、协调功能评定

(一)基本知识

协调运动是指在中枢神经系统的控制下,与特定运动或动作相关的肌群以一定的时空关系共同作用,从而以平稳、准确、高效地进行运动。其特点是以适当的速度、距离、方向、节奏和力量进行运动。协调运动主要分为两大类:大肌群参与的身体姿势保持、平衡等粗大运动(如翻身、坐、站、行走)和小肌群实施的精细活动(如手指的灵巧性、控制细小物品的能力等)。因小脑、前庭神经、深感觉、锥体外系等结构病变,运动即可出现不协调障碍,表现为共济失调。

(二)基本方法

本节主要介绍协调运动的神经学检查、粗大协调运动评定及日常生活活动观察。

1.神经学检查

具体检查方法见表 3-1。

表 3-1 协调功能检查方法

检查名称	检查方法	临床意义
1.指鼻试验	嘱患者先将手臂伸直、外旋、外展,以示指尖触自己的鼻尖,以不同方向、速度、睁眼、闭眼重复进行,并双侧比较	小脑半球病变时可看到同侧指鼻不准,接近鼻尖时动作变慢,且常见超过目标(辨距不良)。感觉性共济失调时睁眼无困难,闭眼则发生障碍
2.指指试验	嘱患者伸直示指,屈肘,然后伸直前臂以示指触碰对面医师的示指,先睁眼做,后闭眼做,正常人可准确完成	若总是偏向一侧,则提示该侧小脑或迷路有病损
3.跟-膝-胫试验	患者仰卧,一侧下肢抬起,用该侧下肢足跟抵另一侧膝盖下方,然后沿胫骨前缘向下移动	小脑损害时抬腿触膝易出现辨距不良和意向性震颤,下移时常摇晃不稳。感觉性共济失调时,患者足跟于闭目时难寻到膝盖
4.轮替动作	交互动作障碍的评定方法。嘱患者以前臂向前伸平并快速反复地做旋前旋后动作;或以一侧手快速连续拍打对侧手背;或足跟着地以前脚掌敲击地面等	小脑性共济失调患者这些动作笨拙,节律慢而不匀
5.站立后仰试验	协同运动障碍的检查方法。患者取立位,嘱其身体向后仰	正常人膝关节弯曲,身体可以维持后仰位,小脑疾病时膝不能弯曲而向后方倾倒

2.粗大协调运动评定

粗大协调运动评定包括从仰卧位至俯卧位、从仰卧位至坐位、坐位保持、从俯卧位至站立位、静态立位平衡等检查。

3.观察日常生活活动能力

除上述检查,还可对患者的日常生活活动能力进行观察,观察吃饭、穿衣、系纽扣、取物、书写、站立、姿势及步态等活动是否协调准确;有无动作性震颤;观察有无不自主运动,如舞蹈样运动、手足徐动、震颤(静止性、动作性)、抽搐。

(三)适应证

任何引起协调运动障碍的疾病均需要进行评定。

1.感觉性运动失调

如多发性末梢神经炎、进行性神经性肌萎缩、脊髓痨、顶叶或丘脑血管病、肿瘤、外伤等。

2.小脑性运动失调

如小脑肿瘤、炎症、血管病、变性疾病、酒精中毒性小脑变性、多发性硬化等。

3.前庭性运动失调

如前庭神经元炎、氨基糖苷类药物中毒、脑干疾病(炎症、肿瘤、血管病)、迷路炎、耳性眩晕等。

4.额叶性运动失调

如额叶前部肿瘤、炎症、血管病。

5.锥体外系运动失调

如缺血缺氧性脑病致小儿脑瘫、帕金森病、肝豆状核变性、成人基底节肿瘤、血管性病变等。

(四)注意事项

(1)因患者身体情况、疲劳、领悟程度、情绪均会影响测试的结果。因此,检查应在患者休息后进行;检查者应向被试者解释清楚检查动作要领,并示范,以获得患者理解与配合。对患者受检时的情况准确记录。

(2)检查过程中应注意保护,跟-膝-胫试验、直立后仰试验、步行试验等检查项目要保证安全,严防摔伤情况发生。指鼻试验时,要防止戳伤眼睛或脸部。

(潘加谦)

第四节　临床步态分析

步态是指人在行走过程中的姿态。正常的步态会因为职业、年龄、性别等有所差异,疾病则会导致异常的步态。步态分析是利用力学的概念、处理手段和已掌握的人体解剖、生理学知识对人体行走的功能进行对比分析的一种生物力学研究方法。通过定性或者定量分析,对人类的步行进行系统的研究,以揭示异常步态和影响因素为目的,对治疗提供依据和评价疗效,成为改善患者步行能力必不可少的手段。

一、基本知识

(一)步行周期

步行周期是指一侧肢体从足跟着地开始至该侧足跟再次着地所经历的时间过程。根据步行时下肢在空间的位置分为支撑相和摆动相。美国加利福尼亚州 RLA 国家康复中心将步行周期划分 8 个时相,其中支撑相有 5 个时相,摆动相有 3 个时相。

1.支撑相

支撑相指足与地面接触及承受重力的时间,占步行周期的 60%。

(1)首次着地:支撑相的开始阶段,也是步行周期的起始点,是足跟接触地面的瞬间。

(2)承重反应:首次着地后重心由足跟转移至全足的过程。对侧足跟离地至足趾离地时,为双支撑期,占步行周期的 0~15%。

(3)支撑中期:支撑足全部着地,对侧肢体处于摆动相,为单腿支撑期,出现在步行周期的15%~40%时间段。此阶段主要是维持膝关节的稳定性,为下肢向前运动做好准备。

(4)支撑末期:支撑足蹬离地面的阶段,也被称为蹬离期。起始于支撑足足跟离地,结束于足趾离地,正常步行出现在步行周期的 40%~50%时间段。

(5)摆动前期:指支撑侧足趾离地至对侧足跟着地的阶段,为单支撑期的结束,即第二个双支撑相,在步行周期的 50%~60%时间段。

2.摆动相

指足离开地面向前摆动至再次着地的阶段,大约占步行周期的 40%。

(1)摆动初期:支撑足刚离开地面的阶段,该侧髋关节屈曲带动膝关节达到最大屈曲角度,在步行周期的 60%~70%时间段,此阶段的主要目的是完成足廓清动作,即足底顺利离开地面的过程。

(2)摆动中期:为迈步的中间阶段,足廓清仍是主要目的,膝关节由最大屈曲角度摆动至小腿与地面垂直的阶段,在步行周期的 70%~85%时间段。

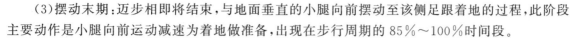

（3）摆动末期：迈步相即将结束，与地面垂直的小腿向前摆动至该侧足跟着地的过程，此阶段主要动作是小腿向前运动减速为着地做准备，出现在步行周期的85%～100%时间段。

（二）跨步参数

跨步参数包括步长、跨步长、步宽和步角。其他步态参数还有步频、步速等。

1.步长

从一侧足跟着地处至另一足跟着地处之间的线性距离，步长与身高有关，身材越高，步长越大。正常人有50～80 cm。

2.跨步长

同一腿足着地处到再次足跟着地处之间的线性距离。正常人跨步长是步长的两倍，为100～160 cm。

3.步宽

在行走中左、右两足之间的宽度。通常以足跟中心为测量参考点，正常人为5～10 cm。

4.步角

足跟中点到第二趾之间连线与行进之间的夹角，一般为6.75°。

（三）躯干和上肢的活动

在步行过程中，躯干、上肢和头向前移动的速度变化较小，在双支撑期时达到最大，在支撑中期和摆动期最慢。躯干的旋转活动是以垂直线为轴发生的，肩关节的活动方向与骨盆正好相反。躯干在步行周期中有两次上升和下降，变化幅度约为46 mm，在双支撑期时处于最低位，在支撑中期和摆动期达最高位。骨盆的活动同样是围绕垂直轴旋转的，能够向前、后、上、下的方向活动。

（四）影响步态的因素

1.骨盆的旋转

骨盆在步行中的旋转即带动髋关节的屈伸活动，例如在步行的支撑相，如果膝关节保持直立位，髋关节从屈曲位变为直立位，将会导致髋关节向前和上下移动，其屈伸的角度决定移动的距离。

2.骨盆的倾斜度

如前所述，髋关节的屈伸伴随其上下移动，如果骨盆保持水平位，躯干就会上下活动。所以在步行过程中，骨盆还会在水平面上发生上下的移动，当支撑腿在站立位时髋关节处于其最高点，同侧骨盆则向下倾斜。

3.膝关节在支撑相屈曲

腿的长短在步行过程中是有所调整的，其长度在支撑中期需缩短，但是为了保证髋关节长度的保持，所以膝关节在此阶段需屈曲。

4.踝关节机制

从首次着地到承重反应期，腿长度的伸长除了通过髋关节的屈伸活动来完成，踝关节因为足跟在其后方，可以协助腿延长的作用。

5.足机制

在支撑相的初期，足后跟着地使腿变长，随着前脚掌着地，处于支撑后期的腿继续变长，此过程促进踝关节从背屈位变为跖屈位。

6.身体的侧向位移

如果在步行时双足与髋关节相距甚远，身体需侧向移动来维持平衡。通过保持支撑面的狭窄,小幅度的侧向移动能够维持身体的平衡,这种侧向躯干的加速和减速的降低能够减少肌肉的能耗。

二、基本方法

临床上的步态检查方法分为定性分析法和定量分析法。

(一)定性分析法

目测法是定性分析最常用的方法,是指医务人员通过肉眼观察患者的行走过程,然后根据其所得印象或按照一定的观察项目逐项评价,得出步态分析的结论。

1.目测分析技巧

因其信息资料的收集很大程度上需要一定的技巧,所以需要遵循以下的技巧。

由远端到近端:在步态评定中,观察的顺序由远端到近端,即观察从脚趾、足掌、足跟、踝关节、小腿、膝关节、大腿、髋关节、骨盆、躯干的顺序进行。

正、后、双侧的多维观察:步态的观察需要多维度进行。不同的方向所观察的步态特征有所差异,冠状面(正面)利于观察骨盆是否倾斜,踝关节和膝关节的内、外翻,以及髋关节的内收、外展等,矢状面(侧面)有利于观察脊柱、髋、膝和踝关节的屈伸运动情况,为了全面的搜集信息需要进行多维度的观察。

不同环境观察:在不同的环境下,人会呈现出不同的步行姿势。这是人正常应对生活中多变环境的一种能力。在不同的环境下进行步态分析,可以更好地获知步态是否异常。

不同的步行速度:不同的步行速度下,可以帮助检查者获得更多的信息,使得许多较为隐蔽的问题在一定的步行速度下更好的暴露出来,这对于全面地进行步态评定非常重要。

2.临床观察要点

见表 3-2。

表 3-2　临床观察要点

步态内容		观察要点	
步行周期	时相是否对称	左右是否对称	行进时是否稳定和流畅
步行节律	节奏是否匀称	速率是否合理	时相是否流畅
肩、臂	塌陷或抬高	前后退缩	肩活动过度或不足
躯干	前屈或侧屈	扭转	摆动过度或不足
骨盆	前后倾斜	左右抬高	旋转或扭转
膝关节	摆动相是否屈曲	支撑相是否伸直	关节是否稳定
踝关节	摆动相是否可背屈或跖屈	是否足下垂、足内翻或外翻	关节是否稳定
足	是否为足跟着地	是否为足趾离地	关节是否稳定
足接触面	是否全部着地	两足间距是否合理	关节是否稳定

(二)半定量分析法

Holden 功能行走分级和 Tinetti 步态量表是相对精细、半定量的评定手段,通过对患者的步行能力分级可以大致了解其步行能力。

1.Holden 功能行走分级

Holden 等人于 1986 年发表功能性步行分级(functional ambulation classification,FAC),适

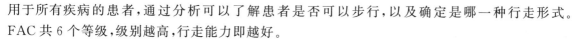

用于所有疾病的患者,通过分析可以了解患者是否可以步行,以及确定是哪一种行走形式。FAC 共 6 个等级,级别越高,行走能力即越好。

2.Tinetti 步态量表

Tinetti 量表发表于 1986 年,是 Tinetti 任务导向的活动评定中的一部分,满分 12 分,分数越高,提示步态越好,适用于老年患者。

(三)定量分析法

步态的定量分析是通过机械或专门的设备获得的客观数据对步态进行分析的方法。所用的设备或器械可以非常简单,如秒表、卷尺、量角器等测量工具,以及能留下足印的设备;也可以较为复杂,如电子角度计、肌电图、录像、高速摄影甚至三维步态分析等设备,通过获得运动学参数、动力学参数、肌电活动参数和能量参数分析步态特征。

1.足印法

足印法是传统的测定方法,即在受试者的足底涂上墨汁,然后在铺上白纸的地面(一般为4～6 m)行走。测试者用秒表记录步行时间和通过测量受试者走过白纸留下的足迹测得时空参数,即时间和距离参数。可以进行时-空参数的测量:在受试者足底涂上墨汁,嘱其在 4～6 m 铺有白纸的走道上行走,用秒表记录步行的时间,通过足迹记录空间参数。时间参数和空间参数是临床上常用的客观指标,能够反映行走能力的变化。

2.三维步态分析法

现代实验室采用数字化的三维步态分析系统,利用生物力学的概念、处理手段,借助现代计算机技术和图形图像技术,使得步行的过程得以三维重现,并对三维重现的步行信息中的图像、力学等数据进行整理分析的一整套技术和方法。三维步态分析系统由以下部分组成:①一般配备 2～8 台摄像机,带有红外线发射源,固定于实验室不同位置。②反光标记点:小球状,粘贴在关节部位,利于定位采集步行中运动参数的信息并作出分析。③测力台:由踏板、传感器和底座三部分组成,踏板和底座之间由安置于四角的传感器支撑,当受试者的脚踏过有测力台的地面走过,通过传感器可以得到 3 个方向的力值数据。④表面肌电图(surface electromyography,sEMG):将 sEMG 与三维步态分析结合使用,电极固定在待检肌肉的表面,能够动态观察步行过程中的肌肉的电生理变化。

三、适用范围

步态分析适应于所有因疾病或外伤导致的行走障碍或步态异常,包括中枢神经系统疾病与损伤,骨与关节创伤与骨关节病,疼痛、肌张力及肌力异常等。

禁忌证为下肢骨折未愈合及各种原因所致的关节不稳。

(潘加谦)

第五节　心理功能评定

心理功能评定是采用医学心理学的理论与方法,对评定对象的某阶段心理功能作出评定的方法。心理功能评定对评定对象的心理过程和人格特征等内容,如记忆、情绪、意志、智力、性格等的状态、特征和水平作出客观的评价。所得出的评定结果及结论可用于辅助诊断,疗效判断及科学研究。

康复医学中常用的心理功能评定包括智力测验、人格测验、情绪测验及神经生理评定。

一、智力测验

(一)基本知识

智力测验可评估个人的一般能力,反映个人在认识事物方面的能力。智力结果可用智商(intelligence quotient,IQ)表示,衡量个体智力发展水平(表 3-3)。

表 3-3　智商与智力类别分布表

IQ	类别
130 以上	超优
120～129	优秀
110～119	中上(聪明)
90～109	中等
80～89	中下(迟钝)
70～79	低能边缘
69 以下	智力缺陷

(二)基本方法

1.比率智商和离差智商

根据计算方法的不同,智商可分为比率智商和离差智商。

$$比率智商:IQ-\frac{MA}{CA}\times 100$$

其中 MA 为智龄,即智力所达的年龄水平。CA 为实际年龄。结果表示受试者在同龄人中的智力水平,亦可称为年龄智商。

$$离差智商:IQ=15\frac{X-M}{S}+100$$

X 代表个体测验的实得的原始分数,M 代表该年龄组的均分,S 代表受试者所在年龄段的标准差。

2.常用的智力测验

目前临床常用的智商测定量表有韦克斯勒智力量表、比奈-西蒙量表、斯坦福-比奈智力量表、绘人测试、图片词汇测验及只适用于婴幼儿及青少年的贝利婴儿量表、丹佛发展筛选测验、格塞尔发展量表、新生儿行为量表等。同时,针对智力的不同组成部分,也有针对注意、记忆等不同方面的个别能力测验。

韦克斯勒智力量表是 1939 年美国纽约贝尔维精神病院的心理学家大卫•韦克斯勒(David Wechsler)编制的,代号为 WBIC。其后,在 WBIC 的基础上,韦克斯勒又分别编制了 3 个相关智力量表,分别是韦克斯勒儿童智力量表(1949 年,代号 WISC,修订版 1974 年,代号 WISC-R);韦克斯勒成人智力量表(1955 年,代号 WAIS);韦克斯勒幼儿智力量表(又称韦克斯勒学龄前儿童及小学生智力量表,1967 年,代号 WPPIS)以上 3 个量表组成一套韦克斯勒智力量表。目前最新版本的韦克斯勒智力量表包括 WAIS-R、WISC-Ⅲ、WPPIS-R。

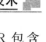

WAIS-R、WISC-Ⅲ、WPPIS-R 均包含言语量表及操作量表两个分量表。WAIS-R 包含 11 个分测验,6 个言语量表得出言语智商,5 个操作量表得出操作智商。包括知识测验、领悟测验、算术测验、相似性测验、背数(数字广度)测验、词汇测验、数词符号(译码)、填图测验、积木图案测验、图片排列测验、拼物测验。韦克斯勒智力量表适用范围广,适用对象多,估计评分者信度,能够较好地反映受试者的智力全貌及能体现其智力的各个方面,且信度和效度均较高,故目前临床较为常用,被认为是较能客观体现受试者的智力评定。

(三)适用范围

通过智力测试可了解儿童或成人解决问题的能力,在一定程度上反映受试者个体的智力水平和特点。临床运用较为广泛,可用于中枢神经系统颅脑损伤包括脑卒中、脑外伤、中毒性脑病、缺血缺氧性脑病及退行性脑病的评估,亦可用于儿童智力发展的评估,也可对教育预测及职业选择进行参考。

(四)注意事项

评定应选择安静的房间。评估前应了解受试者的背景资料,向受试者及家属交代评估的目的及方法,取得家属及受试者的合作。在测试过程中避免干扰和劳累,不纠正错误反应,不暗示或提示。如实记录,客观分析。

二、人格测验

(一)基本知识

人格是指个体所具备的全部品质特征和行为的个体差异的总和。可通过观察、晤谈、人格测验、行为评定量表等反映受试者的情感状态、人际关系、主动性、兴趣和态度等。常用的人格测验方法有问卷法和投射法。

(二)基本方法

1.自陈式人格量表

其包括艾森克人格问卷、卡特尔人格问卷、明尼苏达多相人格调查表、大五人格问卷。

(1)艾森克人格问卷包括 4 个分量表,分别为 E 量表(内外向维度)、N 量表(神经质或情绪稳定性维度)、P 量表(精神病质维度)、L 量表(掩饰)。

(2)卡特尔 16 项人格问卷对构成人格的 16 个根源特质进行测试,根据 16 个根源特质的结果可得知受试者的人格特征。

(3)明尼苏达多相人格调查表包括 4 个效度量表和 10 个临床量表。共有 566 个自我陈述形式的题目,内容较为广泛,包括受试者对读写能力、合作能力、理解防御能力等日常生活中所能接触到的任何方面的态度和看法。明尼苏达多相人格调查表的标准得分平均为 50 分,标准差为 10,≥65 分提示在该项上为病理水平。

(4)大五人格问卷,即 NEO 人格量表,是建立在大五人格理论的基础之上,由美国心理学家科斯塔 Costa 和麦克雷 McCrae 在 1987 年编制成,后来经过两次修订,以五因素人格模型为理论基础编制的人格测验。大五人格特质为神经质(N)、外向性(E)、开放性(O)、适宜性(A)和尽责性(C)。常用量表包括五因素人格问卷、描述特质的形容词表及 NEO 人格问卷修订版。NEO 人格问卷修订版近些年来较为常用,其中包括 6 个方面分量表,共有 35 项,240 个问题,每个问题下有从极度认同到极度不认同的代表程度的选项。

2.评定式人格量表

其包括猜人测验、莱氏品质评定量表等。

3.投射测验法

其包括罗夏墨迹测验和主题统觉测验。

(三)适用范围

人格测试既可描述长期的稳定性人格,也可体现当前一段时间内的状态。主要用于测量人格的特质。自我报告法和评定式人格量表及投射测验法从不同方面提供受试者的不同信息,可能与不同量表的内容、操作过程及测量深度有关。人格测验可用于协助临床诊断,也可用于癌症等患者的人格研究及人才选拔、司法鉴定等。

(四)注意事项

进行人格测试前,测试者需获得受试者的理解与合作,使受试者清楚测验的意义及重要性,说明结果无好坏之分。及时详细、客观的记录测验结果。如果受试者配合程度不高,可分次完成。

三、情绪测验

(一)基本知识

情绪是指个体对一系列主观认知经验的统称,是多种感觉、思想和行为综合产生的心理和生理状态。包含生理唤起、认知解释、主观感觉和行为表达 4 个部分。

情绪的外在表现形式多种多样,人类情绪千变万化,情绪的分类一直是较为棘手的问题。在埃克曼情绪列表中,最重要的有 7 种情绪,即愤怒、厌恶、恐惧、高兴、悲伤、轻蔑和惊讶。现代越来越多的研究表明,组成情绪的基本维度有两大类,即研究情绪的心理学家将情绪分为"大二"模式。运用"大二"模式分类,将情绪分为消极情绪及积极情绪。

临床上,尤其是康复专业,患者的焦虑抑郁情绪是临床康复工作者所尤为关心的情绪之一。残疾的发生会出现病后抑郁,抑郁的情绪可影响疾病的转归。

(二)基本方法

临床上使用测量情绪的量表较多,测量的内容包含了情绪的不同方面,不同的量表之间无可替代性,可根据具体的临床需要及所想要了解的不同方面进行选择。临床常用的情绪测量量表包括多伦多述情障碍量表、舒特自陈式情绪智力量表、巴昂的情绪商数问卷、症状自评量表、SF-36健康调查表、积极情感消极情感量表、汉密尔顿焦虑量表、汉密尔顿抑郁量表、患者健康问卷-9 和贝克抑郁问卷-快速筛查等。

(三)适用范围

情绪测验使用范围较广,主要用于测试是否存在情绪功能不良及潜在情绪障碍,健康受试者及患者均适用。以上所介绍的情绪测验在临床上运用较为广泛,具有良好的信度及效度,测量结果的稳定性良好,可针对受试者的不同情绪问题或研究者所想要的出的情绪相关因素提供较为客观与稳定的结论。

(四)注意事项

情绪测验大多是自评量表或根据患者的口头描述进行评分,尤为强调受试者的主观体验,评定者建议由经专业训练后的医师担任。

四、神经心理评定

(一)基本知识

神经心理评定是评估中枢神经与行为关系的常用方法之一。就诊于康复医学科的脑部疾病患者部分存在不同程度的认知功能障碍,持续时间长短不一,严重者可伴随终身生。认知功能障碍对日常生活能力、回归家庭与社会、职业康复造成一定的影响。

(二)基本方法

1.单项测验

其包括 Bender 格式塔测验、威斯康星卡片分类测验等。

2.神经心理筛选测验

其包括简易精神状态检查表(minimum mental state examination,MMSE)、本顿视觉保持测验、快速神经学甄别试验、蒙特利尔认知功能评定、认知状态的筛查测验、Galveston 定向力及遗忘症测定(GOAT)等。

3.成套测验形式

项目多样,能全面地反映受试者的心理功能,包括霍尔斯特德-雷坦神经心理成套测验(H-R成套神经心理测验)、L-N 成套神经心理测验、世界卫生组织老年认知功能评价成套神经心理测验、剑桥自动化成套神经心理测试、波士顿过程法神经心理学评测(BPA)等。

Bender 格式塔测验评估受试者其感觉运动技巧及空间能力。提供给受试者 9 张不同几何图形,在临摹、加压、记忆 3 种条件下进行复制几何图形,评价者对错误类型及错误多少进行评价。

(三)适用范围

神经心理学测验可对感知觉、运动、言语、记忆力、注意力、思维等脑功能进行评估,了解和预测器质性或功能性脑功能障碍的性质及程度,在一定程度上可帮助临床诊断,判断预后及评价治疗效果。主要用于中枢神经损伤的患者,也可用于正常人的筛查及科研。

(四)注意事项

需要专业人员进行神经心理评定,并根据受试者的个体情况选择适当的测验方法。神经心理评定反映脑的功能变化,而不能直接反映脑的器质性病变。脑的功能非常复杂,故测验结果必须与临床表现相结合,综合各方面的因素,才能得出准确结果。

(潘加谦)

第六节　心肺功能评定

一、基本知识

心肺功能包括循环系统功能及呼吸系统功能,可采用心肺运动试验(cardiopumonary exercise testing,CPET)进行评定。

CPET 通过监测机体在安静及运动状态下的摄氧量(VO_2)、二氧化碳排出量(VCO_2)、心率

（HR）、分钟通气量等（VE）等来评价心肺等脏器对运动的反应。运动需要心、肺、肌肉等脏器密切协调工作，因此心肺运动试验强调外呼吸和细胞呼吸耦联，特别强调心肺功能的联合测定，是唯一将心与肺耦联，在运动中同时对它们的储备功能进行评价的科学工具。

二、基本方法

（一）气体交换系统的校准

所有的 CPX 系统在每次测试前均需对气流、气体体积、O_2 和 CO_2 的分析仪进行校准。由于周围环境会影响吸入气体中 O_2 的浓度，所以在校准时应考虑温度、大气压和空气湿度的影响。

（二）运动方式

1.活动平板

优点为接近日常活动生理，可以逐步增加负荷量。各种坡度、速度时的心肺反应可以直接用于指导患者的步行锻炼。

2.踏车运动

采用固定功率自行车，可定量增加踏车阻力，调整运动负荷。运动时无噪声，运动中心电图记录较好，血压、气体测量比较容易，可在卧位进行。但对于体力较好者如运动员，往往不能达到最大心脏负荷。

（三）试验分类

1.症状限制性运动试验

以运动诱发呼吸或循环不良的症状和体征、心电图异常及心血管运动反应异常作为运动终点的试验方法。

2.低水平运动试验

以特定的心率、血压和症状为终止指标的试验方法。适用于急性心肌梗死后或病情较重者。

（四）常用试验方案

1.活动平板试验

（1）Bruce 方案：应用最广泛，同时增加速度和坡度来增加运动强度。

（2）Naughton 方案：运动起始负荷低，每级负荷增量均为安静代谢量的 1 倍。

2.踏车试验

一般选用斜坡式递增方案（Ramp 方案）。功率递增幅度按照如下公式计算：

$$预计无负荷 VO_2(mL/min) = 150 + [6 \times 体重(kg)]$$

预计峰值 $VO_2(mL/min) = [身高(cm) - 年龄(y)] \times 20(锻炼较少的男性)$ 或 $\times 14(锻炼较少的女性)$

预计在 10 分钟完成递增运动试验。

功率递增幅度(W) $= [峰值 VO_2(mL/min) - 无负荷 VO_2(mL/min)]/100$

无负荷热身运动（1～3 分钟）：踏车速度保持在 60 rpm，接近结束时记录心电图、血压、血气分析等。功率负荷期（8～12 分钟）：这期间应由经过训练的医务人员在场，密切观察患者症状、血压、心率及心律失常、心肌缺血等心电图改变。恢复期（8～15 分钟）：保持无负荷缓慢踏车3分钟左右。终止后如症状和（或）异常迹象持续超过 15 分钟，建议进一步观察或治疗。

3.简易运动试验

用于体力能力无法进行活动平板或踏车的患者，患者尽力行走 6 分钟，计算所走的距离。行走的距离越长,说明体力活动能力越好。12 分钟走和 12 分钟跑具有类似的目的。

(五)检查程序

(1)电极安放:常规十二导联心电图,导联电极全部移至躯干,相应位置是两上肢电极分别移至锁骨下胸大肌与三角肌交界处或锁骨上,两下肢电极移至两季肋部或两髂前上棘内侧。胸导联位置不变。

(2)皮肤处理:贴电极前用乙醇擦皮肤到微红,以尽可能降低电阻,减少干扰。

(3)测定安静血压。

(4)静态肺功能测定:获得最大通气量(MVV)、1 秒用力呼气容积(FEV$_1$)等呼吸参数,以及最大流速-容量环。

(5)按运动方案运动,运动试验全程监测并记录患者心电图、血压、血氧饱和度、摄氧量、每分通气量、氧脉搏、无氧阈、代谢当量、心率储备、呼吸储备等。

(6)运动后记录:达到运动终点或出现中止试验的指征而中止运动后,继续如监测 10 分钟,直到受试者的症状或异常表现消失为止。

(六)主观用力程度分级

主观用力程度分级(RPE)是根据运动者自我感觉用力程度衡量相对运动水平的半定量指标。一般症状限制性运动试验要求达到 15~17 分。分值乘以 10 约相当于运动时的正常心率反应。

(七)运动试验终点

症状限制性运动试验的运动终点是出现提示心肌缺血的胸痛,出现心肌缺血的心电图改变,二度、三度房室传导阻滞,运动中收缩压降低>2.7 kPa(20 mmHg)、高血压[BP>33.3/16.0 kPa(250/120 mmHg)]、血氧饱和度(SpO$_2$%)≤80%伴严重低氧血症症状和体征,突然面色苍白,不能合作,意识模糊,出现呼吸衰竭的体征。此外出现仪器故障应该作为试验的终止指标。试验室内应备有急救药品和设备,并对出现的严重并发症进行及时的处理。

三、适宜病症

(一)心肺运动试验的用途

1.协助临床诊断

(1)冠心病诊断:试验的灵敏性为 60%~80%,特异性为 71%~97%。试验中发生心肌缺血的运动负荷越低、心肌耗氧水平越低、ST 段下移程度越大,患冠心病的危险性就越高、诊断冠心病的可靠程度越大。

(2)诊断心功能不全:心肺运动试验目前在国外已公认为诊断心功能不全的"金标准"。其主要指标为最大摄氧量。最大摄氧量越低,心功能不全越严重。

(3)鉴定心律失常:运动中诱发或加剧的心律失常提示器质性心脏病,应该注意休息,避免运动;而心律失常在运动中减轻甚至消失多属于"良性",平时不一定要限制或停止运动。

(4)鉴定呼吸困难或胸闷的性质:活动时呼吸困难、胸闷、心悸为心功能不全及肺功能不全共同的症状,通过 CPET 指标可以为诊断提供线索或明确诊断,如心率储备反映心脏储备情况,通气储备反映呼吸的储备情况。

2.确定功能状态

(1)判定冠状动脉病变严重程度及预后:运动中发生心肌缺血的运动负荷越低、心肌耗氧水平越低、ST 段下移的程度越大,冠状动脉病变就越严重,预后也越差。运动试验阳性的无症状患者发生冠心病的危险性增大。

(2)判定心功能不全的严重程度:根据最大摄氧量可以把心功能不全定量分为 4 级。A 级:无或轻度心功能不全>20 mL/(kg·min);B 级:轻度至中度心功能不全,16～20 mL/(kg·min);C 级:中度至重度心功能不全,10～15 mL/(kg·min);D 级:重度心功能不全<15 mL/(kg·min)。

(3)评定体力活动能力和残疾程度:运动能力过低如小于 5 METs 可作为残疾评判依据。

(4)评定康复治疗效果:运动试验时的心率、血压、运动时间、运动量、吸氧量,以及患者的主观感受均可以作为康复治疗效果定量评判的依据。

(5)评定手术风险:CPET 对将要进行重大手术患者的术前风险评估很有价值。如最大吸氧量在15～20 mL/(kg·min)一般能耐受手术,10～15 mL/(kg·min)围术期并发症增多,<10 mL/(kg·min)患者死亡及术后并发症的风险相当高。

3.指导康复治疗

(1)确定患者运动的安全性:运动试验中诱发的各种异常均提示患者运动危险性增大,例如低水平运动(低运动负荷或低心肌耗氧量)时出现心肌缺血、运动诱发严重心律失常、运动诱发循环不良症状或心力衰竭症状、运动能力过低等。

(2)为制订运动处方提供定量依据:运动试验可以确定患者最大摄氧量,无氧阈等作为制订靶运动强度的依据,有助于提高运动训练效果和安全性。

(3)使患者感受实际活动能力,去除顾虑,增强参加日常活动的信心。

(二)适应证

凡是有上述应用需求,同时病情稳定,无明显步态和骨关节异常,无感染及活动性疾病,患者精神正常,以及主观上愿意接受检查,并能主动配合者均为适应证。

(三)禁忌证

病情不稳定者均属于禁忌证。临床上稳定与不稳定是相对的,取决于医师和技师的经验和水平,以及实验室的设备和设施条件。

1.绝对禁忌证

未控制的心力衰竭或急性心力衰竭、严重的左心功能障碍、血流动力学不稳的严重心律失常(室性或室上性心动过速,多源性室早,快速型房颤、三度房室传导阻滞等)、不稳定型心绞痛、增剧型心绞痛,近期心肌梗死后非稳定期、急性心包炎,心肌炎,心内膜炎、严重的未控制的高血压、急性肺动脉栓塞或梗死、全身急性炎症、传染病和下肢功能障碍、确诊或怀疑主动脉瘤、严重主动脉瓣狭窄、血栓性脉管炎或心脏血栓、精神疾病发作期间或严重神经症。

2.相对禁忌证

严重高血压[高于 26.7/16.0 kPa(200/120 mmHg)]和肺动脉高压、中度瓣膜病变和心肌病、明显心动过速或过缓、中～重度主动脉瓣狭窄或严重阻塞型心肌病、心脏明显扩大、高度房室传导阻滞及高度窦房传导阻滞、严重冠状动脉左主干狭窄或类似病变、严重肝肾疾病、严重贫血及未能控制的糖尿病/甲亢/骨关节病等、血电解质紊乱、慢性感染性疾病、运动会导致恶化的神经肌肉疾病、骨骼肌肉疾病或风湿性疾病、晚期妊娠或妊娠有合并症者、病情稳定的心力衰竭患者、重症贫血、明显骨关节功能障碍,运动受限或可能由于运动而使病变恶化。

(四)安全性

运动试验的严重并发症(如心肌梗死和需要住院治疗的其他疾病)发生率为每万人次测试低

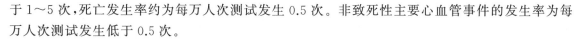

于 1~5 次,死亡发生率约为每万人次测试发生 0.5 次。非致死性主要心血管事件的发生率为每万人次测试发生低于 0.5 次。

(五)心肺运动试验的主要代表性变量及其临床意义

1.综合反映心肺功能及肌细胞摄氧能力的指标——制订运动处方基础

(1)最大耗氧量(VO_2max)及峰值耗氧量(VO_2peak):心肺功能联合评价"金标准"。

摄氧量(VO_2)为每分钟摄取氧气值,当运动负荷增大至氧摄取量不再增加时,所测得的氧摄取量为 VO_2max。VO_2max 标准:①主观筋疲力尽,不能继续运动或不能维持原先的速度;②递增负荷后,测得的 VO_2max 增加≤5%或数值≤2 mL/(kg·min);③呼吸商>1.10(成人)或1.00(儿童);④血乳酸浓度水平超过 8 mmol/L(接近安静水平的 8 倍)。

VO_2max 反映人体最大有氧代谢能力和心肺储备能力,是 CPET 评价的核心指标。目前公认将 VO_2max 作为评价心肺联合功能的"金标准"。

由于心血管疾病患者及肺疾病患者在做 CPET 时,临床早期出现的无法忍受的症状限制了运动,所以当测定到峰值运动水平的 VO_2 时(VO_2peak),就很难获得清晰的平台期,其结果 VO_2 peak 经常被作为 VO_2max 的估计值。

(2)无氧代谢阈值(anaerobic threshold,AT):运动当中有氧代谢已无法满足机体能量需求时,细胞动用无氧代谢,引起乳酸堆积,至机体缓冲系统失代偿时,乳酸浓度急骤增加,其急骤增加起点的 VO_2 称为 AT,即尚未发生乳酸酸中毒时的最高 VO_2 值。AT 和 VO_2max 有关,是反映心肺功能、最大有氧运动能力、运动耐力的良好指标。

在未经训练的健康人 AT 为 45%~65% VO_2max,经过耐力训练的人会更高一些。判定 VT 的标准为:①运动负荷增加至一定功率后,VE/VCO_2 出现非线性增加的拐点。②运动负荷增加至一定功率后,VE/VO_2 出现陡峭升高点,同时 VE/VCO_2 未见明显降低。③PaO_2 开始增加,而 $PaCO_2$ 仍未下降时。

(3)代谢当量:代谢当量(METs),音译为梅脱,是以安静、坐位时的能量消耗为基础,表达各种活动时相对能量代谢水平的常用指标,是评估心肺功能的重要指标。1 MET 相当于耗氧量 3.5 mL/(kg·min)或相当于 1 kal/(kg·h)的代谢率。

代谢当量可用于:①评估体力活动能力和预后:<5 METs 65 岁以下的患者预后不良;5 METs日常生活受限,相当于急性心肌梗死恢复期的功能储备;10 METs 正常健康水平,药物治疗预后与其他手术或介入治疗效果相当;13 METs 即使运动试验异常,预后仍然良好;18 METs有氧运动员水平;22 METs 高水平运动员。②评估心功能:心功能一级≥7 METs;心功能二级≥5 METs,<7 METs;心功能三级≥2 METs,<5 METs;心功能四级<2METs。③评估残疾程度:一般将最大 METs<5 作为残疾标准。④指导治疗及日常生活:制订运动处方。指导日常生活活动与职业活动。职业活动(每天 8 小时)的平均能量消耗水平不应该超过患者峰值 METs 的 40%,峰值强度不可超过峰值 METs 的 70%~80%。

2.反映肺功能的指标

(1)肺通气指标:常用的有潮气量(VT)、呼吸频率(f)、极量运动时的分钟通气量(VEmax)、氧通气当量(VE/VO_2)、二氧化碳通气当量(VE/VCO_2)、通气储备(VR)等。一般在最大通气量时 VT 不超过肺活量(VC)的 60%,f 不超过 60 次/分。VEmax 是指伴随着 VCO_2 的上升而增加的 VE,正常情况下 VEmax 一般可达到 MVV 的 60%~70%,VE 的增加取决于肺的代偿能力,因而 VEmax 是呼吸疾病运动受限的关键指标。氧通气当量是指消耗一升摄氧量时所需要的通气量,是确定无氧阈的最敏感的指标。二氧化碳通气当量是指排出 1 L 二氧化碳时所需要的通气量,是评估运动试验结果的重要指标。VR 则反映最大运动时的呼吸储备能力,一般用最大通气量(MVV)－VEmax 来表示,正常因≥15 L/min,也用 VEmax/MVV 表示,常为 30％＜VR＜85％,正常范围为 72％±15％。VR 降低为原发性肺疾病患者通气限制的特点。BR 增高为是心血管疾病患者运动限制的特点。

(2)肺换气指标。①VE/VCO$_2$斜率(VE/VCO$_2$ slope):换气效率可用 VE/VCO$_2$斜率来表示。VE/VCO$_2$斜率＜30 为正常值,在一些特殊人群如心力衰竭,慢性阻塞性肺疾病,肺高压患者,VE/VCO$_2$斜率可＞60。VE/VCO$_2$斜率增加意味着通气-灌流比例的失调(通气充分而灌注不足)。VE/VCO$_2$斜率可以在某种程度上反映心力衰竭患者、肺动脉高压患者及慢性阻塞性肺疾病患者病情的严重度。②呼吸交换率(RER):肺内每分钟二氧化碳排出量(VCO$_2$)与每分钟摄氧量(VO$_2$)之比值,也是 V-Slope 法确定 AT 点的依据。RER＜1 时,表示有氧运动,RER＞1 时表示无氧运动。③肺泡与动脉氧分差[P(A-a)O$_2$]:休息状态下,动脉氧分差＜1.3 kPa(10 mmHg)。其随运动量的增加而增加,但不超过 4.7 kPa(35 mmHg)。

(3)反映心脏情况的指标。

心率(heart rate,HR)及心率储备(heart rate reserve,HRR):心率储备是指运动后心率的可增加程度,心率储备＝最大预测心率-运动时测得的心率,最大预测心率＝220－年龄(岁)。正常情况下,HRR≤15 次/分,在临床症状较轻的心肌缺血、心血管疾病及肺循环障碍患者,HRR 仍可表现正常,而在有外周动脉疾病和心脏传输功能不全的患者,HRR 常增大。

氧脉搏(VO$_2$/HR):是评价心功能常用的指标之一,是心脏疾病限制运动的关键生理参数。由于运动早期心脏主要是通过每搏输出量的增加使 VO$_2$增加,运动后期主要是靠心率的增加来使 VO$_2$增加,当心功能不全时,每搏输出量不能随运动负荷的增加而增加,心脏只能通过 HR 的增加来满足运动机体对氧的需求。HR 增大,VO$_2$/HR 就减小,反映了心脏的储备功能降低。氧脉搏降低也可见于贫血、高碳氧血红蛋白或严重的动脉低氧血症等动脉血氧含量减少的病症。

心电图:运动中 ST 段出现明显偏移为异常反应,包括 ST 段下移和上移。ST 段下移包括上斜型、水平型、下垂型和盆型,提示心肌缺血。其中以水平型与下垂型诊断价值较大。如果 ST 段在运动中和运动后 2 分钟均无偏移,而在 2 分钟之后才出现下移,称为孤立性 ST 段改变,病理意义不大。

ST 段上抬:有 Q 波的 ST 上抬提示室壁瘤/室壁运动障碍,可见于 50％的前壁心肌梗死和 15％的下壁心肌梗死患者;无 Q 波的 ST 上抬提示严重近端冠脉的病变或痉挛和严重的穿壁性心肌缺血。病理性 ST 段上抬要和过早复极综合征鉴别。ST 段"正常化"是指安静时有 ST 段下移,在运动中反而下移程度减轻,甚至消失。这种情况见于严重冠心病或正常人。

运动中心律异常:窦性停搏偶见于运动后即刻,多为严重缺血性心脏病患者。

预激综合征:如果运动中消失,预后较好(约占 50％)。

束支传导阻滞:运动可诱发频率依赖性左、右束支传导阻滞及双支传导阻滞,如在心率低于 125 次/分时发生可与冠心病有关,而在心率高于 125 次/分发生的病理意义不大。安静时右束支传导阻滞可掩盖 ST 段下移。而左束支传导阻滞本身可以造成运动时 ST 段下移,往往难以与缺血性改变鉴别。

血压反应:运动血压反应的异常包括过度升高,升高幅度减少或血压下降。运动时血压过度升高经常见休息时高血压患者,但如果休息时血压正常,而运动时血压过度升高则预示血压控制的异常。运动诱发血压升高,是将要发生高血压的一个早期表现。如果休息时血压正常,运动时血压≥29.9/12 kPa(220/95 mmHg)则被称为运动性高血压。这类人群中有 1/3 将在五年内发展为原发性高血压。

运动诱发的血压降低强烈提示交感控制血压的异常或心脏原因。一般把运动时的收缩压低于运动前血压水平的称作运动性低血压。如果随着运动强度的增加血压下降,运动试验要立即终止,该反应预示着严重的异常,可以是心力衰竭、缺血、或血流限制即主动脉瓣狭窄、肺动脉疾病或中央静脉阻塞。

四、注意事项

(1)用最通俗和扼要的方式向患者介绍心电运动试验的方法,取得患者的合作。

(2)试验前 2 小时禁止吸烟、饮酒,适当休息(0.5 小时),不可饱餐或空腹。

(3)试验前 1 天内不参加重体力活动。停用影响试验结果的药物,包括洋地黄制剂、硝酸甘油、双嘧达莫(潘生丁)、咖啡因、麻黄碱、普鲁卡因胺、奎尼丁、钙通道阻滞剂、血管紧张素转换酶抑制剂、普萘洛尔(心得安)、吩噻嗪类、支气管扩张药等。

(4)感冒或其他病毒、细菌性感染 1 周内不宜参加试验。

(潘加谦)

第七节 认知功能评定

人们通过感知觉、记忆、思维、推理、想象等,将从外界获得的信息在大脑中加工储存,并在需要时提取,与当前信息进行比较,以进行判断、推理的过程,称为认知功能。常见的认知功能障碍有感知觉障碍、注意障碍、记忆障碍和执行力障碍等,它反映了人类对现实的认识的心理过程。

一、基本知识

左、右大脑半球具有各自的功能特点,右侧大脑半球主要在音乐、美术、空间、几何图形和人物面容的识别及视觉记忆功能等方面起主要作用,而左侧大脑半球在言语、逻辑思维、分析综合及计算功能等方面占优势。正常人的脑功能需要左右两个半球共同合作来完成,并对认知产生影响。

(一)额叶

与随意运动和高级精神活动有关,损伤后产生的精神症状主要为痴呆和人格的改变,表现为记忆力减退,注意力不集中,自知力、判断力和定向力下降,反应迟钝等。

(二)顶叶

接受对侧身体的深、浅感觉信息,分辨触觉和实体觉,也是运用中枢和视觉语言中枢所在处。运用中枢主要存在于优势半球,与人体复杂动作和劳动技巧有关,而视觉语言中枢主要是理解看到的文字和符号。顶叶损伤后导致皮质感觉障碍,如实体觉、位置觉、两点辨别觉和皮肤定位觉的丧失;体象障碍(右侧顶叶损伤),如自体认识不能(患者否认对侧肢体的存在)和病觉缺失(患者否认偏瘫肢体的存在);失用症和失认症等。

(三)颞叶

与记忆、联想、比较等高级神经活动有关。优势半球损伤易导致失语,其中感觉性失语表现为患者能自言自语,但不能理解他人和自己说话的含义;命名性失语,又称健忘性失语,表现为患者丧失对物品命名的能力;记忆方面表现为存在记忆障碍。

(四)枕叶

主要是接受视觉信息,损伤后易导致视觉失认、视觉变形等,如患者绕过障碍物走路,不认识看见的物体、图像或颜色等;或对所看见的物体有变大、变小,形状歪斜不规则及颜色改变等现象。

(五)边缘叶

参与高级神经、情绪与记忆和内脏的活动,损伤后可出现情绪及记忆障碍、行为异常、幻觉、反应迟钝等精神障碍。

二、基本方法

认知功能评定的前提条件是患者的意识处于清醒状态,目前普遍采用 Glasgow 昏迷量表(Glasgow coma scale,GCS),判断意识障碍的程度,如患者意识清楚,再用简易精神状态检查表(mini-mental state examination,MMSE)和认知能力检查量表(cognitive capacity screening examination,CCSE),或认知能力筛查量表(cognitive abilities screening instrument,CASI),判断患者是否存在认知障碍。

(一)意识状态评定

1.意识状态的初步判断

根据意识障碍轻重的程度分 3 种,无论患者处于任何程度的意识障碍,均不适合进行认知功能的评定。

(1)嗜睡:睡眠状态过度延长,当呼唤或推动患者肢体时即可唤醒,醒后能进行正确的交谈或执行指令,停止刺激后患者又入睡。

(2)昏睡:一般的外界刺激不能使其觉醒,给予较强烈的刺激时可有短时间的意识清醒,醒后可简短回答提问,刺激减弱后又进入睡眠状态。

(3)昏迷:分浅昏迷和深昏迷两种,当患者对强烈刺激有痛苦表情及躲避反应,无自发言语和有目的的活动,反射和生命体征均存在为浅昏迷;对外界任何刺激均无反应,深、浅反射消失,生命体征发生明显变化,呼吸不规则为深昏迷。

2.Glasgow 昏迷量表

Glasgow 昏迷量表(Glasgow coma scale,GCS)(表 3-4)总分为 15 分,最低分 3 分,8 分以下为重度损伤,预后差,9~11 分中度损伤,≥12 分为轻度损伤。≤8 分提示有昏迷,≥9 分提示无昏迷,数值越低,预示病情越重。患者 GCS 总分达到 15 分时才有可能配合检查者进行认知功能评定。

表 3-4　格拉斯哥昏迷量表(GCS)

项目	患者反应	评分
睁眼反应	自动睁眼	4
	听到言语命令时患者睁眼	3
	刺痛时睁眼	2
	刺痛时不睁眼	1

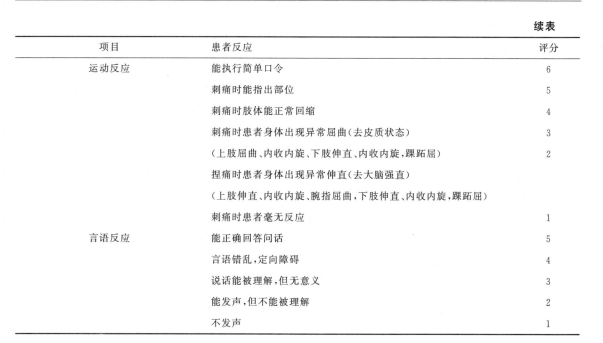

续表

项目	患者反应	评分
运动反应	能执行简单口令	6
	刺痛时能指出部位	5
	刺痛时肢体能正常回缩	4
	刺痛时患者身体出现异常屈曲(去皮质状态)	3
	(上肢屈曲、内收内旋、下肢伸直、内收内旋、踝跖屈)	2
	捏痛时患者身体出现异常伸直(去大脑强直)	
	(上肢伸直、内收内旋、腕指屈曲,下肢伸直、内收内旋、踝跖屈)	
	刺痛时患者毫无反应	1
言语反应	能正确回答问话	5
	言语错乱,定向障碍	4
	说话能被理解,但无意义	3
	能发声,但不能被理解	2
	不发声	1

(二)认知功能障碍的筛查

1.简明精神状态检查(MMSE)

该项检查总分30分,评定时间为5~10分钟。根据患者的文化程度划分认知障碍的标准,一般文盲≤17分,小学文化≤20分,中学文化≤24分,在标准分数线下考虑存在认知功能障碍,需进一步检查。表中1~5题测试时间定向力,6~10题检测地点定向力,11~14题测试复述能力,15~16题测试辨认能力,17~21题测试计算能力,22~24题测试记忆能力,25~28题测试理解能力,29题测试表达能力,30题测试结构模仿能力,如答错可进行单项检测。

2.认知功能筛查量表(CASI)

与MMSE量表类似,检查内容包括定向、注意、心算、瞬时记忆、短时记忆、结构模仿、语言(命名、理解、书写)、概念判断等,检查时间15~20分钟,总分30分,≤20分为异常。

(三)功能检查法

功能检测法是评定认知功能障碍的最直观方法,即通过直接观察患者从事的日常生活活动情况,评定其认知功能障碍的程度,如将毛巾、牙刷、牙膏、肥皂等洗漱用品放在洗手盆上,观察患者是否能够合理使用这些洗漱用品,并且正常完成洗漱活动。

(潘加谦)

第八节 失语症评定

失语症是指由于各种原因引起的大脑优势半球损伤后,导致已经获得的语言能力受到损害,主要表现在语言的听、说、读、写等能力受到不同程度的损伤。失语症评定是指通过语言评定量表来判定语言损伤能力的严重程度,从而分析出失语症的类型,为指导康复目标和康复治疗计划的制订及康复治疗效果的评定提供依据。

一、资料搜集

失语症患者在进行失语症评定之前我们需要搜集患者的临床基本资料,通过临床基本资料我们可以初步了解患者病变原因,病变位置,病变大小,从而助于我们预测疾病的恢复情况。了解患者的现病史和既往史还有助于我们对于疾病现状的把握及指导我们在治疗中需要注意的事项。

在失语症患者资料搜集中,我们需要特别了解患者病前和病后的语言相关情况,以及患者生活中个人兴趣爱好和性格特点等情况。一般来说,失语症患者很难完成这部分资料的搜集,所以这部分资料的采集由患者亲属协助完成,了解这些情况有助于我们在制订治疗计划时,结合患者语言特点及兴趣爱好等,给予患者制订个性化和针对性的治疗方案。

临床基本资料包括患者的诊断、现病史、既往史等临床资料。现病史包括本次发病的时间,诱发原因及发病的过程;既往史包括是否有高血压史,高血糖史,高血脂史,心脏病史及心脑血管疾病史等;临床治疗情况包括是否有手术,使用的药物等;CT 和磁共振的检查结果,便于观察脑损伤的位置和病变大小,如是脑出血需要了解出血量多少。

二、失语症主要类型诊断

(一)基本知识

一般来说,从自发言语的流畅程度、听理解、复述 3 个方面来判断失语症的主要类型,从言语流畅度可分为非流畅型失语症和流畅性失语症。其中非流畅型失语症包括 Broca 失语(也叫运动性失语)、经皮质运动性失语、完全性失语、经皮质混合性失语;流畅型失语包括 Wernicke 失语(也叫感觉性失语)、经皮质感觉性失语、命名性失语、传导性失语。

1.Broca 失语

Broca 失语也叫运动性失语或表达性失语,病变主要累及优势半球额下回后部(也叫 Broca区)。该类型失语患者主要以表达不能或不流畅为主要特征,但由于病变部位的大小导致表达障碍的程度有很大的不同。刚起病时可能不能说话,随着病情的发展,出现典型的非流畅型语言,表现为语量少,短语甚至是单词,但多为实词,明显缺乏语法,我们常称这种现象为"电报式语言",比如患者会对治疗时说:"你……优秀……,我……高兴……",说自己的病情描述为:"说话……不行……"。Broca 失语患者听理解比表达要好。复述不正常,但是要比自发谈话好些。命名、朗读、书写都有不同程度的损伤。

Broca 失语患者预后与病灶大小相关,一般说来预后较好,可恢复到比较轻的语言障碍或正常。

2.Wernicke 失语

Wernicke 失语也叫感觉性失语、接受性失语。病变主要累及的部位是优势半球颞上回后部,也叫作 Wernicke 区。该类型患者起初会对疾病缺乏认识,叫病感失认,这样的患者意识不到自己的疾病情况,在询问患者问题时,患者常"滔滔不绝"地回答问题,但往往词不达意,语句内容混乱且无实质性,有时需要他人打断才可停止。

Wernicke 失语患者以口语理解为主要特征,自发语比较流利,语量多,但因为缺乏实质性内容而不能表达意义。根据病变大小,其障碍程度有所不同,损伤较小的患者可听懂一些单词,短语甚至是短句,损伤较大较严重的患者可能完全不能听懂他人的语言。患者由严重的复述障碍,在语音和语义都有不同程度的损伤。患者命名困难,不能接受词头提示。在朗读、文字理解、听写等方面有不同程度的障碍。

Wernicke 失语患者预后一般较差,多不能恢复到正常水平。

3.经皮质运动性失语

经皮质运动性失语病变主要位于 Broca 区的前部和上部。该失语类型与 Broca 失语有一定的相似性,主要以口语表达障碍为主,语量较少,但多为实质词,可简单表述事件。日常口语理解比较好,对于复杂口语指令的理解有一定的困难。该类患者在命名、朗读和书写上有不同程度的损伤。不同于 Broca 失语的患者,经皮质运动性失语的患者复述功能保留相对完好。

4.经皮质感觉性失语

经皮质感觉性失语病变主要位于优势半球颞、顶叶分水岭区。该失语类型失语患者与Wernicke失语有一定的相似性,主要以口语理解为突出障碍,患者自发语流畅,语量较多,但往往不能正确表达意思,也表现出不同程度的不能听懂他人的语言意思。该类患者在命名、书写上有不同程度损伤,可朗读但不知道意思。不同于 Wernicke 失语的患者,经皮质感觉性失语的患者复述功能保留相对完好。

5.经皮质混合性失语

经皮质混合性失语病变部位在大脑优势半球分水岭区大片区。该失语类型自发语严重障碍,有些为刻板语言或只能模仿他人的话。口语理解严重障碍,命名、阅读和书写都有严重障碍。复述能力相对有所保留。经皮质混合性失语临床不多见。

6.完全性失语

完全性失语又称混合性失语。完全性失语病变广泛,多累及优势半球的额、颞、顶叶,患者的所有语言功能都有严重的损伤。该类型患者口语理解严重障碍,但比口语表达要好些,可结合语境和手势语、表情等理解一些提问。复述、命名、阅读和书写大部分或完全不能。

7.传导性失语

传导性失语病变部位在优势半球缘上回或者深部白质内弓状纤维。通常认为传导性失语患者以复述障碍为主要特点,根据病变大小,其复述呈现出不成比例的差,所谓不成比例是指口语理解障碍和复述障碍不成比例,而复述障碍要重于口语理解障碍,即患者即使能理解需要复述的句子,但不能完整复述。其次复述障碍与口语流畅性不成比例,复述障碍要重于口语表达,即自发语能说出来的话在复述时不能完成。口语特点为流畅性自发语,有完整的句法结构,但由于患者经常出现有错语时自行修正的情况而表现为非流畅性失语的特点。患者命名多以错语命名为主,在朗读中也出现明显的错语。

8.命名性失语

命名性失语病变部位在优势半球颞中回后部或颞枕结合区。该类型失语患者以命名障碍为主要特征,表现为在言语表达时出现找词困难,或者迂回语言,所谓迂回语言是指患者没能说出计划的目标语而用描述功能或者其他的方式表达出来。口语理解、阅读、复述多接近于正常。命名性失语在临床中很少独立存在,多被认为是其他型失语类型的最后恢复阶段。

(二)基本方法

根据失语症诊断流程图,结合患者病变部位可诊断出患者大致失语症类型,再根据失语症诊断有针对性地制订患者治疗计划。诊断流程图见图 3-5。

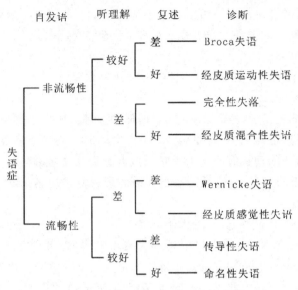

图 3-5　常见失语症类型诊断流程

　　临床中除了诊断出失语症的具体类型外,还需要从听、说、读、写等方面进行具体评定,检查出患者在这些障碍方面的障碍程度。

三、失语症严重程度评定

　　目前对于失语症严重程度的判断多采用波士顿诊断行失语症检查法(BDAE)中的失语症严重程度分级。

四、失语症成套评定量表

　　失语症评定的目的是通过系统的语言评定发现患者是否有失语症及其严重程度。通过系统全面的评定,可以鉴别患者的失语症类型,评定患者残存的交流能力并制订相应的治疗计划。此外,失语症成套评定量表在失语症病因学、认知和交往能力方面有一定的使用价值。下面介绍国际上常用的失语症评定方法。

　　(一)汉语标准失语症检查

　　它也叫作中国康复研究中心失语症检查法(CRRCAE)。包括两部分内容,第一部分是通过患者回答12个问题了解其言语的一般情况,第二部分由 30 个分测验组成,分为 9 个大项目,包括听理解、复述、说、出声读、阅读理解、抄写、描写、听写和计算。此外,身体部位辨别、空间结构等高级皮质功能检查没有包括在内,必要时另外进行。

　　(二)汉语失语症成套测验

　　汉语失语症成套测验(aphasia battery of Chinese,ABC)是由北京大学医学部神经心理研究室参考西方失语症成套测验,结合汉语言特点及中国文化习惯编制而成。ABC 是由会话、理解、复述、命名、阅读、书写、结构与视空间、运用和计算、失语症总结 10 大项组成。

　　(三)西方失语症成套测验

　　西方失语症成套测验(Western aphasia battery,WAB)是 Kertesz 等人设计用来满足成人失语症临床诊疗及科研需求的一个成套量表,目前已有 WAB 及 WAB-R 两个版本,第一版本的整套量表包括4个语言测试项和3个操作测试项。4个语言测试项分别为自发语、听理解、复述和命名,3个操作测试包括阅读、书写、运用和结构。

WAB能够区分的失语症类型主要有8种经典的失语症类型及皮质下失语,量表通过自发语的流畅性、听理解、复述及命名四个维度来区分八种经典失语类型。目前国内多个地方在使用汉化版西方失语症成套测验。

(四)波士顿诊断性失语症检查

波士顿诊断性失语症检查(Boston diagnostic aphasia examination,BDAE)是目前英语国家普遍应用的标准失语症检查。此检查由27个分测验组成,分为5个大项目:会话和自发性言语;听理解;口语表达;书面语言理解;书写。此检查能详细、全面测出语言各种模式的能力,但检查需要的时间较长。目前我国已有通过常模测定的中文版在临床应用。

(王 平)

第九节 构音障碍评定

一、基本知识

构音障碍是由于神经病变引起的与言语相关肌肉的麻痹或运动不协调导致的言语障碍,主要强调呼吸运动、共鸣、发声和韵律方面的变化。从大脑通路到肌肉本身的病变都可能引起这种异常的表现。根据不同的机制可以分为不同的构音障碍类型,包括器质性构音障碍、功能性构音障碍和运动性构音障碍。根据构音障碍的特点,评定内容以构音器官的评定为主要内容,目前国内常使用的构音障碍评定方法主要有中国康复研究中心构音障碍检查法和弗朗蔡构音障碍评定法。这些检查方法帮助医师或治疗师观察患者病情变化,同时也提供诊断分型和疗效判定的依据。

二、基本方法

弗朗蔡构音障碍评定法主要检查8个方面的内容,包括反射、呼吸、唇的运动、颌的位置、软腭、喉的运动、舌的运动和言语。

检查中需要准备的用具包括压舌板、手电筒、长棉棒、指套、秒表、鼻息镜、字卡等。

(一)反射

询问患者、亲属或其他有关人员来观察、评价咳嗽反射、吞咽、流涎是否有困难或困难的程度。

1.咳嗽

提出问题:①当你吃饭或喝水时你咳嗽或呛住吗?②你清嗓子有困难吗?

分级:a——没有困难。b——偶有困难,呛住或有时食物进入气管,患者主诉进食必须小心。c——患者必须特别小心,每天呛1~2次;清痰可能有困难。d——吃饭或喝水时频繁呛住,或有吸入食物的危险。偶尔不适在吃饭时呛住,例如咽口水。e——没有咳嗽反射,用鼻饲管进食,或在吃饭、喝水、咽口水是连续咳嗽。

2.吞咽

如有可能,观察患者喝 140 mL 的温开水或吃两块饼干,要求尽可能很快完成。另外,询问患者是否吞咽时有困难,并询问有关进食的速度及饮食情况。

评分:喝这一定量的水的正常时间 4～15 秒,平均 8 秒。超过 15 秒为异常缓慢。

分级:a——没有异常。b——吞咽有一些困难,吃饭或喝水缓慢。喝水时停顿比通常次数多。c——进食明显缓慢,避免一些食物或流质饮食。d——患者仅能吞咽一种特殊的饮食,例如单一的或绞碎的食物。e——患者不能吞咽,须用鼻饲管。

3.流涎

询问患者是否有流涎,在会话期间观察。

分级:a——没有流涎。b——嘴角偶有潮湿。患者可能叙述在夜间枕头是湿的(一些正常人在夜间也可能有轻微的流涎)。当喝水时轻微流涎。c——当倾身向前或精力不集中时流涎,略微能控制。d——在静止状态下流涎非常明显,但是不连续。e——连续不断的过多流涎,不能控制。

(二)呼吸

1.静止状态

根据患者在坐下和没有说话的情况下,用你的观察来评价,当评价有困难时,可能需要让患者做下列要求:让患者用嘴深吸气,且听到指令时尽可能地缓慢呼出。示范,然后记下所用的秒数,正常的呼吸能平稳的呼出且平均用 5 秒时间。

分级:a——没有困难。b——吸气或呼气不平稳或缓慢。c——有明显的吸气或呼气中断,或深吸气时有困难。d——吸气或呼气的速度不能控制,可能显出呼吸短促,比 c 更加严重。e——患者不能完成这一要求,不能控制。

2.言语

同患者谈话并观察呼吸,问患者在说话时或其他场合下是否有气短。下面的要求可常用来辅助评价:让患者尽可能快地一口气数到 20(10 秒内),检查者不应注意受检者的发声,应只注意完成这一要求所需呼吸的次数。正常情况下,这一要求是一口气完成。但是,对于腭咽闭合不全很可能被误认为是呼吸控制较差的患者,你可以让患者捏住鼻子来区别这两点。

分级:a——没有异常。b——由于呼吸控制较差,极偶然地终止平稳呼吸,患者可能声明他感到必须停下来做一个深呼吸,即需要一个外加的呼吸来完成这一要求。c——患者必须说得快,因为呼吸控制较差,声音可能消失,可能需 4 次呼吸才能完成这一要求。d——用吸气或呼气说话,或呼吸非常表浅,只能运用几个词,不协调且有明显的可变性。患者可能需 7 次呼吸来完成这一要求。e——由于整个呼吸缺乏控制,言语受到严重阻碍,可能一次呼吸只能说一个词。

(三)唇

1.静止状态

当患者没有说话时,观察唇的位置。

分级:a——没有异常。b——唇轻微下垂或不对称。只有熟练的检查者才能观察到。c——唇下垂,但是患者偶尔试图复位,位置可变。d——唇不对称或变形,显而易见。e——严重不对称或两侧严重病变。位置几乎不变化。

2.唇角外展

要求患者做一个夸张的笑。示范并鼓励患者唇角尽量抬高。观察双唇抬高和收缩运动。

分级:a——没有异常。b——轻微不对称。熟练的检查者能观察到。c——严重变形的笑,显出只有一侧唇角抬高。d——患者试图做这一个动作,但是外展和抬高两项均在最小范围。e——患者不能在任何一侧抬高唇角,观察没有唇的外展。

3.闭唇鼓腮

让患者进行下面的一或两项要求以帮助观察闭唇鼓腮能达到的程度:①让患者吹起鼓起面颊并坚持15秒,示范并记下所用的秒数。注意是否有气体从唇边漏出。若有鼻漏气,治疗师应用拇指、示指捏住患者的鼻子。②让患者清脆地发出"p"音10次。示范并鼓励患者夸张这一爆破音,记下所用的秒数并观察"p"爆破音的闭唇的连贯性。

分级:a——极好的唇闭合。保持唇闭合15秒或用连贯的唇闭合来重复"p""p"。b——偶尔漏气,冲出唇的密闭。在爆破音的每次发声中唇闭合不一致。c——患者能保持唇闭合7~10秒。在发声时观察有唇闭合,但听起来声音微弱。d——很差的唇闭合,唇的一部分闭合丧失。患者试图闭合但不能坚持,听不到发声。e——患者不能保持任何唇闭合,看不见也听不到患者发声。

4.交替

让患者重复发"u""i"10次。示范,在10秒内做10次。让患者夸张运动并使速度与运动相一致(每秒钟做一次)。记下所用秒数,可不必要求患者发出声音。

分级:a——患者能在10秒内有节奏地连接着两个运动,显示出很好的唇收拢、外展。b——患者能在15秒内连续着两个动作,在唇收拢、外展时,可能出现有节奏地颤抖或改变。c——患者试图做连续动作,但是很费力。一个动作可能在正常范围内,但是另一个动作严重变形。d——可辨别出唇形有所不同,或一个唇形的形成需做3次努力。e——患者不能做任何运动。

5.言语

观察会话时唇的运动。重点注意唇在所有发声时的形状。

分级:a——唇运动在正常范围内。b——唇运动有些微弱或多度,偶有漏音。c——唇运动较差,听起来呈现微弱的声音或爆破音,嘴唇形状有许多遗漏。d——患者有一些运动,但听不到发声。e——没有观察到两唇的运动或在试图说话中唇的运动。

(四)颌

1.静止状态

当患者没有说话时观察其颌的位置。

分级:a——颌自然地在正常位置。b——颌偶尔下垂,或偶尔过度闭合。c——颌下垂,松弛地松开。但是偶然试图闭合或频繁试图颌复位。d——大部分时间颌松弛地张开,且注意到缓慢不随意的运动。e——颌下垂张开很大,或非常紧地闭住。倾斜非常严重,不能复位。

2.言语

当患者说话时观察颌的位置。

分级:a——无异常。b——疲劳时有最小限度的偏离。c——颌没有固定位置或颌明显的痉挛,但是在有意识地控制。d——明显存在一些有意识的控制,但是非常的异常。e——在试图说话时,颌没有明显的运动。

(五)软腭

1.流质

观察并询问患者吃饭或喝水是否进入鼻腔。

分级:a——无进入鼻腔。b——偶尔进入鼻腔,有一、两次。咳嗽时偶然出现。c——患者注意到一周发生几次。d——在每次进餐时至少有一次。e——患者进食流质或食物时,接连发生困难。

2.软腭抬高

让患者发"啊-啊-啊"5次,在每个"啊"之间有一个很好的停顿,为的是腭有时间下降,给患者做示范并观察患者在所做的时间内软腭的运动。

分级:a——软腭充分保持对称性运动。b——轻微的不对称,但是保持运动。c——在所有的发声中软腭运动减退,或严重不对称。d——观察到软腭有一些最小限度的运动。e——软腭无抬高或无运动。

3.言语

在会话中注意鼻音和鼻漏音。可以用下面的要求帮助评价:让患者说"妹(mei)、配(pei)"和"内(nei)、贝(bei)",治疗师注意听音质的变化。

分级:a——共鸣正常,没有鼻漏音。b——轻微鼻音过重和不平衡的鼻共鸣,或偶然轻微的鼻漏音。c——中度的鼻音过重或缺乏鼻共鸣,有一些鼻漏音。d——中到重度的鼻音过重或缺乏鼻共鸣,或明显的鼻漏音。e——言语完全表现为严重的鼻音或鼻漏音。

（六）喉

1.时间

让患者尽可能长时间地说"啊",示范并记下所用的秒数。每次发声清晰。

分级:a——患者能持续发"啊"15秒。b——患者能持续发"啊"10秒。c——患者能持续发"啊"5～10秒,断续沙哑或中断发声。d——患者能清楚持续发"啊"3～5秒或能发"啊"5～10秒,但是明显的沙哑。e——患者不能持续清楚地发"啊"3秒。

2.音高

让患者唱音阶(至少6个音符)。示范并在患者唱时作评价。

分级:a——无异常。b——好,但是患者显出一些困难,嗓音嘶哑或无力。c——患者能表现4个清楚的音高变化,不均匀地上升。d——音高变化极小,显出高、低音间有差异。e——音高无变化。

3.音量

让患者从1数到5,每次数数增大音量。开始用一个低音,结束用一个高音,示范。

分级:a——患者能用控制的方式来改变音量。b——中度困难,偶尔数数声音相似。c——音量变化,但是明显的不均匀的变化。d——音量只有轻微的变化,很难控制。e——音量无变化,或者全部过小或过大。

4.言语

注意患者在会话是否发声清晰,音量和音高是否适宜。

分级:a——无异常。b——轻微的沙哑,或偶尔不恰当地运用音量或音高,只有治疗师能注意到这一轻微的改变。c——由于话语长,音质发生变化。频繁地调整发声,或者音高困难。d——发声连续出现变化,持续清晰地发声、适宜的音量、音调都有困难。如果其中任何一项始终有困难,患者应该定在这一级上。e——声音严重异常,可以显出两个或全部下面特征:连续的沙哑,连续不恰当地运用音高和音量。

(七)舌

1.静止状态

让患者张开嘴,在静止状态观察舌1分钟。舌可能在张嘴之后马上不能完全静止,因此,在做"静止"位置的观察之前的这段时间应不计在内。如果患者保持张嘴有困难,就用一压舌板放在其牙齿量变的边缘。

分级:a——无异常。b——舌显出偶尔的不随意运动,或最低限度的偏离。c——舌明显偏向一边,或不随意运动明显。d——舌的一侧明显皱缩,或成束状。e——舌显出严重的不正常,即舌体小,皱缩或过度肥大。

2.伸出

让患者完全伸出舌并收回5次。以4秒内5次完整的运动速度示范。记下所用的秒数。

分级:a——舌在正常范围内活动平稳。b——活动慢(4～6秒内),其余正常。c——患者在功能上有改变,不规则或伴随面部怪相,伴有明显的震颤,或在6～8秒内完成。d——患者只能把舌伸出唇或运动不超过两次,完成要求超过8秒。e——患者不能做这一要求,舌不能伸出唇。

3.抬高

让患者把舌伸出指向鼻,然后再向下指向下颌,连续做5次。在做这一动作时,鼓励保持张嘴,以6秒内运转5次的速度示范,记下测试的时间。

分级:a——无异常。b——活动好但慢(8秒内)。c——两个方向都能运动,但吃力或不完全。d——只向一个方向运动,或运动迟钝。e——患者不能完成这一要求,舌不能太高或下降。

4.两侧运动

让患者伸舌,从一边到另一边运动5次,在4秒内示范这一要求。记下所用的秒数。

分级:a——无异常。b——运动好但慢,5～6秒完成。c——能向两侧运动,但吃力或不完全。可在6～8秒内完成。d——只能向一侧运动,或不能保持。8～10秒完成。e——患者不能做任何运动,或超过10秒完成。

5.交替

让患者以尽可能快的速度说"喀(k)啦(l)"10次,记下秒数。

分级:a——无困难。b——有一些困难,轻微的不协调,稍慢;完成要求需要5～7秒。c——一个发声较好,另一个发声较差,需10秒能完成要求。d——舌在位置上有变化,能识别出不同声音。e——舌没有位置的改变。

6.言语

记下舌在会话中的运动。

分级:a——无异常。b——舌运动轻微的不准确,偶尔发错音。c——在会话过程中纠正发声,由于缓慢的交替运动使言语吃力,个别辅音省略。d——严重的变形运动,发声固定在一个位置上,舌位严重改变,元音歪曲且辅音频繁遗漏。e——舌没有明显的运动。

(八)言语

1.读字

将字写在一张卡片上。

要求:打乱卡片,有字的一面朝下放置,随意挑选12张卡片。注意,治疗师不要看卡片,给患者揭开卡片,让患者读字,治疗师记下所能听明白的字。12个卡片中的前两个为练习卡,其余10个为测试卡。当患者尝试读出所有卡片时,用这些卡片对照所记下的字。把正确的字加起来,记下数量,用下列分级法评分。

分级:a——10个字均正确,言语容易理解。b——10个字均正确,但是治疗师必须特别仔细听并猜测所听到的字。c——7~9个字说得正确。d——5个字说得正确。e——2个或更少的字说得正确。

2.读句

清楚地将句子写在卡片上。

要求与分级:运用这些卡片,按照前一部分所做的同样方法,用同样的分级法评分。

3.会话

鼓励患者会话,大约持续5分钟,询问有关工作,业余爱好、亲属等。

分级:a——无异常。b——言语异常,但可理解,患者偶尔重复。c——言语严重障碍,其中能明白一半,经常重复。d——偶尔能听懂。e——完全听不懂患者的言语。

4.速度

从会话分测验的录音带中,判断患者的言语速度,计算每分钟字的数量,填在图表中适当的范围。正常言语速度为每秒2个字左右,每分钟100~120个字。每一级为每分钟12个字。

分级:a——每分钟108个字以上。b——每分钟84~95个字。c——每分钟60~71个字。d——每分钟36~47个字。e——每分钟23个字以下。

三、适应病症

有构音障碍的成年人患者。

四、注意事项

(1)评定前与患者充分交流,说明检查的目的和可能出现的情况,从而获得患者的理解和配合。

(2)评定的环境应安静,没有可能分散患者注意力的物品。保持室内光线充足,通风良好,保持相对轻松的评定环境。

(3)在评定量表之前充分了解患者的病史和基本资料,同时需要考虑患者是否有构音器官的器质性损伤。

(4)该量表不能对汉语语音的特点作出详细的分析,如需分析错误构音的特点,则需要做其他相关检查。

(5)在分析评定结果时,充分考虑患者病前的语言状况、说话习惯、构音器官的感觉有无损伤等,比如是否使用方言,是否有感觉减退的现象等。

（王　平）

第十节　吞咽障碍评定

吞咽是食物或饮品经咀嚼而形成的食团由口腔经咽和食管入胃的整个过程。由此可见,经口到胃的通道中的任何疾病均可引起吞咽障碍。吞咽障碍评定首先是由护士对疑似患者进行初步筛查,筛选患者是否有吞咽障碍;无吞咽障碍者可作进一步临床观察,有吞咽障碍者可转介给语言治疗师,进行吞咽障碍临床评估,如这些评价无异常则可基本排除。如上述评价有异常者则根据患者病情需要做进一步评估。

吞咽障碍评定目的是确定吞咽困难是否存在;提供吞咽困难解剖和生理学依据;确定患者有关误吸的危险因素;确定是否需要改变提供营养方式,以改善营养状态,为吞咽困难进一步检查和治疗提供依据。

一、吞咽障碍初步筛查

(一)基本知识
吞咽障碍初步筛查是通过问诊法或量表法初步了解患者是否存在吞咽障碍及障碍的程度,决定是否需做进一步检查。

(二)基本方法
1.问诊法

其包括询问患者的进食异常症状,如有无饮水呛咳、吞咽时/后咳嗽、口/鼻反流、食物残留/异物感、进食后声音嘶哑/低沉、进食后突发呼吸困难、气喘,严重时发绀等;同时应关注有无以下问题:体重下降、食欲减退、营养不良、抵抗力下降、发热/吸入性肺炎。推荐护士完成。

2.量表法

它主要筛查患者是否有吞咽障碍的常见表现,了解出现症状的频率。通用的筛查量表是进食评估问卷调查工具-10(eating assessment tool-10,EAT-10)。

二、吞咽障碍临床评估

(一)基本知识
吞咽障碍临床评估是临床进一步决策的基础,包括患者主观上吞咽异常的详细描述;相关的既往史;与吞咽有关的口颜面功能评价。

(二)基本方法
患者主观上吞咽异常的详细描述及相关的既往史主要通过问诊获取信息。问诊主要包括以下内容。

1.病史

任何大脑损伤导致神经性吞咽障碍及影响口腔活动障碍的疾病或损伤均可导致吞咽障碍,主要包括神经系统疾病史,如脑卒中、脑外伤、神经系统感染、脱髓鞘性神经疾病、老年痴呆症、帕金森病、肌萎缩侧索硬化症、重症肌无力等。其他如鼻咽癌、头颈部口腔肿瘤术后或放疗后、颈椎骨质增生、癔症等。

患者的高级脑功能和意识状态对吞咽过程也有影响,对定向力、理解力、记忆力、计算力及其他相关测试有助于确定患者的认知功能。

吞咽障碍的患者常有食物误吸的现象,因此常有吸入性肺炎的病史。如果患者在进食过程中呼吸急速,咀嚼时用口呼吸或吞咽瞬间呼吸,均容易引起误吸。下列症状之中有三项即为肺炎的征兆:①白细胞增高;②X线有肺炎的表现;③长期不明原因低热不退;④带有脓性分泌物的咳嗽;⑤血氧分压降低[$PO_2 < 9.3$ kPa(70 mmHg)];⑥呼吸道检查异常(如支气管音、大小水泡音)。

2.服药史

镇静剂可影响精神状态,利尿药会使患者感觉口干,肌肉松弛药使肌力减退,有些药物使腺体分泌减少等,这些药物或多或少影响吞咽功能。

3.营养状态

由于患者营养摄入不足,常有贫血、营养不良及体重下降。患者抵抗力下降,伤口愈合减慢,容易疲劳,食欲也由于吞咽困难的存在而减退。可通过检查体重(6个月内可下跌10%)、三头肌皮褶厚度、上臂围、血清蛋白浓度等判断是否有营养不良。

4.与吞咽有关的口颜面功能评价

主要通过直视观察和运动功能评估获取,其方法如下。

(1)直视观察:观察唇结构及黏膜有无破损,两颊黏膜有无破损,唇沟和颊沟是否正常,硬腭(高度和宽度)的结构,软腭和悬雍垂的体积,腭、舌咽弓的完整性,舌的外形及表面是否干燥、结痂,牙齿及口腔分泌物状况等。

(2)吞咽器官的运动及功能:①观察唇的静止位置。有无流涎,露齿时口角收缩的运动、闭唇鼓腮、交替重复发"u""i"音、观察回话时唇的动作,咬肌是否有萎缩,是否有力。②观察下颌的静止位置。言语和咀嚼时下颌的位置,张口时颞颌关节活动度是否正常,是否能抗阻力运动。③观察舌的静止位置。舌向前、左、右、上、下运动的幅度、舌的交替运动、言语时舌的运动及抗阻运动,舌的敏感程度,舌肌是否有萎缩、震颤。④观察发"a"音时软腭的抬升幅度、言语时是否有鼻腔漏气,刺激腭弓是否有呕吐反射出现。⑤观察发声的音高、音量、语言的协调性、空吞咽时喉上抬的运动。做空吞咽检查喉上抬运动的检查方法是治疗师将示指轻放在患者下颌骨下方的前部,中指放在舌骨,无名指放于甲状软骨的上缘,小指放于甲状软骨下缘,嘱患者吞咽时,无名指的甲状软骨上缘能否接触到中指来判断喉上抬的能力。正常吞咽时,甲状软骨能碰及中指(2 cm)。此外,还可通过检查患者的屏气功能和闭气后发声功能来检查患者的喉功能。

三、反复唾液吞咽试验

(一)基本知识

反复唾液吞咽测试(repetitive saliva swallowing test,RSST)是由才藤荣一在1996年提出的,是一种评定吞咽反射能否诱导吞咽功能的方法。

(二)基本方法

其内容是:①被检查者原则上应采用坐姿,卧床是采取放松体位。②检查者将手指放在患者的喉结及舌骨处,让其尽量快速反复吞咽,喉结和舌骨随着吞咽运动,越过手指,向前上方移动再复位,确认这种上下运动,下降时刻即为吞咽完成时刻。③观察在30秒内患者吞咽的次数和活动度。

当被检查者口腔干燥无法吞咽时,可在舌面上注入约1 mL水后再让其吞咽。高龄患者30秒内完成3次即可。对于患者因意识障碍或认知障碍不能听从指令的,反复唾液吞咽测试执行起来有一定难度,这时可在口腔和咽部做冷按摩,观察吞咽的情况和吞咽启动所需要的时间。

四、饮水试验

本评估方法由洼田俊夫在1982年提出。通过饮用30 mL水来筛查患者有无吞咽障碍,并可反映其严重程度,安全快捷。

观察过程:先让患者像平常一样喝下 30 mL 水,然后观察和记录饮水时间、有无呛咳、饮水状况等,并记录患者是否会出现下列情况,如啜饮、含饮、水从嘴唇流出、边吃边要勉强接着喝、小心翼翼地喝等,并对其进行分级及判断。

如饮用一茶匙水就呛住时,可休息后再进行,两次均呛住属异常。饮水试验不但可以观察到患者饮水的情况,而且可作为能否进行吞咽造影检查的筛选标准。

五、直接摄食评估

直接摄食评估是指通过观察患者进食不同性状食物评估患者吞咽功能的方法,可在床边进行,可操作性强。

评估时使用的食物有以下几种。①流质:如水、清汤、茶等;②半流质:如稀粥,酸奶,加入增稠剂的水;③糊状食物:如米糊、浓粥等,平滑而柔软;④半固体:如烂饭,需要中等的咀嚼能力;⑤固体:如正常的米饭、面包、饼干等,需要较好的咀嚼能力。评估时可先使用流质或半流质,然后逐步过渡至糊状食物、半固体、固体食物。进食一口量由少到多。

整个评估从下列几个方面进行观察:①是否对食物认识障碍;②是否入口障碍;③进食所需时间及吞咽时间;④送入咽部障碍;⑤经咽部至食管障碍;⑥与吞咽有关的其他功能,如进食的姿势如何、呼吸状态等。

六、吞咽造影检查

(一)基本知识

吞咽造影检查是目前公认的最全面、可靠、有价值的吞咽功能检查方法,被认为是吞咽障碍检查的"理想方法"和诊断的"金标准"。此方法可直观地实时观察吞咽情况,真实反映是否有残留、误吸,以及清除吸入物的能力和吸入与吞咽的关系。在检查过程中,治疗师可观察何种食物性状及何种姿势代偿更适合患者。这种检查不仅可以显示吞咽过程的动态细节,对研究吞咽障碍的机制和原因具有重要价值。它是临床诊断所必需,可以发现吞咽障碍的结构性或功能性异常的病因及部位、严重程度和有效代偿方式,为制订康复计划及评定康复效果提供依据。

(二)基本方法

1.检查设备

一般用带有录像功能的 X 光机,它可记录吞咽从口腔准备期到食物进入胃的动态变化情况。

2.所需材料

吞咽造影检查必备的材料包括:造影剂,一般为 20% 或 76% 的泛影葡胺溶液或 40% 或 60% 的钡剂;增稠剂;饼干或蛋糕。做造影检查时,将造影剂与增稠剂混合,调制成不同性状的造影食物备用:①稀流质(纯造影剂,不加增稠剂);②浓流质;③糊状食物;④固体食物(饼干与糊状食物配制成的"夹心饼干")。此外,还有准备好以下物品:水、杯、勺子、吸管、量杯、压舌板、吸痰器等。

3.检查程序

(1)准备工作:①清洁口腔、排痰、适当的口腔内按摩、颈部旋转运动、发声、空吞咽等吞咽准备运动;特殊情况外,最好把鼻饲管拔去进行检查。因为鼻饲管会影响食物运送速度,沾黏食物,影响观察。②调制造影食物备用。③将患者置于 X 线机床上,摆放适当体位。

(2)进食显影食物:进食的每口量由少到多,原则上先液体,后糊状和固体。

(3)观察并录像:一般选择正位和侧位观察。观察不同性状食物是否产生异常症状,发现障碍后,用哪种补偿方法有效。补偿方法包括调节体位、改变食物性状、清除残留等。

4.主要观察的信息

(1)正位像:主要观察会厌谷和单侧或双侧梨状窝是否有残留,以及辨别咽壁和声带功能是否不对称。

(2)侧位像:主要确定吞咽各期的器官结构与生理异常的变化。包括咀嚼食物、舌头搅拌和运送食物的情况、食物通过口腔的时间、舌骨和甲状软骨上抬的幅度、腭咽和喉部关闭情况、时序性、协调性、肌肉收缩力、会厌放置、环咽肌开放情况、食物通过咽腔的时间和食管蠕动运送食团的情况等。还要观察有否下列异常表现,包括滞留、残留、反流、溢出、渗漏、误吸等。

七、其他

(一)电视内镜吞咽功能检查

电视内镜吞咽功能检查是使用喉镜经过咽腔或鼻腔直观观察会厌、勺状软骨、声带等咽及喉的解剖结构和功能状态,如梨状隐窝的唾液潴留、唾液流入喉部的情况、声门闭锁功能、食管入口处状态及有无器质性异常等。还可让患者吞咽液体、浓汤或固体等不同黏稠度食物,更好地观察吞咽启动的速度、吞咽后咽腔残留,以及食物进入气道的情况,由此评估吞咽功能及判断误吸风险。

(二)超声检查

超声检查是通过放置在颏下的超声波探头(换能器)对口腔期、咽部期吞咽时口咽软组织的结构和动力、舌的运动功能及舌骨与喉的提升、食团的转运情况及咽腔的食物残留情况进行定性分析。

(三)肌电图检查

用于咽喉部的肌电图检查一般使用表面肌电图,即用电极贴于吞咽活动肌群（上收缩肌、腭咽肌、腭舌肌、舌后方肌群、舌骨肌、颏舌肌等)表面,检测吞咽时肌群活动的生物电信号。

(四)放射性核素扫描检查

通过在食团中加入半衰期短的放射性核素如 ^{99m}Tc 胶态硫,用伽马照相机获得放射性核素浓集图像,从而对食团的平均转运时间及清除率即吞咽的有效性和吸入量进行定量分析,并且可以观察到不同病因所致吞咽障碍的吞咽模式。

(五)脉冲血氧定量法

吞咽障碍患者大约有 1/3 会将水和食物误吸入呼吸道,其中 40％ 的患者吸入是无症状的。近年来,除了使用内镜及 X 线检查患者有无发生误吸外,越来越多研究人员提倡应用脉冲血氧定量法。脉冲血氧定量法无创伤、可重复操作,是一种较可靠的评估吞咽障碍患者吞咽时是否发生误吸的方法。

八、适宜病症

临床中,对于疑似吞咽功能障碍患者,包括神经系统疾病、头颈部疾病、心肺系统疾病、儿童及老年疾病等患者,均需要进行评估。

九、注意事项

在评估过程中,应注意以下事项。

（1）评定前应与患者交谈，让患者明确评定的目的，以取得患者的理解与配合。

（2）检查者应熟悉问诊内容，患者或其家属应熟悉病史，能准确回答问题，以便快速准确发现吞咽障碍高危人群。

（3）吞咽障碍筛查中发现吞咽障碍高危人群后，应及时将患者转介给治疗师。

（4）治疗师应熟悉检查内容，以便快速准确决定下一步评估或治疗计划。

（5）如患者肺部感染尚未控制，应慎用吞咽造影检查。

（6）牢记吞咽造影检查的原因，重点观察能够指导治疗的功能情况，以便在最短的时间内获取足够的信息，尽量减少 X 射线照射；对无吞咽动作、不能经口进食及无法被搬运到放射科的患者，不必考虑此项检查。

（崔丽花）

第十一节　基础性日常生活活动能力评定

日常生活活动（activities of daily living，ADL）是指人们为了独立生活而每天必须进行的、最基本的、最具有共同性的活动。基础性 ADL 是指患者每天生活所必需的功能性移动和自理活动。日常生活活动评定是指通过科学的方法全面而精确地了解患者的日常生活活动的功能状况，即功能障碍对日常生活活动的影响，为确定康复目标、制订康复治疗计划、评定康复治疗效果提供依据。

一、Barthel 指数

（一）基本知识

Barthel 指数（Barthel index，BI）于 1965 年由美国的 Mahoney 和 Barthel 首次发布，是国际上使用最为广泛的 ADL 评定量表，具有评定简单、可信度高、灵敏度高的特点。BI 不仅可以用来评定患者治疗前后的功能状态，也可以预测治疗效果、住院时间及预后。

（二）基本方法

BI 包括进食、洗澡、修饰、穿衣、大便控制、小便控制、如厕、床椅转移、平地行走、上下楼梯 10 项内容。其中洗澡、修饰 2 个项目分为 2 个等级（0、5 分）；进食、穿衣、控制大便、控制小便、如厕、上下楼梯 6 个项目分为 3 个等级（0、5、10 分）；床椅转移、平地行走 2 个项目分为 4 个等级（0、5、10、15 分），满分为 100 分。评分基于患者在过去 48 小时内的表现，可采用直接观察法或询问法进行评定（表 3-5），评定细则及标准如下。

表 3-5　Barthel 指数评定量表

序号	项目	完全独立	需部分帮助	需极大帮助	完全依赖
1	进食	10	5	0	—
2	洗澡	5	0	—	—
3	修饰	5	0	—	—
4	穿衣	10	5	0	—

序号	项目	完全独立	需部分帮助	需极大帮助	完全依赖
5	控制大便	10	5	0	—
6	控制小便	10	5	0	—
7	如厕	10	5	0	—
8	床椅转移	15	10	5	0
9	平地行走	15	10	5	0
10	上下楼梯	10	5	0	—

1.进食

(1)10＝当有人把食物放在他够得到的地方时,患者可以从一个盘子或桌子上自己吃一顿饭。如果需要的话,他必须自行穿戴一个辅助装置,把食物切碎,用盐和胡椒,涂黄油等,他必须在一个合理的时间(约10秒钟吃一口)内完成这项任务。

(2)5＝需部分帮助(如切面包、抹黄油、夹菜、盛饭等)。

(3)0＝完全依赖。

2.洗澡

(1)5＝患者可以使用浴缸或者淋浴,必须自己完成所有的步骤。

(2)0＝需要他人帮忙。

3.修饰

(1)5＝患者可以洗手和洗脸,梳头发,清洁牙齿,刮胡子。他可以使用任何一种剃须刀,但必须在没有帮助的情况下从抽屉或柜子里拿出,把剃刀或插头插入剃须刀。女性患者如果需要必须自己化妆,但不需要编头发或做头发造型。

(2)0＝上述步骤需要帮助。

4.穿衣(包括穿衣和脱衣)

(1)10＝患者可以穿上、脱下和紧固所有衣物,并绑鞋带。这项活动包括穿、脱、绑紧胸衣或支具。必要时使用穿袜器、搭扣鞋、前开扣的衣服。

(2)5＝患者在穿、脱、紧固衣物时需要帮助。患者必须自己完成至少一半的工作。必须在一个合理的时间内完成。除非是规定服饰,女性不需要因使用胸罩和腰带而记分。

5.控制大便

(1)10＝患者可以控制自己的大便,没有意外失禁。在必要时,可以使用栓子或灌肠(如有肠功能训练的脊髓损伤患者)。

(2)5＝患者在使用栓子或灌肠时需要帮助,或偶尔有意外失禁(每周＜1次)。

(3)0＝失禁或昏迷。

6.控制小便

(1)10＝患者可以在白天和黑夜控制自己的小便。脊髓损伤患者配有外部尿袋必须把它单独放置,保持干净,可以倾倒,白天黑夜维持干燥。

(2)5＝偶尔失禁(每周＜1次),或尿急(无法等待便盆或无法即时赶到厕所)或需他人帮忙处理外部器具。

(3)0＝失禁、昏迷或需要他人导尿。

7.如厕

如厕包括上厕所和离开厕所。

(1)10＝患者可以上厕所和离开厕所,扣和解开衣服,避免弄脏衣服,并在没有帮助的情况下使用卫生纸。如果需要,可以使用墙上的扶手或其他稳定的器具来支撑。如果需要尿盆来取代厕所,患者必须可以将它放在一张椅子上,倒掉并且清洗。

(2)5＝患者因为不平衡或者整理衣物或者使用厕纸需要帮助。使用便盆者,可自行取放便盆,但须依赖他人清理。

(3)0＝除上述步骤外,需他人帮忙。

8.床椅转移

(1)15＝在这项活动的各个阶段均独立。患者可以安全地坐在轮椅上接近床,锁刹车,抬起脚踏板,安全地移动到床上,躺下来,床边坐起,如果有必要改变轮椅的位置,安全地转移,并返回到轮椅。

(2)10＝在这项活动的某些步骤中,需要一些最小的帮助,或者患者在这项活动的一个或多个部分需要被提醒或监督安全性。

(3)5＝没有他人的帮助下,患者可以独立从床边坐起。但是需要被从床上提起,或者需要大量的帮助来完成从床到轮椅的转移。

(4)0＝完全依赖。

9.平地行走

(1)15＝患者可以在没有帮助和监督下行走至少45 m。可以穿戴支具或假肢,使用拐杖,手杖或者不带轮子的助行器。如果需要,它必须可以锁定或者解锁支具,呈现站位并坐下,把必要的机械辅助放在位置上以便使用,坐下以后再拆除辅助(穿和脱支具在穿衣项目下记分)。

(2)10＝患者在上述步骤需要帮助或监督,但至少可以在小帮助下行走45 m。

(3)5＝患者不能行走,但可以独立操纵轮椅。他必须可以到拐角,转弯,操纵轮椅到桌子,床,厕所边等。他必须可以操纵轮椅至少前进45 m。如果患者得了步行得分数则不记此项得分。

(4)0＝需要帮助操纵轮椅或需要大量帮助行走45 m或不能完成。

10.上下楼梯

(1)10＝患者可以在没有帮助和监督下上下一段楼梯。如果需要可以使用扶手、手杖、拐杖。他上下楼梯时必须要携带手杖或拐杖。

(2)5＝患者在上述任何一项中需要帮助或监督。

(3)0＝无法上下楼梯。

BI总分100分表示生活完全自理,不需要他人帮助;得分≥60分表示有轻度功能障碍,能独立完成部分日常活动,需要少量帮助;59～41分表示有中度功能障碍,需要大量的帮助才能完成日常生活活动;40～21分表示有重度功能障碍,多数日常生活活动不能完成,生活依赖明显;≤20分者为完全残疾,生活完全依赖。

BI的高分表示较高的独立水平。BI得分100分的患者可以自己吃饭、打扮自己、从床和椅子上起来、自己洗澡、走至少一个街区及可以上下楼梯。但他并不一定能够独自生活:他可能不能够做饭、不能保养房子或不能与接触社会,但他能够独处不需要护理照顾。

二、功能综合评定量表

(一)基本知识

功能综合评定量表(functional comprehensive assessment,FCA)是吸收了国外功能独立性量表的先进经验基础上,设计的一种适合中国国情的、便于在临床上操作应用的、具有较好信度和效度的综合功能评定量表。

(二)基本方法

功能综合评定量表包括躯体功能和认知功能两大类,共分为 18 个小项。

躯体功能包括以下 4 项。①自我照料:进食、穿衣、梳洗、沐浴、上厕所;②括约肌功能;③转移;④行走。

认知功能包括以下 2 项。①交流:视听理解、语言表达;②社会认知:社会交往、解决问题能力、记忆。

以上每个项目最高评分 6 分,最低评分 1 分,没有 0 分。6 分表示患者能完全独立完成项目,不需要帮助;5 分能独立完成,不需帮助,但需要借助一定器械,或仅需监护、提示、哄劝等不接触身体的帮助;4 分需要较少的帮助(患者能完成 75% 或以上);3 分需要中等程度的帮助(患者能完成 75%～50%);2 分需要最大程度的帮助(患者只能完成 25%～50%);1 分完全依赖帮助或无法进行测试(患者只能完成 25% 以下)。其中交流、社会交往、精神认知功能的项目评定根据回答正确与否或依赖帮助的程度进行计分,每一小项最低分为 0.1 分,依次至最高分为 0.6 分,每个大项分值是 10 个小问题分值总和。

108 分为综合功能正常,107～90 分为综合功能基本正常,89～72 分为轻度功能障碍,71～54 分为中度功能障碍,53～36 分为重度功能障碍,35～19 分为极重度功能障碍,18 分则为完全功能障碍。

最后,将上述所有测试结果得分填入得分汇总表,分别计算运动功能、认知功能和两项总分。

三、功能独立性评定量表

(一)基本知识

功能独立性评定(functional independence measurement,FIM)是美国康复医学 11 个部门在 1984 年联合回顾研究了 36 个已往的功能评定方法,选择了最能体现患者功能状态的关键指标,遵从通俗、简便、实用、能被临床医师、管理人员和研究人员广泛接受的原则,制订出反映患者功能和独立生活能力的一个评定方法。经过广泛检验和临床应用,FIM 的信度和效度得以确定,成为目前国际上最流行的功能独立性评定方法。内容主要包括躯体功能和认知功能二大类,共分为 18 个小项。FIM 已被纳入美国医学康复统一数据库(uniform date system for medical rehabilitation,UDSRM),成为评定康复疗效和测量残疾程度的重要方法。

(二)基本方法

FIM 评定的是基本的日常生活活动,各项目集中反映了伤病对日常生活活动影响最大的项目。FIM 包括 18 个项目评定,分为自理活动、括约肌、转移、行动、交流和社会认知 6 个方面的内容,可归纳为运动(13 项)和认知(5 项)两大部分。每个项目评分根据是否需要帮助及依赖帮助的程度分为 7 级,从 1 分完全依赖到 7 分完全独立。具体评分标准如下:1 分为完全依赖,患者在活动中主动用力程度为 0～25%。2 分为需要大量帮助,在活动过程中需要大量的体力帮助,其主动用力程度为 25%～49%。3 分为需要中度程度的帮助,在活动中需要中等程度的接触性帮助,其主动用力程度达到 50%～74%。4 分为需要最小量程度帮助,在活动中需要最小的身体接触性帮助,其主动用力程度＞75%。5 分为需要监护和准备或示范,在没有身体接触性帮助的前提下,能完成活动,但由于认知缺陷、平衡功能缺陷等,需要他人监护、口头提示或诱导;或者需要他人准备或传递必要的用品,如支具或衣物等。6 分为有条件的独立,能独立完成所有的活动,但活动中需要辅助设备或活动需要比正常情况下长的时间或有安全方面的考虑。7 分为完全独立,能独立完成所有活动,活动完成规范,无须矫正,不需要辅助设备和帮助,并在合理的时间内完成。

其具体评定项目如下。

1.自我料理

自我料理包括进食、梳洗、洗澡、穿上衣、穿下衣、如厕 6 个方面。

2.括约肌控制

括约肌控制包括膀胱控制及直肠的主动控制,必要时可使用括约肌控制设备或药物。评分主要依据需要帮助的程度和发生尿或大便失禁的频率。

3.转移能力

转移能力包括床/椅/轮椅、如厕、入浴 3 个方面。

4.运动能力

运动能力包括步行/轮椅、上下楼梯两个方面。

5.交流

交流包括理解、表达两部分。

6.社交

社交包括社会关系、问题解决及记忆三部分。

最后,将上述所有测试结果得分填入得分汇总表,分别计算运动功能、认知功能和两项总分。

FIM 的最高分为 126 分(运动功能评分 91 分,认知功能评分 35 分),最低分 18 分。126 分＝完全独立;108～125 分＝基本独立;90～107 分＝有条件的独立或极轻度依赖;72～89 分轻度依赖;54～71 分中度依赖;36～53 分＝重度依赖;19～35 分＝极重度依赖;18 分＝完全依赖。

(崔丽花)

第十二节　工具性日常生活活动能力评定

工具性 ADL(instrumental ADL,IADL)是指人们在家庭、社区中独立生活所需的高级技能,如家务劳动和交流等高层次上的社会活动。IADL 能力主要内容包括计算能力、外出购物、社交活动、工作能力等。IADL 能力评定常需要使用各种工具,因其反映患者的精细运动、复杂功能水平,故 IADL 能力评定内容适用于较轻的残疾,常用于功能障碍调查,也会应用于社区人群。

常用的 IADL 标准化量表有功能活动问卷、快速残疾评定量表-2 和 Frenchay 活动指数等。

一、功能活动问卷评定

(一)基本知识

功能活动问卷(the functional activities questionnaire,FAQ)是 Pfeffer 在 1982 年提出的,1984 年进行了修订。该量表主要用于研究社区老年人的独立性和轻度老年痴呆症 IADL 评定。此表目前在 IADL 表中效度最好,且所有评定项目均为 IADL 内容,故作为 IADL 评定时首选的评定量表。

(二)基本方法

FAQ 总分为 30 分,分值越高,表示功能障碍越明显。

(三)适宜病症

患有心脑血管疾病、慢性呼吸系统疾病、骨关节系统疾病、神经系统疾病、轻度老年痴呆等老年人群。

(四)注意事项

(1)评定前应与患者交谈,讲明评定的目的,以取得患者的理解与合作。

(2)评定前应了解患者的基本情况,如肌力、肌张力、关节活动范围、平衡性、协调性、感觉等,以确定其残存的功能和缺陷,以及是否需要专门的设备。

(3)给予的指令应详细、具体,不要让患者无所适从。除非评定表中有说明,否则使用支具或采取替代的方法,均认为是独立完成活动,但应注明。

(4)如不能顺利完成某一项活动,可给予一定的帮助,然后继续评定下一个项目。评定期间不要让患者失败,也不要提供太多的帮助。如果某项活动显然是挣扎着完成,则可暂停,或换下一项活动。

(5)评定可分期进行。但应首选 ADL 评定表中较简单和安全的项目进行,然后是较困难和复杂的项目。

(6)评定可在实际生活环境中进行,也可在 ADL 专项评定中进行。不便和不易完成的动作,可通过询问患者或家属的方式取得结果。

二、快速残疾评定

(一)基本知识

快速残疾评定量表(rapid disability rating scale,RDRS)是 Linn 于 1967 年提出的,1982 年进行修订。可用于住院和社区中生活的患者,特别适用于老年患者。表中小项共 18 个条目,每项评分最高为 3 分,最低 0 分,总分为 54 分。分数越高者,其残疾程度越严重。完全正常为 0 分。此表的可信度是 IADL 表中最可靠的,效度仅次于 FAQ,值得在县级康复科推广应用。

(二)基本方法

RDRS 总分为 54 分,分值越高,表示患者功能障碍越严重。

(三)适宜病症

有生活自理能力障碍,包括心肺系统疾病、骨关节系统疾病、骨折术后、神经系统疾病、老年病等成人患者。

(四)注意事项

同功能活动问卷评定。

三、Frenchay 活动指数评定

（一）基本知识

Frenchay 活动指数共有 15 个项目，各个条目直接列举，未对所包含的项目进行归类，每项活动均给予 0～3 分，0 分表示功能障碍最严重，3 分表示功能障碍程度最轻。同样，该量表适用于对社区生活的脑卒中患者的 IADL 评定。

（二）基本方法

根据评分结果，可将社会生活能力作出下述的区分：45 分完全正常；30～44 分接近正常；15～29 分中度障碍；1～14 分重度；0 分完全丧失。

（三）适宜病症

老年痴呆、脑卒中、颅脑外伤等患者。

（四）注意事项

同功能活动问卷评定。

（崔丽花）

第四章

康复治疗技术

第一节　光　疗　法

光疗法是利用各种光源的辐射能量作用于人体治疗疾病的方法。在临床上主要是利用光的热能及光化学作用促进机体功能的恢复。光疗法在疾病的康复治疗中被广泛应用。常用的光疗法有红外线疗法、紫外线疗法及激光疗法等。

一、红外线疗法

(一)基本概念

利用红外线治疗疾病的方法称为红外线疗法。根据红外线的波长,可将其划分为短波红外线(波长 0.76～1.5 μm)与长波红外线(波长 1.5～400 μm)。

(二)基本方法

1.仪器设备

常见的红外线治疗设备有以下几种:红外线灯,分为手提式和落地式两种,手提式功率通常在 200～300 W,而落地式功率通常在 600～1 000 W;白炽灯,又称为太阳灯,也有手提式和落地式两种,手提式功率常低于 200 W,而落地式功率为 250～1 500 W;TDP 辐射器,又称为特定电磁波辐射治疗仪,TDP 治疗仪等,属于长波红外线。

2.治疗波长选择

较深的病灶选用短波红外线,而浅表病灶选用长波红外线。

3.操作方法

(1)预热:治疗前一般预热 5 分钟,TDP 治疗仪需预热 20 分钟。

(2)治疗体位:患者采取舒适体位,暴露治疗位置。治疗前要检查患者治疗位置的皮肤感觉是否正常,以防止烫伤。治疗头面部病灶时,眼睛应用湿纱布遮盖。

(3)患者告知:告知患者应感受到舒适的温热感,而非最大耐受热感;告知患者不能与治疗仪器距离过近或直接接触,防止烫伤。

(4)治疗距离:辐射器发出的红外线应垂直于照射部位。一般来说,辐射器与皮肤的距离大致在 30～100 cm。具体根据辐射器的功率及患者的感觉(治疗部位有舒适的温热感)而定。

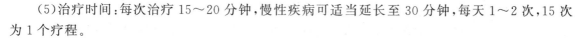

(5)治疗时间:每次治疗 15～20 分钟,慢性疾病可适当延长至 30 分钟,每天 1～2 次,15 次为 1 个疗程。

(三)治疗原理

1.生理原理

短波红外线可穿透表皮,达皮下组织;而长波红外线则只能被表皮吸收。组织吸收红外线后,局部产热,进而影响末梢神经、血管、汗腺等。

2.治疗作用

红外线治疗能够改善局部血液循环,增强代谢;促进渗出物的吸收,减轻局部肿胀,炎症消散;镇痛,解痉。

(四)适宜病症

软组织损伤的恢复期、亚急性和慢性损伤、渗出性伤口及伤口愈合迟缓、关节痛和慢性关节炎、浅表的神经炎和神经痛、静脉炎、压疮、烧伤、冻伤、在关节功能障碍行运动疗法前的配合治疗。

(五)注意事项与禁忌证

1.注意事项

(1)治疗时不能随意移动体位,治疗部位如果存在感觉障碍、瘢痕、植皮等要经常询问患者主观感觉,并观察局部反应。

(2)避免红外线直接照射眼部,患者可佩带墨镜、湿纱布遮盖眼部。

(3)治疗部位有伤口时应先清洁伤口。

(4)多次治疗后,治疗部位的皮肤可能会出现网状红斑及色素沉着。

2.禁忌证

恶性肿瘤、出血倾向、高热、活动性结核、急性化脓性炎症、急性扭伤早期、重度动脉硬化。

二、紫外线疗法

(一)基本概念

利用紫外线治疗疾病的方法称为紫外线疗法。根据紫外线的波长,可将其划分为短波紫外线(波长 180～275 nm)、中波紫外线(波长 275～320 nm)与长波紫外线(波长 320～400 nm)。短波紫外线具有较强的杀菌作用,可用于灭菌;中波紫外线生物学作用最强,主要用于医疗;而长波紫外线生物学作用弱,而荧光作用强。

(二)基本方法

1.红斑与生物剂量

一定剂量的紫外线照射皮肤,经过 2～6 小时,皮肤会逐渐变红,形成红斑,12～24 小时红斑反应会达到峰值。而生物剂量(MED)则是指紫外线灯管在一定距离(30 cm 或 50 cm)垂直照射下引起机体的最弱红斑反应所需要的照射时间,单位为秒。生物剂量是紫外线治疗的剂量单位。

2.仪器设备

常见的人工紫外线设备有高压水银石英灯、低压水银石英灯、冷光水银石英灯及黑光灯等。

3.治疗波长选择

较深的病灶选用短波紫外线,而浅表病灶选用长波紫外线。

4.常用照射方法

(1)病灶区照射法:灯管距离病灶大约 50 cm,垂直对准病灶区,病灶周边可用毛巾或白纸覆盖。一般选用弱(2～4 MED)至中红斑量(5～6 MED)。

(2)中心重叠照射法:该方法适用于急性感染性创面。具体方法为采用大剂量(一般为强红斑量,10 MED或以上)的紫外线照射病灶区,再用中或弱红斑量的紫外线照射病灶周围的正常皮肤,此时创面不用遮盖。

(3)体腔照射:主要用于照射口腔、鼻腔、宫颈及各种皮肤窦道等。采用紫外线导子进行照射。

(4)穴位照射:治疗巾或白纸上开一个小圆孔,对准穴位,进行照射。

(三)治疗原理

1.消炎、杀菌

紫外线能够促进巨噬细胞的功能,加速血液和淋巴循环,此外还能够破坏细菌和病毒的DNA,因此具有消炎和杀菌的作用。

2.止痛作用

紫外线能够抑制感觉神经的兴奋性,并且提高痛阈,因此具有止痛效果。

3.促进伤口愈合

小剂量紫外线能够促进上皮组织的再生,因此可以促进伤口和溃疡面的愈合。

4.调节钙代谢

紫外线能够将皮肤里的 7-脱氧胆固醇转化为维生素 D_3,再在肾脏的作用下形成活性维生素 D_3,具有促进钙吸收的作用。因此可以调节钙的代谢。

5.脱敏作用

小剂量紫外线多次照射能够加速组胺的分解,因此具有脱敏的作用。

6.色素沉着作用

紫外线可与机体产生光敏反应,治疗色素脱失性皮肤病。

(四)适宜病症

各种表浅的感染性炎症、伤口、压疮、皮下淤血、静脉炎、肋软骨炎、支气管炎、肺炎、支气管哮喘、佝偻病、软骨病、骨质疏松、带状疱疹、神经痛、过敏、玫瑰糠疹、斑秃、银屑病、白癜风等。

(五)注意事项与禁忌证

1.注意事项

(1)治疗时工作人员及患者应佩戴防护眼镜。不要直视紫外线灯,以免发生电光性眼炎。患者的非照射区要用治疗巾遮盖。

(2)治疗前,应充分告知患者照射后的反应及注意事项。例如皮肤可能会出现红斑;皮肤照射后不要立即擦洗、洗澡、热敷;口腔内照射后不要立即饮用热水和吃酸性食物等。

(3)与超短波、红外线配合治疗时,应最后行紫外线治疗。

(4)紫外线照射伤口时,应根据伤口的情况及时调整照射剂量。伤口有大量脓性分泌物或坏死时,采用强红斑量照射;伤口分泌物和坏死组织减少时,采用中红斑量;伤口清洁,肉芽新鲜,采用弱红斑量照射。

(5)紫外线照射时应避免过量治疗。如果局部出现脱屑时,就不要再增加治疗量了;如果出现大面积脱皮,则应立即停止治疗。

2.禁忌证

恶性肿瘤、活动性结核、出血倾向、心肺衰竭、应用光敏药物(光敏治疗除外)、急性湿疹、红斑狼疮、日光性皮炎、光敏性疾病、色素性干皮病等。

三、激光疗法

(一)基本概念

激光是指原子、分子等受激辐射放大而发出的光。激光具有亮度高、单色性好、方向性好、相干性好的特点。而利用激光治疗疾病的方法称为激光疗法。

(二)基本方法

1.仪器设备

医疗用激光常有以下几种:氦氖激光、二氧化碳激光、半导体激光、掺钕钇铝石榴石(Nd-YAG)激光。

2.照射方式

(1)原光束照射:弱激光照射局部病变、穴位、神经节等。

(2)散焦照射:用于较大面积的病变部位。

(3)聚焦烧灼:强激光照射使病变组织凝固、气化等。

(4)聚焦切割:即激光刀,用于手术的切割、烧灼。

3.照射方法

(1)局部照射法:主要是弱激光照射局部病灶或者神经节等。常用氦氖激光和半导体激光灯。每次5～10分钟,10次为1个疗程。

(2)穴位照射:主要是弱激光对穴位进行照射。常用的是氦氖激光、半导体激光、二氧化碳激光。不同的疾病选择不同的穴位。

(3)激光凝固、焊接:采用强激光治疗,常用二氧化碳激光、Nd-YAG激光照射。

(4)激光切割:常用二氧化碳激光移动照射组织,切割组织。

(5)激光气化:可迅速消除病变组织,常用二氧化碳激光。

(三)治疗原理

1.低强度激光

低强度激光能够改善组织血液循环,镇痛、增强机体免疫力、促进上皮生长,加速组织修复的作用。同时低强度激光作用于神经节反射区能够提高自主神经功能。

2.高强度激光

高强度激光具有高热、高电磁场作用,能够使蛋白质变性凝固、炭化、气化,并且能使组织生电收缩。

(四)适宜病症

低强度激光用于表皮炎症、创面愈合不佳、口腔溃疡、面神经炎、带状疱疹、神经炎(例如三叉神经痛、坐骨神经痛、肋间神经痛)、支气管炎、支气管哮喘、肩周炎、关节炎、妇科疾病(例如外阴白斑、痛经、外阴瘙痒等)、皮肤科疾病(例如神经性皮炎、银屑病、湿疹等)。高强度激光主要用于皮肤赘生物及组织肿物的手术切割、烧灼、组织焊接等。

（五）注意事项与禁忌证

1.注意事项

（1）治疗时工作人员及患者应佩戴防护眼镜。避免激光直接照射或反射入眼睛。

（2）激光器上或治疗室入口处要有醒目的激光和高压电危险标志。

（3）工作人员应定期检查，避免损伤眼底。

（4）定期检查激光器。

2.禁忌证

恶性肿瘤、活动性结核、出血倾向、光照性皮炎、系统性红斑狼疮。

（刘奕辛）

第二节　磁　疗　法

磁疗法是一种利用磁场作用于人体特定部位，以达到治疗疾病的方法。磁疗具有无创、无痛、操作简便等特点。磁疗法的种类很多，有恒定磁场、交变磁场、脉冲磁场、脉动磁场等。另外，还有饮用磁化水等方法。

一、基本知识

（一）磁性与磁化

能将周围的铁屑吸附其上的性质叫磁性。静止的金属铁屑经过磁场作用后产生了磁性，称为磁化。

（二）磁体与非磁体

能吸引铁、镍、钴等合金的物体称为磁体，不能吸引上述合金的物体称为非磁体。

（三）磁场与磁极

磁体对与它接触或间隔一定距离的磁性物质表现出相吸或相斥的作用，这种磁体作用所及的范围称为磁场。磁体中磁性最强的部分称为磁极，其中一极为北极（N 极），另一极为南极（S 极）。磁体具有同极相斥、异极相吸的特性。

（四）磁感应强度

穿过单位面积的磁通量为磁感应强度，其计量单位为特斯拉（T）。治疗剂量通常按磁场强度分为3级。小剂量：磁场强度在 0.1 T 以下，适用于头、颈、胸部及年老、年幼、体弱者。中剂量：磁场强度为0.1～0.3 T，适用于四肢、背、腰、腹部。大剂量：磁场强度＞0.3 T，适用于肌肉丰满部位及良性肿瘤患者。

（五）磁场分类

1.恒定磁场

磁场的大小和方向不随时间变化而变化，也称静磁场。如磁片、电磁铁通直流电产生的磁场。

2.交变磁场

磁场的大小和方向随时间变化而发生变化。如异名极旋转磁疗器所产生的磁场。

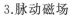

3.脉动磁场

磁场的强度随时间变化而变化,而方向不变。如同名极旋转磁疗器所产生的磁场。

4.脉冲磁场

用脉冲电流通入电磁铁线圈所产生的各种形状的磁场。如各种脉冲磁疗机器所产生的磁场,其频率、强度和波形等参数可根据需要进行调节。交变磁场、脉动磁场和脉冲磁场均属动磁场。

二、基本方法

(一)静磁场法

1.直接贴敷法

将磁片直接贴敷于体表病变部位或腧穴,一般持续贴敷 3～5 天,磁场强度为 0.05～0.3 T。根据病灶情况,可以选择相应方法。单磁片贴敷:适合于病灶小而表浅者,北极朝向皮肤;多磁片同名极并置贴敷:适合于病灶范围大而浅;对置贴敷:将两枚以上磁片对置于病灶,适合于病灶范围大而深。

2.间接贴敷法

将装有磁片的装置置于患病部位或腧穴,磁片不直接接触患者皮肤。

(二)动磁场法

患者取舒适体位,治疗部位尽量除去厚重衣服,可着薄层衣服;根据病灶大小及部位,选择相应治疗磁头或治疗环,并置或对置固定于治疗部位;开启治疗仪开关,调节旋钮至处方规定位置;治疗结束,旋钮回位,关闭治疗仪开关。

1.旋磁疗法

用微电机带动机头固定板上的 2～6 块磁片旋转产生旋磁场,对局部进行治疗。包括脉动磁场疗法和交变磁场疗法。由于微电机旋转时有震动,所以,对局部有按摩和磁场的双重作用。

2.电磁疗法

电流通过感应线圈使铁芯产生磁场,从而进行治疗的方法。常用的有低频交变磁疗法,脉动磁场疗法和脉冲磁疗法等。常用的磁场强度为 0.2～0.3 T,局部治疗时间为 20～30 分钟,每天 1 次,10～20 次为 1 个疗程。

(三)磁化水疗法

磁化水疗法为利用经磁场处理过的水治疗疾病的方法。每天内服磁处理水 2 000～3 000 mL,清晨空腹服 1 000 mL,其余分次服完,但最后一次应在晚 8 时服用,一般 2～3 个月为 1 个疗程。

三、治疗原理

(一)消炎、消肿、镇痛

磁场可改善组织的血液循环,使血管通透性增加,促进炎性物质清除,并能提高机体免疫功能,增强白细胞吞噬功能,从而具有抗炎作用。磁场可通过改善血液循环,解除毛细血管静脉端的淤滞,促进出血和渗出物的吸收,而消除水肿。磁场还可抑制神经的生物电活动,降低末梢神经的兴奋性,阻滞感觉神经的传导,提高痛阈;提高某些致痛物质水解酶的活性,促进致痛物质分解转化;通过改善血液循环加速清除致痛物质而发挥止痛作用。

(二)抗骨质疏松

脉冲电磁场能调节多种与骨代谢有关的分子、细胞水平,如提高骨形态发生蛋白、转化生长因子、胰岛素样生长因子的水平;脉冲电磁场能诱导骨髓间充质干细胞向成骨细胞分化、促进成骨细胞增殖、提高成骨细胞的活性;并且脉冲电磁场能促进破骨细胞凋亡、抑制骨吸收。

(三)促进骨折愈合

磁场作用于骨折部位可引起机体生物电变化,促进骨折区的钙沉积,有利于骨痂生长;磁场可以改善骨折部位的血液循环,改善局部营养和氧供,从而有利于骨折的愈合。

(四)促进创面愈合

磁场能改善血液循环,血流加快,为创面提供更多血液,从而提供了更多的营养物质和氧,有利于加速创面愈合。

(五)镇静

磁场可加强大脑皮质的抑制过程,改善睡眠,调整自主神经功能,缓解肌肉痉挛。

(六)降压

磁场影响大脑皮质的兴奋与抑制过程,加强其对皮质下中枢的调控,并调节血管舒缩功能,减少外周阻力,从而使血压下降。

(七)软化瘢痕与松解粘连

磁场能抑制成纤维细胞的分泌功能,提高破纤维细胞内溶酶体功能,促进细胞的吞噬作用,从而抑制瘢痕形成,使瘢痕由硬变软,颜色变浅,并可使粘连松解。

(八)止泻

在磁场的作用下,ATP 酶活性增强,可使小肠的吸收功能加强;胆碱酯酶活性增强,使肠道分泌减少,蠕动减慢,有利于水分在肠黏膜的吸收;磁场还有消炎、抗渗出作用,均有利于止泻。

(九)抑制良性肿瘤

磁场可以改善血液循环,减少渗出,消炎消肿,可使肿物缩小或消失;异名磁极相吸产生的压力作用,可抑制良性肿瘤的增大。

四、适宜病症

骨质疏松症、骨折延迟愈合、骨关节炎、软组织损伤、外伤性血肿、注射后硬结、肌筋膜炎,肱骨外上髁炎、颈椎病、肩关节周围炎、肋软骨炎、颞颌关节功能紊乱、浅表性毛细血管瘤、乳腺小叶增生、耳郭浆液性软骨膜炎、单纯性腹泻、婴儿腹泻、高血压病、神经衰弱、尿路结石、胆道结石等。

五、注意事项与禁忌证

(一)注意事项

治疗前除去治疗区内金属物品,以免被磁化;磁头通电时间过长会发热,在治疗过程中,应及时询问患者感受,谨防烫伤;对老年人、体弱者、小儿及头部治疗时,原则上应从小剂量开始,观察反应,逐渐增加剂量;少数患者进行磁疗后可出现恶心、头晕、无力、失眠、心悸、血压波动等反应,停止治疗后可消失。

(二)禁忌证

高热、出血倾向、恶性肿瘤、置有心脏起搏器、孕妇、心力衰竭、极度虚弱者。

(刘奕辛)

第三节 电 疗 法

电疗法是应用电能作为治疗疾病的一种方法。随着物理学、化学、电工学及电子学的发展，在生理学、电生理学和临床医学的基础上，将各种性质（不同形式、持续的时间、频率、波形等）的电流应用到理疗上来，构成了现代的电疗学，成为康复医学中的一个重要部分。常用的电疗法包括直流电疗法、低频脉冲电疗法、中频电疗法及高频电疗法等。

一、直流电疗法

(一)基本知识

应用低电压（30～80 V）、小强度（小于 50 mA）的平稳直流电作用于人体以治疗疾病的方法称为直流电疗法。

(二)基本方法

(1)根据病变部位选择适合形状及大小的电极、衬垫。衬垫采用吸水性强的纯棉织品，将电极铅板放入已消毒好，温度和湿度适宜的衬垫内。

(2)患者取舒适体位，暴露治疗部位。检查治疗区域的皮肤有无破损，如有小面积抓伤或点状破损，可垫以绝缘布。皮肤感觉障碍及术后瘢痕部位应酌情减低电流强度。

(3)将治疗衬垫紧密平整地接触治疗部位皮肤，覆盖橡皮布后，酌情用绷带、尼龙搭扣、沙袋、浴巾等将电极固定。

(4)检查治疗仪器的输出调节旋钮是否在"0"位，电流极性转换开关、导线的正、负极和导线的连接极性是否处在治疗的正确位置。

(5)启动电源开关，缓慢调节电流输出，并根据患者感觉，3～5 分钟内逐渐增加强度至治疗量。

(6)治疗结束，按逆时针方向缓慢将输出调至"0"位，关闭电源。取下电极，检查皮肤。

(三)治疗作用

1.促进局部血液循环，加强组织再生

在直流电作用下，治疗电极下皮肤充血潮红，局部血流量可增加 140% 左右，并可持续40 分钟以上。这种促进局部小血管扩张的作用在阴极下尤为明显。血液循环的改善，可进一步使细胞通透性升高，加快物质代谢，改善组织的应用营养和代谢，提高细胞的再生能力。

2.对神经系统功能的影响

直流电因极性作用，而引起中枢神经系统的兴奋性或抑制。当通以弱或中等强度的直流电时，阴极下组织兴奋性升高，阳极下组织兴奋性降低。

3.消散炎症，促进溃疡愈合

直流电阴极有软化瘢痕、松解粘连，促进溃疡肉芽组织生长的作用；阳极有减少渗出的作用。对经久不愈的慢性溃疡有显著疗效。

4.促进骨再生修复

微弱直流电阴极刺激可促进骨再生修复。

5.改善冠状动脉血液循环

微弱直流电阳极作用于心前区可改善冠状动脉血液循环。

6.对静脉血栓的治疗

较大强度的直流电作用下,静脉血栓从阳极脱落,向阴极退缩。

7.电解作用

电解反应使阴极下产生碱性物质,阳极下产生酸性物质,可借此治疗某些疾病。

(1)肿瘤治疗:肿瘤组织在直流电作用下,电解产物所形成的电场区域改变了肿瘤组织生存的微环境,使肿瘤组织发生电生理、电化学反应,导致肿瘤组织的变性、死亡,适用于体积不大的内脏肿瘤或转移癌。这一方法称为电化学疗法,或称为肿瘤的直流电疗法。

(2)电解拔毛:适用于倒睫。

(3)电解除赘法:利用电解方法除去皮肤和黏膜的赘生物。适用于疣、小血管瘤、淋巴管瘤和痔。

(四)适宜病症

1.神经系统疾病

周围神经伤病、自主神经功能紊乱、神经症。

2.循环系统疾病

高血压病、血栓性静脉炎。

3.骨关节疾病

关节炎、颞下颌关节功能紊乱。

4.慢性炎症性疾病

慢性炎症性浸润、慢性溃疡、慢性胃炎、慢性盆腔炎、慢性附件炎、前列腺炎。

5.其他

瘢痕、粘连、变应性鼻炎、功能性子宫出血等。

(五)注意事项与禁忌证

1.注意事项

(1)治疗前仪器的检查、准备:①检查仪器的输出是否平稳、正常;各开关、旋钮能否正常工作;导线、接线夹、电极、导线电极焊点是否完整无损;导电橡胶是否老化、裂隙。仪器各部件均正常时方可用于治疗。②根据治疗需要决定电极的极性;选择的主极与辅极等大,或辅极大于主极,两极对置、斜对置或并置。衬垫有电极套时,应注意检查衬垫部分是否紧贴皮肤,严防电极与患者皮肤之间只隔一层单布。③选用两种不同颜色的导线,以区别(＋)、(－)极性连接正确无误。导线夹下必须衬以绝缘布,电极插头必须紧紧插入电极的导线插口,切勿使导线夹和导线的金属裸露部分直接接触皮肤。

(2)治疗前患者治疗部位的检查、准备:①检查治疗部位皮肤是否清洁完整,感觉是否正常。同时,去除治疗部位及其附近的金属物,若治疗局部皮肤破损可在该处贴以小块胶布或垫上薄膜,以防止灼伤。②电极与衬垫必须平整,尤其在治疗体表弯曲不平的部位时,必须使衬垫均匀接触皮肤,通电时电流得以均匀作用于皮肤,以免电流集中于某点。

(3)治疗前对患者的解释工作:告诉患者治疗中的正常感觉应为均匀的针刺感。若局部有刺痛、灼痛等异常感觉应及时告诉操作人员,检查原因,妥善处理。

(4)治疗中操作者注意事项:应经常检查电流表的指针是否平稳,是否在所调节的电流强度读数上。注意观察患者表情,询问患者电极下的感觉。对有局部有感觉障碍、血液循环障碍的患者尤应注意巡视观察,防止灼伤。需调换电极极性或电流分流档时,应先将电流输出调至零位,再行调节。如患者感觉电极下有局限性疼痛或烧灼感,应立即调节电流至零位,中止治疗,检查电流强度是否过大,电极衬垫是否滑脱,导线夹是否裸露或直接接触皮肤,局部皮肤有否烧伤。对不符合要求的情况予以纠正或处理。如无明显异常或错误,则可继续治疗。如有皮肤灼伤,则应停止治疗,予以妥善处理。头部治疗时,要注意电流强度不要过大,以防对脑组织产生强烈刺激。

(5)治疗中患者的注意事项:不得任意挪动体位,以免电极衬垫移位、电极脱落或直接接触皮肤而发生灼伤。不得触摸治疗仪或接地的金属物。

(6)治疗结束时的注意事项:应先调节电流至零位,关闭电源,才能从患者身上取下电极和衬垫。

(7)治疗结束后的注意事项:告诉患者不要搔抓治疗部位皮肤,必要时可使用护肤剂。治疗后,如局部皮肤有刺痒或红色小丘疹,可涂止痒液。嘱患者勿抓破,以免影响治疗。使用过的衬垫,必须彻底冲洗干净,煮沸消毒,整平后在阴凉处晾干备用,破旧的衬垫应予以修补或更新。电极用于治疗后,必须用肥皂水刷洗,去除电极表面的污垢与电解产物。铅板电极应予压平,破裂电极应予以更新。

2.禁忌证

(1)全身状况不佳:高热、昏迷、恶病质、恶性肿瘤、心力衰竭。

(2)局部条件不允许:出血倾向、急性化脓性炎症、急性湿疹、孕妇腰部腹部及骶部、皮肤破损部位、金属异物局部、安装心脏起搏器的相应部位。

(3)过敏体质:对直流电过敏者。

二、直流电药物离子透入疗法

(一)基本知识

利用直流电将药物离子经皮肤、黏膜或伤口透入体内治疗疾病的方法,称直流电药物离子透入疗法。

(二)基本方法

与直流电疗法基本相同,滤纸或纱布浸药物溶剂后置于衬垫上。治疗方法有衬垫法、电水浴法、体腔法,以及创面、穴位导入法等。

(三)基本原理和治疗特点

1.基本原理

药物溶液中某些成分可以离解为离子,根据电学的同性相斥、异性相吸的原理,在直流电场力的作用下,带电的药物离子发生定向移动。在阴极衬垫中,带负电荷的药物离子向人体方向移动进入人体;在阳极衬垫中,带正电荷的药物离子向人体方向移动进入人体。

2.治疗特点

(1)通过直流电直接将药物透入治疗部位,不改变透入药物的病理作用,且只透入其有效成分。

(2)具有直流电和药物的综合作用,两者作用相互加强。

(3)在局部表浅组织中,药物浓度可比肌内注射途径用药高20～100倍。因在皮内形成药物"离子堆",作用时间比注射或口服持续时间长。

(4)直流电药物投入可以通过神经反射途径引起机体反应,达到治疗目的。如颈区钙离子透入,可通过自主神经影响颅内中枢神经,颈、上肢的血液循环和心、肺的功能。用于治疗神经症、血管性头痛等。

(5)透入药量少,不损伤皮肤和黏膜,不引起疼痛,不刺激胃肠道,不会产生药物不良反应,患者易于接受,但药物过敏除外。

(四)适应证

与单纯直流电疗法的适应证相同。

1.神经系统疾病

周围神经损伤、神经炎、神经根炎、三叉神经痛、肋间神经痛、神经症、自主神经功能紊乱、癔症性失语等。

2.骨关节疾病

关节炎、颈椎病、肩关节周围炎、术后等。

3.外科疾病

慢性炎症浸润、粘连、瘢痕,如乳腺炎、慢性静脉炎等。

4.内科疾病

高血压病、胃溃疡、慢性胃炎、胃酸过多过少、胃肠痉挛、慢性结肠炎等。

5.五官科疾病

角膜斑翳、白内障、玻璃体混浊、视神经炎、结膜炎、角膜炎、慢性喉炎、慢性鼻窦炎、神经性耳聋、耳鸣、颞下颌关节功能紊乱等。

(五)注意事项与禁忌证

1.注意事项

(1)用于阳极和阴极的衬垫必须严格区分,分别冲洗,煮沸消毒,分别放置,以防止寄生离子。

(2)药物应保存阴凉处,易变质的药物应保存于棕色瓶内。

(3)药物使用之前必须检查其保质日期,观察有否变色、变浑,使用后应将瓶盖盖严,防止污染。中药透入时,应明确极性和浓度,必要时通过试验确定后再使用。青霉素等药物透入之前,应先做皮肤过敏试验。

(4)配制药物的溶液,除特殊需要外,一般采用蒸馏水、无离子水、乙醇、葡萄糖溶液等,以避免溶液中的寄生离子。配制的药液存放时间不宜超过 1 周。

(5)每次浸滤纸或纱布的药液量一般约 3 mL/100 cm^2。

(6)透入刺激性大的药物,会引起局部皮肤瘙痒、干燥以致皲裂,可在治疗后涂抹止痒液。

(7)其他注意事项与直流电疗法相同。

2.禁忌证

(1)局部皮肤条件不允许、治疗部位皮肤感觉缺失、初愈的瘢痕、邻近有金属异物。

(2)过敏体质对拟透入药物过敏者。

(3)其他与单纯直流电疗法相同。

三、低频脉冲电疗法

(一)基本知识

应用频率低于 1 000 Hz 的脉冲电流治疗疾病的方法,称低频脉冲电疗法。

1.电流的特点

(1)电压低、频率低、可调节。

(2)除感应电外,均有极性区别,电极下可产生电解产物。

(3)对感觉、运动神经有较强的刺激作用。

(4)有止痛对用,而热作用不明显。

2.电流的种类及应用

(1)感应电电流:用于感应电疗法、电兴奋疗法、电体操疗法和古典电诊断。

(2)方波电流:用于电诊断、电兴奋疗法、电睡眠疗法和超刺激疗法。

(3)指数曲线形(简称三角波)电流:用于电兴奋疗法、电体操疗法和肌肉神经电刺激疗法。

(4)正弦波电流:用于间动电疗法。

(5)调制波(调幅波)电流:用于调制各种电流频率和幅度的改变。

3.治疗作用

(1)兴奋神经肌肉组织:感应电、方波适用于治疗无神经变性的疾病,如失用性肌萎缩;三角波可治疗神经部分变性和完全变性的疾病。

(2)改善局部血液循环、促进水肿吸收:以间动电疗法最显著。

(3)镇痛作用:间动电优于感应电疗法。

(二)治疗种类和方法

1.感应电疗法

(1)基本知识:感应电流是应用电磁感应原理产生的一种双向、不对称的低频脉冲电流(又称法拉利电流),利用此电流进行治疗疾病的方法,称感应电疗法。其频率为 $60\sim80$ Hz,尖形正波的 t 有效为 $1.75\sim2.5$ 毫秒,而现代晶体管仪器中产生出的频率为 $50\sim100$ Hz、波宽 1 毫秒的锯齿波电流称为新感应电流。

(2)基本方法:①根据病情选择治疗部位和运动点。②电极表面用普通温水浸透,温湿度要适宜。③接通电源后,按所治疗量调节频率,然后缓慢增加电流强度至所需电流强度。④治疗中在不引起疼痛的情况下,以肌肉收缩情况决定或调整治疗剂量。⑤治疗结束,按相反顺序关闭开关,取下电极。

(3)治疗作用。①防止失用性肌萎缩:应用感应电刺激肌肉,使之发生被动的收缩,防止肌肉萎缩。②防止粘连、促进肢体血液循环。③兴奋感觉神经。

(4)适宜病症:①运动系统疾病,如失用性肌萎缩、肌张力低下、软组织粘连、落枕;②消化性系统疾病,如胃下垂、弛缓性便秘;③泌尿系统、妇产科疾病,如尿潴留、术后或产后排尿无力;④神经系统、精神疾病,如感觉障碍、癔症性瘫痪、癔症性失语等。

(5)注意事项:①电子管感应电极有电解作用(电磁感应产生的感应电无电解作用),治疗时要注意电极的厚度。②治疗强度由弱变强,逐渐增加电流强度。但其电流强度难以精确表示,一般以治疗部位肌肉收缩反应和电极下有麻刺感为度,而不应出现灼痛感。③治疗神经麻痹,应在电诊断后进行。④癔症患者治疗时,需结合必要的暗示,并应适当增加刺激强度。⑤骨折早期,骨痂未长牢时,不宜在骨折附近的肌肉上应用感应电。⑥痉挛性麻痹的肌肉及内脏器官痉挛时不使用感应电。⑦对有感觉障碍者治疗时,电流强度不宜过大。

(6)禁忌证:①肌肉痉挛;②其他禁忌证与直流电疗法相同。

2.神经肌肉电刺激疗法

(1)基本知识:应用低频脉冲电流刺激运动神经和肌肉,使之产生被动收缩,促进肌肉的运动功能恢复的方法称为神经肌肉电刺激疗法(NMES)。神经肌肉电刺激的主要刺激部位为肌肉的运动点。

(2)通用操作方法:①仪器使用前,检查电源(电线、插头)确保使用安全;若使用电池,则确保电池有电,接触良好,无腐蚀。②仪器使用前,检查保险丝是否完整,以防止过量电流;同时,必须良好显示电极极性;操作前后电流强度控制钮必须归零;电流强度计(毫安表)读数显示为零;导线不要缠绕、扭曲,以免折断。③清洁刺激部位,同时除去珠宝等饰物。④患者若为干性或油性皮肤,则会增加皮肤电阻抗,油性者或使用化妆品者,可用肥皂或水清洗,也可采用局部热疗、摩擦皮肤、去除毛发等其他方法降低皮肤电阻抗。⑤准备电极时,先将橡胶电极覆盖一纱布并完全浸入温水中,然后取出,去除过量水分,保持电极清洁,并在放置前涂布导电膏,导电膏必须充分涂布电极,用量以在电极应用前不压出周边为度(如使用自黏电极则无须此过程)。⑥电极贴敷平整,并良好固定,但不能有压迫感,在治疗过程中也应保持电极不松动。同时,不要使电极相互接触或过分靠近,以预防短路。

(3)双极组刺激法操作方法:①治疗前向患者进行必要的解释。并检查患者治疗局部皮肤的完整性和感觉。②让患者取舒适且有利于治疗的体位,并注意根据治疗目的选择有利于肌肉收缩形式的体位。③治疗时机的选择:失神经支配后头1个月肌肉萎缩最快,宜及早进行治疗电刺激。即使病程已有数月仍有必要进行此治疗,疗程轻者3个月,重者1年。只有肯定无望恢复神经再支配时才可放弃治疗。④选择治疗肌群的启动肌。⑤选择治疗参数。所有治疗参数应与治疗目的相应,如波形的选择:理想的电流应能够选择性刺激病肌而不波及其邻近的正常肌肉。⑥分别将两个电极与相应的导线相连。⑦将两个电极置于所需刺激肌肉的运动点上,为预防短路,电极之间的距离至少大于1倍直径。将电极有序排列,以便电流纵向通过肌肉或肌群。⑧增大电流直至观察到肌肉或肌群按所需产生相应的收缩;若无,则将电流强度回零,移动电极,重复上述操作;若观察到适当的收缩,调节电流强度至治疗目的所需水平。⑨让患者尝试想象与刺激同步的主动运动。⑩根据治疗目的确定治疗时间。增强肌力一般可选定10次收缩;促进耐力则需数小时。⑪治疗结束时,降低电流强度至零,移去电极,清洁皮肤。⑫治疗结束后,进行包括皮肤完整性在内的治疗后评定。⑬治疗频度根据治疗目的确定,作为运动疗法的辅助手段时,其频率应与运动疗法的治疗频度一致。

(4)单极运动点刺激法:一般主张使用双极运动点刺激法,但当肌肉过小(如手部小肌),最好采用单极法,即用一小的主电极放于小肌运动点上,用以较大的电极放在腰部(下肢)或肩胛部(上肢)。其他同双极法。

(5)治疗作用。

对变性肌肉的主要治疗作用:①NMES可使肌肉产生被动的节律收缩,促进肌肉的血液循环,保证肌肉中的正常代谢,从而延缓病变肌肉的萎缩;②防止肌肉大量失水和发生电解质、酶系统及收缩物质的破坏;③保留肌肉结缔组织的正常功能,防止其挛缩和束间凝集;④抑制肌肉的纤维化。

对痉挛肌及其拮抗肌的交替电刺激疗法:应用两组频率(0.66～1 Hz)和波宽(0.2～0.5毫秒)相同,但输出时间有先后(相隔0.1～1.5秒)的方波分别刺激痉挛肌的肌腱和拮抗肌的肌腹,以达到松弛痉挛肌的治疗目的。

(6)适宜病症。①正常神经支配肌肉的电刺激:脑血管意外后偏瘫、儿童脑性瘫痪、多发性硬化瘫痪、脑脊髓损伤引起的痉挛性瘫(完全性截瘫除外)、帕金森病等。②失神经支配肌肉电刺激:各种原因所致的周围性瘫痪;辅助制动部位的静脉和淋巴回流;骨关节疾病和神经疾病导致的关节活动度受限;便秘;子宫收缩乏力等。③痉挛肌及其拮抗肌的交替电刺激:脑卒中后偏瘫、脑瘫、多发性硬化、脑外伤与脊髓损伤引起的痉挛性瘫痪,帕金森病等。

(7)注意事项:①皮肤感觉缺失的患者治疗时要谨慎,若需要在皮肤感觉缺失部位治疗时,电流强度要低,并密切观察皮肤情况。②开放性伤口由于缺乏高阻抗的角质层,电流极易集中于伤口,应避开。③避免用于较严重的水肿处,传导性良好的液体不利于电流达到靶组织。④避免出现过度刺激,过度刺激表现为治疗过程中肌肉收缩由强变弱,或有震颤现象。⑤治疗数小时后仍有僵硬时,应适当减小电流强度或减少收缩次数。⑥如有条件,失神经支配肌肉病情发生变化时可再进行 1 次强度-时间曲线检查,以及时调整电流参数。

(8)禁忌证:主动运动被禁忌者(如关节融合术后、未固定的骨折、近期神经或肌腱吻合术后);装有心脏起搏器者;孕妇的腹部及腰骶部、治疗部位活动性出血;治疗部位恶性肿瘤等。痉挛肌及其拮抗肌的交替电刺激禁忌包括肌萎缩侧索硬化症;多发性硬化的病情进展恶化期等。

3.经皮神经电刺激疗法

(1)基本知识:应用一定参数的低频脉冲电流,经过皮肤输入人体,用于治疗急、慢性疼痛的方法,称为经皮电刺激疗法(TENS),又称周围神经粗纤维电刺激疗法。其电流特性:①TENS是为刺激感觉纤维而设计的,其频率在 2~160 Hz。②脉冲时间短,脉宽 9~350 微秒。③多脉冲波形,包括对称双向方波、不对称的双向方波、单向方波、有调制型和非调制型等。

(2)治疗技术:①准备必要的辅助设备,如皮带、导电膏等。②向患者进行必要的解释和说明。③设定每一项参数。④在电极放置之前进行皮肤准备,以确保良好的导电性。⑤将电极与导线相连。⑥将电极置于疼痛局部的周围(包括有关的皮区、肌节、肌筋膜扳机点、经络穴位、周围神经干)。若按初始的放置位置进行治疗,未达到满意的疼痛缓解效果,可在与疼痛部位相关的远端和节段进行联合治疗或附加成对电极。注意每一患者及每次治疗的最佳刺激部位是变化的。⑦连接导线与治疗仪。⑧开机,并增高电流强度至患者局部产生舒适感。若疼痛缓解程度不满意,则重新调节参数或改变刺激部位,以保证最大的疗效。⑨大部分疼痛患者刺激时间30~60 分钟。治疗时间的确定原则是以最小的刺激时间获得最大的镇痛效果。有些患者(术后患者)需要刺激时间达 24 h/d。⑩治疗结束,关机并使所有参数归零。⑪移去电极,清洁患者皮肤和电极。⑫进行皮肤完整性在内的治疗后评定。⑬治疗频度为每天 1~2 次或更多,原则是尽可能使患者保持最长时间的无痛状态。

(3)分类及作用原理。

由于技术的不断发展,目前有各种模式的 TENS 治疗仪。不同的模式由不同的波幅、频率、脉宽等参数决定,具体可分为以下几种。①低频模式 TENS:也称为针灸样 TENS。②断续模式TENS:也称突发模式 TENS。③强刺激模式 TENS:也称为短暂强烈刺激模式 TENS。④调制模式 TENS。⑤力量-时间模式 TENS。⑥普通模式 TENS:也称为高频模式 TENS。其参数特点:脉宽 50~125 微秒;频率 50~100 次/秒;波幅为低于产生运动的波幅。治疗时患者可产生舒适的震颤感。在临床上应用广泛。

TENS 的作用机制:根据闸门学说,治疗作用通过激活粗大周围神经获得。

(4)适应证:扭挫伤、肌痛、肌筋膜痛、术后伤口痛、截肢后残端痛、头痛、神经痛、幻肢痛、癌痛、关节痛、骨折、伤口愈合迟缓、中枢性瘫痪后感觉和运动功能障碍等。

（5）注意事项：如治疗部位有伤口、瘢痕、溃疡或皮疹时，电极应避开这些部位。

（6）禁忌证：①心脏起搏器及其邻近部位、颈动脉窦、孕妇下腹及腰骶部、头颅、体腔内等部位禁用；②皮肤破损及化脓，对电流过敏者；③认知障碍者不得自己使用本治疗仪；④慎用的情况：眼睛部位；脑血管病患者头部。

4.功能性电刺激

（1）基本知识：功能性电刺激疗法（FES）是指用低频电流刺激丧失功能的肢体或器官，以其产生即时效应来代替或纠正肢体或器官的功能的一种方法。目前 FES 已成为中枢神经性瘫痪患者康复过程中一种有效的治疗方法。

（2）治疗作用：FES 在控制麻痹肢体运动中的作用是减轻痉挛，在损害早期协调恢复随意运动的控制，改善基本运动机制在脊髓水平整合和用电刺激代替某些运动神经元的动作，如足背屈和伸指等。FES 一方面兴奋运动神经纤维，直接控制肌肉的收缩，另一方面，可使传入冲动通过Ⅰa 纤维促进协同肌的运动而抑制拮抗肌的活动，这些有助于建立脊髓反射，这种传入信息进入中枢神经系统，触发本体感觉反射机制，在中枢留下持久的记忆痕迹，从而对步态、姿势和随意运动的控制产生持续的影响。

（3）治疗技术：最常用的是偏瘫患者的垂足刺激器，采用 0.3～0.6 毫秒的方波，可用表面电极，电极放在腓神经处，采用足底压力或角度感应器，在迈步相时刺激腓神经，达到矫正足下垂的目的。

（4）适应证：偏瘫、脑性瘫痪、截瘫时的下肢运动障碍，马尾或其他脊髓损伤引起的排尿功能障碍，呼吸功能障碍等。

（5）禁忌证：同神经肌肉电刺激疗法。

四、中频电疗

应用频率为 1～100 kHz 的脉冲电流治疗疾病的方法，称为中频电疗法。其电流特点是：①无电解作用；②刺激作用：中频电的每个脉冲周期刺激不能引起神经的兴奋和肌肉的收缩，需要综合多个刺激的连续作用并达到足够的强度才能引起一次兴奋，称为中频电刺激的综合效应。它对皮肤感觉神经刺激性低，治疗时电流强度比直流电大而不引起疼痛。③热作用：若采用较大的电流密度（0.5～1 mA/cm²），热作用明显，甚至发生皮肤灼伤。④作用深度：中频电流通过组织的电阻明显低于直流电和低频电，电流作用深度增大，可治疗深部组织（骨骼肌）的病变。

（一）等幅正弦中频电疗法

1.基本知识

应用频率为 1～5 kHz 的等幅正弦交电流治疗疾病的方法，因应用频率在音频范围，故又称为音频电疗法。常用频率为 2 kHz。

2.治疗技术

治疗时用双极，将电极置于患处，电流强度以患者有明显震颤感、轻度的紧缩感为宜，每次治疗 20 分钟，每天 1 次，10～30 次 1 个疗程。

3.治疗作用

（1）软化瘢痕和松解粘连。

（2）促进血液循环、消炎、消肿。

（3）镇痛、止痒。

4.适宜病症

（1）软组织、骨关节伤病：如挫伤、肌纤维组织炎、肌肉劳损、肩关节周围炎、腰椎间盘突出症、肱骨外上髁炎、狭窄性腱鞘炎、退行性关节病、关节纤维性挛缩。

（2）其他外科疾病：如瘢痕、瘢痕挛缩、术后粘连、肠粘连、炎症后浸润硬化、注射后硬结、阴茎海绵体硬结、血肿机化、血栓性静脉炎。

（3）内科疾病：风湿性关节炎、类风湿关节炎、肌炎。

（4）神经科疾病：神经损伤、神经痛、神经炎。

（5）妇科疾病：慢性盆腔炎、附件炎、绝育术后并发症。

（6）耳鼻咽喉科疾病：慢性咽喉炎、声带小结、术后声带麻痹。

（7）皮肤科疾病：局限性皮肤、局限性脂膜炎、带状疱疹。

（8）注意事项：①等幅正弦中频电疗仪不应与高频电疗仪同放一室或同时工作，以免高频电疗仪对其干扰，患者可能出现"电击"样的不安全感。②治疗前应对治疗仪进行安全检查，并除去治疗部位及其附近的金属异物。严防电极、导线夹和导线裸露部分直接接触皮肤。③电极必须均匀紧贴皮肤，防止电流集中于某一局部或某一点。④电流密度不宜过大，不应产生疼痛感。⑤治疗过程中，患者不可挪动体位。电极下不应有灼痛感。如治疗中出现疼痛，应终止治疗，检查电极是否滑脱、接触皮肤或电极不平，若出现灼伤，则应中断治疗，处理灼伤。⑥如治疗局部区域有瘢痕，应注意掌握电流强度。如治疗部位皮肤有破损，应避开或贴小胶布予以保护。禁止在孕妇下腹部、腰部及邻近部位治疗。

（9）禁忌证：恶性肿瘤、急性炎症、出血倾向、局部金属异物、心脏起搏器、心区、孕妇下腹部、对电流不能耐受者。

（二）干扰电疗法

1.基本概念

将两组频率为 4 000 Hz 与 4 000±100 Hz 的等幅中频正弦电流，通过 4 个电极交叉输入人体，电力线在体内相互干扰，形成干扰场，在干扰场中按差拍原理产生一种"内生"的 0～100 Hz 低频调制的中频电流，以治疗疾病的方法。又称静态干扰电或交叉电流疗法。近年来在静态干扰电疗法基础上又发展了动态干扰电和立体动态干扰电疗法。

2.基本方法

（1）按治疗要求选用大小合适的电极。将选好的两组电极固定于治疗部位，使病灶处于四个电极的中心，也就是两组电流的交叉点。

（2）依据病情选择差频的范围，治疗分为定频输出（用固定的某一差频）及变频的输出（用0～100 Hz 内任意变化的差频）两种。①检查两组输出机钮是否归零，将差频范围调节至所需位置，然后接通电源，分别调整两组输出，达所需电流强度。②治疗时，如要改变差频范围，不必将输出调回零位，可直接调整定频、变频机钮。③动态干扰电和立体动态干扰电的操作与静态干扰点基本相同。

3.不同差频的治疗作用

（1）镇痛作用：100 Hz 固定差频和 0～100 Hz 或 90～100 Hz 变动差频的干扰电流作用后，皮肤痛阈明显上升，有良好的止痛作用。

（2）促进局部血液循环：50 Hz 固定差频干扰电流作用 20 分钟，皮肤平均温度升高 2 ℃。若作用于颈、腰交感神经节,可引起相应肢体血液循环加强,皮肤温度升高。有促进渗出、水肿、血肿吸收的作用。

(3)对运动神经和骨骼肌的作用:差频 25～50 Hz 的电流可引起肌肉强直收缩,人体对干扰电易于接受,可用较大的电流强度,使肌肉产生较大的收缩反应。

(4)对内脏平滑肌的作用:提高胃肠平滑肌的张力;改善内脏的血液循环;调整支配的自主神经。

(5)对自主神经的调节作用:对早期高血压患者有降压作用,使舒张压、收缩压均降低。

4.适应证

(1)软组织、骨关节伤病:颈椎病、肩关节周围炎、扭挫伤、肌纤维组织炎、关节炎、骨折延迟愈合、失用性肌萎缩、坐骨神经痛等。

(2)其他疾病:胃下垂、术后肠粘连、肠麻痹、弛缓性便秘;尿潴留、压迫性张力性尿失禁;雷诺现象。

5.注意事项与禁忌证

(1)注意事项:①电极放置的原则是两组电流一定要在病变部位交叉。同组电极不得互相接触。②在调节电流强度时必须两组电流同时调,速度一致,强度相同。如设备先进可分开调节。③使用抽吸电极时,要注意抽吸的力量大小,时间不宜过长,一般不超过 20 分钟,以免发生局部淤血而影响治疗。有出血倾向者不得使用此法。④电流不可穿过心脏、脑、孕妇腰腹部。

(2)禁忌证:与等幅中频电疗法相同。

五、高频电疗法

医学上将 100 kHz 以上的交流电称为高频电,以高频电作用于人体治疗疾病的方法称为高频电疗法。其电流特性是无电解作用;对神经、肌肉无兴奋作用;具有热效应和非热效应;治疗时电极可以离开皮肤。医用高频电疗根据波长可分为长波、中波、短波、超短波和微波。下面重点介绍常用的超短波和微波。

(一)超短波疗法

1.基本知识

应用波长 1～10 m,频率 30～300 mHz 的电磁波作用于人体,以治疗疾病的方法,称为超短波疗法。由于治疗时采用电容场法,又称超高频电场疗法。超短波治疗机有 3 类:①50 W 的五官超短波;②200～300 W 的落地型或台式超短波;③1～2 kW 的治疗癌症的超短波。

2.基本技术

(1)剂量和电极:超短波的剂量多以患者的感觉作为依据,分为无热量、微热量、温热量和热量 4 级。急性期用无热量,亚急性和慢性期用微热量或温热量,电极放置有对置法、并置法,五官超短波还可采用单极法。急性期炎症 5～10 分钟,亚急性期 10～15 分钟,每天 1 次,10～15 次 1 个疗程。

(2)操作方法:①除去患者治疗区域的一切金属物品。②根据病情选择电极,电极需大于病灶部位,将电极置于治疗部位,调节好电极与治疗部位体表的距离。③接通电源,预热 3～5 分钟后,再调治"治疗档",调节调谐机钮,使机器处于谐振状态。④治疗中应经常询问、观察患者反应,如诉过热或头晕、心慌等不适,应停止治疗及时处理。

3.治疗作用

(1)神经系统:小剂量超短波电场,能促进周围神经再生,大剂量则抑制再生过程。

(2)心血管系统:无热量和微热量超短波可引起毛细血管扩张,在一定范围内增加作用强度,可使深部内脏血管扩张,比其他物理疗法引起的血管扩张更持久、作用更深。

(3)消化系统:动物试验发现超短波有促进胃肠分泌和胃肠道吸收的作用,在温热的作用下,还有解除胃肠道痉挛的作用。

(4)肾脏:于健康人的肾区,有利尿作用,增大剂量则利尿作用增强。

(5)结缔组织:小剂量有促进肉芽组织和结缔组织再生的作用,加快伤口的愈合,但大剂量长时间则可使伤口及周围结缔组织增生过度、脱水老化、坚硬,影响伤口愈合。

(6)炎症过程:对急性化脓性炎症,应采用无热量超短波治疗,若采用温热量则会因组织细胞通透性进一步增高,渗出加剧而使炎症恶化,当炎症发展至亚急性和慢性期,则应改用微热量和温热量,以促进炎症产物的吸收。

4.适应证

(1)炎症性疾病:包括软组织、五官和内脏器官的急性、亚急性炎症、慢性炎症急性发作等,如蜂窝织炎、脓肿、溃疡、乳腺炎、淋巴结炎、静脉炎、睑缘炎、外耳道炎、中耳炎、扁桃体炎、喉炎、冠周炎、颌面间隙感染、支气管炎、肺炎、胃肠炎、阑尾炎、肾小球肾炎、肾周围脓肿、膀胱炎、前列腺炎、盆腔炎、前庭大腺炎、化脓性关节炎、化脓性骨髓炎、术后伤口感染等。

(2)疼痛性疾病:面神经炎、周围神经损伤、神经痛、肌痛、灼性神经痛、幻痛等。

(3)血管和自主神经功能紊乱:闭塞性脉管炎、雷诺现象、痔疮、血栓性静脉炎等。

(4)消化系统疾病:胃肠功能低下、胃肠痉挛、胆囊炎、慢性溃疡性结肠炎、过敏性结肠炎等。

(5)软组织、关节疾病:肌纤维组织炎、软组织扭挫伤、肌肉劳损、肩关节周围炎、肱骨外上髁炎、颈椎病、腰椎间盘突出症、骨性关节病、骨折愈合迟缓、关节积血、积液等。

(6)其他:伤口愈合迟缓、各期冻伤、支气管哮喘、胃十二指肠溃疡、急性肾衰竭、痛经、血肿、术后切口反应。

5.注意事项与禁忌证

(1)注意事项:①超短波治疗时一定要注意使机器处于谐振状态,谐振就是通过调节可变电容的电容量使输出电路的振荡频率与振荡电路的频率一致,使电疗电极获得最大的功率输出。禁止在非谐振状态下治疗。②治疗中电极导线距离不得小于其两个输出插口的距离,不能打圈,不可交叉互相接触,以免烧损导线或发生短路。大功率治疗机一般不采用单极法。③患者在治疗中不要随便移动体位,不能触摸机器外壳及附近的金属物品。④治疗局部伤口分泌物较多时,应进行清洗后再做治疗。治疗局部有汗液应擦干后再治疗。⑤在皮肤感觉障碍、瘢痕、骨突出部位治疗时,应注意距离间隙,防止烫伤。妇女月经期应避免进行下腹部治疗。⑥脂肪层厚的部位进行电容场法热量级剂量治疗时,有患者会因脂肪过热引起皮下痛性硬结,停止治疗后可自行消失。

(2)禁忌证:孕妇、出血倾向、心血管功能代偿不全、活动性结核、恶性肿瘤、置入心脏起搏器患者、局部金属异物。

(二)微波疗法

1.基本知识

应用波长 1 mm 至 1 m,频率 300~300 000 mHz 的特高频电磁波,经特制的辐射器作用于人体,以治疗疾病的方法。微波根据波长分为 3 个波段:分米波(10~100 cm);厘米波(1~10 cm)和毫米波(1~10 mm)。微波对人体组织的穿透能力与其频率有关,频率高,穿透能力弱。微波对人体辐射治疗时,分米波(460 mHz)的有效作用深度可达 7～9 cm,厘米波的最大有效作用深度为 3～5 cm,毫米波的有效穿透深度小,通常能量的 70% 在 300 μm 的表皮和真皮浅层被吸收。

2.基本方法

(1)辐射器:分米波、厘米波治疗机一般为 200 W,治癌机为 500～700 W。治疗时微波电流由同轴电缆传递到辐射器内的天线上进行辐射,借反射罩集合成束辐射于治疗部位。微波的辐射器根据是否接触人体分为非接触式辐射器和接触式辐射器。前者包括圆柱形、矩形、长形和马鞍形。圆形多用于脊柱、肢体的治疗,而马鞍形用于治疗腰、双膝、背、臀、胸、腹等面积广阔的部位。接触式辐射器包括耳辐射器和体腔辐射器,作用功率不超过 10 W,用于耳道、阴道、直肠等部位的专用辐射。因其反射消耗少,接触性辐射器只需要相当于圆形或长形辐射器所需功率的10%～15%。

(2)剂量:微波的治疗剂量与超短波相仿,可根据患者的主管感觉分为无热量、微热量、温热量和热量四级。也可根据仪器的输出功率而定,如非接触式辐射器,在距离 10 cm 左右时,根据输出功能分为三级:20～50 W 为小剂量,包括无热量和微热量;50～100 W 为中剂量;100～200 W为大剂量。但接触式辐射器功率小,可在上述范围中,根据输出功率的数值来估算剂量大小。小剂量用于急性病,每次 10 分钟,每天 1 次,6～10 次 1 个疗程。中等剂量用于慢性病,每次 15～20 分钟,每天 1 次,10～20 次 1 个疗程。

3.适宜病症

(1)分米波。①炎症性疾病:丹毒、蜂窝织炎等软组织化脓性炎症吸收期。②软组织、骨关节伤病:软组织扭挫伤恢复期、肌纤维组织炎、肌筋膜炎、关节炎、骨性关节病、颈椎病、腰椎间盘突出症、坐骨神经痛。③内科疾病:慢性支气管炎、迁延性肺炎、慢性胃炎、胃十二指肠溃疡、慢性盆腔炎等。

(2)厘米波。①炎症性疾病:丹毒、蜂窝织炎、乳腺炎等软组织化脓性炎症吸收期。②软组织、骨关节伤病:软组织扭挫伤恢复期、肌纤维组织炎、肌筋膜炎、棘间韧带损伤、肩关节周围炎、肱骨外髁炎、术后伤口愈合迟缓、慢性溃疡、压疮、烧伤、冻伤等。③组织凝固治疗:适用于皮肤良性与恶性赘生物、鼻息肉、食管癌、胃溃疡出血、胃癌、直肠息肉、直肠癌、宫颈糜烂、宫颈息肉、宫颈癌等。

(3)毫米波。①内科疾病:胃十二指肠溃疡、高血压病、冠心病、慢性阻塞性肺部疾病、肾盂肾炎、前列腺炎、盆腔炎。②软组织、关节伤病:颈椎病、肩关节周围炎、关节炎、骨折、扭挫伤、肌纤维组织炎、伤口愈合迟缓、烧伤。③炎症性疾病:毛囊炎、疖、痈、蜂窝织炎、丹毒、手部感染、淋巴结炎、静脉炎、面神经炎。④其他:颞下颌关节功能紊乱、疼痛、放疗与化疗后白细胞减少等。

4.注意事项与禁忌证

(1)分米波:①不得在眼部、睾丸、小儿骨骺部位进行治疗。②出血倾向、活动性结核、恶性肿瘤、孕妇下腹部、局部严重水肿等禁忌治疗。

(2)厘米波:与分米波疗法相同。

(3)毫米波:禁用于眼部、睾丸部、妊娠、金属异物局部、心脏起搏器局部及其邻近组织、器官。

（李　瑞）

第四节 水 疗 法

利用水的物理性质,以各种方式作用于人体,用以达到疾病预防、提高康复疗效为目的治疗方法称为水疗法。常用的有涡流浴疗法、气泡浴疗法、水中肢体功能训练疗法等。

一、涡流浴

(一)基本知识

涡流浴又称漩涡浴。通过调节治疗槽内喷嘴的方向结合气压装置使水产生漩涡式流动旋转,利用水流机械作用及温度刺激效应,进行治疗的水疗方法。

(二)基本方法

根据治疗部位选择大小适宜的设备,检查设备是否完好。注入 2/3 容量浴水,温度调节在 37~38 ℃,打开涡流开关和充气开关。上肢治疗脱掉上衣,下肢治疗脱掉鞋袜衣服,以免被水浸湿。让患者采取舒适体位,在设备中进行治疗,在治疗过程中,注意调节水温,一般要维持在 38 ℃左右,冬天可以是 39 ℃左右;治疗时间一般 20 分钟,20 次 1 个疗程,对于脑瘫患儿不强调治疗疗程。

(三)治疗原理

涡流浴产生很大的水流冲击机械刺激。采用 2~3 个大气压的水流冲击人体,可引起明显的血管扩张,并兴奋神经系统。

(四)适应证

肢体运动功能障碍、血液循环障碍、截肢残端疼痛、关节扭挫伤、创伤后肢体疼痛、周围神经痛、神经炎、雷诺病、关节和肌肉风湿性痛、各种慢性疲劳综合征、小儿脑瘫肌张力高和肺功能下降等。

(五)注意事项与禁忌证

1.注意事项

(1)患者在治疗过程中出现头晕、多汗、恶心、心慌等不良反应时应立即搀扶患者出浴,检查身体,保温休息,给予对症处理,喝热水。

(2)注意水流喷射方向,严禁水流喷射头、面、心脏、脊柱、生殖器部位。

(3)浴器使用后必须及时刷洗干净、消毒。定期对浴盆壁做细菌学检查,发现污染时应做严格消毒。

(4)浴衣、浴巾、毛巾、拖鞋应专人专用,使用后及时清洗、消毒。

(5)不宜在饥饿时,或饱餐后 1 小时内进行浸浴。

(6)浸浴过程中,患者应静卧水中,不得自行放水或排水、改变水温或水量,不得任意延长治疗时间,也不得在水中擦澡。

(7)患者治疗过程中,密切注意观察患者情况,对于体弱、年老、年幼者治疗时更应注意观察,防止淹溺或出现不良反应。

(8)水疗室地面应无积水,保持干燥,防止行走时滑倒。对体弱、年老、年幼者应予搀扶、保护。

2.禁忌证

传染病、心肺肝肾功能代偿不全、严重动脉硬化、恶性肿瘤、出血性疾病、发热、炎症感染、皮肤破溃、妊娠期、月经期、大小便失禁、过度疲劳。

二、气泡浴

(一)基本知识

气泡浴又称空气－水浴,是指治疗时在浴水中混合气泡,利用这种由空气压缩机将空气压入一个置于治疗槽底部的气泡发生装置而产生的气泡,结合水的机械温度效应作用于人体的水中治疗方法。气泡浴主要作用为镇静、改善血液循环与缓解疲劳。气泡浴可兴奋副交感神经,达到镇静效果。

(二)基本方法

1.设备及应用体位

气泡浴槽:浴槽与空气压缩机相连。浴槽底部及四壁有小孔,空气压缩机启动时空气通过输气管由小孔进入浴水中,可形成直径在 0.2 mm 以上大小不等的气泡。一般为坐位:局部应用,患者坐于浴槽外;全身应用,患者坐于浴槽内。

2.操作方法与步骤

(1)治疗前准备:①根据患者的病史、临床检查及辅助资料进行综合的评定。②检查装置是否正常运行,治疗槽是否消毒完毕。对患者进行必要的解释及告知治疗中应注意的问题。

(2)治疗操作:①注入 2/3 容量水量,根据不同患者病情情况选择水温,温度 37～38 ℃(夏天),38～39 ℃(冬天),打开气泡装置开关。②患者脱去衣物,进入治疗槽,不能自行进入者应使用升降器械,采取仰卧位。③启动气泡装置,使水中产生气泡。初始,气泡强度宜轻缓,随后可根据患者耐受性增强。④根据医嘱决定治疗时间,一般每次 20 分钟左右。

(3)治疗后:①治疗结束时提醒患者注意保暖,患者擦干肢体,穿衣,休息 15 分钟后离开。②治疗师检查患者治疗部位皮肤状况及评估患者全身生理状况。③关闭浴槽开关,记录治疗单,进行治疗池洁净消毒操作。

(三)治疗原理

气泡浴中压缩气体产生高于一个大气压压力的气泡,气泡破裂产生微小的按摩作用;另一方面,空气和水的导热性差异,气泡附着于人体表面时,就形成有冷有热的温度差,训练血管舒张功能。

(四)适应证

同涡流浴。

(五)注意事项与禁忌证

1.注意事项

(1)治疗前必须要对患者进行必要检查,排除禁忌证。

(2)治疗前需保证浴槽及水质的消毒控制,防止交叉感染。

(3)治疗中水面不应超过胸骨剑突部位,治疗中水温应保持恒定,治疗中不能将手指或者脚趾抵于气泡口。

(4)治疗师间断地观察及询问患者训练情况,如有不适应立即停止治疗,进行相关检查。

2.禁忌证

认知功能障碍,心肺功能代偿不全,传染性疾病,恶性肿瘤和恶病质,身体极度衰弱和各种出

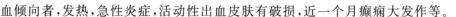

血倾向者,发热,急性炎症,活动性出血皮肤有破损,近一个月癫痫大发作等。

3.相对禁忌证

恐水患者,大小便控制障碍的患者。

三、水中肢体功能训练

(一)基本知识

运用水的温度、浮力及水静压作用在水中来进行各种功能锻炼,利用浸没在水中的生理效应及水的特性以利于肢体的运动,增强肌力、耐力、提高稳定性与平衡、帮助放松与缓解疼痛。

(二)基本方法

水中肢体功能运动是现代医学中重要的治疗方法,包括水中辅助运动、水中支托运动及水中抗阻运动三种。水中运动的具体操作技术如下。

1.固定体位

治疗师通过器械或特制固定装置,保持患者肢体固定体位。患者躺在水中的治疗床上或常用的治疗托板上;患者坐在水中椅子上或凳子上;让患者抓住栏杆或池的边沿;必要时可用带子固定肢体。

2.利用器械辅助训练

利用橡皮手掌或脚掌增加水的阻力;利用水中肋木训练肩和肘关节功能;利用双杠在水中进行训练,以练习站立、平衡和行走;利用水球训练臂的推力;增加患者趣味性。

3.水中步行训练

应用浮力作用,可减轻下肢对身体的承受重量,即使对于肌力比较弱的患者,也有可能支撑起身体行走。对于负重关节有疼痛的骨性关节病患者或下肢骨折恢复期患者,训练时均会发现在水中进行步行训练比在地面上容易得多,且感到舒适或疼痛明显减轻。

4.水中平衡训练

让患者站在步行双杠内,水深以患者能站稳为准;操作人员从不同方向向患者推水作浪或用水流冲击。使患者平衡受干扰;让患者对抗水浪及水流的冲击,保持身体平衡。

5.水中协调性训练

是在水中进行游泳,先在一固定位置进行,再放开,让患者自己进行直到患者能完全独立进行游泳运动。游泳是水中训练协调最佳的运动方式。

(三)基本原理

利用水的静态力学和流体力学的作用,水的浮力、压力、水流及水射流的冲击均属于机械力的刺激。

(四)适宜病症

以下病症可做水中肢体功能训练:①心脑血管疾病,如高血压病、脑出血、脑梗死等;②骨关节疾病,骨折后关节活动受限、关节强直,风湿和类风湿关节炎等;③脑瘫;④脊髓损伤;⑤烧伤;⑥亚健康人群等。

(五)注意事项和禁忌证

1.注意事项

(1)感冒、发热、腹泻或其他疾病急性期暂不做水疗。

(2)尿路感染或保留尿管期间暂不做水疗。

（3）软组织挫伤 48 小时内暂不做水疗。

（4）对消毒剂过敏，停止水疗。

（5）女性患者生理期停做水疗。

（6）一般不主张肺活量低于 1 500 mL 的患者进入水池内。

2.禁忌证

认知功能障碍，心肺功能代偿不全、传染性疾病、恶性肿瘤和恶病质，身体极度衰弱和各种出血倾向者，皮肤有破损，近 1 个月癫痫大发作。

3.相对禁忌证

恐水患者，大小便控制障碍的患者。

（李　瑞）

第五节　肌　力　训　练

肌力是肌肉在收缩或紧张时所表现出来的能力，肌肉主要通过肌力对外界做功。肌力训练是增强肌肉肌力的主要方法，临床上常根据患者肌力评定结果选择合适的肌力训练方法，如传递神经冲动训练、助力训练、主动训练、抗阻训练。另外也常根据肌肉收缩的形式，将肌力训练的方法分为等长训练、等张训练及等速训练。

一、基本概念

（一）等长训练

等长训练是指肌肉收缩时，肌纤维的长度没有改变，也不产生关节活动，但肌肉能产生相当大的张力，因此能增加力量。可用于肌肉和骨关节损伤后的训练初期、肌力 2～5 级的患者。

（二）等张训练

等张训练是指肌肉训练过程中肌纤维张力基本保持不变，而肌纤维的长度发生改变，从而产生关节活动，人类大部分日常肢体活动都属于等张收缩。等张训练又根据肌肉训练过程中肌肉纤维长度改变的不同分为两类：等张向心性收缩和等张离心性收缩。

（三）等速训练

等速训练指利用专门设备，根据运动过程中肌力大小的变化调节外加阻力，使整个关节运动依预先设定的速度进行运动。显著特点是运动速度相对稳定，不会产生加速运动，在关节活动范围内的每一点都能向肌肉提供合适的阻力。

二、基本方法

按照肌肉募集的程度大小，肌力训练的方法可分为传递神经冲动训练、助力训练、主动训练、抗阻训练。按照肌肉收缩的方式，将肌肉训练方法又可分为等长训练、等张训练及等速训练。

（一）传递神经冲动训练

传递神经冲动训练适用于肌力 0～1 级患者。具体方法：训练时让患者首先集中注意力做主观努力，试图引起瘫痪肌肉的主动收缩，同时可以进行语言诱导和做瘫痪肌肉正常情况下收缩时所诱发出运动的被动运动。

(二)助力训练

助力训练适用于肌力1~3级时,即肌力较弱尚不能独自主动完成运动时,应开始进行此类运动,以逐步增强肌力。在训练时要随着肌力的恢复不断地改变辅助的方法和辅助量。具体训练方法如下。

1.徒手辅助运动

利用治疗师的手法帮助患者进行主动运动。

2.滑面上辅助运动

在光滑的板面上利用撒滑石粉或小滑车等方法减少肢体与滑板之间的摩擦力。

3.利用滑车重锤的主动运动

利用滑车、重锤减轻肢体的自身重量帮助患者进行运动,此方法适用于拮抗肌可拉起重锤的患者,且只适用于髋、肩、膝等大关节,不能用于手指、手、肘和踝。

4.浮力辅助主动运动

利用水对肢体的浮力或加上漂浮物减轻肢体重力的影响,进行辅助主动运动。

(三)主动训练

主动训练适用于肌力达3级以上的患者。训练中应取正确的体位和姿势,将肢体置于抗重力位,防止代偿运动。

(四)抗阻训练

抗阻训练适用于肌力4级或5级,能克服重力和阻力的患者。训练方法如下。

1.徒手抗阻运动

加阻力时不可过急,宜缓慢,使运动中的肌肉收缩时间延长,一次动作2~3秒完成,开始时在轻微阻力下主动运动10次,然后加大阻力,使肌肉全力收缩活动10次,可做向心性等张运动,也可做离心性等张运动及等长运动。

2.加重物抗阻运动

直接用手拿重物或把重的东西系在身体某部位进行练习。如膝伸展动作时,把哑铃固定在足部进行练习。

3.重锤与滑车抗阻运动

此方法用重锤做阻力,用滑车改变牵引的方向,牵引方向与肢体呈90°直角。肌肉收缩到极限后应停2~3秒,无论是向心性或离心性收缩,每个动作都要慢慢进行。

4.弹力带抗阻力运动

弹力带抗阻力运动为用弹力带的弹性做阻力进行的运动。

5.水中抗阻运动

水中抗阻运动可在肢体末端拴上浮子,再向下方运动克服浮子的阻力。

(五)等长训练

等长训练主要适用于肌力2~5级的患者,具体训练方法如下。

1.徒手等长训练

受训肢体不承担负荷而保持肌肉长度不变的等长收缩活动。

2.肢体固定时等长训练

肢体固定时等长训练即肢体被固定时的等长训练。如股四头肌在伸展位石膏固定的情况下进行等长收缩练习。

(六)等张训练

等张训练主要适用于肌力 3～5 级的患者进行。该法常是直接或通过滑轮举起重物的练习，如举哑铃或沙袋、拉力器等练习。训练时可采用渐进性抗阻练习法，即先测出待训练肌肉连续 10 次等张收缩所能承受的最大负荷，称为 10 RM，然后让患者进行 3 组 10 次运动，各组间休息 1 分钟，第 1、2、3 组训练所用阻力负荷依次为 1/2、3/4 及 1 个 10 RM。每周复测 10 RM 值，并相应调整负荷量。

(七)等速运动

等速运动主要适用于 3 级以下肌力，可先在 CPM 模式设置下进行助力运动或离心运动，有利于肌肉的早期训练。

三、治疗原理

(1)按照不同训练目的分为增强肌力训练和增强肌肉耐力训练两种。人体肌肉纤维分为两大类型Ⅰ型肌纤维(又称为慢肌纤维)和Ⅱ型肌纤维(又称为快肌纤维)，Ⅰ型肌纤维主要依靠有氧代谢供能，其收缩较慢，产生的张力较低，但持续时间长，不易疲劳，是做低强度运动及休息时维持姿势的主要动力。Ⅱ型纤维，主要是Ⅱb 型纤维(又称快收缩酵解型纤维)，依靠 ATP 分解及糖无氧酵解供能，其收缩快，产生张力高，易疲劳，是做高强度运动时的主要动力。当训练目的为增强肌力时，应加大负荷量以募集更多的肌纤维收缩，加快运动速度及缩短训练时间；而以增强耐力为目的时，则负荷量应相对减小，重复次数应增加，训练的时间应延长。

(2)遵循超量恢复规律是指肌肉或肌群经过适当的练习后产生适度的疲劳，在休息过程中，肌肉先经过疲劳恢复阶段，然后达到超量恢复阶段，在疲劳恢复阶段，练习过程中消耗的肌肉能源物质、收缩蛋白与酶蛋白恢复到运动前水平，在超量恢复阶段这些物质继续上升并超过运动前水平，以后又再降到运动前水平。如下一次练习在前一次超量恢复阶段进行那么就可以以前一次超量恢复阶段的生理生化水平为起点恢复，使超量恢复巩固和叠加起来，实现肌肉形态及功能的逐步发展。按照肌肉练习的超量恢复规律，在练习时应该遵循下面两条原则。①疲劳度原则：肌肉训练时要引起一定肌群的适度疲劳但不应过度疲劳。②频度原则：肌肉训练要掌握适宜的训练频度，尽量使后一次练习在前一次练习后的超量恢复阶段内进行。

四、适宜病症

肌力训练主要适用于中枢、周围神经损伤及肌源性疾病后肌肉力量减低，同时适合失用性、疼痛源性肌肉萎缩，另外对于躯干肌肉力量不协调、关节周围主动肌和拮抗肌不平衡、腹肌和盆底肌肌力减低的患者也适合进行选择性肌肉力量训练。

五、注意事项与禁忌证

(一)肌力训练时的注意事项

(1)掌握正确规范的训练方法，这主要包括选择正确的运动量、训练节奏、在合适的时候施加恰当的阻力及给予合适的固定。

(2)训练过程中遵循无痛训练的原则，疼痛发生应被视作出现或加重损伤的信号。

(3)对患者进行讲解和鼓励，在练习前应使患者充分了解肌肉练习的意义和作用，消除其可

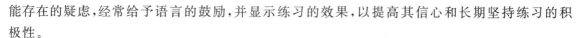

能存在的疑虑,经常给予语言的鼓励,并显示练习的效果,以提高其信心和长期坚持练习的积极性。

(4)注意心血管反应,有高血压、冠心病或其他心血管疾病患者应禁忌在等长抗阻运动时过分用力或憋气。

(5)在肌力的强化训练中应避免代偿运动的出现。

(6)认真做好正确详细的训练记录,包括患者训练时对运动负荷的适应能力、训练的运动量是否适合、训练中患者的状况、在训练前后随时测试肌力的进展情况,并根据患者的状况随时调整训练的强度、时间等。

(二)禁忌证

(1)全身有严重感染和发热不宜进行。

(2)患有严重的心脏疾病,如快速性心律失常、心力衰竭等情况。

(3)皮肌炎、肌炎及发作期患者及严重肌病患者不宜进行高强度或抗阻训练。

(4)肌力训练会加剧局部疼痛的患者不宜进行肌力训练。

(5)局部有活动性出血,不宜进行局部肌肉训练,以免加重出血形成血肿。

(6)骨折后只行石膏外固定、骨折断端尚未形成牢固骨痂时不宜进行肌肉长度有改变的训练。

(李　瑞)

第六节　关节活动度训练

一、基本知识

关节活动度训练是维持和改善关节活动度而进行的训练。训练可以根据患者的情况进行被动的或主动的运动方式,同时可以利用各种训练器材和矫形器进行辅助。

关节活动度训练的原则如下。

(1)在功能评定的基础上,决定训练的形式,如被动训练、主动-辅助训练和主动训练等。

(2)患者处于舒适体位,同时确保患者处于正常的身体列线;必要时除去影响活动的衣服、夹板等固定物。

(3)治疗师选择能较好发挥治疗作用的位置。

(4)扶握将被治疗关节附近的肢体部位,以控制运动。

(5)对过度活动的关节、近期骨折的部位或麻痹的肢体等结构完整性较差的部位予以支持。

(6)施力不应超过有明显疼痛范围的极限。

(7)关节活动度训练可在:①解剖平面(额面、矢状面、冠状面);②肌肉可拉长的范围;③组合模式(数个平面运动的合并);④功能模式等情况下进行。

(8)在进行训练中和完成后,应注意观察患者总体状况,注意生命体征、活动部分的皮温和颜色改变,以及关节活动度和疼痛等变化。

二、基本方法

(一)被动训练

患者完全不用力,全靠外力来完成运动或动作。外力主要来自康复治疗师、患者健肢或各种康复训练器械。

(1)患者舒适、放松体位,肢体充分放松。

(2)按病情确定运动顺序。由近端到远端(如肩到肘,髋到膝)的顺序有利于瘫痪肌的恢复,由远端到近端(如手到肘,足到膝)的顺序有利于促进肢体血液和淋巴回流。

(3)固定肢体近端,托住肢体远端,避免替代运动。

(4)动作缓慢、柔和、平稳、有节律,避免冲击性运动和暴力。

(5)操作在无痛范围内进行,活动范围逐渐增加,以免损伤。

(6)用于增大关节活动范围的被动运动可出现酸痛或轻微的疼痛,但可耐受;不应引起肌肉明显的反射性痉挛或训练后持续疼痛。

(7)从单关节开始,逐渐过渡到多关节;不仅有单方向的,而且应有多方向的被动活动。

(8)患者感觉功能不正常时,应在有经验的康复治疗师指导下完成被动运动。

(9)每一动作重复 10～30 次,2～3 次/天。

(二)主动-辅助训练

在外力的辅助下,患者主动收缩肌肉来完成的运动或动作。助力可由治疗师、患者健肢、器械、引力或水的浮力提供。这种运动常是由被动运动向主动运动过渡的形式。其目的是逐步增强肌力,建立协调动作模式。

(1)由治疗师或患者健侧肢体通过徒手或通过棍棒、绳索和滑轮等装置帮助患肢主动运动,兼有主动运动和被动运动的特点。

(2)训练时,助力可提供平滑的运动;助力常加于运动的开始和终末,并随病情好转逐渐减少。

(3)训练中应以患者主动用力为主,并做最大努力;任何时间均只给予完成动作的最小助力,以免助力替代主动用力。

(4)关节的各方向依次进行运动。

(5)每一动作重复 10～30 次,2～3 次/天。

(三)主动关节活动度训练

主动关节活动度训练适用于肌力在 3 级的患者,主要通过患者主动用力收缩完成的训练。既不需要助力,也不需要克服外来阻力。其目的是改善与恢复肌肉功能、关节功能和神经协调功能等。

(1)根据患者情况选择进行单关节或多关节、单方向或多方向的运动;根据病情选择体位,如卧位、坐位、跪位、站位和悬挂位等。

(2)在康复医师或治疗师指导下由患者自行完成所需的关节活动;必要时,治疗师的手可置于患者需要辅助或指导的部位。

(3)主动运动时动作宜平稳缓慢,尽可能达到最大幅度,用力到引起轻度疼痛为最大限度。

(4)关节的各方向依次进行运动。

(5)每一动作重复 10～30 次,2～3 次/天。

(四)连续被动运动(CPM)

CPM 是利用专用器械使关节进行持续较长时间的缓慢被动运动的一种训练方法,训练前可根据患者情况预先设定关节活动范围、运动速度及持续被动运动时间等指标,使关节在一定活动范围内进行缓慢被动运动,以防止关节粘连和挛缩。

1.仪器设备

对不同关节进行连续被动运动训练,可选用各关节专用的连续被动运动训练器械。训练器械是由活动关节的托架和控制运动的机械组成,包括针对下肢、上肢、甚至手指等外周关节的专门训练设备。

2.程序

(1)开始训练的时间:可在术后即刻进行,即便手术部位敷料较厚时,也应在术后 3 天内开始。

(2)将要训练的肢体放置在训练器械的托架上,固定。

(3)开机,选择活动范围、运动速度和训练时间。

(4)关节活动范围:通常在术后即刻常用 20°~30°的短弧范围内训练;关节活动范围可根据患者的耐受程度每天渐增,直至最大关节活动范围。

(5)确定运动速度:开始时运动速度为每 1~2 分钟一个运动周期。

(6)训练时间:根据不同的程序,使用的训练时间不同,每次训练 1~2 小时,也可连续训练更长时间,根据患者的耐受程度选定,1~3 次/天。

(7)训练中密切观察患者的反应及连续被动运动训练器械的运转情况。

(8)训练结束后,关机,去除固定,将肢体从训练器械的托架上放下。

3.注意事项

(1)术后伤口内如有引流管时,要注意运动时不要影响引流管。

(2)手术切口如与肢体长轴垂直时,早期不宜采用 CPM 训练,以免影响伤口愈合。

(3)训练中如同时使用抗凝治疗,应适当减少训练时间,以免出现局部血肿。

(4)训练程序的设定应根据外科手术方式、患者反应及身体情况加以调整。

三、治疗原理

被动关节活动训练的原理是通过瘫痪肢体本体感觉输入,刺激屈伸反射,放松痉挛肌肉、促发主动运动;同时牵拉挛缩或粘连的肌腱和韧带,有利于维持或恢复关节活动范围。主动关节活动训练及主动-辅助关节活动训练是通过肌肉主动收缩或辅助肌肉收缩来改善或恢复患者肌肉功能、关节功能及神经协调功能。

四、适宜病症

被动关节活动训练适用于由于骨折、神经或软组织损伤后的关节活动度下降,是缺乏主动运动能力阶段的一种训练方式,CPM 就是利用器械完成被动运动的关节活动训练方法。CPM 的主要适应证:四肢骨折,特别是关节内或干骺端骨折切开复位内固定术后;人工关节置换术后,韧带重建术后;创伤性关节炎、类风湿关节炎滑膜切除术后,化脓性关节炎引流术后;关节挛缩、粘连松解术后,关节镜术后等。主动-辅助训练适应对象:由被动运动向主动运动过渡的患者。主动训练适应对象:肌肉主动收缩良好,但因各种原因导致的关节粘连或肌张力增高而使关节活动度受限的患者。

五、注意事项与禁忌证

需注意在关节活动训练的过程中，监测患者整体情况，注意生命体征、活动部分的皮温和颜色改变，以及关节活动度、疼痛或运动质量的改变。

关节活动训练的禁忌证：各种原因所致关节不稳、骨折未愈又未行内固定术者、骨关节肿瘤、全身情况差、病情不稳定者。

（李　瑞）

第五章
神经系统疾病康复治疗

第一节 癫 痫

癫痫是一组由大脑神经元异常放电引起的短暂性以大脑功能障碍为特征的慢性脑部疾病，具有突然发作、反复发生的特点，可以表现为运动、感觉、意识、精神等多方面的功能障碍。国际抗癫痫联盟（International League Against Epilepsy，ILAE）和国际癫痫病友联合会（International Bureau for Epilepsy，IBE）联合提出的癫痫的定义：至少一次病性发作；临床发作是由于脑内存在慢性持久性异常所致；伴随有相应的神经生物学、认知、精神心理及行为等多方面的功能障碍。这一定义突出了癫痫慢性脑功能障碍的本质，强调了癫痫所伴随的多种障碍。

一、癫痫的检查和评定方法

(一)神经电(磁)生理检查

1.脑电图(EEG)在癫痫中的应用

EEG 对癫痫诊断的阳性率为 $40\%\sim60\%$，是癫痫最有效的辅助诊断工具，结合多种激发方法，如过度换气、闪光刺激、药物、睡眠等，及特殊电极如蝶骨电极、鼻咽电极，至少可以在 80% 患者中发现异常放电，EEG 表现为棘波、尖波、棘(尖)波综合和其他发作性节律波。发作期和间歇期均可记录到发作波，发作波的检出是诊断癫痫重要的客观指标，对癫痫灶的定位、分型、抗癫痫药物的选择、药物剂量的调整、停药指征、预后判断均有较大的价值。

EEG 可分为头皮脑电图和深部脑电图，头皮脑电图定位效果差，深部电极脑电图定位效果好，因其创伤性患者难以接受，而且安装部位有限，不能反映全脑状况，临床使用受到限制。在我国 EEG 已成为癫痫的常规检查方法。目前，偶极子 64 导脑电、动态脑电图和视频脑电等可以长时间记录患者在日常活动中脑电图，并可记录发作时的录像，与脑电图进行同步分析，使癫痫的诊断更准确、定位更精确。

2.脑磁图(MEG)在癫痫中的应用

MEG 是一种无创性测定脑电活动的方法，其测量的磁场主要来源于大脑皮质锥体细胞树突产生的突触后电位。在单位脑皮质中，数千个锥体细胞几乎同时产生神经冲动，形成集合电流，产生与电流方向正切的脑磁场。人脑产生的磁场强度极其微弱，在评价神经磁信号时需要极为敏感的测量装置,把极微弱的信号从过多的背景噪声中提取出来。因此,脑磁场测量设备必须具有可靠的磁场屏蔽系统、灵敏的磁场测量装置及信息综合处理系统。其特点:磁场不受头皮软组织、颅骨等结构的影响;有良好的空间和时间分辨率;对人体无侵害,检测方便。目前 MEG 的传感器允许同时记录多达 300 个通道,对癫痫灶的定位非常准确,但设备和检查费用昂贵。

(二)影像学检查

1.CT、MRI 在癫痫中的应用

CT、MRI 的临床应用,对癫痫的病因、性质和定位有很大的帮助,明显提高了癫痫病灶的检出率。MRI 作为 20 世纪 90 年代发展起来的无创性脑功能成像技术,具有良好的时间和空间分辨率,其中功能性磁共振(fMRI)、磁共振频谱仪(MRS)、磁共振弛豫(MRR)等相继应用于癫痫的临床和研究。fMRI 可用于癫痫手术治疗前运动、语言记忆功能区的定位。MRS 可以在分子水平上无损伤地研究神经系统的活动,可以观察不同类型癫痫的神经代谢特点,测评药物及手术的疗效。

2.正电子发射断层扫描(PET)和单光子发射断层扫描(SPECT)在癫痫中的应用

近年来发展起来的脑功能影像学检查,如 PET、SPECT 不仅能准确发现病变部位,而且可直接测定局部功能状态,是致痫灶定位的有效方法。

PET 是目前癫痫灶定位最精确和直观化的手段之一,可从生化、代谢、血流灌注、功能、化学递质及神经受体等方面对癫痫灶进行显像和定量分析,从而可能为 EEG、CT、MRI 检查阴性的癫痫患者提供致痫灶的定位诊断。目前临床使用最多的是 18F-FDGPET。Engel 最早发现发作间期致痫灶的局部葡萄糖代谢降低,而发作期原来葡萄糖代谢降低区反而增高,这种发作间期低代谢而发作期高代谢的区域,可确定为致痫灶。18F-FDGPET 能较敏感地探测到功能性癫痫灶,并予以定位,目前已被公认为癫痫外科术前最佳的无创伤性定位方法。但 18F-FDGPET 的代谢改变区并非均是癫痫灶,与 EEG、MRI 相结合,相互弥补不足,可大大地提高癫痫的诊断和定位特异性。

SPECT 可直接反映脑血流灌注的变化,间接反映全脑代谢功能,不受同位素摄取时间的限制,在癫痫发作间期,病灶呈低血流区,在发作期呈高血流区,使得通过脑血流及脑代谢功能进行痫灶定位成为可能,有研究显示,利用发作期与发作间期减影技术,癫痫定位的效果良好,对癫痫的手术治疗有指导作用。

(三)神经心理学检查

癫痫患者常常合并智能减退、认知障碍和情感、心理异常,临床上常使用各种神经心理量表对患者智力、情感、心理、行为等方面进行评价,根据存在的问题制定出针对性的康复治疗方案。常用的神经心理检查量表有癫痫患者生存质量专用量表(QOLIE-31)、韦氏记忆量表、汉密尔顿抑郁量表、焦虑量表等。

二、治疗

癫痫治疗在近年来有了较大的进展,主要体现在:抗癫痫新药在临床越来越多的使用;癫痫外科定位及术前评估的完善和手术治疗;生酮饮食等。

(一)病因治疗

对于病因明确的痫性发作,应针对病因进行治疗,如低血糖症、低血钙症等代谢紊乱者;维生素 B_6 缺乏者;颅内占位性病变;药物导致的痫性发作等。

(二)药物治疗

明确诊断后,正确的抗癫痫药物(AEDs)治疗是控制癫痫发作的首选方案。合理、规范、有规律的 AEDs 治疗,可使近 60%～70%得到完全控制且停药后无发作,但有 20%～30%的患者经系统、合理的药物治疗无效,称为难治性癫痫。AEDs 需要长期服用,因此,应综合考虑治疗的时机、药物潜在的毒副作用、患者的职业、心理、经济和家庭、社会环境等诸多情况。AEDs 用药的原则有:①根据癫痫发作类型及特殊的病因,结合患者的具体情况合理选药(见表5-1);②合理选择用药时机;③坚持单药治疗原则,必要时多药配伍治疗;④适当调整用药剂量,足疗程用药;⑤密切检测药物的毒副作用;⑥缓慢换药,谨慎减量、撤药等。

表 5-1 不同类型癫痫或癫痫综合征(AEDs)的选择

发作类型或综合征	首选 AEDs	次选 AEDs
部分性发作(单纯及复杂部分性发作、继发全身强直阵挛发作)	卡马西平、托吡酯、奥卡西平、丙戊酸、苯巴比妥、扑米酮	苯妥英钠、氯巴占、氯硝西泮、拉莫三嗪、加巴喷丁
全身强直阵挛发作	丙戊酸、卡马西平、苯妥英钠、苯巴比妥、托吡酯	氯巴占、氯硝西泮、乙酰唑胺、拉莫三嗪
失神发作	乙琥胺、丙戊酸	乙酰唑胺、托吡酯
强直发作	卡马西平、苯巴比妥、丙戊酸	苯妥英钠、氯巴占、氯硝西泮
失张力及非典型失神发作	丙戊酸、氯巴占、氯硝西泮	乙酰唑胺、氯巴占、苯巴比妥、拉莫三嗪
肌阵挛发作	丙戊酸、氯硝西泮、乙琥胺	乙酰唑胺、氯巴占、苯巴比妥、苯妥英钠
婴儿痉挛症	促肾上腺皮质激素、托吡酯、氯硝西泮	氨己烯酸、硝基西泮

我们从最近的癫痫治疗指南可以看到如下新趋势。

(1)下列情况应开始新药治疗:不能从传统抗癫痫治疗中获益;不适合传统抗癫痫药治疗的情况,如属于禁忌证范围、与正在服用的药物有相互作用(特别是避孕药等)、明显不能耐受传统抗癫痫治疗、处于准备生育期等。

(2)尽量单药治疗:第一次单药治疗失败,换一种药物仍然采取单药治疗(换药过程应谨慎进行);下列情况下才考虑联合治疗:①先后应用两种药物单药治疗仍没有达到发作消失;②权衡疗效与安全性后,认为患者所受到的利益大于带给他的不利(例如不良反应)。

(3)药物治疗应取得疗效与安全性的最佳平衡。

(4)个性化治疗:对于儿童,要考虑对认知功能、语言能力的影响;处于生育年龄的妇女,尽量选择新药治疗,考虑与口服避孕药的相互作用、致畸性等;老年人,考虑药物的相互作用和对认知功能的损害。

(5)对患者生活质量和认知功能的影响 1990 年以来,FDA 已陆续批准 8 种新型抗癫痫药:托吡酯(TPM)、加巴喷丁(GBP)、奥卡西平(OXC)、拉莫三嗪(LTG)、左乙拉西坦(LEV)、噻加宾(TGB)、唑尼沙胺(ZNS)。从新的指南和专家共识中,我们可以发现:新药已经有明显的趋势进入一线的治疗选择,疗效肯定,安全性好,临床使用经验正在逐步完善;第一、二甚至第三个药都最好选择单药治疗;应根据患者具体的特点作出个性化的治疗选择;取得药物疗效及安全性的最佳平衡,提高患者的生活质量应是癫痫治疗的最终目标;新一代广谱抗癫痫药的疗效和安全性得到临床专家的广泛认可,在美国等国家已作为一线药物的治疗选择之一,更可作为某些特殊患者(生育妇女和老年患者等)的首选用药。

(三)癫痫持续状态的治疗

癫痫持续状态(status epilepticus,SE)是癫痫连续发作之间意识尚未完全恢复又频繁再发；或癫痫发作持续 30 分钟以上不自行停止。癫痫持续状态是内科常见的急症,若不及时治疗可因高热、循环衰竭或神经元兴奋性毒性损伤导致永久性脑损害,致残率和死亡率很高。任何类型的癫痫均可出现癫痫状态,其中全面性强直-阵挛发作状态最常见,危害性也最大。其治疗的目的是：迅速控制抽搐；预防脑水肿、低血糖、酸中毒、过高热、呼吸循环衰竭等并发症；积极寻找病因。

(1)迅速控制抽搐：可使用地西泮、苯巴比妥钠、10%水合氯醛、副醛等药物。

(2)对症处理：保持呼吸道通畅,吸氧；进行心电、血压、呼吸监护；查找诱发癫痫状态的原因并治疗。

(3)保持水、电平衡,甘露醇静脉滴注防治脑水肿。

(4)对于难治性癫痫持续状态：硫喷妥钠及静脉滴注咪哒唑仑有效；也有研究显示异丙酚开始用于控制难治性癫痫持续状态,其疗效逐渐得到重视,目前还需要进一步利用大样本随机对照试验结果评价其疗效和安全性。

(四)外科治疗

以往对癫痫的手术治疗存在一定的误区,认为任何癫痫患者均可实施手术治疗,癫痫患者手术后可万事大吉,不用再服用任何药物,但事实并非如此。手术治疗主要适用于难治性癫痫。

原则上,癫痫手术的适应证是年龄在 12~50 岁,AEDs 难以控制的癫痫发作,排除精神发育迟缓或精神病,智商在 70 分以上的癫痫患者。手术方式多种多样,按手术原理可以分为切除癫痫放电病灶；破坏癫痫放电的扩散通路；强化抑制结构 3 种手术方式,具体手术方式为脑皮质病灶切除术、前颞叶切除术、选择性杏仁核、海马切除术；多处软膜下横纤维切断术(MST)；大脑半球切除术；胼胝体切开术；脑立体定向毁损术；电刺激术；伽马刀(γ-刀)治疗术；迷走神经刺激等。手术方式根据癫痫发作的类型和癫痫灶的部位进行选择。外科手术治疗的效果主要取决于病例及手术方式选择是否适当、致痫灶的定位是否准确和致痫灶是否彻底切除。

(五)预防

预防各种已知的致病因素,如产伤、颅脑外伤、颅内感染性疾病等,及时控制婴幼儿期可能导致脑缺氧的情况如抽搐和高热惊厥等,推行优生优育,降低癫痫的发病率。

三、康复

虽然,使用目前的抗癫痫药物能使 2/3 的患者的癫痫发作得到控制,但这些患者仍然存在着许多与癫痫有关的问题,如抗癫痫药物的不良反应、心理-社交障碍、长期服药常使患者合并智能减退、认知障碍等。其余 1/3 的患者由于频繁的癫痫发作,需要定期随访及进行多学科评估以确保康复计划的全面性和为患者个体定制。康复的目标是消除或减少疾病导致的医学和社会的后果。对患者的辅导和教育是一项重要的因素。

长期治疗的精神和经济负担、痫性发作时间的不确定性和行为的失控性、社会的偏见等多方面的压力,使患者常伴有明显的心理和行为异常。以往癫痫治疗多注重控制发作,忽略了患者的自身感受,随着医疗模式的改变,国内外学者已经注意到患者的情感、心理,以及家庭和社会环境等方面在癫痫治疗中的重要作用,在正规的抗癫痫药物治疗的同时全面考虑其身体、心理和社会等因素,提高其生存质量,使癫痫患者得到真正的康复。

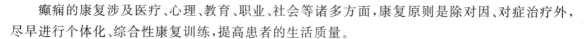

癫痫的康复涉及医疗、心理、教育、职业、社会等诸多方面,康复原则是除对因、对症治疗外,尽早进行个体化、综合性康复训练,提高患者的生活质量。

(一)体育疗法

通过一定程度的体育训练,可以增强体质,调整各器官间的协调和平衡功能,减少药物的蓄积;增强信心,消除自卑心理,缓解忧愁和抑郁情绪。运动方式、运动量应根据患者病情和身体情况合理安排,避免进行危险的过量的体育活动。

(二)智能减退、认知障碍

癫痫患者常常伴有智力减退、认知功能障碍,是其预后不良的重要因素,其发生机制是多方面的,如痫样放电导致神经元功能紊乱,造成的脑组织持续性损害;癫痫灶的代谢异常;幼年期起病的癫痫造成的脑组织发育障碍;发作期伴发的低氧血症、高碳酸血症、兴奋性神经递质的过度释放,造成的神经元不可逆损害;另外,某些癫痫综合征在慢波睡眠相出现的持续性痫样放电导致的睡眠障碍;某些 AEDs 引起的神经元兴奋性降低,均可影响认知功能。影响癫痫患者认知功能的因素多种多样,如癫痫灶的部位、发病年龄和发作类型、抗癫痫药物的毒副作用、家庭社会因素、患者本人受教育程度等。所以,控制癫痫发作,避免选用对认知功能影响大的抗癫痫药物,控制用药种类,密切监测药物认知损害的不良反应,从而把认知功能损害控制到最小限度。

癫痫患者的认知功能损害表现不一,主要有注意力、推理能力、视觉空间能力、视运动协调能力受损、抽象概括能力、计划判断能力、表达能力的减退和记忆力障碍等,其中以记忆力障碍最常见。对于记忆障碍而言,记忆力全面改善虽然不太可能,但是学习助记术有助于解决最常见的日常记忆问题。在记忆康复计划中,应考虑下列问题:日常生活中认知功能障碍的心理教育疗效的需要、个性和情感反应的影响,以及对记忆问题的个人感受。训练目标必须是定制的、小的尽可能具体的、完全能够满足患者的需要和希望。

应对患者进行单独的、针对性神经心理评定,以确定认知功能康复的范围。认知功能障碍常用的康复方法是通过认知功能评价,针对患者存在的认知缺陷,对患者进行重复训练,通过反复训练建立起自动性行为,训练应注重目的性、趣味性和实用性。避免使用已经缺损的认知功能,使用其他方法帮助患者补偿缺损的认知成分,如对记忆障碍的患者可以使用一些外部存储工具(如工作日程表、笔记等),将复杂事务分解成简单成分,或者通过联想等方式帮助记忆。

(三)心理和精神障碍

适当的体力劳动和脑力劳动对健康是有利的,应当鼓励。

癫痫患者由于家庭、社会、抗癫痫药物的毒副作用等因素常存在异常心理,不仅可以加重躯体疾病,而且导致癫痫患者的行为退化和异常。异常行为和心理常表现为抑郁、恐惧、攻击性、焦虑、逆反等负性情绪;自卑、性格孤僻、社会交往障碍;适应能力差,喜欢固定不变的生活方式;学习障碍、怕困难、缺乏自信、易放弃的退缩行为;对治疗措施产生无望和歪曲的判断,治疗依从性差等。

心理治疗是癫痫治疗过程中重要的治疗方法,全面评定患者存在的心理障碍,针对性地开展心理治疗,减轻患者心理负担,稳定情绪,经过综合训练,提高患者的学习、工作能力和适应性,提高抗挫折和自控能力。目前常用的心理治疗方法有支持性心理治疗、催眠术、松弛训练、生物反馈疗法、森田疗法等。另外,也可短期针对性使用药物治疗,如抗抑郁药物、抗焦虑药等。

(四)提高家庭和社会支持,改善患者的生存质量

癫痫患者应有良好的生活习惯和饮食习惯,避免过饱、疲劳、睡眠不足或情感波动。食物以清淡为主,忌辛辣,最好能戒烟酒。除带有明显危险性的工作(如驾驶、高空作业、游泳等),不宜过分限制。更重要的是解除其精神负担,不要因自卑感而脱离群众;让其树立战胜疾病的信心;医师需要对患者耐心解释,使其对疾病有正确的认识。

癫痫患者往往存在生活、就业、婚姻、与亲友关系不融洽、经济水平偏低等家庭和社会问题。强大的家庭和社会支持是患者正确面对疾病、战胜疾病的基础。随着社会的发展和进步,癫痫患者的生活质量日益为人们重视,生活质量包括发作状态、情感生活、任务与休闲性活动、健康状态、经济状态、家庭关系、社会交往、记忆功能等多个方面。

影响癫痫患者生活质量的因素有患者的智力水平、认知功能、患者受教育水平、家庭和社会的支持等多种因素。家庭康复是癫痫治疗中的重要一环,许多患者需要家庭的看护和照料,让患者的亲友了解癫痫的基本知识,给癫痫患者以足够的关心、理解、尊重和支持,督促患者按时、按规定服用药物,提高药物治疗的依从性,合理安排日常生活,避免不良嗜好的养成,释放负性不良情绪,保持良好心理状态,增强患者的责任感,鼓励患者积极参加有益的社交活动,克服自卑心理,指导患者承担力所能及的社会工作,同时避免危险活动和工作,让患者在自我实现中体会到自身的价值,从而提高战胜疾病的信心。

社会支持在癫痫患者康复中具有重要的作用。通过立法保护癫痫患者的学习、受教育、婚姻、生育、就业等的合法权益,增加患者的各项福利和医疗保险,改善癫痫患者的经济状况。向全社会进行癫痫科普教育,纠正社会上某些人群对癫痫患者的歧视和错误看法。促进癫痫患者参与社会活动,培养乐观豁达的性格,减少自卑感,提高抗癫痫药物治疗的依从性,减轻疾病的症状,减缓疾病的发展,提高患者的生活质量。

(五)职业康复

在国外,有一些非营利性机构为癫痫患者提供职业康复服务,以培训患者并协助其找到工作。职业康复服务的内容主要包括以下几点。

1.诊断性评估

评估其残疾状况,确定职业需要技能的目前状况。

2.辅导

确定目标,作出选择,确定职业需要培训的技能并提供支持。

3.培训

基本和特殊职业技能,记忆和注意的代偿技巧,工作搜寻策略,面试技巧,工作指导,个人简历书写和合法权利。

4.咨询

在职培训计划和其他支持性工作经历和职业教育。

5.工作安排

在竞争性的工作岗位、在家或支持性的社区就业或有保护的工场。

6.协助

与相关的专业机构进行协助。

(刘奕辛)

第二节 多发性硬化

多发性硬化(multiple sclerosis,MS)是以中枢神经系统白质炎性脱髓鞘病变为主要病理特点的自身免疫性疾病,有多样的疾病表现形式和广泛的功能损害。可能受损的功能包括认知、视力、言语、吞咽、运动、感觉、小脑、肠道及膀胱功能,病程中最显著的特点为时间上的多发及空间上的多发。临床上分为复发-缓解型 MS、继发进展型 MS、原发进展型 MS 及进展复发型 MS 四种类型。我国缺乏近年有关多发性硬化的流行病学调查,香港地区 2002 年 MS 的发病率为0.77/10 万,低于全球水平。在欧美地区,发病率高达 30/10 万人。

一、康复评定

(一)功能评定

1.感觉功能评定

在多发性硬化病程早期和晚期感觉异常发生率均高,疼痛或触痛程度严重、难以耐受时可造成残障而无躯体功能缺损。应进行疼痛评定、浅感觉和深感觉功能评定。

2.运动功能评定

对受累肌肉、关节活动度、肌力、肌张力进行评定。

3.平衡功能评定

平衡功能的评定方法包括采用专业设备评定和量表评定,如用 Berg 平衡量表评定、限时站起和行走测验。每个量表检查的侧重点不同,使用者可根据患者的不同情况进行选择。

4.步态分析

MS 患者常常因肌无力、痉挛、疼痛、共济功能障碍等有步态异常。

5.心理功能评定

情感和精神障碍为 MS 的常见症状,尽早发现抑郁的症状、体征有利于早期评定、诊断和治疗以减轻抑郁相关的残障。

6.认知功能

MS 患者有认知功能障碍,包括注意力、记忆力、判断力、空间定向力、信息处理速度和智力减退。

7.构音障碍评定

MS 患者的口部运动失控,有喉和咽部功能障碍及呼吸困难,这是脑干病变导致无力和痉挛的常见表现。

8.吞咽障碍评定

MS 患者的吞咽功能障碍使并发吸入性肺炎、呼吸衰竭的风险性增加。

9.协调功能评定

MS 患者有不同程度的共济运动障碍,可为首发症状,以四肢为主,伴有轻度的意向性震颤,有时为躯干性共济失调,可伴或不伴构音障碍。

10.肺功能评定

心肺功能包括循环系统功能及呼吸系统功能,可采用心肺运动试验进行评定。心肺运动试验通过监测机体在安静及运动状态下的摄氧量(VO_2),二氧化碳排出量(VCO_2),心率(HR),分钟通气量(VE)等来评价心、肺等脏器对运动的反应。运动需要心、肺、肌肉等密切协调工作,心肺运动试验强调外呼吸和细胞呼吸耦联,特别强调心肺功能的联合测定,是唯一将心与肺耦联,在运动中同时对它们的储备功能进行评价的科学工具。

(二)结构评定

中枢神经系统白质内多发性脱髓鞘斑块为 MS 特征性的病理改变,多发于侧脑室周围、视神经、脊髓、小脑和脑干,需要行电生理学诊断检查、实验室检查、神经影像学检查。

(三)活动评定

活动评定主要评定患者的日常生活活动情况。

(四)参与评定

参与是指投入一种生活情景中。在生活情景框架中,参与包括学习和应用知识、家庭生活、人际交往和人际关系、社区社会和公民生活等内容。康复工作中较为常用的是职业、社会交往、休闲娱乐评定及与参与极为相关的生活质量评定。

二、康复诊断

(一)功能障碍

(1)感觉功能障碍:MS 患者常见浅感觉障碍,表现为肢体、躯干、面部针刺麻木感,有异常的肢体发冷、蚁走感、瘙痒感、锐痛、烧灼样疼痛及定位不明确的感觉异常。可有深感觉障碍,此外被动屈颈时会诱导出刺痛或闪电样感觉,从颈部放射至背部,称为 Lhermitte 征。

(2)运动功能障碍:大约 50％的患者的首发症状为一个或多个肢体的无力,可分为四肢瘫、偏瘫、截瘫、单瘫,其中以不对称瘫痪最常见。另一常见的症状是疲劳,程度可轻可重,有时稍微活动即感极度疲劳,可为 MS 的首发症状。

(3)肌张力功能障碍:肌痉挛、震颤。

(4)平衡功能障碍。

(5)协调功能障碍。

(6)构音功能障碍:言语含糊不清。

(7)吞咽功能障碍:饮水呛咳,吞咽和咀嚼困难。

(8)认知功能障碍。

(9)心理功能障碍。

(10)肺功能障碍。

(二)结构异常

MS 的特征性病理改变为中枢神经系统白质内多发性脱髓鞘斑块,多发于侧脑室周围。

(三)活动受限

(1)基础性日常生活能力受限。

(2)工具性日常生活能力受限。

(四)参与受限

(1)职业受限:MS 患者多于 20～40 岁起病,小于 10 岁或超过 50 岁发病者少见。良性型

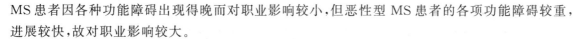

MS患者因各种功能障碍出现得晚而对职业影响较小,但恶性型MS患者的各项功能障碍较重,进展较快,故对职业影响较大。

(2)社会交往受限。

(3)休闲娱乐受限。

(4)生存质量下降。

三、康复治疗

近期目标:防止并发症,改善肌力、肌张力、平衡功能、协调功能、认知功能等,缓解疼痛,从而改善基础性日常生活能力、工具性日常生活能力,提高生活质量。

远期目标:保证患者最大舒适度和生活质量的同时,使患者回归工作,回归社会。

(一)物理治疗

1.物理因子治疗

物理因子治疗包括高频电疗、抗痉挛治疗、低频脉冲电疗法、吞咽功能障碍治疗、经皮神经刺激等。

2.运动治疗

运动功能障碍包括无力和共济失调,是MS导致残障的主要原因,生物反馈运动训练和弗伦克尔(Frenkel)训练协同应用能减轻共济失调。使用矫形器和支具有利于改善运动控制和稳定性,如软性颈托能加强对头部运动的控制。目前认为应用全身训练方案能优化残存的力量和耐力并改善功能。特殊的训练处方(如水中训练)有助于减轻过度负荷并减缓体温升高。

3.痉挛治疗

良好的综合护理是预防和治疗痉挛的基础。

(二)作业治疗

对MS患者的作业治疗主要包括功能性作业、日常生活活动作业、使用合适的辅助装置及改造家庭环境。应重视能量节约技术,康复治疗必须降低能耗,经济实用,有主次排序,作业简单化,合理安排活动与休息的间隔等。

(三)言语治疗

1.构音障碍

运动性构音障碍是指构音器官本身没有器质性损伤,中枢神经受损导致其对构音器官的支配出现障碍,引起构音不清晰,甚至是构音不能的现象。而构音障碍训练是指针对不同构音器官的功能障碍,进行有针对性的构音器官活动范围和力量的训练,促进患者清晰地发声,提高交流质量。常用的方法有松弛训练、呼吸训练、构音器官训练及构音训练等。

2.吞咽困难

吞咽障碍的治疗主要是恢复或提高患者的吞咽功能,改善身体的营养状况;改善因不能经口进食所产生的心理恐惧与抑郁;增强进食的安全性,减少食物误咽、误吸入肺的机会,减少吸入性肺炎等并发症的发生。

吞咽障碍的治疗方法包括对吞咽障碍患者及其家属进行健康教育及指导,吞咽器官运动训练,感觉促进综合训练,呼吸道保护手法,摄食直接训练,电刺激,球囊扩张术,针灸治疗,采用辅助器具口内矫治,手术治疗等。

（四）康复辅具

手杖等助力器的代偿技术可应用于训练中，适应策略也能选择性地应用于某些场合，如不能行走时选择轮椅或助动踏板车；如需长途迁移同时又要省力，有必要采用上述策略，但仍需鼓励患者尽可能地进行短距离步行。轮椅或助动踏板车的安排常常与物理疗法、作业疗法和护理措施相结合。针对患者出现足下垂可选用矫形器。

（五）中医治疗

关于中医治疗，可以选择针灸疗法等。

（六）康复护理

MS 的病程长，易复发，且大多遗留有神经功能的缺损，护理人员应全面了解病情，做好综合康复护理。

（七）心理治疗

对有焦虑抑郁情绪的患者，要进行心理疏导与心理支持；对已经形成心理疾病的患者要及时请心理卫生中心会诊。

（八）西药治疗

急性期糖皮质激素一线治疗：大剂量，短疗程，甲泼尼龙从 1 g/d 开始，静脉滴注 3～4 小时，共静脉滴注 3～5 天。轻症神经功能缺损明显恢复，可直接停用，如病情仍在进展则转为阶梯减量法，原则上总疗程不超过 3 周。血浆交换为二级治疗，糖皮质激素治疗无效，可于起病 2～3 周应用血浆交换 5～7 天。大剂量免疫球蛋白治疗缺乏证据，推荐剂量为 0.4 g/(kg·d)，连用 5 天为 1 个疗程，没有疗效则停用，有疗效但不满意可每周用 1 天，连用 3～4 周。我国缓解期调整治疗药物有倍泰龙。

（刘奕辛）

第三节　脑　卒　中

脑卒中又称脑血管意外，是指突然发生的，由脑血液循环障碍引起的局灶性神经功能障碍，持续时间超过 24 小时或引起死亡的临床综合征。脑卒中大致分为出血性（脑出血、蛛网膜下腔出血）和缺血性（短暂性脑缺血发作、脑血栓形成、脑梗死）两大类。

一、康复评定

一般采用《国际残损、残疾和残障分类》（International Classification of Impairment, Disability and Handicap, ICIDH）的方法从患者的器官功能、生活自理能力、社会参与活动 3 个层次评定；近十余年来，国际发展趋向于采用 WHO 颁布的《国际功能、残疾、健康分类》（International Classification of Functioning, ICF）的方法从身体结构与功能、活动与参与、个体自身因素及环境因素的影响等多维视角了解患者的功能。

（一）身体结构与功能

1.脑损害严重程度的评定

比较常用的有以下几种量表。

(1)格拉斯哥昏迷量表(GCS):GCS 用以评定患者有无昏迷及昏迷的严重程度。

(2)临床神经功能缺损程度:为国内 1995 年第四届脑血管病学术会议上推荐应用。简单实用,0~45 分,0~15 分为轻度神经功能缺损,16~30 分为中度神经功能缺损,31~45 分为重度神经功能缺损。

(3)美国卫生研究院脑卒中评分表(NIH stroke scale,NIHSS):是国际上使用频率最高的脑卒中评分表,有 11 项检测内容,得分低说明神经功能损害程度轻,得分高说明神经功能损害程度重。

2.肢体运动功能评定

多采用以下几种。

(1)Brunnstrom 六期评定:是脑卒中最常用的运动模式的一种方法,将偏瘫肢体功能的恢复过程根据运动模式的变化情况分为六期来评价。

Brunnstrom 六期评定是目前在国际上应用非常广泛的偏瘫评定技术之一,后续的上田敏 12 级运动功能评定、Fugl-Mayer 运动功能评定等均是在其基础上的拓展和细化。评定方法见表 5-2。

表 5-2　Brunnstrom 偏瘫运动功能评定

分期	上肢	手	下肢
1 期	弛缓,无随意运动	弛缓,无随意运动	弛缓,无随意运动
2 期	开始出现痉挛、肢体共同运动,不一定引起关节运动	稍出现手指屈曲	有最小限度的随意运动,开始出现共同运动或其成分
3 期	痉挛显著,可随意引起共同运动,并有一定的关节运动	能全指屈曲,钩状抓握,但不能伸展,有时可反射性引起伸展	①随意引起共同运动或其成分;②坐位和立位时髋、膝、踝可协同性屈曲
4 期	痉挛开始减弱,出现脱离共同运动模式的分离运动:①手能置于腰后部。②上肢前屈 90°(肘伸展);③屈肘 90°,前臂能旋前、旋后	能侧捏及松开拇指,手指能半随意地、小范围地伸展	开始脱离协同运动的运动:①坐位,足跟触地,踝能背屈;②坐位,足可向后滑动,使屈膝>90°
5 期	痉挛明显减弱,基本脱离共同运动,能完成复杂分离运动:①上肢外展 90°(肘伸展);②上肢前平举及上举过头顶(肘伸展);③肘伸展位前臂能旋前、旋后	①用手掌抓握,能握圆柱状及球形物,但不熟练;②能随意地伸开全指,但范围大小不等	从共同运动到分离运动:①立位,髋伸展位能屈膝;②立位,膝伸直,足稍向前踏出,踝能背屈
6 期	痉挛基本消失,协调运动正常或接近正常	①能进行各种抓握;②全范围地伸指;③可进行单个指活动,但比健侧稍差	协调运动大致正常:①立位髋能外展;②坐位,髋可交替地内、外旋,并伴有踝内、外翻

(2)Fugl-Meyer 运动功能评定法:将上下肢的运动功能、平衡能力、关节活动度、感觉功能等项内容进行定量评定,是脑卒中常用的评定法之一。评分 0~2 分,0 分表示不能做某一动作,1 分表示能做部分动作,2 分表示充分完成动作。对上、下肢的评定总共 100 分,其中对上肢的评定有 33 项 66 分,对下肢的评定有 17 项 34 分。得分越低表示功能障碍程度越重,得分越高运动

障碍程度越轻。50分以下为患肢严重运动功能障碍,50～84分为患肢明显运动障碍,85～95分为患肢中度运动障碍,96～99分为患肢轻度运动功能障碍。

3.平衡功能评定

平衡功能的评定方法包括采用专业设备评定和量表评定。评定操作简单、便于使用、信度、效度好的量表如Berg平衡量表。每个量表检查的侧重点的,使用者可根据患者的不同情况进行选择。

4.吞咽功能评定

吞咽障碍评定目的是确定吞咽困难是否存在;提供吞咽困难解剖和生理学依据;确定患者有关误吸的危险因素;确定是否需要改变提供营养的方式,以改善营养状态,为吞咽困难进一步检查和治疗提供依据。

5.认知功能评定

认知功能评定的前提条件是患者的意识处于清醒状态,目前普遍采用格拉斯哥昏迷量表(Glasgow coma scale,GCS),判断意识障碍的程度,如患者意识清楚,再用简易精神状态检查表(mini-mental state examination,MMSE)和认知能力检查量表(cognitive capacity screening examination,CCSE),或认知能力筛查量表(cognitive abilities screening instrument,CASI),判断患者是否存在认知障碍。

6.心理功能评定

心理功能评定是采用医学心理学的理论与方法,对评定对象的某阶段心理功能作出评定的方法。心理功能评定对评定对象的心理过程和人格特征等内容,如记忆、情绪、意志、智力、性格等的状态、特征和水平作出客观的评价。所得出的评定结果及结论可用于辅助诊断,疗效判断及科学研究。

7.影像学检查

脑卒中患者不但要根据神经系统体格检查和康复评定,判断病变的性质和程度,而且要在发病的早期选择CT、MRI或三维经颅多普勒超声检查病变的结构异常的具体情况。

(二)活动评定

日常生活活动(ADL)能力评定是脑卒中临床康复常用的功能评定方法,主要有Barthel指数(临床多用改良版)。

(三)参与评定

脑卒中结构异常、功能障碍及活动受限可影响患者的工作、社会交往及休闲娱乐,必然降低患者的生活质量。因此,有必要对脑卒中患者的进行社会参与能力的评定。

二、康复诊断

(一)功能障碍

(1)运动和感觉功能障碍:表现为偏身感觉(浅感觉和深感觉)障碍、一侧视野缺失(偏盲)和偏身运动障碍。

(2)言语吞咽功能障碍:表现为失语、构音障碍,吞咽困难等。

(3)认知功能障碍:表现为记忆力障碍、注意力障碍、思维能力障碍、失认等。

(4)心理功能障碍:表现为焦虑、抑郁等。

(5)其他功能障碍:如大小便失禁、性功能障碍等。

（二）结构异常

1.脑梗死

CT 扫描可显示出低密度灶,典型者呈扇形表现。该低密度灶的部位、范围与临床表现和血管分布一致。磁共振在 T_1 加权像呈现低信号,T_2 加权像表现为高信号。数字减影脑血管造影可显示出病变的部位和血管狭窄的程度。闭塞的动脉突然中断,远端不能充盈。

2.脑出血

CT 扫描可以清楚地显示出血的部位、范围及形态,血肿的周围有无水肿,脑室内或蛛网膜下腔是否有血液,中线结构是否向对侧移位。脑出血的急性期血肿呈高密度改变,血肿的周围为水肿带,呈低密度改变。基底节区出血易出现脑室受压、中线结构向对侧移位。

（三）活动受限

患者的转移能力、日常生活的活动能力受限。

（四）参与受限

患者工作、娱乐、社会交往等参与社会生活的能力受限,生活质量低下。

三、康复治疗

（一）确定治疗目标

1.近期目标

预防脑卒中后可能发生的压疮、肺部感染或吸入性肺炎、泌尿系统感染、深静脉血栓形成等并发症,改善受损的感觉、运动、语言、认知和心理等功能,改善或恢复日常生活活动能力。

2.远期目标

提高患者的日常生活活动能力和适应社会生活的能力,促进脑卒中患者重返社会。

（二）物理治疗

1.物理因子治疗

可以应用功能性电刺激、肌电生物反馈治疗,以调整神经、肌肉的兴奋性,促进肌肉收缩和使肌肉张力趋于正常。

（1）当肌张力低下时:治疗时的电极放置在关节活动的主动肌群上,诱发肌肉收缩,产生关节活动。例如,治疗目的是改善偏瘫肩的半脱位,诱发肩部肌群的活动,电极可以放在偏瘫侧的冈上肌、三角肌的前部和中部;治疗目的是诱发上肢的伸肌活动,电极放在肱三头肌、前臂的伸肌;治疗目的是改善下肢的屈膝、踝背伸,电极放在下肢的屈膝肌群（股二头肌、半腱肌、半膜肌）和胫前肌上。

（2）当肌张力升高（痉挛）时:治疗时的电极放在关节活动的拮抗肌上,产生反方向活动。例如,上肢屈肘肌群张力升高时可以将电极放在伸肘肌群（肱三头肌）上;下肢伸肌肌张力升高时,电极可以放在腘绳肌和胫前肌上。上述电极的摆放方式可以对抗上肢的屈肌痉挛和下肢的伸肌痉挛。

近十余年来,基于运动控制理论的多通道功能性电刺激整合了多关节、多组肌群的协同运动,比较好地体现了功能导向治疗,越来越受到临床的关注和应用。

2.运动治疗

运动治疗以主、被动活动关节和肌肉,鼓励患者主动参与为核心。强调的是循序渐进、由易到难。治疗体位从卧位、坐位到站立位。典型代表包括神经发育技术（Bobath 技术）、运动治疗技术(Brunnstrom 技术)、多种感觉刺激技术(Rood 技术)和本体感觉神经肌肉促进技术(PNF技术),目前国外将这一类技术称为脑卒中治疗的传统神经发育治疗。

3.基于运动控制理论的治疗技术

20 世纪 90 年代,"脑的十年"研究为脑卒中康复提供了当时更新的理念,基于运动控制理论的康复治疗技术不断出现,如运动再学习、想象疗法、镜像治疗等,有一些将几种技术结合起来运用到脑卒中的临床康复治疗的技术,如机器人结合功能性电刺激技术。这些基于运动控制理论的新技术是未来脑卒中康复治疗的发展方向。

(三)作业治疗

1.日常生活活动训练

(1)穿衣活动:练习穿、脱衣服、鞋、袜等。穿衣时先穿患肢的衣服,脱衣时先脱健肢的衣服。反复练习拉上裤子和脱下裤子动作,以便独立如厕。

(2)进食活动:握筷或匙进食,手持杯子饮水,削苹果皮后吃苹果。

(3)居住活动:练习整理房间,摆放物品,移动物品。

(4)行动变化:练习改变体位、移动身体、翻身、坐起、躺下、坐位转移、站立、坐下、步行或利用轮椅行动。

(5)个人卫生:应用自助具刷牙、洗脸、洗手、洗毛巾、修剪指甲、剃须等,练习自己洗浴、如厕等基本技能,可以带支具或利用特殊工具进行,逐渐练习到生活自理。

2.职业技能训练

进行适当的基本劳动或逐渐掌握工作技巧的训练,如打字、使用计算机、装配机械设备、烹调、给文件归档、给报纸分类、绘画、书法等,使患者达到重新就业的要求。作业治疗应侧重进行应用性训练。

3.结构性作业训练

按照要求完成一件成品,如进行编织毛衣、泥塑、制陶、雕刻等作业训练。

4.娱乐性治疗

组织患者参加棋牌、音乐、舞蹈、游戏等活动,观看书画或球赛。

(四)言语与吞咽治疗

对于存在言语障碍和/或吞咽障碍的患者应进行针对性的治疗。

(五)康复辅具

1.助行器、轮椅

可帮助患者出行,增加患者的活动范围,有利于患者接触社会,参与社会活动。

2.矫形器

可以矫正痉挛和畸形,如矫正腕关节、指关节的屈曲畸形,足下垂和足内翻畸形。

3.康复机器人

康复机器人是近年来发展迅速的一类设备。此类设备是基于运动控制理论的,将高科技应用到脑卒中患者功能恢复的康复治疗中。

(六)药物治疗

1.治疗脑梗死的常用药物

在发病的早期或急性期药物治疗的作用比较明显。

(1)血小板功能抑制剂:阿司匹林、双嘧达莫、噻氯匹定。

（2）钙通道阻滞剂：尼卡地平、尼莫地平、氟桂利嗪。

（3）脑代谢活化剂：ATP、细胞色素 C、辅酶 A、胞磷胆碱、吡拉西坦等。

2.治疗脑出血的常用药物

这类药物有甘露醇、山梨醇、复方甘油注射液、高渗葡萄糖、血清蛋白等。

（七）心理治疗

对存在焦虑、抑郁的患者，医师、治疗师和护士为患者实施治疗或交流时要针对具体情况进行心理疏导与心理支持，对已经形成心理疾病的患者要及时请精神科或心理科会诊。

（刘奕辛）

第四节 帕金森病

帕金森病（Parkinson's disease，PD）又名震颤麻痹，是一种常见的神经系统变性疾病。临床上以静止性震颤、运动迟缓、肌强直和姿势平衡障碍为主要特征。近年来人们越来越多地注意到 PD 的嗅觉减退、抑郁、便秘、疼痛、视幻觉和睡眠障碍等非运动症状，其对患者生活质量的影响超过运动症状。PD 多见于中老年人，我国 65 岁以上人群总体患病率约为 1.7%，男性稍高于女性，患病率随年龄增加而升高。

一、康复评定

（一）功能评定

1.感觉功能评定

部分 PD 患者后期会出现疼痛，一般采用视觉模拟评分法评定。

2.运动功能评定

对受累关节的活动度、肌力及肌张力等进行评定。

3.平衡功能评定

见相关内容。

4.步态分析

临床上的步态检查方法分为定性分析法和定量分析法。

5.吞咽功能障碍评定

见相关内容。

6.构音障碍评定

根据构音障碍的特点，评定内容以构音器官的评定为主要内容，目前国内常使用的构音障碍评定方法有中国康复研究中心构音障碍检查法和弗朗蔡构音障碍评定法。这些检查方法帮助医师或治疗师观察患者病情的变化，同时也提供诊断分型和疗效判定的依据。

7.认知功能评定

见相关内容。

8.心理功能评定

由于 PD 患者存在明显的运动障碍及非运动症状，易产生焦虑、抑郁情绪，应积极进行心理功能评定。

(二)结构评定

目前提出 PD 两大的病理特征:一是黑质多巴胺能神经元及其他含色素的神经元大量丢失,黑质致密区多巴胺能神经元丢失最严重;二是在残留的神经元胞质内出现嗜酸性包涵体,即路易小体。一般的辅助检查多无异常改变。可选择头颅 MRI 检查等方法明确结构异常的具体情况。

(三)活动评定

见相关内容。

(四)参与评定

主要评定近 1~3 个月患者的社会活动现状、工作、学习能力、社会交往、休闲娱乐及生存质量等。

(五)其他综合评定

统一帕金森病评定量表(unified Parkinson′s disease rating scale,UPDRS),内容包括:①精神行为和情绪;②日常生活活动;③运动检查;④治疗的并发症;⑤改良 Hoehn-Yahr 分级量表;⑥Schwab&England 日常生活活动量表。评分越高说明功能障碍程度越重,反之较轻。

二、康复诊断

PD 的临床主要功能障碍表现为以下 4 个方面。

(一)功能障碍

1.运动功能障碍

该项障碍主要表现为强直、少动、震颤、姿势反应障碍。

2.平衡功能障碍

该项障碍主要表现为慌张步态、易跌倒。

3.吞咽功能障碍

在口腔准备期、口腔期、咽期、食管期均可出现吞咽功能障碍。

4.构音功能障碍

该项障碍属于运动过弱型构音障碍。

5.脑高级功能障碍

该项障碍主要表现为记忆力、注意力、知觉不同程度地降低,信息处理能力低下。

6.心理功能障碍

该项障碍主要表现为焦虑、抑郁情绪,后期可出现精神病性症状,如幻觉。

(二)结构异常

血-脑脊液常规检查无异常、脑脊液中的高香草酸含量可降低。头颅 CT 一般正常,MRI 可见黑质变薄或消失,1/3 病例的 T_1 加权像可见脑室周围室管膜 T_1 区帽状影像。嗅觉测试可发现早期患者的嗅觉减退。以 [18]F-多巴为示踪剂行多巴摄取功能 PET 显像可显示多巴胺递质合成减少。

(三)活动受限

1.基础性日常生活活动能力受限

该项主要表现为吃饭、如厕、穿衣、洗澡、做家务及修饰等活动受到不同程度的限制。

2.工具性日常生活能力受限

准备食物、购物、使用交通工具等不同程度地受限。

（四）参与受限

（1）生存质量下降。

（2）社会交往受限。

（3）休闲娱乐受限。

（4）职业受限：病情进展，对患者的工作产生影响，使其不得不换岗或离岗。

三、康复治疗

近期目标：保持主、被动关节活动度，加强重心转移和平衡反应能力，增强姿势稳定性和运动灵活性，促进运动协调功能，提高运动耐力，改善基础性和工具性日常生活活动能力，提高生活质量。

远期目标：预防和减少继发性损伤，维持日常生活活动能力，改善社会参与能力，提高生活质量。

（一）物理治疗

1.物理因子治疗

物理治疗具有缓解肌强直、改善局部血液循环、促进肢体肌力和功能恢复的作用，包括水疗、热疗、冷疗、离子导入治疗、神经肌肉电刺激治疗、肌电生物反馈治疗等。

2.非侵入性脑刺激治疗

重复经颅磁刺激治疗，高频刺激 PD 患者的 M1 区或前额叶背外侧区可促进多巴胺释放，改善运动症状。

3.运动治疗

运动治疗主要针对四大运动障碍（即震颤、肌强直、运动迟缓和姿势与平衡障碍）的康复，以及肌萎缩、骨质疏松、心肺功能下降、驼背、周围循环障碍、压疮、直立性低血压等继发性功能障碍的预防。

（1）训练原则：抑制异常运动模式，主动地参与治疗，充分利用视、听反馈，避免疲劳、抗阻运动。

（2）训练内容：包括松弛训练、关节活动度训练、平衡训练、姿势训练、往复训练、步态训练、面肌训练、呼吸功能训练等。

（3）维持治疗：医疗体操是有益的，包括面肌体操、头颈部体操、肩部体操、躯干体操、上肢体操、手指体操、下肢体操、步伐体操、床上体操、呼吸体操等。

（二）作业治疗

1.日常生活活动能力训练

早期可以实施以下训练：进食、如厕、脱衣服、穿衣服、修饰、移动和转移。后期随病情发展，应最大限度地维持原有的功能和活动能力，加强日常活动的监督和安全性防护，提供简单、容易操作、省力的方法完成各种活动。

2.认知功能训练

该训练以提高记忆力、注意力、知觉能力为主。

3.环境改造

对居住场所进行相应的无障碍设计和改造，防止跌倒。

（三）吞咽功能障碍训练

治疗方法包括吞咽协调性的训练、舌控训练、K 点刺激、门德尔松吞咽训练、低频电刺激、经颅直流电刺激等。

(四)构音障碍训练

PD 患者的构音障碍属于运动过弱型构音障碍,主要表现为音量降低、语调衰减、单音调、音质变化、语速慢、有难以控制的重复和模糊的发音。治疗方法包括面肌训练、呼吸功能训练、舌控训练等。

(五)心理治疗

通过访谈及问卷筛查,对有一般心理问题的患者,要进行心理疏导与心理支持治疗。对具有明显焦虑、抑郁情绪的严重心理问题,以及出现幻觉等精神病性症状的患者,要及时请心理卫生中心会诊,协助诊疗。

(六)药物治疗

药物治疗是帕金森病最主要的治疗手段,主要包括保护性治疗与症状性治疗。保护性治疗延缓疾病的发展,症状性治疗改善患者症状,前者可以选择单胺氧化酶 B 型抑制剂(MAO-B),如司来吉兰,后者可以选择非麦角类 DR 激动剂(如普拉克索)、复方左旋多巴、金刚烷胺、苯海索等联合用药。对于严重精神障碍患者,经调整抗帕金森病药物无效者,可酌情加用非经典抗精神病药,如氯氮平、奥氮平。

(曹莹莹)

第五节　阿尔茨海默病

阿尔茨海默病(Alzheimer's disease,AD)是发生于老年和老年前期,以进行性认知功能障碍和行为损害为特征的中枢神经系统退行性病变,又被称为老年性痴呆,隐匿起病,是老年期痴呆最常见的类型,占老年期痴呆的 50%～70%;临床上表现为记忆障碍、失语、失用、失认、视空间能力损害、抽象思维和计算力损害、人格和行为的改变等。AD 的确切病因尚不确定,可能与饮食习惯、遗传因素、脑血管病、炎症、雌激素、年龄等诸多因素相关,但可以肯定的是年龄老化是 AD 最主要的患病原因。据统计,65 岁以上的老年人有 8%～10%患有 AD;随着年龄的增长,患病率逐年上升至 85 岁,每 3 位老年人就有一名罹患 AD。截至 2006 年,全球痴呆患者约有 2 430 万,每年新发病例 460 万,在未来的 25 年里,60 岁以上的人口将是现在的 2 倍,老年性痴呆的经济花费将超越肿瘤而居各类疾病之首,给社会和家庭带来极大的负担。

一、AD 病因学

过去一直认为,老年性痴呆是正常脑衰老的加速发展。近来,对老年性痴呆的研究越来越多,但病因学的研究仍十分困难,至今尚不明确,认为老年性痴呆是由多源性因素引起的,其主要病因包括以下几个方面。

(一)遗传因素

AD 分为散发性与家族性,但以散发性居多。家族性 AD 又分为早发型(EOAD)与迟发型(LOAD)两种。家族性早发型 AD 常于 50～65 岁发病,迟发型 AD 发病在 65 岁以后,迟发型多于早发型。从研究家族性 AD 入手,较易找出 AD 相关基因或易感基因。目前,至少已发现 5 种

AD 相关基因。但这 5 种 AD 相关基因的存在,尚不足以说明 AD 的所有遗传危险因素。细胞外以 β-淀粉样蛋白为中心的老年斑(SP)与细胞内高度磷酸化的微管相关蛋白(Tau)构成的神经原纤维缠结(NFT)是 AD 在病理上的两大特征。目前已发现 5 种基因的突变或多态性与 AD 有关,它们或多或少涉及上述病理变化。

1.21 号染色体的淀粉样蛋白前体(amyloidprecursorprotein,APP)基因

第 21 号染色体编码的蛋白质为 P 淀粉样前体蛋白,它参与老年斑的形成。APP 基因定位于 21q21.2,由基因转录后剪接的不同,所得的 mRNA 可翻译生成数种亚型(如 APP695,APP751 及 APP770),总称 APP,皆为跨膜糖蛋白。AD 患者的细胞外老年斑的核心成分 β-淀粉样蛋白即为其酶解产物,该物质易在胞外聚积成老年斑。通常情况下 APP 由 α 分泌酶酶解,产生 Aβ 的可溶性肽段释至细胞外。目前已发现,APP 基因至少有 6 种点突变。突变型的 APP(如 APP695 的 Swedish 突变,595 位 Leu-Asn,566Met-Leu)可出现新的切点,易为 α 分泌酶酶解,并在 γ 分泌酶的配合下产生完整的 Aβ,其 Aβ 分泌量高于正常 4～10 倍。APP 在加工修饰过程中经不同的剪切方式形成 39～43 个氨基酸残基 Aβ。Aβ40 组成在散发性 AD 的发病中起更重要的作用,虽然亦有人认为 Aβ42 在 AD 发病中更为重要。突变的 APP 常可产生较多 Aβ,据报道,Aβ 可诱导神经元的凋亡。AD 患者不仅脑细胞释出 Aβ,其他细胞也释出较多 Aβ。

2.14 号染色体的早老蛋白 1(presenilin,PS1)基因

编码的蛋白质为早老蛋白,它参与老年斑和神经原纤维缠结的形成。早老蛋白 1 与 2 都是跨膜蛋白,可在细胞中与 APP 形成复合物,参与 APP 的转运及合成后加工。野生型早老蛋白 1、2 有抗凋亡作用,而突变型的早老蛋白 1、2 易被半胱天冬酶裂解,且可使神经元中 Aβ 增多。PS1 由 467 个氨基酸残基组成,其基因的染色体定位在 14q24.3。据报道有 PS1 基因缺陷的个体均会患 AD,家族性早发型 AD 病例 75% 有此基因异常,多为点突变。PS1 突变可使 P 链蛋白稳定性下降,凋亡相关基因 par24 高表达,神经元易于凋亡。已在不同人种的家族性 AD 中检出了数十种错义(missense)突变。该基因的缺陷可影响 APP 转运和酶切加工。PS1 基因存在着遗传多态性,常见 2 种等位基因,等位基因 1 在其第 8 外显子 3,内含子第 16 位为 A,而等位基因 2 为 C。如用适当引物进行聚合酶链反应(PCR),再用限制性内切酶 BamH1 切割 PS1 的 PCR 产物,等位基因 1 的产物可在该位被切开,而等位基因 2 的产物不被切开,由此可鉴别。1/1基因型的 AD 发病率高于 1/2 或 2/2 型。

3.1 号染色体的早老蛋白 2(PS2)基因

编码的蛋白质为早老蛋白,它参与老年斑和神经原纤维缠结的形成,PS2 与 PS1 结构相(67% 同源),由 467 个氨基酸残基组成,其基因位于 1 号染色体,PS2 基因 23.7 kb,12 个外显子组成,头 2 个外显子为 5'非编码区,后 10 个外显子具有编码功能,基因转录按剪接状况的不同,产生 214 kb 与 218 kb 两种转录本。PS2 降解时需泛素化,先由蛋白酶体的内肽酶水解成个片段的 C 片段 N 片段。在家族性 AD 中已发现其两种错义突变(14 位 Asm-Lie 与 239 位 Met-Val)。据报道,检出 PS2 基因缺陷的个体均会患 AD。

4.19 号染色体的载脂蛋白 E(apolipoproteinE,ApoE)基因

编码的蛋白质为载脂蛋白 E(ApoE)。ApoE 基因具有多态性,有 ApoEε2,ApoEε3,ApoEε4 等位基因。其中以 ApoEε3 最常见,占总数的 78%,ApoE 由 299 个氨基酸残基组成。Apoε2 与 ApoEε3 的不同在于 Apoε2 的 158 位氨基酸残基为 Cys,而 ApoEε3 为 Arg,ApoEε3 与 ApoEε4 的不同在于 ApoEε3 第 112 位的氨基酸残基为 Cys,而 ApoEε4 为 Arg。用适当引物进行 PCR,

再用限制性内切酶消化其 PCR 产物可鉴别 ApoEε3 与 ApoEε4。通常认为,ApoEε4 是 AD 的危险因素,可加速 β 淀粉样蛋白的沉积及 Tau 蛋白异常磷酸化,是 AD 的主要易感基因、等位基因 ApoEε4 使发病年龄提早,等位基因 ApoEε2 与 ApoEε3 使 AD 发病率降低,发病年龄延迟。AD 患者的 ApoEε4 等位基因出现频率为 38%,远高于正常人。ApoEε4 与 Aβ 蛋白在体外共同保温,可产生沉淀,因而 ApoEε4 或可促进淀粉样斑块形成;相反,ApoEε2 与 Apoε3 则为保护因素。

5.12 号染色体的 α₂ 巨球蛋白基因(a₂-macroglobulin,A2M)

A2M 位于 12 号染色体,基因长度大约 48 kb。目前对 A2M 的研究表明,A2M 除负责各种细胞因子、生长因子和激素的运输以外,还负责血浆蛋白酶的结合和失活,有介导 β-淀粉样蛋白的清除和降解作用。α₂ 巨球蛋白、α₂ 巨球蛋白受体、低密度脂蛋白相关蛋白配体、ApoE 和 APP 在遗传学上均与 AD 相关,提示这些蛋白可能参与引发 AD 的共同神经致病途径。在 LOAD 病例的 12 号染色体上的 A2M 基因也是 AD 相关基因,该基因编码 a2 巨球蛋白。该基因多态性是 AD 的危险因素。AD 相关基因中 APP、PS1、PS2 基因与家族性早发型 AD 有关,每一个家族性早发 AD 病例至少有其中之一的异常;ApoE 基因及 A2M 基因与家族性迟发型 AD 关系较密切,与散发性 AD 亦有一定关系。以上 5 种 AD 相关基因难以概括 AD 病例所有遗传危险因素,因而有人致力于寻找新的 AD 相关基因。

除神经原纤维缠结(与 Tau 蛋白异常磷酸化有关)及老年斑(与淀粉样蛋白有关)外,AD 病变还有一种病理现象,其脑组织出现一种称为"AMY(类淀粉样)"的斑块。单克隆抗体 AMY117 可与其结合,此种斑块与淀粉样斑块邻近,但不相重合,有关基因已在克隆中。ApoEε2 与 α 抗糜蛋白酶(ACT)是淀粉样斑块的主要成分,且会促进淀粉样纤维的形成。有人认为,ACT 基因多态性与 ApoEε2 引发家族性迟发型 AD 有关,但未能充分证实。

近年来有报道,线粒体 DNA(mtDNA)基因突变与 AD 相关。线粒体是细胞进行氧化磷酸化生产能量的主要场所,其耗氧量占机体总耗氧量的 90%,所摄取的氧 1%~4% 转变为氧自由基。线粒体 DNA 裸露,易损伤,损伤后难以修复,其氧化损伤率比胞核 DNA 高 10 倍以上,因而,线粒体 DNA 的突变率比细胞核 DNA 高 10~100 倍。线粒体 DNA 损伤缺失可影响其功能,影响能量的产生和供给。人脑随增龄有线粒体中细胞色素氧化酶基因 DNA 片段丢失现象。脑细胞细胞色素氧化酶基因突变,可使线粒体中氧自由基生成增多,细胞膜受损,APP 增多,脑细胞破坏,这一现象在 AD 患者中较为常见,以致有人将有关基因称为线粒体的 AD 相关基因。AD 患者的大脑颞叶细胞色素氧化酶基因 COI 与 CO Ⅲ 的 mRNA 水平仅为对照组的 50%。AD 患者细胞色素氧化酶基因的突变率比同龄老人高 32%,约有 20% 的 AD 患者有细胞色素氧化酶基因的缺陷,其脑组织及血小板的该酶活性皆有所下降。

(二)高龄及超氧自由基的影响

鉴于 AD 与衰老相关,因此,延缓衰老应能防治 AD 的发生。家族性 AD 中遗传起主导作用。即使如此,缺陷基因的携带者,出生后也并未立即发病,而是到 50 岁后才发病。所以缺陷基因只是发病条件之一,满足发病条件,有待基因外其他因素,如细胞内外环境因素的参与。至于散发性 AD,据认为其致病因(或危险因素)中遗传和环境各占一半,可见基因外致病因素的重要。基因外致病因素的存在,为 AD 的防治提供了更多的空间。所以了解有哪些细胞内外环境的危险因素可引发 AD 非常重要。自由基学说首先是由哈曼提出的,它指衰老过程源于自由基对细胞及组织的损害。自由基在生物代谢过程中不断产生,并对自身组织发生毒性作用,如自由基攻击生物膜中的不饱和脂肪酸,对膜结构及有关酶都造成危害,特别是线粒体。氧的利用率高是自由基的重要来源,线粒体 DNA 缺少保护蛋白及修复能力,因而最易受自由基的损害,可经脂质过氧化反应生成强力交联剂丙二醛使 DNA 发生交联或断裂失活;其他细胞器的膜脂质过氧化反应也会导致大分子交联,不易被溶酶体消化,随年龄增长而成为脂褐质类沉积物;膜脂氧化还会影响膜流动性、通透性和完整性。通过多方面测定已证实,随年龄的增加抗氧化水平下降,主要防御超氧化物自由基的超氧化物歧化酶(SOD)水平下降,老年人血液中硒及硫醇水平下降,血浆、血小板、白细胞的维生素 C 水平显著降低,这些抗氧化剂水平的下降反映了老年机体对自由基的抑制能力下降,自由基的氧化作用受阻,使其储存及毒性作用增强。正常老龄大鼠与老年人脑中有将 DNA 序列 GAGAG 误录为 GAG,引起类似于移码突变的现象,导致 Aβ 的产生。因而,基因缺陷并非产生过量 Aβ 的唯一原因。

(三)脑缺血

近来发现,AD 与脑血管病之间亦有一定联系,脑血管病对 AD 症状的出现与严重程度起重要作用,脑缺血可引起脑细胞 DNA 断裂,半胱氨酸天冬酶(简称半胱天冬酶)活性升高及其他凋亡现象。半胱天冬酶是一类类蛋白裂解酶,为凋亡机制的执行者,半胱天冬酶-2 可促进白细胞介素-1(IL-1)产生,半胱天冬酶-3 与脑细胞凋亡直接相关。已知应用蛋白质类 IL-1 受体拮抗剂可以阻断 IL-1,使脑缺血大鼠脑损伤减少 50% 以上。因此有关专家认为,半胱天冬酶抑制剂在脑缺血治疗中有潜在应用价值。AD 患者脑的半胱天冬酶活性亦高,AD 患者的大脑具有 DNA 断裂等凋亡特征,因而 AD 的发生或与凋亡有关,据此有人设想,以抑制半胱天冬酶等手段来治疗 AD。但凋亡亦可能只是 Aβ 引发的晚期事件。

(四)病毒感染

已发现库鲁病、克雅病和羊瘙痒症为慢病毒感染病,潜伏期长,能在动物中传染。这些病由于引起神经元空泡称海绵样脑病。AD 患者的海马也易发生颗粒空泡变性。AD 患者脑中的淀粉样沉积物在克雅病中也见到;老年性痴呆常并发的淀粉样脑血管病也见于羊瘙痒症。在人类也确实存在一个家族中有老年性痴呆与克雅病并存的现象。这都提示老年性痴呆可能也属于慢病毒感染病。已确认克雅病的淀粉样蛋白是病毒感染引起的,因此推测老年性痴呆的淀粉样蛋白的产生和沉积也可能与病毒感染有关。但分析证明,两种病的淀粉样蛋白的氨基酸序列截然不同。且已证实抗朊病毒抗血清仅能和克雅病的淀粉样物起免疫反应,而不能与老年性痴呆患者老年斑中淀粉样核心起反应;反之,抗 Aβ 抗血清也仅对老年斑中的 Aβ 起反应,而不与克雅病者起反应。老年性痴呆的淀粉样蛋白基因位于第 21 号染色体上,而克雅病的朊病毒蛋白的基因位于第 20 号染色体上。学者们也做老年性痴呆的转染试验研究,将家族性阿尔茨海默病的脑组织注射给动物,未发现神经变性变,也未见产生神经系统疾病,或者产生类似克雅病的变化。有报道将胎儿神经元置于从老年性痴呆患者脑制备的提取液中,引起神经原纤维缠结,但未被其他学者证实。老年性痴呆的星形细胞中有时观察到与病毒性脑炎有关的抗体,但能激起星形细胞反应的许多疾病都能见到这种抗体。至今老年性痴呆的转染研究未获成功,且被一些学者否定。分子生物学研究在阿尔茨海默病的老年斑和神经原纤维缠结中表现的 ApoEε4 免疫活性,在克雅病的淀粉样斑块中也能见到。提示这两种中枢神经系统变性病之间有某种联系。虽有研究基本上否定了老年性痴呆是由病毒感染引起的,老年性痴呆的病毒感染学说仍有待证实。假定老年性痴呆的病原体有突变,或人宿主对病原体有某种抑制,以致证明和发现困难;也可能所用试验动物在生物学上不合理;还有可能因潜伏期长,未长期追踪到试验动物发病。

(五)铝中毒

对铝中毒在老年性痴呆发病中的作用一直有争论。最初的研究提出,老年性痴呆脑中铝含量轻度增高,但未能确定这种轻度增高的重要意义,进一步研究又未能证实其增高。已知脑内铝水平有关的脑病-透析性脑病的脑中,未发现神经原纤维缠结。试验性铝剂引起的神经原纤维缠结与老年性痴呆患者的不同;铝中毒引起的神经原纤维缠结是直的而非螺旋状,分布于脑干和脊髓而非皮质。而这些研究不支持铝在老年性痴呆的病因上起作用。但有的研究仍强调铝是 AD 的一个重要危险因素。Corain 等将可溶性铝盐以中毒剂量注入兔脑时,发生神经原纤维缠结。Bombi 等用可溶性铝盐在兔体内诱导的神经原纤维缠结结构紊乱,免疫细胞化学染色也与在老年性痴呆患者中所观察到的相似。Gool 等检测 10 例老年性痴呆患者和 4 例正常同龄对照者,发现 10 例患者有神经原纤维缠结的神经元中均有铝的选择性蓄积,蓄积部位在神经原纤维缠结内不是核内。认为铝这种高负荷金属元素与神经原纤维缠结特异的结合部位,具体结合部位可能是 Tau 分子中的半胱氨酸和组氨酸。至于动物试验引起的神经原纤维缠结与老年性痴呆患者不同,认为可能是生物种系不同;更可能是试验时间不长,不足以使神经细胞完全变性。但目前尚未证实铝就是老年性痴呆脑组织中神经原纤维缠结和老年斑形成的直接原因。流行病学调查发现老年性痴呆患者饮用水的铝含量明显增加,饮水中铝含量高者,老年性痴呆的发病率明显增高。迄今为止,铝在老年性痴呆中的病因作用仍未取得一致的意见,但二者的关系值得进一步研究。

(六)免疫因素

迄今尚无足够证据认为老年性痴呆是免疫性疾病或由免疫功能改变引起。已有报道的结果不一致,有些观察指出老年性痴呆有免疫功能紊乱。如发现 66% 的老年性痴呆患者血清蛋白异常,包括清蛋白减少,而 α-胰蛋白酶抑制素、α_2-巨球蛋白和结合珠蛋白的成分增加。已证明老年性痴呆患者脑内抗体水平增高,其中有些患者还表现有细胞免疫反应损害和免疫调节受损。有临床研究 16 例老年性痴呆、18 例脑血管性痴呆和 12 名正常老年人的脑脊液中 T 淋巴细胞做对照研究,发现老年性痴呆组的阳性率显著高于后两组。但也有报道老年性痴呆病患者脑脊液中免疫球蛋白正常。老年性痴呆危险因素的对照研究未能发现某种免疫功能有关的因素与老年性痴呆有一致的关系。淀粉样蛋白也是与免疫系统有关的细胞产物,由于淀粉样蛋白不仅见于老年斑,且见于脑血管壁上,有些学者曾认为老年性痴呆的淀粉样蛋白是血管源性的,即可能来自血清蛋白,提示与免疫的关系。近来研究发现,老年性痴呆老年斑核心的淀粉样蛋白与脑血管壁的淀粉样蛋白在化学结构上不同,但其氨基端的结构与抗原性相似。虽然 Rozemuller 等曾在老年斑的淀粉样核心中发现过 IgG,但是在非神经系统疾病的对照者脑中也发现这些物质沉着,因而不能认为这些血清蛋白与淀粉样蛋白的形成有关。Nandy 研究发现老年性痴呆患者体内存在自身抗脑抗体,且血清内脑反应蛋白水平与人的认知和学习过程有关,提出老年性痴呆的神经病理学改变可能与免疫功能有关。Kingsley 等采用患者的 B 细胞株,发现比年龄配对的对照组有较高的抗神经原纤维缠结中的双股螺旋丝和抗星形细胞抗体。但由于随年龄增加,血清内各种自身抗体也会随之增加,因而对老年性痴呆患者发现的自身抗体价值的评价十分困难。

(七)激素水平变化

老年女性 AD 发病率高,而老年妇女体内雌激素水平下降。应激激素,如皮质类固醇水平的升高可能是老年人思维敏捷力下降的关键因素之一,类固醇皮质激素的水平会随着年龄的增加而上升。

(八)神经生长营养因子缺乏

神经生长营养因子缺乏都会造成神经细胞的免疫炎症、氧化、老化、萎缩和变性,导致神经递质乙酰胆碱、去甲肾上腺素、5-羟色胺、多巴胺的改变。

(九)颅脑外伤

颅脑外伤及脑受损学说已有很久的研究史,现已肯定了这一理论,但并不是唯一的原因。颅脑外伤包括多方面的,如围产期的颅脑外伤,以及成年期的颅脑外伤。对于颅脑外伤的范围和严重程度,广泛性脑损伤比局限性损害严重,易成为老年性痴呆的发生因素;慢性脑损害较急性一过性脑损伤更严重;额叶、颞叶区损伤更易促发老年性痴呆。从理论上推测作为有关因素是可以成立的,但在老年性痴呆的病因调查中,并不能完全肯定这一因素;其他脑损害因素,包括直接性脑损害,如慢性一氧化碳中毒等,以及间接性脑损害,如躯体疾病,造成慢性脑损害及其他原因,皆为研究的对象。

二、AD 发病机制

(一)β 淀粉样蛋白(Aβ)

AD 的一项重要病理特征是脑内存在大量老年斑(SP),其主要成分是 Aβ。Aβ 源自 β 淀粉样蛋白前体蛋白(APP)。APP 首先经 β 分泌酶途径裂解为 sAPPβ 及 C99 肽段,后者在 γ 分泌酶的作用下产生 Aβ 和 APP 胞内结构即 AICD。Aβ 在脑内位于细胞外,主要以和 Aβ40 和 Aβ42 两种形式存在,其中 Aβ42 虽含量低(不足 10%),但易于聚集为原纤维而沉积,从而形成弥漫性 SP。多因素可影响 APP 的水解,并导致脑组织内 Aβ 的释放增多或清除减少,进而通过激活胶质细胞等途径,产生神经毒性。此外,AB 自我积聚形成的各种寡聚体,也具有神经毒作用,可致正常突触功能受损。

针对 Aβ 在 AD 发病过程中的作用,萌生了许多新的治疗策略,包括 γ 分泌酶抑制剂(GSI)、Aβ 聚集阻断剂、Aβ 疫苗和 Aβ 单克隆抗体等,但目前大多处于Ⅰ、Ⅱ期临床研究阶段。须指出的是,对 Aβ 免疫治疗的安全性应引起足够的重视,因治疗可刺激 Aβ 流向血管间隙,从而可能加重血管淀粉样变、微量出血和血管源性水肿。

(二)Tau 蛋白

Tau 蛋白是微管相关蛋白(MAP)的组分之一,MAP 与微管蛋白组成微管,后者是神经元骨架蛋白的重要成分,参与胞体与轴突营养的输送。过度磷酸化的 Tau 蛋白异常积聚,形成神经原纤维缠结(NFT),是 AD 的另一重要病理特征。异常磷酸化的 Tau 蛋白具有不可溶性,与微管亲和力低,从而阻碍微管的组装,导致神经元骨架蛋白结构异常和神经元死亡。研究发现,AD 患者脑脊液中总 Tau 蛋白和磷酸化 Tau 蛋白的水平均升高,并与神经心理学测验分值的下降相关。脑脊液中磷酸化 Tau 蛋白 T181、T231 和总 Tau 蛋白水平升高,对预测轻度认知功能损害(MCI)进展为 AD 具有临床意义。实验室证据提示,Aβ 积聚可诱导 Tau 蛋白的聚集。针对 Tau 蛋白在 AD 病理过程中的作用机制,抑制 Tau 蛋白磷酸化和聚集的药物,可用于 AD 治疗。

(三)兴奋性氨基酸毒性作用

兴奋性氨基酸,尤其是谷氨酸(Glu)的兴奋性神经毒性作用越来越受到关注。谷氨酸及谷氨酸受体参与了神经元的兴奋性突触传递,调节多种形式的学习和记忆过程等。谷氨酸是中枢神经系统的主要兴奋性神经递质,生理数量的谷氨酸受体活性是维持正常大脑活动所必需的物质。在阿尔茨海默病和其他神经退行性改变的疾病中,可以观察到谷氨酸的兴奋性反应是通过过量地激活 N-甲基-D-天冬氨酸（NMDA）受体，从而使细胞内钙离子增加，导致神经元死亡。谷氨酸参与 AD 发病机制可能为谷氨酸的快速兴奋作用引起神经元细胞膜去极化，氯离子、钠离子及水内流，导致细胞渗透性溶解；因去极化激活膜电位依赖式谷氨酸受体（GluR），使钙离子大量内流，细胞内钙超载，激活磷酸肌醇环路，破坏神经元超微结构，使其发生变性死亡。谷氨酸 NMDA 受体介导的兴奋性毒性在 AB 诱导的神经元死亡中发挥着重要的作用，对 NMDA 受体具有低中度亲和力的非竞争性阻断剂美金刚可抑制该受体介导的病理作用，增加生理性谷氨酸能神经传递，而对正常的学习记忆无影响，临床上美金刚已用于治疗中重度 AD。

（四）突触受损

突触受损是 AD 早期的病理变化之一。MCI 患者中即可观察到海马突触数量减少。突触减少与神经元丧失不成比例，而与痴呆的严重程度密切相关。与年龄相关的突触减少主要局限在海马的齿状回。脑内注射 Ap 可立即诱发突触减少；在经 Aβ 处理的脑片和存在 SP 的鼠脑中，突触参与记忆过程的两个重要标记-神经信号的传递和长时程增强（LTP）的维持均明显受抑制。

（五）神经营养因子（NTF）和神经递质耗竭

随着 AD 病程的进展，基底前脑的胆碱能 NTF 受体数量明显减少，AD 和 MCI 患者脑内脑源性神经营养因子（BDNF）水平也明显降低。动物试验表明，补充 BDNF 可以维持啮齿类动物神经元存活和突触的正常功能，改善记忆，提示 BDNF 可用于 AD 的治疗。临床研究也显示，AD 患者注射 NTF 后，其认知功能和脑代谢水平明显改善。

AD 患者海马和新皮质的乙酰胆碱（ACh）和胆碱乙酰转移酶（ChAT）显著减少；脑内毒蕈碱型乙酰胆碱受体（mAChR）中的 M 受体和烟碱型乙酰胆碱受体（nAChR）显著减少，M 受体虽未明显减少，但功能受损。突触前 α_7 型烟碱型乙酰胆碱受体（α_7-nAChR）为记忆过程所必需，其表达也随 AD 病程的进展逐渐减少。此外，AD 患者脑内尚有其他多种神经递质和/或其受体减少，如 5-羟色胺（5-HT）和 γ-氨基丁酸（GABA）可减少达 50%，生长抑素、去甲肾上腺素、5-HT 受体、谷氨酸受体、生长抑素受体也均减少。胆碱酯酶（AChE）抑制剂可提高 ACh 水平从而改善部分 AD 症状，但其疗效随病程的进展而逐渐降低。研究显示，以突触前谷氨酸能神经末梢的 α_7-nAChR 为靶点的激动剂，可调节谷氨酸的释放有效治疗 AD。

（六）线粒体功能紊乱

AD 患者脑内神经元线粒体数量减少，多种线粒体酶（如丙酮酸脱氢酶复合体、α 酮戊二酸脱氢酶复合体和细胞色素 C 氧化酶等）活性下降。Aβ 可使某些线粒体酶尤其是细胞色素 C 氧化酶活性下降，导致电子转运、ATP 生成、氧利用及线粒体膜电位等异常，引起线粒体释放超氧阴离子自由基，后者可转化为过氧化氢，导致氧化应激，释放细胞色素 C，进而促使细胞凋亡。抗组胺药 latrepirdine 为线粒体刺激剂，最近一项针对轻、中度 AD 的临床随机对照研究表明，该药能增强患者记忆力，改善日常生活能力，不久有望投放市场。

（七）自由基与氧化应激

在脑组织老化过程中，神经元细胞膜上的不饱和脂肪酸被氧化而产生大量氧自由基，目前认为氧自由基损伤是引起 AD 患者脑损伤的重要机制之一。AD 患者脑组织中氧自由基水平升高，包括超氧化物阴离子自由基、过氧化氢、脂质过氧化物和自由羰基等表达水平升高，活性氧可增加 Aβ 的毒性和聚集，而 Aβ 也使氧自由基生成增加。这些氧自由基能够损伤细胞膜、细胞器，诱导神经元发生凋亡，导致其功能破坏，从而促使阿尔茨海默病发病。但是 AD 患者脑组织中氧自由基水平升高是 AD 的病因还是阿尔茨海默病所导致的结果,目前尚存争议,有待进一步研究的证实。氧自由基可以促进 Aβ 转向 β 折叠的构象,从而相互聚集形成纤维;AD 的致病基因 APP、ApoE 或 PS 在调节神经元凋亡或结合转运金属方面均与氧化应激作用有关;Aβ 可通过诱导产生氧自由基而使神经细胞膜系统的脂质和蛋白被氧化修饰,使活性氧增加,还可以通过激活小胶质细胞而加剧氧化应激反应,Aβ 是氧化应激反应与 AD 神经元死亡之间的耦联分子;氧自由基也可促进 APP 裂解,增加 Aβ 生成,二者具有相互促进的效应。

(八)胰岛素信号转导途径

葡萄糖耐受不良和 2 型糖尿病可能是发生痴呆的危险因素。研究发现,重度 AD 患者外周血空腹胰岛素水平增高,但葡萄糖清除能力降低;而脑内胰岛素受体、葡萄糖转运蛋白均明显降低。

由于 AD 患者神经元葡萄糖的利用障碍,神经元处于能量应激状态,故神经元易损伤。在 Aβ 等作用下,神经元胞体变小,突触传递受阻,神经元功能受损,最终导致细胞凋亡。胰岛素抵抗导致神经元能量缺乏、氧化应激和代谢损伤,影响突触的可塑性。

糖原合酶激酶-3β(GSK-3β)具有广泛的细胞调节功能,可抑制糖原合成及葡萄糖转运,促进糖异生并阻碍胰岛素信号转导,抑制胰岛素分泌,从而升高血糖。Aβ 在体外能促进 GSK-3β 表达,磷酸化 Tau 蛋白,降低胰岛素降解酶的水平。糖尿病大鼠海马组织内 Tau 蛋白部分位点磷酸化水平增高,胰岛素信号系统功能低下,从而导致转导途径中 GSK-3β 活性上调。过氧化物酶体增生物激活受体(PPAR)拮抗剂噻唑烷二酮类药物能逆转胰岛素抵抗,激活胰岛素敏感基因转录,改善转基因鼠的认知功能,有效治疗 AD。

(九)血管因素

60%～90% 的 AD 患者脑皮质和基底节深部白质有不同程度的小血管病变,主要病理改变是大脑皮质及软脑膜的小血管壁的中层和外膜有 Aβ 沉积;部分患者还存在血-脑屏障破坏和大血管粥样硬化。小血管壁 Aβ 沉积加剧脑血管痉挛,使脑血流量降低,局部能量供应不足。同时,AD 患者周围血管和血-脑屏障清除 Aβ 的能力受损。神经血管解偶联学说认为,Aβ 通过血-脑屏障的转运障碍主要原因是低密度脂蛋白受体相关蛋白(LRP)和糖基化终末产物(AGE)表达异常,从而有可能造成 Aβ 内外流动失衡。

目前尚无特效方法防止 AD 血管性病变的发生,但临床应用血管紧张素转化酶抑制剂(ACEI)治疗的高血压患者较少发生 AD 样病理改变,因此可以认为,ACEI 能降低认知功能受损的风险。叶酸可以降低同型半胱氨酸的水平,从而有可能降低 AD 发生的风险,但对已有 AD 者并不能改善其认知功能。

(十)炎症机制

AD 的发生发展伴随慢性炎症反应,后者对脑组织的损伤作用,主要与小胶质细胞和星形胶质细胞有关。已发现 AD 患者脑 SP 内富含激活的小胶质细胞和星形胶质细胞。小胶质细胞起初能通过吞噬作用降低 AB 水平,但随其活性增强,通过释放趋化因子,启动炎症细胞因子"瀑布样"释放,导致白细胞介素(IL)-1、IL-6 和肿瘤坏死因子(TNF)等水平增高,使神经元受损。

小胶质细胞能表达糖基化终末产物受体(RAGE),后者与 Aβ 结合,能增加细胞因子、谷氨酸和 NO 的生成,增强神经毒性作用和炎症反应,导致学习记忆能力下降。激活的胶质细胞通过释放炎症急性期的反应产物如 α 抗胰凝乳蛋白酶、α 巨球蛋白和 C 反应蛋白等,加重 AD。

前瞻性研究发现,非甾体抗炎药可降低 AD 的发生风险,减缓疾病的进展。其作用机制包括选择性减少 Aβ42 生成,抑制环氧化酶-2 或前列腺素 E2 受体,刺激小胶质细胞的吞噬作用,激活

PPAR-γ。目前还在研究的有，TNF 和补体阻断剂的促吞噬作用，以期开发更为有效的 AD 治疗药物。

(十一)轴突转运障碍

轴突病变和轴突转运障碍与 AD 的发病密切相关。驱动蛋白的功能是促使囊泡和线粒体沿着轴突微管向突触末端运动。驱动蛋白超家族的重链蛋白 5 与驱动蛋白轻链结合，使 Tau 蛋白快速顺向转运，形成交联桥维持微管间的空间结构。APP、APP 清除酶及早老素-1 被顺行转运到突触末端，并释放 Aβ 和其他蛋白水解衍生物。AD 患者转运发生障碍，APP 和驱动蛋白积聚于肿胀的轴突，使局部 Aβ 沉积，神经元发生变性。Aβ 的异常聚集又能加重轴突转运障碍，使轴突病变和突触功能障碍更趋明显。此外，轴突转运障碍和 Aβ 大量产生可以互为易化而形成恶性循环，并引起 Tau 蛋白功能异常。

(十二)细胞周期重返障碍

近来提出了 AD 发病的细胞周期正常抑制机制障碍，即细胞周期重返障碍学说。在 AD 各期和 MCI 均可检测到细胞周期重返异常的标志物，以 G 期、S 期居多。此阶段 DNA 的复制可能已完成，出现四倍体的神经元，细胞周期素被激活，但有丝分裂却不能进行。体外培养的大脑皮质细胞给予 Aβ 后，星形胶质细胞被激活，进而作用于神经元，使已分化的神经元出现细胞周期的紊乱。AD 患者脑神经元中细胞周期相关蛋白表达异常，可能与 AD 神经元的病理改变相关；维持正常细胞周期所需的细胞周期素依赖激酶抑制蛋白也出现结构异常。

(十三)脂代谢紊乱

AD 发病的脂代谢紊乱学说综合了载脂蛋白 E(ApoE)遗传风险、Aβ 产生和聚集，以及淀粉样血管病变等因素，颇为令人关注。胆固醇为合成神经细胞膜所必需，在髓鞘内含量很高，并形成脂质筏，后者是装配 α 和 γ 分泌酶及将 APP 加工为 Aβ 的酶。当酯化胆固醇过多时，膜脂转运减少，可致 Aβ 生成和聚集增多而清除减少，导致 AD 发生。胶质细胞源性 ApoE 是脑内重要的胆固醇转运体，为胆固醇透过血-脑屏障的重要载体，参与胆固醇和髓磷脂对细胞膜的维持、生长和修复过程。ApoE4 等位基因是公认的迟发型 AD 的危险因素之一，其促脂质转运和脂质微粒摄取作用微弱，却能增加 Aβ 沉积和 Tau 蛋白磷酸化。他汀类药物具有降低细胞膜内游离胆固醇的水平、减少炎症反应、上调分泌酶和保护血管内皮细胞等功能，可以降低 AD 发生的风险。但他汀类药物能否改善 AD 的认知功能尚未定论，有待进一步探讨。

三、AD 的临床表现

(一)起病隐袭

AD 的临床症状常表现为隐袭起病，故很难判断患者认知功能障碍发生的确切时间。AD 的病程通常是渐进性的，偶有间歇期。主要表现为持续进行性的智能衰退，行为和神经系统功能相继发生障碍，是临床诊断的重要依据。偶尔患者因发热性疾病、手术、轻微头外伤或服药等导致的异常精神状态而引起注意。

(二)主要临床表现

1.记忆力障碍

常常是 AD 患者的核心症状，同时也是就医的主要原因。表现为逐渐发展的记忆力减退。起初患者表现为近记忆力障碍，此时远期记忆相对保持完整；随着病情的进展，最终远期记忆也出现障碍，并逐渐出现虚构。

2.知觉障碍

知觉障碍中以幻听最为常见,内容以言语性幻听为主,或有幻视。

3.思维障碍

大多数持续数月至 1 年余,部分患者具有两种或两种以上的思维障碍,其中有答非所问、被害妄想、被窃妄想、贫穷妄想、钟情妄想、嫉妒妄想等。

4.情感障碍

患者有情绪低落、焦虑、早醒、情绪兴奋、情绪不稳、自笑、哭泣、情感淡漠及不认识亲人等。

5.行为障碍

有些具有两种以上的行为紊乱,其中包括兴奋躁动、攻击毁物、外跑、进食不知饥饱、大小便失控、行为幼稚及性行为异常。

早期患者出现的近记忆障碍,常是发现的第一个症状。早期的近记忆障碍表现为不能记起不久前发生的事情,如忘记关煤气、日用品放置的地方或前说后忘,不能胜任工作和家务。饮食无饥饱感,常丢三落四,说完就忘,搞混名字,忘记约会,搞错地点,一些小事记不住,遗忘刚允诺的事情,甚至无目的外出,事后找不到回家的路,由他人送回。随着病情发展出现远记忆障碍,表现为忘记自己记忆中值得留恋的往事,自己的国籍,多年前的国家大事等。起病后数年患者还可出现虚构,企图用虚无缥缈的事情、荒诞的语言去填补记忆力障碍所造成的空白。有时不断地重复同一问题,有时刚刚讨论的事情也记不起来。

6.语言障碍

语言是大脑的高级皮质功能之一,AD 初期言语障碍程度轻,患者可能自发性言语减少,健忘性失语、无意义语言明显,但语言功能相对保存。中期对言语理解能力下降,记忆力障碍变得突出时,注意力下降,由于记不起所需词汇,许多患者出现语言中断,命名障碍,人名和物名叫出困难。找词困难是 AD 患者最早出现的语言障碍,由于找词困难,缺乏实质词而不能准确表达意思而成空话,表现为流利性失语。错语很多,语言流畅性障碍,不能准确交谈。看起来积极在谈话,但交谈内容支离破碎,尽管与之交谈的人不愿意继续下去,但此时患者很快乐,谈笑风生,不知要持续多长时间。随病情进展,自发言语越来越空洞,语言的内容逐渐减少,且不适当地加入无关的词汇和变换主题。患者虽喋喋不休地说,听话者却不能从其谈话中理解其连贯思想,甚至不能表达任何信息。末期时语言无目的,错语连篇、持续言语、模仿言语、刻板言语、重复言语均出现。另外有构音障碍,最后处于缄默、无语状态,并出现失写、失读。阅读和书写障碍常早于言语表达和听力理解障碍。至病程中期后,患者后期不认识自己的名字,也写不出自己的名字。复述在早期可相对保留,尤其词和短语的复述,在回答问题之前先是重复问题,至中期则出现模仿言语,患者强迫重复检查者说的词和短语,这种强迫重复只是一种自动反应,患者并不理解其意。至 AD 晚期,患者只剩模仿言语,不能交谈。随着病情进一步恶化,发音越不清楚,只听见咕噜声和喃喃声,声音也越来越低,最终哑口无言以致缄默状态。

7.视空间定向障碍

AD 患者早期就可表现出视空间功能障碍,出现找不到停车点,回家时走错方向或迷路,铺台布时不能使台布的角与台桌对齐。中期出现明显的定向障碍,表现为时间、地点、人物定向障碍。时间定向障碍表现为不知今天是何年何月;地点定向障碍表现为在自己家中找不到自己的房间,不知哪个床是自己的,甚至不能正确回答这是哪里;人物定向障碍表现为不认识自己的家人和过去的熟人。对顺序、时间的定向力障碍较早出现,并依次出现地点、人物的定向力障碍。

AD 患者还表现为不能准确地判断物品的位置,伸手取物时未达该物而抓空,或伸手过远将该物碰倒。放物时也不能正确判断应放位置,如不能将水壶准确地放在炉灶的火眼上,因放偏而致水壶歪倒掉在地上。在日常生活中因不能正确判断衣服的上下、左右和前后,表现明显穿衣困难,甚至判断不出哪件是上衣或裤子。在简单的图画测试中,患者不能准确地临摹立体图。中期以后连简单的平面图也难以画出。

8.计算力障碍

AD 患者还可出现计算力障碍,常在中期出现,7~100 数字的计算障碍多出现在初期、中期,如不能结算账单,弄错物品的价格,找错零钱。计算障碍可能是由于:①视空间障碍(不能正确列算式);②失语(不理解算术作业要求);③原发性计算不能。严重者连简单的加减法也不会,甚至不认识数字和算术符号,也不能回答检查者伸出几个手指。

9.失用和失认

失用多在疾病中期出现,尽管不存在运动障碍,但习惯性动作如分别时手的挥动、调理动作、绘画等均不能很好完成,调理、做饭、洗衣、扫除、洗浴、洗脸、穿脱衣服等日常生活行为缺失,穿衣失用在本病中经常见到,考虑与右半球顶叶障碍有关,可以导致穿衣不能。而通过反复学习获得的复杂运动功能如弹钢琴、使用工具等可能到疾病后期才出现障碍。严重者不会使用任何常用的物品和工具,甚至不能执筷子和用勺吃饭,但仍然保留动作需要的力量和协调性,最终患者只保留最习惯性和完全自动性的动作。末期时四肢挛缩明显,屈曲姿势睡眠,最后多伴有失外套综合征。失认常发生于中晚期,虽然无感觉及视觉障碍,但对椅子、铅笔等日常应用物品不认识,表现为不认识家人和配偶,为面容认识不能,多出现嗅觉失认、视觉失认、视空间失认、相貌失认等,嗅觉失认出现较早,有患者因嗅不出空气中异臭味为初发症状而来就诊。不认识镜中的自己像,和镜中的自己像打招呼、谈话称为镜子征,有时把东西给镜中人,或围绕自己镜像做探索动作。视觉失认,过多口部行为倾向,对所有视觉刺激均做出反应,出现情绪行为变化、情欲改变、饮食习惯改变等综合征,认为双侧颞前叶病变为责任病灶。

10.判断和抽象功能受损

在 AD 的早期,判断和抽象功能通常受损,皮质高级功能障碍,工作能力下降,稍微复杂便不能完成,这提示额叶功能障碍。患者不能系统地思考问题,较早出现抽象思维、概括、综合分析、判断、计算等能力受累。对周围的事情不能作出相应的判断,对电视和故事如情节不能理解,虽然看书、看报,但不理解文章的意思。患者联想贫乏或不能联想,在问其问题时,不知所问,或总反复重复一句话。患者学习一种新技术不得要领,对原来的认识也模糊不清,认知障碍程度不同对社会和职业活动的阻碍也不同。

11.行为和精神障碍

AD 患者认知功能障碍出现的同时,可伴有多种行为和精神障碍,活动能力减低和兴趣障碍是多数 AD 患者的表现,其中 25％以上的患者存在抑郁状态。自主神经症状,如睡眠障碍、体重增加、性欲下降等是 AD 和抑郁症的共同表现。随着病情进展,患者出现行为草率,不注意衣着、洗澡、剃胡子等。患者还可出现徘徊与多动,外出无目的地游荡,甚至迷路不归,重复无意义的动作,如将钱包打开又合上;将衣服穿上又脱下;提出让人难以接受的要求和疑问。患者通常还有偏执、错觉,有时伴幻觉,将现实存在的事物,通过主观想象,错误地感知为与原事物完全不同的一种形象,并且坚信不疑,无法说服,也不能以亲身体验和经历加以纠正,出现"有人偷我的东西,这根本不是我的家,配偶不是自己的,被遗弃,不道德,猜疑心"等妄想,患者怀疑子女偷自己的钱财,怀疑年老的配偶有外遇。感觉到实际上不存在的东西,出现幻视、幻听、幻嗅、幻触等。昼夜节奏障碍表现为睡眠倒错,白天嗜睡,夜间兴奋失眠,到处乱走,无故叫醒家人,拍打床,吵闹不安,夜间谵妄。人格改变常被家人发现而加以重视,患者变得孤僻、自私,行为与身份素质和修养不符。如与孙子争吃东西,把烟灰弹在他人头发里,把印章盖在他人脸上,在门前大小便,不知羞耻。常收集破烂,并包裹数层加以收藏。易激惹,行为欣快,无故打骂人。随着病情加重,情感变得冷漠,对外界事物不关心,无兴趣,并出现焦虑、忧郁情绪。此外,还表现各种行为异常,包括易激惹(如攻击性和非攻击性行为及语言等)、游走、睡眠障碍等。对于院外患者,非攻击性行为尤其是运动不宁和游走为常见的症状,严重病例可出现一过性脑功能急剧低下,伴有轻度意识障碍即谵妄。此表现多在肝、肾、心、肺等疾病,以及糖尿病、高血压病、脑血管病变感染、酒精中毒等疾病急剧恶化时发生,亦有脱水状态及各种药物服用过程中的不良反应所致精神障碍。谵妄时对外界各种刺激都不敏感,注意力涣散,思维不连贯,理解困难,伴随反应行动迟缓,不注意新生事物,固执己见,反复提出相同问题,夜间去工作地点漫游,定向力障碍,出现幻觉,不明原因地紧张、恐惧情绪和兴奋不安,行为冲动,不协调性精神运动性兴奋等,不及时处理会发生危险。

12.情感障碍

AD患者常伴随情感障碍,发病的初期常出现抑郁,患者心情沉重、自觉生活没意思、言语动作减少等。患者还可出现自发性低下无欲状态。男性患者早期出现性欲减低,晚期阳痿;女性患者表现为性感缺失,多伴有言语减少。疾病的中期部分患者表现对周围事物漠不关心,无兴趣,但自我有幸福愉快的内心体验。与血管性痴呆比较,AD患者哭笑无常少见,但悲观流泪症状多见。情感暴发、易怒等常见,其次为攻击性情绪的出现,攻击性多在初期到中期出现,这亦是家庭护理难点之一,易激惹,无故打骂威胁人。对未来的事情诉说不安,严重时可出现恐怖感。AD患者的神经系统查体常无明显的阳性发现,而且即使出现偏侧体征也常是其他疾病所致。晚期神经系统查体可以发现初级原始发射(如摸索反射等)、下颌反射、皮肤书写等功能障碍。其他体征,如锥体外系表现、步态异常、肌阵挛可能会在AD的早期发生,但多数情况到晚期才发生,而且随着痴呆的进展这些体征表现得更为突出。在痴呆的中晚期患者通常出现非特异性步态和平衡障碍,最后呈强直性或屈曲性四肢瘫痪。随着患者脑内神经元的不断变性,上述症状进行性加重,最终智能全面衰退,对外界刺激无任何有意识的反应,表现为无动性缄默。患者也完全丧失站立、行走能力,不得不卧床,生活完全不能自理(持续性植物人状态)。

(三)AD病程

AD的病程呈进行性发展,时间6~12年。AD患者生存年限较短主要是由于合并各系统并发症所致。在AD的后期,患者因长期卧床、大小便失禁、不能交流、不能自行进餐而极易发生营养障碍、脱水、吸入性肺炎、尿路感染、压疮、肺栓塞、骨折、败血症等情况。与其他同龄人相比,AD患者更易发生癌症及脑血管病。

(四)AD分期

AD是隐袭起病,大多无确切起病日期,以老年期发病的晚发型为主,它是一种持续进行性的智能衰退,病程5~12年。据临床表现可人为地分为3个阶段,此3个阶段的症状及时期并无明确的分界。

1.早期(1~3年)

主要症状是记忆力下降,以近记忆下降为主,学习新知识感到困难,常感到"记得不如忘得快"。在记忆力下降的基础上主动性下降,不求进取,承担新任务、新工作时常常无法胜任。在日常生活中"拿东忘西"现象时有发生,叫不出熟人的名字,"丢三落四"。什么事"扭头就忘",如上街购物忘记把所买的东西拿回来,去取东西忘记取什么;忘记刚刚接过的电话;对新的人名、地名及近期的记忆尤为困难,因为视空间功能障碍,在生疏的地方,由于不记得刚走过的路而无法返回;做家务时把水壶烧干,把饭烧糊等;定向困难,放东西不能准确判断物品的位置,易抓空或碰倒。此时远记忆力保存,儿时的、多年以前的事情记得很清楚。在此阶段中,可出现情感淡漠、敏感、多疑,由于常把东西忘记放在何处,而猜疑他人偷了自己的东西,常猜疑他人对自己有恶意、存心不良,产生大量的关系妄想、被害妄想及嫉妒妄想,因此产生争执、吵闹者不少见;有的患者是在产生上述精神症状时才发现有病的。情绪不稳定,易激惹,易伤感,有时有明显的焦虑、抑郁情绪。在此阶段中,虽然工作质量、效率已明显下降,对任何新的要求都暴露出能力不足,不能胜任,感到力不从心,判断力差,概括能力丧失,注意力分散,左右失认和意志不集中,购物不会算账或算错账等,均可在早期出现。但原来熟悉的工作尚能勉强维持,日常生活基本自理。因此,人们常认为这是年老之后的正常老化现象,而很难早期发现,早期诊断。如果进行脑电图检查,其结果为正常范围或轻度异常。头颅 CT 检查结果多数正常,少数可有脑沟、脑裂增宽。进行记忆量表测查时,常可发现记忆的轻中度下降,这一结果有助于早期诊断。

2.中期(2~10 年)

不仅近记忆下降明显,远记忆障碍也逐渐明显,表现为记不清自己一生经历,不记得过去所学的知识,一般常识也忘记了。例如,不记得自己毕业年份、结婚年龄、子女出生日期及年龄,不记得自己的事业成就。在此阶段中,定向力障碍逐渐明显,表现为不知当时的年月日,不知是上午还是下午、是白天还是夜间,也不知是什么季节(时间定向);不知身居何处,不认识家,特别是在搬新居之后,出门常走失,找不到家,找不到厕所等(场所定向);不认识邻居、同事,严重时不认识亲人,分不出子女的长幼次序,甚至分不清男女,不认识镜中的自己,和镜中的自己对话及人物定向等。在此阶段情感变化逐渐明显,随着痴呆加重,焦虑及抑郁情绪减轻。有的患者变得欣快、无忧无虑、高谈阔论、喋喋不休;有的患者则变得冷淡,对周围漠不关心,甚至关系到切身利害的事务也无动于衷。在此阶段中,判断力、计算力及理解力均明显下降,患者开始有找词困难,命名不能,逐渐听不懂他人说话的意思,在与他人交谈时,不能理解他人的话,答非所问,自己经常说错话,自己的语言也难以让他人理解,内容逐渐空洞,"东拉西扯",常常是所答非所问,故而交谈能力下降。在痴呆逐渐加重之后,对原来的幻觉及妄想逐渐不再注意,或者变得断断续续,支离破碎。在此阶段中,常有动作及行为改变。有的患者终日无所事事,呆坐一天,少语少动;有的患者则终日忙忙碌碌,收集废物,或重复无意义的动作,无目的地徘徊,夜间起床活动或吵闹不休等。少数患者出现性行为异常,如当众手淫等。

在此阶段中,由于工作经常出差错,已无法进行正常工作。日常生活料理也发生困难,如不会因冷热天气变化更换衣服,不能操持家务,严重时吃饭、穿衣、洗漱都需人协助,有时可出现玩火、弄水、大小便不能自理而需要专人进行照顾。1/3 患者有失认,面貌失认者不认识亲人和熟人的面孔,甚至把自己的女儿叫"妈";自我认识不能,可产生镜子征,患者坐在镜子前与镜子中自己的影像说话,甚至问:"你是谁"。患者不能做出平常熟悉的连续动作,如冲糖水应按顺序取糖、入杯、倒水、搅拌,而患者可能直接向糖中倒水;或不能做已熟练掌握的技能,如原来会骑车,病后不会了;不会使用任何工具甚至不会拿筷子或用勺吃饭。穿衣困难,分不清衣服的正反、上下和左右,顺序穿错或忘穿某一件。此时可在家或病房中找不到自己的房间,自己的床。表现过度活

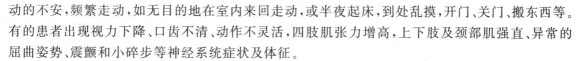

动的不安,频繁走动,如无目的地在室内来回走动,或半夜起床,到处乱摸,开门、关门、搬东西等。有的患者出现视力下降、口齿不清、动作不灵活,四肢肌张力增高,上下肢及颈部肌强直、异常的屈曲姿势、震颤和小碎步等神经系统症状及体征。

进行脑电图检查可发现中度异常(慢波明显增多);头颅 CT 检查可见脑室扩大,脑沟和脑裂增宽、变深,被诊断为脑萎缩,少数患者脑萎缩不明显;进行记忆减退,量表测查结果为高度记忆障碍。进行简短精神状况测查(MMSE)时分数下降明显,可判定为痴呆。

3.晚期(5～12 年)

智力、语言、工作能力、生活自理能力均下降,为全面性痴呆,极度的智能障碍。患者与周围环境已无正常接触,无法进行交谈,谈话只能模仿他人的话,语言支离破碎,毫无意义,不知其意;或反复重复自己所说的话,最后只能发出咕噜声直至无言语;卧床不起,表情淡漠,无任何情感交流。动作明显减少,肢体痉挛,站立及行走困难,最终卧床不动,以致屈曲性瘫痪,二便失禁,生活完全不能自理,需人照料。对外界刺激无任何有意识的反应,表现为不动性缄默,约有 1/3 的患者可有癫痫发作,多死于肺炎、尿路感染或压疮感染。此阶段进行脑电图检查,呈现全面的慢波,为重度异常;头颅 CT 结果为全脑的脑萎缩、皮质明显变薄;记忆量表测查已无法进行。

AD 各期之间无明显界限,在病程各个阶段,如果发生急性感染、骨折或者某种环境发生改变时,可能发生意识障碍(谵妄状态),表现为间断性,昼轻夜重,兴奋、躁动或攻击性行为,大量的错觉及幻觉,以幻视多见。也可有片段的关系妄想或被害妄想体验。在谵妄状态恢复之后,痴呆程度明显加重。多数患者的死亡为肺部感染等躯体并发症。

当怀疑自己和家人有痴呆的早期症状时,应及时到医院的神经科、精神科、老年科及心理科、影像科等进行有关方面的检查,尤其是神经心理学方面的检查,如韦氏智能检查,临床记忆量表,以及早诊断、早期干预。

四、AD 的诊断及鉴别诊断

临床上 AD 诊断的思路和步骤应遵循 3 步。第一步,先确定是否有痴呆;第二步,再确定痴呆的类型,是否是 AD 型痴呆;第三步,进行痴呆的鉴别诊断,进一步排除其他原因引起的痴呆,确定最后 AD 的诊断。

(一)首先确定是否有痴呆

1.痴呆的问诊

痴呆患者往往以记忆障碍和轻微的精神异常就诊。对于老年人痴呆的确立需要一些精神状态检查,包括意识、定向力、记忆力、语言能力、计算能力及综合概括分析能力等。检查患者时,可问一些简单的问题,如"今年是哪一年?"或者"100 减 7 等于多少?""再减 7 等于多少?""连续减 5 个 7 等于多少?",等等,如回答错误,则提示有智能衰退。

2.量表检查

痴呆量表是检测痴呆的常用工具,它除了简便、易行、省时、易推广等优点外,还有规范化、数量化两个最大的优点。但也具有一定的局限性。

(1)量表的用途:有助于确立痴呆的诊断,被检查者在认知功能量表和日常生活能力量表中出现缺陷时,有助于痴呆的诊断;有助于真性与假性痴呆的鉴别:如抑郁量表有助于排除"抑郁性假性痴呆";有助于在临床诊断中鉴别血管性痴呆和 AD 时用 Hachiski 缺血量表,诊断正确率高;有助于确立痴呆的严重程度:量表数量化,便于比较和分析;有助于检测痴呆的伴随症状;有些症状常见于痴呆患者,诊断时不应忽视,如情感障碍、人格障碍和行为障碍(如幻觉、妄想、睡眠障碍、焦虑、抑郁)等。

(2)量表的局限性:现在的所有量表都只能侧重于智能的某一方面或某几方面,都不能反映智能的全貌,因此,至今任何量表都不能全面满足痴呆诊断的要求;痴呆量表的最大局限性就是不能代替临床医师的思维和判断,不能取代临床诊断。它们是诊断的重要参考资料,但其必须结合临床实际才能下结论。

(3)常用量表:如前所述,常用的痴呆量表种类很多,其中最常用的量表有简易精神状态量表(MMSE)和长谷川痴呆量表(HDS)。MMSE是检测痴呆最著名的问卷,该量表每一研究小组在10分钟内就能完成测试。判断痴呆的标准为文盲<17分、小学<20分、中学及以上<24分。画钟试验被认为是临床筛查痴呆较敏感的方法,痴呆患者常不能正确完成。用本试验对痴呆患者检查的灵敏度和特异性高达90%。

3.痴呆的诊断标准

通过以上的检查,可初步判断患者有没有认知或智能方面的缺陷,但准确的判断还需要根据痴呆的诊断标准。常用的标准有世界卫生组织的国际疾病分类修订第10版(ICD-10)及美国精神病学会的精神障碍诊断和统计手册修订第Ⅳ版(DSM-Ⅳ-R)的痴呆诊断标准。

(1)ICD-10痴呆诊断标准。

痴呆的证据及严重程度:①学习新东西发生障碍,严重者对以往的事情回忆有障碍,损害的内容可以是词语或非词语部分。不仅是根据患者的主诉,而且通过客观作出上述障碍的评价。并根据下列标准分为轻、中和重度损害:A.轻度:记忆障碍涉及日常生活,但仍能独立生活,主要影响近期记忆,远期记忆可以受或不受影响;B.中度:较严重的记忆障碍,已影响到患者的独立生活,可有括约肌功能障碍;C.重度:严重的记忆障碍,完全需他人照顾,有明显的括约肌功能障碍。②通过病史及神经心理检查证实智能衰退,思维和判断受影响。A.轻度:其智能障碍影响到患者的日常生活,但患者仍能独立生活,完成复杂任务有明显障碍;B.中度:智能障碍影响到患者的独立日常生活,需他人照顾,对任何事物完全缺乏兴趣;C.重度:完全依赖他人照顾。

出现上述功能障碍过程中,不伴意识障碍,且不发生谵妄。

可伴有情感、社会行为和主动性障碍。

临床诊断出现记忆和/或智能障碍至少持续6个月。出现下列皮质损害的体征更支持诊断,如失语、失认、失用。影像学出现相应的改变,包括CT、MRI、SPECT和PET等。

(2)DSM-Ⅳ-R痴呆诊断标准。

认知功能障碍表现为以下两个方面:①记忆力障碍(包括近记忆障碍和远记忆障碍)②近记忆障碍:表现为基础记忆障碍,通过数字广度测试至少3位数字记忆障碍,间隔5分钟不能复述3个词或3件物品名称。③远记忆障碍:表现为不能回忆本人的经历或一些常识。

认知功能损害至少具有下列一项:①失语:除经典的各种类型失语症外,还包括找词困难,表现为缺乏名词和动词的空洞语言,类比性命名困难表现在一分钟内能说出动物的名称数,痴呆患者常少于10个,且常有重复。②失用:包括观念运动性失用及运动性失用。③失认:包括视觉和触觉性失认。④抽象思维或判断力损害:包括计划、组织、程序及思维能力损害。

上述(1)、(2)两类认知功能障碍明显干扰了职业和社交活动或与个人以往相比明显减退。

不只是发生在谵妄病程之中。

上述损害不能用其他的精神及情感性疾病来解释(如抑郁症、精神分裂症等)。

(二)确定痴呆的类型

1.确定痴呆类型的步骤

痴呆的病因很多,但痴呆诊断的本身不包括任何特殊的病因。因此,明确痴呆的诊断后,要根据患者的病史、病程经过、症状、神经系统体征、实验室检查、影像学检查及神经心理学检查来进一步确定痴呆的类型。

2.诊断 AD 的标准

在众多的痴呆病因中,AD 占 60％以上。AD 属于皮质性痴呆、神经变性痴呆,是一种不可逆性痴呆。其痴呆的特点为以认知缺陷为特征,可有失语、失算、失用和失认等。准确地诊断AD,还需要用标准的临床诊断标准。常用的 AD 诊断标准有疾病国际分类第 10 版(ICD-10)、美国精神病学会精神障碍诊断和统计手册(DSM-Ⅳ-R)、美国神经病学、语言障碍和卒中老年性痴呆和相关疾病学会(NINCDS-ADRDA)等标准。临床诊断最广泛采用的是 1984 年 NINCDS-ADRDA 工作小组推荐的标准:①怀疑标准:在发病或病程中缺乏难以解释痴呆的神经、精神及全身性疾病、痴呆合并全身或脑部病变,但不能将这些病变解释为痴呆的病因,无明显病因的单项认知功能进行性损害。②可能标准:临床检查为痴呆,并由神经心理检查确定,进行性恶化,意识状态无改变,排除系统性疾病或其他器质性脑病所导致的记忆或认知障碍。③很可能标准:出现痴呆综合征或继发系统、脑部疾病。④确定标准:很可能符合临床标准,且有病理证据。⑤支持可能诊断标准:特殊认知功能的进行性衰退,损害日常生活能力及行为的改变,家族中有类似病例,实验室检查显示腰穿脑积液压力正常,脑电图正常或无特异性改变。⑥排除可能标准:突然及卒中样起病,病程早期出现局部神经系统体征,发病或病程早期出现癫痫或步态异常。随着对 AD 研究的不断深入,原有的 AD 诊断标准已经过时,Dubois 等于 2007 年发表了修订的NINCDS-ADRDA 标准,诊断为 AD 为核心症状＋支持特征中至少一项。核心症状:早期情景记忆损害,包括以下特点:持续进展的记忆功能下降,超过 6 个月;客观检查发现的情景记忆损害;情景记忆损害可在起病或病程中单独出现或合并其他认知损害。

支持特征:①内颞叶萎缩:磁共振成像(MRI)定性或定量测量显示海马结构、内嗅皮质、杏仁核体积缩小。②脑脊液生物标志物异常:Aβ42 降低,t-tau 和 p-tau 增高。③正电子发射计算机体层摄影(PET)分子影像学异常,双侧颞顶叶和扣带回糖代谢率减低。④有家族遗传性的基因异常。

五、AD 的治疗

(一)概述

由于 AD 的病因及发病机制未明,治疗尚无特效疗法,以对症治疗为主,包括药物治疗改善认知功能及记忆障碍,对症治疗改善精神症状,良好的护理延缓病情进展。

1.痴呆治疗的主要目标

(1)症状改善:表现为认知能力提高、行为障碍的改善或二者兼有。

(2)减慢或阻止症状的发展。

(3)在出现症状前,通过对发病机制的介入进行疾病的初级预防。

2.痴呆的治疗设想

(1)从症状方面,Schneider 提出从四方面着手。①治疗行为症状,如躁动、攻击、压抑、焦虑、冷漠、睡眠或食欲影响等;②治疗基本症状,如记忆、语言、注意力、定向力、智能等;③减慢疾病的进展速度;④延缓疾病发生:如果疾病的发生推迟 5 年,发病率可减少一半。

（2）从疾病方面，Whitehouse 则从三方面来设想。①短期治疗设想：代替或促进现有神经元的功能，主要指神经递质系统。②中期治疗设想：防止神经元死亡，延缓疾病进展。③长远治疗设想：进一步了解 AD 的病因及病理过程，控制发病过程，预防、改善、治愈或阻止疾病的进展。

3.痴呆的治疗策略

（1）焦点：集中在早期治疗、早期用药，并行非药物干预。

（2）关键：早期诊断。严格使用国际治疗标准，误诊率可降低到 10%～15%。

（3）最佳对象：疾病前驱期和症状前期。

（4）治疗策略：在疾病的全部临床分期对症治疗。

4.痴呆治疗的注意事项

（1）治疗时必须明确是对认知、行为、功能哪方面有效，对疾病过程中哪个时期有效。

（2）应尽量减少护理费用，改善患者和照料者的生活质量。

（3）在巩固治疗中，药物能明确地减缓疾病的进展，至少在 2 个月的观察期间明显影响总体评分。

（4）治疗的目标不仅仅是最大限度地减轻疾病进展有关的认知功能进展的程度和速度，还要维持患者日常生活的能力。

（5）减慢 AD 症状进展的速度并保持患者日常生活的能力，这对患者和照料者来说就是症状的缓解。

（6）痴呆的治疗有利于延缓患者进入照料机构的时间并减轻对照料者的依赖程度。

（二）AD 的药物治疗

改进认知和记忆功能、针对病因治疗，改善患者精神行为异常，保持患者的独立生活能力，提高生存质量。

（三）对老年性痴呆患者回归社会的心理安抚

老年性痴呆患者早期除了记忆力减退、反应迟钝、行动迟缓等一般衰老的表现以外，个性改变是最常见和引人注意的症状，除需对他们进行必要的药物治疗、护理、营养充分、智力训练外，心理安抚帮助其回归社会是非常必要的，可以使患者振奋精神、树立信心、保持心情的愉快、安度晚年。

1.心理安抚的原则

（1）配合老年人的心理状态：对老年人实行心理治疗时应配合老年人的心理：在技术上做适当的调整，施行分析性的治疗模式。因为过多地去面对自己的情结或欲望的挣扎，不但对老年患者帮助较少，有时还会增加无谓的心理痛苦，产生多余的心理负担。宜以支持性的治疗，强调目前的适应，而采取短期治疗、对症性的治疗的工作。

（2）配合老年人的兴趣：人老之后，在心理与性格上有自我中心的倾向，由于跟他人及外界接触减少，对他人的关注与兴趣也减低，只关心自己与自己直接有关系的事，也因精力有限，对与自己无关的事情逐渐不关心，而把注意力放在与在与自身有切身关系的事。这种自我中心倾向并非自私，因老人也会替他人着想，可表现出同情感。配合老人的心理状态，心理治疗性会谈要倾向于跟他们谈他们感兴趣的事，谈他们的子女或孙子，只有针对他们所关心的事，才能引起他们的兴趣，才能引导他们接受治疗上的劝告或建议。

（3）注意老人的身心状态：因为老年人大多数有躯体疾病或躯体症状，在心理治疗时要耐心听取他们的诉说，对于他们所诉的躯体症状要仔细做鉴别诊断尽力区别是器质性的还是功能性的障碍,以免延误治疗。在治疗过程中也要注意鉴别抑郁、痴呆,还是意识障碍,还应区别是记忆障碍还是因心理上的阻抗而不愿面对和谈论某事。门诊会谈一般要用1~2小时的时间,对患者进行生物、心理、社会因素的综合评估,还要向患者家属了解情况。对于有躯体障碍的患者,第一次门诊时最好按常规对患者进行躯体检查,如量血压、听心肺、测脉搏等,这样既可以全面了解患者情况,又能使患者放松。治疗者必须明确患者伴发的躯体疾病,并与家属一起制订切实可行的躯体疾病治疗和心理治疗的计划;当患者比较虚弱时,需要获得家庭的支持和协助。根据患者的实际情况和愿望,设定现实的心理治疗目标,避免医师和患者相互失望。第一次门诊时常常首先跟患者单独会谈,一方面表现对患者独立性的尊重,另一方面可以获得在家庭成员在场时不易获得的信息。当患者或家属很焦虑或绝望时,治疗者应采取积极的态度,化解患者和家属对治疗的抵触,表现出提供帮助的愿望,帮助患者和家属从第一次看病中获得益处,解释和安排治疗计划,使进一步的治疗可以顺利进行。

(4)重视老人的现实需要:由于老人身心各方面都遇到多方面的限制,治疗方向应帮助老人适应这些限制,不能一概否定或批评他们,需要实际地帮助他们面对日常生活,跟家人来往相处,应付生活上的功能障碍。许多老人的配偶或亲属常常指责他们不活动,让他们"多做些",此类劝解和要求,经常激起患者的焦虑和愤恨,他们不能达到以往的活动,反而变得更加退却,因为亲属提出的往往超过患者能力所及。如果老伴能常常陪伴他散步或带他上选购换季的衣服,患者的症状会改善,忧虑也会减少。因此,真正的做法应是帮助他们面对现实完成心愿,要对老人提供帮助,应按他们现有的能力做力所能及的活动以达到其生活需要。

2.支持性心理治疗

支持性心理治疗是心理治疗的基本技术,适用于各类患者。它具有支持和加强患者防御功能的特点,能使患者增加安全感,减少焦虑和不安,最常用的方法是倾听、鼓励、安慰、解释、保证和暗示等。专心、耐心、关心地倾听老人诉说他的种种不适和苦恼,是建立良好关系的基础,带着对老人的尊重与他讨论躯体与心理问题,是对他最大的支持。在老年患者中,最常谈到的问题就是关于丧失。很多心理治疗专家认为老年人在这一生阶段重要的任务就是面对众多生物、心理、社会方面的丧失,重建一种平衡。对于痴呆老年人来说,之所以如此痛苦,是因为迅速接踵而来的丧失,没有给他们足够的时间来哀悼和消除这种痛苦,Erikson将生命的最后阶段概括为获得和维持自我统一性而斗争,做不到这点会使人陷入绝望和憎恨之中。有人将中老年阶段的特点形容为一种平衡,是支撑人的自尊的因素,如从人生经验中得来的智慧、满意的哲学与世界观及过去的成就,与导致情感耗竭的因素,如健康受损、认知功能减退等之间的平衡。Cath等断言,如果有足够的滋养自我的资源和支持性环境,大多数老年人将能够掌握人生最后阶段的挑战。社会学家Atchley认为,在生命后期失去自尊的人之所以如此,是因为他感到失去周围环境的控制力而变得毫无防御能力,而他们的自尊则正是过分依赖于他们的工作或社会角色。或者躯体问题迫使他们接受。Atchley认为这种老人用这样的方法抵御负性自我形象的形成,他们只接触那些与他们的自我相迎合的人,对那些与现存自我形象不符的信息持怀疑态度,沉浸在过去的成就中。

对于那些面对自己身心功能衰退产生焦虑、抑郁、孤独、敏感多疑的老人,心理治疗时可与其讨论如何采取积极措施,实现自我调节,使自己保持心理上的年轻。一方面多活动,其次是多与社会保持联系,退休后可根据自己的情况参加力所能及的社会活动,增加人际交往,丰富生活,使自己体会到生命还有另外一条轨道,就是心灵轨道。身体的残缺和功能衰退固然能影响一个人的心灵,但历代以来,我们看到不少可以以其心灵的力量超越了身体的残缺和功能的衰退。我们知道的许多人在 90 岁高龄之后,生命仍然充满朝气,这些人在身体日渐衰弱的下坡轨道中,当心灵受到严重的冲击时,有心灵中的另一股力量使他们的生命向上升腾。提供一种照顾性、保护性的环境,帮助维持自尊、自重,并为常陷入困惑中的家庭提供理解和指导是我们的责任。

(四)老年性痴呆患者的康复治疗

康复医学以运动功能障碍和脑功能障碍为主要对象,强调集体的整体性和主动性,重点在疾病的功能障碍改善上,应用医学科学及有关技术训练患者利用潜在能力、残余功能或应用各种辅助设备以达到最有利的状态。训练在康复医学实践中是一项非常重要的治疗手段,而老年性痴呆患者广泛存在脑功能障碍及运动功能障碍,是康复医学的主要治疗对象之一。

1.运动疗法

运动疗法是通过患者自身力量或治疗师的辅助操作或借助于器械所进行的主动或被动运动,以改善局部或全身功能为目的的一种治疗方法。运动疗法在老年性痴呆患者康复中的作用可以体现在以下几方面:①维持和改善关节活动度;②增强肌力;③增强耐力;④改善平衡协调能力;⑤增强心血管功能;⑥改善呼吸功能;⑦改善日常生活活动能力。

适合老年性痴呆患者的运动项目有以下几种。

(1)放松性项目:散步、太极拳、放松体操等。此类运动可以消除身心疲劳,防治高血压、神经衰弱等。对于老年性痴呆患者,此类项目最为常用。

(2)力量性项目:实心球、沙袋或哑铃及各种肌力练习器等。此类运动简便易行,比较安全,可以训练肌肉力量,增强关节功能。特别对于病情比较严重、运动功能消退比较严重的患者,这类运动还可以帮助提高日常生活能力。

(3)耐力性项目:行走、健身跑、骑自行车、游泳、登山、球类运动等。通过这些运动,可以提高患者的耐力,改善患者的心肺及代谢功能。但是在选择项目的时候,一定要根据患者病情的严重程度。一方面,除了行走和健身跑以外的其他项目均有很强的技巧要求,其中骑车、登山和游泳又有一定的危险性。所以,此类项目特别是骑车、游泳和登山不适合严重的老年性痴呆患者,即使轻度患者,也必须要求有陪护人员在场。行走、健身跑和一些低难度球类运动可以应用得更为广泛,为老年性痴呆患者进行运动疗法时,一定要掌握好运动强度。不论采取什么方式的运动疗法,都应以保证患者安全为前提。运动疗法在此类疾病中应用的最主要目的就是为了改善日常生活活动能力,给患者以积极的良性刺激,防止病情恶化,所以不要强求力量、耐力等锻炼的效果。对于长期卧床,或基本丧失自主活动能力的患者来说,由护理人员每天为患者实施关节放松技术是必要的。这样可以维持关节活动度,延缓关节功能退化,但要注意不要超过关节正常的活动范围以免造成伤害。

2.作业疗法

作业疗法是应用有目的的经过选择的作业活动,对于身体上、精神上、发育上有功能障碍或残疾,以致不同程度地丧失生活自理和过去职业能力的患者进行治疗和训练,使其恢复、改善和增强生活、学习和劳动能力的一门学科。作业治疗着重于帮助患者恢复或取得正常、健康、有意义的生活方式和能力,为老年性痴呆患者制订的作业疗法应具备以下几个特点。①用于治疗的作业是经过选择的、有目的的活动,是与患者所处的环境有关的活动,进行这些活动可改善患者与其所处环境之间的关系。②完成一项作业活动,常需协调地、综合地发挥躯体、心理和情绪及认知等因素的作用,故可根据患者的实际情况选择以躯体运动为主,或以情绪调节为主,或以认知训练为主的作业。③作业治疗着眼于帮助患者恢复或取得正常的、健康的、有意义的生活方式和生活能力,可能的话还要恢复或取得一定的工作能力,而不一定恢复原来的职业,而正常的、健康的生活方式有赖于以下各基本因素之间的相互协调和平衡,即:生活自理能力;对外界环境的适应力和影响力;工作;娱乐;社会活动。因此作业治疗的目标是使患者提高日常生活技能,能适应其家居条件下的生活,以及适应在新的环境和条件下工作,换句话说,作业治疗是桥梁,把患者个人和他的家庭环境及社会联结起来,从患者的个人功能的潜力和需要出发,经过作业的训练和治疗,逐步适应成家庭和社会环境,通向接近正常生活方式的彼岸。对老年性痴呆患者实施作业疗法除用于训练老年人功能活动,还用于开发潜在认知能力储备上,通过恢复决断能力和管理日常活动来改善患者脑力活动。

训练是多种多样的,要根据患者的状况决定训练内容的难易程度,具体情况具体对待。第一,训练中依据痴呆的严重程度不同采取不同的训练方法,对轻度痴呆患者,鼓励其自己完成日常生活,同时督促经常参加各种活动,多思考接受新鲜事物和信息;对中重度痴呆患者,训练过程中强调扬长避短,补偿缺陷的原则。患者自己能进行的活动,尽量让其自己完成,护理人员在其不能完成时给予协助和训练,尤其注意不能催促患者,以避免伤害患者自信心,最大限度地发挥患者的主观能动性,以积极、鼓励的态度对待患者的一点点进步。第二,训练时遵循循序渐进、由简单到复杂的原则。首先训练最简单的动作,且一个动作持续训练3～5天,训练时先示范,再让患者模仿,配合口头提示,最后让其单独完成。第三,训练时注意调整患者的情绪,保持最佳状态,从而使其很好地配合完成各种训练。

3.治疗老年性痴呆患者常用的作业疗法

(1)日常生活活动(ADL)训练:如洗脸、刷牙、吃饭、穿脱衣服、个人生活。

(2)认知训练:包括注意力、记忆力、理解力、操作能力、解题能力等方面的训练。①记忆力训练:A.瞬时记忆(超短时记忆)。方法是可以念一小串顺序的数字,从三位数起,每次增加一位数,念完后立即让患者复述,直至不能复述为止。B.短时记忆。给患者看几件物品,令患者记忆,然后请他回忆刚才看过的东西。C.长时记忆。让患者回忆最近到家来过的亲戚朋友的姓名,前几天看过的电视内容。D.平时日常生活中随时注意患者记忆锻炼,效果更好,可以指导患者制订生活作息时间表等。②智力训练:智力活动内容很丰富,如常识、社会适应能力、分析和逻辑联想能力等。③定向力训练:定向力训练包括对时间的定向、对人物的定向及对地点的定向三个方面。具体如下:在患者的病房内设置易懂、醒目的标志,设置患者熟悉的物品,反复训练,使其认识病房、厕所的位置;与患者接触时反复宣讲一些生活的基本知识及护士的姓名,并要求患者能够记忆;利用小黑板和日常生活护理时反复向患者讲述日期时间、上下午、地点、天气等,使患者逐渐形成时间概念。④注意力训练:提供简易的棋牌游戏,指导患者阅读各种有趣的画报、图书、报纸,根据患者的爱好选择相应的手操作,如搭积木、拼七巧板等。⑤苏醒疗法:向患者家属了解患者年轻时最喜爱、最熟悉的东西,根据患者的情况准备一些旧照片、一张历史图片、一段怀旧的音乐、一件多年未穿的衣服,利用上述物品帮助患者回忆过去,勾起患者对从前生活的点滴回忆,激发患者的情绪和远期记忆。

(3)家务活动训练:如烹调、备餐、洗熨衣服、家具布置、居室清洁装饰、家用电器使用、幼儿抚育等作业的训练,并指导患者如何省力,减少家务活动的能量消耗及改装家用设备以适应患者的功能水平。

(4)工艺疗法:应用手工艺进行治疗。泥塑、陶器、工艺编织(藤器、竹器、绳器等),具有身心治疗价值,既能改善手的细致功能活动,训练创造性技巧,又可转移对疾病的注意力,改善情绪。

(5)文娱疗法:组织患者参加有选择的文娱活动,改善身心功能,促进健康恢复,常用的文娱项目包括旅行、钓鱼、下棋,或欣赏音乐舞蹈、戏剧表演。

(6)游戏疗法:通过有选择的游戏,对痴呆老人进行教育和训练,促进其运动智能和社会心理能力的发展。

(7)工作疗法:简称工疗,组织患者在专人指导下参加适当的工作和生产劳动,以转移患者注意力,调整精神和心理状态及进行社会能力的训练。

(8)书画疗法:中国传统作业疗法,通过书法练习和绘画改善精神和心理状态,抒发情感,可用以预防和帮助缓解痴呆老人的抑郁、焦虑情绪。

(9)感知训练:对周围及中枢神经系统损害的痴呆患者进行触觉、实体觉、运动觉等的训练。

(10)园艺疗法:通过种植花草等进行治疗,对身体和精神的训练均有好处。

(11)职业技巧训练:包括基本劳动和工作的技巧,如木工作业、车缝作业、机械装配、纺织作业、办公室作业(打字、资料分类归档)等,是恢复工作前或就业前的训练。此项用于年纪较轻、病情较轻的患者。

(任晓晓)

第六节　运动神经元病

一、概述

运动神经元病是一组病因未明,选择性侵犯脊髓前角细胞、脑干运动神经元和/或锥体束的慢性进行性变性疾病。临床以上运动神经元和/或下运动神经元损害引起的瘫痪为主要表现。该病为持续性进展性疾病。目前尚没有有效的治疗方法能阻止或延缓临床及病理进程。康复治疗可在一定程度上减轻患者的痛苦,并最大限度地提高患者的生活质量和独立能力。

该病临床通常分为四型:肌萎缩性侧索硬化症(ALS)、进行性脊肌萎缩症、进行性延髓麻痹、原发性侧索硬化症。

目前尚无治疗运动神经元病的特效治疗方法。一般以对症支持治疗为主。

近年来获 FDA 批准的利鲁唑,既是谷氨酸拮抗剂,又是钠通道阻滞剂,据报道能延长 ALS 患者的存活期,改善功能退化评分比率,推迟其机械换气时间。大规模临床研究证实利鲁唑能显著提高 ALS 患者的生存率,但不能改善患者的运动功能。推荐最初使用剂量是 50 mg,每天 2 次。常见不良反应有恶心、无力、肝脏谷丙转氨酶升高。建议用药后前 3 个月每个月复查肝功能,以后每 3 个月复查 1 次。应用神经营养因子治疗该病尚处于研究之中。未来运动神经元病的治疗可能致力于联合应用上述多种治疗方法,结合抗氧化、抗凋亡和基因治疗等,最终将延缓或终止疾病的进展。

二、康复

(一)诊断及相关问题

大约 80% 的病例诊断较为容易,有经验的神经内科医师甚至可在接诊后几分钟内即可作出诊断。约10%的病例诊断相对困难,还有10%的病例可能在发病后几个月才能被诊断。发病时症状和体征较为局限或病变仅累及上或下运动神经元时较难立即作出诊断。

当被告知运动神经元病的诊断时,多数患者及其家属很难完全理解该病对其意味着什么。故医师必须要考虑到患者及其家属对该诊断的情感反应。患者及其家属要认识到:症状将会随时间逐渐进展,目前没有方法治愈该病,没有治疗方法使已经出现的症状得到恢复。医师还要让患者及其家属了解以下信息:①强调还有许多神经功能仍然保留,包括视力、听力、智力、感觉及膀胱直肠功能等;②病情进展速度变化较大,部分患者的疾病进展缓慢,可存活若干年;③一些治疗、辅助器具和矫形器等可有助于缓解某些症状;④许多研究正在探索运动神经元病的发病机制,已发现某些治疗可延缓疾病进程。

(二)物理治疗和作业治疗

疾病早期患者仍能行走,生活可自理,治疗主要是维持功能独立性和生活自理能力,预防并发症,如跌倒、痉挛、疼痛,维持肌肉力量,对患者及其家属开展疾病宣传教育。进行肌力训练和耐力训练要注意训练强度,以肌肉不疲劳为原则,训练过量会导致肌肉疲劳,加重肌肉无力和肌纤维变性。推荐进行等长肌力训练,训练的运动量以不影响每天的日常生活能力为标准。治疗师可指导患者和其家庭护理人员进行关节的主动或被动活动及安全有效的移动,关节活动度训练可在家中作为常规治疗每天进行。

疾病后期主要是指导患者转移,在床和轮椅上体位摆放,抬高瘫痪肢体以减少远端肢体水肿。肌肉无力可改变关节的生物力学,易发生扭伤和肌腱炎,可应用各种支具改善功能。肩带肌肉无力,可使用肩部吊带减少对局部韧带、神经和血管的牵拉。远端肢体无力影响手功能者,使用腕部支具使腕背伸30°～35°可提高抓握功能。万能袖带能帮助不能抓握的患者完成打字或自己进食等任务。颈部及脊柱伸肌无力常导致头部下垂和躯干屈曲,需佩戴颈托或头部支持器。下肢无力,常发生跌倒,上肢同时无力,跌倒时更为危险,可佩戴下肢支具以减少跌倒。疾病逐渐进展,可使用步行拐杖、手拐、步行器,最终需使用轮椅。即使患者仍能行走,亦推荐间断使用轮椅以减少能量消耗。设计良好的轮椅有助于预防痉挛和皮肤破损,增强患者的独立生活能力和社会参与能力。电动轮椅可帮助部分患者在没有护理的情况下独立生活,甚至有些患者可以参加工作。

(三)构音障碍

大多数运动神经元病患者有构音障碍,言语交流困难。早期主要是软腭无力、闭唇不能、舌运动困难。疾病后期出现声带麻痹和呼吸困难。可训练患者减慢讲话速度,增加停顿,仅说关键词,提高讲话的清晰度,通过讲话提高呼吸功能。进行舌肌、唇肌和膈肌的肌力训练,但应注意训练强度,避免过度疲劳加重肌肉无力。上颚抬举训练有助于减少鼻音。严重者可借助纸、笔或简单的写字板、高科技的计算机等装置进行交流。

(四)吞咽障碍和营养不良

吞咽障碍是运动神经元病患者的常见症状,可发生于口腔前期和吞咽的四个阶段即口腔预备期、口腔期、口咽期和食管期。异常姿势和上肢无力可致口腔前期进食困难,闭唇无力使口腔内容物漏出,舌肌无力致食团从口腔进入咽部缓慢和不协调,软腭上举无力易使口腔内容物反流进鼻腔。患者常担心进食缓慢,易漏掉食物及发生呛咽,更易发生吞咽障碍。治疗师应鼓励患者尽可能在轻松、舒适的环境中进食,指导其保持正确的进食姿势,改变食物形状,如半流状或糊状,食物的形状应利于患者吞咽。进食前吸吮冰块或冰饮料,降低痉挛肌肉的张力,改善吞咽反射。

　　几乎所有的患者都有水和营养摄入不足的问题。常见原因有吞咽障碍;患者常避免进食某种食物;进食时间明显长于其他人,伴流涎、鼻腔反流、呛咳或窒息发生等;上肢无力;患者害怕吞咽;抑郁等心理因素也干扰进食。研究认为营养不良与严重呼吸肌无力和肺功能下降密切相关。应定期记录患者的热量供给、体质量情况。严重者可选择鼻饲、间歇口腔食道管进食法、胃造瘘术、肠造瘘术、经皮内镜胃造瘘术(percutaneous endoscopic gastrostomy,PEG)。对于晚期终末患者多采取鼻饲营养,部分患者有鼻和口咽部不适感,如长期进行肠道营养可选用 PEG。PEG可避免肠造瘘术带来的痛性痉挛和腹泻等并发症,但易进入空气和发生反流,少数患者合并局部或腹膜感染,患者一般不愿接受 PEG,但放置后多数患者反应良好,据报道放置 PEG 者的存活时间显著延长。

(五)流涎

　　流涎是严重困扰运动神经元病患者的症状之一。正常人每天分泌唾液 1 500～2 000 mL,每天自主吞咽 600 余次。流涎主要是由唇闭合无力和吞咽能力下降所致。流涎的治疗除训练患者唇闭合和吞咽能力外,可使用抗胆碱能药物控制唾液分泌。常用药物有阿密曲替林、阿托品、东莨菪碱,也可服用苯海索。如唾液较多,可使用便携式吸引器吸出口腔内积存的唾液。如上述方法均无效,可考虑阶段性小剂量腮腺照射疗法。

(六)呼吸衰竭

　　多数运动神经元病患者由于呼吸肌无力,易合并肺炎,最终死于呼吸衰竭。少数患者早期膈肌受累,可出现呼吸无力或呼吸衰竭。膈肌和肋间外肌无力导致吸气压和吸气量下降;肋间内肌和腹肌无力导致呼气压力和呼气量下降。患者常出现呼吸肌疲劳。呼吸肌无力常导致出现以下症状:平卧时呼吸困难、咳嗽和说话无力、白天困倦、入睡困难、多梦、清晨头痛、神经过敏、多汗、心动过速及食欲缺乏等。治疗上注意预防肺部感染的发生,如发现肺部感染的征象,应使用抗生素。指导护理人员进行肺部物理治疗和体位排痰引流。患者反复严重呼吸困难,出现焦虑和恐惧症状,可给予小剂量劳拉西泮(0.5～1 mg)以改善症状。

　　定期评价呼吸功能,监测肺活量、最大通气量、潮气量、血氧饱和度和血气分析等。仰卧位肺活量多首先下降,夜间肺通气不足通常比白天严重。呼吸道分泌物较多,排出不畅,气体交换量不足,用力肺活量(forced vital capacity,FVC)降至正常值的 50% 以下,或 FVC 下降迅速,出现呼吸困难时,应及时进行人工辅助呼吸以延长生命。无创间歇正压通气是常用的辅助通气方法,通气装置方便携带,价格相对较低,能减少呼吸肌的负担,改善气体交换,减轻晨起头痛症状,提高训练耐力,延缓肺功能下降,提高生活质量,延长患者的存活时间。

(七)疼痛

　　运动神经元病早期通常无疼痛症状,而疾病晚期常出现疼痛。有研究报道 45%～64% 的运动神经元病患者有疼痛症状。疼痛可能与关节僵硬、肌肉痛性痉挛、皮肤压疮、严重痉挛及便秘等有关。疾病晚期患者交流困难,很难寻找疼痛的原因。物理治疗和非甾体抗炎药可控制关节僵硬导致的疼痛。护理上应注意无论白天还是夜间都要使患者处于舒服的体位。如为痛性痉挛、痉挛、便秘等原因可选择相应药物对症治疗。

(八)痛性痉挛

　　运动神经元病早期常出现肌肉痛性痉挛,可应用硫酸奎宁治疗,剂量为 200～400 mg/d。苯妥英钠、巴氯芬和地西泮有助于缓解痛性痉挛。

(九)痉挛

上运动神经元受累可出现痉挛,肌肉松弛药物可治疗痉挛。部分患者由于肌张力下降后自觉肌无力加重,而不能耐受药物治疗。常用药物有巴氯芬、苯二氮䓬类药物等。

(十)便秘

便秘是困扰运动神经元病患者的常见症状。可能与腹肌无力、盆底肌肉痉挛、卧床、脱水、摄入的高纤维食物减少和使用抗胆碱能药等有关。严重便秘和腹胀可加重呼吸功能恶化。应指导患者增加液体和高纤维食物的摄入,调整药物。适当使用缓泻剂,如番泻叶、甲基纤维素和乳果糖,必要时可使用开塞露协助排便。

(十一)情感心理问题

几乎所有运动神经元病患者得知诊断后会出现焦虑和抑郁等反应。因此有必要对患者提供帮助和建议。在运动神经元病患者整个病程中焦虑和抑郁可能持续存在,部分患者需服用抗抑郁药物。严重抑郁症状的发病率并不是非常高,大约为2.5%。但患者因担心疾病会给家庭带来沉重的负担,常有自杀的念头。病变累及双侧皮质脊髓束,患者可出现情绪不稳定、强哭和强笑等情感异常。可应用阿米替林或丙咪嗪等抗抑郁药物治疗,有报道左旋多巴对部分情感异常患者有效。

(十二)终末治疗

如没有人工辅助通气,大多数患者将死于呼吸衰竭。疾病晚期药物治疗的唯一目的是减轻患者的痛苦。吗啡可减轻患者的不适感和呼吸困难等症状,可经 PEG、皮下注射或静脉注射给药。地西泮和氯丙嗪有助于缓解焦虑症状。许多患者希望在家中死去,社区卫生部门应提供必需的医疗和护理。如在医院接受终末治疗,应允许患者家属和其熟悉的医护人员陪伴患者。

(任晓晓)

第七节　周围神经损伤

一、概述

周围神经是由脑和脊髓以外的神经节、神经丛、神经干及神经末梢组成的,是传递中枢神经和躯体各组织间信号的装置。周围躯体神经多为混合性神经,含有运动神经纤维、感觉神经纤维和自主神经纤维。

周围神经病损是指周围神经运动、感觉功能和结构异常,可分为神经痛和神经疾病两大类。神经痛是指受累的感觉神经分布区出现剧痛,而神经传导功能正常,神经主质无明显变化,如三叉神经痛。神经疾病是指周围神经的某些部位由炎症、中毒、缺血、营养缺乏、代谢障碍、外伤等引起的一组疾病和损伤,属炎症性质者习惯上称为神经炎,而周围神经丛、神经干或其分支受外力作用而发生的损伤(如挤压伤、牵拉伤、挫伤、撕裂伤、锐器伤、火器伤、注射伤)称为周围神经损伤。

周围神经炎症与损伤的主要临床表现如下。①运动障碍:弛缓性瘫痪、肌张力降低、肌肉萎缩;②感觉障碍:局部麻木、灼痛、刺痛、感觉过敏、实体感缺失等;③反射障碍:腱反射减退或消失;④自主神经功能障碍:局部皮肤光润、发红或发绀、无汗、少汗或多汗、指(趾)甲粗糙脆裂等。

周围神经损伤后,常出现水肿、挛缩等并发症,应注意预防。常见的周围神经病损有三叉神经痛、肋间神经痛、特发性面神经炎(Bell 麻痹)、多发性神经炎(末梢神经炎)、急性感染性多发性神经根神经炎、臂丛神经损伤、尺神经损伤、桡神经损伤、正中神经损伤、腕管综合征、胫神经损伤、腓总神经损伤、股外侧皮神经炎、坐骨神经损伤等。康复治疗的目的是消除或减轻疼痛,预防与解除肌肉和肌腱挛缩、关节僵硬,防止肌肉萎缩,增强肌力,恢复运动与感觉功能,最终恢复患者的生活和工作能力。

二、康复评定

周围神经病损后,除了仔细而全面地采集病史、进行全身体格检查外,尚应进行功能检查与评定,以了解周围神经病损的程度,作出预后判断,确定康复目标,制订康复计划,评定康复效果等,通常采用下列检查、评定方法。

(一)肌力测定

肌力测定可用徒手肌力检查法(按 0~5 级的肌力检查记录)和器械检查(包括捏力计、握力计、张力计、背腿胸测力计等)。

(二)腱反射检查

该检查包括肱二头肌反射、肱三头肌反射、桡骨膜反射、膝腱反射、跟腱反射等的检查。

(三)患肢周径的测量

应把患肢的周径与相对应健侧肢体的周径对比。

(四)关节活动度测量

常用量角器测定法,测量患肢各关节各轴位运动的范围。

(五)感觉检查

检查内容包括浅感觉(触觉、温度觉和痛觉)和深感觉(位置觉、两点分辨觉及形体觉)。

(六)自主神经检查

自主神经检查常采用出汗试验。

(七)电生理学检查

电生理学检查对于判断神经病损的程度、范围、预后有很大的帮助,是临床工作中的首选评定方法。它可以帮助我们获得客观、可靠的周围神经损伤的指标。目前常用以下方法。

1.直流感应电测定

应用间断直流电和感应电刺激神经、肌肉,根据阈值的改变和肌肉收缩反应的状况,来判断神经、肌肉的功能状态。阈值低,肌肉出现强直收缩为正常反映;阈值提高,肌肉强直收缩减弱或出现不完全强直收缩为部分变性反应;阈值高,收缩极迟缓,呈蠕动式为完全变性反应;引不出任何肌肉收缩者为绝对变性反应。应用直流感应电诊断,可鉴别上、下运动神经元病变,器质性与功能性病变,并帮助我们对神经病损的预后进行估计,但不能精确定量。

2.强度-时间曲线检查

用若干个宽度逐渐减小的电脉冲刺激某神经所支配的肌肉,把最小可见收缩的点连成曲线,称为强度-时间曲线。有神经支配的正常肌肉,强度-时间曲线位于左下象限,呈抛物线型(Ⅲ);完全失神经肌肉,则位于右上象限(Ⅰ);部分失神经肌肉则介于两者之间,曲线出现弯折(Ⅱ);若神经支配不恢复,出现纤维化,可因无兴奋而测不出曲线;若神经支配逐渐恢复,则曲线首先出现

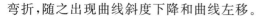

弯折,随之出现曲线斜度下降和曲线左移。

直流感应电测定和强度曲线可以为周围神经损伤提供很好的预后估计。凡直流感应电诊断和强度-时间曲线检查呈正常反应和正常曲线者,一般为神经失用症,多可在3个月内恢复。若为部分变性反应,呈部分失神经曲线,多为轴索断裂,一般需要3～6个月或更长时间方可恢复。若检查结果为完全变性反映、完全失神经曲线,则一般为严重的轴索断裂或神经断裂,恢复时间多需6个月以上或不能恢复。

3.神经肌肉电图检查

此检查对周围神经病损具有十分重要的评定价值,通过针极肌电图检查,可以了解瘫痪肌中自发电位、失神经电位的数量与种类,了解有无插入电位延长,随意运动时有无动作电位、电位的数量,从而可得出神经失用症或轴突断离或神经断离的判断,通过纤颤电位、正锋波数量减少,出现多相新生电位,可判断神经再生。

4.神经传导检查

神经传导检查是对周围神经病损有用的检查方法之一,可以测定传导速度、动作电位的幅度和末端潜伏期。它既可用于运动神经的评定,也可用于感觉神经的评定。髓鞘变薄或节间退化变性可使传导速度减慢、严重脱髓鞘,甚至导致传导阻滞,但激发电位的幅度无明显减小。轴索变性,则传导速度通常正常或轻度减慢,但激发电位幅度明显降低。若髓鞘与轴索均受损,速度减慢和幅度下降可同时出现。

(八)家庭、职业等社会环境的调查

通常采取物理治疗和作业治疗时随患者去家里和生活的社区进行调查访问,在患者生活的环境(包括住所外部的环境和住所内部的环境)中评定其功能水平。评定的方式是让患者模拟全天的日常活动,包括穿衣、化妆、洗澡、准备饮食、转移、行走和其他所能做的活动。

三、康复治疗

(一)康复治疗的步骤与方法

康复治疗的目的是防治并发症,促进受损神经再生,保持肌肉质量,迎接神经再支配,以促进运动功能与感觉功能的恢复,最终提高患者的生活质量和工作能力。康复治疗应早期介入,介入越早,效果越好。治疗时,应根据不同时期、不同病情进行有针对性的处理。

1.预防与治疗并发症

(1)防治局部水肿:产生水肿的原因主要是病损后局部循环障碍、组织液渗出过多。局部水肿是挛缩的原因之一。可抬高患肢,用弹力绷带压迫,给患肢做轻柔的向心按摩与被动运动,热敷,温水浴,蜡浴,电光浴,还可以用超短波、短波或微波等方法来改善局部血液循环,促进组织水肿消退或积液的吸收。

(2)防止肢体挛缩与变形:周围神经损伤后,由于水肿、疼痛、肢体位置不当及受累肌与其拮抗肌之间失去平衡等,常易出现肌肉、肌腱挛缩。挛缩一旦发生,不但难以治疗,而且影响运动并助长畸形的发展,因此,预防极为重要。除采用预防水肿的方法外,还应将受累肢体及关节保持在功能位置上,可使用三角巾、夹板、石膏托或其他支具进行固定或支托。如已出现挛缩,则应进行挛缩肌肉、肌腱的被动牵伸,受累肢体的按摩,采用温热疗法、水疗及水中运动等。应用支具时,应根据病损神经的不同而选用不同类型的支具。支具的重量宜轻,尺寸要合适,并应注意避免对感觉丧失部位的压迫。进行被动牵伸时,动作应缓慢,逐渐增大范围,切忌粗暴,以免引起新的损伤。

(3)预防继发性外伤:由于神经的损伤,病损神经所分布的皮肤、关节的感觉丧失,患者缺乏对外界伤害的防御能力,故易遭受外伤。一旦外伤发生,由于伤口常有营养障碍,治疗较难,因此,对丧失感觉的部位应加强保护并保持清洁。对丧失感觉的指尖部、足底部要经常保持清洁,并应用手套、袜子等保护。在试用热疗时要特别慎重,不然可能会造成感觉丧失部位的烫伤。对创口可采用超短波、微波、紫外线、激光等方法进行治疗,以促进创口愈合。

2.促进神经再生

(1)物理疗法:对保守治疗与神经修补术后患者早期应用超短波、微波、紫外线、超声波、磁疗等可促进水肿消退、炎症吸收,改善组织的营养状况,有利于受损神经的再生。

(2)药物:维生素 B_1、维生素 B_{12}、烟酸、辅酶 A、ATP 等药物具有营养神经的作用,早期应用可以促进神经再生。近年来肌内注射或静脉滴注神经生长因子制剂对刺激神经细胞的再生也取得了很好的效果。

3.保持肌肉质量,迎接神经再支配

(1)周围神经病损后,在受累肌肉完全瘫痪、肌电图检查尚无任何动作电位或只有极少的动作电位时,可采用电针疗法、电刺激疗法、按摩、被动运动等,以防止、延缓、减轻失神经肌肉萎缩,保持肌肉质量,迎接神经再支配。

(2)当肌肉有极弱收缩时,可采用肌电生物反馈疗法以帮助恢复肌力。

4.增强肌力,恢复运动功能

一旦受累肌的肌电图检查出现较多的动作电位时,就应开始增强肌力训练,以促进运动功能的恢复。训练中应根据病损神经所支配肌肉的肌力而采用不同的训练方法与运动量。

(1)受累神经支配肌肉主动运动困难(肌力为 Ⅰ 级)时,使用助力运动。

(2)瘫痪肌肉的功能已有部分恢复,但力量仍弱(肌力为 Ⅱ～Ⅲ 级)时,可使用较大范围的辅助运动、主动运动及器械性运动,但应注意运动量不宜过大,以免肌肉疲劳。随着肌力的增强,应逐渐减小助力的力量。

(3)当受累肌肉的肌力增至 Ⅲ～Ⅳ 级时,可进行抗阻练习,以争取肌力的最大恢复,同时进行速度、耐力、灵敏度、协调性与平衡性的专门训练。

(4)在进行肌力训练时,应注意结合功能性活动和日常生活活动性训练。对上肢有洗脸、梳头、穿衣、伸手取物等训练,对下肢有踏自行车、踢球等动作的训练。治疗中应不断增加训练的难度和时间,以增强身体的灵活性和耐力。

(5)作业治疗:根据功能障碍的部位与程度、肌力与肌耐力的检测结果,进行有关的作业治疗。上肢周围神经病损者可进行编织、泥塑、打字、修配仪器等操作,下肢周围神经受累者可进行踏自行车等练习。治疗中不断增加训练的难度与时间,以增强灵巧性与耐力,但应注意防止由感觉障碍导致的机械损伤。

5.促进感觉功能的恢复

(1)周围神经病损后,对有麻木等异常感觉者,可采用直流电离子导入疗法、槽浴、低频电疗法、电按摩及针灸等。

(2)对实体感缺失者,当其指尖感觉有所恢复时,可在布袋中放入日常可见的物体(如手表、钥匙)或用各种材料(如纸、绒布、皮革)卷成的不同圆柱体,让其用患手探拿,以训练实体感觉。

(3)此外,可轻拍、轻擦、叩击、冲洗患部,让患者用患手触摸各种图案、擦黑板上的粉笔字及

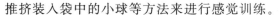

推挤装入袋中的小球等方法来进行感觉训练。

6.心理疗法

周围神经病损患者往往伴有心理问题,担心病损后的经济负担,担心不能恢复,担心由此病发生的家庭与社会生活问题。可采用医学宣教、心理咨询、集体治疗、患者示范等方式来消除或减轻患者的心理障碍,使其发挥主观能动性,积极地进行康复治疗。亦可通过作业治疗来改善患者的心理状态,如采用治疗性游戏(各类棋类游戏、套圈、投篮球、扔简易保龄球等)来训练上肢、下肢、躯干,可收到较好的效果。

对保守治疗无效而又适合或需要手术治疗的周围神经损伤患者,应及时进行手术治疗。对受累肢体功能不能完全恢复或完全不能恢复者,应视具体情况分别给其设计、配制辅助器具,进行代偿功能训练。

(二)常见周围神经病损及其康复

1.面神经炎

(1)病因和临床表现:面神经炎是指一侧面神经周围性损害引起的该侧面肌瘫痪,病因尚不清楚,常为非化脓性炎症,风寒为该病常见的诱因。临床主要表现为患侧额纹消失、眼裂扩大、鼻唇沟变浅、嘴角下垂、面部偏向对侧等,有的患者可伴有舌前 2/3 味觉减退或消失、听觉过敏、耳部疱疹。多数患者发病后 2 个月内可有不同程度的恢复,少数患者一年后才恢复。

(2)康复治疗:可采取以下措施。①注意眼、面的卫生保健:注意眼部卫生,可以使用保护性眼罩和抗生素眼药水,以防止暴露性角膜炎。鼓励患者轻柔地按摩患侧面部及用患侧咀嚼,以有效地帮助表情肌恢复,防止面部肌肉萎缩。②药物治疗:可使用泼尼松,每次 10~20 mg,每天 1 次,加 2.5 mg 加兰他敏,肌内注射,每天 1~2 次,使用维生素 B_1、B_{12} 及血管扩张药等。③物理治疗:在急性期,可用无热量的超短波消炎,用短时间、低热量的红外线局部照射,以促进血液循环和消肿,但禁用强烈刺激治疗;在恢复期可选用直流电药物离子导入法,一般先用红外线照射面部后,导入 0.05% 新斯的明、0.25% 加兰他敏。④增强肌力训练:肌力为 0~Ⅰ级时可用手指进行被动运动和按摩;肌力为 Ⅱ~Ⅲ 时,应做主动训练,逐渐使运动幅度达到正常;肌力 Ⅳ~Ⅴ 级时,可进行抗阻运动,注意训练应在限制健侧面肌牵拉的情况下进行。⑤自我模仿训练:治疗师先说出或者演示患者模仿的表情,如高兴、伤感、受惊、吃惊、愤怒、好奇、害羞,然后让患者面对镜子表演。⑥按摩:按摩应沿各孔口向周围进行,并可同时让患者做开口、闭眼、噘嘴;或让患者站在镜子前,用手指轻轻地在脸上画圆圈,按肌纤维的方向由下向上、从口轮匝肌到眼轮匝肌或按摩。

2.腕管综合征

(1)病因病理:多为特发性,或由外伤、遗传性、解剖异常、代谢障碍所引起,或继发于类风湿关节炎,主要病变为正中神经在腕横韧带下受压。孕妇中 15% 可出现该病,但产后即可消失。

(2)临床表现和诊断:患者多为青年或中年人,夜间手有异常感觉,优势手常感到疼痛、麻木,大鱼际肌无力,叩击腕横韧带区常引起感觉异常(Tinel 征)。电诊断测定经腕点的运动和感觉功能,可显示远端潜伏期明显延长而上段正中神经传导速度正常。

(3)康复治疗:①一般疗法有支托腕部、口服非甾体抗炎药、局部注射皮质激素,有时服用利尿药也可使症状短时消失。②拇对掌肌、外展肌无力,影响抓握功能,有时会使所持物品下落。出现严重的肌无力,需配用对掌支具,将拇指置于外展位,使拇指掌面能与其他指接触。③对感觉丧失与疼痛,使用经皮电刺激神经疗法,将表面电极置于疼痛区域,可使神经永久性部分损伤继发的疼痛缓解。如患者已产生反射性交感神经营养不良,可用上肢经皮电刺激神经疗法,手部按摩,冷、热水交替浴,腕、指关节助力与主动关节活动范围练习。④多数患者需进行手术松解,其成功率高、并发症少。

3.臂丛神经损伤

该病较为常见,其病因很多,如上肢过度牵拉或过度伸展、锁骨骨折、第一肋骨骨折、肩关节脱位、锁骨上窝的外伤、产伤及颈部手术。根据受伤部位的高低,可分为以下三类。

(1)上臂型(臂丛上部瘫痪):为 $C_5 \sim C_6$ 神经受伤,称 Erb-Duchenne 麻痹,主要表现为上肢近端瘫痪,臂及前臂外侧面有感觉障碍。肱二头肌反射及桡骨骨膜反射减弱或消失。此类患者一般预后良好。康复采用外展支架保护患肢,手部戴外展支具,同时可按摩患肢各肌群,被动活动患肢各关节,并可选用温热疗法、电疗法。在受累肌肉出现主动收缩时,应根据肌力选用助力运动、主动运动及抗阻运动。

(2)前臂型(臂丛下部瘫痪):较少见,为 $C_8 \sim T_1$ 神经受损,称 Klumpke 麻痹,可引起尺神经、臂及前臂内侧皮神经功能障碍及正中神经部分功能障碍。其主要特点为上肢远端瘫痪,出现臂及前臂内侧皮神经感觉障碍。颈交感神经纤维受侵,则出现霍纳综合征。康复治疗采用支具使腕关节保持在功能位,患侧腕关节及掌指、指间关节的被动运动,同时视病情选用其他康复治疗方法。

(3)全臂型(混合型):比较少见,但严重,臂丛神经束从 $C_5 \sim T_1$ 都有不同程度的损伤,不局限于任何一个神经束,引起整个上肢下运动单位性瘫痪及感觉障碍、腱反射消失、肌肉萎缩、自主神经功能障碍及霍纳综合征。康复方法为患肢各关节的被动运动及配合其他康复治疗。如患肢的功能不能恢复,应训练健肢的代偿功能。

4.桡神经损伤

(1)病因:常见原因为肱骨上部骨折、腋杖压迫、上肢置于外展位的手术、肱骨干中下 1/3 骨折或髁上骨折、用臂当枕头、睡觉时臂垂挂椅边、桡骨颈骨折及陈旧性骨折处大量骨痂生成,或外伤直接损伤该神经。

(2)临床表现:受损部位不同,产生临床表现不同的桡神经麻痹。①高位损伤:肱三头肌以上部位受损时,产生完全的桡神经麻痹,上肢各伸肌皆瘫痪;②肱三头肌以下损伤时,伸肘力量尚保存,肱桡肌、桡侧腕长伸肌、肘后肌及前臂部伸肌瘫痪;③肱桡肌以下损伤时,部分旋后能力保留;④前臂区损伤时,各伸指肌瘫痪;⑤腕骨区损伤时,只出现手背区感觉障碍。

(3)康复治疗:桡神经损伤后,因伸腕肌、伸指肌瘫痪而出现"垂腕"畸形、指关节屈曲及拇指不能外展,应使用支具使腕背伸 30°、指关节伸展、拇外展,以避免肌腱挛缩,并进行受累关节的被动运动,以避免关节强直。

5.正中神经损伤

(1)病因:肱骨髁上骨折、肘关节脱位、肩关节脱位、腕部锐器切割、腕部骨质增生等可导致正中神经损伤。

(2)临床表现:①上臂正中神经受损时前臂旋前肌、屈腕(桡侧)肌、屈拇肌、屈中指及示指深肌功能丧失,大鱼际肌萎缩,出现"猿手"畸形,拇指不能对掌,桡侧三个半指感觉障碍;②损伤平面位于腕关节时出现拇指对掌功能丧失、大鱼际肌萎缩及桡侧三个半指感觉障碍。

(3)康复治疗:康复治疗时,除视病情不同而选用被动运动、主动运动及其他理疗方法外,矫正"猿手"畸形、防治肌腱挛缩,还需运用支具使受累关节处于功能位。

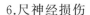

6.尺神经损伤

(1)病因:病因为颈肋骨折、肱骨髁上骨折、肱骨内上髁骨折、肘关节脱位、腕部切割伤及枪弹伤等。

(2)临床表现:①尺神经在上臂区损伤时,尺侧腕屈肌、指深屈肌、小鱼际肌、骨间肌、第三蚓状肌、第四蚓状肌功能丧失;②腕部损伤时,小指及环指尺侧半感觉消失,小鱼际肌、骨间肌萎缩,各指不能做内收、外展动作,小指、环指的掌指关节过伸、指间关节屈曲而呈"爪形"畸形。

(3)康复治疗:为防止小指、环指的掌指关节过伸畸形,可使用关节折曲板,使掌指关节屈曲至45°,亦可佩戴弹簧手夹板,使蚓状肌处于良好位置,屈曲的手指处于伸展状态。

7.坐骨神经损伤

(1)病因:坐骨神经的总干和终支延伸于整个下肢,在相当高的位置(大腿上部)就分为终支(腓神经和胫神经),因此,总干的损伤远比其终支的损伤少见。腰椎间盘后外侧突出、脊椎骨折脱位、脊椎关节病、脊椎结核等可压迫、损伤坐骨神经根;臀部肌内注射部位不当或注射刺激性药物、髋关节脱位、骨盆内肿瘤、骶骨或髂骨骨折等可损伤坐骨神经。

(2)临床表现:①臀部平面以上损伤时,有膝关节屈曲障碍、踝关节与足趾运动丧失、足下垂、小腿外侧和后侧及足感觉障碍;②股部平面以下损伤时,出现腓神经与胫神经支配肌瘫痪。

(3)康复治疗:配用支具(如足托)或穿矫形鞋,以防治膝、踝关节挛缩及足内、外翻畸形等。

8.腓神经损伤

(1)病因:腓神经损伤在下肢神经损伤中最多见。膝关节外侧脱位、膝外侧副韧带撕裂伤、腓骨头骨折、小腿石膏固定太紧、手术时绑膝带过紧、臀部肌内注射等可引起腓神经损伤。

(2)临床表现:损伤后,胫骨前肌、趾长伸肌、趾短伸肌、腓骨长肌与腓骨短肌瘫痪,出现"马蹄内翻足",即足不能背伸、外展,足下垂并转向内侧,足趾下垂,不能背伸,行走时呈"跨越步态",小腿前外侧及足背有感觉障碍。

(3)康复治疗:治疗时,可用足托或穿矫形鞋使踝保持90°位。如为神经断裂,应尽早手术缝合。对未能恢复者,可行足三关节融合术及肌腱移植术。

(任晓晓)

第八节 脊 髓 损 伤

一、概述

脊髓损伤是各种原因引起脊髓的结构、功能损害,导致损伤部位以下运动、感觉、自主神经功能障碍或丧失,大小便失禁,生活不能自理,造成患者终身残疾。在发病原因中,交通事故占46.9%,高处坠落占16.8%,暴力占14.8%,运动损伤占16.3%,刀枪伤占1.62%,其他占3.58%。脊髓损伤的发病率因各国情况不同而有差别。在发达国家,发病率为每年(20~60)/百万人。在我国因无脊髓损伤的登记制度,无法进行发病率的准确统计。北京的调查资料显示,年患病率为6.7/百万人口,明显低于发达国家,但近年来有增加的趋势。从发病年龄上看,脊髓损伤多以青壮年为主,男性发病人数是女性的4倍。

二、康复评定

(一)神经损伤平面的评定

神经平面是指脊髓具有身体双侧正常感觉、运动功能的最低脊髓节段。用右侧感觉节段、左侧感觉节段、左侧运动节段、右侧运动节段来判断神经平面。脊髓损伤后感觉和运动平面可以不一致,左右两侧也可能不同。神经平面的综合判定以运动平面为主要依据。但胸口至腰($T_2 \sim L_1$)损伤无法评定运动平面,所以主要依赖感觉平面来确定神经平面。对第 4 颈椎(C_4)损伤可以采用膈肌作为运动平面的主要参考依据。

根据关键肌和关键点的检查,可迅速确定神经平面(表 5-3)。关键肌是指其肌力达到Ⅲ级,而上一节段的另一肌肉的肌力必须达到Ⅳ以上。感觉检查时应以痛觉和轻触觉为准。

表 5-3　脊髓损伤神经平面的确定

损伤平面	关键肌	关键点
C_2		枕骨粗隆
C_3		锁骨上窝
C_4	膈肌	肩锁关节的顶部
C_5	屈肘肌(肱二头肌、旋前圆肌)	肘前窝外侧面
C_6	伸腕肌(桡侧伸腕长肌及短肌)	拇指
C_7	伸肘肌(肱三头肌)	中指
C_8	中指屈指肌(中指末节指屈肌)	小指
T_1	小指外展肌	肘前窝尺侧面
T_2		腋窝
T_3		第 3 肋间
T_4		第 4 肋间
T_5		第 5 肋间
T_6		剑突水平
T_7		第 7 肋间
T_8		第 8 肋间
T_9		第 9 肋间
T_{10}		脐水平
T_{11}		第 10 肋间($T_{10} \sim T_{12}$)
T_{12}		腹股沟韧带中点
L_1		T_{12} 与 L_2 之间的上 1/3 处
L_2	屈髋肌(髂腰肌)	大腿前中部
L_3	伸膝肌(股四头肌)	股骨内上髁
L_4	踝背伸肌(胫前肌)	内踝
L_5	长身趾肌(趾长伸肌)	足背第 3 跖趾关节
S_1	踝跖屈肌(腓肠肌)	足跟外侧
S_2		腘窝中点

续表

损伤平面	关键肌	关键点
S₃		坐骨结节
S₄~₅		肛门周围

(二)感觉功能的评定

脊髓损伤患者的感觉功能可以用感觉指数评分进行评定。方法是分别检查肢体两侧各28个关键点的轻触觉和针刺觉，并按 3 个等级分别评定打分。0 分为缺失，1 分为障碍（部分障碍或感觉改变，包括感觉过敏），2 分为正常，NT 为无法检查，满分为 $28\times2\times2\times2=224$ 分，分数越高感觉越接近正常。

(三)运动功能的评定

脊髓损伤后运动功能的评定采用运动指数评分（表 5-4），评定时在左右侧肢体分别进行，肌力 0～Ⅴ级分别评 0～5 分，满分 100 分。患者评分越高，表明肌肉力量越强。

表 5-4　脊髓损伤患者运动指数评分

左侧评分	损伤平面	代表肌肉	右侧评分
5	C₅	肱二头肌	5
5	C₆	桡侧伸腕肌	5
5	C₇	肱三头肌	5
5	C₈	示指固有肌	5
5	T₁	对掌拇肌	5
5	L₂	髂腰肌	5
5	L₃	股四头肌	5
5	L₄	胫前肌	5
5	L₅	拇长肌	5
5	S₁	腓肠肌	5

(四)损伤严重程度评定

损伤严重程度指的是脊髓的完全或不完全性，评定的方法是通过损伤平面以下包括最低位的骶段是否存在部分保留区来确定。部分保留区指的是在损伤水平以下仍有感觉或运动功能残留的节段，或感觉和运动功能均保留但弱于正常区域的节段。骶部感觉包括肛门黏膜与皮肤交界处和肛门深部的感觉；运动功能检查是用手指肛诊确定肛门外括约肌的自主收缩。部分保留区的判断必须在脊髓休克消失之后才能作出。球海绵体肌反射（捏阴茎龟头或阴蒂引起肛门括约肌收缩）或损伤平面以下肌肉痉挛的出现可以作为脊髓休克消失的指征。

不完全性损伤：部分保留区超过 3 个脊髓节段。

完全性损伤：部分保留区不超过 3 个脊髓节段。损伤程度目前常用修改的 Frankel 标准（表 5-5）进行分类。

(五)日常生活活动能力(ADL)的评定

评定脊髓损伤患者的 ADL 应根据瘫痪的情况，分别用不同的方法评定。

表 5-5　脊髓损伤程度的分类

损伤分级	感觉运动功能
Ⅰ完全性损害	无感觉、运动功能,亦无骶段残留
Ⅱ不完全性损害	损伤水平以下存在感觉功能,肛门黏膜反射存在
Ⅲ不完全性损害	损伤水平以下存在运动功能,肛诊反射存在,但关键肌的肌力<Ⅲ级
Ⅳ不完全性损害	损伤水平以下存在运动功能,肛诊反射存在,但关键肌的肌力≥Ⅲ级
Ⅴ正常	运动及感觉功能正常

1.截瘫患者 ADL 的评定

可用改良的 Banhel 指数进行评定,即对患者的修饰、如厕、吃饭、转移、活动、穿衣、上楼梯及洗澡等 10 项日常生活能力进行评定,依赖他人为 0 分,需要帮助为 5 分,完全自理为 10 分,满分为100 分。根据评定的总分确定残疾程度。0～20 分为极度缺陷,25～45 分为严重缺陷,50～70 分为重度缺陷 ,75～90 分为轻度缺陷,100 分为生活自理。

2.四肢瘫患者 ADL 的评定

对于四肢瘫患者,一般用四肢瘫功能指数(QIF)来进行 ADL 评定。其方法是对患者达到日常生活自理必须完成的 10 大项内容(转移、修饰、沐浴、进食、更衣等)的各项具体动作进行评分。

(六)不同损伤水平患者的功能预后评定

脊髓损伤平面和功能预后有密切关系。理想的预后目标的实现还需要适当的临床和康复治疗。

三、康复治疗

脊髓损伤后,因为在不同的时期存在的主要问题不同,需要达到的目的不同,所采取的康复治疗措施也会不同。

(一)急性不稳定期(卧床期)的康复治疗

此期为脊髓损伤后 2～4 周,临床治疗与康复治疗是同时进行的,也是互相配合的。脊髓损伤患者易发生肺部感染等呼吸系统并发症,而在治疗肺部感染的同时进行呼吸功能训练是十分有益的。在急性不稳定期,康复训练每天 1～2 次,训练强度不宜过大。早期康复的主要内容包括以下几种。

1.体位变换

脊髓损伤后,为了预防压疮、肢体挛缩及畸形等并发症的发生,应对患者采取正确的体位和体位变换。

(1)正确的体位如下。

上肢体位:①仰卧时,肩外展 90°,肘关节伸展,前臂旋后;②侧卧位,下侧肩关节前屈 90°,肘关节屈 90°,上侧肢体的肩、肘关节伸直,手及前臂中立;③俯卧时,肩外展 90°,屈肘 90°,前臂旋前。

下肢体位:①仰卧时,髋关节伸展并可轻度外展,膝关节伸展,踝背伸(应用垫枕)及足趾伸展;②侧卧时,屈髋 20°,屈膝 60°,踝关节背伸和足趾伸展。

(2)体位变换:变换体位时应遵守以下原则。①定时变换:急性期应每 2 小时按顺序更换一次体位,恢复期可以每 3～4 小时更换一次体位;②轴向翻身:脊柱不稳定或刚刚稳定时,变换体

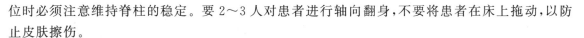

位时必须注意维持脊柱的稳定。要2～3人对患者进行轴向翻身,不要将患者在床上拖动,以防止皮肤擦伤。

2.肌力训练

在保持脊柱稳定的原则下,所有能主动运动的肌肉都应当运动,使患者在急性期不发生肌肉萎缩或肌力下降。

3.关节活动度训练

被动关节活动度训练应在入院后首日进行,每天2次,每次10分钟以上。每个关节在各轴向活动20次,每个肢体从近端到远端关节方向活动。进行关节活动度训练时应注意:在脊柱仍不稳定时,对影响脊柱稳定的肩、髋关节应限制活动;颈椎不稳定者,肩关节外展不超过90°;胸腰椎不稳定者,屈髋不宜超过90°;由于患者没有感觉,应避免过度过猛的活动,以防关节软组织的过度牵张损伤;$C_{6\sim7}$损伤的患者,在腕关节背伸时应保持手指屈曲,在手指伸直时必须同时屈腕。

4.呼吸训练和协助咳嗽

颈髓损伤的患者,由于损伤部位以下的呼吸肌麻痹,明显降低了胸廓的活动能力,导致肺活量降低,不能咳出痰,易发生坠积性肺炎。因此每个患者都应进行呼吸训练。

(1)吸气:T_1以上损伤时,膈肌是唯一有神经支配的呼吸肌,应协助患者充分利用膈肌吸气,治疗师可用手掌轻压胸骨下面,使患者用膈肌进行吸气。

(2)呼气:患者在呼气期间,治疗师将双手放在患者胸壁上施加压力,并在每次呼吸之后变换位置。

(3)协助咳嗽:腹肌麻痹的患者不能完成咳嗽动作,治疗师可以用双手在其膈肌下面施加压力,协助患者咳嗽。

5.膀胱功能训练

脊髓损伤后,直接的膀胱功能障碍有尿失禁和尿潴留。损伤后早期主要有尿潴留,一般采用留置导尿管的方式,以后过渡到间歇导尿和自主排尿或反射排尿训练。

(1)留置导尿管:在留置导尿管时,要注意卧位时男性导尿管的方向必须朝向腹部。由于膀胱贮尿量在300～400 mL时有利于膀胱自主功能的恢复,因此要记录出入量,以便掌握夹放导尿管的时机。留置导尿管期间每天的摄水量必须达到2 500～3 000 mL,以预防尿路感染的发生。当患者发生尿路感染时,应拔除导尿管,必要时使用抗生素。

(2)间断清洁导尿:与留置导尿管相比感染率低,操作方便,特别适用于手功能尚存的患者。方法是用较细的导尿管,每次排尿前用生理盐水冲洗后即可使用,用后再用生理盐水冲洗,然后放入生理盐水或消毒液中保存。采用此法导尿患者每天的摄入液体量可减至1 800 mL,尿量保持在1 400 mL,每次排尿量为300～400 mL。

6.预防直立性低血压的适应性训练

为防止直立性低血压,应使患者逐步从卧位转向半卧位或坐位,倾斜的高度逐渐增加,以无头晕等低血压症状为度。除此之外,还可以用弹性绷带捆扎下肢或用腹带以增加回心血量。适应性训练的时间取决于损伤的平面,平面低则适应时间短,平面高则适应时间长。

(二)急性稳定期(轮椅期)的康复治疗

急性不稳定期结束后的4～8周为急性稳定期。在此期患者经过内固定或外固定支架的应用,重建了脊柱的稳定性。危及生命的复合伤得到了处理或控制,脊髓损伤引起的病理生理改变进入相对稳定阶段。脊髓休克多已结束,脊髓损伤的水平和程度基本确定,康复成为首要任务。在强化急性不稳定期的有关训练的基础上增加垫上支撑训练、站立和平衡训练、床或平台上转移训练、轮椅训练和日常生活活动能力训练。每天康复训练的时间总量应在 2 小时左右。在训练过程中应注意监护心肺功能的改变。在物理治疗(PT)、作业疗法(OT)的训练完成后,患者可在病房护士的指导下自行训练。在从急性不稳定期过渡到急性稳定期时,训练时应注意脊柱稳定性的确定和直立性低血压的防治。

(三)恢复期的康复治疗

在早期康复治疗的基础上,进一步强化有关训练,如肌力训练、平衡训练。其康复目标通常是患者能够生活自理、利用轮椅移动或步行。根据损伤平面的不同分别采用不同康复方法。

1.C_4 损伤的患者

此类患者的四肢肌、呼吸肌及躯干肌完全瘫痪,离开呼吸机不能维持生命,因此生活完全不能自理。应做以下训练。

由于患者的头、口仍有功能,因此可以训练他们用口棍或头棍来操纵一些仪器和做其他活动,如写字、翻书页、打字、拨电话号码、触动一些仪器的键来操纵仪器。

因为呼吸肌大部分受损,所以呼吸功能差,应加强呼吸功能的训练。其方法是做深呼吸、大声唱歌和说话。

另外,为预防四肢关节僵硬,每天应进行关节的被动活动,每个关节的每组活动 10～15 次,每天至少做 1 组。为减缓骨质疏松的发生和有利于排出大、小便,应每天让患者有一定的站立时间,如采用倾斜床站立。

2.C_5 损伤的患者

这类患者的特点是肩关节能活动,肘关节能主动屈曲,但不能伸肘,腕、手的所有功能均缺乏;呼吸功能差,躯干和下肢全瘫;不能独立翻身和坐起;自己不能穿戴辅助具;生活不能自理,需要大量帮助。对患者的康复训练内容如下。

(1)学会使用矮靠背轮椅,并在平地上自己驱动。

(2)学会使用轮椅。

(3)学会使用固定于轮椅靠背扶手上的套索前倾减压。

(4)学会使用各种支具,如由他人帮助把勺子固定于自己的手上,练习自己进食。

(5)残留肌肉肌力训练:训练肱二头肌、三角肌,可以把套袖套在前臂或上臂,通过滑车重锤进行训练,或用 Cybex 等速运动训练仪。

(6)倾斜床站立一般从 30°开始,每天 2 次,每次持续半小时以上。每 3 天增加 15°,直至能直立为止。

(7)关节活动训练与 C_4 损伤的患者相同。

3.C_6 损伤的患者

这类患者缺乏伸肘、屈腕能力,手功能丧失,其余上肢功能基本正常;躯干和下肢完全瘫痪;肋间肌受累,呼吸储备下降。但这些患者已经可以完成身体的移动,通过训练有可能学会独立生活所需要的多种技巧。因此这类患者中部分可以自理生活,需要中等量的帮助。以下训练适合这类患者。

(1)驱动轮椅的训练。

(2)单侧交替地给臀部减压(用肘钩住轮椅扶手,身体向同侧倾斜,使对侧减压),每半小时进

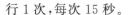

行 1 次,每次 15 秒。

（3）利用床头或床脚的绳梯从床上坐起。

（4）站立、呼吸、关节活动训练与 C_4 损伤的患者相同。

（5）增强二头肌(屈肘)和桡侧伸腕肌(伸腕)的肌力。

4.C_7 损伤的患者

此类患者的上肢功能基本正常,但由于手的内在肌神经支配不完整,抓握、释放和灵巧度有一定障碍,不能捏;下肢完全瘫痪;呼吸功能较差。一般情况下患者在轮椅上基本能独立;在平地上能独立操作轮椅;在床上能自己翻身、坐起和移动;能自己进食,穿、脱衣服和管理个人卫生;能独立进行各种转移。应进行以下训练。

（1）上肢残存肌力增强训练。

（2）坐在轮椅上,用双手撑在扶手上进行减压,30 分钟 1 次,每次 15 秒。

（3）用滑板进行转换:在轮椅与床沿或浴盆之间架一个滑板,使臀部沿滑板移至床上或浴盆内。

（4）关节活动练习、呼吸功能训练、站立训练与 C_4 损伤的患者相同。

5.$C_8 \sim T_2$ 损伤的患者

此类患者的上肢功能完全正常,但不能控制躯干,双下肢完全瘫痪,呼吸功能较差。他们能独立完成床上活动、转移,能驱动标准轮椅,上肢肌力好者可用轮椅上下马路镶边石,可用后轮保持平衡;能独立大、小便,能独立使用通信工具、写字、更衣;能进行较轻的家务劳动,日常生活完全自理;可从事坐位工作,可借助长下肢支具在平行棒内站立。对此类患者应进行下列训练。

（1）使用哑铃、拉力器等加强上肢肌肉强度和耐力的训练。

（2）处于坐位,注意练习撑起减压动作。

（3）进行各种轮椅技巧练习,以提高患者的适应能力。这些练习包括向前驱动、向后驱动、左右转训练、前轮翘起行走及旋转训练、上斜坡训练、跨越障碍训练、上楼梯训练、下楼梯训练,还包括抬起轮椅前轮,用后轮保持平衡的训练,独立越过马路镶边石训练,过狭窄门廊的训练及安全跌倒和重新坐直的训练。

（4）转移训练仍然必要,可以不使用滑板进行练习。其方法是用两上肢支撑于轮椅与床沿或浴盆之间,通过身体旋转,将臀部移向床沿或浴盆沿。

6.$T_3 \sim T_{12}$ 损伤的患者

此类患者的上肢完全正常,肋间肌也正常,呼吸因而改善,耐力增加,但下肢完全麻痹,躯干部分麻痹。患者不但生活能自理,可以从事轻的家务劳动和坐位的职业,而且能进行治疗性行走。对患者的训练应着重于站立和步行。

（1）在平衡杠内进行站立平衡训练和迈步训练。①站立:应首先在治疗师的辅助下练习,包括头、躯干的平衡和骨盆稳定;②迈步:$T_{6\sim8}$ 损伤的患者进行迈至步练习,$T_{9\sim12}$ 损伤的患者可进行迈至步和迈越步练习。

（2）用双拐和支具训练:在平衡杠中训练完成后,可利用双拐和矫形器在杠外进行同样的练习。

（3）轮椅地面转移的训练:可使患者从轮椅上移到地上或从地上移回轮椅,这项能力可帮助患者丰富生活。如能使患者在海滩上下水,在地板上与孩子玩耍,这项能力也是一个重要的自救措施。有些患者开始未能预见到这个问题的重要性,但在将来某个时候肯定会发现它是非常有用的。当患者从轮椅上摔下来后,他就能应用此项能力从地面上回到轮椅上。

7.$L_{1\sim2}$损伤的患者

此类患者的上肢完全正常,躯干稳定,呼吸功能完全正常,身体耐力好,下肢大部分肌肉瘫痪,能进行 $T_{3\sim12}$ 损伤患者的一切活动,能在家中用长或短下肢支具行走(距离短,速度慢),能上、下楼梯,日常生活完全自理。在户外长时间活动或为了节省体力和方便能使用轮椅。应进行下列训练。

(1)训练患者用四点步态行走。

(2)练习从轮椅上独自站起。

(3)使用双拐上、下楼梯。

(4)进行使用双拐安全跌倒和重新站起的训练:步行就有摔倒的危险,运动和感觉功能受损的患者更易摔倒。患者在练习用辅助具和支具行走前应学会安全的跌倒,以减少损伤的危险。当用拐杖步行者摔倒时,有两件事可做,以减少损伤的危险。第一,撒开拐杖,以免摔在拐杖上或拐杖产生过大的力量于上肢上。第二,当患者摔倒时,应用手掌着地,上肢收于胸前,用肘和肩缓冲一下,避免摔倒时上肢僵硬,造成摔伤。

(5)其他训练与 $T_{3\sim12}$ 损伤的患者相同。

8.L_3 及 L_3 以下损伤的患者

此类患者的上肢和躯干完全正常,下肢仍有部分肌肉麻痹,但可以用手杖或不用任何辅助用品,做社区功能步行。

对患者的训练仍以步行训练为主,早期训练方法同前,只是迈步练习使用肘拐即可。步行练习采用双拐迈四点步。为了提高患者的步行能力,还应注意对下肢的残存肌力进行训练,如可用沙袋来提高肌力。

(四)其他康复治疗

1.心理治疗

脊髓损伤后,患者由于在外表、体力、能力、日常生活、工作、经济地位、人际关系等方面处于尴尬的境地,往往有巨大的心理反应,如抑郁、悲观失望、丧失生活的信心,因此,对患者进行心理康复是必不可少的。医护人员在进行肢体训练时,应针对患者心理过程的不同阶段,采取不同的措施,帮助患者解决心理问题。在愤怒期多给予患者谅解;在悲痛期耐心规劝并防止其自杀,并为他们提供必需的社会支持;在承受期积极帮助患者重塑自我形象,重新认识世界,重新设计未来,帮助患者在社会中找到自己应有的位置。

2.脊髓损伤的文体治疗

文体活动可以提高患者的自信心和自尊心,增加患者运动系统的活动,使他们能以健全人的方式生活。适合脊髓损伤患者的文体活动很多,如轮椅篮球、网球、保龄球。

3.脊髓损伤的中医治疗

中医认为,脊髓损伤的主要病机在于督脉损伤,经脉不通,肾阳虚衰,兼有淤血阻滞。在治疗时,可采用针刺、药物、患肢按摩等。

（任晓晓）

第六章
循环系统疾病康复治疗

第一节 高 血 压

高血压是以体循环动脉收缩压和/或舒张压的持续增高为主要表现的临床综合征。可分为原发性与继发性两大类。

高血压患病率因地区、种族、性别、年龄及社会经济状况不同而不同。卫健委的统计资料显示,我国现在有高血压患者 1.6 亿,而且以每年新增 300 万人以上的速度增长。

一、康复评定

在系统询问病史及查体的基础上,根据患者的临床症状、体征及影像学检查结果,重点对高血压患者血压的状态、各个脏器的功能、运动功能及生活质量相关内容进行康复评定。

(一)功能评定

1.感觉功能评定

长期高血压可导致脑血管病,引起肢体感觉功能障碍。

2.运动功能评定

高血压可产生多种症状,如头晕、头痛等。病情发展,患者出现靶器官损害时,还可出现相应症状。如高血压性心脏病左心衰竭时可出现呼吸困难;发生急性脑血管病时可出现肢体瘫痪,对这类患者进行运动功能的评定是必要的。

3.平衡功能评定

长期高血压可导致脑血管病,引起肢体运动功能障碍。评定方法可以采用专业的平衡评定设备。

4.心理功能评定

高血压患者心理障碍主要表现为急躁、抑郁、焦虑等。

(二)结构评定

高血压患者不仅常出现脂代谢、糖代谢及尿酸等的改变,在疾病的后期还可导致重要靶器官如心、脑、肾的损伤,所以要根据病情选择血压测量与动态血压监测、血常规、尿常规、肾功能、血尿酸、血脂、血糖、电解质、心电图、超声心动图、胸部 X 线、X 线计算机断层摄影术、磁共振成像、数字减影血管造影、核医学检查、眼底检查等。

（三）活动评定

主要评定患者的日常生活活动情况。

（四）参与评定

长期高血压可引起重要靶器官心、脑、肾的损伤，导致这些组织器官的结构异常、功能障碍及活动受限可影响其职业、社会交往及休闲娱乐，因而必然降低患者生活质量。

二、康复诊断

本病临床主要功能障碍/康复问题表现为以下 4 个方面。

（一）功能障碍

1.感觉功能障碍

高血压可导致脑血管病，引起肢体感觉功能障碍，表现为肢体感觉障碍。

2.运动功能障碍

高血压患者可出现活动能力下降、工作效率低下等。病情发展，患者出现靶器官损害时，还可出现相应症状。如高血压性心脏病左心衰竭时可出现呼吸困难；发生脑血管病时可出现肢体的运动功能障碍。

3.平衡功能障碍

高血压可导致脑血管病患者还常常表现有平衡协调功能障碍。

4.心理功能障碍

心理功能障碍主要表现为焦虑情绪。

（二）结构异常

早期表现为心排血量增加及全身小动脉的痉挛，随高血压持续与进展可引起全身小动脉病变，表现为小动脉玻璃样变、中层平滑肌细胞增殖、管壁增厚、管腔狭窄，进而导致重要靶器官如心、脑、肾的损伤。同时，它可促进动脉粥样硬化的形成与发展。

（三）活动受限

1.基础性日常生活能力受限

出现心、脑、肾损伤时，可出现活动能力不同程度下降。

2.工具性日常生活能力受限

出现心、脑、肾损伤时，可出现准备食物、家居卫生、家居维修、购物、交通工具使用等能力不同程度下降。

（四）参与受限

高血压导致心、脑、肾损伤时，患者可出现职业受限、社会交往能力下降、休闲娱乐受限及生存质量下降。

三、康复治疗

高血压的处理不仅要控制血压水平，而且还应改善诸多紊乱因素，以预防或逆转脏器的损害。康复治疗应坚持以药物治疗为基础、运动治疗、物理因子治疗和健康教育并举的综合康复治疗原则；以有效控制血压，降低高血压的病死率、致残率，以及提高高血压患者体力活动和生活质量为目标。

(一)物理治疗

1.物理因子治疗

1级高血压如无糖尿病、靶器官损害可以此为主要治疗方式。2级、3级高血压患者需先将血压控制达标。

(1)超短波疗法:患者取坐位或卧位,用小功率超短波治疗仪,选取 2 个圆形中号电极,置于颈动脉窦的部位,斜对置,间歇 2~3 cm,剂量 I 0~II 0,时间 10~12 分钟,每天治疗 1 次,15~20 次为 1 个疗程。

(2)直流电离子导入疗法:患者取卧位,用直流电疗仪,选取 1×(300~400)cm² 电极,置于颈肩部,导入镁离子;2 个 150 cm² 电极,置于双小腿腓肠肌部位,导入碘离子,电量 15~25 mA,时间 20~30 分钟,每天 1 次,15~20 次为 1 个疗程。

(3)超声波疗法:患者取坐位,应用超声波治疗仪,于领区(C_2~T_4椎旁及肩上部)涂抹接触剂,声头与皮肤紧密接触,连续输出,移动法,剂量 0.2~0.4 W/cm²,时间 6~12 分钟,每天 1 次,12~20 次为 1 个疗程。

(4)生物反馈疗法(BFT):患者取舒适体位,应用生物反馈治疗仪治疗。每天训练 1 次,时间 20~60 分钟,15~20 次为 1 个疗程。

2.运动疗法

高血压患者在节律性运动后,血管顺应性增加,休息时血压通常下降。建议缓慢增加体育锻炼。虽然等长运动升高收缩压及舒张压,但反复的负重训练也降低血压。

(1)运动处方。①运动类型:可以采取走步、慢跑、踏车、划船器运动、游泳、登梯运动等运动形式。运动类型的选择取决于病情、体力、运动习惯、环境、监护条件及康复目标。②运动强度:运动强度应维持在中等程度以下,以运动后不出现过度疲劳或明显不适为宜。高血压患者运动中应注意的是运动的目标是达到靶心率,即 220－年龄＝最大心率。最大心率乘以 70％为靶心率。若合并其他疾病,难以达到靶心率,不应强求。运动强度指标也可采用自感劳累程度(RPE),通常 RPE 12~14 级为宜。③运动持续时间:热身时间 5~10 分钟。达到处方运动强度的锻炼期应持续 30~40 分钟,最多可逐渐增至 60 分钟。恢复期时间为 10 分钟。④运动频率:运动训练应 3~4 天/周。

(2)适应证:包括目前血压正常高值者、临界性高血压、I～II 期高血压患者及部分病情稳定的 III 期高血压患者。

(3)禁忌证:在安静状态下血压大于 24.0/14.7 kPa(110 mmHg)(180/110 mmHg)或 26.7/13.3 kPa(200/100 mmHg);有靶器官损害,特别是视网膜、肾脏改变,或左心室明显肥厚,合并不稳定型心绞痛、脑缺血或未控制的充血性心力衰竭;在运动状态及恢复期血压大于 30.0/13.3 kPa(225/100 mmHg)或 29.3/14.7 kPa(220/110 mmHg),运动引起心绞痛或脑缺血,出现降压药的不良反应、低血压、心动过缓、肌肉无力、痉挛及支气管哮喘。

(4)运动锻炼的监护:高血压患者运动锻炼应在监护及指导下进行,应当进行运动的安全教育,特别对于有冠心病、脑梗死合并症的患者。

(二)中医治疗

根据中医辨证施治的原则,选择合适的方剂或单方、验方治疗。

(三)康复护理

指导患者学会改善行为方式,避免过分的情绪激动,戒烟、限酒,控制体重,减少钠盐、胆固醇和饱和脂肪酸的摄入。

(四)心理治疗

对有焦虑抑郁情绪的患者,要进行心理疏导与心理支持,对已经形成心理疾病的患者要及时请心理卫生中心会诊。

(五)西药治疗

西药治疗主要包括利尿药、β受体阻滞剂、钙通道阻滞剂、血管紧张素转换酶抑制剂、血管紧张素Ⅱ受体阻滞剂、醛固酮受体阻滞剂及α受体阻滞剂等,可以酌情选择。

(叶肖燕)

第二节　心　肌　病

一、概　述

(一)定义

心肌病即原发性心肌病,是指除心脏瓣膜病、高血压心脏病、肺源性心脏病、先天性心脏病和甲状腺功能亢进性心脏病等以外的"原因不明"的伴有心肌功能障碍的心肌疾病。1995年世界卫生组织和国际心脏病学会(WHO/ISFC)根据病理生理学将心肌病分为四型,即扩张型心肌病、肥厚型心肌病、限制型心肌病及致心律失常型右心室心肌病。2007年1月《中华心血管病杂志》发表"心肌病诊断与治疗建议",仍建议我国临床医师采用上述标准。

(二)病因

1.扩张型心肌病(DCM)

左心室或双心室扩张,有收缩功能障碍。病因不明,除特发性、家族性遗传外,近年来认为持续性病毒感染是其重要原因。此外围产期、酒精中毒、抗癌药物、心肌能量代谢紊乱和神经激素受体异常等也可引起本病。

2.肥厚型心肌病(HCM)

左心室或双心室肥厚,通常伴有非对称性室间隔肥厚。有明显家族史(约1/3),系常染色体显性遗传疾病。此外,儿茶酚胺代谢异常、细胞内钙调节异常、高血压、高强度运动等均可作为本病发病因子。

3.限制型心肌病(RCM)

收缩正常,心壁不厚,单或双心室舒张功能低下及扩张容积减小。多见于热带和温带地区,我国仅有散发病例。

4.致心律失常型右心室心肌病(ARVC)

右心室进行性纤维脂肪变。常为家族性发病,系常染色体显性遗传,不完全外显、隐性型也有报道。

(三)流行病学

心肌病的流行病学调查研究较少,欧美资料显示,心肌病年发病率在(3~6)/10万,其中扩张型心肌病占40%~90%。肥厚型心肌病可呈家族性发病,也可有散发性发病,根据流行病学

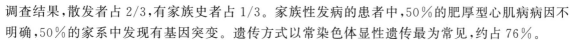

调查结果,散发者占 2/3,有家族史者占 1/3。家族性发病的患者中,50％的肥厚型心肌病病因不明确,50％的家系中发现有基因突变。遗传方式以常染色体显性遗传最为常见,约占 76％。

扩张型心肌病是所有心肌病中对心功能影响最大的疾病之一,预后不佳,约有 50％的患者 2～5 年内死亡。虽然 22％的患者可存活 10 年,但由于心功能低下严重影响了患者的生活质量、工作能力和寿命,再加上患者需要长期药物治疗,心理和经济负担更加严重,加速了疾病的发展过程。年轻扩张型心肌病患者病程较凶险,20 岁以下患者平均存活期较短,主要死因为致命性室性心律失常,而年龄大于 40 岁的扩张型心肌病患者主要死于顽固性心力衰竭。如何改善他们的生活质量、适当提高体能、降低活动所致的风险、延缓疾病的发展过程,是康复治疗面临的挑战与难题。

二、临床表现及临床处理

(一)临床表现

1.症状与体征

(1)扩张型心肌病:起病缓慢,首发症状通常是活动后气促及易于疲乏,可突然发热和类流感样症状。患者的心率增快,同时伴有血压下降或正常。多在临床症状明显(如气急,甚至端坐呼吸、水肿和肝大等充血性心力衰竭的症状和体征)时才被诊断,部分患者可发生栓塞或猝死。

(2)肥厚型心肌病:部分患者无自觉症状,而因猝死或在体检中被发现,许多患者有心悸、胸痛、劳力性呼吸困难。

(3)限制型心肌病:以发热、全身倦怠为初始症状。白细胞增多,特别是嗜酸性粒细胞增多较为特殊。以后逐渐出现心悸、呼吸困难、水肿、肝大、颈静脉曲张、腹水等心力衰竭症状,其表现酷似缩窄性心包炎,有人称为缩窄性心内膜炎。

(4)致心律失常型右心室心肌病:临床表现为心律失常、右心扩大和猝死,尤其在年轻患者。

2.辅助检查

(1)胸部 X 线检查:扩张型心肌病表现为心影扩大,心胸比＞50％,左心室或双室扩大但无室间隔肥厚。两肺淤血与心力衰竭严重程度呈正相关。肥厚型心肌病心脏正常或轻度增大。限制型心肌病以两心房增大或右心房、右心室增大为主。

(2)心电图:扩张型心肌病以异位搏动和异位心律最常见,其次为传导阻滞和 ST-T 改变。肥厚型心肌病表现为左心室肥厚和 ST-T 改变,房室传导阻滞和束支传导阻滞也较常见。限制型心肌病表现为心房肥大、T 波低平或倒置、右心室肥大、ST 段压低、右束支传导阻滞等改变。心房颤动较多见。致心律失常型右心室心肌病特点为 75％低电压,频发室早或左束支传导阻滞型室性心动过速,心脏不增大且无症状的患者,运动试验常可诱发室性心动过速;严重者可发生心室颤动或猝死。

(3)超声心动图和经食管超声心动图:扩张型心肌病表现为左心室球形扩大,室壁运动减弱,主动脉偏窄,主肺动脉增宽,心腔内血栓,室壁可轻度增厚,但增厚程度与心腔扩大不成比例。肥厚型心肌病的典型表现为室间隔非对称肥厚,活动度差,心腔变小,左心室收缩期内径缩小,心功能改变以舒张功能障碍为主。限制型心肌病以心腔狭小为特征,严重者心尖呈闭塞状,室间隔和左心室后壁厚度对称性增加,运动幅度明显减小。致心律失常型右心室心肌病表现为右心室呈弥漫性或区域性扩大,局部可呈瘤样膨出。右心室收缩功能降低,左心室正常。

(4)心导管检查和心血管造影:扩张型心肌病表现为左心室舒张末压、左心房压力及肺毛细血管楔压升高,心排血量减少,射血分数降低。左心室造影可见左心室腔扩大,左心室壁运动减弱。冠状动脉造影多正常。肥厚型心肌病左心室造影示心腔缩小变形,主动脉瓣下呈S形狭窄,心室壁增厚,室间隔不规则增厚突入心腔,心尖部肥厚型心肌病患者造影示"黑桃样"改变。限制型心肌病出现舒张功能严重受损的压力曲线改变。左心室造影心内膜肥厚及心室腔缩小,多呈闭塞状,二尖瓣反流。流入道狭小,流出道扩张。

(5)心内膜活检:扩张型心肌病无特异性病理学特征,可见心肌纤维化,心肌细胞排列紊乱。肥厚型心肌病诊断率80%。荧光免疫法发现肥厚心肌内儿茶酚胺含量增高。限制型心肌病确诊率为90%,心内膜增厚和心内膜下心肌纤维化。致心律失常型右心室心肌病心肌缺如或减少,被纤维组织、脂肪和瘢痕组织所代替,但由于其室壁菲薄,不宜做心内膜活检。

(二)临床处理

心肌病,尤其是扩张型心肌病病因及发病机制尚不清楚,目前无特效治疗措施,更不能建立该病的一级预防。须强调早期发现、早期诊断及早期治疗。

1.药物治疗原则

(1)预防和控制感染:上呼吸道感染可诱发或加重扩张型心肌病心力衰竭,在易感及高危扩张型心肌病患者中酌情使用丙种球蛋白或转移因子等,以增强机体免疫力,预防呼吸道感染。

(2)抗自身免疫治疗:应用对全身免疫系统具有抑制作用的糖皮质激素、环孢素或环磷腺苷。

(3)心力衰竭的药物治疗:包括血管紧张素转化酶抑制剂、β受体阻滞剂、利尿药、钙通道阻滞剂、抗心律失常药、洋地黄及非洋地黄类正性肌力药物、环磷酰胺等。但对是否应用肾上腺皮质激素仍有争议。

(4)溶栓药物治疗:有附壁血栓者可使用抗凝药物。

2.手术治疗原则

(1)心脏手术:扩张型心肌病可采用心脏移植术、动力心肌成形术、二尖瓣重建术、左心室缩(减)容术等术式。肥厚型心肌病脉压>6.7 kPa(50 mmHg)应予以手术切除心肌,疗效优于起搏器治疗。

(2)起搏器治疗:适用于限制型心肌病伴有严重症状,经内科正规药物治疗无效或出现不良反应者,或限制型心肌病合并房室传导阻滞、交界区性心律,伴或不伴有心功能不全者等。

三、康复评定

对临床确诊为心肌病患者的康复功能评估,除临床表现评定外,应根据国际功能、残疾和健康分类(ICF)从患者受累脏器的生理功能、个人自理生活能力及社会活动参与能力3个层次全面评价患者的整体功能,具体评估方法如下。

(一)身体结构与身体功能

1.身体结构

无论哪种类型的心肌病,均可导致心肌细胞结构、组织学的改变:不同程度的心肌纤维化,心肌纤维肥大、心肌纤维排列紊乱和心内膜的不规则肥厚,甚至心肌缺如、减少,被纤维组织、脂肪和瘢痕组织所代替。这些结构的改变,将导致心脏扩大、肥厚及收缩力的减退,从而导致心脏功能的下降。

2.心功能分级

纽约心脏病学会心功能分级(NYHA)是目前临床最常用的分级方法。其缺点是依赖主观分级,评估者变异较大,但由于已经应用多年,临床已经广泛接受,所以目前仍然有较大的价值。

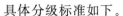

具体分级标准如下。

(1)I级:患有心脏病,体力活动不受限。一般的体力活动不引起疲劳、心悸、呼吸困难或心绞痛。

(2)Ⅱ级:患有心脏病,体力活动稍受限。休息时正常,但一般的体力活动可引起疲劳、心悸、呼吸困难或心绞痛。

(3)Ⅲ级:患有心脏病,体力活动明显受限。休息时尚正常,但轻度体力活动可引起疲劳、心悸、呼吸困难或心绞痛。

(4)Ⅳ级:患有心脏病,体力活动完全丧失。休息时仍有心力衰竭症状或心绞痛。任何体力活动均可使症状加重。

(二)活动能力

1.日常生活活动能力评定

临床上常用改良 Barthel 指数评定患者的日常生活活动能力(ADL)。该评定量表大多应用于中枢神经损伤所致的功能障碍,对无肢体运动障碍和认知功能障碍的脏器功能障碍者同样也可以使用。

2.自我活动能力的评定

Goldman(1981)将 NYHA 心功能分级与代谢当量对应,可以作为指导日常活动与运动的参考。心功能Ⅰ级可从事代谢当量≥7 的活动;心功能Ⅱ级可从事代谢当量≥5 或<7 的活动;心功能Ⅲ级可从事代谢当量≥2 或<5 的活动;心功能Ⅳ级可从事代谢当量<2 的活动。

3.运动危险分层评定

心肌病,尤其是肥厚型和限制型心肌病,过量运动往往是本病的诱发因素,严重者还会导致室性心动过速和心室颤动的发生,危及生命,因此,要充分了解个体的运动危险分层。美国心脏病学会心脏运动美国运动医学会(ACSM)推荐的心血管疾病危险分层类别与标准如下。

(1)低危:指没有心血管、肺脏和/或代谢疾病的症状/体征或已经诊断的疾病,以及不多于1 个心血管疾病的危险因素。急性心血管事件在此人群中的危险性很低,体力活动/运动项目可在不进行医学检查和许可的情况下安全进行。

(2)中危:指没有心血管、肺脏和/或代谢疾病的症状/体征或已经诊断的疾病,但具有 2 个或以上心血管疾病的危险因素。急性心血管事件在此人群中的危险性增加,尽管如此,多数中危人群在没有必要的医学检查和许可的情况下安全地参与低至中等强度的体力活动。但参与较大强度的体力活动之前,有必要进行医学检查和运动测试。

(3)高危:指有 1 个或多个心血管、肺脏和/或代谢疾病的症状/体征或已经诊断的疾病。急性心血管事件在此人群中的危险性已增加到较高程度,在参加任何强度的体力活动或运动前均应进行全面的医学检查并且获得许可。

显然,心肌病属于高危人群,任何体力活动必须进行医学检查,在医学监督下进行适当的体力活动。

4.心电运动试验

对于心肌病患者,即使是进行心电运动试验,急性心血管事件的发生率还是相对较高,尤其是肥厚型、限制型和致心律失常型右心室心肌病,运动往往是诱发的原因,被列为心电运动试验的相对禁忌证,因此在进行心电运动试验时应格外谨慎,并做好应急处理措施。心电运动试验,应采用低水平症状限制性心电运动试验或采用额定时间(6 分钟)自由节奏步行,同时给予监护下进行。根据心电运动试验可以求出相应的代谢当量,从而正确指导康复治疗和日常活动,可以提高治疗效果,增加训练的安全性。

四、康复治疗

扩张型心肌病的最终归宿多为心力衰竭,康复训练目标为维持心肺功能、运动及日常生活自理能力,延缓心功能不全的出现及进展。而肥厚型、限制型及致右心室心律失常型心肌病由于易诱发心律失常及心血管急性血流动力学障碍,尚缺乏运动治疗方面的证据,有的还被列为运动治疗的禁忌。同时,康复治疗应该是全面治疗,包括运动、心理、饮食或营养、教育,以及针对原发疾病的治疗。

(一)运动治疗

根据心电运动试验结果,制订运动处方、了解运动危险分层和运动中的监护,了解患者是否理解运动处方的内容,并能执行。

1.运动方式

运动方式主要为医疗步行、踏车、腹式呼吸、抗阻运动、太极拳、放松疗法、医疗体操等。

2.运动训练

(1)运动强度:一般采用症状限制性运动试验中峰值吸氧量的50%以下。在训练开始时可采用较小强度的运动方案以尽可能防止高估运动能力而造成训练过度。

(2)自感劳累分级(RPE):是衡量运动强度十分有效的指标,RPE 15~16 时往往是达到通气阈和发生呼吸困难的强度。患者一般可以耐受 RPE 11~13 的强度。运动训练中不应该有任何症状和循环不良的体征。

(3)训练节奏:运动训练开始时应该为 5~10 分钟,每运动 2~4 分钟,间隔休息 1 分钟。运动时间可以按 1~2 分钟的节奏逐渐增加,直到 30~40 分钟。运动采用小强度,负荷的增加应该小量、缓慢。过快地增加负荷可明显降低患者对运动的耐受性。开始训练时运动时间过长往往产生过度疲劳。

准备活动与结束活动必须充分,最好不少于 10 分钟,以防止发生心血管意外。有些患者的活动量很小,持续活动的总时间只有数分钟,运动中心率增加不超过 20 次/分,可以不要专门的准备和放松活动。

3.呼吸肌训练

选择性的呼吸肌训练有助于改善由于呼吸限制运动能力的心脏病患者的运动功能。进行抗阻呼吸训练可以提高膈肌耐力,增加氧化酶和脂肪分解酶活性。呼吸肌训练和力量训练后,呼吸肌耐力增加,最大持续肺通气能力提高,肺活量提高,呼吸肌肌力明显提高,亚极量和极量运动能力明显提高,日常生活中的呼吸困难改善。

呼吸肌训练的方法包括主动过度呼吸、吸气阻力负荷和吸气阈负荷。吸气阻力负荷是最常用的方法,即采用小口径呼吸管或可调式活瓣的方式增加呼吸阻力。

4.抗阻训练

一定肌肉力量和肌肉耐力是个体完成动作所必备的基本条件。虽然肌肉力量是指施加在某块特殊肌肉或肌群的外力,但通常用“抗阻”这一术语表示。力量可以是静态的或动态的。肌肉耐力是表示某肌肉在一定时间完成重复收缩以引起肌肉充分疲劳的能力,或保持最大收缩能力在特定百分比的持续时间。

肌肉力量训练方式:上肢力量、下肢力量、腿部力量、躯干力量等。肌肉耐力训练有俯卧撑、仰卧起坐、卧推等。由于抗阻训练有可能引起患者异常心血管“升压反应”,对于中度至高危的心脏病患者,尤其是伴有左心室功能异常的患者,进行安全的肌肉适能训练还需要更多的研究。目前运动指南建议的肌肉力量和耐力测试与训练的禁忌证,包括严重狭窄或反流性瓣膜病和肥厚型心肌病。因为有心肌缺血或较差左心室功能的患者在进行抗阻运动时,可能会出现室壁运动异常或严重的室性心律失常,建议以中度或较好的左心室功能和心肺适能(>5 METs 或 6 METs)不伴有心绞痛症状或缺血性 ST 段改变为前提的患者可参加传统的抗阻训练计划和参加肌肉力量及肌肉耐力的测试。

(二)作业治疗

根据心功能分级所对应运动水平和代谢当量,进行适当的生活自理能力训练和工作能力训练。

心功能分级、活动水平和活动项目(包括家务劳动、职业活动等)。

1.Ⅰ级

平时无自觉症状,可适应一般体力活动,仅在剧烈运动或过度疲劳时才有心悸和呼吸困难。最大活动水平为 6.5 METs,自觉劳累分级在 13~15。可采用上述所有活动方法。

2.Ⅱ级

轻度活动无不适,中度活动时出现心悸、疲劳和呼吸困难。心脏常有轻度扩大。最大持续活动水平为 4.5 METs,自感劳累分级为 9~11。可采用上述各种方法,但活动强度应明显较小,活动时间不宜过长,活动时的心率增加一般不超过 20 次/分。

3.Ⅲ级

轻度活动时迅速出现心悸、疲劳和呼吸困难,心脏中度增大,下肢水肿。最大持续活动水平为 3.0 METs,自感劳累分级为 7。以静气功、腹式呼吸、放松疗法为宜,可做不抗阻的简单四肢活动,活动时间一般为数分钟。活动时心率增加不超过 10~15 次/分。每次运动的时间可以达到 30 分钟,至少每周活动 3 次。

4.Ⅳ级

静息时有呼吸困难和心悸,心脏明显扩大,水肿明显。最大持续活动水平为 1.5 METs。只做静气功、腹式呼吸和放松疗法之类不增加心脏负荷的活动。可做四肢被动活动。活动时心率和血压一般应无明显增加,甚至有所下降。世界卫生组织提出可以进行缓慢的步行,每次 10~15 分钟,每天 1~2 次,但必须无症状。

(三)训练注意事项

1.运动处方的制订

强调个体化原则,要充分意识到心力衰竭患者心力储备能力已经十分有限,避免造成心肌失代偿。在考虑采用运动训练之前应该进行详尽的心肺功能和药物治疗的评定。

2.运动中

活动时应强调动静结合、量力而行,不可引起不适或症状加重,禁忌剧烈运动,并要有恰当的准备和结束活动。活动必须循序渐进,并要考虑环境因素对活动量的影响,包括气温、温度、场地、衣着等。避免在过热(>27 ℃)或过冷(<-18 ℃)时训练。避免情绪性高的活动,如有一定竞赛性质的娱乐活动。

3.监督

治疗时应有恰当的医学监护,出现疲劳、心悸、呼吸困难及其他症状时应暂停活动,查明原因。严格掌握运动治疗的适应证和禁忌证,尤其是肥厚型、限制型及致右心室心律失常型心肌病。运动治疗只能作为综合治疗的一部分,不能排斥其他治疗。

(四)传统治疗

中药治疗对机体调理、缓解症状有一定的疗效。功能补益心气,安神定悸。主治心气不足型心肌病;症见心悸易惊,气短乏力,心神不安,少寐多梦,舌质淡苔薄,脉沉细无力或结代。可服用人参龙眼汤丸:红参片 6 g 单独煎 3 次,取煎液 50 mL。龙眼肉 12 g 与红糖 10 g 剁成汤圆心子;糯米粉 100 g 水调做成汤圆面,将心子放入其中,煮熟后冲入人参液。早、晚当点心,1 剂分数次食完,可连食 1 周以上。

中医治疗对本病有一定的效果,具体用药应在有资质的中医师指导下,按照个体化原则,辨证实施。

五、预后及健康教育

(一)预后

1.扩张型心肌病

病程长短不等,充血性心力衰竭的出现频度较高,预后不良。死亡原因多为心力衰竭和严重心律失常,不少患者猝死。近年来由于上述治疗手段的采用患者的存活率已经明显提高。

2.肥厚型心肌病

预后因人而异,可从无症状到心力衰竭、猝死。心房颤动可促使心力衰竭的发生。少数患者可并发感染性心内膜炎或栓塞等。成人死亡多为猝死,而小儿多为心力衰竭,其次为猝死。猝死在有阳性家族史的青少年中尤其多发。猝死原因多为室性心律失常,特别是心室颤动。

3.限制型心肌病

预后不良,按病程发展快慢不同,心力衰竭为最常见死因。年龄越小,出现症状越早,预后则越差。

4.致右心室心律失常型心肌病

自然衍变尚不清楚。预后主要取决于室性心律失常发作及对抗心律失常药物的反应。抗心律失常药和外科手术治疗可以防止致命性心律失常的发生,尤其对伴有晕厥者。

(二)预防及健康教育

1.预防

心肌病病因未明,尚无特殊的防治方法。在病毒感染时密切注意心脏情况并及时治疗,有一定的实际意义。与遗传基因有关,应对患者进行生活指导。

2.饮食

扩张型心肌病心力衰竭患者应限钠并适当控制水分及食量,避免发胖,以减轻心脏负荷。饮食要求高蛋白高维生素并富含营养易消化,避免刺激性食物。应戒烟酒。

3.休息

保证充足睡眠,避免重体力劳动及疲劳过度。症状出现后,卧床休息较为重要,可使心脏负荷减轻,心率减慢,舒张期延长,静脉回流增加,结果是冠状动脉供血增加,心肌收缩力增强,心排血量增多,心功能改善。提醒患者避免激烈运动、持重或屏气等,减少猝死的发生。

4.心理护理

扩张型心肌病患者多较年轻,病程长,病情复杂,预后差,故常产生紧张、焦虑和恐惧心理,甚至对治疗悲观失望,导致心肌耗氧量增加,加重病情。鼓励和安慰可帮助其消除悲观情绪,增强治疗信心。

(叶肖燕)

第三节 慢性充血性心力衰竭

慢性充血性心力衰竭是心脏疾病的终末阶段,是各种心脏结构和功能疾病导致心室舒张和/或收缩能力明显受损的一种复杂的临床综合征,常表现为劳力性呼吸困难、运动耐受能力下降、肢体水肿等。一般根据其发病机制分为左侧心力衰竭、右侧心力衰竭和舒张性心力衰竭。而随着人口老龄化及代谢性疾病发病率的持续升高,慢性充血性心力衰竭的发病率仍持续上升。

一、康复评定

(一)功能评定

1.呼吸困难评定

慢性充血性心力衰竭患者呼吸困难症状与心脏前后负荷相关,常常在体力活动或夜间平卧位时出现。与肺源性呼吸困难患者所采用的测量工具不同的是,心源性呼吸困难患者测量时一般采用 6～20 制式的伯格呼吸困难量表,该量表在患者运动中监测心率变化上更具优势。

2.心肺功能评定

具体方法参见本书相关章节内容。

3.心电运动试验评定

心电运动试验或心肺运动测试是目前无创性心肺功能测试的金标准。通过这项测试,可以了解患者的运动耐受程度,并观察其在运动过程中可能出现的不适反应,是运动处方制订的客观依据。

4.呼吸方式评定

慢性充血性心力衰竭尤其是左侧和部分舒张性心力衰竭患者,由于肺血管淤血水肿、气道阻力增加、肺泡弹性下降等因素,常合并呼吸方式异常,严重患者可出现潮式呼吸(CSR)。后者是呼吸由浅慢逐渐加快加深,达顶峰后又逐渐变浅变慢,暂停数秒之后,再重复上述周期的病态呼吸方式。Brack T 等发现严重心力衰竭患者出现日间和夜间潮式呼吸的比例约为 16％和 62％,且其患者死亡率出现明显升高。因此,还需特别注意患者的呼吸节律情况。

5.心理功能评定

具体方法参见本书相关章节内容。

(二)结构评定

慢性充血性心力衰竭患者心脏结构改变主要包括:①心脏本身基础病变,如风湿性心脏瓣膜病变、心肌梗死后室壁瘤等;②心脏代偿性改变,如心肌肥厚、心腔扩大等;③心脏继发性病变,如附壁血栓等。此外,慢性心力衰竭必将引起心外继发性改变,如肺血管淤血水肿、肺门静脉增宽、下肢静脉扩张及静脉瓣功能不全等。

(三)日常生活活动能力评定

在日常生活活动能力评定时,除参见本书相关章节内容具体方法外,还可以记录患者在完成日常生活活动项目中的呼吸困难程度,如本田厚瑞提出的日常生活能力-呼吸困难感觉评价表。

(四)参与评定

慢性充血性心力衰竭患者均合并不同程度的体能下降,这必将限制其职业活动、社交生活和休闲娱乐功能的受限,也造成生存质量下降。

二、康复诊断

(一)功能障碍

1.运动功能障碍

运动功能障碍表现为运动耐受性降低、劳力性呼吸困难、下肢肿胀。

2.心理功能障碍

心理功能障碍表现为与疾病相伴随的焦虑、抑郁。

(二)结构异常

结构异常主要表现为心腔增大,肺组织淤血水肿,肺静脉增宽,部分患者还合并心脏瓣膜狭窄或关闭不全、心肌室壁瘤形成及下肢凹陷性水肿。

(三)活动受限

慢性充血性心力衰竭导致日常生活活动不同程度受限,涉及患者的基础和工具性日常生活能力。

(四)参与受限

1.职业受限

职业受限程度与疾病严重程度、劳动强度有关,轻症患者可以完成部分简单工作。

2.社会交往受限

症状的反复发作对患者的社交活动造成困扰。

3.休闲娱乐受限

以上肢活动为主的娱乐项目对患者心脏负荷较低,影响相对较小。

4.生存质量下降

由于症状的反复出现、渐行加重,对患者生理与心理造成不良影响,其生存质量下降显著。

三、康复治疗

近期目标:缓解患者劳力性呼吸困难症状,减轻下肢水肿,提高其运动耐受性。

远期目标:纠正其不良生活方式及营养状态,减少诱发加重因素,提高社会活动参与度,改善异常心理情绪,延长寿命,提高生存质量。

(一)物理治疗

1.低频神经肌肉电刺激疗法

慢性充血性心力衰竭患者容易出现肢体肌肉失用性萎缩和静脉血流减缓、淤积。通过神经肌肉电刺激疗法,一方面可在不增加心脏负荷的情况下诱导骨骼肌收缩,避免肌肉萎缩,另一方面,肌肉的周期性收缩有助于增加对静脉系统的挤压,模拟肌泵活动,避免下肢深静脉血栓形成,减少制动并发症。治疗时一般根据目标肌群的形态大小选择合适的电极片,固定于肌肉的运动点处,以患者可耐受的刺激强度,给予通电 1～2 秒,休息 1.5～2 秒,以 20～30 次收缩为 1 个周期,循环进行3 个周期,每天 1～2 次,直至病情好转。

2.有氧运动疗法

运动训练提高心力衰竭患者的运动耐量和生存质量,不会给左心室重塑带来不利影响,并且可能降低轻至中度心力衰竭患者的死亡率及住院率。训练时宜根据患者的个人喜好、体能水平与环境条件等因素,选择合适的运动项目,如慢走、快走等,采用中低强度(如运动时心率较平静时增加不超过 20 次/分,或伯格呼吸困难指数低于 13),持续 30 分钟,每周间断进行 3～4 次。

3.肌力训练

以往认为力量训练增加心脏负荷,加重心力衰竭症状,但目前研究认为科学的力量训练可提高患者肌肉力量,改善运动耐力,并增强心肺功能。在实施时可采用一次最大抗阻重量的40％～50％作为训练强度,重复 8～10 次为 1 个循环,每天重复 2 个循环,每周训练 3 天。

4.呼吸训练

慢性充血性心力衰竭患者存在一定程度的呼吸肌萎缩和疲劳耐受性下降,而对其进行呼吸肌肌力训练则可以改善其呼吸困难症状,并提高运动耐受性,特别适合在病情严重患者中实施。训练时可采用激励式肺量计或阻力可调型呼吸肌训练器,阻力阈值应不低于最大吸气压或呼气压 30％,连续进行 5～10 次,间隔休息 5～10 分钟,重复 2～3 周期,每天 1 次。

(二)作业治疗

在各种运动训练中加入文娱因素,有利于增加运动的趣味性和娱乐性,提高患者的参与积极性,同时通过音乐等调节因素调节负性情绪,改善心理情绪状况,有利于患者的全面康复。患者可根据自身情况选择一些慢节奏娱乐活动,如棋类、慢舞等。

(三)康复辅具

患者可根据个人体能水平的高低与家庭、社区环境情况,选择助行器、助行车或轮椅等作为步行辅助工具,减少能量消耗,减轻呼吸困难症状。

(四)中医康复

气功是中华医疗文化中的瑰宝,其糅合了呼吸功能、柔韧性及耐力训练等多种元素,非常适合老年人,也同样适合慢性充血性心力衰竭患者。

(五)康复护理

慢性充血性心力衰竭患者的康复护理重点在于健康宣教,内容包括疾病的危险因素与诱导因素、戒烟、营养膳食指导、居家保健基本知识等。

(六)药物治疗

药物治疗主要为交感神经系统受体阻滞剂、利尿药等。

(叶肖燕)

第四节 冠状动脉粥样硬化性心脏病

一、概述

(一)定义

冠状动脉粥样硬化性心脏病(简称冠心病)是由于血脂增高致使冠状动脉壁脂质沉积形成粥样硬化斑块,逐步发展为血管狭窄乃至闭塞。粥样斑块脱落可以造成突然血管闭塞和心肌梗死。病理生理核心是心肌耗氧和供氧失平衡。冠心病是最常见的心血管疾病之一,目前我国年发病率为 120/10 万人口,年平均死亡率男性为 90.1/10 万,女性为 53.9/10 万。随着人民生活水平提高,期望寿命延长和膳食结构改变,我国冠心病发病率和死亡率正在继续升高。冠心病康复医疗是临床治疗的基本组成部分。

（二）临床诊断

1.心绞痛

以发生于胸痛、颌部、肩部、背部或手臂的不适感为特征的临床综合征，常发生于冠心病患者，但亦可发生于瓣膜性心脏病、肥厚性心肌病和控制不良的高血压患者。心绞痛分为稳定性心绞痛（劳力性心绞痛），和不稳定型心绞痛。后者分为以下亚型。

（1）静息性心绞痛：心绞痛发作于休息时，新近一周持续时间＞20分钟。

（2）新近发作性心绞痛：首发症状两个月内出现心绞痛，严重度＞CCSCⅢ级。

（3）恶化性心绞痛：原心绞痛发作次数频繁，持续时间延长，或发作阈值降低，例如在首发症状后两个月内心绞痛的严重度至少增加了一个CCSC等级。

2.急性心肌梗死（AMI）

诊断必须具备下列3条中的2条：①缺血性胸痛病史；②心电图动态演变；③血清心肌坏死标志物浓度的动态改变。

3.急性冠脉综合征（ACS）

ACS包括不稳定性心绞痛、非Q波心肌梗死和Q波心肌梗死，可分为ST段抬高的和ST段不抬高两类。诊断标准如下。

（1）ST段抬高的ACS：缺血性胸痛≥30分钟，服硝酸甘油不缓解，心电图至少2个肢体导联或相邻2个以上的胸前导联，ST段抬高≥0.1 mV。

（2）ST段不抬高的ACS。不稳定性心绞痛的诊断：初发劳力性心绞痛或者恶化劳力性心绞痛，可有心肌缺血的客观证据。①胸痛伴ST段压低≥0.05 mV，或出现与胸痛相关的T波变化，或倒置T波伪改善；②既往患急性心肌梗死、行PTCA或冠状动脉旁路移植手术；③既往冠状动脉造影明确了冠心病的诊断；④TnT或者TnI增高。ST段不抬高的心肌梗死于不稳定性心绞痛的区别在于CK-MB增高是否大于或等于正常上限的2倍。

（三）冠心病康复定义

冠心病康复是指综合采用主动积极的身体、心理、行为和社会活动的训练与再训练，帮助患者缓解症状，改善心血管功能，在生理、心理、社会、职业和娱乐等方面达到理想状态，提高生活质量。同时强调积极干预冠心病危险因素，阻止或延缓疾病的发展过程，减轻残疾和减少再次发作的危险。冠心病康复涵盖心肌梗死、心绞痛、隐性冠心病、冠状动脉分流术（CABG）后和冠状动脉腔内成型术（PTCA）后等。冠心病康复治疗措施会影响其周围人群对冠心病风险因素的认识，从而有利于尚未患冠心病的人改变不良的生活方式，达到防止疾病发生的目的。所以从实质上，冠心病康复的措施可扩展到尚未发病的人群。

（四）主要功能障碍

1.循环功能障碍

冠心病患者心血管系统适应性下降，循环功能障碍。

2.呼吸功能障碍

长期心血管功能障碍可导致肺循环功能障碍，肺血管和肺泡气体交换效率降低，吸氧能力下降，诱发或加重缺氧症状。

3.全身运动耐力减退

机体吸氧能力减退和肌肉萎缩，限制全身运动耐力。

4.代谢功能障碍

脂质代谢和糖代谢障碍,表现为血胆固醇和甘油三酯增高,高密度脂蛋白胆固醇降低。脂肪和能量物质摄入过多而缺乏运动是基本原因。缺乏运动还可导致胰岛素抵抗,除了引起糖代谢障碍外,还可促使形成高胰岛素血症和血脂升高。

5.行为障碍

冠心病患者往往伴有不良生活习惯、心理障碍等,也是影响患者日常生活和治疗的重要因素。

(五)康复治疗分期

1. I 期

I 期指急性心肌梗死或急性冠脉综合征住院期康复。CABG 或 PCI 术后早期康复也属于此列。发达国家此期已经缩短到 3～7 天。

2. II 期

II 期指患者出院开始,至病情稳定性完全建立为止,时间 5～6 周。由于急性阶段缩短,II 期的时间也趋向于逐渐缩短。

3. III 期

III 期指病情处于较长期稳定状态,或 II 期过程结束的冠心病患者,包括陈旧性心肌梗死、稳定性心绞痛及隐性冠心病。PCI 或 CABG 后的康复也属于此期。康复程序一般为 2～3 个月,自我锻炼应该持续终身。有人将终身维持的锻炼列为第 IV 期。

(六)适应证

1. I 期

患者生命体征稳定,无明显心绞痛,安静心率(110 次/分),无心力衰竭、严重心律失常和心源性休克,血压基本正常,体温正常。

2. II 期

与 I 期相似,患者病情稳定,运动能力达到 3 代谢当量(METS)以上,家庭活动时无显著症状和体征。

3. III 期

临床病情稳定者,包括:陈旧性心肌梗死,稳定型劳力性心绞痛,隐性冠心病,冠状动脉分流术和腔内成型术后,心脏移植术后;安装起搏器后。过去被列为禁忌证的一些情况如装起搏器后,病情稳定的心功能减退、室壁瘤等现正在被逐步列入适应证的范畴。

(七)禁忌证

凡是康复训练过程中可诱发临床病情恶化的情况都列为禁忌证,包括原发病临床病情不稳定或合并新临床病症。稳定与不稳定是相对概念,与康复医疗人员的技术水平、训练监护条件、治疗理念都有关系。此外不理解或不合作者不宜进行康复治疗。

(八)康复治疗原理

1. I 期康复

通过适当活动,减少或消除绝对卧床休息所带来的不利影响。过分卧床休息可导致:①血容量减少(心血管反馈调节机制),导致每搏量和心排血量降低,代偿性心率加快;②回心血量增加,心脏前负荷增大,心脏射血阻力相对增高,心肌耗氧量相对增加;③血流较缓慢,血液黏滞性相对增加,血栓和栓塞的概率增加;④膈活动降低,通气及换气功能障碍,排痰困难,合并肺炎和肺栓塞的概率增加;⑤运动耐力降低;⑥胰岛素受体敏感性降低,葡萄糖耐量降低;⑦患者恐惧和焦虑情绪增加,肾上腺皮质激素分泌增高。

2.Ⅱ期康复

设立Ⅱ期康复是基于心肌梗死瘢痕形成需要 6 周左右的时间,而在心肌瘢痕形成之前,患者病情仍然有恶化的可能性,进行较大强度的运动的危险性较大。因此患者在此期主要是要保持适当的体力活动,逐步适应家庭活动,等待病情完全稳定,准备参加Ⅲ期康复锻炼。有的康复中心在Ⅱ期开始进行心电监护下的运动锻炼,其实际效益尚有待论证。

3.Ⅲ期康复

(1)外周效应:指心脏之外的组织和器官发生的适应性改变,是公认的冠心病和各类心血管疾病康复治疗机制。①肌肉适应性改善:长期运动训练后肌肉毛细血管密度和数量增加,运动时毛细血管开放的数量和口径增加,肌肉运动时血液-细胞气体交换的面积和效率相对增加,外周骨骼肌氧摄取能力提高,动静脉氧差增大。②运动肌氧利用能力和代谢能力改善:肌细胞线粒体数量、质量和氧化酶活性提高,骨骼肌氧利用率增强。肌细胞胰岛素受体开放数量增加,葡萄糖进入细胞的速率和数量增加,从而运动能量代谢效率改善,血流需求相对减少。③交感神经兴奋性降低,血液儿茶酚胺含量降低。④肌肉收缩机械效率提高,定量运动时能量消耗相对减少。⑤最大运动能力提高。由于定量运动时心脏负荷减轻,心肌耗氧量降低,最大运动能力相应提高。外周效应需要数周时间才能形成,停止训练则丧失,因此训练必须持之以恒。

(2)中心效应:指训练对心脏的直接作用,主要为心脏侧支循环形成,冠状动脉储备提高,心肌内在收缩性相应提高。冠状动脉狭窄或完全闭塞后所累及的部位形成侧支循环,这一现象已在临床和基础研究中得到了证实。反复心绞痛患者进展为心肌梗死的比率低于初发心绞痛者;冠状动脉狭窄程度越重,心绞痛持续时间越长,侧支循环形成量越多,发展为冠脉栓塞越少或心肌坏死的程度越轻,提示侧支循环有一定程度的心肌保护作用。慢性冠状动脉狭窄的猪模型经过运动训练后,心肌侧支循环的生成显著超过不运动对照组,与运动刺激的血管内皮生长因子(VEGF)、成纤维细胞生长因子(FGF)等的表达增加有关。长期运动训练与形成充分的侧支循环血流量直接相关。此外长期运动后,心脏舒张期延长有利于血供的进一步恢复;血液流速偏高,有助于侧支循环的扩张,而 β 受体阻滞剂可抑制这一效应。当然由于人体研究的局限,运动与侧支循环形成之间的确切关系及临床价值仍需更深入的研究。

(3)危险因素控制:康复治疗的重要方面,主要包括以下几方面。①改善脂质代谢异常;②改善高血糖及糖耐量异常;③控制高血压;④改善血液高凝状态;⑤帮助戒烟。

(九)康复疗效

有效的康复治疗可使死亡率降低,积极参加康复锻炼者比不运动者的死亡率可以降低29%。同时致死性心肌梗死发生率也可降低。

二、康复评定

(一)心电运动试验

制订运动处方一般采用分级症状限制型心电运动试验。出院前评估则采用 6 分钟步行,或低水平运动试验。

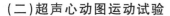

(二)超声心动图运动试验

超声心动图可以直接反映心肌活动的情况,从而揭示心肌收缩和舒张功能,还可以反映心脏内血流变化情况,所以有利于提供运动心电图所不能显示的重要信息。运动超声心动图比安静时检查更加有利于揭示潜在的异常,从而提高试验的敏感性。检查一般采用卧位踏车的方式,以保持在运动时超声探头可以稳定地固定在胸壁,减少检测干扰。较少采用坐位踏车或活动平板方式。运动方案可以参照心电运动试验。

(三)行为类型评定

Friedman 和 Rosenman(1974)提出行为类型,其特征如下。

1.A 类型

工作主动、有进取心和雄心、有强烈的时间紧迫感(同一时间总是想做两件以上的事),但是往往缺乏耐心、易激惹、情绪易波动。此行为类型的应激反应较强烈,因此需要将应激处理作为康复的基本内容。

2.B 类型

平易近人、耐心、充分利用业余时间放松自己、不受时间驱使、无过度的竞争性。

三、康复治疗

(一)Ⅰ期康复

1.康复目标

低水平运动试验阴性,可以按正常节奏连续行走 100～200 m 或上下 1～2 层楼而无症状和体征。运动能力达到 2～3 METs,能够适应家庭生活,患者理解冠心病的危险因素及注意事项,在心理上适应疾病的发作和处理生活中的相关问题。

2.康复方案

以循序渐进地增加活动量为原则,生命体征一旦稳定,无并发症时即可开始。要根据患者的自我感觉,尽量进行可以耐受的日常活动(表 6-1)。此期康复一般在心脏科进行,因此,医师应该掌握。

表 6-1 冠心病Ⅰ期康复参考方案

活动	步骤						
	1	2	3	4	5	6	7
冠心病知识宣教	＋	＋	＋	＋	＋	＋	＋
腹式呼吸	10 分	20 分	30 分	30 分×2	—	—	—
腕踝动(不抗阻)	10 次	20 次	30 次	30 次×2	—	—	—
腕踝动(抗阻)	—	10 次	20 次	30 次	30 次×2	—	—
膝肘动(不抗阻)	—	—	10 次	20 次	30 次	30 次×2	—
膝肘动(抗阻)	—	—	—	10 次	20 次	30 次	30 次×2
自己进食	—	—	帮助	独立	独立	独立	独立
自己洗漱	—	—	帮助	帮助	独立	独立	独立
坐厕	—	—	帮助	帮助	独立	独立	独立
床上靠坐	5 分	10 分	20 分	30 分	30 分×2	—	—

续表

活动	步骤						
	1	2	3	4	5	6	7
床上不靠坐	—	5分	10分	20分	30分	30分×2	—
床边坐(有依托)	—	—	5分	10分	20分	30分	30分×2
床边坐(无依托)	—	—	—	5分	10分	20分	30分
站(有依托)	—	—	—	5分	10分	20分	30分
站(无依托)	—	—	—	—	5分	10分	20分	30分
床边行走	—	—	—	—	5分	10分	20分	30分
走廊行走	—	—	—	—	5分	10分	20分
下一层楼	—	—	—	—	—	1次	2次
上一层楼	—	—	—	—	—	—	1~2次

帮助:指在他人帮助下完成。独立:指患者独立完成。

(1)床上活动:从床上的肢体活动开始,包括呼吸训练。肢体活动一般从远端肢体活动开始,从不抗地心引力的活动开始,强调活动时呼吸自然、平稳。没有任何憋气和用力的现象。然后逐步开始抗阻活动,例如,捏气球、皮球,或拉皮筋等,一般不需要专用器械。吃饭、洗脸、刷牙、穿衣等日常生活活动可以早期进行。

(2)呼吸训练:呼吸训练主要指腹式呼吸,要点是吸气时腹部浮起,膈肌尽量下降;呼气时腹部收缩,把肺的气体尽量排出。呼气与吸气之间要均匀、连贯、缓慢,但不可憋气。

(3)坐位训练:坐位是重要的康复起始点。开始坐时可以有靠背或将床头抬高。有依托坐的能量消耗与卧位相同,直立的心脏负荷低于卧位。

(4)步行训练:步行训练从床边站立开始,然后床边步行。开始时最好进行若干次心电监护活动。要特别注意避免上肢高于心脏水平的活动。此类活动的心脏负荷增加很大,常是诱发意外的原因。

(5)排便:患者排便务必保持通畅。最关键的要素是调整饮食结构,多吃高纤维素的食物和足够的水分。在床边放置简易坐便器,让患者坐位大便,其心脏负荷和能量消耗均小于卧床,也比较容易排便。

(6)上楼:上楼的运动负荷主要取决于上楼的速度。一般每上一级台阶可以稍事休息,以保证没有任何症状。

(7)心理康复与常识宣教:患者急性发病后,往往有显著的焦虑和恐惧感。护士和康复治疗师必须安排对于患者的医学常识教育,使其理解冠心病的发病特点,注意事项和预防再次发作的方法。特别强调戒烟、低脂低盐饮食、规律的生活、个性修养等。

(8)康复方案调整与监护:如果患者在训练过程中没有不良反应,运动或活动时心率增加<10次/分,次日训练可以进入下一阶段。运动中心率增加在20次/分左右,则需要继续同一级别的运动。心率增加超过20次/分,或出现任何不良反应,则应该退回到前一阶段运动,甚至暂时停止运动训练。为了保证活动的安全性,可以在医学或心电监护下开始所有的新活动。在无任何异常的情况下,重复性的活动不一定要连续监护。

(9)出院前评估及治疗策略:患者达到训练目标后可以安排出院。患者出现并发症或运动试验异常者则需要进一步检查,并适当延长住院时间。

(10)发展趋势:由于患者住院时间日益缩短,国际上主张 3～5 天出院。早期康复治疗不要遵循固定的模式。

(二)Ⅱ期康复

1.康复目标

逐步恢复一般日常生活活动能力,包括轻度家务劳动、娱乐活动等。运动能力达到 4～6 METs,提高生活质量。对体力活动没有更高要求的患者可停留在此期。此期在患者家庭完成。

2.康复方案

散步,医疗体操,气功,家庭卫生,厨房活动,园艺活动或在邻近区域购物,活动强度为40%～50%HR_{max},RPE 不超过 13～15。一般活动无须医务监测;较大强度活动时可用远程心电图监护系统监测。无并发症的患者可在家属帮助下逐步过渡到无监护活动。可以参考Ⅱ期康复程序(表 6-2)。所有上肢超过心脏平面的活动均为高强度运动,应该避免或减少。日常生活和工作时应采用能量节约策略,比如制订合理的工作或日常活动程序,减少不必要的动作和体力消耗等,以尽可能提高工作和体能效率。每周需要门诊随访一次。任何不适均应暂停运动,及时就诊。

表 6-2　冠心病Ⅱ期康复参考方案

活动内容	第一周	第二周	第三周	第四周
门诊宣教	1次	1次	1次	1次
散步	15分钟	20分钟	30分钟	30分钟×2次
厨房工作	5分钟	10分钟	10分钟×2次	10分钟×3次
看书或电视	15分钟×2次	20分钟×2次	30分钟×2次	30分钟×3次
降压舒心操	保健按摩学习	保健按摩×1次	保健按摩×2次	保健按摩×2次
缓慢上下楼	1层×2次	2层×2次	3层×1次	3层×2次

(三)Ⅲ期康复

1.康复目标

巩固Ⅱ期康复成果,控制危险因素,改善或提高体力活动能力和心血管功能,恢复发病前的生活和工作。此期可以在康复中心完成,也可以在社区进行。

2.基本原则

(1)个体化:因人而异地制订康复方案。

(2)循序渐进:遵循学习适应和训练适应机制。学习适应指掌握某一运动技能时由不熟悉至熟悉的过程,是一个由兴奋、扩散、泛化,至抑制、集中、分化的过程,是任何技能的学习和掌握都必须经历的规律。训练适应是指人体运动效应提高由小到大、由不明显到明显、由低级到高级的积累发展过程。

(3)持之以恒:训练效应是量变到质变的过程,训练效果的维持同样需要长期锻炼。运动训练没有一劳永逸的效果,训练效应在停止训练后消失。

(4)趣味性:兴趣可以提高患者参与并坚持康复治疗的主动性和顺应性。采取群体形式,穿插活动性游戏等是常用的方法。

(5)全面性:冠心病患者往往合并其他脏器疾病和功能障碍,同时患者也常有心理障碍和工作/娱乐、家庭/社会等诸方面的问题,因此冠心病的康复绝不仅仅是心血管系统的问题。对患者要从整体看待,进行全面康复。

3.治疗方案

全面康复方案包括有氧训练、循环抗阻训练、柔韧性训练、医疗体操、作业训练、放松性训练、行为治疗、心理治疗等。在整体方案中,有氧训练是最重要的核心。本节主要介绍有氧训练的基本方法。

(1)运动方式:步行、登山、游泳、骑车、中国传统形式的拳操等。慢跑曾经是推荐的运动,但是其运动强度较大,运动损伤较常见,近年来已经不主张使用。

(2)训练形式:可以分为间断性和连续性运动。间断性运动指基本训练期有若干次高峰靶强度,高峰强度之间强度降低。优点是可以获得较强的运动刺激,同时时间较短,不至于引起不可逆的病理性改变。缺点是需要不断调节运动强度,操作比较麻烦。连续性运动指训练的靶强度持续不变,这是传统的操作方式,主要优点是简便,患者相对比较容易适应。

(3)运动量:运动量是康复治疗的核心,要达到一定阈值才能产生训练效应。合理的每周总运动量为 2.9～8 kJ(700～2 000 cal,相当于步行 10～32 公里)。每周运动量＜2.9 kJ(每周700 cal)只能维持身体活动水平,而不能提高运动能力。运动量＞8 kJ(2 000 cal/周)则不增加训练效应。运动总量无明显性别差异。

运动量的基本要素为强度、时间和频率。①运动强度。运动训练所必须达到的基本训练强度称为靶强度,可用心率(HR_{max})、心率储备、最大吸氧量($VO_{2\ max}$)、METs、RPE 等方式表达。靶强度与最大强度的差值是训练的安全系数。靶强度一般为 40%～85% $VO_{2\ max}$ 或 METs,或60%～80%HR 储备,或70%～85%HR_{max}。靶强度越高,产生心脏中心训练效应的可能性就越大。②运动时间,指每次运动锻炼的时间。靶强度运动一般持续 10～60 分钟。在额定运动总量的前提下,训练时间与强度成反比。准备活动和结束活动的时间另外计算。③训练频率,指每周训练的次数。国际上多数采用每周 3～5 天的频率。④合适运动量的主要标志:运动时稍出汗,轻度呼吸加快但不影响对话,早晨起床时感舒适,无持续的疲劳感和其他不适感。

(4)训练实施:每次训练都必须包括准备、训练和结束活动。①准备活动:目的是预热,即让肌肉、关节、韧带和心血管系统逐步适应训练期的运动应激。运动强度较小,运动方式包括牵伸运动及大肌群活动,要确保全身主要关节和肌肉都有所活动,一般采用医疗体操、太极拳等,也可附加小强度步行。②训练活动:指达到靶训练强度的活动,中低强度训练的主要机制是外周适应作用,高强度训练的机制是中心训练效应。③结束活动:主要目的是冷却,即让高度兴奋的心血管应激逐步降低,适应运动停止后血流动力学改变。运动方式可以与训练方式相同,但强度逐步减小。充分的准备与结束活动是防止训练意外的重要环节(训练心血管意外 75% 均发生在这两个时期),对预防运动损伤也有积极的作用。

(5)注意事项:①选择适当的运动,避免竞技性运动。②只在感觉良好时运动。感冒或发热症状和体征消失 2 天以上再恢复运动。③注意周围环境因素对运动反应的影响,包括寒冷和炎热气候要相对降低运动量和运动强度,避免在阳光下和炎热气温时剧烈运动(理想环境:温度4～28 ℃,风速＜7 m/s);穿戴宽松、舒适、透气的衣服和鞋;上坡时要减慢速度。饭后不做剧烈运动。④患者需要理解个人能力的限制,应定期检查和修正运动处方,避免过度训练。药物治疗发生变化时,要注意相应调整运动方案。参加训练前应该进行尽可能充分的身体检查。对于参加

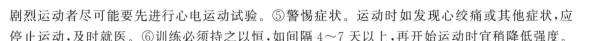

剧烈运动者尽可能要先进行心电运动试验。⑤警惕症状。运动时如发现心绞痛或其他症状,应停止运动,及时就医。⑥训练必须持之以恒,如间隔4～7天以上,再开始运动时宜稍降低强度。

4.性功能障碍及康复

Ⅲ期康复应该将恢复性生活作为目标(除非患者没有需求)。判断患者是否可以进行性生活的简易试验有:①上二层楼试验(同时作心电监测)。通常性生活心脏射血量约比安静时高50%,这和快速上二层楼的心血管反应相似。②观察患者能否完成5～6 METs的活动,因为采用放松体位的性生活最高能耗为4～5 METs。日常生活中看精彩球赛时的心率可能会超过性生活。在恢复性生活前应该经过充分的康复训练,并得到经治医师的认可。应该教育患者采用放松姿势和方式,避免大量进食后进行。必要时在开始恢复性生活时采用心电检测。

5.康复锻炼与药物治疗的关系

运动训练和药物治疗在心脏病康复中相辅相成。适当药物治疗可相对增强患者运动能力,提高训练水平和效果。运动训练效应有助于逐步减少用药量,甚至基本停止用药。药物可对患者运动时的心血管反应产生影响,因此运动训练时必须要关注药物的作用。

(1)硝酸甘油:代表药品为硝酸甘油和异山梨酯,有较强的扩血管作用,通过降低心脏前后负荷,降低心肌耗氧量,从而提高运动能力。少数患者可产生过分血管扩张,导致直立性低血压。

(2)β受体阻滞剂:可减慢心率和降低心肌收缩力,降低心肌耗氧量,从而提高运动能力。运动训练患者的心率增加受限,通常采用METs或RPE作为靶强度。

(3)钙通道阻滞剂:可降低外周血管阻力和心肌收缩性,从而降低心肌耗氧量,增强运动能力。不同钙通道阻滞剂可减慢或加快心率,应注意患者的心率反应。

(4)肾素-血管紧张素转换酶抑制剂:药物作用是抑制血管紧张度,降低血压和外周血管阻力。运动时要密切注意患者的血压反应,强调适当和充分的准备和结束活动。

(叶肖燕)

第七章 呼吸系统疾病康复治疗

第一节　慢性支气管炎

一、概述

(一)定义

慢性支气管炎是气管、支气管黏膜及其周围组织的慢性非特异性炎症。临床上以咳嗽、咳痰为主要症状,每年发病持续 3 个月,连续 2 年或 2 年以上,并排除具有咳、痰、喘症状的其他疾病。

(二)病因

本病的病因尚不完全清楚,可能是多种因素长期互相作用的结果。如有害气体和颗粒的吸入(香烟、刺激性烟雾、粉尘等),病毒、支原体、细菌等感染,免疫、年龄和气候等也是重要致病因素。

(三)流行病学

本病为我国常见多发病之一,在我国患病率北方高于南方,农村较城市发病率稍高。发病年龄多在 40 岁以上,吸烟患者明显高于不吸烟患者。本病的患病率因地区、年龄、职业、环境卫生与吸烟习惯等不同而有较大差异:中国北方高寒地区较南方湿热地区患病率高,农村比城镇高,大气污染严重的大城市较郊区农村为高,接触粉尘及有毒化工气体的工人较一般工人为高,老年人较年轻人为高。

二、临床表现和临床处理

(一)临床表现

1.症状

慢起病,病程长,反复发作而病情加重,主要症状表现为咳嗽、咳痰,或伴有喘息。急性加重期症状加重,主要原因为病原体感染。

2.体征

多无异常,急性发作在背部或双肺底闻及干湿啰音,咳嗽后可减少或消失,合并哮喘可闻及广泛哮鸣音及呼气相延长。

3.实验室及其他检查

X线早期可无异常,反复发作可表现为肺纹理增粗、紊乱,呈网状和斑点状阴影,以双下肺明显。呼吸功能检查早期无异常,如有小气道阻塞,可出现呼气流量降低。细菌感染时,可出现白细胞总数和/或中性粒细胞增高。痰液检查可培养出致病菌,涂片可发现大量破坏的白细胞和已破坏的杯状细胞。

(二)临床处理

1.急性加重期

(1)控制感染:抗生素可选用喹诺酮类、大环内酯类、β-内酰胺类或磺胺类。如培养出致病菌,可按药敏试验结果选用抗生素。

(2)镇咳祛痰:复方甘草合剂、溴己新等;干咳为主者可用镇咳药物,如右美沙芬等。

(3)平喘:有气喘者可加用解痉平喘药,如氨茶碱。

2.缓解期

(1)戒烟,避免有害气体和颗粒的吸入。

(2)增强体质,预防感冒。

(3)反复呼吸道感染者,可试用免疫调节剂或中医中药。

三、康复评估

(一)身体结构与功能

1.身体结构

早期可无异常,反复发作可引起支气管壁增厚,肺泡细支气管或肺泡间质炎性浸润或纤维化,胸部X片可表现为肺纹理增粗、紊乱,呈网状和斑点状阴影以双下肺明显。

2.呼吸系统功能评定

肺功能测定,主要检测指标为肺总量、功能残气量、残气量、肺活量、第一秒用力呼气容积占用力肺活量百分比(FEV_1/FVC)、第一秒用力呼气容积占预计值百分比(FEV_1预计值)、吸入支气管舒张药后FEV_1/FVC。慢性支气管炎早期患者肺功能检查无异常,当有小气道阻塞时,最大呼气流速-容量曲线在50%~75%肺容量时,流量明显降低,闭合容积增大,当病情进展,累及大气道时,功能残气量、残气量及残气量占肺总量的百分比增加。定期的肺功能检查可及时了解病情进展。

(二)活动与参与

1.基本日常生活活动能力评定

参见相关章节。

2.生存质量评定

普适性量表有功能活动问卷(FAQ)、疾病影响程度量表(SIP)、健康调查问卷(SF-36)、诺丁汉健康量表(NHP)、生存质量指数(Q WB)、WHO QOL100 和 WHO QOLBREF、健康状况问卷(CHQ);呼吸系统疾病生存质量症状特异性(呼吸困难)量表:呼吸障碍问卷(BPQ)、基线期和变化期的呼吸困难指数(BDI/TDI)、医学协会问卷(MRC)、功能状态和呼吸困难问卷(PFSDQ)等。

(1)功能活动问卷(FAQ):与基础性日常生活活动比,反映较精细的功能,结果≥5分为异常,表示该患者在家庭和社区中不能独立,该问卷在工具性日常生活活动(IDAL)评定工具中效度较高。

(2)疾病影响程度量表(SIP):是基于疾病对日常生活行为影响的评估,分为 12 个方面 136 个问题,包括活动能力、独立能力、情绪行为、警觉行为、饮食、睡眠、休息、家务、文娱活动、灵活性、社会交往、交流、工作等,用以判断疾病对躯体、心理、社会参与造成的影响。

(3)呼吸障碍问卷(BPQ):最初专用于慢性支气管炎患者。分 2 个部分 33 个问题。简略版本仅含 10 个问题,对肺康复患者治疗前、后的变化十分敏感。

(4)基线期/变化期的呼吸困难指数(BDI/TDI):根据三方面——任务、努力及功能损害测量呼吸困难的多维量表。BDI 在单一状态下评估呼吸困难的严重程度,而 TDI 显示基线的变化,两者均有赖于前述方面。BDI 是最重要的生存质量测量量表之一。TDI 的效度和反应度均好。

(5)肺功能状态和呼吸困难问卷(PFSDQ):测量呼吸系统疾病活动后及 79 项日常活动功能改变后的呼吸困难程度,评分从 0～10 分。PFSDQ 的信度、效度和反应度均得到验证。PFSDQ 的修订版本(PFSDQ$_2$M)同样具有良好的信度、效度和反应度。

(三)环境因素

环境因素评估主要包括:居住环境、空气质量、气候等;家人、朋友、社会及卫生专业人员的态度;个人消费的用品或物质的获得,如药品的获得;能够获得的照顾与护理;卫生服务、体制和政策;劳动就业服务、体制和政策;个人对疾病的认识,受教育程度等。

四、康复治疗

(一)运动治疗

运动训练能增加慢性支气管炎患者的活动耐量,减轻呼吸困难症状,改善精神状态。此外,呼吸训练可减少呼吸频率,提高呼吸效率,增加潮气量和肺泡通气量,改善气促症状。

(二)物理因子治疗

急性期可采用超短波、短波、直流电药物导入紫外线、超声雾化等促进炎症的吸收和消散,缓解期可通过自然因子疗法如日光浴、海水浴、沙浴调节机体免疫功能,增强体质。

(三)传统康复方法

1.药物

使用中药以扶正为主,增强身体抵抗力,防止病情复发。可采用中药敷贴疗法,进行冬病夏治。

吴萸白芥粉:吴茱萸、白芥子、细辛、甘遂、苍术、青木香、川芎、丁香、肉桂、皂角各等量,均研细末,密封保存。用时以鲜姜汁调成糊状,做成直径 1 cm 的圆饼。贴于肺俞、心俞、膈俞、肝俞、脾俞、大椎、定喘等穴。药饼用胶布固定,6～10 小时取下,个别皮肤不适者 3 小时取下。于每年夏天起头伏的任选一天开始贴穴,以后每隔 10 天贴 1 次,共 3 次,连治 3 年。

白芥细辛粉:白芥子、细辛、白芷各等分,研细末,用蜂蜜做成蚕豆大药饼。贴于天突、神阙、膻中、命门、灵台、足三里、丰隆、肾俞、膏肓。药饼用胶布固定,每次贴 6～10 小时,个别皮肤不适者 3 小时取下。3～4 天贴敷 1 次,10 次为 1 个疗程。疗程间隔 7～10 天。

2.按摩

擦鼻、按迎香穴、浴面拉耳、揉风池穴等,如伴头痛不适,加按合谷穴,有哮鸣音者加按天突穴。

五、预后及健康教育

(一)预后

部分患者病情可控制,不影响工作和学习;部分患者可发展为阻塞性肺病,甚至肺心病,预后

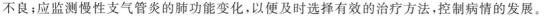

不良;应监测慢性支气管炎的肺功能变化,以便及时选择有效的治疗方法,控制病情的发展。

(二)健康教育

健康教育包括运动保暖、耐寒训练、避免危险因素、营养支持等。

1.运动保暖

慢性支气管炎患者,在缓解期要适当运动训练,以提高机体免疫力和心肺贮备能力。同时注意保暖,做好个人防护,气候变化时注意衣物增减,避免受凉。

2.耐寒训练

帮助患者加强身体的耐寒训练,从夏季开始,先用手按摩面部,后用冷水浸毛巾拧干后擦头面部,渐及四肢。体质好、耐受力强者,可全身大面积冷水摩擦,持续到 9 月份,以后继用冷水按摩面颈部或冷水洗鼻,以提高耐寒能力,预防和减少本病的发作。

3.避免危险因素

吸烟是引起慢性支气管炎的主要原因,烟雾对周围人群也会带来危害,故强调戒烟,并避免被动吸烟及尘埃和煤烟对呼吸道的刺激。

4.保证充足营养

长期咳嗽、咳痰者,蛋白质消耗较多,病变组织和创伤的修复能力降低,机体免疫力下降。故宜给予高蛋白、高热量、高维生素、易消化的饮食。维生素 C 缺乏,机体对感染的抵抗力降低,血管通透性增加;维生素 A 缺乏,可使支气管黏膜的柱状上皮细胞及黏膜修复功能减弱,溶菌酶活力降低,所以补充维生素 A 和维生素 C 很重要。饮食宜偏温,忌食生冷、油腻、辛辣、海腥之物。

5.强调"三早"

早发现、早诊断、早治疗及康复措施的早期介入。鼓励患者饮水,慢性支气管炎患者急性期均伴有不同程度的咳嗽、喘息,易引起呼吸道黏膜干燥,增加痰的黏稠度,故应保证足量饮水使痰液黏稠度降低、易咳出。每天开窗通风,维持室温在 18～20 ℃,湿度在 50％～60％,温度过低可使呼吸道局部小血管痉挛,纤毛运动障碍,防御功能降低,湿度过低可使患者呼吸道黏膜干燥,痰液易黏附在气道上,不利咳出。注意防寒保暖及防止过劳,可多聆听音乐来调节情绪,消除疲劳,愉悦身心。坚持心理疏导与健康教育,减少复发次数,延缓病程进展。

6.关注高危期的信号

将有咳嗽、咳痰症状的慢性支气管炎视为慢性阻塞性肺疾病高危期。对于已出现不完全可逆的气流受限的慢性支气管炎患者,应及早实施综合性康复,力求病而不残,最大限度提高生活质量,帮助患者回归社会。

(潘加谦)

第二节　慢性阻塞性肺疾病

慢性阻塞性肺疾病(慢阻肺)是一种具有气流受限特征的可以预防和治疗的疾病,气流受限不完全可逆、呈进行性发展,与肺部对香烟烟雾等有害气体或有害颗粒的异常炎症反应有关。患者主要以慢性反复出现的咳嗽、咳痰及气促为主要症状,同时伴有不同程度的体重下降、食欲减退、外周肌肉萎缩、精神抑郁或焦虑,合并感染时可出现咯血。临床上一般根据其肺功能结果等指标将患者分为轻、中、重与极重度,也可根据患者的症状体征将其分为稳定期与急性加重期。慢阻肺是我国主要的慢性呼吸系统疾病,部分研究显示 40 岁以上人群的发病率在 8.2%,且有资料显示其发病率还在逐年升高。

一、康复评定

(一)功能评定

1.呼吸困难评定

呼吸困难是慢阻肺患者的主要症状,也是促使患者就诊的主要因素。患者症状出现或加重大多与活动有关,但同时也受心理认知因素影响,在进行测量评定时应根据评定目的选取一维性(单纯呼吸困难程度评定)或多维性(同时评定呼吸困难自身严重程度及其对患者心理、情绪、生存质量等多方面的影响)量表。

一维性测量工具常应用于运动测试中以确定呼吸困难的程度,或在干预治疗中监测呼吸困难的变化情况。常用的工具有改良伯格呼吸困难量表(modified Borg scale,MBS)和改良医学研究委员会气短测量量表(modified medical research council breathlessness scale,MMRC)。两者都是由患者本人根据呼吸困难感受对症状的严重程度进行半定量评价,其中 MBS 采用"0、0.5、1~10"表示症状本身的严重程度,数值越大越严重,而 MMRC 则采用"0~4"共 5 个等级来表示患者出现呼吸困难时的活动强度,数值越大,诱导出患者症状的活动强度就越低。

多维性测量工具一般用于回顾性调查问卷中,由患者回忆某一时间段内其症状的严重程度及其影响。常用工具有基线与变化的呼吸困难指数(baseline/transitional dyspnea index,BDI/TDI)。该量表分别对个体的功能受损程度(日常活动量减少)、工作的大小(个体所能完成的体力活动水平)、用力的大小(可诱发出呼吸困难症状的用力程度)三个维度的基线水平与变化情况进行测量,得分范围分别为"0~12"及"-9~+9",分值越低说明患者基础情况越差或病情加重越显著。除此之外,多维性测量工具还包括一些生存质量评定工具,如圣乔治医院呼吸问卷(St.George's respiratory questionnaire,SGRQ),量表由受试者自行完成,包括 53 道问题,涵盖个体的症状、活动、影响及整体评价四个维度。

2.运动功能评定

主要通过心肺运动试验(CPET)、6 分钟步行试验(6MWT)、运动平板试验、自感劳累分级(RPE)等来评定患者的运动功能。

3.营养状态的评价

临床常用指标:①理想体重百分比(%),理想体重百分比(%)=(实测体重/理想体重)×100%。②三头肌皮肤皱褶厚度(TSF),反映人体脂肪储备情况。实测值/群体理想值(男 125 mm,女 165 mm)的百分比,为评估营养不良程度的参考指标之一。③臂肌围,可大体反映人体主要肌肉组织情况。臂肌围=臂围-[0.314×三头肌皮肤皱褶厚度]。④肌酐身高指数,人体 24 小时肌酐排泄量与肌肉组织相关。肌酐指数=实测 24 小时尿肌酐(mg)/理想值(mg)×100。⑤内脏蛋白与血浆蛋白,血清蛋白:低于 35 g/L 提示内脏蛋白空虚。半衰期长,不能及时反映营养变化。血清转铁蛋白:正常 2~4 g/L,半衰期 4~5 天,能较敏感反应内脏蛋白动态。血清前清蛋白及视黄醇结合蛋白:均能快速反应营养动态变化。⑥免疫功能低下,常见淋巴细胞计数减少、迟发型皮肤过敏试验减弱甚至阴性。

(二)结构评定

在根据病情选择 X 线、CT、MRI、骨密度或者超声检查等不同方法检查病变关节的结构异常的具体情况。

(三)活动评定

慢阻肺患者的活动受限主要与心肺通气及换气功能异常、呼吸氧耗增加、外周肌肉氧利用障碍等多种因素有关,主要表现为活动耐受能力降低。在活动评定时,除参见本书相关内容的方法外,还可同时记录患者在日常生活活动中的呼吸困难程度,如本田厚瑞提出的日常生活能力-呼吸困难感觉评价表。

(四)参与评定

慢阻肺结构异常、功能障碍及活动受限可限制其职业、社会交往及休闲娱乐等社交活动,并降低患者生存质量。

二、康复诊断

(一)功能障碍

(1)运动功能障碍。

(2)心理功能障碍。

(二)结构异常

桶状胸、辅助呼吸肌募集增加、肺含气量增加、四肢肌肉萎缩等。

(三)活动受限

慢阻肺导致日常生活活动不同程度受限,涉及患者的基础和工具性日常生活能力。

(四)参与受限

1.职业受限

患者多为中老年人,且起病年龄有年轻化趋势,对其职业活动造成一定困扰。

2.社会交往受限

运动受限与需在公共场合使用药物等因素都可能影响其社会交往,如朋友聚会。

3.休闲娱乐受限

上肢活动更容易引起患者呼吸困难症状加重,因此其休闲娱乐活动受限更明显。

4.生存质量下降

由于症状的反复出现、渐行加重,对患者生理与心理造成不良影响,其生存质量下降显著。

三、康复治疗

近期目标:缓解呼吸困难,提高运动耐受性,纠正异常呼吸方式,提高呼吸道廓清能力。

远期目标:延缓疾病进展,减少急性发作次数,纠正患者不良生活方式及异常心理状态,提高生存质量。

(一)物理治疗

1.物理因子治疗

物理因子具有促进肺部渗出吸收、改善局部循环、减轻局部炎症反应、增强免疫力等作用。常用疗法包括胸部超短波治疗,采用无热量或低热量,电极胸部前后对置,治疗时间为 10～15 分钟,每天 1 次,连续 7～10 天。也可采用紫外线穴位照射疗法,选取天突、膻中穴等,予以红斑量照射,每周 2 次,10～20 次为 1 个疗程。

2.运动疗法

有氧运动能提高患者体能,增强呼吸困难的耐受性,并改善患者心理障碍,增强对抗疾病信心。肢体抗阻运动还能改善肢体肌肉萎缩、肌力下降等病理改变。

3.呼吸训练

吸气肌抗阻训练可提高呼吸肌力量与耐力,减少呼吸肌疲劳,降低呼吸衰竭发生率。另外,呼吸反馈训练可有效地引导患者重建生理性呼吸方式,减少呼吸相关耗氧量与做功,有效地缓解其症状。

4.呼吸道廓清指导

无效咳嗽不仅不利于呼吸道分泌物廓清,还可能加重患者呼吸困难症状。治疗师可采取体位引流、胸部叩拍与震颤、辅助咳嗽等多种方式改善患者廓清能力。

(二)作业治疗

在对慢阻肺患者实施作业治疗时,应重视能量节约技术的指导,让患者分次完成日常生活、工作,避免症状的急性加重。

(三)心理治疗

对有焦虑抑郁情绪的患者,要进行心理疏导与心理支持。

(四)药物治疗

在稳定期内,一般采用 β 受体激动剂、M 受体阻滞剂、茶碱类药物及吸入性激素等控制症状,合并低氧血症者应予长期家庭氧疗。如出现急性加重症状或合并感染,应根据感染源联合使用抗菌药物。

(潘加谦)

第三节　呼 吸 衰 竭

呼吸衰竭是指各种原因引起的肺通气和/或换气功能严重障碍,以致在静息状态下亦不能维持足够的气体交换,导致低氧血症伴(或不伴)二氧化碳潴留,从而引起一系列生理功能和代谢紊乱的临床综合征。通常呼吸衰竭的诊断有赖于动脉血气分析:在海平面正常大气压、静息状态、呼吸空气条件下,动脉血氧分压(PaO_2)＜8.0 kPa(60 mmHg),伴或不伴有二氧化碳分压($PaCO_2$)＞6.7 kPa(50 mmHg),并排除心内解剖分流和原发性心排血量降低等因素,可诊断为呼吸衰竭。

一、康复评定

(一)身体结构与身体功能

1.呼吸困难分级

呼吸困难是 COPD 患者呼吸功能障碍最主要的表现,也是影响患者工作、学习、生活的最重要的因素。这里介绍南京医科大学根据 Borg 量表计分法改进的呼吸困难评分法,该方法根据患者完成一般性活动后,主观劳累程度,即呼吸时气短、气急症状的程度进行评定,共分 5 级。

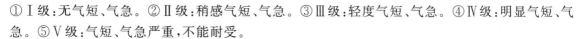

①Ⅰ级:无气短、气急。②Ⅱ级:稍感气短、气急。③Ⅲ级:轻度气短、气急。④Ⅳ级:明显气短、气急。⑤Ⅴ级:气短、气急严重,不能耐受。

2.运动功能评定

(1)平板或功率车运动试验:运动试验有助于了解慢性呼吸衰竭患者的心肺功能和活动能力,通过平板或功率车运动试验获得最大吸氧量、最大心率、最大 MET 值、运动时间等相关量化指标来评定患者的运动能力,也可通过平板或功率车运动试验中患者的主观劳累程度分级等半定量指标来评定患者运动能力,为制订安全、合适、个体化的运动训练计划提供理论依据。

(2)6 分钟或 12 分钟行走距离测定:对于没有条件或不能进行平板或功率车运动试验的患者,可以进行 6 分钟或 12 分钟步行距离测定(中途可休息),即让患者以最快的速度,最大能力步行 6 分钟或 12 分钟,然后记录其在规定时间内所能行走的最长距离。同时可监测心电图、血氧饱和度,以判断患者的运动能力及运动中发生低氧血症的可能性。进行此项测定时,现场必须具备抢救设备,同时必须在医护人员的监护下进行。

3.呼吸肌功能评定

呼吸肌功能评定包括呼吸肌力量(最大吸气压及最大呼气压)、呼吸肌耐力及呼吸肌疲劳的测定。呼吸肌功能测定在呼吸衰竭诊治中具有重要作用,可作为评价康复治疗对呼吸功能影响的客观指标。

(1)呼吸肌力量:是指呼吸肌最大收缩能力,可用最大吸气压及最大呼气压来反映。最大吸气压是指在功能残气位或残气位气流阻断时,通过口器与其相连管道做最大用力吸气所产生的最大吸气口腔压,反映全部吸气肌的收缩强度。最大呼气压是指在肺总量位,气流阻断时,用最大努力呼气所产生的最大口腔压,反映全部呼气肌的收缩能力。

(2)呼吸肌耐力:是指呼吸肌维持一定力量或做功时对疲劳的耐受性,对呼吸肌而言,耐力比力量更重要。可用最大自主通气和最大维持通气量来反映。前者的测定方法为让受试者最大限度深呼吸 12 秒或 15 秒所计算出的每分通气量。正常人最大自主通气动作可以维持 15～30 秒。最大维持通气量是达到 60% 最大通气量时维持 15 分钟的通气量。

(3)呼吸肌疲劳:是指在呼吸过程中,呼吸肌不能维持或产生需要的或预定的力量。临床可采用膈肌肌电图或膈神经电刺激等方法来评估患者的膈肌疲劳状况。

4.肺通气功能测定

(1)每分通气量(VE):是指每分钟出入肺的气量,等于潮气容积×呼吸频率(次/分)。正常男性每分钟静息通气量为(6 663±200)mL,女性为(4 217±160)mL。

(2)最大通气量(MVV):是指以最快呼吸频率和最大呼吸幅度呼吸 1 分钟的通气量。实际测定时,测定时间一般取 15 秒,将测得通气量乘 4 即为 MVV。正常男性为(104±2.71)L,女性为(82.5±2.17)L。判定通气功能储备能力多以通气储量百分比表示,正常值应大于 95%,低于 86% 提示通气功能储备不佳。

(3)用力肺活量(FVC):又称时间肺活量,是深吸气后以最大用力、最快速度所能呼出的气量,正常人 FVC 约等于 VC,有通气阻塞时 FVC>VC。

(4)功能残气量(FRC)及残气量(RV)测定:功能残气量及残气量分别是平静呼气后和最大深呼气后残留于肺内的气量。正常 FRC 在男性(2 270±809)mL,女性(1 858±552)mL。RV 在男性(1 380±631)mL,女性(1 301±486)mL。

5.心理功能评定

慢性呼吸衰竭患者大多伴有烦躁、焦虑、紧张、恐惧等心理问题。

6.其他评定

慢性呼吸衰竭的其他功能评定还包括第 1 秒用力呼气量（FEV$_1$）、肺总量（TLC）等肺功能评定，以及血气分析、四肢肌肉力量评估、营养状态评估、认知功能评估等。

(二)活动能力

慢性呼吸衰竭患者日常活动能力部分明显降低，其评定可参照美国胸科协会呼吸困难评分法，根据各种日常生活活动时的气短情况，将日常生活活动能力分为 6 级。

0 级：如常人，无症状，活动不受限。

1 级：一般劳动时气短。

2 级：平地慢步无气短，较快行走或上坡、上下楼时气短。

3 级：行走百米气短。

4 级：讲话、穿衣及稍微活动即气短。

5 级：休息状态下也气短，不能平卧。

(三)社会参与

WHO 1978 年制定的社会功能缺陷量表（SDSS）可较全面地反映慢性呼吸衰竭患者社会功能活动能力，评定能力主要有个人生活自理能力、家庭生活职能能力、职业劳动能力和社交能力等。

二、康复治疗

(一)运动治疗

慢性呼吸衰竭患者常因体力活动时出现呼吸困难而回避运动，通过运动能力训练，改善心肺功能，恢复活动能力，从而改善日常生活活动和生活质量，是呼吸功能康复的重要组成部分。需注意的是，慢性呼吸衰竭患者的有氧运动处方应采取个体化原则，主要进行大肌肉群的运动耐力训练，包括上下肢肌肉的运动训练。运动前确保呼吸道通畅，运动时注意监护，必要时可吸氧。

1.步行为主的有氧训练

可以帮助阻塞性肺疾病患者增强心功能，增加活动耐量，减轻呼吸困难症状，改善精神状态。有氧训练方法有快步、骑车、登山等，通常可做最简单的 12 分钟行走距离测定，了解患者的活动能力，然后采用亚极量行走和登梯训练改善耐力。

2.下肢肌力训练

以循环抗阻训练为主，主要采用中等负荷抗阻、持续、缓慢、大肌群多次重复的运动锻炼，以增加肌力和耐力，增强心血管素质。此方法运动强度为 40%～50%最大一次收缩，每节在 10～30 秒内重复 8～15 次收缩，各节运动间休息 15～30 秒，10～15 节为一循环。每次训练 2～3 个循环（20～25 分钟），每周训练 3 次。逐步适应后可按 5%的增量逐渐增加运动量。

3.提高上肢的活动能力

由于上肢肩带部很多肌群既为上肢活动肌，又为辅助呼吸肌群。慢性呼吸衰竭在上肢活动时，这些肌群减少了对胸廓的辅助活动而易于产生气短气促，从而对上肢活动不能耐受。为了加强患者对上肢活动的耐受性，上肢运动方法通常有以下几种。

(1)抗重力训练：即在无支持下做上肢高于肩水平的各种活动，可以用体操棒做高度超过肩部水平的各个方向的训练或高过头的上肢套圈训练。

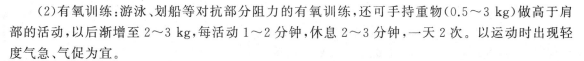

(2)有氧训练:游泳、划船等对抗部分阻力的有氧训练,还可手持重物(0.5～3 kg)做高于肩部的活动,以后渐增至 2～3 kg,每活动 1～2 分钟,休息 2～3 分钟,一天 2 次。以运动时出现轻度气急、气促为宜。

(二)物理因子治疗

1.超短波治疗

采用大功率超短波治疗仪,电极胸部对置,无热量至微热量,每天 1 次,每次 10～20 分钟,15～20 次为 1 个疗程。可控制肺部炎症,减少痰液分泌。

2.超声雾化

常用 4%碳酸氢钠 20 mL,糜蛋白酶 5 mg,加生理盐水 20 mL,每天 1～2 次,每次 20～30 分钟,7～10 天为 1 个疗程。雾化吸入时,做膈肌呼吸,可使药物微粒更广泛地分布在肺底部,可湿化气道,稀释痰液。吸入数分钟后鼓励患者咳嗽,有助于排痰。如配合体位引流,效果更好。

3.膈肌起搏/电刺激呼吸

使用低频通电装置,非刺激电极放在胸壁,刺激电极放在胸锁乳突肌外侧,锁骨上 2～3 cm处(膈神经部位),先用短时间低强度刺激,当长到可产生强力吸气的位置后,即可用脉冲波进行刺激治疗。适用于经过呼吸训练后,膈肌运动仍不满意的患者或由于粘连限制膈肌活动时。由于电极靠近臂丛神经,操作时必须小心。开始时每天 6～15 次,逐渐增加到每天 100 次左右。

4.呼吸反馈训练

为了提高患者学习和掌握有效的呼吸方法,近年来有学者设计了视听反馈呼吸训练装置,是为了帮助患者进行腹式呼吸或较慢频率的胸式呼吸。它是利用一种闪光调控系统,患者只要努力保持呼吸与其闪光同步,按顺序进行吸气-暂停-呼气-暂停的规律进行,就可逐步学会和达到较正常的呼吸方式。

(三)呼吸肌训练

导致慢性呼吸衰竭的重要原因之一就是呼吸肌力量减弱、耐力降低。呼吸肌力量锻炼主要是增加最大呼气肌和吸气肌的力量。因此恢复呼吸肌的功能是慢性呼吸衰竭康复治疗的重要内容。常用的方法以下两种。

1.腹式呼吸

慢性肺疾病的胸式呼吸较差,应以锻炼腹式呼吸为主,它是一种最省力、最有效的呼吸模式,能协调吸气膈肌与呼气腹肌的活动,增加膈肌活动的幅度,因此也称膈呼吸。膈分割胸腔和腹腔,膈肌每下降1 cm,肺通气量可增加 250～300 mL,从而增加潮气量,减少功能残气量,降低呼吸功。

2.缩唇呼吸

缩唇呼吸主要是在患者呼气过程中通过缩嘴,限制呼气气流,保持气道一定压力,防止肺泡、气管迅速塌陷,促使更多残留气体的排出,改善通气量,强调噘嘴呼气(kiss 或 O 形嘴)。

(四)排痰训练

通畅的气道是慢性呼吸衰竭所有康复治疗的基础,有效的排痰则是建立通畅气道的关键方法之一,其主要技术包括有效咳嗽训练、体位引流排痰等。

1.有效咳嗽

具体步骤：①深呼气暂停；②放松缩唇呼气；③重复以上程序；④深吸气；⑤腹肌收缩，两次连续咳嗽；⑥结束。可以重复进行多次，直到将痰排除。

2.体位引流排痰

体位的摆放以支气管解剖为基础，病变肺部处于高位，引导支气管开口向下，痰液可顺体位引流排出。体位引流期间配合饮温水、支气管湿化、雾化吸入、化痰和解除支气管痉挛药物、胸部扩张训练等，呼吸的控制、有效的咳嗽及在呼气时进行局部的叩击和震颤都可以增加疗效。体位引流时间一般在饭后 2 小时或饭前 1 小时进行为宜。

(五)机械通气

肺泡有效通气量不足及呼吸肌疲劳无力是慢性呼吸衰竭的重要原因。对于严重呼吸衰竭患者，机械通气是抢救其生命的重要措施，其作用包括：①维持合适的通气量；②改善肺的氧合功能；③减轻呼吸做功；④缓解呼吸肌疲劳。根据病情选用无创机械通气或有创机械通气。在COPD 急性加重早期给予无创机械通气可以防止呼吸功能不全加重，缓解呼吸肌疲劳，减少后期气管插管率，改善预后。

(六)放松训练

放松训练是指通过一定的肌肉放松训练程序，有意识地控制自身的活动，降低唤醒水平，改善躯体及心理上紊乱状态，达到治疗疾病的作用。慢性呼吸衰竭患者常因缺氧导致精神紧张，精神紧张所致的辅助呼吸肌紧张将进一步加重缺氧，因此，放松训练在慢性呼吸衰竭患者的治疗中占有重要地位。放松训练有助于阻断气短、气急所致的精神紧张和肌肉紧张，减少体内能量消耗，提高通气效率。一般要求患者取舒适体位，以坐位为例，身体和头前倾依靠在前面桌上的被子或枕垫上，两手置于被子或枕垫下，以肩背部肌肉充分放松；患者还可以选择一个安静的环境进行静气功训练或借助肌电反馈技术进行前额肌、肩带肌的放松。放松训练主要是在治疗师或患者自己(默念)的指导语下进行，分以下 3 个步骤：①练习与体验呼-吸与紧张-放松的感觉；②各部肌肉放松训练，如头部、颈部、肩部等；③放松训练结束语。

(七)作业治疗

慢性呼吸衰竭的作业治疗主要是通过操作性活动，着重训练患者上肢肌肉的力量和耐力，同时运用能量节省技术及适应性训练，减轻活动时呼吸困难的状况，改善患者躯体和心理状况，帮助其重返社会。治疗内容包括常规的日常生活活动能力训练，编织毛衣、计算机操作、园艺等功能训练，以及琴、棋、书、画等娱乐消遣性训练。训练时注意运用能量节省技术，其原则为活动安排恰当、工作节奏适中、物品摆放有序、工作程序合理、操作动作简化，利用工具省力及呼吸与动作协调。日常生活中的能量节约技术主要目的是为了减少日常生活时的氧耗，使体能更有效，从而增加患者生活的独立性，减少对他人的依赖。如移动物体时用双手，搬动笨重物体时用推车，工作中尽量只左右活动，避免不必要的前后活动。然后通过适应性训练，让患者就每一项活动中的内容制订相应措施的训练，掌握体力节省的技巧。

(八)营养支持

慢性呼吸衰竭患者常伴有不同程度的营养不良，加强营养尤为重要。主要原因为呼吸负荷重，能量消耗增加，且久病影响胃肠道摄入，体重下降，这些都使机体免疫力下降。故应该在日常饮食中加强营养支持，鼓励患者进食高蛋白、高维生素、易消化饮食，以及适量多种维生素和微量元素的饮食，适当控制碳水化合物的进食量，以降低 CO_2 的产生及潴留，减轻呼吸负荷。必要时做静脉高营养治疗,营养支持应达到基础能量的耗值。

（九）心理治疗

慢性呼吸衰竭患者大多伴有烦躁、焦虑、紧张、恐惧等心理问题,心理治疗可有效改善或消除慢性呼吸衰竭患者的这些心理问题,帮助患者正确认识疾病,积极配合治疗。因此心理及行为干预是非常必要的,指导患者学会放松肌肉、减压及控制惊慌,有助于减轻呼吸困难及焦虑,给予患者战胜疾病的信心。并动员患者家属、朋友一起做工作。具体治疗方法包括心理咨询、心理支持等。

（潘加谦）

第八章 消化系统疾病康复治疗

第一节 胃 炎

一、概述

(一)定义

胃黏膜对损害的反应包括上皮损伤、黏膜炎症和上皮细胞再生等过程。胃炎指的是任何病因引起的胃黏膜炎症,常伴有上皮损伤和细胞再生。胃炎是最常见的消化道疾病之一。按临床发病的缓急和病程的长短,一般将胃炎分为急性胃炎和慢性胃炎。

1.急性胃炎

急性胃炎是由多种病因引起的急性胃黏膜炎症。临床上急性发病,常表现为上腹部症状。内镜检查可见胃黏膜充血、水肿、出血、糜烂(可伴有浅表溃疡)等一过性病变。病理组织学特征为胃黏膜固有层见到以中性粒细胞为主的炎症细胞浸润。急性胃炎主要包括:①急性幽门螺杆菌感染引起的急性胃炎。②除幽门螺杆菌之外的病原体感染及(或)其毒素对胃黏膜损害引起的急性胃炎。③急性糜烂出血性胃炎。

2.慢性胃炎

慢性胃炎是由各种病因引起的胃黏膜慢性炎症。慢性胃炎的分类方法很多,我国 2006 年达成的中国慢性胃炎共识意见中采纳了国际上新悉尼系统的分类方法,根据病理组织学改变和病变在胃的分布部位,结合可能病因,将慢性胃炎分成非萎缩性(以往称浅表性)、萎缩性和特殊类型三大类。慢性非萎缩性胃炎是指不伴有胃黏膜萎缩性改变、胃黏膜层以淋巴细胞和浆细胞为主的慢性炎症细胞浸润的慢性胃炎。根据炎症分布的部位可再分为胃窦胃炎、胃体胃炎和全胃炎。幽门螺杆菌感染首先发生胃窦胃炎,然后逐渐向胃近端扩展为全胃炎,全胃炎发展与否及发展快慢存在明显的个体差异和地区差异;自身免疫引起的慢性胃炎主要表现为胃体胃炎。慢性萎缩性胃炎是指胃黏膜已发生了萎缩性改变的慢性胃炎。慢性萎缩性胃炎又可再分为多灶萎缩性胃炎和自身免疫性胃炎两大类。前者萎缩性改变在胃内呈多灶性分布,以胃窦为主,多由幽门螺杆菌感染引起的慢性非萎缩性胃炎发展而来;后者萎缩改变主要位于胃体部,多由自身免疫引起的胃体胃炎发展而来。特殊类型胃炎种类很多,由不同病因所致,临床上较少见。

（二）流行病学

自身免疫性胃炎在北欧多见，在我国仅有少数报道。由幽门螺杆菌引起的慢性胃炎流行情况则因不同国家、不同地区幽门螺杆菌感染的流行情况而异。幽门螺杆菌感染呈世界范围分布，一般幽门螺杆菌感染率发展中国家高于发达国家，感染率随年龄增加而升高，男女差异不大。我国属幽门螺杆菌高感染率国家，估计人群中幽门螺杆菌感染率为 $40\%\sim70\%$。人是目前唯一被确认的幽门螺杆菌传染源。一般认为通过人与人之间密切接触的口-口或粪-口传播是幽门螺杆菌的主传播途径。流行病学研究资料显示经济落后、居住环境差及不良卫生习惯与幽门螺杆菌感染率呈正相关。因为幽门螺杆菌感染几乎无例外地引起胃黏膜炎症，感染后机体一般难以将其清除而变成慢性感染，因此人群中幽门螺杆菌感染引起的慢性胃炎患病率与该人群幽门螺杆菌的感染率是平行的。但由幽门螺杆菌感染发展而来的慢性多灶萎缩性胃炎的患病率则并不一定与人群的幽门螺杆菌感染率平行，而往往与当地的胃癌患病率呈平行关系。

（三）病因

1.急性胃炎

多由药物（如阿司匹林、吲哚美辛、抗肿瘤药物、口服氯化钾或铁剂等）、幽门螺杆菌感染、应激（严重创伤、大手术、大面积烧伤、颅内病变、败血症及其他严重脏器病变或多器官功能衰竭等）和不良饮食等因素所致。

2.慢性胃炎

病因主要有以下几个方面。

（1）幽门螺杆菌感染：幽门螺杆菌作为慢性胃炎最主要病因的确立基于如下证据：①绝大多数慢性活动性胃炎患者胃黏膜中可检出幽门螺杆菌；②幽门螺杆菌在胃内的分布与胃内炎症分布一致；③根除幽门螺杆菌可使胃黏膜炎症消退；④从志愿者和动物模型中可复制幽门螺杆菌感染引起的慢性胃炎。幽门螺杆菌具有鞭毛，能在胃内穿过黏液层移向胃黏膜，其所分泌的黏附素能使其贴紧上皮细胞，其释放脲酶分解尿素产生 NH_3，从而保持细菌周围中性环境，幽门螺杆菌的这些特点有利于其在胃黏膜表面定植。幽门螺杆菌通过上述产氨作用，分泌空泡毒素 A 等物质而引起细胞损害；其细胞毒素相关基因蛋白能引起强烈的炎症反应；其菌体胞壁还可作为抗原诱导免疫反应，这些因素长期存在导致胃黏膜的慢性炎症。

（2）饮食和环境因素：长期幽门螺杆菌感染，在部分患者可发生胃黏膜萎缩和肠化生，即发展为慢性多灶萎缩性胃炎。但幽门螺杆菌感染者胃黏膜萎缩和肠化生的发生率存在很大的地区差异，如印度、非洲、东南亚等地人群幽门螺杆菌感染率与日本、韩国、哥伦比亚等国相当甚至更高。但前者胃黏膜萎缩和肠化生发生率却远低于后者。我国地区间的比较也存在类似情况。世界范围的对比研究显示萎缩和肠化生发生率的地区差异大体与地区间胃癌发病率的差异相平行。这提示慢性萎缩性胃炎的发生和发展还涉及幽门螺杆菌感染之外的其他因素。流行病学研究显示，饮食中高盐和缺乏新鲜蔬菜水果与胃黏膜萎缩、肠化生及胃癌的发生密切相关。

（3）自身免疫：自身免疫性胃炎以富含壁细胞的胃体黏膜萎缩为主，患者血液中存在自身抗体如壁细胞体，伴恶性贫血者还可查到内因子抗体；本病可伴有其他自身免疫性疾病如桥本甲状腺炎、白癜风等。上述表现提示本病属自身免疫性疾病。自身抗体攻击壁细胞，使壁细胞总数减少，导致胃酸分泌减少或丧失；内因子抗体与内因子结合，阻碍维生素 B_{12} 吸收不良从而导致恶性贫血。

（4）其他因素：幽门括约肌功能不全时含胆汁和胰液的十二指肠液反流入胃，可削弱胃黏膜屏障功能。其他外源因素,如酗酒、服用非甾体抗炎药等药物、某些刺激性食物等均可反复损伤胃黏膜。理论上这些因素均可各自或与幽门螺杆菌感染协同作用而引起或加重胃黏膜慢性炎症,但目前尚缺乏系统研究的证据。

二、临床表现

(一)急性胃炎

对服用非甾体抗炎药(特别是传统的非甾体抗炎药,如阿司匹林、吲哚美辛等)患者或进行机械通气的危重患者进行胃镜检查,多数可发现胃黏膜急性糜烂出血性的表现,粪便隐血试验亦多呈阳性反应。但这些患者多数症状轻微(如上腹不适或隐痛)或无症状,或症状被原发病掩盖,多数患者亦不发生有临床意义的急性上消化道出血。临床上,急性胃炎患者多以突然发生呕血和/或黑粪的上消化道出血症状而就诊。有近期服用非甾体抗炎药史、严重疾病状态或大量饮酒患者,如发生呕血和/或黑便,应考虑急性糜烂出血性胃炎的可能,确诊有赖急诊胃镜检查。内镜可见以弥漫分布的多发性糜烂、出血灶和浅表溃疡为特征的急性胃黏膜病损,一般应激所致的胃黏膜病损以胃体、胃底为主,而非甾体抗炎药或乙醇所致者则以胃窦为主。强调内镜检查宜在出血发生后 $24\sim48$ 小时内进行,因病变(特别是非甾体抗炎药或乙醇引起者)可在短期内消失,延迟胃镜检查可能无法确定出血病因。

(二)慢性胃炎

1.症状与体征

由幽门螺杆菌引起的慢性胃炎多数患者无症状;有症状者表现为上腹痛或不适、上腹胀、早饱、嗳气、恶心等消化不良症状,这些症状之有无及严重程度与慢性胃炎的内镜所见及组织病理学改变并无肯定的相关性。自身免疫性胃炎患者可伴有贫血,在典型恶性贫血时除贫血外还可伴有维生素 B_{12} 缺乏的其他临床表现。

2.实验室和其他检查

(1)胃镜及活组织检查:胃镜检查并同时取活组织做病理组织学检查是诊断慢性胃炎的最可靠方法。内镜下非萎缩性胃炎可见红斑(点、片状或条状)、黏膜粗糙不平、出血点/斑、黏膜水肿、渗出等基本表现。内镜下萎缩性胃炎有两种类型,即单纯萎缩性胃炎和萎缩性胃炎伴增生。前者主要表现为黏膜红白相间/白相为主、血管显露、色泽灰暗、皱襞变平甚至消失;后者主要表现为黏膜呈颗粒状或结节状。内镜下非萎缩性胃炎和萎缩性胃炎皆可见伴有糜烂(平坦或隆起)、出血、胆汁反流。胃黏膜活组织的组织病理学检查所见已如上述。由于内镜所见与活组织检查的病理表现不尽一致,因此诊断时应两者结合,在充分活检基础上以组织病理学诊断为准。

(2)幽门螺杆菌检测:活组织病理学检查对可同时检测幽门螺杆菌,并可在内镜检查时再多取 1 块活组织做快速脲酶检查以增加诊断的可靠性。根除幽门螺杆菌治疗后,可在胃镜复查时重复上述检查,亦可采用非侵入性检查。

(3)自身免疫性胃炎的相关检查:疑为自身免疫性胃炎者应检测血壁细胞体和内因子抗体,如为该病壁细胞体多呈阳性。伴恶性贫血时内因子抗体多呈阳性。血清维生素 B_{12} 浓度测定及维生素 B_{12} 吸收试验有助恶性贫血诊断。

(4)血清胃泌素 G_{17}、胃蛋白酶原 I 和胃蛋白酶原 II 测定:属于无创性检查,有助判断萎缩是否存在及其分布部位和程度,近年国内已开始在临床试用。胃体萎缩者血清胃泌素 G_{17} 水平显著升高、胃蛋白酶原 I 和/或胃蛋白酶原 I/II 比值下降;胃窦萎缩者血清胃泌素 G_{17} 水平下降、胃蛋白酶原Ⅰ和胃蛋白酶原Ⅰ/Ⅱ比值正常;全胃萎缩者则两者均低。

三、康复评估

(一)身体结构与功能评定

患者可有不同程度的消化吸收功能障碍、营养不良、腹部疼痛以上腹痛为主。一般不影响运动功能。疼痛发作时可影响患者的活动,若出现恶性贫血会使患者肌力下降。慢性胃炎迁延不愈,尤其是出现恶性贫血会影响患者心理功能,出现焦虑、抑郁。视觉模拟评分法可对疼痛强度变化和治疗前后疼痛的缓解情况进行评定。萎缩性胃炎时空腹血清胃泌素明显升高,而胃液中胃酸分泌缺乏。肌力采用手法肌力测定方法可用于运动功能评定。抑郁自评量表和焦虑自评量表可选择性运用。

(二)自我活动能力评定

一般情况下患者其日常生活活动不会受限。如果出现恶性贫血会影响患者的正常进食和行走等日常生活能力。可用巴氏指数(BI)或改良巴氏指数(MBI)进行日常生活活动能力评定。

(三)社会活动能力评定

如果出现恶性贫血、肌力下降最终会影响患者的生活质量(QOL)和社会功能等。常用量表有 WHO 生活质量简表(WHO QOL-BREF)、医学结局研究简明调查-36 条(SF-36)、生活满意指数(LISA)等;社会功能量表主要有社会能力概况评定问卷、社会生活能力近况评定、社会行为计划量表(SBS)等。

四、康复治疗

(一)临床治疗

1.急性胃炎

主要针对原发病和病因进行治疗,应去除病因卧床休息,清淡流质饮食,必要时禁食;呕吐、腹泻者应注意纠正水与电解质和酸碱平衡,同时应常规应用抑制胃酸分泌的 H_2 受体拮抗剂或质子泵抑制剂,或具有黏膜保护作用的硫糖铝等。

2.慢性胃炎

对无症状或症状轻微的慢性胃炎患者,有时可不用药物治疗。只给予上述物理因子治疗和饮食调节即可治愈。慢性胃炎最需要药物治疗的是伴有恶性贫血的胃炎,需要补充维生素 B_{12}。

(1)关于根除幽门螺杆菌:对于幽门螺杆菌引起的慢性胃炎是否应常规根除幽门螺杆菌尚缺乏统一备览。成功根除幽门螺杆菌可改善胃黏膜组织学,可预防消化性溃疡及可能降低胃癌发生的危险性,小部分患者消化不良症状也可得到改善。2006 年中国慢性胃炎共识意见,建议根除幽门螺杆菌特别适用于:①伴有胃黏膜糜烂、萎缩及肠化生、异型增生者;②有消化不良症状者;③有胃癌家族史者。

(2)关于消化不良症状的治疗:有消化不良症状而伴有慢性胃炎的患者,症状与慢性胃炎之间并不存在明确的关系,因此症状治疗事实上属于功能性消化不良的经验性治疗,抑酸或抗酸药、促胃肠动力药、胃黏膜保护药、相关中药均可试用,这些药物除对症治疗作用外,对胃黏膜上皮修复和消除炎症也可能有一定作用。

(3)自身免疫性胃炎的治疗:目前尚无特异治疗,有恶性贫血时注射维生素 B_{12} 后贫血可获纠正。

（4）异型增生的治疗：异型增生是胃癌的癌前病变，应予高度重视。对轻度异型增生除给予上述积极治疗外，关键在于定期随访。对肯定的重度异型增生则宜予以预防性手术，目前多采用内镜下胃黏膜切除术。

（二）康复治疗

康复治疗目标为消除幽门螺杆菌，改善胃的分泌功能，改善胃动力、日常生活活动能力，提高劳动力，提高生活质量。康复治疗的原则是在综合治疗的基础上，积极进行康复治疗。康复治疗的方法主要包括物理治疗、心理治疗及健康教育等。

急性胃炎一般采用药物治疗，同时可配合光疗法（太阳光或红外线，上腹部照射 20～30 分钟，1～2 次/天）、超短波或短波疗法（板状电极上腹部对置，微热量，15～20 分钟/次，1 次/天）、石蜡疗法（蜡饼置于腹部，20～30 分钟/次，1～2 次/天）等，如果存在消化道出血，应禁用上述物理治疗。

1.物理治疗

以促进血液循环、消炎止痛、改善胃的分泌功能、防治消化不良为目的。

（1）物理因子治疗：具有消炎止痛、改善循环和防治消化不良的作用。

超短波疗法：患者取卧位，采用大功率超短波治疗仪，用中号板状电极，置于腹部和背部相应脊髓节段（T6～12），距离 3～4 cm，剂量Ⅱ～Ⅲ级，15～20 分钟，每天 1 次，8～12 次为 1 个疗程。

调制中频电疗法：将电极置于上腹部痛点，强度以患者能够耐受为度。每次 20 分钟，每天 1 次，15 次为 1 个疗程。

微波疗法：患者取卧位，采用微波治疗仪，用圆形辐射器置于上腹部，距离 10～12 cm，剂量Ⅱ级，10～15 分钟，每天 1 次，8～12 次为 1 个疗程。

紫外线疗法：患者取仰卧位，采用紫外线治疗灯，分别置于胃区和 T5～7 节段进行紫外线照射，剂量 2～3 MED 开始，每次增加 1/2～1 MED，直至出现明显色素沉着终止照射。每次照射总面积不宜超过 600 cm²，隔天照射 1 次，7～8 次为 1 个疗程。此方法适用于胃酸分泌功能低下的患者。

电离子导入疗法：此方法适用于胃酸高、胃分泌功能亢进、胃痛症状较重的患者。包括普鲁卡因导入和阿托品导入。①普鲁卡因导入：先让患者口服 0.1%～0.2% 普鲁卡因溶液 200～300 mL，用 2 个 150～200 cm 电极，一极置于胃区（用阳极）；另一极置于背部的相应节段（T6～9），电量 10～20 mA，时间 15～20 分，每天 1 次，12～18 次为 1 个疗程。②阿托品导入：方法同普鲁卡因导入法，阿托品每次用量 3～5 mg。

直流电疗法：患者取卧位，用直流电疗仪，电极大小、部位、电量、时间及疗程同上述电离子导入疗法。但胃区电极接阴极，适用胃酸缺少者。

温热-间动电疗法：用 2 个 150 cm 热电极，置于胃区及背部的相应节段，先加热电极，温度 40～43 ℃，用疏密波，电量 15～20 mA，时间 15～20 分钟，每天 1 次，15～20 次为 1 个疗程。此法适用于各型慢性胃炎。

石蜡疗法：采用蜡饼法，即将熔化的石蜡盛入搪瓷盘或木制盘内，待其温度降至 40～45 ℃时，将石蜡取出，敷于胃区和背部（T5～10），时间 15～20 分钟，每天 1 次，15～20 次为 1 个疗程。

其他疗法有短波透热疗法、中波透热疗法、红外线疗法、超声疗法、激光疗法等可以选用。

（2）运动治疗：具有减轻慢性胃炎患者消化不良症状，维持和改善胃蠕动功能，改善机体整体耐力的作用。根据病情选择有氧耐力运动项目，如步行、慢跑、游泳、太极拳等，以改善肌力、肌耐力和整体功能。每天 1 次,每次 20～30 分钟,每周 3～5 次,连续 4 周或长期运动。

2.心理治疗

具有改善或消除慢性胃炎患者忧郁、焦虑和抑郁心理的作用。一般采用心理支持、疏导的治疗方法。要鼓励患者正确认识疾病,树立战胜疾病的信心,积极配合治疗,使慢性胃炎患者从支持系统中得到帮助、消除心理障碍。心理治疗师应该通过肌肉放松等技术来完成放松训练。可选用一些放松精神和心理的唱片,使患者在家里舒缓焦虑的情绪。

3.饮食疗法

饮食与慢性胃炎的发生和临床症状的发作有着密切的关系,饮食的调配对慢性胃炎病的防治及康复非常重要。

慢性胃炎患者的饮食应注意补给蛋白质、维生素丰富的食品。饭菜宜细软容易消化,避免辛辣、香味过浓和太烫的食物。吃饭时要养成细嚼慢咽的习惯,使磨碎的食物能和唾液充分混合,以达到对胃黏膜的刺激和益于消化的目的。最好能少食多餐,每餐不要吃得过饱。宜戒烟、戒酒。忌吃饭时喝汽水,忌吃花生,忌饭前服用阿司匹林等对胃有刺激的药物。

常用药膳:①桂圆糯米粥:适用于脾胃虚弱的患者;②参梅羹:适用于胃酸缺乏者;③四和汤:适用于脾胃虚寒的患者。

(赵　珉)

第二节　胃　下　垂

一、概述

(一)定义

胃下垂是指站立时,胃的下缘达盆腔,胃小弯弧线最低点降至髂嵴连线以下。轻度胃下垂多无症状,中度以上者常出现胃肠动力差,消化不良的症状。临床诊断以 X 线、钡餐透视、B 超检查为主,可以确诊。此病多见于瘦长型女性,尤其是经产妇。

(二)病因

该病的发生多是由于膈肌悬吊力不足,肝胃、膈胃韧带功能减退而松弛,腹内压下降及腹肌松弛等因素,加上体形或体质等因素,使胃呈极低张的鱼钩状,即为胃下垂所见的无张力型胃。

正常腹腔内脏位置的固定主要靠 3 个因素:①横膈的位置和膈肌的活动力;②腹肌力量,腹壁脂肪层厚度的作用;③邻近脏器或某些相关韧带的固定作用。凡能影响造成膈肌位置下降的因素,如膈肌活动力降低,腹腔压力降低,腹肌收缩力减弱,胃膈韧带、胃肝韧带、胃脾韧带、胃结肠韧带过于松弛等,均可导致下垂。

二、临床表现

(一)症状

轻度下垂者一般无症状,下垂明显者可以出现如下症状。

1.腹胀及上腹不适

患者多自述腹部有胀满感、沉重感、压迫感。

2.腹痛

多为持续性隐痛。常于餐后发生，与食量有关。进食量越大，其疼痛时间越长，且疼痛亦较重。同时疼痛与活动有关，饭后活动往往使疼痛加重。

3.恶心、呕吐

常于饭后活动时发作，尤其进食过多时更易出现。这是因为1次进食较大量食物，加重了胃壁韧带的牵引力而致疼痛，随之出现恶心、呕吐。

4.便秘

多为顽固性，其主要原因可能由于同时有横结肠下垂，使结肠右曲与左曲呈锐角，而致通过缓慢。

5.神经精神症状

由于胃下垂的多种症状长期折磨患者，使其精神负担过重，因而产生失眠、头痛、头昏、迟钝、忧郁等神经精神症状。还可有低血压、心悸及站立性晕厥等表现。

(二)体征

可见瘦长体型，上腹部压痛点因立卧位变动而不固定，有时用冲击触诊法，或患者急速变换体位时，可听到脐下振水声。上腹部易扪及主动脉搏动，常同时伴有肝下垂、肾下垂及结肠下垂的体征。

(三)辅助检查

1.X线检查

胃肠钡餐造影可见胃体明显向下、向左移位，重者几乎完全位于脊柱中线的左侧。胃小弯弧线最低点在髂嵴连线以下。无张力型胃其胃体呈垂直方向，体部较底部宽大，胃窦部低于幽门水平以下，蠕动无力，紧张力减退，钡餐滞留，6小时后仍有1/4~1/3残留胃内。十二指肠壶腹部受牵引拉长，其上角尖锐，十二指肠第2常位于幽门管后面，即向左偏移。十二指肠第3段可因肠系膜动脉压迫而呈十二指肠壅滞。

2.饮水超声波检查

饮水后测知胃下缘移入盆腔内。

三、康复评定

(一)身体结构与功能评定

患者可有不同程度的消化吸收功能障碍、营养不良，以及持续性腹部隐痛，饭后疼痛明显。有的可以合并有失眠、焦虑、抑郁。胃下垂迁延不愈，恶心、呕吐、便秘等多种症状。临床将胃下垂程度分级：胃下垂的程度一般以小弯切迹低于两髂嵴连线水平1~5 cm为轻度，5~11 cm为中度，11 cm以上为重度。临床痊愈的标准为临床症状消失，X线复查，胃下极回升至正常位置。对于疼痛强度变化和治疗前后观察的评定常采用视觉模拟评分法、简化McGill疼痛问卷(SF-MPQ)、六点行为评分法(BRS)等。心理功能评定可选用抑郁自评量表和焦虑自评量表等。

(二)自我活动能力评定

由于消化系统等症状可能会影响到患者的日常生活活动。可用巴氏指数(Barthel index, BI)或改良巴氏指数(modified Barthel index, MBI)进行日常生活活动能力评定。

（三）社会活动能力评定

患者长期存在多种消化系统症状,常常会导致其生活质量(quality of life,QOL)的下降。常用量表有 1998 年世界卫生组织生活质量简表(WHOQOL-BREF)、医学结局研究简明调查-36 条(SF-36)等。

四、康复治疗

（一）临床治疗

1.一般治疗

饮食要少食多餐,选择易消化而富于营养的食物,餐后应卧床休息 45 分钟至 1 小时,以减轻胃的负担;减少站立时间,避免过度劳累。

2.对症治疗

上腹不适、隐痛、消化不良等可参照慢性胃炎治疗。腹胀、胃排空缓慢者,可给予多潘立酮 19 mg,每天 3 次,或甲氧氯普胺 5～10 mg,每天 3 次,以促进胃蠕动,增加胃的张力。合并便秘者首选莫沙必利片,每次 1 片,每天 3 次。试用三磷酸腺苷治疗,每天早、午餐前半小时肌内注射,每次 20 mg,每天 2 次,25 天为 1 个疗程,间隔 5 天后再进行第 2 疗程。

（二）康复治疗

1.物理治疗

物理治疗包括物理因子治疗和运动治疗。

(1)物理因子治疗:常用以下方法。

感应电疗法:患者仰卧位,两个感应电手柄电极置于穴位上,穴位取:①上脘、中脘、下脘;②胃俞、脾俞、肾俞,配穴足三里或三阴交,每穴 3～5 分钟,每次 1 组,总时间不超过 20 分钟,耐受量,1 次/天,15～20 次 1 个疗程。

电兴奋疗法:腹部两侧,强度以腹肌收缩为准,10 分/次,1 次/天,20 次 1 个疗程。

干扰电疗法:4 个 50～100 cm² 的电极,分别置于腹部和腰部,使两组磁力线交叉于胃区,差频 0～10 Hz 和 0～100 Hz,各 10 分钟,1 次/天,20 次为 1 个疗程。

调制中频电疗法:150 cm² 或 200 cm² 的电极两个,分别置于腹部胃区和背部对应区域,载波频率 4 kHz,调制频率 25～50 Hz,调制幅度 100%,选用间调波、变调波各 8 分钟,耐受量,1 次/天,20 次为 1 个疗程。

其他:有间动电疗法、音乐电疗法、电针疗法、低频三角波脉冲电疗法等。

(2)运动治疗:目的是增强体质、加强腹部肌肉力量和反射性提高胃张力。

全身运动:以游泳、划船、步行、爬山等运动为主,避免剧烈运动和跳跃运动。

腹肌训练:宜注意增强腹直肌肌力外,还应重视增强腹内直肌、腹外斜肌、腹横肌的肌力。方法:①仰卧位,双下肢伸直上举 30°～45°,保持 10 秒,放下,重复 10 次。②仰卧位,双下肢伸直太高(同上),然后做左右侧摆,速度宜慢,重复 10 次。③侧卧位,做侧身上屈,保持 10 秒,重复 10 次,左右侧交替。④仰卧起坐,重复 10 次。⑤在腹肌训练同时,还应进行背伸肌训练。训练次数可逐渐增加。以上训练 1～2 次/天,并长期坚持,如果与理疗配合(先做理疗后运动)效果更好。在运动疗法之后,可进行自我按摩 10 分钟左右。患者可屈膝仰卧,然后以右手按揉腹部,再根据胃下垂的不同程度自下而上托之。最后以逆时针方向在腹部做环形按摩。

姿势治疗:饭后卧床 20～30 分钟,采取头部放低,骨盆垫高的姿势,使胃向上移。

2.饮食疗法

胃下垂的患者宜进食高营养、易消化吸收膳食,如多进有补益作用的"血肉有情之品",吃高蛋白质、高热量、高糖饮食,不宜太粗糙的食品,食物加工应精细。忌食辛辣刺激性的食品,忌烟酒,忌暴饮暴食和喝过冷、过热食物。

3.心理治疗

患有胃下垂者不必过分紧张,应抱乐观态度,树立治病信心。心理治疗具有改善或消除患者忧郁、焦虑和抑郁心理的作用。一般采用心理支持、疏导的治疗方法。要鼓励患者正确认识疾病,树立战胜疾病的信心,积极配合治疗,使患者从支持系统中得到帮助、消除心理障碍。心理治疗师应该通过肌肉放松等相关技术如选用一些放松精神和心理的唱片,使患者在家里舒缓焦虑的情绪。

(赵　珉)

第三节　肝　硬　化

一、概述

(一)定义

肝硬化是一种常见的由各种不同原因引起的肝组织慢性、进行性和弥漫性病变,特点是肝脏弥漫性纤维化、再生结节和假小叶形成。临床具有起病隐匿,病程缓慢,进行性发展和多系统受累的特征。肝硬化晚期主要表现为肝功能损害和门脉高压,常因上消化道出血、肝性脑病等并发症而死亡。

(二)病因

1.病毒性肝炎

在我国以乙型肝炎为主,是我国引起肝硬化的主要原因。乙型肝炎、丙型肝炎和丁型肝炎病毒的长期感染均可引起肝硬化,尤其是上述类型肝炎病毒的重叠感染更易导致肝硬化。甲型肝炎和戊型肝炎一般不发展为肝硬化。

2.慢性酒精中毒

由酗酒引起,是欧美国家引起肝硬化的主要原因。随着近年来国内酒的消耗量的增加,我国脂肪肝和酒精性肝硬化的发生率也在逐年增高。据统计肝硬化的发生与饮酒的量和时间长短成正比。若持续大量饮酒数周至数月,多数饮酒者可发生脂肪肝或酒精性肝炎。若持续大量饮酒达 15 年以上,75％可发展成肝硬化。

3.非酒精性脂肪性肝病

非酒精性脂肪性肝病包括非酒精性脂肪肝、非酒精性脂肪性肝炎及其相关肝硬化及其并发症。该病是一种与胰岛素抵抗和遗传因素密切相关的应激性肝脏损伤,也是欧美等西方发达国家肝功能酶学异常和慢性肝病最常见的原因。随着肥胖症和代谢综合征在全球流行,近年来非酒精性脂肪性肝病在亚洲国家迅速增长且呈低龄化发展趋势。非酒精性脂肪性肝病的危险因素包括高脂肪、高热量膳食结构,多坐少动生活方式,胰岛素抵抗,代谢综合征及其组分(肥胖、高血

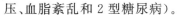

压、血脂紊乱和 2 型糖尿病)。

4.胆汁淤积

持续肝内胆汁淤积或肝外胆管阻塞,可引起原发性或继发性胆汁性肝硬化。原发性胆汁性肝硬化的原因和发病机制尚不太清楚,可能与自身免疫有关。继发性胆汁性肝硬化源于胆管梗阻,包括肿瘤、结石等引起的胆管的外部压迫,以及原发性、继发性胆管闭塞等。

5.寄生虫感染

在我国主要是血吸虫感染。血吸虫病患者,由于虫卵沉积于门管区引起炎症,肉芽肿和纤维组织增生,导致窦前性门脉高压。寄生虫感染导致的肝硬化,形态学上属再生结节不显著性肝硬化。

6.工业毒物或药物中毒

如四氯化碳、甲氨蝶呤等可直接对肝脏产生损害;氟烷、异烟酰、异丙烟肼等则先引起人体变态反应,然后引起肝脏损害。

7.循环障碍

如慢性充血性心力衰竭、缩窄性心包炎、肝静脉和/或下腔静脉阻塞,可致肝脏长期淤血,最终演变成淤血性肝硬化。

8.遗传代谢性疾病

常由于遗传或先天性酶的缺陷导致人体代谢障碍,代谢产物沉积于肝脏,引起肝细胞坏死和肝脏纤维化。如肝豆状核变性(铜沉积)、血色病、(铁沉积)和半乳糖血症等。

9.免疫障碍

常见的是自身免疫性肝病。该病女性多见,白种人发病率高。临床以循环自身抗体、高 γ 球蛋白血症及界板性肝炎为特征。该病可进展为肝硬化。

10.隐源性

部分肝硬化原因不明,其中部分隐源性肝硬化可能为非酒精性肝病发展而来。

(三)流行病学

肝硬化是我国常见疾病和主要致死原因之一。肝硬化占我国内科总住院人数的 4.3%～14.2%,发病高峰年龄在 35～48 岁,青壮年发病多与病毒性肝炎和某些寄生虫有关。男女比例为(3.6～8):1。我国城市 50～60 岁年龄组男性肝硬化死亡率为 112/10 万。由于我国是乙型肝炎发病大国,乙型肝炎病毒感染率达 10% 左右。而慢性乙型肝炎中,有 10%～20% 的患者 5 年后会发展为肝硬化,其中又有 20%～23% 为失代偿性肝硬化。另外我国人群中丙型肝炎病毒的感染率为 3%～5%(全球丙肝病毒的感染率为 3%),其中近 20% 的患者发展为肝硬化。

二、临床表现及临床处理

(一)临床表现

肝硬化通常起病隐匿,病程发展缓慢,可潜伏数年至 10 年以上。少数患者因短期大片肝坏死,可于数个月后即发展为肝硬化。临床上一般将肝硬化分为肝功能代偿期和肝功能失代偿期,两期界限常不清楚。

1.肝功能代偿期

(1)症状:多数患者无任何不适,该类患者常在体检或手术中被发现。部分患者有乏力、食欲减退、上腹隐痛、恶心和腹胀不适、轻微腹泻等表现。休息后症状可缓解,劳累后症状则加重。

(2)体征:患者营养状况一般,部分患者可见肝病面容、肝掌和蜘蛛痣;肝脏重度肿大,无压痛或有轻度压痛,质偏硬;脾脏轻度或中度肿大。

(3)辅助检查:肝功能检查。一般正常或仅有轻度酶学异常。乙型肝炎、丙型肝炎、丁型肝炎血清标志物检查有助于分析肝硬化病因;甲胎蛋白在肝硬化时可升高,在活动性肝硬化时增高明显,但随着肝功能的好转,甲胎蛋白逐渐下降至正常。甲胎蛋白明显增高提示可能合并肝细胞癌。血清自身抗体测定可有 IgA、IgG、IgM 升高,以 IgG 增高明显。自身免疫性肝炎可检出相应抗体。尿常规一般无变化,有黄疸时可见胆红素,并有尿胆原增加,有时可见尿蛋白、管型和血尿。

影像学检查包括 B 超、CT 和 MRI 等。B 超对肝脏表面、肝脏回声、肝静脉、肝边缘和脾脏面积 5 项参数与肝纤维化分期有很好的相关性,可提示肝硬化,但不能作为肝硬化确诊依据;CT对肝硬化的诊断价值与 B 超相似,但对肝硬化合并原发性肝癌的诊断价值高于 B 超,对诊断仍有疑问,可进一步做 MRI 检查。

肝穿刺活组织检查具有确诊价值。肝硬化代偿期的诊断多依赖于肝活检病理检查。腹腔镜检查可直接观察肝、脾等腹腔脏器组织,并可在直视下进行活组织检查。

2.肝功能失代偿期

该期患者症状明显,主要为肝功能减退和门静脉高压两大类临床表现,同时可有全身多系统症状,并可并发上消化道出血和肝性脑病等并发症临床表现。

(1)肝功能减退的临床表现。①全身症状和体征:主要表现为一般情况与营养状况较差,精神不振,消瘦(体重下降随病情加重逐渐明显),乏力明显,严重者因衰弱而卧床不起,皮肤干枯,肝病面容,可有不规则低热,夜盲,水肿,有肝细胞坏死者,可出现黄疸(黄疸通常提示患者肝功能储备已明显减退,黄疸呈持续性或进行性加深提示预后不良)。②消化系统表现:食欲缺乏或缺乏,进食后上腹饱胀不适,可有恶心,偶有呕吐。患者对脂肪和蛋白质耐受差,稍进油腻饮食,可引起腹泻。患者因腹水和胃肠积气腹胀难忍,重症者可有中毒性鼓肠。患者可有肝区隐痛。伴有消化道出血者,表现为呕血与黑便,尤其是食管静脉曲张破裂大出血者,可见大量呕吐鲜血,患者可出现休克症状和体征。③血液系统表现:主要表现为出血倾向和贫血。患者常有牙龈、鼻腔出血,皮肤紫斑和胃肠道出血倾向。女性可有月经过多表现。出血倾向与肝脏合成凝血因子减少、脾功能亢进和毛细血管脆性增加有关。患者常有不同程度的贫血,可见黏膜、指甲苍白或指甲呈匙状,并有头晕乏力等表现。贫血原因主要是肝硬化患者营养不良、肠吸收障碍、胃肠道失血和脾功能亢进等因素引起。④内分泌紊乱:男性可有性欲减退、睾丸萎缩、毛发脱落、乳房发育,女性可发生月经失调、闭经、不孕等。引起上述症状的主要原因是肝硬化患者肝脏对雌激素的灭能作用减弱,因而雌激素增多,雄激素减少。患者出现肝掌和蜘蛛痣被认为与雌激素增多有关。另外,肝功能减退时,肝脏对醛固酮和抗利尿激素的灭能作用减弱,可导致继发性醛固酮增多和抗利尿激素增多,引起水钠潴留进而使尿量减少和发生水肿。有时肾上腺皮质激素亦减少,患者面部和其他暴露部位可见皮肤色素沉着。

(2)门静脉高压的临床表现:门静脉压力超过正常值 0.8～1.3 kPa(6～10 mmHg)时,即为门静脉高压。门静脉高压的临床表现主要有充血性脾脏肿大、侧支循环的建立和开放(常见的侧支循环包括食管和胃底静脉曲张、腹壁静脉曲张、痔静脉扩张)及腹水。其中脾大多为轻、中度肿大,少数为重度;侧支循环开放不仅可导致消化道出血,而且可因大量门静脉血流不经肝脏而直接流入体循环,至肠内吸收的有毒物质不经肝脏解毒而进入体循环;而腹水是肝硬化失代偿期最突出的临床表现,该期75%的患者出现腹水。少量腹水患者,多无明显不适,大量腹水时,患者出现腹胀、尿少,并出现端坐呼吸及心悸。腹水患者常伴有下肢水肿,严重者还出现会阴部和阴囊水肿。

(3)体征:肝脏体积缩小是肝硬化的重要特征。肝脏触诊时,质地坚硬,边缘较薄,早期肝表面尚平滑,晚期可触及颗粒状。一般无明显压痛,但在肝细胞坏死时或有炎症时,则可有轻压痛。

(4)辅助检查:血常规可有不同程度的贫血;有感染时白细胞升高;脾亢时白细胞、红细胞和血小板计数减少,其中以血小板减低尤为明显。尿液分析可见尿中17-酮类固醇及17-羟类固醇的排出量减少,雌激素、酚类固醇的排出量升高;腹水患者尿钠排出量降低。消化道出血时可见肉眼黑便或大便隐血试验阳性。

肝功能试验:失代偿期肝功能全面异常,其中转氨酶以谷丙转氨酶增高较显著,肝细胞严重坏死时活力常高于谷丙转氨酶,胆固醇酯常低于正常。血清总蛋白可正常、降低或增高,但清蛋白降低,球蛋白增高,清/球倒置。总胆红素升高,结合胆红素及非结合胆红素均升高,以结合胆红素升高为主。凝血酶原时间不同程度延长(经注射维生素K亦不能纠正)。肝储备功能试验,如氨基比林、利多卡因清除试验随肝细胞受损情况有不同程度的降低。

血清学检查:同代偿期。

腹水检查:肝硬化患者新近发生腹水或原有腹水迅速增加时,以及怀疑合并自发性细菌性腹膜炎时通常需做诊断性穿刺,进行腹水检查。腹水检查内容是白细胞计数和分类、腹水总蛋白、血清腹水清蛋白梯度(SA-AG)、细菌培养、细胞学检查。另可根据患者不同情况进行相应腹水检查内容,如怀疑胰性腹水可查腹水淀粉酶,怀疑结核则进行腹水结核菌培养。

门静脉压力测试:经颈静脉插管测定肝静脉楔入压与游离压,两者之差为肝静脉压力梯度,反映门静脉压力。正常多<0.7 kPa(5 mmHg),若>1.3 kPa(10 mmHg)则为门静脉高压。

影像学检查:食管静脉曲张时食管钡餐X线检查可显示虫蚀状或蚯蚓状充盈缺损,胃底静脉曲张时可见菊花瓣样充盈缺损。B超、CT和MRI等可以发现肝被膜增厚、肝表面轮廓不规则或呈结节状、肝实质的回声不均匀增强或CT值增高、各叶比例改变、脾脏厚度增加及门静脉和脾静脉直径增宽等肝硬化和门静脉高压的征象。彩色多变勒超声检查或放射性核素扫描可以测定肝脏动脉和门静脉的血流量及功能性门体分流情况。

肝穿刺活组织检查和腹腔镜检查见肝功能代偿期。

3.诊断

(1)肝硬化代偿期和失代偿期的诊断。

肝硬化代偿期诊断:一般较为困难,其临床诊断要点主要有:①可有乏力、食欲减退或腹胀,但无明显肝功能不全表现;②肝脏储备功能正常或基本正常,血清胆红素<35 μmol/L,清蛋白正常或偏低,但仍≥35 个/L,凝血酶原活动度>60%;③可有门静脉高压,如轻度食管胃底静脉曲张,但无腹水、上消化道出血和肝性脑病等。肝硬化代偿期的确诊有赖于肝脏活组织检查。

肝硬化失代偿期诊断:通常较为容易,其诊断依据包括:①病毒性肝炎病史、长期持续饮酒史、服用药物史、有遗传病家族史、循环系统疾病史等;②有明显肝功能不全表现;③肝脏储备功能异常:清蛋白<35 g/L,A/G<1.0,血清胆红素>35 μmol/L,凝血酶原活动度<60%;④门静脉高压临床表现:脾大、腹水及门静脉高压引起的食管胃底静脉曲张或破裂出血等;⑤超声检查或CT提示肝硬化;⑥肝活组织检查:可见假小叶形成。

(2)肝硬化炎症活动性和静止性的诊断。①活动性肝硬化:血清酶活性升高,尤其是谷丙转氨酶、谷草转氨酶升高，其程度与炎症活动性呈正相关，可伴有不同程度的黄疸。一些患者，谷丙转氨酶、谷草转氨酶正常或轻度升高，但 γ-谷氨酰转肽酶中度或明显升高，在排除其他原因（如胆道疾病、胆汁淤积、肝癌等）后，提示肝硬化炎症活动性持续存在。②静止性肝硬化：血清酶活性正常，尤其是谷丙转氨酶、谷草转氨酶正常，一般无明显胆红素升高，γ-谷氨酰转肽酶正常。

（二）临床处理

1.处理目的

合理营养、病因治疗、改善肝功能、抗肝纤维化和积极防治并发症。

2.处理方法

肝硬化目前尚无特效治疗，一般予以综合性治疗措施，包括一般治疗、病因治疗、保肝药物和抗肝纤维化药物治疗、腹水治疗和并发症的治疗。

（1）一般治疗。①休息：代偿期患者宜适当减少活动量，可参加轻活动量工作，但应避免过度劳累；失代偿期患者应以卧床休息为主（腹水者取半卧位）。②饮食：予以高热量、高蛋白质、高维生素、易消化食物为宜。脂肪尤其是动物脂肪不宜摄入过多。肝硬化患者均应戒酒。有食管胃底静脉曲张者应避免进食粗糙和坚硬的食物。有腹水者，应低盐或无盐饮食。有肝功能显著损害或肝性脑病先兆者，应严格限制蛋白质饮食。③支持治疗：失代偿期患者宜静脉输入高渗糖，补充能量及维生素 C、胰岛素、氯化钾等。注意维持水、电解质和酸碱平衡。重症患者可予以复方氨基酸、清蛋白或鲜血等。

（2）病因治疗：主要针对引起肝硬化的病因进行治疗，如肝炎性肝硬化患者的抗病毒治疗；酒精性肝硬化患者需永久戒酒；非酒精性肝硬化患者针对原发病治疗；血吸虫性肝硬化患者进行杀虫治疗；原发性胆汁性肝硬化和自身免疫性肝病发展为肝硬化者予以免疫抑制剂；药物性肝硬化应立即停用有关或可疑的药物并促进体内该药物的清除等。

（3）药物治疗：对肝硬化本身目前尚无特效药。

保肝药物：常用的有多烯磷脂酰胆碱、还原型谷胱甘肽、葡醛内酯、甘草酸制剂、水飞蓟素、熊去氧胆酸、腺苷甲硫氨酸、联苯双酯、维生素类（如维生素 C、B 族维生素，维生素 E 及维生素 K 等）、促进代谢类药物（如三磷腺苷、肌苷、辅酶 A、辅酶 Q_{10}）、中药（如五味子、茵陈、垂盆草等）等。但应注意的是，不应同时使用过多保肝药物，以免加重肝脏负担和因药物间相互作用引起的不良反应。

抗肝纤维化药物：临床常用的有干扰素、马洛替酯、秋水仙碱、多不饱和卵磷脂、地诺前列酮（前列腺素 E_2）、血管紧张素 Ⅱ 受体阻滞剂和中药制剂（汉防己甲素、复方丹参制剂、黄芪制剂、桃仁制剂、冬虫夏草制剂、复方鳖甲软肝片等）。但目前尚无有确切疗效的抗肝纤维化药物。

（4）腹水治疗。

原发病治疗：腹水治疗应重视原有肝病的治疗，尽可能清除病因及相关因素。

一般处理：包括卧床休息，补充足够的热量、蛋白质和维生素，以及临床监护（动态观察体重和腹围、记录 24 小时出入量）等。

限钠和利尿：腹水患者必须适当限钠。限钠的标准以摄取的钠与尿排出的钠相平衡为宜。每天摄入钠盐 500～800 mg。一般无须限水，但当血钠小于 120～125 mmol/L，或限钠利尿后，体重仍增加者，应适当限制水的摄入。进水量限制在 500～1 000 mL。合理使用利尿剂是治疗肝硬化腹水的重要措施。应用利尿剂的原则是：①先选用利尿作用较弱的药物，无效时加用作用强的药物；②先单一用药，后联合用药；③药物剂量由小逐渐增大。临床常用利尿剂有螺内酯（安

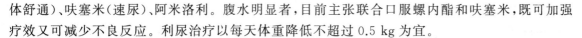

体舒通)、呋塞米(速尿)、阿米洛利。腹水明显者,目前主张联合口服螺内酯和呋塞米,既可加强疗效又可减少不良反应。利尿治疗以每天体重降低不超过 0.5 kg 为宜。

提高血浆胶体渗透压:对低蛋白血症患者,每周定期输注人血清蛋白、血浆或输注鲜血,对促进腹水消退有较好的作用。

放腹水加输注清蛋白:对难治性腹水,可予放腹水加输注人血清蛋白。每次放腹水在4 000~6 000 mL,亦可 1 次放 10 000 mL,甚至将腹水放完,同时静脉输注人血清蛋白 40~60 g。一般情况下,尽量少放腹水。

腹水浓缩回输:即对放出的腹水 5 000~10 000 mL 进行浓缩处理(超滤或透析)成 500 mL,再静脉回输。该方法临床主要用于难治性腹水,除可清除部分潴留的钠水外,还可提高清蛋白浓度和有效血容量,改善肾脏血液循环,有助于减轻和消除腹水,但感染性腹水不能回输。

腹腔-颈内静脉分流术:多用于难治性腹水。腹水感染者或疑为癌性腹水者,不能采用该法。

经颈静脉肝内门体分流术:适用于食管静脉曲张大出血和难治性腹水患者,但易诱发肝性脑病。多用于等待肝移植者。

肝移植:难治性腹水患者半年和 1 年病死率分别达 50%和 75%,因此难治性腹水患者应尽早选择肝移植。

(5)并发症的治疗:肝硬化并发症常见的有食管胃底静脉曲张破裂出血、感染、肝性脑病、电解质和酸碱平衡紊乱、肝肾综合征、肝肺综合征和原发性肝癌等。肝硬化常因并发症而死亡。并发症的治疗可参见相关肝硬化专著。

三、康复评估

肝硬化是一种慢性消耗性疾病,也是一种心身疾病,临床除有生理功能方面的障碍外,还存在着心理障碍和社会活动方面的障碍。按照 ICF 评估模式,其康复评估主要有以下几种。

(一)身体结构与身体功能

1.生理功能评估

常用评定指标和方法如下。

(1)疼痛评估:用于肝硬化患者肝区疼痛的评估。临床常采用视觉模拟评分法。视觉模拟评分法是使用一条直线来表示疼痛,其一端表示无痛(0%),另一端表示最大限度疼痛(100%),由患者根据自己疼痛的程度用笔在视觉模拟评分法评分线段上(长为 10 cm,并按毫米定出刻度)划上相应的点,不求十分精确,以能反映患者自觉的疼痛程度为准。结果判断:0~3 轻度疼痛;4~7 中度疼痛;8~10 重度疼痛。数值越大疼痛程度越大。

(2)肝纤维化评估:肝纤维化是慢性病毒性肝炎和各种类型肝病的必然过程,最终可能进展为肝硬化。准确评估肝纤维化程度,尤其是肝硬化对于判断疾病预后及确定治疗策略有重要意义。肝纤维化评估方法常用的有肝纤维化血清学指标测定(被证实与肝纤维化的程度密切相关,常用指标包括Ⅲ型前胶原、Ⅳ型胶原、层粘连蛋白和透明质酸酶等四项),肝活检病理检查(仍是诊断肝纤维化的"金标准",但可因取材误差出现一定程度假阴性现象。同时肝活检是一种有创性检查,有半数左右的患者不愿接受该项检查和瞬时弹性波扫描。

肝纤维化四项指标测定:①Ⅲ型前胶原(PCⅢ):反映肝内Ⅲ型胶原合成,并与血清 γ-球蛋白水平明显相关。其血清含量与肝纤维化程度一致,可反映肝纤维化的活动性。PCⅢ在肝纤维化早期即可增高。正常值<18 ng/mL。②Ⅳ型胶原(Ⅳ-C):为构成基膜的主要成分,反映基膜胶

原的更新率，含量增高可较灵敏反映肝纤维化过程，是肝纤维化的早期标志之一，适于肝纤维化的早期诊断。正常值 30～140 ng/mL。③层粘连蛋白（LN）：为基膜中特有的非胶原性结构蛋白，与肝纤维化活动程度及门静脉压力呈正相关。另外，LN 水平越高，肝硬化患者的食管静脉曲张越明显。正常值 50～180 ng/mL。④透明质酸酶（HA）：为基质成分之一，由间质细胞合成，可较准确、灵敏地反映肝内已生成的纤维量及肝细胞受损状况，有认为本指标较之肝活检更能完整反映出病肝全貌，是肝纤维化和肝硬化的敏感指标。正常值＜120 ng/mL。

肝纤维化分期：根据肝穿刺活检病理检查结果可对肝纤维化分期（表 8-1）。

表 8-1　肝纤维化分期

期(S)	纤维化程度
0	无纤维化
1	门管区纤维化扩大，局限窦周及小叶内纤维化
2	门管区周围纤维化，纤维间隔形成，小叶结构保留
3	纤维间隔伴小叶结构紊乱，无肝硬化
4	早期肝硬化

瞬时弹性波扫描：是一项近些年来利用超声技术判断肝组织纤维化程度的新方法，具有快速、无痛、可重复、无创及价格低廉等优势。临床研究数据表明，瞬时弹性波扫描在诊断肝纤维化和肝硬化方面有非常好的敏感性和特异性。该仪器是以超声（5 MHz）和低频弹性波（50 Hz）结合测量肝组织硬度的仪器。由于所测肝脏的硬度与肝活检病理学结果存在很好的相关性，因此该检查结果与肝纤维化相关，其反射波弹性值越高，肝纤维化程度越重。

2.肝硬化严重程度评估

通常采用 Child-Pugh 分级进行评估。Child-Pugh 分级是目前国际上通用的肝硬化贮备功能的分级标准，对指导治疗、判断严重程度、预后及临床疗效，均有重要参考价值。Child-Pugh 根据血清胆红素、腹水、清蛋白浓度、凝血酶原时间和肝性脑病等 5 个指标的不同程度，将肝硬化患者肝脏的储备功能分为三个层次进行计分，根据计分的多少分为 A、B、C 三级（表 8-2），分值越高，肝硬化程度越严重，预后也越差。其 A 级相当于临床肝硬化代偿期，而 B 级和 C 级相当于肝硬化的失代偿期/中晚期。

表 8-2　Child-Pugh 分级标准

项目	异常程度的计分		
	1	2	3
肝性脑病（期）	无	1～2	3～4
腹水	无	轻度	中度以上
血清胆红素（μmol/L）	＜34	34～51	＞51
清蛋白（g/L）	＞35	28～35	＜28
凝血酶原时间（g）	≤14	15～17	≥18

注：根据 5 项总分判断 Child-Pugh 分级：A 级 5～8 分，B 级 9～11 分，C 级 12～15 分。

3.心理功能评估

肝硬化患者心理功能评估可采用症状自评量表、汉密尔顿抑郁量表和汉密尔顿焦虑量表。

(二)日常生活活动能力评估

肝硬化失代偿期患者日常生活活动能力可明显减低,评估可采用改良巴氏指数评估。

(三)生存质量评估

肝硬化患者生存质量评估可采用简化世界卫生组织生存质量评估量表。

(四)社会功能评估

社会功能涉及个人能否在社会上发挥一个公民所应有的功能及其在社会上发挥作用的大小。肝硬化患者社会功能评估可采用社会生活能力概况评估和功能评估调查表。

四、康复治疗

(一)适应证和禁忌证

1.适应证

主要为:①肝硬化代偿期患者;②肝硬化失代偿期患者若经过临床治疗,病情得到有效控制,肝功能已基本正常者。

2.禁忌证

主要为肝硬化失代偿期病情危重者和肝硬化并发症患者。

(二)康复治疗目的

(1)改善肝脏血液循环和肝功能。

(2)改善胃肠及腹腔血液和淋巴循环。

(3)调节大脑皮质和自主神经系统功能。

(4)增强有氧运动能力。

(5)改善患者心理。

(6)增强日常生活活动能力和社会参与能力。

(三)康复治疗方法

1.运动治疗

肝硬化代偿期患者可以进行主动运动。参加适度的体育锻炼,有助于肝硬化患者改善有氧运动能力和整体耐力,也有助于患者提高体质,增强机体抗病能力和树立战胜疾病的信心。运动方式可采用医疗体操和医疗步行。运动时一定要根据患者的病情,肝功能情况,掌握适当的运动强度、运动时间和运动频率,并坚持因人而异、因时而异的原则。要求患者在运动后无明显心慌、气短、食欲缺乏、乏力和肝区不适等表现。

医疗体操每天可1~2次,每次活动时间和重复次数根据患者病情和体质情况酌情掌握,一般以运动后患者全身发热,身体微微出汗为度。医疗步行通常在饭后15~30分钟进行。其运动强度一般控制在最大耗氧量的50%~60%,相当于每分钟心率110~130次。步行速度为70~90 m/min,或每小时5 km左右,持续时间30分钟左右。

2.物理因子疗法

具有改善肝脏、胃肠及腹腔血液循环,促进胆汁分泌和胃肠蠕动的作用。常用方法:①生物信息红外肝病治疗仪:主要采用近红外光照射治疗,具有增加肝脏血流,改善肝脏微循环,改善肝脏局部营养和新陈代谢的作用。方法为肝区照射,每天1次,30分/次,10天1个疗程,一般照射2~3个疗程。②直流电药物离子导入:是在直流电的作用下,将药物离子导入体内,药物离子导入后,在肝区皮下局部组织内堆积,形成"离子堆",具有药物和直流电的双重作用,导入某些药物发挥其调整肝脏功能的作用。药物离子导入治疗一般每次 15～25 分钟,每天或隔天 1 次,10～20 次为 1 个疗程。③超短波疗法:有助于改善肝脏的血液循环,促进胆汁分泌,每次 15 分钟,每天 1 次,15 次 1 个疗程。④穴位磁疗:用 50～300 MT 的磁片贴敷于肝脏或某些穴位的表面,并可加用某些药物,在药物和磁场的共同作用下,从而发挥调整肝脏功能的目的。⑤生物反馈疗法:可采用温度生物反馈,让患者体验温度感觉,达到肢体和精神放松的作用。该疗法有助于调节肝硬化患者大脑皮质和自主神经系统的功能。

3.作业疗法

肝硬化患者进行作业治疗有助于提高患者日常生活自理能力和社会生活适应能力,也有助于使患者身心放松,改善患者心理。作业治疗的方法可选择日常生活活动能力作业(如家务劳动)和娱乐、休闲类作业活动(如养殖花草或养鱼养鸟,旅游、游戏、音乐欣赏和书画训练等)。

4.心理康复

肝硬化患者多数病史较长,疾病不易痊愈,患者均不同程度的存在一些心理问题,抑郁、焦虑、悲观、恐惧、甚至绝望。患者常不配合治疗,且脾气暴躁。对肝硬化患者通常可采用一般性心理治疗中的解释性心理治疗、知识性心理治疗、疏导式心理治疗和安慰性心理治疗。非常重要的是要鼓励患者增强战胜疾病的信心,正确认识肝硬化。让患者明确肝硬化不是不治之症,只要患者积极配合治疗,通常能取得较好临床康复效果。也可依据患者的心理问题类型采用专业性心理治疗,如行为疗法中的自我调整疗法(松弛疗法、气功和瑜伽等)、暗示疗法和催眠疗法等。

（赵　珉）

第九章 运动系统疾病康复治疗

第一节 锁骨骨折

一、概述

锁骨横位于胸部前上方,桥架于肩胛骨与躯干之间。内侧端与胸骨柄构成胸锁关节,外侧端与肩峰形成肩锁关节。其功能是参与上肢运动、保持肩关节的正常位置、防止肩关节向胸壁倾斜、保护臂丛神经与锁骨下动脉。锁骨为一个"S"形的长管状骨,其内半段向前凸,外半段向后凸。内 2/3 段较粗,略呈三棱形,外 1/3 上下扁平,断面呈扁圆形。中外 1/3 交接部位相对较细,易发生骨折。

锁骨骨折的分型分类有多种方法,介绍其中两种分类方法。

(一)根据损伤病理与预后的不同

锁骨骨折根据损伤病理与预后的不同,可分为三型。①Ⅰ型:骨折无移位,喙锁韧带完整。②Ⅱ型:骨折有移位,喙锁韧带损伤,远骨折端受上肢重力的牵引向下移位,并随上肢与肩胛骨的活动而活动,易发生骨折延迟愈合或不愈合。③Ⅲ型:锁骨外端关节面的骨折,易漏诊,常导致创伤性关节炎。

(二)按骨折部位

锁骨骨折一般按骨折部位分为外 1/3 骨折、中 1/3 骨折和内 1/3 骨折。中 1/3 骨折最为多见,占锁骨骨折总数的 75%～80%,发生典型的移位。

锁骨外 1/3 骨折较为少见,占锁骨骨折总数的 12%～15%。根据喙锁韧带与骨折部位的相对关系,可再分为几型。

1.Ⅰ型

骨折位于喙锁韧带与肩锁韧带之间,或位于锥形韧带与斜方韧带之间。韧带未受损伤,因此骨折断端相对稳定,骨折没有明显移位,是外 1/3 骨折中最为常见的类型(图 9-1)。

2.Ⅱ型

锁骨外 1/3 骨折,喙锁韧带与内侧骨端分离,可再分为 A、B 两型:ⅡA 型:锥形韧带和斜方韧带与远骨折段保持连接,近骨折块不与喙锁韧带相连,并向上移位(图 9-2)。ⅡB 型:骨折线位于锥形韧带与斜方韧带之间,锥形韧带断裂,斜方韧带与骨折远端仍保持联系(图 9-3)。

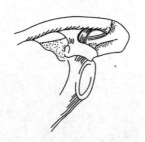

图 9-1　锁骨外端Ⅰ型骨折

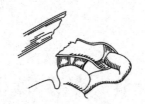

图 9-2　ⅡA 型骨折

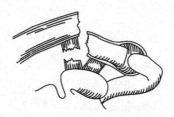

图 9-3　ⅡB 型骨折

　　锁骨外 1/3Ⅱ型骨折,由于近骨折段失去喙锁韧带的稳定作用,又因受胸锁乳突肌和斜方肌的牵拉,发生向上向后方的移位。而远骨折端由于受肢体的重力作用,以及胸大肌、胸小肌、背阔肌的牵拉,向下向内移位。肩关节活动时可带动骨折远端一起活动,因此这种类型的骨折难以复位和维持复位,易发生骨折不愈合。

　　3.Ⅲ型骨折

　　Ⅲ型骨折为锁骨外端关节面的骨折。喙锁韧带保持完整。如骨折没有移位,早期诊断有一定困难。有时易与Ⅰ度肩锁关节脱位相混淆。必要时需行 CT 检查才能明确诊断(图 9-4)。

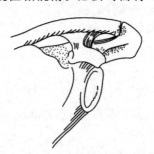

图 9-4　Ⅲ型骨折(锁骨外端关节面骨折)

4.Ⅳ型骨折

Ⅳ型骨折主要发生于 16 岁以下的儿童。由于青少年骨与骨膜连接较松,因此锁骨外端骨折后,骨与骨膜易发生分离,骨折近端可穿破骨膜袖,受肌肉的牵拉向上移位。而喙锁韧带仍与骨膜袖甚或部分骨块相连。易与Ⅲ度肩锁关节脱位、远端Ⅱ型锁骨骨折相混淆。因此有时称为"假性肩锁脱位"(图 9-5)。

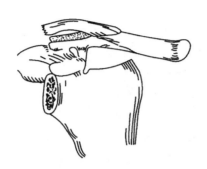

图 9-5 Ⅳ型骨折

5.Ⅴ型骨折

Ⅴ型骨折见于老年人,为楔形骨折或粉碎性骨折。喙锁韧带与远、近两主骨折块失去连接,但保持与主骨块之间的小骨块连接(图 9-6)。内 1/3 锁骨骨折最为少见,占锁骨骨折总数的 5%~6%。可进一步分为 3 型。Ⅰ型:骨折线位于肋锁韧带附丽点的内侧,韧带保持完整,骨折无明显移位。Ⅱ型:肋锁韧带损伤,骨折有明显移位。Ⅲ型:锁骨内端关节面骨折,易形成晚期胸锁关节退行性变。由于骨骺板强度较骨与韧带结构弱,因此同样的外力作用,在青少年时期锁骨内端更易发生骨骺分离。

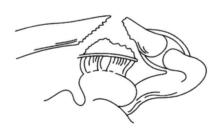

图 9-6 Ⅴ型骨折

二、临床治疗

(1)中 1/3 移位骨折采用闭合复位,"8"字绷带固定 4 周。

(2)无移位的中 1/3 骨折及Ⅰ型、Ⅲ型的外 1/3 骨折和内侧骨折采用三角巾或颈腕吊带悬吊 3 周。

(3)Ⅱ型锁骨外端骨折采用胶布绕过屈曲的肘部与锁骨内侧环状固定。

(4)手术指征:①合并有锁骨下神经血管的损伤。②骨折断端嵌入周围的软组织,影响愈合。③开放骨折、多发骨折。④畸形明显,特别是年轻的女性。

术后处理:以三角巾或吊带保护 6 周,8~10 周骨折初步愈合后,可拔除内固定。

锁骨骨折经固定后均可愈合,但维持解剖位置难度较大。虽畸形愈合,一般不影响功能,所以治疗以闭合复位外固定,早期活动患肢为主。

三、康复治疗

(一)锁骨骨折闭合复位术后

(1)复位后双侧腋窝以棉垫适当保护,固定时松紧要适度,太松无固定作用,太紧则可压迫神经血管引起并发症。

(2)固定后早期开始训练握拳、伸屈肘关节、双手叉腰、后伸肩关节等活动。

(3)卧床休息时,将肩胛区垫高、免枕,保持双肩后伸位。

(二)锁骨远端骨折切开复位内固定术后

(1)术后 48 小时伤口换药(克氏针外露部分不换),术后 2 周拆线。克氏针尾每周小心换药,更换敷料时,避免将克氏针带出。

(2)无论采用何种固定方法,患肢应持续固定 6 周。由于术中显露骨折时,已将三角肌和斜方肌从锁骨上分离,所以术后早期需要保护肌肉愈合。

(3)术后 6 周,开始主动或主动助动的肩关节前屈、外旋和内旋训练。

(4)术后 6~12 周,避免肩部用力活动。

(5)术后 12~16 周,当 X 片显示骨折愈合牢固时,可进行三角肌和肩袖肌群的抗阻训练。

(6)注意事项:克氏针过早脱出是最常见的并发症,有时针道可并发渗出。可给予伤口换药、口服抗菌药物,维持克氏针至 4 周以上,然后将克氏针拔除,改用吊带悬吊包扎,再固定 1~2 周。

(三)锁骨远端切除术后

(1)术后应立即鼓励患者进行手和肘的活动范围训练。

(2)在患者疼痛允许的情况下(一般在术后 3~5 天),开始钟摆运动训练。

(3)术后第 1 周用吊带支持上肢的重量以止痛,必要时可持续使用 2~3 周。

(4)术后第 1 周后,可开始渐进性被动活动度训练,包括肩关节内旋、外旋、前屈和后伸。

(5)待肩关节 ROM 恢复后,疼痛不适感即可消失,然后开始强度较大的功能活动训练。其内容可根据患者的工作和生活特点做出调整。

(6)从事坐位工作的患者,当伤口拆线后无任何不适时即可开始工作。但重体力劳动者或运动员,要在术后 2~3 个月才能恢复工作。其判断标准是患侧肩关节的活度动和力量恢复到健侧的 80%~90%。

(四)锁骨干骨折切开复位内固定术后

1.术后吊带悬吊

术后患肢用肘关节吊带悬吊于舒适的位置。

2.术后第 2 天

开始轻柔的肩关节环绕训练,4~6 次/天,10~15 分/次。

3.术后第 3 周

增加肩袖和三角肌的等长收缩训练。

4.术后 4～6 周

当 X 线证实有明显骨痂时,开始辅助性主动运动训练。可采用头顶上方的滑轮及体操棒辅助进行外旋、旋后训练,并在背后进行内旋牵拉训练。

5.术后 6 周

进行斜方肌、三角肌和肩袖的渐进性抗阻训练。

6.术后 12～14 周

当影像学和临床检查证实骨折已愈合后,允许肩关节无限制活动。

(陈仕东)

第二节　肩胛骨骨折

一、概述

肩胛骨是一块三角形扁平骨,位于胸壁后上外侧。肩胛骨除通过锁骨与肩锁、胸锁关节与躯干间接相连外,直接连接均由肌肉完成。因此,肩胛骨与胸壁间有较大的活动度。肩胛骨的外角即肩胛颈与关节盂,与肱骨头形成盂肱关节,是上肢活动的枢纽。肩胛骨是肩部肌肉与韧带的起止点,是维持肩关节稳定的基础,也为肌肉的活动起到杠杆作用。肩胛骨与胸壁之间,并无真正的关节结构,但在功能上可视为肩关节的一部分。在上肢上举过程中,2/3 的活动发生在盂肱关节,1/3 的活动发生在肩胛骨胸壁之间。

肩胛骨骨折有其不同的好发部位、不同的损伤机制、不同的临床表现和治疗方法。多发生于肩胛体部及颈部,其他部位则少见。

二、临床治疗

(一)肩胛体骨折

(1)一般骨折无须复位,可用三角巾或吊带保护,或用绷带将上臂固定于胸壁控制肩关节活动,以缓解疼痛。伤后 2～3 周开始肩关节活动,以防止肩关节与胸壁粘连。

(2)明显移位骨折行闭合复位,将上臂置于外展或内收位牵引使骨折复位。若复位后上臂置于自然体位时骨折有再移位倾向,可采用外展支架或牵引维持上臂于适当的位置 3～4 周。

(3)如畸形明显,骨突顶住胸壁,活动时疼痛者,可行骨突切除术。

(二)肩胛冈骨折

治疗方法与体部骨折相同。

(三)肩胛颈骨折

1.无移位或轻度移位

无须整复,可用三角巾悬吊患肢 2～3 周,早期开始活动肩关节。

2.有明显移位或为粉碎性

牵引复位,可用肩人字石膏固定 6～8 周,或用外展牵引 3～4 周,然后去除牵引,换成三角巾保护,并逐渐开始肩关节活动。

(四)肩胛盂骨折

1.肩胛盂撕脱骨折

肩关节复位后,应将上肢固定于胸壁 4 周,以利损伤的关节囊与撕脱的骨体修复与愈合。预防晚期复发性肩关节脱位。4 周后逐渐训练肩关节。

2.裂纹骨折或很小移位骨折

可用三角巾悬吊患肢 2～3 周,3 周后开始肩关节活动。

3.肩胛盂合并移位的肩峰骨折

可采用切开复位内固定术。

4.大块肩胛骨骨折

可采用切开复位内固定术。

5.粉碎性骨折

可采用牵引治疗 6～8 周,去除牵引后,再用颈腕吊带或三角巾悬吊患肢进行功能锻炼。

(五)肩峰骨折

1.肩峰基底骨折无明显移位

可用三角巾悬吊上肢 1～2 周,早期开始肩关节活动。

2.肩峰骨折块伴有向下移位

以胶布由肩部至肘关节向上托起固定维持 3～4 周,然后再三角巾悬吊,以减少伤肢向下牵拉。

3.肩峰骨折块向上移位

可采用治疗肩锁关节脱位的压迫固定法,如果复位困难或不能维持复位时,应切开复位克氏针固定。

(六)喙突骨折

1.无移位骨折

可用三角巾保护患肢 2～3 周。

2.有明显移位

早期可行保守治疗,晚期残留疼痛症状者,可行喙突远端切除,联合肌腱固定。

3.肩锁关节脱位合并喙突骨折

切开复位,固定肩锁关节和喙突。

三、康复治疗

(1)伤后 2 天内,局部冷敷、制动,以减轻局部出血及肿胀,缓解疼痛。可采用三角巾或吊带保护患肢。

(2)伤后 1 周内,开始肩关节钟摆样训练,预防关节粘连。

(3)待骨折愈合后,逐渐增加关节活动度和肩部肌力训练。

(陈仕东)

第三节　肩袖损伤

一、概述

(一)肩袖的解剖学特点

肩袖是由冈上肌、冈下肌、肩胛下肌、小圆肌的肌腱在肱骨头前、上、后方形成的袖套样结构(图 9-7)。喙肱韧带在冈上肌、冈下肌之间的深浅两面使肩袖的联结得到加强。

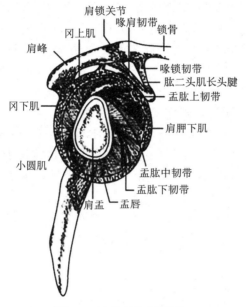

图 9-7　肩袖结构断面图

冈上肌(受肩胛上神经支配)起自肩胛冈上窝,经盂肱关节上方止于肱骨大结节,主要功能是上臂外展并固定肱骨头于肩胛盂上,使盂肱关节保持稳定,同时还能防止三角肌收缩时肱骨头的向上移位。

冈下肌(受肩胛上神经支配)起自肩胛骨冈下窝,经盂肱关节后方止于肱骨大结节外侧中部,其功能是在臂下垂位时使上臂外旋。

肩胛下肌(受肩胛下神经支配)经盂肱关节前方止于肱骨小结节前内侧,在臂下垂位时内旋肩关节。

小圆肌(受腋神经支配)起自肩胛骨外侧缘后面,经盂肱关节后方止于肱骨大结节,使臂外旋。

肩袖的共同功能是在任何活动或静止状态使肱骨头与肩胛盂保持稳定,使盂肱关节成为运动的轴心和支点,维持上臂各种姿势和完成各种运动功能。冈上肌、肩胛下肌的肌腱位于第二肩关节(肩峰下关节)的喙肩穹下,肩关节的内收、外展、上举及后伸运动时,这二块肌肉在肩喙穹下往复移动,易受挤压、冲撞而致损伤。

冈上肌、冈下肌肌腱在止点近侧的终末端 1～1.5 cm 范围内是无血管区，又称为危险区域，是肌腱近侧端滋养血管的终末端与肌腱大结节止点部来自骨膜滋养血管的交接区域，此处是血供差的部位，也是肌腱退化变性和断裂的好发部位。

肩袖及其表面结构可分为 5 层：喙肱韧带、平行排列的大束腱纤维、排列不整齐的小束腱纤维、疏松结缔组织（含有厚束的胶原纤维）、薄层的相互交织的胶原纤维（止于肱骨头上的称为 Sharpy 纤维）。

(二)损伤病因与分类

1.病因

肩袖损伤的病因与发生机制主要有 4 种学说：血运学说、退行学说、撞击学说和创伤学说。

其中撞击学说，肩撞击征的概念首先由 NeerⅡ 于 1972 年提出，他认为肩袖损伤是由于肩峰下发生撞击所致。这种撞击大多发生在肩峰前 1/3 部位和肩锁关节下面或喙肩弓下方。并根据撞击征发生的解剖部位分为"冈上肌腱出口撞击征"和"非出口撞击征"。他认为 95% 肩袖断裂由于撞击征引起。冈上肌腱在肩峰与大结节之间通过，肱二头肌长头腱位于冈上肌深面，越过肱骨头上方，止于顶部或肩胛盂上粗隆。肩关节运动时，这两个肌腱在喙肩穹下往复移动。肩峰或肩峰下结构的退变或发育异常或者因动力原因引起的盂肱关节不稳定，均可导致冈上肌腱、肱二头肌长头腱肌、肩胛下肌腱的撞击性损伤。早期为滑囊病变、中晚期出现肌腱的退化和断裂。对此，尚有争议。有些临床研究表明：肩袖撕裂的病例中有相当部分与肩峰下的撞击无关。单纯由于损伤或肌腱退化所致。此外存在肩峰下撞击的解剖异常的病例中也并非都会发生肩袖破裂。因此，肩峰下撞击是肩袖损伤的一个重要原因，但绝不是唯一的因素。

2.分类

肩袖损伤按损伤程度可分为三类：挫伤、不完全断裂和完全断裂。

治疗方法的选择取决于肩抽损伤的类型及损伤时间。

二、临床治疗

治疗方法的选择取决于肩袖损伤的类型及损伤时间。

(一)非手术疗法

1.适应证

肩袖挫伤、部分性断裂或完全性断裂的急性期。

2.肩袖挫伤

用三角巾悬吊、制动 2～3 周，同时配合理疗消肿、止痛。疼痛缓解后开始肩关节功能锻炼。

3.肩袖断裂急性期

患者卧位上肢 0°位牵引，患肢于外展及前上举外展 155°位皮肤牵引，持续时间 3 周。2 周后，每天间断去除牵引 2～3 次，进行肩、肘关节的功能训练，预防关节僵硬。也可在卧床牵引 1 周后改用 0°位肩人字石膏或支具固定，优点是患者可下床活动。0°位牵引有助于损伤的肌腱在低张力下得以修复和愈合。当去除牵引后也有利于利用肢体重力促进盂肱关节功能训练。在牵引或固定期间，可配合理疗。

(二)手术治疗

1.适应证

肩袖大型撕裂；非手术治疗无效的肩袖撕裂及合并存在肩峰下撞击因素的病例；肩袖急性损

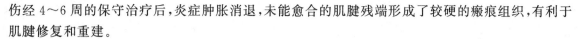

伤经 4～6 周的保守治疗后,炎症肿胀消退,未能愈合的肌腱残端形成了较硬的瘢痕组织,有利于肌腱修复和重建。

2.方法

肩袖修复的方法很多,常用的方法是 McLaughlin 法。在肩袖原止点部位大结节近侧制一骨槽,于患臂外展位使肩袖近侧端植入骨槽内。此方法适应证广泛,适用于大型、广泛型的肩袖撕裂。

三、康复治疗

肩袖全层断裂修复术及前肩峰成形术其手术原理是去除导致机械性磨损的结构,恢复肌腱的连续性,以消除疼痛、防止撕裂扩大,最大限度地恢复肩关节的活动范围和力量。

(一)康复需要考虑的因素

包括肌腱修复部位的组织质量、缝线牢固程度、活动时缝线的张力大小、肌腱撕裂的大小、是否合并三角肌的其他病变、局部有否进行过其他手术、患者对康复的理解及配合程度。

(二)方法

(1)术后用外展支架将患肩固定于 45°位,或用吊带固定。

(2)术后 24 小时内开始被动运动,卧床位由治疗师进行操作。训练包括仰卧位被动前屈和上臂置于体侧的被动外旋,训练完成后,将患肢放回外展架。

(3)患肢可在外展架中进行内旋和外旋活动。

(4)对于肩袖撕裂较小,且能配合康复的患者,可开始辅助性运动训练:①术后站立稳定的患者,可开始钟摆环转运动训练(Codman 运动)。患者弯腰 90°位,沿顺时针方向和逆时针方向环转上臂。②也可在站立位,利用滑车训练上臂前屈,以健侧上肢为动力来带动术侧上肢。必须注意:训练时不能使用患肢主动完成该动作,所有动力都由健侧提供。③训练患者利用体操棒等物品辅助进行外旋活动。还可在患肘下方垫枕,肘关节屈曲 90°,由健肢活动带动患肢外旋活动。④辅助性运动的训练时间为 6 周,训练 5 次/天,10～15 分/次。⑤术后 3 周时,除上述锻炼外,增加后伸、内旋训练,将臂放置于背后抬举。

(5)术后 6～8 周:患者可开始轻度主动活动和轻度的内外旋活动,以及前部、中部三角肌的等长收缩训练。(注意:患侧上臂开始主动训练和力量锻炼的时间必须根据肩袖撕裂大小和组织质量等情况制定,一般来说,是在术后 6～8 周开始)

(6)术后 12 周:在不负重情况下可以不受限制地活动患肢。并可借助弹力治疗带进行前部三角肌和内外旋肌的轻度抗阻训练。原则上在 3～4 个月内不持重物。

(7)对于肩袖严重撕裂的患者,最迟可将主动运动和抗阻训练时间顺延至术后 3～4 个月。

(8)告知事项:当患肢允许主动运动时,患者一般都有较重的三角肌和肩袖肌群的疲劳感。必须告知患者,在术后早期会出现紧张、僵硬感,康复时会遇到难度。康复治疗 3 个月后即将开始力量训练时,疼痛会有明显减轻。但患者仍不能向患侧卧位睡眠。疼痛性质可能主要是肌肉酸痛,但会逐渐减轻。在术后 3～4 个月后会出现一个停滞期。在 3 个月时肌力明显弱,6 个月时被动 ROM 应基本正常,极度内外旋时仍有僵硬感,另外还可能有天气变化引起疼痛情况。

肌力恢复是一个缓慢过程,患侧上臂活动力量的恢复时间估计为 1 年,康复锻炼也必须坚持 1 年。

(陈仕东)

第四节　肱骨干骨折

一、概述

肱骨干骨折指肱骨外科颈以下 1~2 cm 至肱骨髁上 2 cm 之间的骨折。

(一)解剖特点

肱骨干上起胸大肌止点上缘,下达肱骨髁上部位,上半部呈圆柱形,下半部前后方向逐渐变为扁平状。前外面为三角肌止点,三角肌向下即是桡神经沟部位,桡神经于肱深动脉绕过该沟向下。上臂前后有两个肌间隔,肱二头肌、肱肌、喙肱肌与肱桡肌位于前肌间隔内,肱动静脉、正中神经、肌皮神经和尺神经沿肱三头肌内缘向下走行。后肌间隔包括肱三头肌与桡神经。肱骨营养动脉自肱骨中段穿入肱骨下行,故肱骨下段骨折常损伤营养动脉而影响骨折愈合。桡神经靠近肱骨且活动度小,故肱骨中下 1/3 骨折易损伤桡神经。

当骨折位于三角肌止点以上时,近端受胸大肌、背阔肌与大圆肌牵拉向内侧移位,远端因三角肌牵拉向外上移位。骨折位于三角肌止点以下时,近端受三角肌与喙肱肌的牵拉向前外移位,远端受肱二头肌及肱三头肌的牵拉向后上移位。当骨折位于胸大肌止点以上时,骨折近端受到肩袖的牵拉而外展、外旋(图 9-8)。

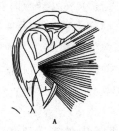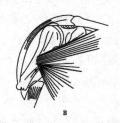

图 9-8　肱骨干骨折时不同骨折部位形成不同的移位方式

A.肱骨中 1/3 三角肌止点以上骨折:近端受胸大肌、背阔肌与大圆肌牵拉而内收,远端因三角肌牵拉而外展。但由于肱二头肌、肱三头肌、三角肌、喙肱肌的牵拉两骨折片有重叠。中 1/3 骨折易损伤桡神经 B.肱骨中 1/3 三角肌止点以下骨折:近折片由于较强的三角肌作用而外展,远折片处于正常位,但由于长肌的牵拉短缩,此部骨折易损伤桡神经

(二)骨折分类

AO(Muler,1990)将骨折分为 3 类,是按严重程度而排列的,有利于治疗方法的选择和治疗结果的比较。

1.简单骨折

螺旋形、斜形(≥30°)、横形(<30°)。

2.楔形骨折

螺旋形带横形骨折,斜形带楔形骨块,横形带破裂楔形骨块。

3.复杂骨折

螺旋形粉碎、多段骨折,不规则粉碎。

二、临床治疗

(一)非手术治疗

肱骨干有较多肌肉包绕,骨折轻度的成角或短缩畸形,不影响处理及功能,故多采取非手术治疗。

1.上臂悬垂石膏

依靠石膏的重量牵引达到骨折复位并维持对位,适用于肱骨中段短缩移位的斜形骨折及螺旋形骨折。

2.U 形夹板

适用于横断形骨折及无明显移位的斜形螺旋形骨折,起维持骨折对位对线的作用以利于骨折愈合。

3.维耳波上肢支持带固定

适用于儿童及老年人移位很少的肱骨干骨折。

4.肩外展支架

骨折复位后,为了维持复位位置,需要将上肢制动于外展外旋位。

5.功能支架

功能支架是一种通过软组织的牵拉使骨折复位的装置。适用于骨折早期或伤后 1～2 周。不宜用于有广泛软组织损伤、骨缺损、骨折端对线不良或不合作的患者。

功能支架是由前后壳组成,外侧达肩峰,内侧位于腋下,远端与肱骨内、外髁相吻合,用可调节松紧的绷带固定,可以最大限度地维持肩、肘关节的活动。

6.小夹板固定

适用于移位、成角畸形不大,对线较好的肱骨干中部骨折。

7.尺骨鹰嘴骨牵引

适用于长时间卧床的患者和开放粉碎性肱骨干骨折,或短期内未进行手术治疗的患者。

(二)手术治疗适应证

(1)开放性骨折。

(2)骨折断端间夹有软组织或多段骨折,闭合复位失败者。

(3)同一肢体多发骨折或关节内骨折。

(4)合并血管神经损伤需要探查者。

三、康复治疗

(一)非手术治疗的康复

手术复位后,可采用石膏或夹板外固定 10～12 周,维持屈肘 90°,前臂中立位,用颈横吊带悬挂于胸前。

1.上臂悬垂石膏外固定

(1)要求患者站立时保持上臂下垂于胸前,卧位时上臂置于半下垂位。

(2)悬垂管型石膏起于腋窝皱褶,止于掌指关节近端,肘关节屈曲 90°,前臂中立位。腕部石膏上塑造 3 个环形扣,分别位于掌侧、背侧和桡侧。①若骨折对线良好,则将颈腕吊带系于桡侧环形扣。②若有向后成角则放松颈腕吊带。③若有向前成角则紧缩颈腕吊带。④若有向内成角则将颈腕吊带系在掌侧环形扣。⑤若有向外成角则将吊带系于背侧环形扣。

(3)预防悬垂石膏引起的骨折端分离,致骨折延迟愈合或不愈合,尤其是肱骨的横断形骨折。

(4)应每周摄 X 线片,以便及时矫正骨折端分离或成角畸形。2～3 周后应改用其他外固定治疗。

2.U 形夹板

骨折手法复位后,患肢屈肘 90°,石膏绷带由内侧腋窝皱褶,向下绕过肘关节至臂外侧,再向上止于肩峰,再以宽绷带缠绕固定并塑形,然后用颈腕吊带将患肢挂于胸前。

3.维耳波上肢支持带固定

患肢屈肘 90°,前臂中立位。将 Velpean 支持带套在前臂和上臂,再将宽的颈腕吊带套在前臂和上臂,颈腕吊带从上臂外侧绕肩峰、颈部,再转向腕部制动,使上肢悬于胸前。胸侧壁应置衬垫以利于远侧骨折端外展。

4.小夹板固定

应随时检查、及时调节绑扎带的松紧,避免影响患肢的血液循环和压疮的发生。

5.尺骨鹰嘴骨牵引

应避免损伤肘内侧的尺神经。

6.功能支架

(1)急性期使用时应注意患肢的肿胀,血液循环和神经情况。

(2)应保持上臂悬垂于胸前,防止骨折端成角畸形。

(3)应每周随诊检查,及时调整,支架至少应维持 8 周。

(二)手术治疗的康复

1.AO 加压钢板固定

因固定牢固,术后仅需要吊带悬吊支持患肢 3～4 周。悬吊带去除后系统康复锻炼。

2.髓内钉固定

(1)肱骨交锁髓内钉固定:其方法有顺行和逆行法 2 种,术后康复方案相同:①术后用后侧石膏夹板和颈腕吊带固定保持数周。②术后 1～12 周,主动训练。③骨折愈合需要 12 周或更长时间。④骨折愈合后 6～12 个月,可取出锁钉和髓内钉。骨质疏松的老年患者,通常不取出髓内钉。⑤若肱骨遇到创伤,骨折可发生在这些孔洞的任何一处,应注意。

(2)多根弹性髓内钉内固定:①如果内固定牢固,仅需颈横带外固定保持数周。②康复方案与髓内钉固定相似。当患者疼痛缓解后,即开始主动练习。③当骨折愈合牢固后 6～12 个月,去除髓内钉。

(三)并发症的处理

1.血管神经损伤

(1)肱骨干骨折常损伤桡神经,特别是在中、下 1/3 骨折时易产生。是否早期行桡神经探查手术意见尚不统一。早期未行切开复位及神经探查者可密切观察。若伤后 3 个月尚无恢复征象的病例,应积极行神经探查术及相应的处理。

(2)并发肱动脉损伤的肱骨干骨折,应及时行手术探查,解除骨折端对血管的压迫。

2.骨折不愈合

(1)骨折不愈合常发生于肱骨中、下 1/3 骨折。其主要原因：①肱骨干的滋养动脉损伤；②手术不适当,例如,软组织广泛剥离,内固定选择不当等。

(2)骨折不愈合需手术治疗。

(陈仕东)

第五节 肱骨近端骨折

肱骨近端骨折是指包括肱骨外科颈在内及其以上部位的骨折,包括肱骨大结节骨折、肱骨上端骨骺分离或肱骨解剖颈骨折、肱骨外科颈骨折等,其中以肱骨外科颈骨折最常见。肱骨近端骨折临床较多见,可发生于任何年龄段,但以中、老年患者居多,尤其是骨质疏松者。

一、临床表现与诊断

肱骨近端骨折患者可表现为伤肩疼痛、肿胀、活动受限。受伤 24 小时后肩部出现皮下淤血,范围可波及胸背部。局部畸形可因肩部肿胀而不明显。主动和被动活动均可诱发疼痛加重。完全骨折者可能触及骨擦感和/或骨擦音。

根据外伤史、局部表现及 X 线片摄片诊断多不困难。但应注意有无合并肩关节脱位、锁骨骨折、肩袖损伤等。尤其应注意有无合并神经、血管损伤。

二、分型

对于肱骨近端骨折分型,目前使用较多的是 Neer 分型。Neer 按骨骺的闭合线将肱骨近端分为解剖颈、大结节、小结节和肱骨干骺端四部分。根据骨折的解剖部位、骨折块移位的程度和不同组合,对肱骨近端骨折进行分型。但分类的主要依据是骨折移位的程度,即移位小于 1 cm 或成角畸形小于 45°,无论骨折块的多少均认为是轻度移位骨折,属于一部分骨折。二部分骨折为解剖颈骨折,骨折端间移位大于 1 cm 或成角大于 45°,肱骨头血液供应破坏,常发生肱骨头坏死,亦可有移位较小的大结节或小结节骨折,由于头干分离为两部分,故称为二部分骨折。三部分骨折是指有两个主要骨折块彼此之间,以及与另两部分之间均有明显的移位。四部分骨折则是肱骨近端四个骨块均有明显移位,形成四个分离的部分。此时肱骨头完全失去血液供应。Neer 认为肱骨近端伴有肱骨头向下半脱位或肱骨头的旋转不属于真正的骨折脱位。

三、康复治疗

(一)肱骨近端骨折切开复位内固定术后

1.术后第 1 天至 2 周

(1)去除悬吊带,初始时以被动活动开始,然后进行主动助动运动,即在健侧上肢的帮助下进行患肢前屈、外旋和内旋练习,4～5 次/天,每次 10～15 分钟。

(2)若内固定不够坚强,肩袖质量差或骨质疏松严重,术后早期患肢采用外展支具保护。从术后第 1 天开始,患肢可沿着肩胛骨平面(肩胛骨与身体冠状面向前 30°夹角的平面)从支具上抬肩或放低。在外展支具保护下,可进行被动的外旋和内旋练习。2～3次/天,每次10～15分钟。功能锻炼应延迟进行。

2.术后3～4周

(1)可停止使用外展支架,改用悬吊带保护,进行主动助力练习,包括Codman环绕运动练习、在滑轮辅助下的肩关节前屈运动、使用体操棒的旋后运动。

(2)若肩袖质量差或骨质疏松而使内固定不够牢固时,外展支架可适当延长使用。

3.术后6～8周

(1)开始主动运动和肌力的训练。例如内旋肌、外旋肌和前、中部三角肌的等长收缩练习。

(2)当X线片证实骨折已愈合时,可开始使用弹力治疗带进行肩袖肌群的抗阻练习。

(3)一般情况下,经过正规、系统的康复治疗后,术后9～12个月,术侧肩关节活动度可恢复到正常的2/3,但其力量可能会受到一定影响。

(二)肱骨近端骨折经皮复位内固定和外固定术后

(1)康复方法与切开复位内固定术后相同。

(2)功能练习强度取决于手术的牢固程度。

(3)外固定钉孔清洁护理。

(4)术后4～6周,去除钢针和外固定架。

(三)肱骨外科颈移位骨折和肱骨近端骨折不愈合切开复位内固定术后

1.术后8小时

在肩关节悬吊带的保护下,开始肩关节轻柔的钟摆样活动。1～6周,被动助动运动练习。

(1)Codman钟摆运动练习。

(2)仰卧位,双手握一根短棒,进行外旋运动练习。

(3)术后3周时,增加辅助性前举和滑轮辅助性练习,仰卧位下的肩袖肌群的等长收缩练习。

2.术后6～12周

重点是主动的牵拉和抗阻训练。

(1)患者由患肢握短棒仰卧位的主动前举进展到站立位前举。

(2)可采用弹力治疗带加强肩袖和三角肌的力量训练。

(3)肩关节外展训练。

3.术后12周

开始巩固性练习。可采用弹力治疗带和力量性运动来增强牵拉练习,开始负荷重量约为0.5 kg,逐渐增加至2 kg。

(四)肱骨大结节骨折切开复位内固定术后

手术中骨折块固定后,进行前屈、内外旋转上臂检查其稳定性,如果大结节骨折块固定牢固,可早期开始关节活动度练习。

1.术后1～4周

(1)患肢悬吊缠绕固定24小时,24小时后更换为可拆除的吊带固定。

(2)患者仰卧位,由治疗师帮助患者,进行被动前屈和外旋活动练习。

(3)开始Codman肩关节环绕运动练习。

(4)由健手通过滑车协助患肢进行上举活动练习。

2.术后 4～6 周

(1)开始中等强度的三角肌和肩袖肌群的等长收缩练习。

(2)当 X 线片显示大结节与肱骨干愈合时,可采用弹力治疗带进行抗阻练习,增强三角肌和肩袖的力量。

3.术后 6 周以后

在骨折愈合后,逐渐增加抗阻练习强度。

4.如果骨折达到解剖复位

骨折后 1 年患肢的最大前屈活动范围与健侧相差应<10°,外旋应在 10°～15°,疼痛基本消失。

(五)物理因子治疗

(1)超短波治疗:可消炎、消除水肿。电极对置于患部,采用无热量,时间 8～10 分钟,一天 1 次,5～7 天为 1 个疗程。一般适应于急性水肿期(金属内固定属相对禁忌证,钛板除外)。

(2)磁疗:可促进骨痂生长,消肿、消炎、镇痛作用。每天 1～2 次,每次 40 分钟,10～15 天 1 个疗程。

(3)蜡疗:采用盘蜡法,温热量,时间 20～30 分钟,每天 1～2 次,10～15 天 1 个疗程。

(4)中药熏蒸治疗:采用活血化瘀中药。温热量,30 分钟,每天 1～2 次,10～15 天 1 个疗程。

(5)冷疗:可采用冷敷或冷空气治疗,常在运动治疗后使用,每次 10～15 分钟。有止痛、消肿,减少渗出等作用。

(6)音频治疗:患肘对置,耐受量,每天 1～2 次,15～20 天 1 个疗程。可松解粘连,软化瘢痕。

(7)超声波治疗:松解粘连,软化瘢痕。采用接触法,1～1.25 W/cm^2,每次 5～15 分钟,10～15 天为 1 个疗程。

(六)作业治疗

术后 2 周,即可加强患肢免负重的日常生活能力训练,如吃饭、梳头、系纽扣等。右利手患者还应练习左手吃饭等。

(陈仕东)

第六节　尺骨鹰嘴骨折

一、概述

尺骨鹰嘴位于尺骨近端后方的皮下,是构成肘关节结构的主要组成部分。尺骨鹰嘴骨折多波及半月切迹的关节内骨折,治疗的好坏直接关系到肘关节的功能。

鹰嘴骨折的分类方法很多,尚无一致意见,多数医师主张根据骨折的形状进行分类。主要归纳为两类。

(一)无移位的尺骨鹰嘴骨折

从 X 线片判断,骨折端分离<2 mm,可有粉碎、横形或斜形骨折。肘关节可以对抗重力伸

直肘关节。

(二)有移位的尺骨鹰嘴骨折

X线片上骨折端分离>3 mm,且肘关节不能抗重力活动。

另外,Delee·JC(1984)将移位的骨折分为四型(图 9-9)。

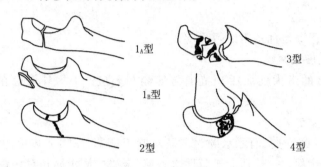

图 9-9　尺骨鹰嘴骨折分型

(1)1 型:A 撕脱骨折,关节内;B 撕脱骨折,关节外。

(2)2 型:横形或斜形骨折。

(3)3 型:粉碎性骨折。

(4)4 型:靠近冠状突水平的骨折,常造成前脱位。

二、临床治疗

根据不同的骨折类型,采取不同的治疗方法。治疗目标是恢复关节面的平整、肘部力量、关节的稳定性、关节活动度,以及预防并发症的发生。因此,在选择治疗方法上要根据骨质情况、骨折类型、患者的功能要求和期望来决定。

(一)功能位固定

无移位的各型骨折,因伸肘功能正常,屈肘至功能位不会导致骨折端分离。可采用长臂石膏托屈肘位 90°,固定 3~4 周。虽然 Rowe 建议使用颈腕带,但能给予石膏托制动会减少患者的不适。然后进行积极的功能康复,预后良好。

(二)闭合复位外固定

有移位骨折,闭合复位难度不大,但复位后的位置较难维持。其适应证是高龄患者及局部或全身条件较差,不适宜手术者。闭合复位后,一般用长臂石膏托固定 4 周,具体固定伸肘位或屈肘位,最好在 X 线透视下判断,多数在伸肘位较稳定。

(三)切开复位内固定

有移位骨折采取非手术治疗,虽然早有报道,但结果并不理想,骨折的对位不良,不仅削弱了肱三头肌肌力,也将造成创伤性关节炎。此外,伸肘位固定的结果必将造成肘屈曲功能障碍。因此,在条件允许情况下,尽量采用切开复位,手术治疗是移位性骨折的首选。除非患者有手术禁忌证存在。移位骨折手术切开复位内固定时,对关节外的撕脱骨折可以缝回原处,经关节的有移位骨折,内固定方法常用的有螺丝钉、钢板或张力带钢丝。若内固定坚强,可以不用外固定,以利早期功能锻炼。鹰嘴骨折外固定器使用简便,可用于有移位而非粉碎的骨折。

(四)骨折块切除

适用于老年人粉碎性骨折伴有严重创伤性关节炎或骨折不愈合者。将肱三头肌肌腱止点重新固定在鹰嘴残端上,仍可保留良好的功能。

三、康复治疗

(一)切开复位钢丝内固定术后

其包括克氏针张力带钢丝内固定术。

1.术后

用上臂后侧石膏托将肘关节屈曲 90°固定。

2.术后 1 周

开始轻柔主动和主动助动训练,锻炼间隙用可拆卸的石膏托固定肘关节。

3.术后 4 周

去除石膏托。

肘关节恢复最大功能需 6~12 个月,肘关节功能恢复速度和程度取决于关节表面损伤的程度。

(二)鹰嘴骨折块切除术后

(1)术后用后侧石膏托将肘关节固定在 70°位。

(2)术后 1 周开始轻柔的主动、助动的活动训练。

(3)在锻炼间隙仍用石膏固定 3 周,去除石膏后,再用悬吊带悬吊上肢 2 周。

(4)在术后 12 周内,患者应避免用力屈伸肘关节。

(陈仕东)

第七节　桡骨头骨折

一、概述

桡骨头骨折成年人易发生。跌倒时,肘关节处于伸直位,肩关节外展,手掌着地,由于肘关节强度外翻,桡骨头猛烈撞击肱骨头所致。

桡骨头骨折有多种分类方法,其中 Mason 分类为大多数医师所接受。

(1)Ⅰ型:为线状骨折,无移位,骨折线可通过桡骨头边缘或呈劈裂状。

(2)Ⅱ型:有移位骨折,有分离的边缘骨折。

(3)Ⅲ型:为粉碎性骨折,移位或无移位或呈塌陷型骨折。

(4)Ⅳ型:为桡骨头骨折伴有肘关节脱位。

二、临床治疗

(1)Ⅰ型:可保守治疗,采用长臂石膏后托,肘关节屈曲 90°位固定 4 周。

(2)Ⅱ型:骨折块较大,或骨折>30°倾斜或>3 mm 塌陷者。受伤后 2 周,自主活动受限者,均应手术治疗。

(3)Ⅲ型:无移位的粉碎性骨折,桡骨头尚保留完整时,可保守治疗;否则应手术切除桡骨头。

(4)Ⅳ型:因软组织损伤严重,异位骨化发生可能性大,宜 24 小时以内切除桡骨头,或观察3~4 周,未发现异位骨化时再行切除。

三、康复治疗(桡骨头切除术后)

(1)术后用后侧石膏托屈肘 90°位固定。

(2)术后 1 周:去除石膏托,更换吊带悬挂患肢,开始主动或主动-助动的肘关节屈伸训练。

(3)术后 3 周:去除悬吊带,逐渐增加训练强度。禁忌强力的手法治疗。

四、桡骨头骨折治疗进展及其康复注意点

桡骨头对维持肘关节的稳定性发挥了重要作用,现在临床上也比以往更加重视保留完整的桡骨头。近年来随着内固定技术的发展,

对桡骨头骨折进行切开复位内固定治疗也越来越普遍。但由于手术技术比较复杂,所使用的内固定物又受到一定的限制,合理的选择病例及进行精细的手术操作甚为重要。

(一)手术适应证选择

桡骨头骨折是否采取内固定手术应考虑以下三方面的因素。

1.骨折类型

采取切开复位内固定治疗的最佳适应证是 Mason Ⅱ型桡骨头骨折,包括小于桡骨头 30%的骨折及移位超过 3 mm 的典型"切开骨折"。

2.导致肘关节不稳定的合并损伤

这些合并损伤包括肘关节脱位、单纯内侧副韧带撕裂及 Essex-Lopresti 损伤等。

3.年龄

(1)内固定比较牢靠,术后可只使用石膏或夹板制动 3 天,然后用轻便关节被动练习器(CPM)训练 2~3 周,期间应避免主动活动以防止肱桡关节的压力增高。

(2)3 周时复查 X 线片,如果骨折稳定,则允许开始轻柔的主动活动和鼓励被动的旋前旋后活动,但应避免前臂旋前位的屈肘活动,否则将增加骨折端的应力。

(3)6 周时还应再次复查 X 线片,大多数患者此时已经获得了早期愈合。

(4)骨折获得完全愈合则一般需要 3 个月。小于 55 岁的所有 Mason Ⅱ型桡骨头骨折都适宜于进行切开复位内固定,若合并肘关节不稳定则年龄更可以放宽。

Mason Ⅰ型骨折不必采取手术治疗,对年龄超过 50 岁的单纯 Mason Ⅲ型(粉碎性)桡骨头骨折或骨折严重粉碎不能进行内固定也不适宜于采取切开复位。

(二)并发症的处理

(1)最常见的并发症是内固定物失效,特别是在粉碎骨折或由于侧副韧带损伤导致所修复的骨折块压力增加时更为常见,可考虑采取延期桡骨头切除术进行治疗。

(2)术后最初 5~7 天不易判断内固定是否失效,但如果骨折块发生移位,可延迟至伤后 3~4 周进行桡骨头切除术。

(3)如果在术后 8~12 周没有获得骨折愈合,应进行延期桡骨头切除,不应再尝试进行其他形式的内固定术。

(4)在有些病例,除了内固定手术外,术前还采取了手法复位或进行了其他形式的手术,则可能会发生异位骨化,早期可不予特殊处理。对于影响功能者可行晚期切除,这可能会影响最终的

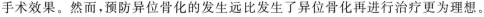

手术效果。然而,预防异位骨化的发生远比发生了异位骨化再进行治疗更为理想。

(三)人工桡骨头置换治疗桡骨头粉碎骨折的康复要点

以往对不能进行内固定的桡骨头粉碎性骨折大多采取单纯桡骨头切除术,但术后常合并许多潜在并发症,例如肘部疼痛、不稳定、切除端新骨形成、桡骨向近端移位、下尺桡关节半脱位、肘外翻加大、迟发性尺神经炎等。

近年来,国内有医师采用钛制人工桡骨头置换桡骨头粉碎骨折合并肘关节不稳定,疗效较满意。

(四)术后康复要点

(1)对Ⅲ型桡骨头骨折,术后第3天开始在治疗师的指导和帮助下练习主动活动。颈腕吊带需使用3周。

(2)对Ⅳ型桡骨头骨折,由于原始损伤涉及肘关节后脱位。因此需用长臂石膏托或肘关节支具进行短期制动。术后1~2周或肘部稳定后开始主动练习肘关节屈伸活动。

(陈仕东)

第八节　股骨干骨折

一、概述

股骨是人体最长、最粗的管状骨,形状不规则,上端呈圆柱形,向下逐渐变成椭圆形,至股骨髁上部位则变成三角形。股骨的强度大,可承受较大的应力,对负重、行走、跑跳等下肢活动起重要的传导和支撑作用。

股骨干是指股骨小转子下2~5 cm到股骨髁上2~4 cm之间的部分,向前、向外略呈弧形,中1/3处前弯较明显,有利于股四头肌发挥其伸膝作用;同时由于该处是骨干向前弓出的最大部分,最易遭受直接暴力,应力承受差,最易发生骨折。骨干后面有一条隆起的粗线,称股骨嵴,有加强股骨干坚固性的作用,且是股后肌群的附着处,在切开复位时可作为对合正确与否的重要骨性标志。在正常情况下,股骨干向内倾斜3°~15°,以克服股骨颈的倾斜,使膝关节面与身体重心靠近,有利于负重并增加稳定性。股骨干髓腔的横截面略呈圆形,上、中1/3内径基本一样,以中1/3交接处最狭窄。股骨的两端有较多的松质骨,但骨干的密质很密,所以股骨干骨折需要较长时间的塑形才能恢复正常强度。

股骨干的血液供应来自骺端、骨膜和骨营养血管。在股骨干后外侧有四根股深动脉分支,沿股骨粗线进入股骨干的近侧。骨折时,这些动脉分支很容易断裂,偶尔也可发生股动脉的挫伤或断裂,造成骨折后软组织内严重出血。股骨的滋养动脉来自四根穿通动脉的分支,沿股骨嵴进入股骨,因此在手术时应避免损伤股骨后侧。如果做髓内钉固定,髓腔内的滋养动脉必将被破坏,因此骨的愈合只能依靠骨外膜毛细血管形成外骨痂,所以骨折愈合的时间将延长。

股骨周围有大量的肌群包绕,这些肌肉和筋膜犹如一个张力性支架,形成间室,包围股骨。它可吸收股骨所承受的各种应力,是对股骨的有力支持;特别是伸肌装置,对膝关节的屈伸活动起重要作用。股骨干骨折后,局部将有广泛的出血,加上骨折时的骨外膜撕脱,持久的固定,股四头肌将失去弹性和活动能力,从而影响恢复,因此股骨干骨折后应该注意防止股四头肌发生纤维变性、挛缩或粘连。

股骨干下端粗大并旋转,向两端延长成为股骨髁,朝向前下,分别为内侧髁和外侧髁,与胫骨平台和髌骨构成膝关节。内、外侧髁的前面、下面和后面都是光滑的关节面;两髁前方的关节面彼此相连,形成髌面,与髌骨相接。股骨外侧髁的位置及其向前的突出,是阻止髌骨向外脱位的最好屏障。两髁后面之间的深窝称髁间窝,是腘窝之底。两髁侧面最突起处,分别为内上髁、外上髁,其后面的粗糙部分分别为内外侧副韧带的附着处。外上髁较小,有三个组织起源于其上:腓肠肌外侧头位于后上、腘肌腱位于前下、外侧副韧带位于其间。内上髁的顶部有一隆起的收肌结节,为大收肌的起点;腓肠肌内侧头附着于其后上面的三角形小面。股骨髁骨折易发生骨块分离而不像胫骨髁那样产生塌陷,这是由于股骨髁解剖上的薄弱点在髁间窝,三角形样的髌骨如同楔子指向髁间窝,易将两髁劈开。此外,股骨干有一向前弯曲的弧度,前面骨皮质坚固,后面的骨皮质又为股骨粗线所增强,薄弱部为皮质骨移行成股骨髁蜂窝状松质骨处,此处位于股骨髁附近,形成骨折的好发部位。当胫股关节周围肌肉收缩时,股骨髁承受来自胫骨髁及髌骨两方面的应力。在膝关节由伸到屈时,髌股关节及胫股关节面之间的应力有不同程度的增加,此两种应力的合力方向指向股骨髁的后上方。髌骨与股骨之间,无论是伸直位还是屈曲位,总有一部分关节面相接触。屈膝时,髌骨还伴有由前向后的运动,与损伤时膝关节经常处于屈曲状态相一致,这样在外力作用下,有利于髌骨楔形作用的发挥,因此,股骨髁易于产生"T"形或"Y"形骨折。

二、临床治疗

股骨干骨折是由股骨小转子至股骨髁以上部位的骨折,一般多为强大暴力造成,如撞车、坠落、重物击打、挤压等。直接暴力所致者,多为横行或粉碎性骨折;而扭转、摔倒、杠杆作用等间接暴力所致者,多为斜行或螺旋形骨折。股骨干骨折除青枝骨折外,均为不稳定性骨折。股骨干骨折一般合并有严重的软组织损伤,尤以直接外伤为甚。成人股骨干骨折内出血可达 $500\sim$ 1 000 mL,出血多可并发休克。

股骨干骨折可分为上 1/3、中 1/3 和下 1/3 骨折。骨折的移位受暴力的作用、肌肉的拉力和下肢重力的综合影响。股骨上 1/3 骨折后,近折端受髂腰肌、臀中肌、臀小肌和其他外旋肌群的牵拉表现为屈曲、外旋和外展,而远折段则受内收肌群的牵拉而向上、向后、向内移位,导致向外成角和短缩,且在负重情况下可加重畸形。股骨中 1/3 骨折断端除有重叠畸形,无一定的移位规律,主要是按暴力的撞击方向而成角,远折段又因内收肌的牵拉而向外成角。股骨下 1/3 骨折后,典型表现为近端内收、向前移位,远折段受腓肠肌的牵拉而向后屈曲,如此远折段可压迫或刺激腘动脉、腘静脉和胫神经、腓总神经。

股骨干骨折的治疗应根据伤者年龄、骨折部位及类型和技术设备条件选择适当的治疗方法。

(一)急救处理

股骨干骨折后合理的就地固定牵引是非常重要的,同时应注意合并伤的急救和休克防治。转运时患肢应用超髋、膝关节夹板固定或与健肢固定,固定时患肢应略加牵引。

(二)儿童股骨干骨折治疗

儿童股骨干骨折由于愈合快,塑形能力强,应以非手术治疗为主。在治疗中主要应防止成角和旋转畸形,轻度缩短可自行矫正。

1.新生儿产伤

可将伤肢用绷带固定于胸腹部,1岁以内婴儿应用纸板或夹板固定2~3周,维持对线良好即可。

2.3岁以内患儿

可应用Bryant牵引:两腿同时呈直角悬吊,靠体重作为对抗牵引,要求臀部离开床面1~2 cm,以便于护理,并防止旋转畸形。下肢突起部位如腓骨头、内外踝部应加垫,以免局部压迫,引起皮肤破溃、疼痛和神经麻痹。牵引维持3~4周,期间应注意观察患肢血运及活动。断端有骨痂形成后即可停止牵引。

3.4~12岁患儿

采用胫骨上端骨牵引。患肢置于小型Thomas架上,为避免损伤胫骨结节骺板,应在胫骨结节下2~3横指处进针。牵引重量为3~4 kg,时间为10~14天,牵引时同样要求严格控制旋转畸形。

(三)成人股骨干骨折非手术治疗

对于成人股骨干骨折,不建议采用非手术治疗,一般倾向于手术治疗。理由是大多数股骨干骨折为不稳定性骨折,而且长期卧床的并发症多。近期发展起来的交锁髓内钉所带来的好处则已被广泛接受。当然,石膏、支具和牵引等非手术疗法在围术期的治疗中也是必需和有帮助的,尤其是骨牵引(胫骨结节牵引,由于考虑到距离手术切口太近,不宜做股骨髁上牵引)能为手术带来较多的好处,使术中复位方便,减少血管、神经的牵拉伤等。

(四)成人股骨干骨折手术治疗

1.适应证

手术治疗应有一定的设备与技术条件,应严格掌握手术适应证。

(1)有严重损伤的开放性骨折,伤口污染较轻,便于骨折的固定和软组织处理。

(2)闭合复位及牵引治疗失败者。

(3)多发骨折,尤其同一肢体多发骨折,手术内固定简单,便于早期活动。

(4)合并神经血管损伤,骨折固定后再行神经血管修复手术。

(5)骨折不愈合。

(6)骨折畸形愈合,成人成角15°以上,儿童成角30°以上,旋转畸形30°以上或肢体短缩2.5 cm以上。

(7)老年患者,不宜卧床过久者。

(8)病理性骨折。

2.手术方法

(1)髓内钉内固定:髓内固定在股骨骨折的治疗中占有重要地位。它是一个负荷分担装置,能将应力传递到骨上,因而优于其他方式,适用于股骨上、中1/3短斜型与横断型骨折,股骨多段骨折,股骨中上1/3陈旧性骨折,骨折延迟不愈合或不连接等情况。长斜型与螺旋形骨折则不宜采用髓内钉固定。

(2)交锁髓内钉:可用于不适合常规髓内钉治疗的股骨粉碎性骨折、骨缺损和髓腔峡部以外的骨折。长骨两断端用螺钉行交锁髓内钉固定,阻止了断端顺时针滑动而造成嵌插,并可有效控制旋转,稳定性较普通髓内钉好。

(3)加压钢板内固定:适用于股骨上、中、下1/3横断与短缩型骨折。加压钢板较宽厚,螺丝粗,固定力较强,不需外固定;有轴向加压力,有利于骨折愈合。但是加压钢板内固定手术切口大,骨膜剥离较广泛,钢板对骨折处产生应力遮挡,骨折处得不到生理性的重力刺激,外骨痂较少,有时取出内固定后还可发生再骨折。严重粉碎性骨折或内侧有骨缺损的骨折,应力必定集中于钢板,因此必须加大植骨量,并严格控制患肢的负重。

(4)股骨骨折畸形愈合与骨不连的处理:常见的畸形愈合是成角、短缩与旋转畸形。骨不连也有各种畸形。术中矫正畸形(成角畸形行截骨矫正),或骨不连断端间纤维组织切除,髓腔打通,断端修整后,选择适宜的内固定器械固定,同时取自体髂骨移植。

三、康复治疗

(一)外伤炎症期康复治疗

此期约在外伤后 3 周之内,肢体疼痛肿胀、丧失运动功能。此期康复治疗的主要作用:改善患肢循环,促进患肢血肿、炎性渗出物和坏死组织的吸收,以防止粘连;维持一定的肌肉收缩运动,防止失用性肌萎缩;通过肌肉收缩增加骨折断端的轴向生理压力,促进骨折愈合;利用关节运动牵伸关节囊及韧带等软组织,防止发生关节挛缩;改善患者身心状态,积极训练,防止并发症的发生。

1.运动疗法

(1)在麻醉清醒后立即指导患者开始进行患肢的足趾及踝关节主动屈伸活动,以及髌骨的被动活动(尤其是髌骨的上下活动非常重要),以促进肢体的肿胀消退、骨折断端愈合,并可预防关节畸形挛缩。该活动训练至少 3 次/天,时间从 5～10 分/次开始,逐渐增加活动量,以免影响骨断端的稳定性。同时还可以在骨折部位近心侧进行按摩,使用向心性手法,以促进血液回流,水肿消退,并可防止肌肉失用性萎缩和关节挛缩,1～2 次/天,15 分/次左右。

(2)术后次日开始行患肢肌肉的等长收缩活动,主要是股四头肌。进行患肢肌肉"绷紧-放松"的训练,训练量亦从 3 次/天,5～10 分/次开始,根据患者的恢复情况逐渐增加运动量,每次训练量以不引起肌肉过劳为度,即训练完后稍感肌肉酸痛,但休息后次日疼痛消失,不觉劳累。

(3)膝关节活动度的训练:施行手术治疗的患者,股四头肌等长收缩训练 3～5 天后可以逐渐过渡到小范围的主动伸屈膝训练,1～2 次/天。内固定后无外固定者可在膝下垫枕,逐渐加高,以增加膝关节的活动范围。逐渐增大活动范围,争取术后早期使膝关节活动范围超过 90°或屈曲范围接近正常。也有学者认为,术后即可开始进行 1 次/天(且仅需 1 次)的膝关节全范围的活动。非手术治疗的患者去除外固定后开始膝关节活动度的训练。

(4)CPM 治疗:手术治疗的患者术后麻醉未清醒的状态下即可开始使用 CPM 训练,最迟于术后 48 小时开始。将患肢固定在 CPM 机上被动屈伸,首次膝关节活动度在患者无痛的范围内进行,以后可根据患者耐受程度每天增加 5°～10°;1 周内增加至 90°,4 周后≥120°。每天的训练时间不少于 2 小时,根据患者的耐受情况,甚至可以全天 24 小时不间断地进行。

(5)对健肢和躯干应尽可能维持其正常活动,尤其是年老体弱者,应每天做床上保健操,以改善全身状况,以防止制动综合征。在患肢的炎症水肿基本消除后,如无其他限制情况,患者可扶双拐下地,进行患肢不负重行走训练。

2.物理因子治疗

(1)温热疗法:在患肢伤口无明显渗出后即可开始温热治疗,包括传导热疗(如蜡疗)和辐射热疗(如红外线、光浴)等均可应用。无石膏外固定时可在局部直接进行治疗,如有石膏外固定时则应在石膏上开窗或在外固定的两端进行治疗,亦可在健肢相应部位治疗,通过反射作用,改善患肢血液循环,促进吸收,加速愈合。治疗 1～2 次/天,30 分/次,10 次为 1 个疗程。

（2）超短波疗法和低频率磁场疗法：超短波疗法和低频率磁场可通过加强骨再生代谢过程，促使成纤维细胞和成骨细胞的分裂增殖，从而加速骨愈合过程。深部骨折适用超短波治疗，电极在骨折断端对置，微～温热量，10～15 分/次，1～2 次/天，10 次为 1 个疗程。此法可在石膏外进行，但有金属内固定物时禁用。目前也有观点认为，现在临床上常用的钛合金内固定材料吸热及导热性能均差，在钛合金内固定部位应用超短波治疗不会对深部组织产生损害，但此观点尚有待证实。对浅部骨折如手足骨折，适合用低频磁场疗法，可局部应用，剂量 0.02～0.03 T，15～20 分/次，1 次/天。

（3）直流电钙、磷离子导入疗法：断端相应部位石膏局部开窗，两电极对置，电量适中，治疗20 分，1 次/天，10 次 1 个疗程。此法有助于骨痂形成，尤其对骨痂形成不良，愈合慢的患者适用。

（4）超声波疗法：患肢伤口拆线后，可在骨折局部应用，接触移动法，剂量小于 1.0 W/cm²，5～10 分/次，10 次 1 个疗程。此疗法消肿作用明显，并可促进骨痂生长。

（二）骨痂形成期康复治疗

一般骨折的骨痂形成期在伤后 3～10 周，但由于股骨干的密质很密，骨折后愈合时间相对较长，故此期的时间要相对较晚，期间的病理变化主要是骨痂形成，骨化过程活跃。临床上疼痛和肿胀多已消失，但易发生肌肉萎缩、组织粘连及膝关节僵硬。此期康复治疗的主要作用是促进骨痂形成，恢复关节活动范围，增加肌肉收缩力量，提高机体活动能力。

1.运动疗法

基本同外伤炎症期，具体内容参见该节。但此期骨折端已形成纤维骨痂，骨折已相对稳定，不易发生错位，故可以适当加大运动量，增加运动时间。因骨折固定肢体时间较长，易发生关节挛缩，此期重点应为恢复 ROM 训练。运动疗法训练每天上下午各 1 次，每次时间不少于 20 分钟。另外，此期应开始增加患肢肌力的训练，可以在医务人员的保护下开始直腿抬高训练，也可以在膝下放一个橡皮球，伸膝同时将膝关节用力向下压以锻炼股四头肌的肌力。注意此期进行肌力训练时不可在股骨远端施加压力，以免骨折处应力过高，发生再次断裂。

2.物理因子疗法

基本同外伤炎症期，此期重点在于防治瘢痕形成及组织粘连，尤其防治踝关节挛缩，除前述方法外尚可配合水疗及应用矫形器。

3.作业疗法

此期可进行适当的 ADL 训练，提高患者的生活能力和肢体运动功能，以训练站立和肢体负重为主。开始时进行患肢不着地的双拐单足站立和平行杆中健肢站立训练；X 线片上显示有明显骨痂形成时可扶双拐下地行走，患肢从负重 1/4 开始，逐渐过渡到 1/2 负重、3/4 负重、全负重，即从足尖着地开始，逐渐过渡到前脚掌着地，再渐过渡到大部分脚掌着地至全脚掌着地，双腋拐四点步行。

（三）骨痂成熟期康复治疗

此期约可延续 2 年，其病理变化是骨痂经改造已逐渐成熟为板状骨。临床上骨折端已较稳定一般已去除外固定物，此期康复治疗重点在于骨折后并发症的处理，如防治瘢痕、组织粘连等，并最大限度地恢复关节活动和肌肉收缩力量，提高患者日常生活活动能力和工作能力。

1.运动疗法

重点是增加关节活动度训练，同时注意进行肌力训练和患侧膝关节本体感觉的训练。以主动运动为主，并根据需要可辅以被动运动和抗阻运动。

（1）主动运动：患侧的髋、膝、踝关节进行各方向的主动活动，尽量牵伸挛缩、粘连的组织，注意髋关节的外展内收和踝关节的背伸跖屈活动。此时可以开始进行下蹲训练，利用自身的体重作为向下的压力，既可帮助增加膝关节的 ROM，又训练了肌力。运动幅度应逐渐增大，以不引起明显疼痛为度，每一动作可重复多遍，每天训练数次。

（2）关节功能牵引：若膝关节比较僵硬，关节松动手法不能收到满意的效果时可进行关节功能牵引治疗。操作时固定膝关节近端，在其远端施加适当力量的牵引，一般采用俯卧位，在患侧踝关节处加牵引力。牵引重量以引起患者可耐受的酸痛感觉，又不产生肌肉痉挛为宜，5～15 分/次，1～2 次/天。在热疗后进行或牵引同时给予热疗效果更好。

（3）恢复肌力训练：此期应骨折端已比较稳定，可以加大肌力训练的强度。恢复肌力的有效方法就是逐步增强肌肉的工作量，引起肌肉的适度疲劳。①当肌力为 1 级时（MMT），可采用水疗、按摩、低频脉冲电刺激、被动运动、助力运动等。在做被动运动时进行传递冲动的训练。②当肌力为 2～3 级时，以主动运动为主，辅以助力运动、摆动运动、水中运动等。做助力运动时助力应小，以防止被动运动干扰了患者自主训练的主动运动。③当肌力达 4 级时，应进行抗阻运动，如利用股四头肌训练椅进行肌力训练、下蹲训练等，以促进肌力最大限度的恢复。

2.物理因子疗法

（1）局部紫外线照射：促进钙质沉着与镇痛。

（2）蜡疗、红外线、短波、湿热敷等疗法：促进血液循环，改善关节活动功能。

（3）直流电碘离子导入、超声波、音频电流、湿热疗法等：软化瘢痕、松解粘连。

（4）如合并周围神经损伤时，可应用直流电碘离子导入、中频电疗等疗法。

3.作业疗法

此期可以进行斜板站立训练、跨越障碍物训练、上下斜坡及上下楼梯等训练，以提高患者自理生活能力，尽早回归家庭和社会生活。

（四）注意事项

股骨干骨折越靠近膝关节，膝关节功能损害越大，血肿容易使股中间肌粘连，造成严重的膝关节功能障碍。应早期采用物理治疗以促进血肿吸收，减少粘连形成。早日开始股四头肌和髌骨的训练非常重要。在恢复期，物理治疗也宜长期进行。

（陈仕东）

第九节　股骨颈骨折

股骨颈骨折是指自股骨头下至股骨颈基底之间的骨折，多见于老年女性患者。老年患者常有骨质疏松，轻微外力如平地滑倒，或从床上跌下等即可致股骨颈骨折。青壮年也可发生股骨颈骨折，但需要较大的能量，如交通事故或高处坠落等。股骨颈骨折是骨科临床常见的骨折类型之一，约占全身骨折的 3.58%。

一、临床表现与诊断

患者常有跌倒史，伤后诉患髋疼痛，不能站立及行走，伤侧足呈外旋畸形，患髋压痛，下肢活动

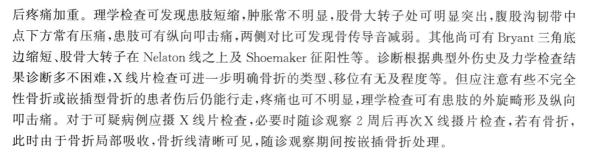

后疼痛加重。理学检查可发现患肢短缩,肿胀常不明显,股骨大转子处可明显突出,腹股沟韧带中点下方常有压痛,患肢可有纵向叩击痛,两侧对比可发现骨传导音减弱。其他尚可有 Bryant 三角底边缩短、股骨大转子在 Nelaton 线之上及 Shoemaker 征阳性等。诊断根据典型外伤史及力学检查结果诊断多不困难,X 线片检查可进一步明确骨折的类型、移位有无及程度等。但应注意有些不完全性骨折或嵌插型骨折的患者伤后仍能行走,疼痛也可不明显,理学检查可有患肢的外旋畸形及纵向叩击痛。对于可疑病例应摄 X 线片检查,必要时随诊观察 2 周后再次 X 线摄片检查,若有骨折,此时由于骨折局部吸收,骨折线清晰可见,随诊观察期间按嵌插骨折处理。

二、分型

(一)Pauwels 分型

Pauwels 角小于 30°者为 I 型,30°～70°者为 II 型,大于 70°者为 III 型。Pauwels 角系指股骨颈骨折的骨折线与两侧髂嵴连线所形成的夹角,Pauwels 角越大骨折越不稳定。

(二)Garden 分型

Garden I 型为不完全骨折;II 型为无移位的完全骨折;III 型为部分移位的完全骨折;IV 型则指完全移位的完全骨折。

(三)按骨折部位

可分为头下型、头颈型、经颈型和基底型。头下型骨折后,股骨头完全游离,股骨头的血液循环大部中断,只保留圆韧带中小凹动脉的血供,而小凹动脉只能供应股骨头圆韧带凹周围的血液循环,因而此类骨折发生股骨头缺血性坏死的可能最大;经颈型骨折者,股骨头的血液循环优于头下型者,而基底型骨折者,股骨头的血液循环最好,骨折较容易愈合。

三、康复治疗

(一)运动治疗骨科考量

1.骨折的原始移位机制与运动治疗

臀大肌止于股骨臀肌粗隆及髂胫束,有使大腿后伸及外旋的作用;臀中肌止于股骨的转子,有使大腿外展、内旋(前部肌束)和外旋(后部肌束)的作用;梨状肌也止于股骨大转子,有使大腿外展和外旋的作用;闭孔内肌止于股骨转子窝,股方肌止于股骨转子间嵴,它们都有使大腿外旋的作用;臀小肌止于股骨大转子前缘,有使大腿外展、内旋(前部肌束)和外旋(后部肌束);闭孔外肌止于股骨转子窝,有使大腿外旋的作用。因此,当股骨颈骨折发生后,上述肌肉的止点均位于远折段,因而下肢呈外展、外旋位;另外止于股骨下转子的髂腰肌和止于髂胫束及胫骨外侧髁的阔筋膜张肌及大腿股四头肌均有强有力的屈大腿作用,当股骨颈骨折发生后,远折段受这些肌肉的作用而呈向后成角和/或向后上短缩移位,或有这种趋势。

因此,将股骨颈骨折患者患肢置于屈髋位可降低上述屈髋肌群的张力,而将患肢置于旋转中立位以纠正远折段的向外旋转移位。运动治疗时应了解股骨颈骨折患者的这种移位机制。

2.骨折固定方式的原理与运动治疗

(1)牵引治疗的基本原理即用持续施加的牵引力来对抗骨折移位的肌肉力量。已如前述,局部肌肉拉力的方向造成了特定的移位趋势,故应根据远端对近端的原则,采取恰当体位以达到复位或维持复位的目的。牵引治疗期间还应注意以下几点。①有无力学障碍:牵引砝码重量是否合乎要求;牵引砝码有无接触地面;牵引绳有无受压;滑轮装置是否顺滑;对抗牵引是否合乎要求。②力的方向是否正确。③为避免牵引针眼感染,应以乙醇滴针眼每天 1～2 次。④定时检查下肢长度,是否复位或有无过牵,必要时床边 X 线摄片。⑤经常检查下肢感觉及血液循环。⑥患肢每 1～2 小时做肌肉收缩运动 5～10 次。⑦注意全身运动治疗,如健肢活动、扩胸运动等,防止肺部感染、骨质疏松、肌肉萎缩等;⑧预防压疮,定时翻身,注意骨突部位加软垫,同时可配合局部按摩,并注意牵引架有无局部压迫,如 Braun 架近端有无压迫会阴等;多饮水预防泌尿系统感染和结石。

(2)内固定方式与运动治疗:斯氏针及 AO 空心拉力螺钉均属于静力性固定,现多采用经皮穿针或进钉的方式,创伤小,也减少了感染的机会。主要区别在于前者无骨折块间的加压作用,并且抗拔出力也较小,其抗旋转能力更弱,早期可辅以防旋鞋固定下肢于旋转中立位。以上两种内固定方式不允许患肢早期负重。

动力髋属于滑动式内固定,术后早期负重可使骨折端产生应力加压,有利于骨折愈合。因此,从运动治疗角度来说,显然动力髋优于前两者。同时动力髋的固定可靠程度也强于前两者,螺钉的抗拔出力也更大,但手术创伤相对前两者较大,感染机会也多于前两者。

3.动态及个性化评价运动治疗安全性

(1)动态评价运动治疗安全性:股骨颈骨折愈合速度慢,不愈合率高,发生股骨头缺血性坏死者也较常见。早期应积极行患肢肌肉等长收缩及患肢以远部位的运动治疗,预防卧床并发症的发生。定期 X 线摄片检查,了解骨折愈合情况,适时调整运动治疗计划。股骨颈骨折患者一般需要 6～12 个月后方能完全负重。

(2)个性化评价运动治疗安全性:股骨颈骨折多见于老年患者。对于老年程度的判定认为应以生理年龄为准,70 岁者可能尚能横渡长江,而 50 岁者可能已卧床数年,运动治疗计划的制定尤其应考虑患者的生理情况,老年人肺功能情况,肌力情况,在骨折发生前,各人之间可能就差距甚远。例如,某一抗阻运动量对于有些患者来说可能只是其骨折前运动量的 1/10,而对于某些患者来说,可能骨折前就无法完成。因此,运动治疗计划的制定应充分考虑患者的实际情况。

股骨颈骨折的解剖类型直接影响到股骨头的血供及其愈合速度和愈合率。头下型者愈合速度慢,不愈合率也高,而基底型股骨颈骨折的愈合速度明显较头下型者快,运动治疗计划的制定及复查间隔时间等均应考虑到此因素。

在有些情况下,如患者年龄过大,体力极差,估计股骨颈骨折很难愈合,又不能耐受人工关节置换手术,其运动治疗计划显然不能以骨折愈合情况为标准。这时,应以早坐起、早扶腋杖下地活动以减少卧床并发症为其康复目标,至于骨折是否有畸形、是否愈合显然是次要的。

(二)髋关节功能康复治疗方法

1.运动治疗

(1)术后第一天,行趾与踝的主动运动,股四头肌、小腿三头肌和臀大肌的静力性收缩锻炼。

(2)引流管拔除术后,可在无痛范围内开始行下肢 CPM 治疗。

(3)术后 1 周:患者屈膝屈髋,但动作要轻柔,循序渐进。

(4)3～6 周后,可在医护人员或治疗师的扶持下或扶床站立,并逐步练习负重。

(5)关节僵硬时,可行髋关节松动术治疗。

2.物理因子治疗

(1)超短波治疗:可消炎、消除水肿。患部对置,采用无热量,时间 8～10 分钟,1 天 1 次,5～7 天为1 个疗程。一般适应于急性水肿期(金属内固定属相对禁忌证,钛板除外)。

(2)磁疗:可促进骨痂生长,消肿、消炎、镇痛作用。每天 1～2 次,每次 40 分钟,10～

15 天 1 个疗程。

(3)蜡疗:采用盘蜡法,温热量,时间 20～30 分钟,每天 1～2 次,10～15 天 1 个疗程。

(4)中药熏蒸治疗:采用活血化瘀中药。温热量,30 分钟,每天 1～2 次,10～15 天 1 个疗程。

(5)冷疗:可采用冷敷或冷空气治疗,常在运动治疗后使用,每次 10～15 分钟。有止痛、消肿,减少渗出等作用。

(6)音频治疗:患部对置,耐受量,每天 1～2 次,15～20 天 1 个疗程。可松解粘连,软化瘢痕。

(7)超声波治疗:采用接触法,1～1.25 W/cm^2,每次 5～15 分钟,10～15 天 1 个疗程。

3.作业治疗

(1)加强日常生活自理能力训练,如穿衣、如厕等。

(2)助行器的选择和使用训练。

(陈仕东)

第十节 髌骨骨折

髌骨是人体最大的籽骨,有保护膝关节和增强股四头肌的肌力的作用。髌骨骨折约占全身骨折的 1.05%,多发生于 30～50 岁的成年人,儿童极少见。肌肉拉力和直接暴力是髌骨骨折的主要骨折成因,其中肌肉拉力所致骨折居多占 60% 左右。发生于直接暴力者多为星形、粉碎性骨折,而肌肉拉力所致髌骨骨折者,多为横形骨折。

一、临床表现与诊断

髌骨骨折者髌前可见发绀、肿胀,严重者可有水疱,局部压痛,骨折移位者可触及骨折间隙或阶梯状,患侧膝关节屈伸障碍。髌骨位置表浅,诊断根据外伤史和局部理学检查结果多不困难,X 线摄片可进一步明确骨折的类型、移位情况及程度、关节面有无碎片及膝关节腔内有无碎骨折片等。此外常规的正侧位 X 线片不易诊断髌骨纵行骨折,对可疑者应摄髌骨轴位片,有时还需摄健侧髌骨 X 线片,用以鉴别髌骨边缘骨折与副髌骨。骨折者有压痛,且多为一侧,而副髌骨多发生在髌骨的外上角,无压痛,边缘光滑,多双侧对称存在。

二、分型

髌骨骨折的 Rockwood 分型。①Ⅰ型:无移位骨折;②Ⅱ型:横断骨折;Ⅲ型:下部或下极骨折;③Ⅳ型:无移位的粉碎骨折;④Ⅴ型:移位的粉碎骨折;⑤Ⅵ型:垂直骨折;⑥Ⅶ型:骨软骨折。

三、骨科治疗

(一)治疗方法的选择

髌骨骨折属于关节内骨折,因此其治疗的关键是恢复关节面的平整,加之非手术治疗,不利于膝关节的功能康复,故多需切开复位内固定。非手术治疗仅适用于无移位的髌骨骨折和一些骨折分离小于3 mm且关节面移位小于 2 mm 者。常见的非手术治疗方法有抱膝圈外固定法(图 9-10)和石膏外固定法等。

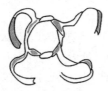 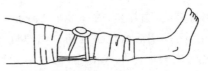

图 9-10　抱膝圈外固定法

(二)常用的内固定方法

髌骨骨折内固定的方法多种多样,常见的内固定方法有钢丝环扎固定(图 9-11)、Magnuson钢丝固定(图 9-12)、横"U"形钢丝固定(图 9-13)、单纯松质骨螺钉固定(图 9-14)及记忆合金髌骨爪固定(图 9-15)和各种张力带钢丝固定(图 9-16)等。

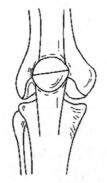

图 9-11　钢丝环扎固定

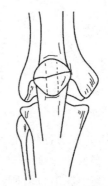

图 9-12　Magnuson 钢丝固定

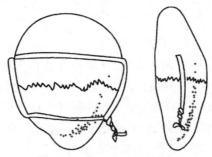

图 9-13　横"U"形钢丝固定

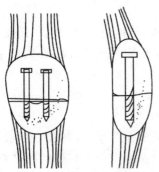

图 9-14　单纯松质骨螺钉固定

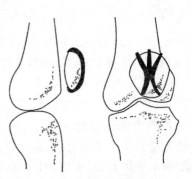

图 9-15　记忆合金髌骨爪固定

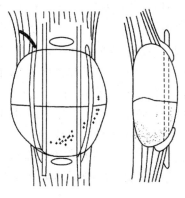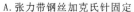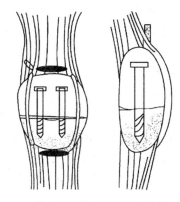

A. 张力带钢丝加克氏针固定　　　　　B. 张力钢丝松质骨螺丝钉固定

图 9-16　各种张力带钢丝固定

A.张力带钢丝加克氏针固定;B.张力钢丝松质骨螺丝钉固定

四、康复治疗

(一)运动治疗骨科考量

1.骨折的原始移位机制与运动治疗

髌骨骨折多发生于膝关节半屈曲位,股四头肌突然猛烈收缩,如高处跳落双足着地,股四头肌突然强力收缩以防跌倒等,股四头肌牵拉髌骨向上,髌韧带则固定髌骨下部,而股骨髁部向前顶于髌骨形成支点,这三种力量同时作用的结果,导致髌骨骨折。对于其他原因所致髌骨骨折者,虽非以上机制所致骨折,但这种机制仍然是造成骨折移位的重要因素。屈膝关节或股四头肌收缩即有以上移位趋势,髌骨骨折早期,若固定不可靠,不能对抗以上力量,应避免做这类运动。

2.骨折固定方式的原理与运动治疗

已如前述,当膝关节屈曲时,股骨髁顶与髌骨后面,加之股四头肌及髌前筋膜的牵拉,在髌骨的前面产生张力而在髌骨的后面产生应力,固定物越靠前越能抵消屈膝时在髌骨前面产生的张力,越可靠;固定物靠后,当膝关节屈曲时,髌骨前方可张开。

以上即为张力带钢丝固定的原理,当膝关节屈曲时,髌骨后侧承受应力,髌骨前面的张力被张力带钢丝所中和,而被转化为应力。根据此固定原理,髌骨骨折张力带固定术后即可活动膝关节,既有利于关节功能的康复,关节活动后产生的应力刺激也有利于骨折愈合。根据此原理,螺钉的强度虽优于钢丝,但单纯松质骨螺钉固定的可靠性却不如各种张力带钢丝固定,术后仍需短期辅助外固定。

3.动态及个性化评价运动治疗安全性

(1)动态评价运动治疗安全性:膝关节长时间固定可致关节内外粘连、韧带挛缩等而影响关节功能的康复。对于非手术治疗者尤应注意定期复查,争取尽早去除外固定,进行膝关节运动治疗;对于内固定不十分可靠而辅助外固定者也应在骨折有一定程度愈合后及早去除外固定,行膝关节运动治疗;对于克氏针张力带固定者,可因克氏针尾顶于皮下影响膝关节活动,甚至顶破皮肤而继发感染,因此也应定期复查,待骨折愈合后及时取出内固定,以利膝关节运动治疗。一般非手术治疗者外固定4～6周,钢丝环扎固定或横"U"形钢丝固定等辅助外固定3周,张力带钢丝固定者术后可早期活动膝关节,其中以松质骨螺钉加张力带螺钉固定较可靠,可允许较早进行全膝关节活动范围运动治疗。值得注意的是,髌骨骨折均有不同程度髌前筋膜和/或髌旁腱膜的损伤,手术中应注意修复,术后运动治疗也应考虑这些结构的愈合程度。

(2)个性化评价运动治疗安全性:已如前述,膝关节屈曲时髌骨前面承受张力,而其后面承受应力。这种情况不仅在骨折发生后存在,在正常情况下同样存在。正常情况下这种张力由髌前筋膜等结构中和,髌骨骨折后尤其有骨折明显移位时,这些结构必有损伤,甚至断裂,手术修复这些结构也是张力带固定的重要体现,一般术后或非手术治疗外固定4周左右后才开始膝关节运动治疗,和这些结构的愈合时间有重要关系。另一方面,无移位骨折,包括直接暴力所致的粉碎性骨折,这些结构往往保持完好或损伤不重,而明显移位的横行骨折往往意味着这些结构的完全断裂。因此,运动治疗计划的制定不能只注重骨折的严重程度而忽视了周围软组织的损伤与修复程度。

(二)康复治疗方法

1.运动治疗

(1)术后第一天,可行髋、踝及趾关节主动运动。

(2)术后4周,患膝关节在无痛状态下行被动屈曲、伸展运动训练。

(3)术后5～6周,加大患膝关节被动屈曲、伸展角度,逐渐过渡到助力、主动训练。

(4)术后5～6周,行股四头肌等肌肉渐进性抗阻肌力训练及肌耐力训练。

(5)术后2个月,膝关节僵硬时可行膝关节松动术治疗。

2.物理因子治疗

(1)超短波治疗:可消炎、消除水肿。患部对置,采用无热量,时间8～10分钟,一天1次,5～7天为1个疗程。一般适应于急性水肿期(金属内固定属于相对禁忌证,钛板除外)。

(2)磁疗:可促进骨痂生长,消肿、消炎、镇痛作用。每天1～2次,每次40分钟,10～15天1个疗程。

(3)蜡疗:采用盘蜡法,温热量,时间20～30分钟,每天1～2次,10～15天1个疗程。

(4)中药熏蒸治疗:采用活血化瘀中药。温热量,30分钟,每天1～2次,10～15天1个疗程。

(5)冷疗:可采用冷敷或冷空气治疗,常在运动治疗后使用,每次10～15分钟。有止痛、消肿、减少渗出等作用。

(5)音频治疗:患部对置,耐受量,每天1～2次,15～20天1个疗程。可松解粘连,软化瘢痕。

(7)超声波治疗:采用接触法,1～1.25 W/cm²,每次5～15分钟,10～15天1个疗程。

(陈仕东)

第十一节　胫腓骨骨折

小腿骨折的发生率相当高,占人体骨折的10%～13.7%,且多数为开放性骨折,并发症多,其中以胫腓骨双骨折最多见,次为胫骨干骨折,而单独腓骨骨折最少见,且多为直接暴力所致。

一、概述

胫骨居小腿内侧,传达由上而下的重力,是支持体重的主要骨骼。可分为一体二端。两端膨大,松质骨较实质骨多,抗压能力差。胫骨骨干为密质骨,内有髓腔,抗压能力强,其横切面呈三棱状,有三缘三面,而下 1/3 呈四方形,故在中 1/3 和下 1/3 交接处,骨形转变,易发生骨折。胫骨前缘起自胫骨转子,弯向内下方达踝前缘,全长可于皮下触摸到,骨折端极易穿破皮肤而形成开放性骨折。胫骨下端呈四边形,有前、后、外、内、下五个面,内面向下形成一钝形锥状突,为内踝,与距骨内面相关节。

胫骨滋养动脉位于胫骨后面中、上 1/3 段交界处后侧进入骨内,在胫骨皮质内下行 3~4 cm后,进入髓腔。在中、下 1/3 处发生骨折时,滋养动脉容易断裂,且由于周围没有肌肉包绕,从骨膜来的血液供应不足,容易引起骨折延迟愈合。

腓骨为细长管状骨,是小腿肌肉附着的重要骨骼。腓骨头下方的细小部位为腓骨颈,此处有腓总神经绕过,为腓总神经损伤的好发部位。腓骨下端参加组成踝关节,故腓骨的完整性对踝关节有重要作用。腓骨并无负重功能,仅仅起支持作用。

腓骨的血供来 3 种动脉:滋养动脉、干骺端动脉、骨膜动脉。

胫腓骨之间有坚韧的骨间膜相连,其周缘又有较坚实的深筋膜包绕,一旦骨筋膜室内压力增高,缓冲余地很少,很容易发生骨筋膜室综合征。小腿有四个骨筋膜室:胫前肌间隔,腓侧肌间隔,后侧浅肌间隔及后深间隔区,又以胫前肌间隔最易发生骨筋膜室综合征。

二、临床治疗

(一)胫腓骨干骨折

胫腓骨骨折诊断并不困难,根据强大暴力史,伤后局部肿胀明显,疼痛,畸形,功能障碍,结合X线检查,即可明确诊断。此外,还应正确估计软组织损伤情况,有无神经、血管损伤、有无急性骨筋膜室综合征。

临床治疗目的是最大限度的恢复下肢的负重功能,保持胫骨的稳定性,恢复其对位对线,消除旋转、短缩、成角畸形,避免成角、对位欠佳。即使只有 1/4 横向错位,愈合后也会造成踝关节载荷传导紊乱而导致创伤性骨关节炎。此外选择治疗方法必须考虑到软组织损伤和对软组织造成的进一步损伤,故一般要求在冠状面上向前成角畸形不应超过 5°,向后成角对功能影响较大,应予纠正,短缩畸形应在 1 cm 以内。

对闭合性胫腓骨骨折临床治疗的关键是如何获得有效的固定和固定中的安全性。小腿骨折引起的并发症远较骨折本身严重得多。稳定性骨折可非手术治疗,手法复位后予石膏固定,骨折位置较高者可采用长腿石膏固定,中下 1/3 者采用 U 形石膏固定。对手法复位失败,严重不稳定骨折或多段骨折则需行切开复位,可选用带锁髓内钉、加压钢板和外固定器,外固定器种类繁多,但在使用时应注意外露针端局部皮肤坏死与感染,尽量不使针穿过肌肉,避免成角畸形。越来越多的骨科医师愿意选用带锁髓内钉固定术,大有取代其他固定方法的趋势,它不影响骨折端软组织包绕,能保持骨的长度,控制旋转应力,骨折固定稳定,可早期活动踝、足、膝关节。

开放性骨折治疗成功的关键是系统、彻底地清除全部异物和失活的软组织及骨组织,早期关闭伤口,选择合适的固定系统,合理应用抗菌药物。

(二)Pilon 骨折

Pilon 骨折占胫骨和踝关节骨折的 4%～7%。一般认为,Pilon 骨折应包括:①踝关节和胫骨远端的干骺端骨折,通常伴有踝关节的关节面粉碎性骨折;②内踝骨折;③胫骨前缘骨折;④胫骨后面横形骨折。常合并有腓骨下段骨折(75%～85%)和严重软组织挫伤。由于关节面高度的不稳定、关节软骨的原发性损伤及永久性关节面不平整导致不良后果。至今,临床上处理仍很棘手,并发症多,病残率高,是骨科难题之一。

胫骨轴向暴力或下肢的扭转暴力是胫骨远端关节面骨折的主要原因。两种不同的损伤机制导致 Pilon 骨折,其预后亦不同。引起 Pilon 骨折的轴向作用力是高能量暴力,造成关节面内陷、破碎分离,干骺端骨质粉碎,软组织损伤,大部分同时有腓骨骨折,预后不佳,主要见于高处坠落、车祸。低能量的扭转暴力使胫骨远端骨折呈螺旋形,关节面破坏较轻,干骺端粉碎性骨折及软组织损伤较小,腓骨骨折不一定发生,多见于滑雪或绊脚前摔,预后较好。

Pilon 骨折治疗还存在很多争议,一般认为应当根据软组织情况,骨折严重程度,伤后情况采取不同的策略。最常用的手术方法是切开复位内固定,尽量恢复胫骨长度,重建胫骨关节面,填充骨缺损,也可应用经皮撬拨复位,有限内固定＋外固定支架固定,软组织条件差的闭合骨折,行跟骨牵引,待软组织条件改善后再行手术。近来有报道应用微创技术,Liss 钢板固定。

三、康复治疗

胫腓骨骨折的康复治疗目的是促进骨折的愈合,恢复胫腓骨负重、行走的功能。原则是维持骨折端固定的前提下,早期进行功能训练,防止肌肉萎缩、肌腱挛缩、骨质疏松、关节僵硬。康复治疗必须在康复医师的指导下进行,避免由于康复动作不良造成整复不良、成角畸形以致膝、踝关节面不平行,肢体负重线不正,以及骨不连者增加的现象。康复治疗方式的选择应根据患者的具体情况而定,不应千篇一律。

(一)健康教育

骨折的健康教育,讲解骨折有关防治知识,熟悉骨折原因及预防措施;避免不利于骨折愈合的活动;饮食教育,多吃富含维生素和粗纤维的食物,多喝水,戒烟,因为吸烟影响骨折愈合。使患者保持良好的心理状态,培养战胜疾病的信心,树立正确的康复理念,积极主动参与康复治疗。

(二)局部抗炎、止痛、促进伤口愈合

1.紫外线

根据应用的目的及时期不同,选择不同的剂量。因其穿透深度较浅,仅用于治疗浅层炎症,适用于开放性损伤术后。主张在病灶中心用大剂量,病灶周围 10～15 cm 亦照射中等剂量。炎症浸润期,采用红斑量 2～3 MED;化脓期,为强红斑量 4～5 MED;肉芽生长期,为亚红斑量 1～2 MED;愈合期,为无红斑量或亚红斑量 0.5～1 MED。用于止痛,5～10 MED;促进伤口愈合时,小剂量既能促进上皮细胞分裂,又能避免细胞受损,故对清洁伤口,需要小剂量,照射间隔时间亦较长。在骨折局部或伤口照射,每天或隔天一次,3～5 次为 1 个疗程。

2.超短波

可用于深层组织的炎症治疗。超短波的温热效应使毛细血管扩张,血流加快,组织供氧和营养增加,渗出减少,促进致炎、致痛物质的排出。采取患部对置法,骨折 1 周内无热量,一周以上微热量,10～15 分/次,1 次/天,15～30 次为 1 个疗程。

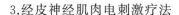

3.经皮神经肌肉电刺激疗法

起镇痛的作用并能防止失用性肌萎缩。

4.干扰电疗法

对疼痛、骨延迟愈合、失用性肌萎缩均有较好的疗效。分固定法和抽吸法。二者治疗剂量、时间、差频相同。根据病情选择不同的差额,每次治疗选择 1～3 种差频,10～15 分/次,总治疗时间为 20～30 分钟,电流强度以患者能耐受为准。

(三)促进骨折愈合、维持肌力和关节活动度

1.功能训练

功能锻炼应选取与骨折愈合有促进作用的活动,而一些不利于骨折愈合的活动则尽量避免。要注意臀肌、股四头肌和腓肠肌的肌力改善和保持踝关节活动度。

功能训练有被动活动,主动辅助活动,主动活动,抗阻活动等,其中以主动活动为主,其他方式的活动是主动活动的补充和准备。

在伤后早期疼痛稍减轻后就应尽可能开始训练臀肌、股四头肌和腓肠肌的等长收缩、膝关节和踝关节的被动活动,以及足部跖趾关节和趾间关节的活动,为日后的步行做好准备。

在伤后 2 周至骨折临床愈合,此期骨折端原始骨痂形成,断端日益稳定。训练除继续行患肢肌肉的等长收缩和未固定关节的伸屈活动外,可在内、外固定稳妥保护下,扶拐下床适当负重训练。

行石膏外固定者,术后第 1、2 周行股四头肌和小腿三头肌的等长收缩训练,足趾主动的跖屈和背伸。术后第 4、6 周时,除有长腿石膏固定者外,患者可做膝、踝关节全范围的主动活动;横形骨折负重可耐受的量;当骨痂可见时,斜形或螺旋形骨折可部分负重甚至全负重。

跟骨连续牵引者,除注意避免牵引过度会造成愈合延迟外,要适当配合进行双手支撑臀部抬起法进行肌肉等长收缩训练,即训练用双手支起臀部并将健肢蹬起,患者用力绷紧受伤腿部肌肉,空蹬足跟,然后放松,一蹬一松,反复训练,一般每天在石膏内做 300 次以上,直至石膏拆除。但要注意伤肢不要单独用力伸膝,以免受牵引力的影响使骨折向前成角。

切开复位内固定,患者可早期训练膝关节屈伸和踝关节内外摆动的活动。方法是用力使踝关节背屈(伸)、跖屈及伸、屈足趾,300 次/天以上,同时做踝关节按摩,活动踝、足趾关节。可利用自身重量进行膝关节屈伸训练,当下肢肌力可支撑身体时,可做蹲、起运动。可扶椅子或床头。逐渐增大角度、训练时间,既可以增强下肢肌力,又加强了膝关节的稳定性。可早期下地扶拐不负重行走,至完全负重行走。但要注意在膝关节伸直的情况下禁止旋转大腿。

持续性负重或生理压力,可促进骨组织生长,加速骨折愈合。尽早进行完全负重功能锻炼,对一般稳定性胫骨骨折患者,大多数是复位固定 3 周后持双拐下地(患足着地不负重,不可悬起),4 周改用单拐(去掉健侧),5 周弃拐,6 周时解除外固定。外固定去除后,充分训练各关节的活动,并练习行走。注意石膏拆除后的髋关节、膝关节、踝关节的关节训练,不要过急、过重、小幅度,小次数开始,应循序渐进。对于胫骨中下 1/3 处粉碎性骨折的患者视骨折愈合情况而定。

2.超短波

用温热剂量,可改善骨和骨膜及其下方的血运,从而促进骨折愈合,但有金属内固定者,局部应禁用。

3.直流电刺激

直流电阴极引起的低氧、高碱和高 Ca^{2+} 浓度环境,增加了细胞膜通透性和物质交换,扩张局部血管,改善局部循环。

(四)步态训练

下肢骨折后患肢肌力不足、失衡,步行乏力,可能导致一些异常步态。在训练前,应对步态进行评定,除了解步态的一般情况,如步速、步宽、步频等外,还要仔细观察患者的支撑相和摆动相步态。不同的原因如关节僵硬、肌肉挛缩、肌肉群的平衡性的破坏,患肢臀肌、股四头肌和腓肠肌的软弱无力等造成的步态是不同的。

最常见的错误步态有以下几种:由于患肢支撑相缩短,使得两腿支撑时间不等,步速较快,称为急促步态,其原因是患肢肌力不足或缺乏信心;步行时患肢僵硬,髋关节没有充分伸展,或膝关节丧失了一伸一屈的节奏,从而产生倾斜步态或硬膝步态。

步态训练应从患肢不负重开始训练,逐步过渡到患肢部分负重,至全负重的情况下。训练时要保持躯干正直,髋膝踝关节伸展和屈曲运动协调;当身体的重心落在一腿时,该腿的髋、膝关节必须完全伸直;当重心转移到另一腿后,膝关节再屈曲;足尖指向正前方,重力由足跟转移至足趾上;步速规律,步幅均匀。

(五)支具的使用

胫腓骨骨折用拐是暂时的。患者一般只选用拐杖。根据不同类型患者的需要,选用手杖、臂杖和腋杖。所有下肢骨折患者在骨痂形成期后开始离床下地锻炼均应扶双拐,进行不负重或轻负重行走;小腿骨折扶拐行走时,患肢应保持中立位;步幅不宜过大,速度不宜过快,每分钟不超过 25 步。在下肢骨折临床愈合期后,可由双拐改用单拐行走锻炼;小腿骨折有轻度向外成角者,应先去患侧拐,以保持在行走时患肢外展,纠正和防止成角加大。

骨折愈合后应该及时弃拐。弃拐的原则是骨折部达到骨性愈合。当患肢肌力较差时,可使用两根腋杖练习行走,以后逐渐改为两根手杖,注意不要只用一条,以免造成不平衡的行走习惯,只有在患肢肌力已经充分增强,步态正确时,才能弃杖行走,以免造成因支撑力不够而形成日后难以纠正的错误步态。

然而在实际工作中发现部分患者弃拐过早,导致肢体畸形,影响患者的康复,甚至需要再次手术。也有部分患者对骨折愈合存有顾虑,不敢弃拐,时间久了,可以造成双下肢肌力不平衡而不利于患肢的康复。

(陈仕东)

第十二节　踝部骨折

踝部骨折多见于青壮年,男性多于女性,约占全身骨折的 4.2%,居关节内骨折之首,主要由间接暴力所致。根据解剖部位可分为单踝骨折、双踝骨折和三踝骨折。在所有踝部骨折中,单踝骨折(内、外踝孤立性骨折)占 2/3,双踝骨折占 1/4,三踝骨折占踝部骨折的 7% 左右,而开放性骨折约占 2%。

一、临床表现与诊断

患者踝部肿胀,皮下淤血,可有内翻或外翻畸形,局部有压痛,严重者可出现开放性骨折脱位,踝关节功能障碍。诊断根据外伤史和局部理学检查结果多不困难。X 线摄片可进一步了解骨折的类型、有无移位及移位的方向和程度。值得注意的是,对于踝部骨折,详细地了解受伤史,对于明确受伤机制极为重要。

二、分型

Lauge-Hansen 根据受伤时足的姿势和致伤方向将踝部骨折分为旋前-外展型、旋前-外旋型、旋后-内收型、旋后-外旋型(图 9-17)。

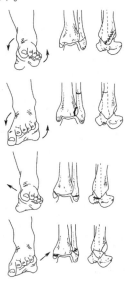

图 9-17 Lauge-Hansen 踝部骨折分型

Weber 等的 AO 分型将踝部骨折分为 A、B、C 三型(图 9-18)。

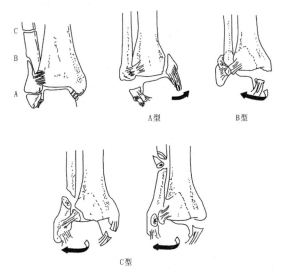

A型   B型

C型

图 9-18 踝部骨折的 AO 分型

A 型:腓骨骨折位于胫腓联合韧带水平以下,下胫腓韧带完整 A1 型:单纯外踝骨折;A2 型:伴内踝骨折;A3 型:伴胫骨后踝内侧骨折。B 型:腓骨骨折位于下胫腓联合韧带水平,B1 型:单纯外踝骨折;B2 型:伴踝内侧部损伤(内踝骨折或内侧副韧带损伤);B3 型:伴踝内侧损伤及胫骨后踝外侧部骨折(Volk mann triangle)。C 型:腓骨骨折位于下胫腓联合韧带以上,C1 型:简单腓骨干骨折 C2 型:复杂腓骨干骨折 C3 型:腓骨近端骨折

三、骨科治疗

(一)治疗方法的选择

1.非手术治疗

(1)外踝骨折轻度移位或无移位,且不伴内踝骨折的 AO-A 型骨折石膏外固定 6~8 周。

(2)稳定的 B 型骨折。

2.手术治疗

(1)外踝骨折移位不稳定、外踝闭合复位失败或伴随内踝垂直骨折且胫骨后踝内侧骨折及踝关节内侧关节面嵌压骨折的 AO-A 型骨折可行切开复位内固定。

(2)不稳定 B 型骨折。

(3)AO-C 型骨折均为不稳定骨折,都需手术治疗。

(二)常用的内固定方法

踝部骨折的常见内固定方法有松质骨螺钉内固定、张力带钢丝内固定及接骨板内固定等(图 9-19)。

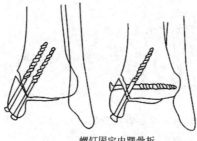
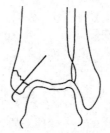

螺钉固定内踝骨折　　　　　　　　　　　单纯克氏针固定内踝骨折

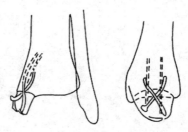

克氏针张力带固定内踝骨折

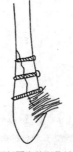
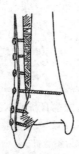
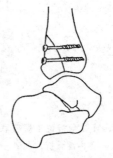

单纯螺钉固定外踝骨折　　　接骨板固定外踝骨折　　　拉力螺钉固定后踝骨折

图 9-19　踝部骨折的常见内固定方式

四、康复治疗

(一)运动治疗骨科考量

1.骨折的原始移位机制与运动治疗

AO 分型之 A 型者通常为旋后-内收暴力所致。即足受伤时处于旋后位,强力的内翻外力使距骨内翻而外踝受牵拉,内踝则受挤压,可发生内外踝骨折。

AO 分型之 B 型者通常为旋后-外旋暴力所致。即足处于旋后位并负重的情况下,小腿内旋或距骨在踝穴内强力外旋,外踝受到向后外方向的挤压力而向后移位。

AO 分型之 C 型者通常为旋前-外旋暴力所致。即足在受伤时处于旋前位,此时三角韧带已被牵张,当距骨在踝穴内受到外旋暴力时,内踝首先发生横断撕脱骨折或三角韧带撕裂,距骨以其外侧结构为轴向前外侧旋转移位。

由此可见,踝部骨折运动治疗首先应详细了解受伤经过,并结合 X 线片综合分析,了解每一实际病例的骨折及其移位机制,以"逆损伤机制"为原则制定运动治疗计划。

2.骨折固定方式的原理与运动治疗

内踝骨折、后踝骨折常见以拉力螺钉固定。拉力螺钉的前部有螺纹(1/2、1/4 等)而后部无螺纹,螺纹的外径大于无螺纹部螺杆的直径。固定骨折时,近侧骨折块对应无螺纹的螺杆,其钉孔称滑槽孔;远侧骨折块对应有螺纹部,其钉孔称加压孔。如螺纹位完全通过骨折线,则拉力螺钉起不到"拉"或加压的作用,骨折块间反而可因螺钉的拧入而有分离的趋势。因此如 X 线片上显示拉力螺钉的螺纹未完全通过骨折线,当属于骨折固定不确切,运动治疗量也应酌减。

3.动态及个性化评价运动治疗安全性

(1)动态评价运动治疗安全性:踝关节长时间固定极易发生僵硬,应反复康复评定,根据骨折愈合情况及固定的可靠性,及时而适时地行踝关节的运动治疗是争取踝关节运动功能早日康复的关键。

总的来说,踝部骨折的内固定物均非十分"坚强",但此部骨质以松质骨为主,骨折愈合相对较快,加之人体行走时踝部负重量大,各种内固定物都不能满足即刻完全负重,因此动态地根据骨折的愈合情况来评价运动治疗的安全性很有必要。一般可先行踝部免负重运动治疗(借以恢复踝关节的活动范围),逐步过渡到部分负重,直至完全负重。

(2)个性化评价运动治疗安全性:无移位骨折,受伤当时骨骼吸收能量相对较小,而完全移位骨折致伤暴力相对较大,骨折愈合也相对较慢;

单纯内踝或外踝骨折愈合较快,双踝骨折(内踝骨折合并外踝骨折)愈合相对较慢,而三踝骨折(双踝骨折的基础上再合并后踝骨折)愈合最慢。

(二)踝关节功能康复治疗方法

1.运动治疗

(1)术后第一天,可行趾关节等张运动,下肢肌肉等长静力性收缩。每天 3~4 次,每次 15~30 分钟。

(2)引流管拔除后,即可行下肢静脉泵及下肢 CPM 治疗。

(3)术后 4~6 周,可行踝关节被动跖屈、背伸运动,运动范围由小到大,逐渐增加。禁止内、外翻运动。

(4)术后 8 周,可扶拐逐渐负重训练,负重量由小逐渐增大。

(5)术后 8～12 周,可行踝关节主动运动训练,并行渐进性抗阻肌力训练及耐力训练。

(6)术后 12 周,可行步态训练。

(7)踝关节僵硬时,可行踝关节松动术治疗。

2.物理因子治疗

(1)超短波治疗:可消炎、消除水肿。患部对置,采用无热量,时间 8～10 分钟,一天 1 次,5～7 天为 1 个疗程。一般适用于急性水肿期(金属内固定属于相对禁忌证,钛板除外)。

(2)磁疗:可促进骨痂生长,消肿、消炎、镇痛作用。每天 1～2 次,每次 40 分钟,10～15 天 1 个疗程。

(3)蜡疗:采用盘蜡法,温热量,时间 20～30 分钟,每天 1～2 次,10～15 天 1 个疗程。

(4)中药熏蒸治疗:采用活血化瘀中药。温热量,30 分钟,每天 1～2 次,10～15 天 1 个疗程。

(5)冷疗:可采用冷敷或冷空气治疗,常在运动治疗后使用,每次 10～15 分钟。有止痛、消肿,减少渗出等作用。

(6)音频治疗:患部对置,耐受量,每天 1～2 次,15～20 天 1 个疗程。可松解粘连,软化瘢痕。

(7)超声波治疗:采用接触法,1～1.25 W/cm^2,每次 5～15 分钟,10～15 天 1 个疗程。

(蔺法强)

第十三节　颈　椎　病

一、概述

(一)定义

颈椎病是由于颈椎间盘和颈椎退行性变导致颈神经、颈髓、椎动脉和交感神经受到刺激和压迫而出现的一系列临床症状和体征。

(二)流行病学

颈椎病是一种常见病和多发病,其患病率为 3.8%～17.6%,男女之比无显著差异,高发年龄为 30～50 岁。随着现代从事低头工作方式(如电脑的广泛使用)的人群增多及空调的广泛使用,人们屈颈和遭受风寒湿的机会不断增加,造成颈椎病的患病率不断上升,且发病年龄有年轻化的趋势。

(三)病因病理

颈椎病的直接病因是颈椎退行性改变及慢性劳损。颈椎位于较为固定的胸椎和头颅之间,在承重的情况下既要经常活动,又需要保持头部的平衡,容易发生劳损。其中第 4～5 椎和第 5～6 椎的活动度最大,应力集中,最容易发生退行性变。随着年龄增长,椎间盘髓核内的水分减少,使椎间盘吸收震动的能力下降,容易发生椎间盘膨出、突出,造成椎间隙狭窄。椎间盘变性后椎体间活动失调,不均匀活动增加,由于纤维环外周纤维的牵拉作用,椎体上下缘韧带附着部的骨膜发生牵伸性骨膜下血肿,血肿先软骨化,随之骨化而形成骨赘。另外,颈椎先天畸形、发育性椎管狭窄、交通意外、颈部过伸过屈运动、不得法的牵引或按摩等造成颈部损伤也是发病的重要因

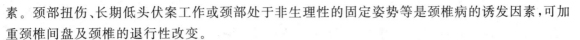

素。颈部扭伤、长期低头伏案工作或颈部处于非生理性的固定姿势等是颈椎病的诱发因素,可加重颈椎间盘及颈椎的退行性改变。

(四)发病机制

迄今为止,颈椎病的发病机制尚不完全清楚。一般认为颈椎病的发生与椎间盘及椎间关节退行性变、骨质增生压迫脊髓或神经根、椎动脉等因素有关。

椎间盘、钩椎关节及关节突关节的退行性变是一种随年龄增长而进行的长期病理过程。首先发生在活动量最大的 $C_{5/6}$ 椎间盘。退行性变的椎间盘含水量及蛋白多糖逐渐减少,胶原类型改变,细胞、基质纤维异变,结构紊乱,髓核及纤维环失去原来的生物力学性能,致使椎间盘的承载能力及应力分布异常,椎间隙逐渐变窄。这些改变伴随着节段间的活动异常及不稳定。同时,颈椎日常活动或过度劳累将使椎间关节产生损伤,加速退行性变的过程,骨质增生、关节突关节退变性关节病也随之而发生。骨质增生可使椎间关节重建稳定,这表明退行性变的过程不是单纯的退化,而具有重建的性质。当一个活动节段重建稳定之后,势必将增加其相邻节段的活动范围与载荷,加速了这些节段的退变进程。椎体后缘增生及突出的椎间盘组织可以压迫硬脊膜、脊髓前动脉、脊髓及神经根、根动脉、椎动脉及其伴行的交感神经。节段性不稳定容易因劳损使椎间关节产生创伤性关节炎,加重已存在的骨性压迫,并具有炎性刺激作用。颈椎过伸位不稳定使椎管矢状径及椎间孔变狭窄,也可能加重压迫程度。节段性不稳定存在时,往往因头颈位置偶然变动而引起椎间错动,可能刺激交感神经或椎动脉。

(五)临床分型

颈椎病的临床表现依病变部位、受压组织及压迫轻重的不同而有所不同。其症状部分可以自行减轻或缓解,亦可反复发作;个别病例症状顽固,影响生活及工作。根据受累组织和结构与临床表现的不同,颈椎病分为软组织型、神经根型、脊髓型、椎动脉型及交感型。如果两种以上类型同时存在,称为"混合型"。

1.软组织型颈椎病

软组织型颈椎病又称颈型颈椎病,症状多轻微,以颈部症状为主。在颈椎退行性变的起始阶段,髓核与纤维环的脱水、变性与张力降低,进而引起椎间隙的松动与不稳,常于晨起、过劳、姿势不当及寒冷刺激后突然加剧。

(1)症状:主要表现为颈项强直、疼痛,可有整个肩背疼痛,约半数患者颈部活动受限或强迫体位。少数患者上肢可有短暂的感觉异常。

(2)临床检查:可见颈椎活动受限,颈椎旁肌肉、$T_1 \sim T_7$ 椎旁或斜方肌、胸锁乳突肌压痛,冈上肌、冈下肌也可有压痛。X线正、侧位片一般无异常,或可有颈椎曲度改变;功能位片(过屈、过伸位片)可见颈椎节段性不稳定。

2.神经根型颈椎病

神经根型颈椎病是由于椎间盘突出、关节突移位、骨质增生或骨赘形成等原因在椎管内或椎间孔处刺激和压迫颈神经根所致。此型在各型中发病率最高,占 $60\% \sim 70\%$,是临床上最常见的类型,好发于 $C_{5/6}$ 和 $C_{6/7}$ 间隙。一般起病缓慢,多为单侧、单根发病,但是也有双侧、多根发病者。多见于 $30 \sim 50$ 岁,多数患者无明显外伤史,男性多于女性1倍。

(1)症状:颈项痛和颈项部发僵常是最早出现的症状。有些患者还有肩部及肩胛骨内侧缘疼痛。上肢放射性疼痛或麻木,患侧上肢感觉沉重、握力减退,有时出现持物坠落。晚期可以出现肌肉萎缩。这种疼痛和麻木沿着受累神经根的走行和支配区放射,具有特征性,因此称为根性疼痛。疼痛或麻木可以呈发作性、也可以呈持续性。有时症状的出现与缓解和患者颈部的位置和姿势有明显关系。颈部活动、咳嗽、打喷嚏、用力及深呼吸等,可以导致症状的加重。

(2)临床检查:查体可见颈部僵直、活动受限。患侧颈部肌肉紧张,棘突、棘突旁、肩胛骨内侧缘及受累神经根所支配的肌肉压痛。C_6 神经根受累时拇指痛觉减退,肱二头肌肌力减弱,肱二头肌腱反射减弱或消失。C_7 或 C_8 神经根受累则中、小指痛觉减退,肱三头肌肌力减弱,握力差,手内在肌萎缩,肱三头肌腱反射消失。C_5 神经根受累时,前臂外侧痛觉减退,三角肌肌力减弱。椎间孔挤压试验、上肢张力试验及臂丛神经牵拉试验常出现阳性。X 线片可出现颈椎生理曲度异常、椎间隙或椎间孔狭窄、钩椎关节增生等。

3.脊髓型颈椎病

该型较少见,主要由于脊髓受到压迫或刺激而出现感觉、运动和反射障碍,特别是出现双下肢的肌力减弱是诊断脊髓型颈椎病的重要依据。由于可造成单瘫、上下肢瘫、截瘫或四肢瘫痪,因而致残率高。本型通常起病缓慢,以 40~60 岁的中年人为多见。多数患者无颈部外伤史。

(1)症状:多数患者首先出现下肢无力、双腿发紧、抬步沉重感,渐而出现跛行、易跪倒、足尖不能离地、步态拙笨等。出现一侧或双侧上肢麻木、疼痛,双手无力、不灵活,写字、系扣子、持筷子等精细动作难以完成,持物易落。躯干部出现感觉异常,患者常感胸部、腹部或双下肢有如皮带样的捆绑感,称为"束带感"。同时下肢可有烧灼感、冰凉感。部分患者出现膀胱和直肠功能障碍。如排尿无力、尿频、尿急、尿不尽、尿失禁或尿潴留等排尿障碍,大便秘结。性功能减退。

(2)临床检查:颈部多无体征。上肢或躯干部出现节段性分布的浅感觉障碍区,深感觉多正常,肌力下降,双手握力下降。四肢肌张力增高,可有折刀感;反射障碍,腱反射早期活跃,后期减弱和消失。髌阵挛和踝阵挛阳性。病理反射阳性,以 Hofmann 征阳性率为高,其次是髌阵挛、踝阵挛及 Babinski 征。浅反射(如腹壁反射、提睾反射)减弱或消失。Lhermite 征阳性。X 线可见椎管有效矢状径减小、椎体后缘明显骨赘形成、后纵韧带骨化等征象。

4.椎动脉型颈椎病

该型是由于各种机械性与动力性因素致使椎动脉遭受刺激或压迫,以致血管狭窄、扭曲而造成以椎-基底动脉供血不足征象为主要临床表现的一类疾病。当颈椎出现节段性不稳定和椎间隙狭窄时,可以造成椎动脉扭曲并受到挤压;椎体边缘及钩椎关节等处的骨赘可以直接压迫椎动脉或刺激椎动脉周围的交感神经纤维,使椎动脉痉挛而出现椎动脉血流瞬间变化,导致椎-基底供血不足而出现症状,因此不伴有椎动脉系统以外的症状。

(1)症状:典型症状为转头时突发眩晕,伴恶心、呕吐,四肢无力,甚至猝倒,但是意识清醒,卧床休息数小时至数天症状可消失。有的病例伴有偏头痛,常因头颈部突然旋转而诱发,以颞部为剧,多呈跳痛或刺痛,一般为单侧。偶有肢体麻木、感觉异常。可出现一过性瘫痪,发作性昏迷等症状。

(2)临床检查:患者头部转向健侧时眩晕加重,严重者可出现猝倒。旋颈试验可阳性。X 线片可见钩椎关节增生、椎间孔狭窄(斜位片)或颈椎节段性不稳。

5.交感型颈椎病

该型是由于椎间盘退行性变或外力作用导致颈椎出现节段性不稳定,从而对颈部的交感神经节及颈椎周围的交感神经末梢造成刺激,产生交感神经功能紊乱。该型症状繁多,多数表现为交感神经兴奋症状,少数为抑制症状。由于椎动脉表面富含交感神经纤维,当交感神经功能紊乱时常常累及椎动脉,而伴有椎-基底动脉供血不足的表现。

(1)症状:主观症状多而客观症状少。表现:头晕或眩晕、头痛或偏头痛、头沉、枕部痛,睡眠欠佳、记忆力减退、注意力不易集中;眼胀、干涩、视力变化、视物模糊、耳鸣或耳聋;心悸、胸闷、心率变化、心律失常、心前区疼痛;恶心、呕吐、腹胀、腹泻、消化不良、嗳气;面部或某一肢体多汗、无汗、畏寒或发热,有时感觉疼痛、麻木但不按神经节段或走行分布。另外患者常常情绪不稳定,对疾病恐惧多虑。

(2)临床检查:颈部活动多正常,有棘突位移征、颈椎棘突间或椎旁小关节周围的软组织压痛,膝腱反射活跃等。有时还可伴有心率、心律、血压等的变化。

6.混合型颈椎病

在实际临床工作中,混合型颈椎病也比较常见。常以某一类型为主,其他类型不同程度地合并出现,病变范围不同,其临床表现也各异。

二、颈椎病的常见康复问题

(一)疼痛和麻木

颈项部及上肢均可出现疼痛、酸胀不适、麻木,程度及持续时间不尽相同,并有可能引起其他许多问题,因此解除疼痛和麻木是康复治疗的重要目的,也是患者的迫切要求。

(二)肢体活动障碍

神经根型颈椎病可因上肢活动而牵拉神经根使症状出现或加重,限制了正常的肢体活动;另外,神经根或脊髓受压迫可导致相应肢体肌力下降,而出现肢体运动功能减退,如脊髓型颈椎病患者可出现四肢无力、沉重、步态不稳、足下踩棉花感及肌肉痉挛等。

(三)日常生活活动能力下降

颈椎病患者因复杂多样的临床症状(包括四肢、躯干和头颈部不适等)而使日常生活和工作受到不同程度的影响,甚至穿衣、修饰、提物、个人卫生、站立行走及二便控制等基本活动受到限制。

(四)心理障碍

颈椎病是以颈椎退行性变为基础的疾病,这种组织的改变无法逆转,因此尽管临床症状可以得到缓解,但症状可能反复发作,时轻时重,部分患者可能出现悲观、恐惧和焦虑的心理;另外,严重的颈椎病所致的疼痛、活动困难和日常生活活动能力下降也会导致严重的心理障碍。

三、颈椎病的康复评定

(一)疼痛的评定

疼痛是最常见的症状。疼痛的部位与病变的类型和部位有关,一般有颈后部和肩部的疼痛。神经根受到压迫或刺激时,疼痛可放射到患侧上肢及手部。若头半肌痉挛,可刺激枕大神经,引起偏头痛。常用视觉模拟评分法或简化的 McGil 疼痛评分表评估患者的疼痛程度。

1.视觉模拟评分法(VAS 评分法)

画一条长度为 100 mm 的直线,直线左端(或上端)代表"无痛",直线右端(或下端)代表"无法忍受的痛"。测试者要求患者将自己感受的疼痛强度标记在直线上,线左端(或上端)至标记点之间的距离即为该患者的疼痛强度。

2.简化的 McGil 疼痛评分表(MPQ)

MPQ 是国际公认的描述与测定疼痛的量表,将疼痛分为感觉性、情绪性和判断性三大类

20个亚类,含78个词,能灵敏有效地测定疼痛的性质和强度。但因词汇较多,难以准确理解,有些词难以找到中文对应词,在临床应用中受到一定限制。简化MPQ将词汇缩减为15个,并增加了视觉模拟量表(VAS评分法)的内容,使其实用性大大提高。临床试验证实,与标准MPQ具有良好的相关性。国内有人应用简化MPQ对急性痛、慢性痛和术后痛患者的疼痛性质、强度及治疗前后的变化进行了比较,表明简化MPQ信度高、效度好,简便易行,是一种有实用价值的测痛工具。简化的McGil疼痛评分表主要包括6项指标:选词项目数,疼痛分级指数(PRI)感觉分、情绪分和总分,目测类比定级(VAS)与现有疼痛强度(PPI)。

(二)颈椎功能评定

应对患者的颈椎主被动关节活动度、颈肩部肌群及四肢肌群肌力、神经功能进行详细评估;应用影像学检查方法测量颈椎管狭窄及颈椎失稳程度;针对各型颈椎病的不同特点,进行针对性的颈椎特殊检查。详细评定见总论中脊柱常用骨科功能评定部分。

四、颈椎病的临床治疗原则

颈椎病的治疗可分为非手术疗法和手术疗法两大类。我国多采用中西医综合疗法治疗颈椎病,大多数患者通过非手术疗法可获得较好的疗效。只有极少数病例,神经、血管、脊髓受压症状进行性加重,或者反复发作,严重影响工作和生活者,才需手术治疗。

(一)非手术疗法

非手术疗法包括药物治疗、手法治疗、颈椎牵引治疗、局部封闭、理疗、针灸及功能锻炼等。

(二)手术疗法

目的是解除由于椎间盘突出、骨赘形成或韧带钙化所致的对脊髓或血管的严重压迫,以及重建颈椎的稳定性。手术式式分颈前路和颈后路手术两种。手术疗法适应证:①经合理的保守治疗,半年以上无效,或反复发作,并影响正常生活或工作,而且同意手术治疗者;②颈椎间盘突出经非手术治疗后根性疼痛未得到缓解或继续加重,严重影响生活及工作者;③上肢某些肌肉,尤其是手内在肌无力、萎缩,经保守治疗4～6周后仍有发展趋势者;④颈椎病有脊髓受累症状,经脊髓碘油造影有部分或完全梗阻者;⑤颈椎病患者突然发生颈部外伤或无明显外伤而发生急性肢体痉挛性瘫痪者;⑥颈椎病引起多次颈源性眩晕、晕厥或猝倒,经非手术治疗无效者;⑦颈椎病椎体前方骨赘引起食管或喉返神经受压症状者。

五、颈椎病的康复治疗

目的是改善或消除颈神经和血管组织受压症状,如消除炎性水肿、镇静止痛、解除肌肉痉挛等。颈椎病的康复治疗方法通常是以非手术治疗为主,包括物理因子治疗、颈椎牵引、针灸、手法治疗、运动疗法、矫形支具等。应用各种康复治疗方法可使颈椎病症状减轻、明显好转,甚至治愈,对早期颈椎病患者尤其有益。

(一)物理因子治疗

物理因子治疗的主要作用是解除神经根及周围软组织的炎症、水肿,改善脊髓、神经根及颈部的血液供应和营养状态,缓解颈部肌肉痉挛,减轻粘连,调节自主神经功能,促进神经和肌肉功能的恢复。常用治疗方法有以下几种。

1.直流电离子导入疗法

应用直流电导入各种药物治疗颈椎病,有一定治疗效果。可用中药、B族维生素、碘离子等

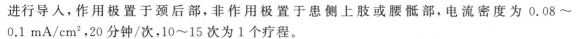

进行导入,作用极置于颈后部,非作用极置于患侧上肢或腰骶部,电流密度为 0.08～0.1 mA/cm²,20 分钟/次,10～15 次为 1 个疗程。

2.高频电疗法

常用超短波、短波疗法,通过其深部透热作用,改善脊髓、神经根、椎动脉等组织的血液循环,促进功能恢复。超短波及短波治疗时,颈后单极或颈后、患侧前臂斜对置,急性期应用无热量,10 分钟/次,每天 1 次;亚急性期应用微热量,12～15 分钟/次,每天 1 次,10～15 次为 1 个疗程。

3.石蜡疗法

利用加热后的石蜡敷贴于患处,使局部组织受热、血管扩张,循环加快,细胞通透性增加。由于热能持续时间较长,故有利于深部组织水肿消散、消炎、镇痛。常用颈后盘蜡法,温度 40～45 ℃,30 分钟/次,每天 1 次,20 次为 1 个疗程。

4.磁疗

即利用磁场治疗疾病的方法。常用脉冲电磁疗,磁圈放置于颈部和/或患侧上肢,20 分钟/次,每天 1 次,20 次为 1 个疗程。

5.超声波疗法

作用于颈后及肩背部,常用接触移动法,0.8～1.0 W/cm²,8～10 分钟/次,15～20 次为 1 个疗程。可加用药物导入,常用 B 族维生素、氢化可的松、双氯芬酸等。

6.低频调制中频电疗法

电极于颈后并置或颈后、患侧上肢斜对置,根据不同病情选择相应处方,如止痛处方、调节神经功能处方、促进血液循环处方,20 分钟/次,每天 1 次,15～20 次为1个疗程。

7.红外线照射疗法

红外线灯于颈后照射,照射距离 30～40 cm,温热量,20～30 分钟/次,每天 1 次,20 次为1个疗程。

8.泥疗

泥疗是将具有医疗作用的泥类,加热至 37～43 ℃,进行全身泥疗或颈、肩、背局部泥疗。由于泥的热容量小,并有可塑性和黏滞性,可影响分子运动而不对流,所以其导热性低、散热慢,保温性好,能长时间保持恒定的温度。其次,由于泥中含有各种微小沙土颗粒及大量胶体物质,当其与皮肤密切接触时,对机体可产生一定的压力和摩擦刺激,产生类似按摩的机械作用。另外,泥土尚有一些化学作用和弱放射作用,通过神经反射、体液传导和直接作用对机体产生综合效应。每天或隔天 1 次,30 分钟/次,15～20 次为 1 个疗程。结束时要用温水冲洗。

(二)颈椎牵引治疗

颈椎牵引治疗是治疗颈椎病常用且有效的方法,有助于解除颈部肌肉痉挛,使肌肉放松,缓解疼痛;松解软组织粘连,牵伸挛缩的关节囊和韧带;改善或恢复颈椎的正常生理弯曲;使椎间孔增大,解除神经根的刺激和压迫;拉大椎间隙,减轻椎间盘内压力。调整小关节的微细异常改变,使关节嵌顿的滑膜或关节突关节的错位得到复位。

颈椎牵引治疗时必须掌握牵引力的方向(角度)、重量和牵引时间三大要素,才能取得牵引的最佳治疗效果。

1.颈椎牵引的方法

常用枕颌布带牵引法。通过枕颌牵引力进行牵引,患者可以坐位或卧位,衣领松开,自然放松。操作者将牵引带的长带托于下颌,短带托于枕部,调整牵引带的松紧,用尼龙搭扣固定,通过重锤、杠杆、滑轮、电动机等装置牵拉。轻症患者采用间断牵引,重症者可行持续牵引。每天1次,15～20次为1个疗程。

2.颈椎牵引的参数选择

(1)牵引时间:以连续牵引20分钟,间歇牵引20～30分钟为宜,每天1次,10～15天为1个疗程。

(2)牵引角度:有观察表明,最大牵引力作用的位置与牵引的角度有关。颈椎前倾角度小时,牵引力作用于上颈椎,随着颈椎前倾角度加大,作用力的位置下移。因此牵引角度一般按病变部位而定,如病变主要在上颈段,牵引角度宜采用0°～10°,如病变主要在下颈段(C_5～C_7),牵引角度应稍前倾,可在15°～30°,同时注意结合患者舒适度来调整角度。

(3)牵引重量:牵引重量与患者的年龄、身体状况、牵引时间、牵引方式等有很大的关系。间歇牵引的重量可以其自身体重的10%～20%确定,持续牵引则应适当减轻。一般初始重量较轻,如从6 kg开始,以后逐渐增加。

3.颈椎牵引禁忌证

牵引后有明显不适或症状加重,经调整牵引参数后仍无改善者;脊髓受压明显、节段不稳严重者;椎间关节退行性变严重、椎管明显狭窄、韧带及关节囊钙化骨化严重者。

4.颈椎牵引的注意事项

(1)对患者做好解释工作,嘱患者牵引过程中放松,有任何不适立即停止牵引。

(2)调整好牵引带的位置,枕部带以枕骨粗隆为中心,颌部带靠近下颌尖部,不要卡住患者喉部。调整好牵引带的松紧度,两侧牵引带等长。

(3)牵引过程观察患者的反应。牵引结束后休息1～2分钟。

(三)手法治疗

手法治疗是颈椎病治疗的重要手段之一,是以颈椎骨关节的解剖及生物力学的原理为治疗基础,针对其病理改变,对颈椎及其小关节施以推动、牵拉、旋转等手法进行被动活动治疗,以调整颈椎的解剖及生物力学关系,同时对颈椎相关肌肉、软组织进行松解、理顺,达到改善关节功能、缓解痉挛、减轻疼痛的目的。常用的方法有中式手法及西式手法。中式手法指中国传统的按摩推拿手法,一般包括软组织按摩手法和旋转复位手法。西式手法在我国常用的有关节松动手法(Maitland手法)、麦肯基(Mckenzie)法及脊椎矫正术(chiropractic)等。

1.软组织按摩手法

治疗前对患者的病情应有全面的了解,手法要得当,切忌粗暴。在颈、肩及背部施用揉、拿、捏、推等手法,对神经根型颈椎病施行推拿手法时还应包括患侧上肢,椎动脉型和交感型颈椎病应包括头部。常取的穴位有风池、太阳、印堂、肩井、内关、合谷等。每次推拿15～20分钟,每天1次。推拿治疗颈椎病对手法的要求高,不同类型的颈椎病,其方法、手法差异较大。

2.旋转复位手法

应用于颈椎小关节紊乱、颈椎半脱位等疾病。以棘突向右偏歪为例:医师立于患者后方,以左手握住装有橡皮头的"T"形叩诊锤的交接部,锤柄向左后方,锤的一端斜置于患颈棘突的右侧,尖端指向右前方。医师拇指把住锤的另一端,令患者屈颈并向后靠于医师的胸腹部,放松颈部肌肉。医师右手掌置于患者左侧下颌角部用力将其头部向右侧旋转,同时利用左拇指及身体的力量推动叩诊锤将患颈棘突推向左侧。在旋转过程中,一般可以听到清脆的响声,此时再查看棘突偏歪现象已消失,表明棘突偏歪已得到矫正,而患者即感症状已好转。旋转完毕后,按揉两

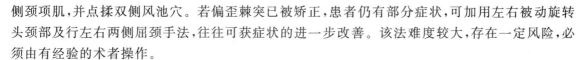

侧颈项肌,并点揉双侧风池穴。若偏歪棘突已被矫正,患者仍有部分症状,可加用左右被动旋转头颈部及行左右两侧屈颈手法,往往可获症状的进一步改善。该法难度较大,存在一定风险,必须由有经验的术者操作。

3.关节松动术

关节松动术治疗颈椎病的手法主要有拔伸牵引、旋转、松动棘突及横突等。

(1)拔伸牵引:常用于颈部肌肉紧张或痉挛。上段颈椎和中段颈椎病变于中立位牵引,下段颈椎病变于 20°~30°前屈位牵引,持续 15~20 秒,休息 5 秒,重复 3~4 次。

(2)旋转颈椎:患者去枕仰卧,颈部放在床沿。术者站在床头,一手四指分开放在患者健侧颈枕部,拇指放在对侧,用另一手托住其下颌,前臂放在耳前,使患者头部位于术者的手掌、前臂和肩前,操作时躯干及双手不动,双前臂向健侧缓慢地转动患者颈部。

(3)松动棘突:分垂直松动和侧方松动两种,对于颈椎因退行性变引起的活动受限和颈部肌肉紧张或痉挛特别有效。

(4)松动横突及椎间关节:术者双手拇指分别放在患侧横突背侧和棘突与横突交界处进行操作,对于颈部活动受限的患者效果较好。

(四)运动疗法

可增强颈与肩胛带肌的肌力,保持颈椎的稳定,改善颈椎各关节功能,防止颈部僵硬,矫正不良体姿或脊柱畸形,促进机体的适应代偿能力,防止肌肉萎缩、恢复功能、巩固疗效、减少复发。故在颈椎病的防治中运动疗法起着重要的作用。

颈椎运动疗法常用的方式有徒手操、棍操、哑铃操等,有条件也可用机械训练。类型通常包括颈椎柔韧性训练、颈肌肌力训练、颈椎矫正训练等。此外,还有全身性的运动如跑步、游泳、球类等,也是颈椎疾病常用的治疗性运动方式。

运动疗法适用于各型颈椎病症状缓解期及术后恢复期的患者。具体的方式方法因不同类型的颈椎病及不同个体体质而异,应在专科医师指导下进行。

颈椎病常用颈椎保健操(适用于非脊髓型颈椎病)。

1.前伸探海

两脚开立,双手叉腰,头颈前伸并侧转向左前下方,眼看左前下方。还原,向右侧做同样动作,再还原。左右各 1 次为一组,重复 4~6 组。

2.双手举鼎

两脚开立,与肩同宽。两臂屈肘,双手虚握拳与肩平,平放于胸前,拳心向前。两拳逐渐松开,掌心向上,两臂向上直举,抬头向上看,停留 2~3 秒后,逐渐下降,掌也逐渐再变虚拳,低头看地。进行此训练时,双臂上举要用力,同时呼气;下降要放松,同时吸气。重复 4~6 次。

3.转腰推碑

两脚开立,与肩同宽。双手抱拳于腰部,先向左转体,右掌向前推出,左手仍握拳抽至左腰际抱肘。头向后转,眼随右掌推出,注视手掌动作。还原时缓慢吸气,然后向右侧完成同样动作。训练时,转动要缓慢,手掌推出时要用力,同时呼气,用力程度和转动幅度应循序渐进,逐步加大,不能操之过急。

4.左右开弓

两脚开立,与肩同宽。两手掌放于眼前,掌心向前,拇指与四指分开,肘部斜向前方。动作开始时,两手掌同时向左右两侧分开,手掌逐渐变成虚拳,两前臂逐渐与地面垂直,胸部尽量向外挺出。然后两拳分开再变掌,还原。还原时含胸拔背。重复4～6次。两掌分开时吸气,还原时呼气。两臂拉开时不宜下垂,向后拉开时要挺胸,夹紧肩胛骨。

5.挥臂扣球

两脚开立,与肩同宽。左脚向前跨一步,同时重心前移,右脚跟抬起,右臂高举,自肩部后上方向前挥动,形似排球扣球。然后还原,右脚向前跨一步,左臂重复上述动作。左右各一次为一组,重复4～6组。

6.凤凰展翅

两脚开立比肩宽,两手下垂。上身前弯,两膝稍屈,左手向左上方撩起,头颈也向左上方转动,眼看左手,右手虚按左膝。还原后向相反方向重复动作,左右各一次为一组,重复4～6组。

(五)矫形支具的应用

颈椎的矫形支具主要用于固定和保护颈椎,矫正颈椎的异常力学关系,减轻颈部疼痛,防止颈椎过伸、过屈及过度转动,避免造成脊髓、神经的进一步受损,减轻脊髓水肿,减轻椎间关节创伤性反应,有助于组织的修复和症状的缓解。配合其他治疗方法同时进行,可巩固疗效,防止复发。最常用的有颈围、颈托,可应用于各型颈椎病急性期或症状严重的患者。颈托也多用于颈椎骨折、脱位,经早期治疗仍有椎间不稳定或半脱位的患者。乘坐高速汽车等交通工具时,无论还是没有颈椎病,戴颈围保护都很有必要。但长期应用颈托和围领可以引起颈背部肌肉萎缩,关节僵硬,所以穿戴时间不宜过久,且在应用期间要经常进行医疗体育锻炼。在症状减轻时要即时除去围领和颈托,加强肌肉锻炼。

六、颈椎病的预防

随着年龄的增长,颈椎椎间盘发生退行性变几乎是不可避免的。但是如果在生活和工作中注意避免促进椎间盘退行性变的一些因素,则有助于防止颈椎退行性变的发生与发展。

(一)正确认识颈椎病,树立战胜疾病的信心

颈椎病病程比较长,椎间盘的退行性变、骨赘的生长、韧带钙化等与年龄增长、机体退行性病变有关。病情常有反复,发作时症状可能比较重,影响日常生活和休息。

(二)休息

颈椎病急性发作期或初次发作的患者,要适当注意休息,病情严重者更要卧床休息2～3周。从颈椎病的预防角度说,应该选择有利于病情稳定,有利于保持脊柱平衡的床铺为佳。枕头的位置、形状与选料要有所选择,也需要一个良好的睡眠体位,做到既要维持整个脊柱的生理曲度,又应使患者感到舒适,达到使全身肌肉松弛,调整关节生理状态的作用。

(三)保健

1.医疗体操

无症状的颈椎病患者,可以每天早、晚各进行数次缓慢前屈、后伸、左右侧屈及旋转颈部的运动,还可加强颈背肌肉等长抗阻收缩锻炼。

2.避免长期低头姿势

要避免长时间低头工作。办公室伏案工作、电脑操作等人员的体位,可使颈部肌肉、韧带长时间受到牵拉而劳损,促使颈椎椎间盘发生退行性变。因此,此类工作人员工作1小时左右后,应该改变一下体位。同时,也改变其他不良的工作和生活习惯,如卧在床上阅读、看电视等。

3.颈部放置在生理状态下休息

一般成年人颈部垫高约 10 cm 较好,高枕使颈部处于屈曲状态,其结果与低头姿势相同。侧卧时,枕头要加高至头部不出现侧屈的高度。

4.避免颈部外伤

乘车外出应系好安全带并避免在车上睡觉,以免急刹车时因颈部肌肉松弛而损伤颈椎。出现颈肩臂痛时,在明确诊断并除外颈椎管狭窄后,可行轻柔按摩,避免过重的旋转手法,以免损伤椎间盘。

5.避免风寒、潮湿

夏天注意避免风扇、空调直接吹向颈部,出汗后不要直接吹冷风,或用冷水冲洗头颈部,或在凉枕上睡觉。

6.重视青少年颈椎健康

随着青少年学业竞争压力的加剧,长时间看书学习对广大青少年的颈椎健康造成了极大危害,从而出现颈椎病发病低龄化的趋势。建议在中小学乃至大学中,大力宣传有关颈椎的保健知识,教育学生们树立颈椎的保健意识,重视颈椎健康,树立科学学习、健康学习的理念。

(潘加谦)

第十四节　腰椎间盘突出症

腰椎间盘突出症(lumbar disc herniation,LDH)主要是指腰椎,尤其是 $L_{4\sim5}$、$L_5\sim S_1$、$L_{3\sim4}$ 的纤维环破裂和髓核组织突出压迫和刺激相应水平的一侧或双侧坐骨神经引起的一系列症状和体征。在腰椎间盘突出症的患者中,$L_{4\sim5}$、$L_5\sim S_1$ 突出占 90% 以上,年龄以 20～50 岁多发,随年龄增大,$L_{3\sim4}$、$L_{2\sim3}$ 发生突出的危险性增加。病理上将腰椎间盘突出分为退变型、膨出型、突出型、脱出后纵韧带下型、脱出后纵韧带后型和游离型。前三型为未破裂型,占 73%,后三型为破裂型,约占 27%。

一、康复评定

(一)功能评定

1.感觉功能评定

腰部及患侧下肢疼痛是 LDH 患者的主要症状,一般采用视觉模拟评分法(VAS)、麦吉尔(McGill)疼痛调查表、腰痛的 Quebec 分类评定。

2.运动功能评定

LDH 患者的疼痛通常影响患者的腰椎活动度及肌力,因此,应当对腰椎活动度、肌力、肌肉耐力进行评定。

(1)腰椎活动度评定:腰痛患者往往伴有腰部僵直或活动受限,因此在对腰痛症状进行评定时,有必要对腰椎关节活动度进行评定,以明确腰痛的严重程度指导下一步治疗。腰椎的运动范围较大,运动形式多样,表现为屈曲、伸展、侧弯、旋转等多方向的运动形式,其中尤以腰椎前屈活动度的测量最为重要。一般采用量角器法、旋转测量法、改良的 Schober 法、距离测定法。

(2)肌力和耐力评定:腰痛症状严重者常伴有局部肌肉力量和耐力的减弱,腰椎间盘突出较重,腰神经根受压严重者,常伴有患侧下肢的肌麻痹,因此有必要对患者进行肌力和耐力评定。肌力测定多采用 MMT 法。

躯干肌肉耐力评定如下。①躯干屈肌耐力评定:患者仰卧位,双下肢伸直,并拢抬高 45°,测量能维持该体位的时间,正常值为 60 秒。②躯干伸肌耐力评定:患者俯卧位,双手抱头,脐以上在床沿以外,固定下肢,测量能保持躯干水平位的时间,正常值为 60 秒。

3.步态分析

疼痛较重者,步态为跛行,又称减重步态,其特点是尽量缩短患侧支撑期,重心迅速从患侧下肢移向健侧下肢,并且患腿常以足尖着地,避免足跟着地震动疼痛,坐骨神经被拉紧。

4.心理功能评定

常采用 Zung 焦虑、抑郁自评量表。

(二)结构评定

可通过 X 线、CT 或 MRI 对 LDH 患者的腰椎结构进行检查,明确腰段结构异常的具体情况,如脊柱腰段外形的改变、椎体外形的改变、椎间隙的改变、突出物征象、压迫征象、伴发征象等。

(三)活动评定

LDH 疼痛患者中,20%的患者日常生活活动明显受限,其中 5%的患者日常生活活动严重受限。因此,有必要对患者的日常生活活动情况进行评定。

(四)参与评定

应该对患者的社会参与能力及生存质量进行评定,如职业评定、社会交往评定、生存质量评定等。

二、康复诊断

本病临床主要功能障碍/康复问题表现为以下 4 个方面。

(一)功能障碍

1.感觉功能障碍

表现为腰部及患侧下肢疼痛。

2.运动功能障碍

表现为腰椎活动范围受限、躯干肌肉肌力及耐力下降、患侧下肢肌力下降。

3.步态异常

表现为减痛步态。

4.心理功能障碍

表现为焦虑及抑郁情绪。

(二)结构异常

主要表现为腰段脊柱外形改变、椎体外形改变、椎间隙左右不等宽、突出物征象、硬膜囊和神经根受压及伴发黄韧带增厚等。

(三)活动受限

1.转移能力受限

主要表现为床-地转移、行走、上下楼梯等受限。

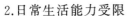

2.日常生活能力受限

主要表现为因疼痛导致穿衣、如厕、转移、行走、上下楼梯、洗澡、家务等活动受到不同程度限制。

(四)参与受限

主要表现为对工作、社会交往、休闲娱乐及社会环境适应等方面受到不同程度限制。

三、康复治疗

近期目标:缓解或消除腰部及患侧下肢疼痛,改善腰椎活动度、提高躯干肌肉肌力及患侧下肢肌力,提高日常生活能力。

远期目标:增强患者腰椎稳定性,减少 LDH 复发可能性,提高患者社会参与能力及生活质量。

(一)卧床休息

LDH 急性发作期,患者应短时间卧床休息,一般以 2～3 天为宜,不主张长期卧床。严格的卧床休息不仅对腰痛的恢复无积极治疗作用,而且会使患者产生过多的心理负担等问题而延误功能恢复,造成慢性腰痛。

(二)物理治疗

1.物理因子治疗

临床常根据患者的症状、体征、病程等特点选用高频电疗、低中频电疗、直流电药物离子导入、光疗、蜡疗等治疗。

2.运动疗法

急性期疼痛较重时,患者不进行特异性的腰背活动,疼痛减轻后患者除了进行有氧运动以外,还应该着重于腰腹肌的训练和腰及下肢的柔韧性训练。训练方法包括放松运动、腰椎活动度训练、肌力训练(如躯干肌、患侧下肢肌肉力量的训练)等。

(三)药物治疗

常用的药物有以下几种。①止痛药物:仅短期应用于中度以上疼痛患者,用药不宜超过 2 周。常用药物有吲哚美辛、对乙酰氨基酚、布洛芬等。②肌肉松弛药、麻醉性镇痛药、各种复方药物,近年研究小剂量三环抗抑郁药物对慢性腰痛有效。③扩张血管药物。④营养神经药物:常用的有谷维素、维生素 B_1、维生素 B_{12} 等,有助于神经变性的恢复。

(四)注射疗法

经皮阻滞疗法:常用骶裂孔注射阻滞疗法,该疗法是将药液经骶裂孔注射至硬膜外腔,药液在椎管内上行至患部神经根处发挥治疗作用。所用药液包括维生素 B_1、维生素 B_{12}、利多卡因、地塞米松和生理盐水,30～50 mL,3～5 天 1 次,一般注射 1～3 次。

(五)腰椎牵引治疗

腰椎牵引是治疗 LDH 的有效方法。根据牵引力的大小和作用时间的长短,将牵引分为慢速牵引和快速牵引。

(六)手法治疗

手法治疗是国外治疗腰痛的常用方法,手法的主要作用为缓解疼痛,改善脊柱的活动度。各种手法治疗都各成体系,有独特的操作方法。以 Maitland 的脊柱关节松动术和 Mckenzie 脊柱力学治疗法最为常用。

（七）椎间盘微创手术

微创介入治疗 LDH 具有创伤小、恢复快、不影响脊柱稳定性和操作简便等优点，但也有一定的局限性，在临床治疗中要根据病情合理应用。

（八）心理治疗

对有焦虑及抑郁情绪的患者，医师、治疗师及护士要及时进行心理疏导与心理支持。

（潘加谦）

第十五节　强直性脊柱炎

强直性脊柱炎（ankylosing sporidylitis，AS）是以骶髂关节和脊柱附着点炎症为主要症状的疾病，与 HLAB27 呈强关联，是四肢大关节，以椎间盘纤维环及其附近结缔组织纤维化和骨化，以及关节强直为病变特点的慢性炎性疾病。该病病因尚不明确，是以脊柱为主要病变部位的慢性病，累及骶髂关节，引起脊柱强直和纤维化，造成不同程度眼、肺、肌肉、骨骼病变，属自身免疫性疾病。多见于 16～25 岁青年男性。

一、康复评定

（一）功能评定

1.运动功能评定

脊柱前屈度的评定：采用改良的 Schober 法：患者直立位，在患者两侧髂后上棘连线的中点及其上方 15 cm 处皮肤上分别做标志，然后让患者尽量前屈，在最大屈曲位时测定该两点间距，用所测数据减去15 cm，差值作为腰椎屈曲活动度的指标，＜4 cm 表示脊柱前屈受限。评价脊柱前屈功能采用颌胸距：患者取坐位，颈部前屈，测量下颌底至胸骨体上缘距离，正常人为 0 cm。周围关节（髋膝踝）的评定：包括关节活动度、肌力。

2.感觉功能评定

疼痛是 AS 患者就诊的主要临床症状，所以必须对疼痛进行评定。一般采用视觉模拟评分法（VAS）。

3.平衡功能评定

AS 患者除影响脊柱外，常影响其周围关节如髋、膝、踝关节，影响躯干及下肢生物力线及负荷平衡，同时脊柱及髋膝踝关节受累后，其本体感觉障碍常常影响其平衡功能，而平衡功能障碍又可加重关节病理改变，导致患者跌倒。所以 AS 患者平衡功能评定非常重要。

4.步态分析

AS 患者常常有步态异常，因此，有条件者还应该进行步态分析。

（二）结构评定

1.疾病炎症活动期的评定

强直性脊柱炎是慢性进行性炎症疾病，判断活动期对指导用药及康复治疗方案有临床意义，以下症状的出现提示可能处于炎症活动期。

（1）局部症状：关节红、肿、热、痛，伴有渗出、功能障碍。

(2)全身症状:发热、消瘦、食欲减退、倦怠、睡眠障碍。

(3)具有关节外表现:如伴有眼虹结膜炎等。

(4)体内出现炎症反应物:如 C 反应蛋白(CRP)、血沉(ESR)升高等。

2.关节形态的评定

强直性脊柱炎患者因其脊柱及周围关节受累,常导致脊柱畸形。常用的脊柱结构评定方法为枕墙距。枕墙距:评价颈椎、胸椎后凸程度,让患者靠墙而立,足跟紧贴墙面,测量后枕部与墙面的水平距离。评定其受累部位结构受损程度,也需根据病情选择 X 线、CT、MRI 等检查病变的结构异常的具体情况。

(三)活动评定

活动水平的评定是包括独立生活能力、认知功能、心理评价等在内的综合评价。比如广泛运用的 Barthel 指数评定法、修订的 Rankin 标准(mRS)、日常生活活动能力的评估(ADL),对于强直性脊柱炎患者也可借鉴,以患者独立程度、对辅助器具或辅助设备的需求程度及他人给予帮助进行量化,便于治疗前后比较。此外功能独立性评价量表(FIM)及评估情绪的量表(如汉密尔顿焦虑抑郁量表)等均可应用。

(四)参与评定

可用 Meenan 的关节炎影响测定量表(arthritis impact measurement scale,AIMS)来评定。其他普适性量表,如简明健康状况调查问卷(SF-36)、欧洲健康质量量表(EQ-5D)、社会支持量表(SSRS)等均可应用。

二、康复诊断

(一)功能障碍

1.运动功能障碍

表现为胸腰椎或髋、膝、踝关节发僵、活动受限、肌力下降。

2.感觉功能障碍

表现为胸腰椎或骶髂关节、髋、膝、踝疼痛。

3.平衡功能障碍

平衡协调功能障碍。

(二)结构异常

1.疾病炎症分期

(1)活动期:局部关节红、肿、热、痛,活动障碍;具有关节外表现:如虹膜炎、淀粉样变、动脉炎;实验室指标:血沉、CRP 明显增高。

(2)缓解期:局部疼痛消失,遗有关节活动受限或关节僵硬,实验室检查 ESR、CRP 等正常。

2.关节的影像学异常

AS 患者 98%～100% 的病例早期即有骶髂关节的 X 线改变。早期 X 线表现为骶髂关节炎,病变一般在骶髂关节的中下部开始,为两侧性。开始多侵犯髂骨侧,进而侵犯骶骨侧。可见斑点状或块状,髂骨侧明显。继而可侵犯整个关节,边缘呈锯齿状,软骨下有骨硬化,骨质增生,关节间隙变窄。最后关节间隙消失,发生骨性强直。

骶髂关节炎 X 线诊断标准分为 5 期:0 级为正常骶髂关节,Ⅰ期为可疑骶髂关节炎,Ⅱ期为骶髂关节边缘模糊,略有硬化和微小侵袭病变,关节间隙无改变,Ⅲ期为中度或进展性骶髂关炎,伴有一项(或以上)变化:近关节区硬化、关节间隙变窄/增宽、骨质破坏或部分强直,Ⅳ期为关节完全融合或强直伴或不伴硬化。

脊柱病变的 X 线表现,早期为普遍性骨质疏松,椎小关节及椎体骨小梁模糊(脱钙),椎体呈"方形椎",腰椎的正常前弧度消失而变直,可引起一个或多个椎体压缩性骨折。病变发展至胸椎和颈椎椎间小关节,间盘间隙发生钙化,纤维环和前纵韧带钙化、骨化、韧带骨赘形成,使相邻椎体连合,形成椎体间骨桥,呈最有特征的"竹节样脊柱"。原发性 AS 和继发于炎性肠病、Reiter综合征、银屑病关节炎等伴发的脊柱炎,X 线表现类似,但后者为非对称性强直。在韧带、肌腱、滑囊附着处可出现骨质糜烂和骨膜炎,最多见于跟骨、坐骨结节、髂骨嵴等。其他周围关节亦可发生类似的 X 线变化。

(三)活动受限

对患者个体而言,AS 导致与受累关节相关的日常生活活动不同程度受限,主要变现为站、转移、行走、上下楼梯等活动不同程度的受限。

(四)参与受限

AS 常常对患者回归社会产生不同程度的影响。疼痛、运动功能障碍及平衡协调功能障碍是引起患者社会参与受限的主要原因。社会参与受限主要表现为对工作、社会交往、休闲娱乐及社会环境适应等方面受到不同程度限制。

三、康复治疗

近期目标:AS 患者早期及活动期的近期目标:预防脊柱畸形的发生,减轻受累关节的过重负担,消除疼痛,改善脊柱功能,有四肢大关节损害时,应设法改善这些关节功能。AS 患者后期及缓解期的近期目标:脊柱畸形(包括颈椎)程度改善。

远期目标:防止畸形发生,明显驼背时手术矫正畸形,改善患者的生活工作和学习能力,增进患者参与社会生活的能力,增进职业能力。

AS 的病因不明,尚缺乏一种特效的预防和治疗方法,目前常用的是包括运动疗法、物理疗法、中医传统康复、家庭康复教育、生活指导、自我训练在内的综合康复治疗方案。同时,AS 病势缠绵,病程可达数十年,往往是炎症活动期和缓解期交错进行。活动期以炎症渗出、疼痛为主;缓解期以关节融合、强直、活动障碍为主,故采用分期治疗的方案,有计划、有重点的进行康复锻炼。

(一)炎症活动期的康复治疗方案

炎症活动期应予以患者充分休息,保证充足营养,结合药物使用,抑制病程进展,减轻炎症渗出,保持关节活动度。急性期治疗应以被动运动为主,采用物理治疗、水疗、按摩等轻柔方法,以舒缓疼痛、保持功能、缓解病情为目的。

1.物理治疗

炎症活动期以抗感染、止痛、改善功能为康复治疗目的。常用方法有超短波、脉冲超短波、脉冲短波疗法、水疗等。采用其促进炎症吸收、抑制感觉神经传导的作用以缓解炎症渗出的疼痛。一般而言,疼痛是关节炎症的表现,随着炎症消退,疼痛大多可以缓解,也有部分患者,关节炎症不明显而疼痛突出,多与失用性肌肉痉挛有关,此时可采用干扰电、立体干扰电、调制中频电及蜡疗、红外线等缓解肌肉痉挛、减轻疼痛。运动疗法:以关节被动运动训练为主,防止局部粘连。

2药物治疗

(1)非甾体抗炎药:有消炎止痛、减轻僵硬和肌肉痉挛作用。不良反应为胃肠反应、肾脏损害、延长出血时间等。妊娠及哺乳期妇女,更应特别注意。

(2)柳氮磺胺吡啶:SSZ是5-氨基水杨酸(5-ASA)和磺胺吡啶(SP)的偶氮复合物,不良反应主要为消化道症状、皮疹、白细胞计数及肝功能改变等,但均少见。用药期间宜定期检查血常规及肝、肾功能。

(3)甲氨蝶呤:据报道疗效与SSZ相似。口服和静脉用药疗效相似。不良反应有胃肠反应、骨髓抑制、口腔炎、脱发等,用药期间定期查肝功能和血常规,忌饮酒。

(4)肾上腺皮质激素:一般情况下不用肾上腺皮质激素治疗AS,但在急性虹膜炎或外周关节炎用非甾体抗炎药治疗无效时,可用CS局部注射或口服。

(5)雷公藤总苷:有消炎止痛作用,疗效较雷公藤酊剂好,服用方便。不良反应有胃肠反应、白细胞减少、月经紊乱及精子活力降低等,停药后可恢复。

(6)生物制剂:肿瘤坏死因子(TNF-α)拮抗剂等(如益赛普、阿达木单抗等)是目前治疗AS等脊柱关节疾病的最佳选择,有条件者应尽量选择。

(二)炎症缓解期的康复治疗方案

炎症缓解期应以恢复锻炼为主,保持关节活动度、恢复受损关节功能。本期治疗强调患者主动配合,采用运动疗法、物理因子治疗、水中运动疗法、按摩、熏蒸等综合方案,必要时辅以手术关节置换术、矫形以达到改善关节功能、提高生活质量的目的。

1.运动疗法

AS的畸变具有一定的规律性,即逐渐由腰椎、胸椎、颈椎到骶髂关节、髋关节的屈曲畸形。因此,预防矫正的原则是在全面而均衡提高身体素质的基础上或同时,增强相应伸肌群的张力和力量,以期对抗脊柱及关节的病变,从而保持机体平衡。常用的运动项目包括:保持正确的体位和姿势;身体局部功能锻炼;低强度有氧运动;全面身体素质训练等。

(1)保持正确的体位和姿势:坐位、站立及行走时尽量做到昂首挺胸、双目前视、腰背挺直、胸廓打开,避免低头含胸弯腰,必要时辅助背靠墙站立训练,坐位辅助直背硬靠椅以保持良好的身体姿势,避免坐软沙发及矮板凳,避免长时间弯腰;看书、读报、写字时,视线应与书报保持平行高度,避免颈椎过久后仰或前倾。卧位要求睡硬板床,定时仰卧位,忌高枕,以使腰背处于自然伸展位置。适当定时改换体位,不可长时间地采用同一种体位和姿势,维持脊柱的正常生理曲度,防止因不良的姿势和体位加速加重畸形的形成。而脊柱生理曲度已经消失或已有强直者,可于平卧位时背部垫置一软枕,以延缓脊柱后凸畸形的形成。

(2)胸廓运动:为防止病变上行到达胸部使呼吸受限,胸廓运动和深呼吸运动以最大程度扩张胸廓十分必要。

(3)脊柱灵活性训练:主要为颈、胸、腰3个部位的前屈、后仰、左右侧弯及旋转等训练。

(4)髋关节活动度训练:主要包括髋关节>45°的屈曲、外展、内收等功能锻炼,如蹬车运动、踢腿运动、叉腰下蹲运动等。

(5)水中运动:水中医疗体操,充分利用水的浮力放松肌肉关节,减少对受累关节的刺激,特别是随着躯体在水中的上下浮沉,水对身体产生的冲击还起到了被动按摩的作用。

2.物理因子疗法

缓解期可采用改善局部血液循环,促进炎症吸收,防止关节畸形的物理疗法,常用的有超短波、微波疗法。

3.康复辅具

支具常用于不稳定关节,保护关节功能位,根据 AS 所伴发的关节功能障碍,采用相应的矫形支具,改变负重力线、平衡各关节面的负荷。采用手拐、助行器等可以减少受累关节负重。

(潘加谦)

第十六节　风湿性关节炎

风湿性关节炎是一种常见的急性或慢性结缔组织炎症,属变态反应性疾病。可反复发作并累及心脏。

一、病因和发病机制

风湿性关节炎是风湿热的一种表现。风湿热是由 A 组乙型溶血性链球菌感染所致的全身变态反应性疾病,病初起时常有丹毒等感染病史。风湿热起病急,且多见于青少年。风湿性关节炎可侵犯心脏,引起风湿性心脏病,并有发热、皮下结节和皮疹等表现。风湿性关节炎有两个特点:一是关节红、肿、热、痛明显,不能活动,发病部位常常是膝、髋、踝等下肢大关节,其次是肩、肘、腕关节,手、足的小关节少见;二是疼痛游走不定,一段时间是这个关节发作,一段时间是那个关节不适,但疼痛持续时间不长,几天就可消退。化验血沉加快,抗"O"滴度升高,类风湿因子阴性。治愈后很少复发,关节不留畸形,有的患者可遗留心脏病变。

二、病理和病理生理

风湿在医学上是指关节及其周围软组织不明原因的慢性疼痛。风湿性疾病则指一大类病因各不相同但共同点为累及关节及周围软组织,包括肌肉、韧带、滑囊、筋膜的疾病。关节病变除疼痛外,尚伴有肿胀和活动障碍,呈发作与缓解交替的慢性病程。由于患者的血液循环不通畅,导致肌肉或者组织所需要的营养无法通过血液循环来输送,致使患者肌肉缺少营养而老化加速,变得僵硬,严重的会导致患者肌肉和血管萎缩,部分患者可出现关节致残和内脏功能衰竭。

三、临床表现

临床以关节和肌肉游走性酸胀、疼痛为特征,多以急性发热及关节疼痛起病,典型表现是轻度或中度发热,游走性多关节炎,受累关节多为膝、踝、肩、肘、腕等大关节,常见由一个关节转移至另一个关节,病变局部呈现红肿、灼热、剧痛,部分患者也有几个关节同时发病,不典型的患者仅有关节疼痛而无其他炎症表现。急性炎症一般于 2～4 周消退,不留后遗症,但常反复发作。若风湿活动影响心脏,则可发生心肌炎,甚至遗留心脏瓣膜病变。其主要临床表现如下。

(1)关节疼痛。

(2)晨僵:患者晨起或休息较长时间后,关节呈胶粘样僵硬感,活动后方能缓解或消失。晨僵在类风湿关节炎中最为突出,可以持续数小时,在其他关节炎则持续时间较短。

(3)关节肿胀和压痛:往往出现在有疼痛的关节,是滑膜炎或周围软组织炎的体征,其程度因

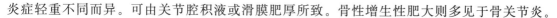

炎症轻重不同而异。可由关节腔积液或滑膜肥厚所致。骨性增生性肥大则多见于骨关节炎。

(4)关节畸形和功能障碍:指关节丧失其正常的外形,且活动范围受到限制,如膝不能完全伸直,手的掌指关节有尺侧偏斜,关节半脱位等。这些改变都与软骨和骨的破坏有关。其关节畸形的发生率较低,约为10%。

四、辅助检查

(一)自身抗体

在风湿性疾病的范围内应用于临床的自身抗体分以下4类:抗核抗体谱、类风湿因子、抗中性粒细胞胞质抗体、抗磷脂抗体。其对弥漫性结缔组织病的诊断有重要作用。

1.抗核抗体谱

抗DNA抗体 anti-dsDNA、anti-ssDNA,抗组蛋白抗体 Histone:H_1、H_{2A}、H_{2B}、H_3、H_4、H_{2A}-H_{2B}复合物,抗非组蛋白抗体抗 ENA 抗体,抗着丝点抗体(ACA)等。

2.类风湿因子

除出现在类风湿关节炎外,尚见于其他结缔组织病,如系统性红斑狼疮、干燥综合征、混合性结缔组织病、系统性硬化等。

3.抗中性粒细胞胞质抗体(ANCA)

以常人中性粒细胞为底物按所见荧光图形,分为C-ANCA(胞质型)和P-ANCA(核周型)、其他各自的抗原为胞质内的丝氨酸蛋白酶和骨氧化酶。本抗体对血管炎的诊断极有帮助,且不同的 ANCA 抗原提示不同的血管炎,如C-ANCA 主要出现在 Wegener 肉芽肿、Churg-Strauss 综合征,P-ANCA 则见于显微镜下结节性多动脉炎、新月形肾炎、类风湿关节炎、系统性红斑狼疮等。

4.抗磷脂抗体

临床上应用的有抗磷脂抗体和狼疮抗凝物两种测定方法。本抗体出现在系统性红斑狼疮等多种自身免疫性疾病中。抗磷脂综合征是指临床表现有动脉或静脉栓塞、血小板减少、习惯性流产并伴有抗心磷脂抗体和/或狼疮抗凝物者,除继发于系统性红斑狼疮外,也可以为原发性。

(二)滑液检查

在一定程度上反映了关节滑膜炎症。特别是在滑液中找到尿酸盐结晶或滑膜细菌培养阳性,则有助于痛风性关节炎或化脓性关节炎的确诊。

(三)关节影像检查

X 线检查有助于关节病变的诊断和鉴别诊断,亦能随访了解关节病变的演变。是目前最常用的影像学诊断方法,其他尚有关节 CT、MRI、同位素等检查。

(四)病理活组织检查

所见的病理改变如狼疮带对系统性红斑狼疮、类风湿结节对类风湿关节炎、唇腺炎对干燥综合征、关节滑膜病变对不同病因所致的关节炎都有着重要的意义。

五、诊断

风湿性关节炎的诊断主要依据发病前1～4周有溶血性链球菌感染史,急性游走性大关节炎,常伴有风湿热的其他表现如心肌炎、环形红斑、皮下结节等,血清中抗链球菌溶血素"O"凝集效价明显升高,咽拭培养阳性和血白细胞增多等。抗链球菌溶血素"O"(抗链"O")是人体被

A 组溶血性链球菌感染后血清中出现的一种抗体。近 85% 的风湿性关节炎患者都有抗链"O"增高的情况,通常在 1：800 以上。当然,风湿性关节炎恢复后,这种抗体可逐渐下降。风湿性关节除了抗链"O"增高外,实验室检查还可发现如下异常。

(1)外周血白细胞计数升高,多在 $10 \times 10^9 / L$(即 10 000/mm³)以上,中性粒细胞比例也明显上升,高达 80%～90%,有的出现核左移现象。

(2)血沉和 C 反应蛋白升高。血沉和 C 反应蛋白通常是各种炎症的指标,在风湿性关节炎患者的急性期,血沉可达 90 mm/h 以上,C 反应蛋白也在 30 mg/L(30 μg/mL)以上,急性期过后(1～2 个月)渐渐恢复正常。

(3)关节液检查,常为渗出液,轻者白细胞计数可接近正常,重者可达 $80 \times 10^9 / L$(80 000/mm³)以上,多数为中性粒细胞。细菌培养阴性。

(4)类风湿因子和抗核抗体均为阴性。

六、康复治疗

目的:缓解关节疼痛,促进渗出液吸收,恢复关节功能。

(一)物理因子理疗

1.特定电磁波谱(TDP)

TDP 具有消炎、镇痛、提高免疫力,改善微循环,促进骨髓功能抑制的恢复等作用。照射方法:采取患病关节局部照射,灯距皮肤 30～40 cm,每次照射 1 小时。每天 1 次,每 10 天为 1 个疗程。

2.风湿治疗仪

根据病情选用中药水煎浓汁作导入剂,用风湿治疗仪常法操作,直流电透入,通过药离子作用于病变部位,达到消炎止痛,化瘀通络之目的。每天治疗 1 次,每次 20～30 分钟,10 次为 1 个疗程。

3.紫外线疗法

可全身照射加关节照射再配合应用抗风湿药物治疗,全身照射按基本进度进行,有调节免疫功能,能降低过高的体液免疫功能,使免疫球蛋白减少。

4.直流电离子导入疗法

(1)氯化钙阳极导入:具有使毛细血管致密,降低通透性,消炎和脱敏等作用。

(2)水杨酸钠阴极导入:抗风湿止痛,与紫外线疗法有协同作用。

(3)枸橼酸钠阴极导入:可减少血管活性胺的释放,使炎症减轻。

(二)运动疗法

适量的运动对风湿性关节炎的康复有积极的作用,常用的方法有以下几种。

1.肩关节

患者直立,两脚分开与肩同宽,上肢由前向后或由后向前作环转运动 20 次;两上肢向前伸直向两侧外展,然后内收紧抱双肩 20 次。

2.肘关节

肘关节尽量伸直,然后屈曲,反复 20 次;上肢伸直,握拳做前臂旋前旋后运动 20 次。

3.腕关节

腕关节做屈伸动作 20 次;以前臂为轴,握拳做顺时针及逆时针旋转各 20 次。

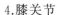

4.膝关节

两脚并拢,半蹲,双手扶膝,双膝向左右各旋转 20 次;双手扶膝做蹲、起动作 20 次。

5.踝关节

两脚分开与肩同宽,以右腿支撑体重,左脚尖着地,踝关节做内外旋转各 20 次,然后右脚做相同运动 20 次;双腿并拢做抬脚跟运动 20 次。

(潘加谦)

第十七节　化脓性关节炎

化脓性关节炎为化脓性细菌引起的关节炎症。血源性者在儿童发生较多,受累的多为单一的肢体大关节,如髋关节、膝关节及肘关节等。如由损伤引起,则根据受伤部位而定,一般膝、肘关节发生率较高。

一、病因和发病机制

最常见的致病菌为金黄色葡萄球菌,可占 85% 左右;其次为白色葡萄球菌、淋病双球菌、肺炎链球菌和肠道杆菌等。

细菌进入关节内的途径有以下几种。①血源性传播:身体其他部位化脓性病灶内的细菌通过血液循环传播至关节内;②邻近关节的化脓性病灶直接蔓延至关节腔内,如股骨头或髂骨骨髓炎蔓延至髋关节;③开放性关节损伤发生感染;④医源性:关节手术后感染和关节内注射皮质类固醇后发生感染。

二、病理和病理生理

化脓性关节炎的病变发展过程可以分成 3 个阶段,这 3 个阶段有时演变缓慢,有时发展迅速而难以区分。

(一)浆液性渗出期

细菌进入关节腔后,滑膜明显充血、水肿,有白细胞浸润和浆液性渗出物。渗出物中含大量白细胞。本期关节软骨没有被破坏,如治疗及时,渗出物可以完全被吸收而不遗留任何关节功能障碍。本期病理改变为可逆性。

(二)浆液纤维素性渗出期

病变继续发展,渗出物变为混浊,量增多,细胞亦增加。滑膜炎症因滑液中出现了酶类物质而加重,使血管的通透性明显增加。大量的纤维蛋白出现在关节液中,纤维蛋白沉积在关节软骨上,影响软骨的代谢。白细胞释放大量溶酶体,可以协同对软骨基质进行破坏,使软骨出现崩溃、断裂与塌陷。修复后必然会出现关节粘连与功能障碍。本期出现了不同程度的关节软骨损毁,部分病变已成为不可逆性。

(三)脓性渗出

炎症已侵犯至软骨下骨质,滑膜和关节软骨都已破坏,关节周围亦有蜂窝织炎。渗出物已转为明显的脓性。修复后关节重度粘连,甚至纤维性或骨性强直,病变为不可逆性,后遗有重度关节功能障碍。

三、临床表现

原发化脓性病灶表现可轻可重,甚至全无。

(一)高热

起病急骤,有寒战高热等症状,体温可达 39 ℃以上,甚至出现谵妄与昏迷,小儿惊厥多见。

(二)疼痛与功能障碍

病变关节迅速出现疼痛与功能障碍,浅表的关节,如膝、肘和踝关节,局部红、肿、热、痛明显,关节常处于半屈曲位,这样可以使关节腔内的压力减小,而关节囊较松弛以减少疼痛;深部的关节,如髋关节,因有厚实的肌肉,局部红、肿、热都不明显,关节往往处于屈曲、外旋、外展位。患者往往因剧痛拒做任何检查。

(三)积液

关节腔内积液在膝部最为明显,可见髌上囊明显隆起,浮髌试验可为阳性;张力高时,髌上囊坚实,因疼痛与张力过高,有时难以做浮髌试验。

因为关节囊坚厚结实,脓液难以穿透,一旦穿透至软组织内,则蜂窝织炎表现严重,深部脓肿穿破皮肤后会形成瘘管,此时全身与局部的炎症表现都会迅速缓解,病变转入慢性阶段。

四、辅助检查

(一)化验

血常规中白细胞计数增高可至 $10 \times 10^9 / L$ 以上,大量中性多核白细胞。红细胞沉降率增快。关节液外观可为浆液性(清的)、纤维蛋白性(混的)或脓性(黄白色)。镜检可见多量脓细胞,或涂片做革兰氏染色,可见成堆阳性球菌。血培养和关节液穿刺培养可检出病原菌。

(二)X线

早期只可见关节周围软组织肿胀的阴影,膝部侧位片可见明显的髌上囊肿胀,儿童病例可见关节间隙增宽。出现骨骼改变的第一个征象为骨质疏松;接着因关节软骨破坏而出现关节间隙进行性变窄;软骨下骨质破坏使骨面毛糙,并有虫蚀状骨质破坏。一旦出现骨质破坏,进展迅速并有骨质增生使病灶周围骨质变为浓白。至后期可出现关节挛缩畸形,关节间隙狭窄,甚至有骨小梁通过,形成骨性强直。邻近骨骼出现骨髓炎改变的也不少见。

五、诊断

根据全身与局部症状和体征,诊断一般不难。X线表现出现较迟,不能作为诊断依据。关节穿刺和关节液检查对早期诊断很有价值,应做细胞计数,分类,涂片革兰氏染色找病原菌,关节液应做细菌培养和药物敏感试验。

六、康复治疗

(1)早期足量全身性使用抗菌药物。

(2)关节腔内注射抗菌药物:每天做一次关节穿刺,抽出关节液后,注入敏感抗菌药物。如果抽出液逐渐变清,而局部症状和体征缓解,说明治疗有效,可以继续使用,直至关节积液消失,体温正常。如果抽出液变得更为混浊,甚至呈脓性,说明治疗无效,应改为灌洗或切开引流。

　　(3)理疗。目的:病初,可制止病变蔓延,减轻症状,促进炎症吸收,以免化脓;如炎症已趋向化脓,则促使浸润局限及脓肿形成加速。

　　常用的理疗方法。①超短波疗法:患部关节,对置法,无热量,每次5~15分钟,每天1次,适用于各期。②紫外线疗法:中心重叠照射法,患部关节用Ⅱ~Ⅲ级红斑量,关节周围用Ⅰ~Ⅱ级红斑量照射,渐降至Ⅰ级或亚红斑量,每天或隔天照射1次。③直流电药物离子导入疗法:在关节腔内注射抗菌药物的基础上进行腔内直流电离子导入。常采用对置法。④磁场疗法:患部,旋磁法,每天1次,疗程视病情而定。适用于炎症已控制,关节较僵硬者,可防止瘢痕形成。⑤等幅正弦中频电疗法:患部关节,耐受量,每次20~30分钟,每天1次,15~20次1个疗程。适用于炎症已控制,尚残留硬块时,以促进吸收。

　　其他疗法,如石蜡疗法、微波疗法、短波疗法、可见光线疗法及电针疗法等,亦可采用。

　　(4)为防止关节内粘连,尽可能保留关节功能可作持续性关节被动活动。在对病变关节进行局部治疗后,即可将肢体置于下(上)肢功能锻炼器上做24小时持续性被动运动,开始时有疼痛感,很快便会适应。至急性炎症消退时,一般在3周后即可鼓励患者主动运动。没有下(上)肢功能锻炼器时,应将局部适当固定,用石膏托固定或用皮肤牵引以防止或纠正关节挛缩。3周后开始锻炼,关节功能恢复往往不甚满意。

　　(5)后期病例如关节强直于非功能位或有陈旧性病理性脱位者,需行矫形手术,以关节融合术或截骨术最常采用。为防止感染复发,术前、术中和术后都须使用抗菌药物。此类患者做人工全关节置换术感染率高,需慎重考虑。

　　(6)术后24小时可进行术腿股四头肌静力性收缩训练(每组10~20次,每天3组)。

　　(7)术后24~48小时可进行股四头肌静力性收缩训练和直腿抬高训练(每组20~30次,每天3组),可以进行膝关节的屈曲(每组2次,每天2组)。注意保护出入引流管,防止脱落。引流解除后可进行膝关节不负重的主动屈伸活动(每组3~5次,每天4组),如不能主动活动,可进行被动活动(范围以患者痛点为准),及继续股四头肌静力性收缩和直腿抬高训练(每组50~60次,每天3组)。

　　(8)术后3个月内避免不必要的行走和关节活动,除上述功能训练外,还需进行抗阻股四头肌的训练(方法为吊沙袋在小腿上进行直腿抬高的训练,运动量以第2天晨起时不感到肌肉乏力和酸痛不适为度),以防止肌肉萎缩,膝关节以静止休息为主。

　　(9)上述锻炼根据患者自身的耐受能力,可适当调整运动量。运动量应循序渐进。

(潘加谦)

第十八节　骨 关 节 炎

　　骨关节炎(osteoarthritis,OA)是一种常见的慢性关节疾病。其主要病变是关节软骨的退行性变和继发性骨质增生。多见于中老年人,女性多于男性。好发于负重较大的膝关节、髋关节、脊柱及手指关节等部位,该病亦称为骨关节病、退行性关节炎、增生性关节炎、老年关节炎和肥大性关节炎等。

一、病因和发病机制

原发性骨关节炎的发病原因迄今为止尚不完全清楚。它的发生发展是一种长期、慢性、渐进的病理过程，涉及全身及局部许多因素，可能是综合原因所致，诸如有软骨营养、代谢异常；生物力学方面的应力平衡失调；生物化学的改变；酶对软骨基质的异常降解作用；累积性微小创伤；肥胖、关节负载增加等因素。

二、病理和病理生理

最早期的病理变化发生在关节软骨，首先是关节软骨局部发生软化、糜烂，导致软骨下骨外露；随后继发的骨膜、关节囊及关节周围肌肉的改变使关节面上的生物应力平衡失调，有的部位承受应力过大，有的部位较小，形成恶性循环，病变不断加重。

(一)关节软骨

正常关节软骨呈淡蓝白色、透明，表面光滑，有弹性，边缘规整。在关节炎的早期，软骨变为淡黄色，失去光泽，继而软骨表面粗糙，局部发生软化，失去弹性。在关节活动时发生磨损，软骨可碎裂、剥脱，软骨下骨质外露。

(二)软骨下骨

软骨磨损最大的中央部位骨质密度增加，骨小梁增粗，呈象牙质改变。外围部位承受应力较小，软骨下骨质发生萎缩，出现囊性改变。由于骨小梁的破坏吸收，使囊腔扩大，周围发生成骨反应而形成硬化壁。在软骨的边缘或肌腱附着处，因血管增生，通过软骨内化骨，形成骨赘。

(三)滑膜

滑膜的病理改变有两种类型。①增殖型滑膜炎：大量的滑膜增殖、水肿，关节液增多，呈葡萄串珠样改变；②纤维型滑膜炎：关节液量少，葡萄串珠样改变大部分消失，被纤维组织所形成的条索状物代替。滑膜的改变不是原发病变，剥脱的软骨片及骨质增生刺激滑膜引起炎症，促进滑膜渗出。

(四)关节囊与周围肌肉

关节囊可发生纤维变性和增厚，限制关节的活动。周围肌肉因疼痛产生保护性痉挛，关节活动进一步受到限制，可发生畸形(屈曲畸形和脱位)。

三、临床表现

(一)关节疼痛

为首发症状，也是多数患者就诊的主要原因。通常只局限在受累关节内，下肢髋、膝关节骨关节炎可致大腿有痛感。疼痛可因关节负重或活动较多而加剧。

(二)关节僵硬

部分患者于早晨起床时感觉受累关节轻度僵硬；长期处于静止状态的受累关节开始活动时也会出现僵硬感，启动困难。骨关节炎的关节僵硬在活动开始后 15～30 分钟内消失。

(三)关节肿胀

当骨关节炎合并有急性滑膜炎发作会出现关节肿胀。

(四)关节变形

见于病程较长、关节损害较严重的患者。由于长时间的关节活动受限、关节囊挛缩、关节周围肌肉痉挛而出现畸形。

（五）肌肉萎缩

见于支撑关节的肌肉，由于长期关节活动受限出现失用性萎缩。

（六）关节弹响

见于病程较长的患者，由于关节面受损后变得粗糙，甚至关节面破裂、增生的骨赘破碎在关节腔内形成游离体，以及包绕关节维持关节稳定的韧带变得松弛，故在关节活动时出现弹响。

四、辅助检查

（一）影像学检查

骨关节炎早期 X 线摄片无明显变化。晚期可见关节间隙狭窄，关节边缘有骨赘形成。后期骨端变形，关节表面不平整，边缘骨质增生明显，软骨下骨有硬化和囊腔形成，伴滑膜炎时髌下脂肪垫模糊或消失。

（二）实验室检查

一般都在正常范围内。关节液检查可见白细胞增多，偶见红细胞。

五、功能障碍及评估

关节炎在首次出现症状后常持续缓慢地发展，病情较严重的患者甚至出现运动功能障碍和日常生活活动能力受限，甚至发生残疾、不能步行或卧床不起，造成生活自理困难，进而社会生活参与受限。早期主要是徒手肌力检查（MMT）和 ROM 评定，后期由于功能障碍而进行 ADL评定。

（一）关节 ROM 评定

以关节量角法进行病损关节和相邻关节的关节活动度测量，可评估单个关节的 ROM 改变。计算机三维步态分析不但可以观察步行或上肢及手运动时肢体任何单个关节活动度的改变，还可以综合评价各关节联合运动时的功能性改变，从而可以更全面地观察因为某单个关节活动受限而导致相邻关节的改变，评估因制动或过度活动对相邻关节可能产生的影响。

（二）关节周围肌力评定

有 MMT、等长试验等。需要注意的是，严重的关节疼痛可能会影响检查结果，因此客观的力量测定会比主观肌力检查更为重要。

（三）疼痛

根据疼痛程度的描述（如轻度、中度、重度）来测量，或通过视觉模拟量表来测量。

（四）日常生活活动能力

根据 Barthel 指数评定。此外，各个关节功能受限所涉及的各相关的评定方法亦可使用，如改良 HSS 肘关节评分、改良 Larson 膝关节损伤评分等。国际膝关节疾病分类标准（IKDC）不但有针对膝关节的详细评分，也包括了全身健康状况和病史评分等。

六、康复治疗

骨关节炎时，随着年龄的增长，结缔组织退变老化，一般来说病理学改变不可逆转，但适当的治疗可达到阻断恶性循环，缓解或解除症状的效果。

活动期应局部制动，给予非甾体抗炎药，可抑制环氧化酶和前列腺素的合成，对抗炎症反应，缓解关节水肿和疼痛。可选用布洛芬每次 200～400 mg,每天 3 次;或氨糖美辛每次200 mg,每天 3 次;尼美舒利每次 100 mg,每天 2 次,连续 4～6 周。

静止期则应增加活动范围,增强关节稳定性,延缓病变发展,进而提高 ADL 能力,改善生活质量。

(一)调整和改变生活方式

控制体重、减少活动量,这是支持和保护病变关节的重要措施,它的目的是减轻病变关节的负荷,减轻或避免病变关节进一步劳损。超重引起膝、踝关节负荷加大,关节受损危险增加。

(二)保护关节,避免有害的动作

在文体活动中注意预防肩、膝、踝等关节的损伤,以免日后增加这些关节患骨关节炎的危险。尤其注意大的损伤。预防职业性关节慢性劳损。

(三)运动疗法

运动疗法包括肌肉力量训练、提高耐力的训练、本体感觉和平衡训练。有报道称膝关节 OA 患者的肌肉力量、耐力和速度比无膝关节 OA 者小 50%,而运动疗法可维持或改善关节活动范围,增加肌力,改善患者本体感觉和平衡,可提高关节稳定性,从而间接地减轻关节负荷,改善患者运动能力。

1.休息和运动

休息可以减少炎症因子的释放,减轻关节炎症反应,缓解关节疼痛症状。因此,在关节疼痛严重的急性期,适当的休息是必要的。可采用 3 种休息方式,即使用夹板和支具使关节局部休息、完全卧床休息和分散在一日之中的短期休息。但是,关节较长时间固定在某一角度会导致关节僵硬、关节周围肌肉疲劳;长时间的关节制动还会导致肌肉失用性萎缩、关节囊和韧带挛缩。因此,还需要进行适度的关节活动。另外,因为制动导致的全身活动减少,也会出现各系统的功能下降和各种并发症的发生,适当的运动同样可以避免这些问题。

2.关节活动

适当的关节活动可以改善血液循环,促进局部炎症消除,维持正常关节活动范围,同时通过对关节软骨的适度挤压,促进软骨基质液和关节液的营养交换,改善关节软骨的营养和代谢。

关节活动包括以下方法。①关节被动活动:可以采用手法关节被动活动和使用器械的连续被动活动(CPM)。活动时要嘱患者放松肌肉,以防止因肌肉痉挛性保护导致疼痛。②关节功能牵引:主要目的是逐渐缓慢地牵伸关节内粘连和挛缩的关节囊及韧带组织。可使用支架或牵引器将关节固定在不引起疼痛的角度,在远端肢体施以牵引力。牵引时应注意保护,以防出现压疮,牵引力量控制在不引起明显疼痛的范围内,以免引起反射性肌痉挛,反而加重症状。③关节助力运动和不负重的主动运动:在不引起明显疼痛的关节活动范围内进行主动活动,活动时应避免重力的应力负荷,如采用坐位或卧位行下肢活动等。如果患者力量较弱无法完成,可以予以助力。

3.推拿和按摩

推拿能够促进局部毛细血管扩张,使血管通透性增加,血液和淋巴循环速度加快,从而改善病损关节的血液循环,减轻炎症反应,改善症状。应用推、拿、揉、捏等手法和被动活动,可以防止骨、关节、肌肉、肌腱、韧带等组织发生萎缩,松解粘连,防止关节挛缩、僵硬,改善关节活动度。对于 OA 患者出现的关节脱位和畸形,推拿可使骨、关节、肌肉、肌腱、韧带等组织恢复到尽可能好的解剖位置和较好的功能。这些方法十分符合力学的作用机制。推拿和按摩还能通过神经反射

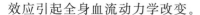

效应引起全身血流动力学改变。

4.肌力和肌耐力训练

肌力训练的目的是增强肌力,防止失用性肌萎缩,增强关节稳定性,从而控制症状、保护关节。进行肌力训练的同时还应加强肌耐力训练,以维持肌肉持久做功的能力。OA 患者的肌力和肌耐力训练主要以静力性训练为主。在不引起关节疼痛的角度做肌肉的等长收缩,一般认为最大收缩持续 6 秒可以较好地增强肌力,而持续较长时间的较小幅度的收缩更有利于增强肌耐力。因为在不同角度下做功的肌肉可能是不同的,而同一肌群在不同角度下收缩力量也不一样,因此应在不引起关节疼痛的范围内从各个角度进行静力性肌力训练。动力性肌力训练和等速肌力训练因为伴有关节活动,会增加关节负荷,一般不适用于 OA 患者。另外肌力训练还要注意关节的稳定性。因为关节的稳定性是靠原动肌和拮抗肌共同维持,所以应该同时进行原动肌和拮抗肌的肌力训练,以防肌力的不平衡导致关节的不稳定。如在膝关节 OA 患者,不但要进行股四头肌肌力训练,同时还应该注重腘绳肌肌力训练,才可以更好地维持膝关节的稳定性。

(四)物理因子治疗

可选择 TENS、中频电疗、针灸疗法、热疗(蜡疗、热敷、中药熏洗、红外线、局部温水浴)消炎止痛。

(1)轻症 OA 患者,可先试用物理因子治疗配合其他非药物疗法消炎止痛,无效时再使用药物。

(2)视病情需要和治疗条件,必要时可 2～3 种物理因子综合治疗。

(3)物理因子治疗只是一种辅助性对症性的(止痛消肿)治疗,常需配合其他治疗手段使用。

(4)尽量使用简便、经济、安全的物理因子治疗,能在家中自行应用治疗者更好。热疗每次不超过30 分钟。

(五)矫形器或助行器

1.手杖

手杖适用于髋或膝 OA 患者步行时下肢负重引起的疼痛或肌肉无力、负重困难者,可用手杖辅助减轻患肢负重,缓解症状。

2.护膝及踝足矫形器等

保护局部关节,急性期限制关节活动,缓解疼痛。

3.轮椅

轮椅适用于髋、膝关节负重时疼痛剧烈,不能行走的患者。

(六)心理治疗

针对存在的抑郁焦虑进行心理辅导、卫生教育,心理状况改善有助于预防和减轻疼痛。

(七)手术治疗

手术治疗主要用于髋、膝 OA 患者,目前多采用人工关节置换术。可根据适应证,采用截骨手术或采用关节镜手术行关节清理。

七、预防和保健

(1)应尽量减少关节的负重和大幅度活动,以延缓病变的进程。

(2)肥胖的人,应减轻体重,减少关节的负荷。

(3)下肢关节有病变时,可用拐杖或手杖,以减轻关节负担。

(4)发作期应遵医嘱服用消炎镇痛药,尽量饭后服用。关节局部可用湿热敷。

(5)病变的关节应用护套保护。

(6)注意天气变化,避免潮湿受冷。

(潘加谦)

第十九节　骨质疏松症

体衰老是生命过程的自然规律。人体生长发育到 30 岁达到高峰,一旦过了 30 岁,人体的组织结构和生理功能会逐渐出现退行性变化,主要表现为体内脏器组织萎缩、体重减轻、实质细胞总数减少,机体的再生能力、储备能力、防御能力均降低,内环境稳定性下降。同时,人们长期的不良饮食习惯、恶化的社会生活环境等因素也会导致机体出现一些病理改变。进入老年期,老化的速度会加快,但不同的个体衰老的速度不一样,除与遗传、生物因素有关外,还与心理、社会、文化、环境等多种因素有关。

一、老年人生理特点

(一)老年期生理性衰老的基本变化

1.人体结构成分的衰老变化

(1)水分减少:60 岁以上的老年人全身含水量,男性为 51.5%(正常为 60%),女性为 42%～45.5%(正常为 50%),细胞内含水量由 42%降至 35%,细胞外水分不变,所以老年人用发汗退热的药物时要注意可能发生脱水现象。

(2)脂肪增多:随着增龄,新陈代谢逐渐减慢,耗热量逐渐降低,当老年人进食热量超过消耗量时,多余的热量就转化为脂肪,蓄积于体内,使脂肪组织的比例逐渐增加,身体逐渐肥胖。例如 75 岁老年人与 25 岁青年人比较,脂肪蓄积自 15%增加至 30%,人体脂肪含量与水含量呈反比,脂肪含量与血总胆固醇含量呈平行关系,因此,血脂随增龄而上升。

(3)细胞数减少,器官及体重减轻:细胞减少随增龄而逐渐加剧,75 岁老年人组织细胞减少约 30%,骨组织自 6%下降至 5%,由于老年人细胞萎缩、死亡及水分减少,致使人体各器官重量和体重减轻,其中以肌肉、性腺、脾、肾等减重更为明显,细胞萎缩最明显的是肌肉,肌肉弹性降低、力量减弱、易疲劳,老年人肌腱、韧带萎缩僵硬,致使动作缓慢,反应迟钝。

(4)器官功能下降:主要表现在各器官的储备能力减少,适应能力降低和抵抗能力减退等。

2.老年活动及适应能力的变化

老年人常常反应迟钝、运动的灵敏性和准确性下降,而且对外界和体内环境改变的适应能力下降,活动时易出现心悸气短,活动后体力和心率恢复时间延长。对冷、热适应能力减弱,夏季易中暑,冬季易感冒。年轻人很易应付的一些体力和脑力劳动,老年人常难以负担。由于对体位适应能力减退,老年人血压波动大。老年人代谢能力低下,例如,经口或静脉注射葡萄糖负荷或静脉注射钙负荷后,其高血糖或高血钙均持续时间较长。可见老年人的内环境稳定性较年轻人明显降低。

(二)老年期机体代谢的变化

在代谢方面,青年期的特点是进行性、同化性和合成性。而老年期的特点则是退行性、异化性和分解性,这种倾向通常在衰老症状出现前就已经开始。

1.老年期代谢变化的特点

(1)物质"储备"减少:从总体上看,老年人机体物质储备减少,对机体代谢产生不利影响。例如,糖原储存减少可以使机体三磷酸腺苷生成减少,各器官和组织供能不足,导致功能障碍;同时,由于热量产生减少,老年人体温常常偏低;老年人蛋白质代谢呈负氮平衡,免疫球蛋白合成减少,抗体生成不足,感染抵抗力明显下降。

(2)"稳态"调控失衡:正常情况下,机体内部各系统、器官的功能处于协调、稳定的状态即稳态,在神经-内分泌系统的精确调控下,血糖、血脂、血电解质浓度、渗透压及 pH 等重要生命指征处于相对稳定的状态,老年人机体由于神经-内分泌系统老化,调控稳态的能力减弱,导致血糖、血脂等重要生命指征发生异常,成为老年人冠心病、动脉粥样硬化及糖尿病等高发的病理基础之一。

(3)调节反应迟钝:正常情况下当体内外各种致病动因作用于机体时,机体可动员各种调节反应,迅速提升抗病能力(应激反应),例如,在应激反应中血糖可迅速升高,以便提供更多的能量,机体可以大量合成具有保护作用的蛋白质,如热休克蛋白和急性期反应蛋白等,以增加机体对各种致病动因的抵抗力。但老年人机体由于各系统、器官功能的全面下降,对体内外致病动因不能做出迅速的反应,因此,老年人在高热、冷冻、疲劳及感染等情况下比青年人更容易产生严重后果。

2.老年人四大物质的代谢特点

(1)糖代谢变化:老年人糖代谢功能下降,有患糖尿病的倾向。研究证明,50 岁以上糖代谢异常者占 16%,70 岁以上异常者占 25%。由于老年期餐后血糖和空腹血糖均随增龄呈上升趋势,而对葡萄糖的耐受性则随增龄呈下降趋势,胰岛功能减退,胰岛素合成和分泌减少,分布在细胞膜上的胰岛素受体的亲和力和密度下降,加之,老年人体力活动下降,脂肪沉积相对增加,从而加重了胰岛负担;同时,老年人肾糖阈上升,血糖上升时产生的代偿性糖尿及多尿反应减弱,血糖容易处于持续升高的状态,因此,容易发生血浆的高渗透状态。长期持续的血糖升高,除了干扰能量代谢外,也使机体水、盐代谢和酸碱平衡发生紊乱,并产生多种严重的并发症。

(2)脂代谢变化:随着机体老化,不饱和脂肪酸形成的脂质过氧化物易积聚,后者极易产生自由基,血清脂蛋白也是自由基的来源,随年龄的增长,血中脂质明显增加,易患高脂血症、动脉粥样硬化、高血压等。

(3)蛋白质代谢变化:蛋白质代谢的衰老变化是人体生理功能衰退的重要物质基础,随增龄,老年人血清总蛋白浓度可能变化不大,但组成血清蛋白的各组分已发生显著的与增龄相关的变化,主要是血清蛋白含量降低,总球蛋白增高,而且蛋白质分子可随增龄而形成大而不活跃的分子,蓄积于细胞中,致使细胞活力降低,功能下降。老年人血清蛋白含量下降是普遍趋势,这是老年人营养失调的主要危险因素之一。老年人蛋白质代谢分解大于合成,消化、吸收功能减退,随年龄的增长,各种蛋白质的量和质趋于降低。蛋白质轻度缺乏时,可出现易疲劳、体重减轻和抵抗力降低等症状;严重缺乏时,则可引发营养不良性水肿、低蛋白血症及肝、肾功能降低。但是,如果老年人长期过量高蛋白饮食,也会增加功能已减退的肝、肾等器官的负担。

(4)无机物代谢变化:老年人细胞膜通透功能减退,离子交换能力降低,最显著的无机物异常代谢表现为骨代谢,尤以骨质疏松为甚。年龄增加,减弱了机体对水代谢的调控能力,使机体在疾病或因治疗需要,使用某些药物的情况下,水代谢受到干扰时,不能保持平衡,最终导致水代谢紊乱。同样,老年人的钠代谢和钾代谢能力随着年龄的增加而减弱。

(三)老年人各系统的生理变化

1.运动系统的生理变化

人体运动系统包括骨、关节及肌肉 3 个部分。骨、关节与肌肉构成了人体的支架和基本形状,它们占人体重量的大部分,在成年人中约占人体总重量的 70%。其中,肌肉占全身重量的 2/5,骨骼占 1/7～1/5。

(1)老年期骨骼系统的生理变化:从 20 多岁开始,骨吸收-的速度逐渐超越骨形成的速度,导致骨的质量下降。对女性而言,骨质减少的速度在停经前后开始加速,一生中损失 35% 的致密骨和 50% 的松质骨。而男性一生损失的骨质约为女性的 2/3。此外,骨内的胶原蛋白随年龄增加而失去弹性,身体修补微骨折的速度也变慢,导致骨骼的强度变差,因而更容易发生骨折。如果骨质流失太快,而使骨骼无法维持结构上的完整性,便会造成临床上的骨质疏松症。老年人骨骼系统的改变主要为骨质疏松、骨萎缩,其病因很多,但大多数学者认为激素水平的改变、营养状况和运动不足是发病的关键因素,是机体老化的表现之一。

激素因素:是骨质疏松的根本因素,通常骨质疏松发生于女性绝经后的 10 年内,雌激素可拮抗甲状旁腺激素和皮质醇,减少骨吸收和增加骨的有机质的合成,为钙盐沉积提供场所,女性绝经后,雌激素分泌降低。雌激素也有抑制破骨细胞活性,减少骨质吸收和促进骨细胞活性的骨质形成作用,血中雌激素水平越低,其尿中排出的钙量越多,从而导致缺钙,骨质疏松。男性激素减少被认为是引起男性骨质疏松的主要原因,雄性激素减少可引起蛋白的合成不足,钙吸收下降,而性腺功能减退可直接导致骨质疏松的原因尚不清楚。但许多资料表明,65 岁以上的男性血游离睾酮水平与髋部的骨密度关系密切,男性出现明显的骨钙丧失在 50 岁以后,因此,男性骨质疏松多发生在 70 岁以后。骨质疏松与血中的钙水平有关,老年肾脏的 1,2-羟化酶活性降低,钙吸收减少,从而导致椎体骨钙含量随年龄增加而明显降低,其降低幅度与年龄具有非常显著的相关性。老年女性的肾脏对酸碱平衡的调节功能减退,或因其喜食甜和油腻食物造成血液酸化调节失常,而血液酸化的直接后果是骨溶解。衰老使小肠黏膜上皮细胞形成钙结合蛋白不足,或其活性减退,也影响肠道对钙的吸收。老年人由于多种蛋白质结合功能减退,因而不能形成满意的骨基质。生长激素是影响骨形成的介质,它随年龄的增长而减少,故老年人的骨形成受影响。

营养因素:由于各种因素的影响,老年人尿中排出钙量增加,因此每天钙的需要量增加,钙的吸收受多种因素影响,如果钙摄入量不足,不能维持正常血钙水平,机体就要将骨中的钙释放入血中,因此骨中的钙质就会逐渐减少,长期缺钙会导致骨矿物质量的丢失。蛋白质的缺乏会使骨有机质形成不良,也可导致骨质疏松。维生素 C 不足,会使所有的细胞包括成骨细胞分泌的细胞间质减少,影响骨基质形成,并使胶原的成熟发生障碍。

运动不足及生活习惯:体力活动对骨钙的代谢影响极大,活动越多对骨的牵拉越强,就能促使骨细胞转为成骨细胞,有利于新骨形成。不爱运动,以坐卧为主的生活方式及许多原因引起的废用,使骨的机械刺激不足,以致骨形成少而吸收多,从而导致骨萎缩、骨质疏松。户外活动少,日照不足,致维生素 D 不足,也是导致骨质疏松的原因之一。另外,吸烟、酗酒与骨密度降低也有着密切关系。

(2)老年期关节的生理性变化:关节软骨的表面随年龄增加由平滑逐渐变粗糙,软骨的强度变差,水分含量减少,其他的组成成分也会改变,由于老年人的关节软骨、关节囊及韧带发生的明显改变,如关节软骨粗糙、软骨基质减少,而发生纤维化,以及软骨营养障碍,使之变薄,韧带发生退行性变化及纤维化,关节囊出现结缔组织增生等现象,使老年人容易发生各种关节病,约有半数老年人出现风湿样综合征,较常见的为退行性骨关节炎,又称老年性关节炎。

(3)老年期肌肉的生理性变化:随着老化,肌纤维数量逐渐减少、体积变小,使得肌肉质量从30岁到80岁减少30%～40%,其中以下肢近端肌肉的减少最多。肌肉内的脂肪与纤维化的比例随老化而逐渐增加,尤其是快速收缩的第二型肌纤维。由于肌肉减少及脂肪增加,水溶性药物的分布容积减小,而容易造成药物中毒,脂溶性药物因分布容积变大而使半衰期延长。然而个体间的差异颇大,同一个体的不同肌肉群也有很大差异,越常使用的肌肉越不易随老化而失去功能。肌肉的力量随年龄增长而减弱,男性比女性更明显。

随着年龄的增长,肌肉重量也逐渐减少,例如30岁男性肌肉占体重的43%,而老年人仅占25%,由于内分泌因素、营养因素、运动量减少及其他老年性改变,导致肌肉的韧性及收缩性减少,而脆性增加,容易损伤。

老年人出现肌肉质和量的变化是由于肌细胞水分减少,细胞间液增加,肌纤维变细,其弹性、伸展性、兴奋性和传导性都大大减弱,使肌肉逐步萎缩。试验测得:女性70～80岁时,手的肌力约下降30%,而男性则约下降58%。随着年龄增加,肌肉的耗氧量减少,故老年人容易疲劳、受损伤,损伤后恢复很慢。老年人的肌肉强度可经训练而增强,故康复治疗矫正失用性萎缩相当重要。

2.呼吸系统的生理变化

胸廓的前后径随着年龄增加而渐增,其弹性也因肋骨钙化与肋间肌强度减弱而逐渐丧失,由于胸廓变形,呼气时肺的弹性回缩-能力随老化而变差变弱,肺顺应性降低,呼吸肌的强度与耐力亦逐渐下降,呼吸肌群的肌力减退,导致肺活量减少。78～80岁与17岁相比,肺活量减少约75%,残气量增加50%,肺泡弥散能力下降1/3,最大氧摄入量下降50%,说明肺储备功能明显降低,当肺部感染和其他系统感染伴高热时,容易出现心、脑缺氧症状,甚至呼吸衰竭。

气管与支气管的直径变大,肺泡变平,肺泡表面积以每10年4%的速度减少,肺泡微血管的数目减少,且纤维化的程度增加。此外,呼吸道纤毛的活动能力和数量下降,咳嗽功能减弱,呼吸中枢对通气的支配也明显减弱。由于肺部通气与灌注比例不协调性增加,一氧化碳从肺泡扩散入微血管的能力下降,血氧浓度受此影响也下降,其数值每10年约下降0.4 kPa(3.2 mmHg),故有人建议用100减去年龄的1/3来粗略估计该年龄可接受的动脉血氧分压。另外,动脉血的气体酸碱度(pH)维持不变或稍微下降,二氧化碳分压($PaCO_2$)维持不变或稍微上升,此二者即使稍有变化,其数值仍在一般参考值内。肺功能随年龄增加会出现肺总量稍微降低、肺活量降低、残余容量增加,以及闭锁容量增加的现象。另外,1秒内最大呼气容积从20岁左右开始逐渐下降,不吸烟者每年减少20～30 mL,吸烟者每年可减少70～80 mL。肺部无效腔从20岁开始增加,至60岁时可增加20%～40%。老年人在呼吸时,会因上述变化而付出较大的做功,对剧烈运动的耐受力差,并容易发生肺部感染。抽烟、运动与居住环境等因素,均会改变肺功能衰退的速度。

3.心血管系统的生理变化

(1)心脏老化所致的功能改变:老年人心排血量逐步下降。在最大负荷下,70～80岁老年人的心排血量为20～30岁青年人的40%,即每10年约下降10%。休息时,卧位心排血量在61岁时较 23 岁时减少 25％；但在休息时，坐位心排血量无明显改变，这是由于老年人由卧位改为坐位时排出量下降较少。据研究报道，正常老年人每搏输出量为 63.6 cm³±28.0 cm³，较中年组减少 15％。由于老年人血容量下降很少，因而平均血液循环时间（血容量/输出量）随着增龄而增加。最大耗氧量下降的速度与心排血量下降速度近似，其减少的主要原因是最大心率减少，其次是最大心搏出量下降，还受肥胖、活动减少或吸烟等因素的影响。

老年人心脏的储备力降低，对外界应力的反应能力下降，主要受下列 3 个因素影响：①承受外界应力时，心率不能成比例增加，其原因除窦房结、房室结及束支中结缔组织增加外，还发现与心肌纤维的儿茶酚胺受体数量减少，心肌接受刺激和产生机械反应之间的不应期延长有关。②心肌等张收缩和舒张时间延长，老年人的左心室射血期（LVET）逐渐缩短，而射血前期（PEP）则随年龄增长而延长，反映左心室室壁收缩速度减慢。③心肌纤维的顺应性降低，心肌收缩后舒张不充分，原因可能是结缔组织增加或心肌本身的老化，因而降低了心肌的工作效率。

窦房结的细胞数量从 20 岁开始减少，至 75 岁时仅剩约 10％，心脏瓣膜与传导系统可以发生纤维化与钙化。窦房结与传导系统的退化，使老年人较易罹患病态窦房结综合征与传导障碍。

伴随年龄增加而出现的心排血量减少，加之脏器局部血流阻力增加，导致对各脏器的血供减少。不同的脏器，血供减少程度并不相同。总的来看，流向脑部和冠状动脉的血流量高于按比例减少的量，而流向其他器官，尤其是肾脏的量一般低于按比例减少的量。脑血流量从 20 岁开始至 70 岁减少约 16％，而肾血流量从 25 岁开始至 65 岁下降约 55％。老年人流向鼻部、唇部和手部的血流量减少，导致有时可见到发绀。

（2）血管老化和老年人的血压改变：随着年龄增加，血管中的弹力纤维逐渐僵直、脆弱及断裂，动脉血管的弹性减弱。弹力型动脉的中层、肌肉型动脉的弹性层均发生弹性组织钙质沉着。同时，血管中胶原蛋白增加，以及胶原蛋白纤维相互交链而形成越来越大的纤维束，进一步削弱了血管的扩张性。主动脉中层局限性胶原增加，使收缩压和脉搏压增加，但不影响舒张压。一般说来，随着年龄增加，血管弹性减弱，硬度增加，动脉收缩压有上升趋势。但血压并不总是随着年龄的增长而增高。国外的研究表明，从 20 岁开始至 80 岁，动脉收缩压逐渐增高，至 80 岁后变得较为稳定，女性反而下降。舒张压在 20 岁以后也逐渐增高，60 岁后较为稳定，并有随年龄增长逐渐下降的趋势。

休息时，老年人的左心室充盈压（由肺毛细血管-静脉压而判定）和青年人相同。但在运动时，老年人的收缩压和平均动脉压比青年人上升得更多。因而，收缩压负荷也随着增高。

（3）肺血管的改变：老年人的肺循环改变较少。休息时，老年人右心室压与青年人无甚差异。老年人的肺平均循环时间略有上升，而肺血量变化甚微。运动时，老年人的肺动脉收缩压和平均动脉压较年轻人上升得更多。老年人肺动脉的扩张性也降低，从而使肺血管床血流阻力上升，左右心室休息时和运动时对收缩期射血的阻力增加。

4.消化系统的生理变化

老年人唾液分泌减少，黏膜角化加重，引起吞咽困难。舌肌和咬肌运动功能障碍引起咀嚼功能减弱。食管收缩能力减弱，蠕动幅度变小或停止。黏液、胃酸、胃蛋白酶原减少，细菌生长，夺去宿主的营养物质，出现贫血。胃的收缩力下降，胃蠕动减弱，胃排空延迟，造成老年人消化不良或便秘。小肠收缩、蠕动无力，吸收功能减退，小肠液的分泌减少，造成小肠的消化功能减弱。大肠吸收水分的功能减退，分泌黏液的功能减弱，造成大肠充盈不足，不能引起扩张感觉，造成便秘。老年人肝脏重量随年龄增加而减少，肝细胞数量减少，纤维组织增多，血流量减少，肝功能减退,清蛋白合成下降,肝脏的解毒功能降低,药物的代谢速度减慢。胆囊壁的张力减弱,容易穿孔,胆汁和无机盐减少,容易发生胆结石和胆囊炎,括约肌张力减弱,易使胆汁逆流引起胰腺炎。胰腺液分泌减少,胰蛋白酶活力下降,胰脂肪酶减少,严重影响淀粉、蛋白质和脂肪等的消化和吸收。老年人胰岛素分泌减少,葡萄糖耐量减退,从而增加了发生 1 型糖尿病的危险性。

5.肾脏功能的生理变化

(1)肾血流量和肾小球滤过功能:无论任何性别,肾血流量从 40 岁后就开始进行性减少,肾皮质血流量减少大于肾髓质血流量减少,每 10 年约下降 10%。80～90 岁时只有 300 mL/(min·1.73 m²),即 90 岁时仅为年轻人的一半。由于肾内血流重新分布,由肾皮质外层向内层及髓质分流,使老年人可以保持水及电解质调节功能的相对稳定。

随着增龄,老年人肾小球滤过功能逐年减退,反映肾小球滤过功能的主要客观指标是肾小球滤过率(glomeru larfil trationrate,GFR),肾小球滤过率是指单位时间内(每分钟)经两肾肾小球滤出的血浆液体量。目前临床上以内生肌酐清除率来测定肾小球滤过率。此外,还有一些指标可以间接反映肾小球滤过功能,如血清肌酐(serumcreatinine,Scr)、血尿素氮(bloodureanitrogen,BUN)及血 β_2 微球蛋白(β_2-microglobulin,β_2-MG)等。老年人的这些指标均有一定程度的特殊变化。①内生肌酐清除率:为最直接、敏感反映 GFR 的指标,其正常值为 108 mL/(min·1.73 m²)±15.1 mL/(min·1.73 m²)。内生肌酐清除率随增龄逐年下降,一般 40 岁以后,每 10 年内生肌酐清除率下降 7～8 mL/(min·1.73 m²),男性较女性更明显。但一些纵向研究发现,近 1/3 的老年人,内生肌酐清除率可维持正常水平或略偏高,这提示除随增龄内源性肌酐产生减少外,还有其他因素造成了肾功能的减退。因此,对老年人的肾小球滤过功能的判断不能一概而论,应个体分析。②Scr:人体中,Scr 水平在一日内有较大波动,晨起空腹值较为稳定。Scr 的正常参考值范围为 53～106 $\mu mol/L$(男)和 44～97 $\mu mol/L$(女)。通常青年人的 Scr 水平与其内生肌酐清除率水平的变化呈负相关,Ccr 水平下降可使 Scr 相应增加,故 Scr 的变化可在一定程度上间接反映内生肌酐清除率的变化。但是对老年人,Scr 不能反映其 GFR 的变化,因为老年人肌肉萎缩,肌组织减少,内源性肌酐产生减少,当内生肌酐清除率水平已下降,Scr 水平仍可维持在正常范围。③BUN:由于尿素是人体蛋白质代谢的主要产物,每克蛋白质约生成 0.3 g 尿素,肾脏是排泄尿素的主要器官,约占尿素清除量的 60%,因此临床上还可用尿素氮的测定来观察肾小球的滤过功能。BUN 的正常值范围是 3.2～7.1 mmol/L(成人)。由于老年人饮食习惯的个体差异较大,蛋白质摄入量不同,且存在多种疾病或可能服用不同药物,这些均在一定程度上影响蛋白质代谢,故尽管国内有报道认为老年人 BUN 水平高于青年人,但对于判断老年人肾小球滤过功能来说,可能并无实际意义。因此,在应用 BUN 判断肾小球滤过功能时,应结合临床具体情况加以分析。

(2)肾小管功能:老年人肾小管对机体各种代谢需求反应迟钝,其功能变化较肾小球功能的变化出现更早,变化也更明显。随着年龄的增长,肾小管浓缩功能明显减退。健康人尿比重测定的结果显示,40 岁时为 1.030,而 89 岁时为 1.023。尿最大浓缩能力在 50 岁以后每 10 年约下降 5%。同样,老年人肾小管稀释功能也明显减退,老年人肾小管稀释功能减退主要是由于 GFR 水平下降。

在酸化功能方面,健康老年人可维持正常范围的血酸碱度(pH)、二氧化碳分压(PaCO₂)和碳酸氢盐含量,其基础的酸排泄与健康青年人并无区别,但在急性酸负荷后,老年人肾小管代偿作用明显减弱。有研究表明,口服氯化铵 0.1 g/kg,6 小时后肾的排泄率在青年人是 16%,老年人仅 9%,65 岁以上的老年人排酸能力比青年人约低 40%。这种异常可能与老年人肾小球滤过功能的减退有关。老年人肾小管对各种物质转运功能均减退,且与老年期 GFR 水平的下降相一致。在摄钠不足的情况下,老年人肾脏的保钠功能明显下降,尿钠排除量及钠排泄分数均明显高于青年人,且达到体内钠重新平衡的时间也要比青年人长一倍。

(3)内分泌功能:肾脏也是体内重要的内分泌器官之一。已知肾脏可以产生和分泌肾素、血管紧张素、促红细胞生成素、1,25-二羟维生素 D_3($1,25(OH)_2D_3$)、前列腺素、激肽释放酶等多种激素和生物活性物质。老年人肾的 α_1-羟化酶活力下降导致 $1,25(OH)_2D_3$ 的生成明显减少,这使得老年人易出现钙代谢异常,发生骨质疏松、代谢性骨病及病理性骨折等。

6.内分泌系统的生理变化

(1)血糖与胰岛素:空腹血糖值在 50 岁以后每 10 年上升 1~2 mg/dL,餐后 2 小时血糖可增加 5~10 mg/dL,而糖化血红蛋白也稍微上升,但这些数值仍维持在正常范围内。胰腺分泌胰岛素的能力逐年下降,但血浆内胰岛素的浓度反而明显上升,此现象可能与胰岛素的清除速率减缓及周边组织对胰岛素产生抵抗性有关。老年人分泌的胰岛素中有较高比例呈现活性较低的前胰岛素状态。由于肌肉减少、脂肪增加、活动量不足等会加重胰岛素抵抗,所以适当的运动对老年人相当重要。

(2)甲状腺素:甲状腺实质的纤维化随年龄增加而逐渐增多,滤泡的上皮细胞分裂减少,其血管的变化使滤泡与血液间的物质传送变弱。虽然甲状腺素(thyroxine,T_4)的分泌减少,但血中 T_4 的浓度因其代谢清除速率变慢而维持正常或稍降低。周边组织将 T_4 转换成三碘甲状腺原氨酸(tri-iodothyronine,T_3)的能力减弱,但代谢 T_3 的能力不变,因此血中 T_3 的浓度稍降,但仍维持在正常范围内。老年人促甲状腺激素(thyroid-stimulating hormone,TSH)的血中浓度不变或略升。当给老年人处方甲状腺素时,需考虑身体基础代谢率与 T_4 代谢清除速率的改变,而适当减少使用剂量。甲状旁腺激素和降钙素与血中钙磷的调节有关,而分泌甲状旁腺激素的甲状旁腺细胞与分泌降钙素的甲状腺 C 细胞在老化过程中所发生的结构变化很少。甲状旁腺激素随年龄增加而上升,可能是由于活性维生素 D 的减少,造成对甲状旁腺激素分泌抑制减少。血中降钙素的浓度,则会维持不变或下降。血清离子钙及血清磷的浓度,则随年龄增加而稍微降低,但两者仍在正常值范围内,而血清总钙浓度则改变不大。

(3)肾上腺分泌的激素:不论是基础或刺激状态下的肾上腺皮质激素或促肾上腺皮质激素,其血中浓度与昼夜节律均不受老化影响。肾上腺皮质激素的分泌、清除及其受体数目不随老化而有较大的改变。

肾上腺分泌的雄激素中主要是双氢表雄酮,此激素的分泌受促肾上腺皮质激素的调节,成年以后双氢表雄酮的分泌量大约每 10 年减少 10%。

老年人醛固酮的分泌、血中浓度与清除速率均下降,但因代偿,正常状况下不会发生电解质异常。老年人在限制食盐摄入或水分不足时,肾素与醛固酮的上升幅度也较低,影响钠盐与水分的保存。去甲肾上腺素的血浓度与尿液排泄量在老年人也呈上升趋势,显示出靶器官对此激素的抵抗性。

(4)生长激素与生长抑素:在基础状态下,老年人血中的生长激素浓度与其清除速率改变很少,然而在压力状态下,老年人生长激素的分泌往往较为迟缓,且不足。一天中生长激素的分泌高峰在半夜,有研究认为老年人此时的生长激素分泌量较低。近来有学者尝试用生长激素来延迟肌肉与骨骼的老化,发现可预防跌倒与骨折的发生,然而存在潜在的并发症,包括肢端肥大症、

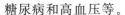

糖尿病和高血压等。

老年人生长抑素或生长激素抑制激素的浓度高于年轻人。

(5)抗利尿激素与心房利钠因子:老年人的下丘脑在血液渗透压上升时分泌的抗利尿激素或加压素比年轻人多,以代偿肾小管对抗利尿激素的抵抗性。临床上某些药物可能会增加抗利尿激素的分泌或强化其作用,这些药物在老年人使用时必须小心,以免造成低钠血症。血中心房利钠因子的浓度也可能因肾脏的抵抗而上升,此因子可能与老人的夜尿症有关。

7.神经系统的生理变化

主要表现为脑组织水分含量和蛋白质含量随年龄增长而减少。大脑的重量从 20 岁到 80 岁减少5%～7%,血流量也减少。大脑灰质与白质均逐渐萎缩。神经元的数量也随老化逐年减少,此减少并非广泛性,而是以较大的神经元为主,包括小脑、大脑蓝斑与黑质等。另外,神经胶质细胞的数量增多,神经元树突数量减少,突触密度则降低。周围神经与自主神经系统除了神经元的数量减少外,神经干内的神经纤维数量也减少。神经细胞内的脂核蛋白前体——戊糖核酸也随年龄的增长而减少。脑内的无机盐类也随年龄的增长而变化,如钾随年龄的增长而减少,钠和钙则随年龄的增长而增加。脑部各部位的神经递质是平衡的,随年龄增长有时会出现某一递质系统的递质减少和活力下降,这会导致大脑功能失调。脑内的酵素、神经递质与感受器的数目与功能可因老化而改变,使得老年人某些脑部功能变差。例如处理分析感觉信息的速度减慢,执行运动反应所需时间也较长。老年人因大脑功能退化而容易受各种疾病或药物的影响,产生谵妄。但并非所有的大脑功能皆退化,例如语言能力在老化过程中维持不变,而智力受老化的影响也不大。神经传导速度随老化而变慢,压力反射的敏感度也因神经系统退化而变差。此外,矫正反射变慢,使老年人容易跌倒。老年人的睡眠时间减少,其熟睡与快动眼运动睡眠时间的比例也下降。此睡眠形式的改变,使老年人易患失眠。

老年人运动系统变化多表现为精细动作缓慢、步态不稳、运动速度减慢,同时容易发生跌倒。老年人认知功能的改变主要表现为记忆力和学习功能的减退,特别是记忆力的减退。老年人的嗅觉和味觉减退。听觉减退以高音频率为主,低音频率也受影响。还可见浅部辨别觉减退,两点辨别觉先是手和足减退,两足部的感觉减退比手部严重,然后是面部减退。随年龄的增长逐渐出现四肢远端甚至近端振动觉和关节位置觉的减退,特别是双下肢更为明显。关节位置觉的减退比振动觉出现晚,同时减退的范围也比振动觉要小。

8.感官系统的生理变化

(1)眼睛与视觉:眼球周围组织的弹性随年龄增加而变差,眼睑变松弛,并易有外翻或内翻的现象。角膜不受老化的影响,但结膜会逐渐萎缩且变黄,眼球前房体积变小。虹膜变硬,并造成瞳孔变小,虹膜周围可因胆固醇沉积而产生一圈灰白色的老年环。晶状体内的蛋白质变性及脱水,造成晶状体变硬、变黄且呈现不透明,晶状体的调节能力会变差,光线通过晶状体时易产生散射。视网膜变薄,其上的杆状细胞数量逐渐减少。玻璃体与玻璃体液体积变小。瞳孔对光反射变慢,泪腺产生泪液的功能变差,角膜对触觉的敏感度的衰退可高达一半。视力的敏锐度减弱,尤其是对动态的物体。眼睛对颜色深浅的感觉减退,对颜色对比的敏感度下降,对光线明暗变化的调适速度也变慢。所以,老年人应避免在夜间开车,以免因对向车道突如其来的闪光,而发生意外。此外,老年人眼睛易患白内障、老花眼、青光眼等疾病,其视觉老化与眼疾使视力变差,并容易造成跌倒或其他意外。因此,其生活环境中应有充分的照明。

(2)耳朵与听觉:随着年龄增加,外耳道壁逐渐变薄,耳垢变得干而黏稠,鼓膜变厚,中耳内听小骨间的关节易发生退化,而内耳中的毛细胞与听神经元数量减少。老年人由于上述变化而易有耳垢阻塞与失聪等疾病。老年人的高频与低频听力会逐年衰退,尤其是高频听力,这使得老年人不易分辨说话时发出的辅音。当两耳听力减退程度不一致时,可造成定位听音来源的困难。当说话速度较快或环境中有回音干扰时,老年人不易听清楚。因此,在接触老年患者时,宜放慢发问速度,并在安静的环境中进行,避免过多回音或背景杂音,以免使老年人无法辨明医师所陈述的问题。

(3)嗅觉:嗅神经元持续减少使老年人嗅觉减退,因此影响食欲,并使老年人不易警觉煤气外泄,而发生煤气中毒之意外。

(4)味觉:舌头上的味蕾与味觉中枢神经元的数量随着老化而减少,使味觉的阈值上升,而不同味觉的衰退速度并不相同。患高血压的老年人可能因味觉衰退而吃很多盐还无法察觉,所以不易做好低盐饮食治疗。牙齿与味蕾的改变,会影响正常进食,使老年人容易出现营养不良。

二、骨质疏松症的康复治疗

(一)概述

骨质疏松症是一类伴随增龄衰老或医学原因引起的,以骨量丢失、骨组织显微结构破坏为病理改变,以骨强度下降、骨脆性增加、骨折危险频度增大为特征,以骨痛、易于发生骨折为主要临床表现的全身性骨代谢疾病。骨强度包括骨密度和骨质量。影响骨质量的因素主要有骨的有机质、骨矿化程度、骨微结构和骨的转换率。骨折是骨质疏松症最严重的后果。骨质疏松涉及内分泌学、老年医学、骨科学、妇科学、放射学、药学、营养学和康复医学等学科,是一个跨学科的复杂疾病,也是当前国际上研究最活跃的课题之一。

1.分类

骨质疏松症主要分为原发性骨质疏松症和继发性骨质疏松症两大类。原发性骨质疏松症分为绝经后骨质疏松症(Ⅰ型)、老年性骨质疏松症(Ⅱ型)和特发性骨质疏松症 3 类,占骨质疏松症发病总数的85%～90%。

绝经后骨质疏松症(Ⅰ型)是指自然绝经后发生的骨质疏松症,一般发生在绝经后 5～10 年。老年性骨质疏松症(Ⅱ型)是单纯伴随增龄衰老发生的骨质疏松症。特发性骨质疏松症包括青少年和成年特发性骨质疏松症,是一种全身骨代谢疾病,很轻微损伤即可引起骨折,进入青春期后病程发展逐渐停止,确切病因尚不清楚,本病临床上罕见,可能与基因缺陷和遗传因素有关。

继发性骨质疏松症主要由疾病等医学原因和不良嗜好所致,占骨质疏松症发病总数的10%～15%。

骨质疏松与骨质疏松症的区别:骨质疏松是骨的退化过程和现象,其骨量减少、骨强度降低虽然达到诊断骨质疏松的低骨量标准,但不一定有临床症状或骨折发生,尚属于生理性的退化范围之内。骨质疏松症是指骨质疏松达到一定程度,符合诊断骨质疏松的低骨量标准,患者已出现全身骨痛症状或伴发脆性骨折等临床征象的病理状态。

2.病因学与危险因素

危险因素有种族、性别、年龄、女性绝经年龄、体型、体重、骨质疏松的家族史、骨密度峰值和个人不良生活习惯(营养、酗酒、吸烟、运动)等。白种人比黑种人与黄种人更易发生骨质疏松症,在所有种族中女性骨质疏松症患病率均远高于男性。女性绝经年龄越早,骨质疏松发生越早且程度越重。肥胖、超重者骨量高于瘦弱纤细者。骨质疏松阳性家族史者发病率明显增高,发病年龄较低。酗酒、吸烟、长期饮用咖啡因饮料者均是骨质疏松症发病的危险因素。此外,失重状态或长期卧床、制动都是导致骨量丢失的危险因素。缺乏日光照射、偏食习惯、钙或维生素 D 摄入不足,以及长期使用免疫抑制剂、糖皮质激素、肝素等抗凝剂或利尿药都已被证实是骨质疏松症的危险因素。凡患有原发性甲状旁腺功能亢进、甲状腺功能亢进、库欣综合征、糖尿病、类风湿关节炎、慢性肾功能不全、胃肠道吸收功能障碍、Paget's 病、多发性骨髓瘤或转移瘤等病者,都应注意存在发生继发性骨质疏松症的可能性。

3.发病率

美国 80 岁以上的白人妇女中,有 80% 的人患骨质疏松症;绝经后妇女中有 30% 的人患骨质疏松症,54% 的人骨量减少。在加拿大,1/4 的女性患骨质疏松症,男性为 1/8。骨质疏松症最大的危害不是骨量的减少,而是与之相关的骨质疏松性骨折。骨质疏松性骨折的年发病率几乎是心肌梗死的 3 倍。50 岁左右的男性和女性在一生中患骨质疏松性骨折的可能性分别为 13.1% 和 39.7%。尽管男性的发病率低于女性,但是他们髋部骨折后的死亡率为 21%,高于女性的8%。在美国每年用于治疗髋部骨折的医疗费用可高达 100 亿美元,每年由骨质疏松症造成的直接和间接医疗费用估计在 180 亿美元。我国原发性骨质疏松症的人数约占总人口的 6.97%。由于人们生活水平的提高和保健事业的发展,平均预期寿命已由1945 年的 35 岁增长到 70 岁,随着老年人的增多,骨质疏松症人数急剧增加。预计在我国 2050 年将达2.5 亿,其中 25%~70% 患有骨质疏松症。由于骨质疏松症是致残率较高的疾病,其高昂的治疗费和较长的治疗周期给家庭和社会带来沉重的负担,所以掌握该病的康复治疗方法具有重要的现实意义。

4.病理生理改变

骨显微结构破坏、骨小梁变细、断裂、穿孔、数目减少、松质骨丢失明显及骨密度降低、骨脆性增加是骨质疏松症的基本病理改变。骨量的丧失与骨的重建过程异常有关,这些异常状况包括骨转换加快、骨矿化延迟和局部的骨吸收和骨形成失衡,即骨吸收大于骨形成。此外,骨质疏松症尚有骨小梁结构的异常和不耐骨疲劳性损伤的病理生理变化。

5.诊断

临床诊断主要根据有无骨痛、身高变矮、骨折等临床表现并结合年龄、绝经与否、病史、骨质疏松家族史、X 线片和骨密度测定等进行诊断。双能 X 线因其精确度较高、重复性好被认为是目前骨质疏松症诊断的金标准。根据 1998 年 WHO 规定的骨质疏松症诊断标准,用同性别、同种族年轻健康人的骨量峰值,减去所测得的骨量值(BMD)来衡量,只要骨密度减少等于或大于2.5 个标准差,即可诊断为骨质疏松症。

(二)主要功能障碍及临床表现

1.骨痛

原发性骨质疏松症常以骨痛为主要临床表现,其中女性患者骨痛的发生率最高占 80%,男性占 20%,骨痛的发生可在不同部位,可有不同程度,腰背疼痛最常见,占 67%,腰背伴四肢酸痛占 9%,伴双下肢麻木感占 4%,伴四肢麻木、屈伸腰背时肋间神经痛、无力者占 10%。疼痛性质多呈冷痛、酸痛、持续性疼痛,有突发性加剧,部分患者可出现腓肠肌阵发性痉挛,俗称"小腿抽筋"。男性患者部分骨痛不明显,常表现为全身乏力,双下肢行走时疲乏,体力下降,精力不足等。若腰背突发锐痛,脊柱后凸,躯干活动受限,不能站立,不能翻身、侧转,局部叩击痛,多为椎体压缩性骨折引起的骨痛。

2.驼背

多发生于胸椎下段。表现为身高缩短,背曲加重。脊柱椎体结构95%由松质骨组成,因骨量丢失,骨小梁萎缩,使椎体疏松即脆弱,负重或体重本身的压力使椎体受压变扁,致胸椎后突畸形。

3.骨折

因骨质疏松,骨脆性增加而致椎体压缩性骨折。股骨颈骨折及少数桡骨远端及肱骨近端骨折,常在扭转身体、肢体活动时致自发性、倒地性轻伤性骨折。椎体压缩性骨折最常见,多发生于$T_1 \sim L_1$。表现为突然腰背锐痛、脊柱后突、不能翻身、局部叩击痛。常见有楔形、平行压缩、鱼椎样变三种类型骨折。股骨颈骨折表现为腹股沟中点附近压痛,纵轴叩痛;股骨转子间骨折在大转子处压痛,病变下肢呈内收或外旋畸形,不能站立和行走。

4.负重能力下降

骨质疏松症患者的负重能力降低(约2/3),甚至不能负担自己的体重。

5.腰背部活动障碍

主要表现为腰椎屈、伸、侧屈、旋转障碍和腰背肌肌力下降。

6.日常功能障碍

主要表现为坐、站、行走和个人护理等功能障碍。髋部骨折的患者中有1/4需要长期卧床,其日常功能活动受到严重影响。

(三)康复评定

1.生化指标检测

(1)骨矿代谢指标:主要检测血清钙、磷。原发性骨质疏松症血清钙、磷一般在正常范围内。

(2)骨形成指标:骨碱性磷酸酶、骨钙素与Ⅰ型胶原羧基末端肽。

(3)骨吸收指标:主要检测抗酒石酸酸性磷酸酶、尿羟脯氨酸。但尿羟脯氨酸检测受诸多因素影响,其敏感性和特异性较低。近年来,把尿中吡啶啉和脱氧吡啶啉作为骨吸收的敏感和特异性生化标志物,有条件者可检测吡啶啉和脱氧吡啶啉。

(4)钙调节激素:活性维生素D、甲状旁腺激素、降钙素等。

原发性骨质疏松症Ⅰ型表现为骨形成和骨吸收指标均有增高,即高转换型;Ⅱ型骨形成和骨吸收生化指标多在正常范围内或降低,属低转换型,甲状旁腺激素水平升高。

2.X线评定

常根据骨皮质厚度、骨小梁粗细数量、骨髓腔横径与骨皮质厚度比及骨髓腔与周围软组织之间的密度差来初步判断有无骨质疏松症、骨质疏松性骨折的类型与程度及排除其他疾病。但X线估计骨密度的误差高达30%~50%。

3.双能X线吸收法

是目前诊断骨质疏松症的金标准,能明确诊断轻、中、重度骨质疏松。双能X线吸收法可以测量全身任意部位的骨密度和脂肪组织的百分比,测量的速度快、精度高、空间分辨率高、散射线少。国际上对骨质疏松症的诊断、抗骨质疏松疗效的观察、不同生理和病理状况的比较、动物钙磷代谢的研究、抗骨质疏松新药的研究都要求用双能X线吸收法或定量CT法观察。

根据1998年WHO规定的骨质疏松症诊断标准,如果骨量减少≤1SD(1个标准差)者为正常骨量,1~2.5SD者为骨量降低,≤−2.5SD者为骨质疏松症,≤−2.5SD同时伴有脆性骨折者,为重度骨质疏松症。

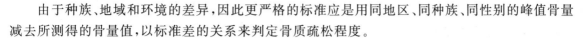

由于种族、地域和环境的差异,因此更严格的标准应是用同地区、同种族、同性别的峰值骨量减去所测得的骨量值,以标准差的关系来判定骨质疏松程度。

4.骨痛评定、腰背痛评定

VAS 法。

5.腰椎活动度评定、肌力和肌耐力评定

见康复评定部分。

6.平衡功能评定

方法包括仪器评定与非仪器评定,内容包括对平衡的功能、能力及心理状况进行全面的评定。通过平衡评定预测被试者跌倒的风险及其程度是骨质疏松症患者功能评定的重要方面。方法见康复评定部分。

7.骨折评估

VDS 指数(vertebral deformity score)法。VDS 指数评定:对每一椎体($T_4 \sim L_5$)的变形进行评估,根据变形的程度分为 $0 \sim 3$ 级,即对每一椎体前中后高度的改变进行测量,正常椎体为 0 级;终板变形为 1 级(高度减少 15% 以上);楔形骨折为 2 级(高度减少 15% 以上);平行压缩骨折为 3 级。

(四)康复治疗

康复治疗的目标是缓解骨痛,控制病情发展(减少骨丢失,降低骨转换率和压缩性骨折的加重),提高骨质量,防止废用综合征,预防继发性骨折,降低骨折发生率及改善日常生活活动能力和生活质量。

康复治疗的原则是早期诊断、早期治疗;基础治疗、药物治疗、康复治疗、防跌倒宣传教育与运动治疗四者相结合综合治疗;长期治疗。

早期诊断主要根据患者是否属于骨质疏松症高危人群,或有无相应的临床表现或体征,早期检测其骨矿密度;早期治疗指通过检测一旦发现骨量降低则应该开始治疗,而不要等到骨量降低已达到骨质疏松的诊断标准,甚至已发生骨质疏松性骨折才开始治疗。

1.基础治疗

基础治疗包括饮食营养、钙剂、维生素 D 及其衍生物。饮食以富含钙、低盐和适量蛋白质的均衡饮食为主,如果饮食源性钙摄入量不足,可选用钙剂补充。中国营养学会推荐成人每天钙摄入量为 800 mg(元素钙量),绝经后妇女和老年人可增至 1 000 mg;维生素 D 及其衍生物既是基础治疗用药,又是治疗骨质疏松症的重要药物。

2.药物治疗

以抑制骨吸收、促进骨形成为原则。药物应用要求早用药、长期用药、联合用药。抑制骨吸收药物如降钙素、二磷酸盐、雌激素受体抑制剂、雌激素等;增加骨形成药物如甲状旁腺激素、锶盐、氟化物(易导致成骨不全)等。

3.物理治疗

物理因子具有较好的止痛效果。骨质疏松症最常见的症状就是疼痛,如何缓解疼痛乃当务之急。绝大部分患骨质疏松症的老年人不能长期使用非甾体抗炎药,因此应选择性地运用各种物理因子(如中频、低频电疗)来缓解骨质疏松引起的急慢性疼痛。此外,物理治疗还能减少组织粘连、增强肌力、防止肌肉萎缩、改善局部血液循环、促进骨折愈合、预防深静脉血栓形成和继发性骨质疏松症、增加局部应力负荷、促进钙磷沉积、促进神经功能修复及改善肢体功能活动。

(1)低频脉冲电磁场疗法:近几年众多的试验与临床研究结果都表明低频脉冲电磁场疗法能显著改善试验组去卵巢大鼠骨密度、骨钙含量、大鼠血清 E_2 的含量、骨形态计量学、骨代谢和大鼠股骨骨生物力学性能。尤其是在改善骨痛和骨密度方面具有良好的临床应用前景。方法可采用 UNION-2000A 型骨质疏松治疗系统进行治疗。方法:每天 1 次,每次 40 分钟,连续 30 天。

(2)运动疗法:可以阻止骨量丢失、增加骨量、改善骨密度和骨强度、改善骨质疏松症患者运动功能、平衡功能和日常生活活动能力。运动项目包括走路、慢跑、有氧操、跳舞、骑车、球类运动、体操及负重和抗阻训练等。最佳的运动强度为最大耗氧量($\%VO_{2\,max}$)的 60% 左右,运动强度要参考对象的年龄、身体状况及运动经验等制定。运动频度每天 20～30 分钟,每周 3～5 次即可;运动疗法首要原则是"超负荷",即在运动过程中加在骨上的负荷应不同于且大于日常活动中的负荷。因为"超负荷"可以让本来骨量就非常低的个体产生最大的反应。运动时间和强度应随着患者能力的增加而相应增加。

选择性运动治疗是针对骨质疏松症好发部位进行的治疗。如躯干伸肌过伸位等长运动训练,可在俯卧位下进行躯干伸肌群及臀大肌与腰部伸肌群的肌力增强运动,每周 2～3 次,每次 10～20 分钟,主要防治脊柱骨质疏松症;用握力器每天坚持握力训练 30 分钟以上能防治桡骨远端、肱骨近端骨质疏松症;俯卧撑运动能防治股骨颈、肱骨近端、桡骨远端、脊柱骨质疏松症等。

4.作业治疗

作业治疗在对骨质疏松症患者伤残情况进行全面评价以后,有目的、有针对性地从日常生活活动、职业劳动、认知活动中选择一些作业,指导患者进行训练,以改善或恢复患者躯体、心理功能,预防骨质疏松性骨折。

5.矫形器、腰围技术

骨质疏松最常出现的问题是椎体压缩性骨折、脊柱畸形、股骨颈骨折、桡骨远端骨折和肱骨近端骨折。因此在治疗中应用康复工程原理,为患者制作适合的支具、矫形器和保护器是固定制动、减重助行、缓解疼痛、矫正畸形、预防骨折发生、配合治疗顺利进行的重要措施之一。如脊柱支具既限制脊柱的过度屈伸,又使患者有一定的活动度,预防椎体出现压缩性骨折,又如髋保护器对髋部骨折有预防作用。

6.饮食与营养调理

与骨质疏松关系密切的元素和营养素有钙、镁、锌、铜、锰、维生素 C、维生素 D 和蛋白质,其中最为缺乏的是钙和维生素 D。中国预防医学院调查的钙摄入量为每天 400～500 mg,儿童和老人维生素 D 缺乏尤为明显,应加大摄入量。国外研究表明,股骨颈骨折患者每天蛋白质摄入量若低于 70 mg,则影响愈合。故应多食含钙及蛋白质丰富的食物、蔬菜、水果,如每天半斤以上牛奶,多食豆制品,戒烟酒等。

7.传统康复治疗护理措施

针灸、太极拳、气功及中药内服、熏洗或外敷。

(五)康复教育

主要进行防跌倒宣传教育与训练,要求患者戒除不良嗜好、坚持均衡饮食、多进行户外活动和家庭自我运动训练,特别是静力性体位训练和步行锻炼。

(1)坚持多进行户外活动、多晒太阳。如每天户外散步 1 km。

(2)戒除不良嗜好,如偏食、酗酒、嗜烟,长期饮用咖啡因饮料;坚持每天食用新鲜蔬菜、水果。

（3）进行家庭自我运动训练。在医师指导下,在家中长期坚持进行肌力、肌耐力、关节活动度和平衡功能训练,以提高运动的反应能力和对环境的适应能力,有效防止跌倒。

（4）改造环境。尽量改造和去除家庭及周边环境中的障碍,以减少跌倒的机会;采取切实有效的防跌倒措施,如穿戴髋保护器。

（5）进行步行锻炼。以每天步行大于 5 000 步,小于 10 000 步为宜(2～3 km)。适合老年骨质疏松症患者。日本学者发现,步行能有效维持脊柱及四肢骨盐含量,每天步行少于 5 000 步,则骨量下降,大于 10 000 步则骨量增加不明显,而两者之间则骨量明显增加,步行锻炼能防治下肢及脊柱的骨质疏松。

（6）进行静力性体位训练。对骨质疏松症患者首先应教会他们在日常生活中保持正确的体位和姿势。坐、卧或立位时,由于重力和持久双重原因,一旦不能有意识地保持正确的姿势,就会加重症状,使脊柱变形,甚至导致骨折,因此对骨质疏松症患者进行静力性体位训练,使其在日常生活和工作中保持正确的体位和姿势是十分必要的。方法:坐或立位时应伸直腰背,收缩腹肌、臀肌,增加腹压,吸气时扩胸伸背,接着收颏和向前压肩,或坐直背靠椅;卧位时应平仰,低枕,尽量使背部伸直,坚持睡硬板床,对所有骨质疏松症患者无论其有无骨折都应进行本项训练,使其习惯本训练所要求的姿势,以防骨折、驼背的发生。

（7）在骨质疏松的情况下,骨的力学强度明显降低,所以在扭身、持物、弯腰、下楼、坐汽车时的抖动、站立倒地等情况下都可以引起骨折。治疗的初期应用双腋拐帮助行走,逐渐改为手杖,然后改为不用杖。老年人如不训练,则神经、肌肉的应急能力差,步态不稳,易于跌倒引起骨折,所以应帮助老人及骨质疏松症患者进行神经肌肉系统的训练,增加灵活性和应急能力。注意照明好、地面防滑、地面无杂物都可以减少倒地危险。

三、骨质疏松性骨折的康复治疗

(一)概述

骨质疏松性骨折的发生原因有很多:如用力、负重、跌倒、损伤等,但最根本的原因是骨质量的下降。

(二)康复评估

1.临床分类

（1）脊柱骨折:老年人常见骨折,以绝经期妇女多见,60～70 岁发病率最高。主要是椎体压缩性骨折,主要发生在胸腰椎。特点是在日常活动中,不需较大外力作用下即可发生 1 个或多个椎体骨折;表现首先是椎体水平骨小梁减少,椎体前缘皮质厚度减少,终板厚度改变,呈双凹形椎体或楔形等改变。

（2）髋部骨折:包括股骨颈骨折和股骨粗隆间骨折,是由骨质疏松引起的老年人最常见的骨折之一。股骨颈骨折因属囊内骨折,且受累部分松质骨较少,骨膜薄甚至没有,尽管远端血运丰富,但近端血运受损甚至没有血运,故骨折后易发生股骨头缺血性坏死和晚期的股骨头退行性变。转子间骨折虽然受累范围较大,但因其大多为松质骨,骨折两端血运丰富,如果复位满意、固定适当,一般均能愈合,且很少有晚期并发症。髋部骨折女性占 80%。60 岁以后女性发病率为男性的两倍以上。骨折的特点:①死亡率高,主要死于并发症,因伤后卧床时间长,易合并肺炎、压疮和静脉炎等导致患者死亡。②不愈合率高,由于解剖上的原因,骨折部位承受的剪切力大,影响骨折复位的稳定性,另外股骨头血供的特殊性,骨折部位的血供减少,造成骨折不愈合率高,还可造成股骨头缺血坏死,发生率为 20%～40%,特别是股骨颈骨折。③致畸率高,股骨粗隆间骨折愈合率高,不愈合少,但常留有髋内翻,下肢外旋短缩畸形,而影响下肢功能。④费用高,由于以上特点,髋部骨折的治疗不仅是骨折本身的治疗,还应针对并发症和继发症进行处理。另外此类骨折的康复和护理亦有较高的要求,所以,其费用高于其他骨折。

(3)桡骨远端骨折:以 Coles 骨折为代表,常发生于骨质疏松的老年人,约占急诊骨折总数的 1/6,在 60 岁以上年龄组,女性明显多于男性,约 4∶1。受伤均为跌倒所致,老年人跌倒,无意识的手掌或手背撑地,体重的反作用力沿掌根处向上传导至桡骨远端。此处骨质以松质骨为主,是骨质疏松最早发生并程度最严重的部位,易发生骨折。程度较重多为粉碎性,影响腕关节面。由于损伤严重,如不及时整复和治疗,常造成腕关节和手指功能障碍。

(4)肱骨外科颈骨折:肱骨外科颈亦以松质骨为主,骨质疏松的好发部位,是松质骨与皮质骨的交界处,极易发生骨折。骨折多为间接暴力引起,在老年人,由于骨质疏松及韧带松弛,常合并肩关节脱位和大结节撕脱骨折。另外在老年人,骨质疏松的肱骨头常呈鸡蛋壳样改变,所以一般不主张切开复位内固定。但老年人常有肩关节周围炎,功能已经较差,外固定后肩关节功能障碍将进一步加重,待骨折愈合去除外固定,肩关节往往僵硬,失去功能。所以主动的功能锻炼和康复治疗是非常重要的。

2.骨质疏松症椎体骨折评估

骨质疏松症引起的椎体骨折临床很常见,掌握其评估方法十分重要。临床常根据 X 线片采用椎体变形记分法。测量范围为 T_4～L_5。

(1)Meunier 评定方法:Meunier 提出 RVI(radiologicalvertebralindex)。正常椎体为 1 分,双凹形椎体为 2 分,终板折断或楔形骨折或爆裂形骨折为 4 分,其分数的总和即为指数,反映 T_3～L_4 椎体变形的总和,它可反映变形的范围,但不能反映每个椎体变形的严重程度,而且反复性差,没有得到推广使用。

(2)椎体变形记分法:Kleerekoper 等在 Meunier 评定方法上进行了修改,提出 VDS 指数,对每一椎体(T_4～L_5)的变形进行评估,根据变形的程度分为 0～3 级,即对每一椎体前中后高度的改变进行测量,正常椎体为 0 级,终板变形为 1 级(高度减少 15% 以上),楔形骨折为 2 级(高度减少 15% 以上),平行压缩骨折为 3 级。

(3)Genant 评定方法:椎体变形并非均由骨折所致,而椎体骨折后则一定存在不同程度的椎体变形。可通过肉眼观察得出半定量的分析,根据椎体高度的减少及椎体形态的改变可以进行判断,与其他非骨折椎体变形鉴别。方法是通过肉眼观察 T_4～L_4 而不需测量其高度。正常椎体为 0 级;轻度变形为 1 级,即椎体前、中或后方高度减少 20%～25%;中度变形为 2 级,即椎体前、中或后方高度减少 25%～40%;严重变形为 3 级。Genant 评定方法为半定量方法,方法简捷,但必须由经过多年训练的医师进行总评估。

3.康复目标

(1)整复、固定、功能活动和必要的药物治疗相结合的原则。骨折治疗的基本原则是将整复、固定、功能活动和必要的药物治疗四者有机结合。不加重局部损伤而将骨折整复,不妨碍肢体活动而将骨折固定,恰当的功能训练及配合用药,使骨折愈合和功能恢复达到比较理想的效果。整复和固定的目的是为骨折愈合创造有利条件。无论选择哪种治疗方法都应以不影响骨折愈合为前提。对老年人骨折的整复和固定应以治疗方法简便、创伤小、骨折愈合后关节功能不受影响、生活能够自理为目的。

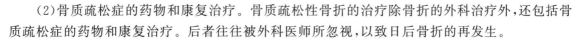

（2）骨质疏松症的药物和康复治疗。骨质疏松性骨折的治疗除骨折的外科治疗外，还包括骨质疏松症的药物和康复治疗。后者往往被外科医师所忽视，以致日后骨折的再发生。

（三）康复治疗

1.治疗骨质疏松性骨折

（1）早期：骨折复位固定后，应尽早进行理疗，理疗可用于防治感染，促进血肿吸收、消除肿痛，促进骨痂形成。开放性骨折必须在外科处理后酌情选用理疗。如冷疗法、超短波、短波疗法、超声波疗法、紫外线骨折区局部照射、10％钙离子局部导入、温热疗法（红外线、可见光疗法、电光浴疗法、蜡疗、泥疗、温水浸泡、熏洗等，最好伤后 2～3 天开始，每次 15～30 分钟，每天或隔天 1 次，温度从低开始，时间从短开始）、磁疗法、按摩疗法等。

（2）骨折恢复期：骨折恢复期多伴随有关节活动障碍及肌肉萎缩，采用理疗可增强肌力，改善功能，减少后遗症。如旋涡疗法、温热疗法、按摩疗法等。

（3）骨折愈合迟缓：近年来发现，长骨骨骺带负电，骨折后电荷在骨上的分布发生显著变化，直到骨折愈合，电荷分布又恢复常态。治疗时如有条件可用半埋入法，选用直径约 1.2 mm 的克氏针作为阴极，除尖端 1 cm 暴露外，余均用聚四氟乙烯绝缘，在 X 线下，将消毒针插入骨折线内，连阴极，阳极则连表皮上的一块电极板，除直流电疗机和阳极外，其余设置均在石膏内，患者可自由活动，电流量 10～20 μm，每天 1 次，一般治疗 10～12 周。由于植入电极比较麻烦，可用经皮电神经刺激疗法，治疗局部无石膏则用 4 个电极在不连接部位进行交叉放置，如固定有石膏，则电极在石膏的远、近端交叉放置。电流参数：单向脉冲，t 宽 100～300 μm，f 1～2 Hz，电流量＜20 mA、每次治疗 30～60 分钟，每天治疗 3～4 次，10 周时进行 X 线电检查。另有干扰电流疗法、磁疗法等有促进骨折愈合作用。

2.各类型骨折康复治疗

（1）脊柱压缩性骨折。①体位摆放：仰卧过伸位。仰卧，骨折部位下垫高枕垫以保持脊柱过伸位。②俯卧位休息：因压缩性骨折而致脊旁肌痉挛出现明显疼痛者，可每天俯卧 20～30 分钟，放松胸、腰背部肌群以缓解疼痛，并可给予轻手法按摩。③运动治疗。主动运动：在卧床期间可主动进行床上维持 ROM 和肌力的训练，每天 2～4 次。或被动进行床上维持 ROM 和肌力的训练，每天 1～2 次。仰卧位：进行腰背肌、臀肌、腹肌的等长运动训练；俯卧位：进行腰背肌、臀肌、腹肌的等长收缩；俯卧位：两天后可进行腰背肌小弧度（10°～20°）等张收缩；卧位哑铃操：仰卧位，两手各握一哑铃，两臂伸直缓慢向两侧上举，还原后重复。抗阻运动：急性期一般只做非骨折部位的等张抗阻运动。方法：仰卧位，双上肢用哑铃或徒手施加阻力进行等张抗阻运动；仰卧位，在双下肢徒手施加阻力，或缚以哑铃或橡胶带，或其他合适的重物下做等张抗阻运动。④矫形器或弹性腰围的使用：有骨质疏松脊柱变形者或为预防脊柱变形应使用矫形器。一般使用脊柱过伸矫形器。⑤物理疗法以消炎止痛、改善功能为康复治疗目的。适用于骨质疏松急性腰背疼痛。常用的方法有超短波疗法、脉冲超短波疗法、脉冲短波疗法、微波分米波疗法、半导体激光疗法、冷疗法等。

（2）股骨颈骨折。

运动治疗：坚持早期活动原则。早期床上活动有利于预防肺部并发症、静脉栓塞、压疮和全身一般情况的改善。坚持早期负重原则。骨折获得准确复位和坚固而稳定的内固定后，术后 24 小时内即可允许保护性负重。坚固内固定和患者的早期活动是标准的治疗方法。手术治疗的目的是要使骨折端的固定坚固和稳定。重建骨性连接后，应使骨本身能承受明显的负荷。负重训练应使患者在有保护的情况下坚持免负荷—部分免负荷—全负荷原则。经验证实,骨折得到良好的复位和内固定后,几乎可以立刻进行负重,对股骨颈骨折的经典研究发现:骨折复位可以接受时,早期负重对骨折愈合率没有不良影响。尽管如此,许多学者仍提倡在 X 线片上显示骨折明显愈合前只进行轻轻触地。

主动运动。①主动踝背伸与跖屈训练:患者仰卧位,将毛巾卷垫在小腿下,嘱患者主动背伸踝关节并保持片刻,然后跖屈并保持片刻,行此活动须保持膝关节伸直位。②髋膝屈曲运动:仰卧位,双下肢伸直、放松,缓慢将患肢屈髋屈膝滑向臀部,治疗师以手扶住患膝内侧,始终保持膝尖向上,然后缓慢返回至开始位置。③髋部等长收缩运动:仰卧位,双肘撑于治疗床,双下肢伸直,尽力收缩双侧臀肌并保持数秒然后放松。④主动髋内收运动:双手支撑直腿坐位,在两膝间放一枕头(厚约 12 cm),双腿用力挤压枕头约 5 秒然后放松。⑤主动髋外展运动:仰卧位,运动过程中始终保持脚尖向上,尽量缓慢向外移动患肢,然后返回到开始位置,放松患肢。⑥站位髋外展运动:靠墙站立,治疗师在健侧保护,双膝伸直,缓慢将患侧尽量向外摆动,再缓慢回到起点。⑦仰卧位直腿抬高运动:脊柱压缩性骨折者可双腿交替做,一侧股骨颈骨折者可做单腿直腿抬高运动。⑧卧位哑铃操:仰卧位,两手各握一哑铃,两臂伸直缓慢向两侧上举,还原后重复。

抗阻运动:急性期一般只做非骨折部位的等张抗阻运动。方法:仰卧位,双上肢用哑铃或徒手施加阻力进行等张抗阻运动;健侧下肢缚以哑铃或其他合适的重物做等张抗阻运动;患侧下肢训练:仰卧位,双小腿垂于床边,在脚上缚以哑铃或其他合适的重物,以膝关节为轴心做伸展小腿训练。

矫形器的应用:股骨颈骨折若行切开复位内固定术后,往往需要辅以外固定,若闭合骨折复位以后对外固定的依赖性更强,故常须使用矫形器。一般可用髋外展矫形器或使用坐骨结节减重矫形器,能分担重力负荷,以减轻关节面受力,减轻疼痛,便于活动。

物理疗法以消炎止痛、改善局部血液循环、促进骨折愈合、预防深静血栓形成、减少瘢痕和组织粘连、改善肢体功能活动为康复治疗目的。

(3)桡骨远端骨折。运动治疗:急性期以主动等长运动或主动助力运动为主,可在站、坐、卧位握拳、轻度腕屈伸和尺桡偏运动,辅以维持关节活动度训练。恢复期以肌力和耐力的渐进抗阻力运动为主。其作用是维持并渐增骨量。每天坚持握力训练 30 分钟以上。抗阻运动:急性期一般只做非骨折部位的等张抗阻运动,恢复期做骨折部位的等张抗阻运动。

(4)肱骨近端骨折。物理治疗:常用方法见物理疗法。桡骨远端骨折和肱骨近端骨折:坐位,健侧上肢用哑铃或徒手施加阻力进行等张抗阻运动;仰卧位,在双下肢徒手施加阻力,或缚以哑铃或橡胶带,或其他合适的重物下做等张抗阻运动。

3.康复治疗注意事项

(1)骨质疏松性骨折外科治疗本身有一定难度,固定与维持复位后位置较困难,切忌暴力。

(2)对于用螺纹钉固定股骨颈骨折或用加压滑动鹅头钉及 γ 钉做转子间骨折固定的患者,因骨质疏松固定强度较差,不宜早期负重,否则会造成骨质被坚强的内固定物切割穿透或松脱而导致失败。

(3)骨质疏松采用骨水泥固定假体,易发生假体松动,早期应避免等张运动。

(4)椎体骨折的内固定手术患者由于椎弓根内松质骨的疏松,椎弓根螺钉固定容易松动、脱出,应避免过度屈伸的等张运动。

(崔丽花)

第二十节 特发性脊柱侧凸

一、概述

(一)病因与病理学变化

特发性脊柱侧凸是常见的脊柱畸形,占脊柱患者总数的85%以上,其中女性、儿童患者占多数,男女之比为1:7。

尽管对特发性侧凸的病因做了多年的探索,但至今尚不清楚。目前主要有神经传导通路异常学说、生化代谢异常学说、内分泌(生长激素)异常学说、骨骼肌异常学说及遗传学说等,但都未能得到证实。

正常的脊柱在矢状位上胸段有20°~40°的生理后凸,在腰段有30°~55°的生理前凸。冠状位上以第七颈椎棘突所引之垂线应通过骶骨中线,无任何侧凸。因此,超过上述范围的情况都视为病理性前凸或后凸,任何侧凸都是病理性的。大于20°的侧凸具有临床意义。

脊柱出现侧凸时,在弯曲弧的凹侧椎体所受的压力增大,凸侧所受的是张力,在这种异常的应力环境下椎体的发育受到影响,压力侧变薄而张力侧增厚,出现楔形变。椎间盘在同样的异常应力环境下出现压力侧的薄弱和张力侧的肥厚。这种变化在顶部椎体附近更为明显。脊柱的这种继发性改变又反作用于侧凸,加重畸形。同时受累椎体出现转向凸侧的旋转,肋骨发生变形,凹侧的躯干肌作用力线远离中轴线,凸侧的躯干作用力线更加接近中轴线。由于侧凸的出现,重力线也偏离中轴线。这些综合因素的作用使脊柱的力学平衡受到进一步的破坏,形成恶性循环,加重畸形。

畸形对胸廓的影响表现在由于侧凸和椎体旋转,凸侧的肋骨转向背侧,肋间隙增大,肋骨角也随之增大,形成向背侧的隆起,称驼峰或"剃刀背"。凹侧的肋骨则发生相反的改变。这种胸廓畸形在胸椎侧凸时最为明显,对心肺功能的影响最大。一般当侧凸达65°~75°才会出现明显的胸廓受限和肺功能损害,但是,如果有严重的胸椎前凸畸形,较小的侧凸也会出现明显的肺功能障碍。

一般来说,除先天性畸形外,在侧凸的早期大多为非结构性改变,为可逆的畸形。如引起侧凸的因素持续存在,形成上述的恶性循环,则将出现结构性改变,成为僵硬的不可逆畸形。凹侧的软组织常发生挛缩增厚。

(二)特发性脊柱侧凸的分型

1.根据年龄

(1)婴儿型:年龄在3岁以下,又分为自然消退的恢复型与进行性加重的进展型。

(2)少年型:年龄在3~10岁,女性多见。由于生长发育较旺盛,畸形的进展也较快。

(3)青年型:11岁至发育成熟阶段。这部分患者由于处于青春期,生长发育迅速,因此,畸形的进展最快。

2.根据侧凸弧线的顶部椎体的解剖部位

根据侧凸弧线的顶部椎体(简称顶椎)的解剖部位将侧凸分为以下几种类型。

（1）颈段侧凸：顶椎在 C_1～C_6 范围内。

（2）颈胸段侧凸：顶椎在 C_7～T_1 之间。

（3）胸段侧凸：顶椎在 T_2～T_{11} 之间。

（4）胸腰段侧凸：顶椎在 T_{12}～L_1 之间。

（5）腰段侧凸：顶椎位于 L_2～L_4 之间。

（6）腰骶侧凸：顶椎在 L_5～S_1 之间。

3.根据脊柱侧凸的形态分为两型

（1）单主侧凸型：只有一个较大的原发侧凸或主弯，继发弯或次弯较小。

（2）双主侧凸型：具有两个原发侧凸，这两个侧凸的弧度相似，都为主弯。因此，手术时都应予以矫正和融合（图 9-20）。

4.King 将青年型特发性胸侧凸分为五型

King 于 1983 年又将青年型特发性胸侧凸分为五型，对手术有一定的指导意义。

（1）Ⅰ型：为 S 形弯曲，胸弯与腰弯在脊柱中线移行，腰弯大于胸弯且柔韧性差。

（2）Ⅱ型：S 形弯曲，胸弯大于腰弯，两弯移行处不在脊柱中线。

（3）Ⅲ型：为真正的胸弯，对腰椎无多大影响，稳定椎一般为 L_1 和 L_2。

（4）Ⅳ型：是向下扩展至 L_4 的胸侧凸，L_4 为稳定椎，顶椎为 T_{10}，所以称为胸侧凸。

（5）Ⅴ型：为双胸侧凸，其中立椎为 T_5 或 T_6，常为左上胸弯与右下胸弯，站立 A-P 位 X 线片上左侧第 1 肋高于右侧就提示为双胸侧凸型，此型常易漏诊。

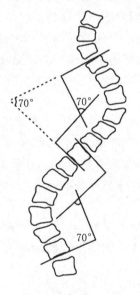

图 9-20　双主侧凸

二、康复评定

（一）体格检查

1.站立位

正常人直立时从枕骨隆凸至臀裂在一条垂线上，各棘突也位于这一垂线上，胸廓两侧对称，两肩等高，两髂嵴连线与地平线相平行。对侧凸患者体检时，应记录侧偏最大的棘突偏离垂线的距离及臀裂偏离垂线的距离，并注意方向。

2.前屈位

令患者两足并拢,两膝伸直,两上肢自然下垂,两手对合一起,以防肩部旋转,脊柱向前屈曲90°。检查者从患者身后观察侧凸畸形,用器械量出侧凸隆起处高于对侧的距离。对于青少年普查早期发现很有价值。

3.侧屈位

令患者做左右侧屈活动,观察侧凸弧线的变化,反向侧屈时侧凸消失者为非结构性或代偿性弯曲,不变或稍减小者为结构性侧凸。

4.牵引位

助手用双手把住患者头颅下颌两侧乳突向上举起,或令患者两手上举做引体向上,观察侧凸的变化。经牵引后侧凸矫正度大者,手术效果较好;反之则手术效果差。

另外,还应注意两下肢是否等长。如两下肢不等长,给短缩侧下肢足底加垫,如能使侧凸矫正,则该侧凸由用下肢不等长所致的非结构性侧凸。体检还应注意有无神经系统的异常。

(二)畸形的测量

1.侧凸的角度测量

要测量侧凸的角度,首先必须确定侧凸的上、下端椎。端椎的定义为在一个弯曲弧内各椎间隙在凹面窄而凸面宽,如在弧线上端的某一椎体之上方凹面的椎间隙最宽,则该椎即为上端椎或称中立椎;同样在弧线下端的某一椎体之下方凹面的椎间隙为最宽,则该椎为下端椎。

(1)Ferguson法:站立A-P位X线片上先找出上、下端椎(椎体向侧凸凹侧的倾斜度最大),由上端椎的中心点与顶椎中心点连成一线,由下端椎的中心点与顶椎中心点连成一线,两线之夹角即为侧凸的角度(图9-21)。

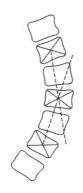

图9-21 Ferguson测量法

(2)Cobb-Lippman法:于上端椎的上缘与下端椎的下缘各做一延长线,再分别做此两线的垂直线,而垂直线相交所成的夹角即为侧凸的角度(图9-22)。

2.脊柱旋转度的测量

在站立P-A位X线上测量脊柱的旋转程度,根据椎弓根与椎体的相互关系来确定。Nash-Moes将椎体的旋转分为四度(图9-23)。

(1)Ⅰ度:凸面的椎弓根向内移位达半个椎体的1/3,凹面的椎弓根移位到椎体边缘。

(2)Ⅱ度:凸面的椎弓根向内移位达半个椎体的1/2,对侧椎弓根大部移位至椎体缘外。

(3)Ⅲ度:凸面的椎弓根向内移位至椎体中线,对侧椎弓移位完全超过椎体缘。

(4)Ⅳ度:凸面的椎弓根移位超过椎体中线,对侧椎弓根不显影。

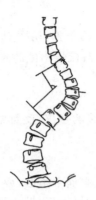

图 9-22　Cobb-Lippman **测量法**

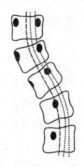

图 9-23　**椎体旋转分度**

3.肋椎角及肋椎角差的测量法

肋椎角(rib-vertebral angle,R-VA)及肋椎角差(rib-vertebral angle diference,R-VAD)的概念：1972 年英国医师 Mehta 提出了肋椎角这一可有助于判别侧凸为进展型或恢复型的指标,从顶椎中心做一条终板的垂直线,再于相应的肋骨颈与肋骨头中心做一连线,两线相交之夹角即为 R-VA(图 9-24)。两侧 R-VA 的差异即为 R-VAD。正常者的 R-VAD 应为零,进展型侧凸患者 R-VAD 逐渐增大或不变。最初 R-VAD 有 80％大于 20°,3 个月后随访,R-VAD 与前相等或有增大。恢复型侧凸最初的 R-VAD 80％小于 20°,3 个月后随访尽管侧凸增大了,但 R-VAD 却减小。

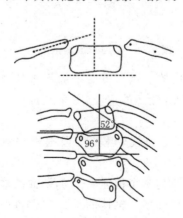

图 9-24　**肋椎角及肋椎角差**

三、临床治疗

脊柱侧凸的一般治疗原则为 Cobb 角 25°以下者观察随访,25°～45°者给予矫形器保护和电刺激等非手术治疗,大于 45°者行手术治疗。但是,对于具体某个患者还应结合侧凸的部位、年龄、骨骼成熟程度等因素综合考虑。目前,严重的脊柱侧凸唯一的治疗方法是手术矫治,手术目的是矫正畸形和控制畸形进展,恢复躯干平衡,建立一个坚强稳定的脊柱。但是手术治疗是以脊柱运动功能的丧失为代价换来畸形的部分或大部分矫正。而其手术效果往往随畸形严重程度的增加而降低,其并发症也随畸形严重程度而增加。脊柱侧凸的手术指征:①侧凸畸形胸段大于50°,胸腰段和腰段大于 40°者。②虽已使用保守疗法,但畸形不能控制进行性加重者。③Risser征 4 度以上,骨骼已近成熟者,骨发育成熟期标志为椎体软骨环的融合和髂嵴骨骺生长完成。

随着脊柱生物力学、影像学和脊柱外科技术的新进展,脊柱侧凸的手术治疗有了很大提高。手术方法很多,可分为两大类:即脊柱后路手术和脊柱前路手术。后路矫形内固定系统有Harrington系统、Luque 系统、Dwyer 系统、Zielke 系统、CD 系统及 20 世纪 80 年代中期出现的TSRH 系统等。各有其优缺点和一定的适应证。不管何种手术方法,基本原则为畸形矫正和植骨融合。对弯度大,软组织挛缩明显,侧凸顶点数节无骨性融合者,应先用头盆环牵引 2～6 周再行手术。

四、康复治疗

大量实践经验证明脊柱侧凸的早期发现、早期治疗、及时康复矫治是防治和减少脊柱侧凸对青少年身心健康严重危害的有效方法,它不仅极大地降低手术的比例,也明显提高了手术效果。脊柱侧凸康复治疗主要包括矫形器的使用、电刺激、治疗性锻炼和心理治疗等。

(一)矫形器

矫形器治疗可有效地控制早期脊柱侧凸的进展,特别是对轻型特发性侧凸,可避免手术或减轻手术患者侧凸的严重程度,对 35°以内的侧凸,Risser 征≤Ⅱ度的患者,其治疗的有效率可达75%以上。

1.治疗原理

矫形器治疗的原理是在侧凸顶椎部位施以水平方向的压力。由于脊柱侧凸的节段椎间隙两侧不对称,而椎体软骨终板的承重两侧也不对称,顶椎部位水平方向的压力可使侧凸减轻,侧凸节段的软骨终板承重的不对称亦有所减轻,因而可延缓侧凸的发展或使侧凸好转。

2.适应证

矫形器适用于少年期、青春期的特发性脊柱侧凸。Cobb 角为 20°～45°,且骨骼未发育成熟前。Cobb 角>45°需手术者,在术前穿戴矫形器可用于防止畸形发展,为手术创造条件。但对先天性脊柱侧凸和骨发育成熟期的特发性脊柱侧凸者无效。

3.常用矫形器

治疗脊柱侧凸的矫形器主要有两类。

(1)CTLSO 矫形器:固定范围包括颈椎、胸椎、腰椎和骶椎。Milwaukee 支具是其代表。包括骨盆的部分由轻塑料制成,外面附有 3 个金属立柱,一前两后,3 根柱在颈部与一个颈圈相连,圈的后方有两个枕托,前方有料板紧贴于咽喉前托于下颌。CTLSO 适应于侧凸顶椎在第八胸椎或以上的颈胸段或胸段脊柱侧凸患者。根据需要,可在立柱上补加压垫和吊带,其中最重要的是在胸廓或腰部的后外侧,相当于侧凸顶椎的水平部位安放压力垫。压垫要尽量大些,以减少单位面积的压强,防止压疮。压垫产生的压力可分解成垂直分力(前后方向)和水平分力(左右方向),前者可矫正驼背或加大前凸,后者可矫正侧凸。压垫的位置应尽量偏向外侧,以增加水平分力,减少垂直分力,既能矫正侧凸又能防止加重前凸。

(2)TLSO 矫形器:固定范围包括中、下段胸椎、腰椎和骶椎。Boston 支具是其代表。它由有机塑料板制成,支具上端抵于腋下,下端包绕骨盆及骶骨。TLSO 支具适应于侧凸顶椎在第八胸椎以下的患者。如胸腰段侧凸或腰段侧凸等。支具和躯干骨盆的接触要合身,松紧不一可造成皮肤磨损,或发生压疮。根据侧凸所在的部位,TLSO 的塑料板可以在胸壁外侧、股骨大转子或臀部延伸一段,以增强"三点支持"的杠杆矫形作用。因 TLSO 支具可以被衣服遮盖不影响外观,颈部活动不受限制,故容易被患者接受。

4.佩戴矫形器的注意事项

矫形器使用要昼夜穿着,每天持续 23 小时;留下的 1 个小时用于洗澡、体操等活动训练。矫形器治疗需持之以恒,若无禁忌,可使用直至骨发育成熟为止。停用矫形器的指征如下:①4 个月内身高未见增加;②Risser 征 4 度以上,骨骼已近成熟者,骨发育成熟期标志为椎体软骨环的融合和髂嵴骨骺生长完成。(Risser 征:髂嵴骨骺自青春期开始出现,最先出现于髂前上棘,逐渐沿髂嵴向髂后上棘延伸,完全骨化后即与髂嵴融合。Risser 将髂嵴骨骺骨化的发育过程分五度。骨化影出现 25% 为 1 度,50% 为 2 度,75% 为 3 度,全部出现为 4 度,完全与髂骨融合为 5 度,此即 Risser 征。一般,男孩平均 15.4 岁,女孩平均 14.25 岁骨骺完全成熟。Risser 征 4 度说明脊柱发育停止,5 度表示身高发育停止。因此,根据 Risser 征髁估计畸形的进展趋势,为选择治疗方法提供依据);③取下后 4 小时摄脊柱前后位片,Cobb 角较前无变化。达到上述指标后,使用时间可减少为每天持续 20 个小时。4 个月后再复查无变化,每天持续穿戴可减少为 16 个小时。稳定后再减为 12 个小时。再复查仍稳定,在去除后 24 小时摄脊柱前后位片,如 Cobb 角仍无变化,即可停止使用。在此期间内如畸形有加重仍需恢复每天持续 23 个小时着用矫形器。使用矫形器期间,如配合治疗性锻炼可获更佳效果。

(二)治疗性锻炼

治疗性锻炼是矫治脊柱侧凸常用方法之一,它可以改善患者的姿势,伸长脊柱凹侧和挛缩的软组织,增加柔软性,增强腹肌在维持姿势中的力量,矫正肌力不平衡,以及改善患者的呼吸运动。

治疗性锻炼对不同发展阶段的脊柱侧凸有不同的效果。早期 Cobb 角 30° 以内的轻度侧凸,脊柱活动度、柔韧性好,脊柱尚无明显的结构性畸形时为治疗性锻炼的最佳时期,能起到良好的矫正作用。可作为主要的矫正手段单独应用,广泛地用于青少年轻型或非结构性侧凸患者。随着脊柱侧凸度数的增大,重力对侧凸的作用力矩加大,单独的矫正体操难以对抗,故效果减弱,须与其他矫形措施结合应用。在结构性侧凸,虽不能起即时矫正作用,但坚持长期训练可改善脊柱的柔韧性、可屈性,增强支撑脊柱肌肉的肌力,特别是凸侧负荷过重的肌肉,防止其劳损,延缓畸形的发展。行矫形器矫形时,治疗性锻炼仍为一种必要的辅助疗法,可防止因制动引起的肌肉萎缩及其他失用性改变,预防脊柱僵硬,改善呼吸功能。文献中对治疗性锻炼的评价不一,对其疗效有争议,可能由于各学者所治疗的病例处于不同的畸形发展阶段所致。

1.姿势锻炼

姿势锻炼可以有效地减少腰椎和颈椎的前凸程度来伸长脊柱。对于生长期的儿童,在骨骺闭合前可以减轻胸椎后凸程度。

(1)骨盆倾斜训练:腰骶角直接影响到脊柱侧凸弯曲的程度。腰骶角度越大,腰椎前凸就越大,反之亦然。要减少腰骶前凸程度,就必须减少腰骶角。为此目的,应增强腹肌的作用,上提骨盆前臂部,同时增强臀肌和大腿后部肌群,使骨盆后壁部下降。

训练方法 1(图 9-25):①患者仰卧于地板上,屈曲髋关节和膝关节,双足平置于地面、腰部贴紧地面,并维持此位置。②然后平稳而有节奏地从地板提起臀部。提臀时不能让腰部离开地板。③当患者掌握了上述锻炼方法后,将下肢渐渐伸直,直至双髋和双膝关节完全伸直为止。④胸部深呼吸锻炼而反复扩张。

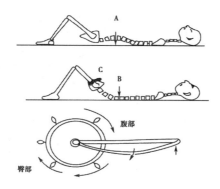

图 9-25　仰卧位骨盆倾斜训练

训练方法:A.屈曲髋和膝关节,下腰部紧贴地面;B.维持上述姿势;C.利用腹肌、腘绳肌和臀肌、提起骨盆以减少腰椎前凸

训练方法 2(图 9-26):①患者站立位,腰部贴紧墙壁。②骨盆前倾,可减少腰椎前凸。③颈部贴紧墙壁,可减少颈椎前凸,伸长脊柱。④两膝屈曲,脚跟后部距离墙壁 10～20 cm。⑤当患者掌握了上述锻炼方法,两足靠紧墙壁,两膝伸直位训练。⑥胸部深呼吸,反复扩张。

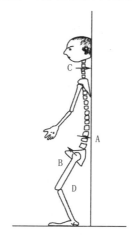

图 9-26　直立位骨盆倾斜训练

A.患者依墙站立,下腰部紧贴墙面;B.骨盆前倾,减少腰椎前凸;
C.颈部紧贴墙面,以减少颈椎前凸,伸长脊柱;D.两膝屈曲,足跟
离墙面 10～20 cm,待适应后,两足跟紧贴墙面,两膝伸直

训练方法3(图9-27):若患者不能掌握训练方法1或方法2进行时,可采用此方法(四肢匍匐位训练)。①患者肘膝着地卧位。②腰部做有节奏地拱起和下落运动。腰部可附加重量,增加运动强度。腰椎屈曲幅度较大时,骨盆随之产生倾斜运动。③胸部深呼吸,反复扩张。

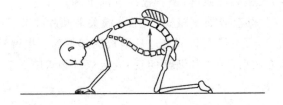

图9-27　匍匐位骨盆倾斜训练

患者手膝位姿势,腰部做拱起、下落运动,腰椎屈曲幅度较大时,
骨盆随之产生倾斜运动。腰部可附加重量,以增加训练强度

(2)腹肌等长训练(图9-28):腹肌在骨盆倾斜中起主要作用,因此增强腹肌肌力训练显得格外重要。腹肌等长锻炼只能增强耐力,而不是爆发力。

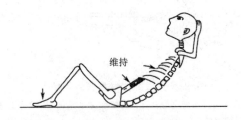

图9-28　腹肌等长训练

患者从端坐位后倾至一定程度后,维持此姿势。然后,逐渐增加后倾角度和维持的时间

训练方法:①患者可采取坐位训练。②从坐位屈曲姿势逐渐后仰,达到一定角度后,维持在此体位。逐渐增加身体后仰角度和维持的时间。

(3)移位训练(图9-29):实践证明分散患者注意力能起到伸长脊柱,改善直立姿势的作用。要引导患者"已经感觉自己姿势适合",不要把注意力集中在受累肌群上。

训练方法:①术者将手放在患者头顶并向下轻压,同时让患者头部朝上顶,以对抗此压力。也可采用重物袋均衡地放置在患者头顶部以代替术者的手。②患者在维持直立条件下行走,站立或端坐。

2.增强屈曲性的训练

增强屈曲性的训练主要有Klapp的匍行训练和Cotrel的EDF(伸长、反旋和侧曲)训练。前者训练着重于牵张和伸长脊柱;后者训练可增加屈曲功能并与牵引装置配合应用。

训练方法1(图9-30):一般牵引训练在俯卧位进行,躯干伸直,两上肢前伸过头顶,双下肢完全伸直,背部逐渐后伸至最大程度,维持一段时间后再将躯干放平。

过伸训练,患者俯卧位。头肩部抬起,伸展上段脊柱。双腿抬起,伸展腰部脊柱。抬起一侧下肢和同侧上肢,使脊柱做不对称的伸展运动,可以矫正侧凸。患者尽可能将上肢放至背后或举过头部。

训练方法2(图9-31):手膝位,匍匐训练,可以伸长脊柱。一侧上肢前伸过头顶的同时,同侧下肢后伸可以牵张同侧脊柱。

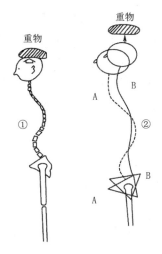

图 9-29　移位训练

①患者头顶部承受重物时；②脊柱各弯曲均向重心线移位。
颈曲和腰曲的前凸减少，骨盆产生倾斜运动由 A 至 B

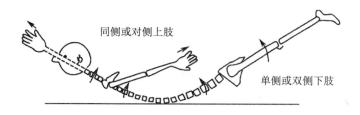

图 9-30　过伸训练

①患者俯卧位，头肩部抬起，伸展脊柱上段；②双下肢抬起，伸展腰
部脊柱；③同时抬起一侧的上、下肢，使脊柱不对称的伸展运动，以
矫正侧凸；训练中患者尽可能将上肢放至背后或举过头顶

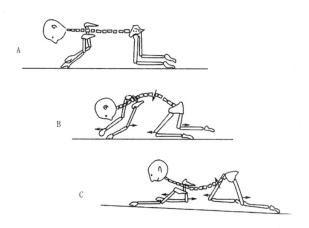

图 9-31　匍匐训练

A.匍匐位，手、膝着地姿势；B.右下肢伸直，同时右上肢伸直超过头顶部，使脊
柱弯向右侧；C.左下肢伸直，同时左上肢伸直超过头顶部，使脊柱弯向左侧

　　四肢着地位时也可进行同样的训练。患者处于四肢着地位,一侧上肢水平前伸,对侧下肢后伸,使脊柱产生侧曲。在直立位时,只需尽可能做侧向前屈就能使脊柱在此方向上受到牵引。

　　训练方法 3(图 9-32):①胸部脊柱侧曲和反旋(EDF)训练,患者两膝着地,臀部贴紧足后跟,上身前倾使腹部紧贴大腿,在此体位保持腰椎固定。②然后前伸两上肢过头顶与地面平行,两手着地,头处于两臂之间。③在此体位下,两手尽可能向侧方移动,这样可牵张和反旋胸椎。④根据需要可进行左侧或右侧训练。

　　3.改善肌肉不平衡

　　有相当部分的脊柱侧凸患者是继发于神经肌肉的疾病,并涉及肌肉不平衡。对于受累的肌群可进行抗阻训练,除了四肢肌肉训练外,最主要的是躯干肌肉的训练(图 9-33)。

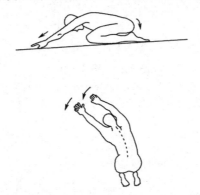

图 9-32　胸部脊柱侧曲和反旋训练

A.患者臀部坐在自己脚上,腰部固定,而上肢前伸;B.双上肢向左或向右移动,训练胸椎的侧向伸展和反向旋转

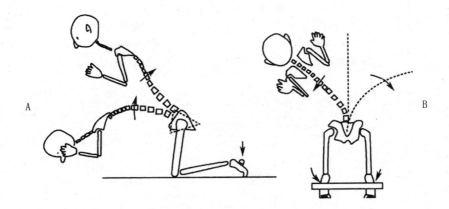

图 9-33　对抗性伸展训练

A.患者肘膝位姿势,双足放置于家具横架下面,腰部缓慢挺起,接近伸直位;B.结合脊柱侧向伸屈运动,可进行不对称的腰部伸展训练

　　(1)腹肌训练方法:腹肌训练方法前面已做过介绍。如果由于左侧腹斜肌力较右侧弱而致肌肉不平衡,可在躯干前屈同时做旋转或是躯干侧屈运动。采用坐位训练时,为了加强较弱一侧的肌肉力量,躯干应旋转或屈曲。

　　(2)腰背伸肌训练方法:患者俯卧位,头部和肩部从地板上抬起,以增强躯干上部伸肌力量。

同时抬起双下肢,可增强躯干下部伸肌。抬起一侧下肢,则增强同侧躯干伸肌。在下肢伸展时抬起同侧上肢超过头部伸直,可进一步增加不对称性伸肌的强度训练。

(3)患者利用自身体重的抗阻的伸肌训练:患者采取双膝着地位,两脚靠近地板,并且将双脚放在家具的横架内,躯干缓慢地从全屈位抬起,直至双膝着地躯干伸直位。在此训练中,躯干同时侧屈或旋转运动,以非对称性地增强弱侧的肌力。

4.改善呼吸运动

脊柱侧凸患者肺活量降低程度与脊柱侧凸程度成正比关系。胸椎侧凸达50°以上且合并明显椎体旋转时,往往会产生呼吸困难。康复治疗必须考虑到呼吸功能问题,无论采用何种技术治疗脊柱侧凸,均需包括呼吸锻炼。

脊柱侧凸患者的呼吸锻炼与哮喘及肺气肿患者的呼吸锻炼是不一样的,后者着重于教会患者松弛。前者强调以下几个方面。

(1)姿势锻炼。

(2)脊柱侧凸患者由于肋骨和肋椎关节角度的改变,使胸廓运动受限,因此应增加肋骨运动。

(3)凹侧的颈部呼吸提肌(斜角肌)会短缩,所以应该用于经常地,逐步增强头部对凹侧的颈部做侧向运动,牵张短缩的斜角肌。颈部垂直牵引也可牵张短缩的斜角肌。

(4)增加下部胸廓的活动度锻炼。患者可在用于限制胸廓活动的同时进行深呼吸训练。可直接用于在下胸部的双侧或单侧施加压力。若为了训练整个胸廓活动度,可同时限制双侧胸部。如需左侧扩张,则限制右侧便可引起对侧的进一步扩张。

以下介绍呼吸拮抗锻炼方法(图9-34):患者用一条宽布带从胸部后面环绕至前面,在身体前面布带交叉,由患者双手握住布带两端。若双手同时拉紧布带,则可限制整个胸廓运动。若左手牵拉布带可向右侧胸廓施加压力;右手牵拉布带则向左侧胸廓施加压力。

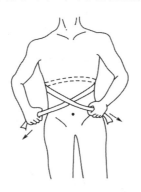

图9-34 呼吸拮抗训练
①患者将布带绕置在下胸部,施加适当拉力,可局部地拮抗胸部呼吸运动;②深吸气时,拉紧右手布带,右下胸部扩张受限,左下胸部便凸起;③松弛右手后,拉紧左手布带,左下胸部扩张受限,右下胸部便凸起

(5)脊柱侧凸患者不宜腹式呼吸,而应采取胸腹式呼吸。可按下列步骤指导患者进行胸腹式呼吸:①患者仰卧,膝髋屈曲。②指导患者有意识地限制胸廓活动。③患者吸气时腹部应隆起,可用视觉或用手去检查,而且在腹部加上一沙袋可加强这种腹部隆起。④呼气时腹部尽量回缩。⑤逐渐把胸腹式呼吸相结合,缓慢的腹式吸气后(腹部隆起),胸廓完全扩张。随着呼气过程,腹部回缩,胸廓回复。⑥进行慢吸气和慢呼气锻炼。呼气时间为吸气的两倍。⑦胸腹式呼吸锻炼

先在仰卧位进行,然后在坐位,最后在立位下进行。

(三)电刺激

20 世纪 80 年代早期已经有电刺激治疗脊柱侧凸成功的报道,当时使用的是植入电极。此后,表面电极取代了植入电极,从而免去了植入电极的弊端。但是有关治疗效果,各家报道不一,差距很大。电刺激适用于:①可塑性较好的 40°以下的脊柱侧凸患者;②因年龄太小,不宜手术治疗的 40°以上的特发性侧凸患者。表面电刺激器一般不用于 T₅以上的高位侧凸,因可能会影响患者睡眠;对精神病患者或心理障碍者也不宜使用。

目前国内外应用的电刺激大多为双通道体表电刺激器,两组表面电极分别放置在侧凸侧的体表特定位置,两通道交替输出的矩形电刺激波,使两组脊柱旁肌交替收缩与舒张,而使侧凸的脊柱获得持续的纠正力,以达到防止侧凸加重或矫正畸形目的。

正确选择电极放置的部位和刺激强度是治疗的关键。

1.电极放置部位

治疗前摄站立前后位脊柱 X 线像,根据 X 线像找出凸侧的顶椎及与其相连的肋骨,此肋骨与患者腋后线、腋中线相交点 A、B 作为参考中心,在参考中心上、下各 5～6 cm 处的腋后线及腋中线上做标志点为放电极板的位置(图 9-35),同一组电极板的距离不要小于 10 cm。对于胸椎侧弯,电极须放置在凸侧顶椎所对应肋骨和腋中线相交点的上下对称处,电极不要超越端椎所对应的肋骨;对于腰椎侧弯,电极一般放在两端椎对应的腋中线处,电极不要超越端椎的范围。

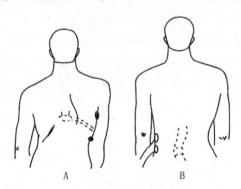

图 9-35　电极放置的部位
A.胸椎侧凸;B.腰椎侧凸

有时为了强化治疗,除了原先放置于腋中线的电极外,还将另一对电极放置在靠近腋后线处,以刺激不同的肌肉,这时的双通道输出以非同步为好。对胸椎侧弯者来说,较多人宜将阴极刺激电极放在上方,阳极放在下方;腰椎侧弯者则宜将阴极放在下方,阳极放在上方,但也有小部分人与此相反。

2.治疗强度的确定

电刺激仪通常参数如下:矩形波单向系列脉冲式输出,波宽 200 μs,频率 25～50 Hz,电流50～80 mA,刺激时间 6 秒,再间断 6 秒,反复进行。电源最好是电池电源。

电刺激需要足够的强度才能达到治疗目的。一般电刺激的强度可通过以下方法来估计:①电刺激肌肉收缩时,肉眼观察脊柱侧凸有无改善或变直;②肌肉收缩时触摸患儿的棘突有无移动;③摄电刺激肌肉收缩及无电刺激时 X 线像对比,测量侧凸角度有无 10°以上的减小。如未达到以上要求,应向前或向后调整电极板的位置,或略增大同一组电极板间的距离,找到最佳刺激点,并使电流强度逐渐增大到60～70 mA(图9-36)。

在使刺激强度达到适宜强度之前,应该有个适应过程,以免使患者产生畏惧感。通常适应性刺激强度为30～40 mA。刺激时间也宜逐步延长,使患者逐渐适应。推荐的方法:第1天治疗3次,每次半小时,第2天2次,每次1小时;第3天1次,3小时;以后每天延长1小时,直至达到每天8小时的夜间治疗。在具体实施时还应根据具体情况,必要时减慢进程。

3.注意事项

(1)在治疗开始阶段,放电极板部位可能出现皮疹或接触性皮炎,皮疹发生后一般不一定需要停止治疗,经白天清洁皮肤及外用氟轻松软膏可逐渐好转,必要时可将电极板向前或向后稍加移动使其离开皮疹区。

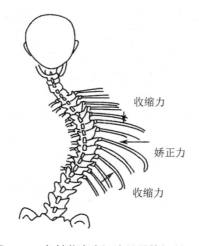

图9-36 电刺激治疗记注册图的机制

(2)正确刺激点是获得有效治疗的重要环节,使肌肉收缩时其矫正力的作用中心位于脊柱侧凸的顶椎上,使侧凸弧中的每一椎体/椎间盘都受到有效的矫正力,所以应经常检查刺激点是否准确。

(3)刺激强度不足或刺激时间不够是影响治疗效果的一个重要原因,一般刺激强度为60～70 mA,每天刺激持续时间不少于7小时。

(4)电刺激疗法要持之以恒,直至脊柱骨发育成熟,故需坚持几年甚至十几年。

(5)电刺激可与矫形器联合使用,白天戴矫形器,夜晚行电刺激,可以提高治疗效果。

(四)脊柱侧凸矫形术的康复

手术矫治是目前治疗严重的脊柱侧凸的唯一方法。近几年来,随着新内固定系统及外科技术的进展,手术中通过减少融合节段,并从三维畸形上做最大矫正,从而极大提高了手术效果。

矫形术的康复可分以下3个阶段进行。

1.手术前期

(1)详细了解病史,检查评定患者行走方式、四肢及躯干活动度、肌力、肺功能和ADL评分情况。

(2)了解心理问题,解释手术要求,做好皮肤、呼吸道、自体血液回输和术后排便准备。

(3)指导训练胸腹式深呼吸、“吹笛法”呼气和咳嗽方法。

(4)指导床上体操训练,包括颈椎操,上下肢主动运动或被动运动,脊柱呈轴线翻身,学习床上治疗性训练。

2.脊柱前、后手术间期康复

主要目的是预防肺不张、切口感染、肠绞痛和下肢深静脉血栓等并发症,疏导心理问题,进行功能恢复训练,增强患者机体免疫力。在此期间,一切治疗必须在患者绝对卧床情况下进行。

(1)术后0～3天:①全麻后拔除气管插管前,负压吸痰清理呼吸道分泌物。②全麻清醒后6小时,超声雾化吸入,15分/次,4次/天。③胸腹式深呼吸,加主动咳嗽排痰,1次/4小时。④酌情使用镇痛剂,3次/天。⑤脊柱呈轴线被动翻身,1次/2小时,配合轻拍背、尾骶部按摩。⑥置于双肩外展、双足功能位。⑦上下肢肌肉放松按摩,关节轻度被动活动,5分/次,2次/天。

(2)术后4～7天:①床上颈椎操,包括颈前屈、后伸、侧屈侧旋、耸肩活动,每次4×8拍,4次/天。②双上肢主动或助力运动,以肩关节为主,进行上举、外展、旋转活动,每次4×8拍,4次/天。③胸式深呼吸,每次2×8拍,4次/天。④双下肢助力或被动运动。进行直腿抬高、外展,髋屈曲、内收外展,膝踝屈曲活动,5分/次,4次/天。⑤被动翻身,方法同上,1次/4小时。⑥多进水果及富含营养食物,促进排便,增强机体免疫力。⑦加强交流,疏导心理问题,准备脊柱后路手术。

3.脊柱后路术后至脊柱融合期

康复主要目的是预防术后直立性低血压,感染和远期并发症,促进脊柱融合,避免假关节形成和畸形复发。

(1)术后0～3天:①同第2阶段术后0～3天内的全部康复治疗。②术后1～3天,调节病床前部,使上身分别抬高15°、30°、45°半卧位,配合颈椎轻度活动,5分/次,3次/天。

(2)术后4～7天:①半卧位,颈椎操,4×8拍,4次/天。②卧位,上肢肌力抗阻训练,应用橡皮筋牵拉上肢做肩上举、外展,肘屈伸活动,5分/次,3次/天。③胸腹式深呼吸,扩胸运动,每次4×8拍,3次/天。④有助于训练脊柱呈轴线翻身,4次/天。⑤下肢主动或被动活动,5分/次,4次/天。

(3)术后7～14天:①戴背式支具。②颈椎操,上肢抗阻、下肢助力及胸廓运动,10分/次,3次/天,增加吹气球、唱歌等活动。③进行翻身、床边坐起平衡训练,5～10分/次,逐渐延长,3次/天。④床边移动,床椅转换及轮椅移行训练,5～10分/次,3次/天。⑤床边扶拐站立平衡及行走训练,5～10分/次,3次/天。

(4)术后3～12周:①前4周以卧床休息为主。床上体操同前,20分/次,4次/天。②坐位活动,20～45分/次,4次/天。③行走和轮椅移行训练可逐渐从室内转向室外,20～30分/次,4次/天。④后4周卧床休息与坐、行时间合理安排,儿童可参加学校组织的补课。

(5)术后13～24周:①适度参加室外活动、学校教课和社会活动。②注意安全防护,不能参加常规体育活动,避免摔跤。

4.注意事项

(1)术前做好充分的功能训练准备,使患者能在术后积极地配合。

(2)因为术后恢复时间长,须对患者及家长进行安全防护教育。

(3)对患者病情要有全面的了解,术后活动强度因人而异,切忌简单、粗暴,以免造成关节脱位和肌肉拉伤。

(4)康复治疗和功能训练需在专业医务人员指导下进行,以免引发术后远期并发症,影响脊柱融合。

(曹莹莹)

第十章

儿童疾病康复治疗

第一节　儿童常用康复评定技术

对儿童进行系统的康复评估是了解患者存在问题的主要手段,是为康复治疗计划的制订打下科学基础,也是为治疗目标的拟订与修正提供依据,同时也用于评价治疗效果,确定是否继续康复治疗,是否需要修订原计划方案,是否需要另外制订治疗方案。

一、运动功能评估

以脑瘫为代表的运动功能障碍,评估方法各家不一,目前尚缺乏统一的标准。寻求一种简单易行、全面评价脑瘫及康复疗效的方法十分重要。

(一)一般状况评定

包括病史、营养状态、心肺腹部的检查、头围、身长和体重的测量。高危病史有助于诊断和功能评定。及时发现运动功能障碍对于儿童日后康复治疗有重要意义。通过对患儿的一般状况评定可以判断患儿比同年龄儿发育差别的程度和发育滞后的时间,明确是否有畸形、挛缩等情况。

(二)原始反射评定

可判断神经发育与动作发育水平,是指导训练的依据。

1.紧张性迷路发射

婴儿于仰卧位,整个身体呈过度伸展,头部后仰并转向一侧,肩胛骨向中间靠拢,肩部外展,两腿内收,踝关节趾屈。婴儿 4 个月后此反射消失,若持续存在,多见于痉挛型和运动障碍型脑瘫。

2.不对称颈紧张反射

婴儿于仰卧位,当婴儿头部转向一侧时,同侧的上下肢伸展,对侧的上下肢屈曲。婴儿 4 个月后此反射消失,若持续存在,多见于痉挛型和运动障碍型脑瘫。

3.拥抱反射

测试者用手扶住婴儿的头部或躯干,使他处于坐位,然后将扶着的头迅速后仰,使婴儿的头和躯干向后倒下,倒入测试者手中。婴儿立刻做出肩关节外展,肘关节伸展,手掌放开,五指分开,形似拥抱的动作。婴儿 3～4 个月后此反射消失,若持续存在,示大脑损伤。

4.觅食反射

测试者用手指触摸婴儿口周皮肤或上下唇,婴儿将头转向受刺激方向,并歪嘴要吃手指。婴儿4个月后此反射消失,脑瘫患儿持续阳性。

5.握持反射

测试者将一手指放进婴儿手掌并按压,婴儿的手指不自主地屈曲,会做出握住测试者手指的反射。婴儿3个月后此反射消失,若持续存在,提示脑瘫。

6.咬合反射

测试者将手指放进婴儿口内,并触摸牙床的咬合面,婴儿会做出上、下牙床咬合的反应。婴儿此反射6个月消失,如未消失,可能与咬肌张力高有关。

7.交叉伸展反应

婴儿于仰卧位,测试者抓住婴儿一条腿,使其伸展,用另一手刺激此足外缘,婴儿对侧腿先屈曲后外展,然后内并伸展,想蹬掉另一条腿的刺激。婴儿此反射6个月消失,如未消失,提示下肢痉挛。

8.躯干内弯反射

婴儿于仰卧位,测试者用手指在婴儿一侧背部从肋缘下至髂嵴划一条与脊柱的平行线,婴儿躯干受到刺激的一侧出现弯曲,突向对侧。婴儿8周后此反射消失,若持续存在,提示痉挛性脑瘫。

(三)自动反应

1.翻正反应

又称调正反应,是婴儿头和身体位置在空间发生变化时,头颈、躯干和肢体立即恢复到正常姿势和体位的反应,包括颈旋转翻正反应、迷路、立直反应及躯干翻正反应等。

2.平衡反应

包括倾斜反应、坐位反应、立位平衡反应。也可通过FUGL-MEYER评定法了解患儿的平衡反应能力。

3.保持性反应

抱住婴儿腋下,向高处往下接近桌面,出现双上肢支撑床面反应,于6个月出现。

(四)运动发育的评定

正常儿童运动和姿势发育有一定时间和顺序,脑瘫时一般达不到正常水平或活动较少。常用量表有运动年龄评定(motor age test,MAT),包括上肢运动年龄评定及躯干和下肢运动年龄的评定等。

(五)肌张力的评定

患儿可表现出肌张力过高或过低,对关节活动度也发生影响。通过检测关节活动度,间接了解肌张力的情况(表10-1)。检测时小儿取仰卧位,头和身体居中。

表10-1　正常婴儿的关节活动度

年龄	内收角(°)	腘窝角(°)	足背屈角(°)
1~3个月	40~80	80~100	60~70
4~6个月	70~110	90~120	60~70
7~9个月	100~140	110~140	60~70
10~12个月	130~150	150~170	60~70

1.内收角

婴儿两下肢伸直,外展至最大限度,两大腿间的夹角。

2.腘窝角

将婴儿一侧下肢拉直,抬高,屈髋关节,大腿与小腿之间的夹角。

3.足背屈角

尽量被动背曲踝关节,足背与小腿间的角度。

4.足跟耳试验

牵拉患儿一侧足使其尽可能向同侧耳部靠拢,足跟与臀部连线与桌面形成的角度。

5.肌力评定

发育前期,患儿主动运动较少,对其进行肌力评定,其治疗意义不大。当患儿会坐、爬、站、走路后进行肌力评定则有重要的实用价值。由于较难合作,姿势、肢位较难保持固定,特别是肌张力较高者,MMT(徒手肌力检查)难以准确判定肌力,故评定意义不大。对年龄较大能合作者可采用 Lovett 分级进行肌力评估。

(六)协调功能的评定

了解四肢的共济活动、精细动作、协调能力及手指基本功能状况。

1.指鼻试验

小儿在任何体位将臂伸直再用示指触鼻尖。有共济失调时难以准确完成。

2.对指试验

任何体位患者用拇指与其余指依次对指,有共济失调时难以准确完成。

3.轮臂(替)动作

快速、反复作前臂的旋前、旋后动作,有共济失调时难以准确完成。

(七)步态分析

对有行走能力但异常步态者必须进行步态分析,显示异常的性质和程度,为行走功能评估和矫正提供依据。脑瘫最常见剪刀步态、垂足(划圈)步态及各种肌无力步态。

(八)综合活动能力评定

应用较广的量表是大体运动功能评测法(gross motor function measure,GMFM),是目前运动功能评定的标准方法。但也有局限性,如程度较轻时,能完成某项动作,而速度、协调和流畅性上仍属异常。功能独立性评定(functional independence measure,FIM)则是近年来提出的一种更为客观、全面反映残疾者日常生活的方法,包括自我料理、活动能力、社交能力等 6 个方面功能的指标,适合年龄较大脑瘫儿童使用。残疾儿童综合功能评定量表是一个既能合理、客观评估脑瘫患儿某方面的功能障碍,又能全面、综合反映脑瘫患儿障碍水平,因为运动功能障碍时常合并智力低下、语言障碍、生活自理能力低下及社会适应方面缺陷等。多量表、多方法结合使用将是最佳选择。

二、口咽部功能评估

不少脑瘫患儿存在口咽部运动功能受损,进食问题是口咽部运动障碍的早期线索,发生率达 26%~100%。通常只注重肢体功能,而忽视口咽运动技能的康复。脑瘫患儿口腔原始反射残存和刺激减少,常致口腔高敏感性、实体辨别觉下降及口颜面肌肉功能障碍,包括舌外推食物、吞咽不充分、用口呼吸、口面不平衡、唇与下颌运动不良、牙齿咬合不正和咀嚼困难等。根据口腔神经运动学特点设计口腔运动评价,共 14 项,包括下颌张开、闭合、左右侧移、前伸、唇外展、撮拢、闭合、咂唇、舌外伸、左右侧摆、上抬、弹响等。每一项按 0~5 分六级评分,满分 70 分。

三、言语功能评定

脑瘫患儿常出现发音障碍、共鸣障碍及语言发音迟缓等语言发育异常,同时合并视听觉等感觉系统异常、智能异常、口运动异常及行为异常等。

(一)语言发育评定

S-S 法(sign significant relations)检查语言发育迟缓,测查内容包括交流态度、符号与指示内容的关系(口语理解和表达)及基础性操作三部分。口语理解和表达分项按发育年龄折算为发育商,发育商=(测得的发育年龄/患儿的实际年龄)×100。发育商≥70 为正常,<70 为语言发育迟缓(50~69 为轻度异常,35~49 为中度异常,≤34 为重度异常)。

(二)构音能力评定

包括构音器官运动检查和构音评定两部分,言语清晰度下降伴有构音器官运动异常则诊断为运动性构音障碍。

四、智力评估

(一)儿童神经心理量表测量

国际上被人们广泛应用的成套儿童神经心理量表有两种:哈斯坦-瑞德儿童量表(HRCNB)和鲁尼利亚-尼布拉丝卡儿童神经心理量表。

(二)评定认知功能障碍方法

认知评定成套检测(SPMSQ)认知偏差问卷(CBQ)。

(三)儿童适应行为量表(children adaptive behaviour scale,CABS)

能有效地评价患儿的功能水平。有国内常模,由 8 个分量表组成,其中感觉运动、生活自理、劳动技能和经济活动分量表归为独立功能因子;语言发展和时空定向分量表归为认知功能因子;个人取向和社会责任分量表归为社会/自制因子。

(四)适应商数(adaptive development quotient,ADQ)

采用量化形式,排除年龄因素的影响,有利于更客观地进行横向对比和康复前后纵向比较,在国内已有常模。

(五)特殊感觉障碍的评定

1.视觉障碍的评定

可以粗略地检查是否有斜视、弱视、散光、视神经萎缩等。

2.听觉障碍的评定

可利用视听反射了解患者听觉、听力等是否有问题。

3.触觉障碍的评定

可触摸患者身体某些部位如口唇、手掌等,以了解患者反应是否过敏或迟钝。

4.疼痛评定量表

由于重度脑瘫患儿有运动功能损害及智商低下,不能口头表达疼痛的程度,使疼痛评定非常困难,故使用非词语性的评定量表非常必要。面部表情疼痛定级法(face pain scale,FPS)按疼痛程度分数从 1 到 7 分,一般能产生疼痛的平均评分≥3 分,具有良好的信度和结构效度,适用于重度脑瘫的疼痛评定。

(倪祥强)

第二节 儿童常用康复治疗技术

一、Bobath 治疗技术

以神经发育、运动发育和姿势发育为理论基础,针对小儿脑瘫运动发育的未成熟性,运动发育的异常性,脑的可塑性和顺应性的特点,抑制异常姿势和运动模式的固定和发展,促进正常姿势和运动模式的建立和发展,达到治疗和康复的目的。

(一)治疗原则

1.根据评定结果,制订目标

目标包括远期目标、近期目标、针对性目标和阶段目标。

2.评定、制订治疗方案、进行手法治疗循环往复的原则

评定→制订治疗方案→手法治疗→再评定→制订新的治疗方案→手法治疗,循环往复地进行。

3.边负荷体重边活动的原则

进行手法治疗时,要使患儿边负荷体重边运动,以便患儿有感觉准备,调整自身身体状况以适应外来压力和刺激。这种原则主要应结合患儿的运动发育过程进行,做到循序渐进。

4.阶段性地给予刺激手法

治疗过程中,尽可能给予患儿正常的感觉-运动反馈刺激,采取多种体位和方式,使适当的姿势反应反复出现,但又不能让患儿长期应用同一种运动模式,不能采取暴发样的刺激手法。在治疗过程中,使患儿不断输入正常的运动感觉,从而产生正常的运动模式。

5.运动构成要素

掌握小儿运动发育规律,运用一些必需的基本运动要素,在促进单纯运动基础上,进行组合而形成复杂的运动。治疗时并不把重点放在功能动作的本身和发育指标的本身,而是将这种目标构筑在为患儿建立能够大量自主和随意动作的姿势基础上。

6.肌肉痉挛的处理原则

采取能减少异常姿势反射的体位与姿势,操作手法应以反射性抑制模式为主。通过反射性抑制模式的操作,诱导患儿出现正常的运动模式。在这种训练中要注意不要限制患儿的自由,不断减少支持力量和支持范围,引导患儿自主出现所希望的效果,自我控制。

7.肌肉弛缓的处理原则

应以促进刺激为主体,采取负荷体重的姿势与体位。治疗时应给予持续性的本体感受器和体表感受器两方面的刺激,形成外周刺激与中枢神经系统的反馈,达到增强姿势张力,保证姿势稳定性的目的。要慢慢等待反应直至出现,确保刺激不断累加。

8.促进分离动作,避免联合运动

脑瘫患儿往往存在粗大的整体运动模式,治疗时应注意纠正和抑制,促进分离动作的建立和发展。联合反应也是脑瘫患儿通常出现的问题,因此治疗时不要进行活动强度过大使其精神紧张的课题,不要在短时间内进行内容过多、过于疲劳的训练。应避免由于过度努力而产生的联合

反应,抑制由此产生的异常运动模式。

9.提高感觉统合水平

目的是增强正常的感觉-运动输入。脑瘫患儿对自己的动作没有正常和正确的感觉,不能正确认识自己的身体整体及各部位在空间的位置关系。因此要进行感觉统合训练,以使其运动感觉与视觉、触觉、本体感觉及体表感觉相结合,提高运动与感觉及各感觉之间的相互作用,改善中枢的感觉统合功能。

10.应用动态的治疗手法

治疗不应是静态的,必须动态地进行。促进翻正反应和平衡反应是主要治疗目标之一,要与促进体重移动的手法相组合,在诱发姿势反应、体重移动的运动中进行治疗。

11.采用适合个体的手法操作

手的触摸刺激要适应每个患儿的不同感觉,力度要适当。治疗时手指应呈伸展状态,全手张开,用手掌和整个手指给予患儿充分支持、不同程度的压迫、刺激,同时进行微妙的调节。不要频繁变换手的放置位置,避免给予患儿混乱的感觉刺激。最好有确定的关键点,保持一定的压力。躯干、肩胛带、骨盆带等近端的关键点可以给予运动模式最大影响,远端的关键点用于患儿能够自己部分控制姿势之后。总之,根据患儿的不同情况,不同的训练目的,设定并采取不同治疗操作手法。

12.充分考虑多种因素制订治疗方案

治疗中要充分考虑患儿的年龄、发育、智能、性格、情绪状况,以及家庭、社会环境等诸多因素,制订正确的治疗方案。如婴儿期尚未形成自我意识,应以治疗师为中心,促进手法为主体;幼儿期已经形成自我意识和自主性,应尊重患儿意愿设定治疗场面,帮助他逐渐丰富感觉运动经验;学龄前期要设定为入学做准备的训练场面;学龄期要与学校合作。应促进患儿全身心的发育,治疗中不能只注意运动功能的提高。根据患儿的情绪、性格特点设定治疗场面,与患儿家长很好地合作,指导患儿家长在家庭中对患儿进行治疗。

13.注意调动患儿的兴趣和主动性

结合患儿的兴趣进行治疗,不断变换治疗场面,提高患儿对成功的欲望,使患儿有成就感,建立自信心。调动患儿的积极性,变被动为主动去完成力所能及的运动,形成一种和谐、轻松的氛围。从患儿及父母的视点出发,引导正常的感觉-运动发育。

(二)婴幼儿早期训练的原则

婴幼儿由于姿势张力尚未固定,一般没有明显增强,又是生长发育快速时期,因此治疗时应以促进手法为主。强调以下8种模式训练的重要性:①整个机体的伸展模式;②竖头以抵抗重力模式;③对称性姿势模式;④保护性伸展模式;⑤长坐位模式;⑥以躯干为轴心的旋转模式;⑦不同体位下的平衡反应模式;⑧手口眼协调模式。

(三)主要内容

1.头部控制

(1)促进头部的抗重力伸展,以使头部在正中位正常地屈曲与伸展,达到头部与躯干间姿势的协调性。

(2)促进头部向侧方的翻正反应,诱发头部在向侧方倾斜时回到正中位。

(3)促进颈部的伸展,使颈肌拉长,增强头部控制动作,使头具有抗重力运动能力。

(4)促进头部的正中位保持能力,使两手具有动作能力。

(5)促进头部的回旋,从而促进头部运动与躯干、肩胛带的分离,诱发体轴回旋运动。

(6)促进头躯干翻正反应,促进头与躯干在抗重力伸展位的翻正反应及小儿向侧卧位和卧位的翻身运动。

(7)促进躯干翻正反应,诱发体轴的回旋。

2.躯干控制能力

(1)促进俯卧位躯干伸展与屈曲的统合,达到俯卧位抬头,体重移动的目的。

(2)促进仰卧位躯干伸展与屈曲的统合,使小儿颈部充分伸展,保持在正中线上,两上肢可以伸向前方,达到两手抓住膝或足部的功能。

(3)促进坐位头与躯干的矫正反应,达到坐位的重心移动,建立平衡反应。

3.坐位的控制能力

(1)促进从俯卧位向坐位转换,实现头部控制、上肢具有支持能力、体干回旋而为坐起做准备。

(2)促进坐位躯干稳定与回旋,达到抑制躯干的紧张和不稳定性,为向其他体位转换做准。

(3)促进长坐位平衡,达到坐位的稳定性,产生自由活动。

(4)促进侧坐位的发育,达到稳定的侧坐位和姿势变化,向手膝位转换。

4.翻身运动

(1)促进两栖类反应,达到俯卧位运动时头部屈曲回旋,体重移动至侧卧位,一侧上下肢及体干负重,而另一侧运动的正常姿势模式。

(2)促进体干回旋,实现屈曲与伸展间的统合,保证翻身运动的完成。

(3)促进翻身运动,完成从俯卧位向仰卧位的翻身。

5.上肢支撑体重

(1)促进俯卧位骨盆的控制和髋关节伸展,使体重下移,头部和躯干抬。

(2)促进肩胛带、头部和体干的运动分离,达到肩胛带的稳定,两上肢支撑体重。

(3)促进坐位向后方倾斜时,上肢支撑体重,增强用肘或手支撑体重和移动的能力。

(4)促进上肢保护伸展反应,达到上肢的抗重力伸展控制能力,肩胛带的稳定性和上肢的运动性与支持性。

6.手膝位保持及手膝位爬行

(1)促进手膝位的保持。

(2)促进骨盆的控制和平衡反应。

(3)促进手膝位的爬行。

7.膝立位、立位

(1)促进足部与眼睛的协调性,促进下肢上举,足部感觉认识能力的提高。

(2)促进各种体位时足部负荷体重的能力。

(3)促进足部维持平衡的能力。

(4)促进体重负荷侧的体干侧屈。

(5)促进立位平衡。

(6)促进膝立位、单膝立位、膝立位至单膝立位、立位至单膝立位等。

8.步行治疗

(1)促进正常姿势站立,体重在两下肢间转移,单足站立、增强立位平衡,诱发平衡反应。

（2）促进骨盆的对称性及左右两侧的分离运动。

（3）反复练习卧位－手－站立的姿势变换。

（4）练习抓物站起。

（5）增强步行的欲望，创造步行的机会，使用辅助器具。正确分析步行模式，通过手法抑制异常模式，促进正常模式。

二、Vojta 治疗技术

治疗手法是通过对身体特定部位的压迫刺激，诱导产生全身反射性移动运动，促进与改善脑瘫患儿的运动功能，因而又称为诱导疗法。

（一）治疗机制

1.反射性移动运动

反射性移动运动包括反射性翻身和反射性腹爬，是在系统发生和个体发生的进化过程中形成的，在正常的新生儿也可以诱发出来。

2.刺激本体感受器

通过刺激本体感受器即主诱发带和辅助诱发带诱发反射性移动运动。

3.应用运动学原理

诱导产生起始于一定的出发姿势，运动后又恢复到出发姿势的反复性、协调性的自主运动，使患儿在最稳定的姿势下获得正常的运动，获得最稳定的姿势，促进患儿运动与姿势的发育。

4.促进四肢末梢的正常运动模式

通过反射性移动运动的诱导，促进四肢末梢正常运动模式的建立，抑制患儿异常运动与姿势模式。

5.增强刺激和促进的效果

诱导产生的移动运动，使肌肉的等张性收缩与等长性收缩相互转换，改变肌肉收缩方向和关节活动方向，增强刺激和促进的效果。

6.肌肉的协同作用

各种体位时，促进主动肌、拮抗肌、固定肌等肌肉的协同作用，抑制异常运动模式。

7.运动模式的记忆和再学习

外周刺激所诱导的反射性移动运动，通过中枢神经系统的统合与反馈，实现运动模式的记忆和再学习。

技术要素：主要通过以下三种调节能力产生治疗效果：①姿势调节能力：身体的位置在空间发生变化时，所采取的头部、躯干、四肢的反应性适应能力。②运动能力：活动身体某一部分或使身体的位置发生变化的能力。③抬起与支持能力：人的身体由水平位逐渐抬起至垂直位，由全身支持体重逐渐缩小支持基底面，最后成为双足支持的能力。

（二）治疗方法

1.反射性腹爬

出发姿势：患儿俯卧位，头颈在躯干延长线上回旋 30°～45°，稍屈曲，使后头侧额部着床，颈肌伸展，左右肩胛及骨盆保持水平位。颜面侧上肢外旋上举 110°～135°，肘关节屈曲 40°，手在肩的延长线上，手指半张开。后头侧上肢肩关节内收内旋，位于体干一侧，肘关节伸展，前臂内旋。颜面侧下肢与后头侧下肢：髋关节外展，外旋 30°，膝关节屈曲 40°，踝关节取中间位，足跟在坐骨结节的延长线上。

诱发带:主诱发带共有 4 个,分别在:①颜面侧肱骨内侧髁;②后头侧桡骨茎突上 1 cm;③颜面侧股骨内侧髁;④后头侧跟骨。辅助诱发带共 5 个,分别在颜面侧肩胛骨内侧缘下 1/3 处或下角、后头侧肩峰、后头侧肩胛骨下角之下二横指处、颜面侧髂前上棘及后头侧臂中肌。

反射性运动:通过给予主诱发带和辅助诱发带一定方向和力度的刺激与压迫,实现:①颜面侧上肢以肘关节为支点的整体屈曲与后头侧下肢伸展相对应,驱动身体向前方活动;②颜面侧下肢屈曲与对应的后头侧上肢向前方的伸出运动;③颜面侧肩胛带抬起,使后头侧上肢容易伸向前方;④颜面侧骨盆带抬起使后头侧下肢容易伸展。以上各种反应,使患儿产生反射性腹爬运动模式,是一种综合协调的复合运动。

2.反射性翻身

出发姿势:仰卧位,使头部向一侧回旋 30°,颈伸展,头轻度前屈,以眼睛能看到自己的乳头为宜,颜面侧上、下肢伸展,后头侧上、下肢屈曲,呈非对称性紧张性颈反射姿势。

诱发带:主诱发带 1 个,在颜面侧乳头下第 6～7 或 7～8 肋间。辅助诱发带 4 个:①对侧肩峰;②后头侧下颌骨;③后头部;④对侧肩胛骨下角。

反射性运动:通过给予主诱发带和辅助诱发带一定方向和力度的刺激与压迫,实现:①头部向对侧回旋,眼球也向对侧转动;②颈部及上部躯干伸展,肩胛带内收,下部躯干屈曲,骨盆后倾,两下肢屈曲向腹部,腹肌明显收缩,骨盆向对侧回旋;③颜面侧肩关节外展、外旋、前臂旋前、手指伸展、躯干向对侧回旋;④后头侧肘关节稍伸展,腕关节桡背屈,肩胛带抬起;⑤颜面侧下肢伴随骨盆向对侧回旋而屈曲、内收;⑥后头侧髋关节外旋、伸展,回旋至侧卧位时用后头侧骨盆带支撑躯干。膝关节伸展,踝关节背屈,足趾伸展。通过以上运动,实现反射性翻身。

(三)实施原则及注意事项

1.手法实施程序

程序如下:①摆好正确的出发姿势;②刺激前使肌肉呈伸展状态;③给予诱发带压迫刺激,诱发全身反射性运动;④抵抗所诱发出的反射性运动,以延长反应时间;⑤除上述基本操作技术外,还可应用 Vojta 的其他操作手法和各类变法。

2.工具

主要应用治疗师的手,必要时还可应用治疗师的胸腹及下肢,无须特殊工具。应准备床、毛巾卷、大毛巾等。

3.治疗时间与次数

原则上 Vojta 手法 1 天 4 次,每次治疗时间为 10～30 分钟,每侧每次 3～5 分钟,根据患儿的适应情况和身体情况而适当增减次数和时间。

4.注意事项

(1)治疗师应精通理论并熟练掌握操作方法,具有指导与传授患儿家长的。

(2)应用本技术最好首先住院治疗,出院后到门诊或社区接受治疗。

(3)接受手法操作的患儿应裸体,这样有利于正确选择诱发带,清楚地观察反应。

(4)进食后 1 小时内不宜治疗,治疗后注意补充水分。

(5)患重病、高热时应停止治疗。

(6)治疗前后不宜洗澡。

三、引导式教育

引导式教育是通过一系列精心策划的活动,使运动功能障碍的儿童得到包括运动、言语、智能、社交、情感及个性等各方面的发展,克服身体的运动障碍及由此而发生的其他问题。引导式教育是将康复治疗与教育相结合的综合方法,它的关键是将众多训练统一起来,患儿在任何情况下都被视为一个整体。

(一)理念与原则

(1)引导式教育的中心思想是运动障碍儿童的性格发展。心智和性格的发展会帮助他战胜自己的运动障碍。

(2)复杂动作的分解为多个步骤,串成习作程序,借助语言(节律性意向口令)暗示、调整孩子的活动,引导孩子正确完成动作。

(二)引导式教育的组成

1.引导员

引导员是协调者、综合者和教育者。需要了解孩子的所有问题,设计训练方案。

2.小组

引导式教育是以小组形式进行的,每个小组由年龄、功能障碍相近的孩子组成,5～20名为一组。通过小组形式达到以下目的:社会交往;刺激孩子的主动性;增强注意力;增加安全感;达到重复和强化作用。

3.节律性意向言语

节律性意向言语是引导式教育中的一种促进方法,利用语言的内容及节律性,协助儿童计划、发动及协调动作,以实践头脑中的意向,去实施生活中的各种活动。

4.工作

引导式教育的训练内容是一系列作业,其中包括一种或多种运动作业或目标性功能作业。引导者设定目标,将动作作业分成几个部分,使孩子尽量能够完成,训练过程中家长也应参与。

(三)引导式教育必备的条件

训练空间、训练器材(木条台、梯背架、梯背椅、矮凳、横棒、木棒排、斜板、木棒、平放的梯等)、时间表。

(倪祥强)

第三节　脑性瘫痪儿童的康复治疗

一、概述

脑性瘫痪(cerebral palsy,CP)简称脑瘫,是以运动功能障碍为主的致残性疾病。对于脑瘫症状的描述,最早要追溯到古代埃及。脑瘫的临床记载已经有近三百年的历史,但本病纳入现代医学领域应归功于英国整形外科医师 Wilian Litle,因此又被称为 Litle 病。

脑瘫是指胎儿、婴儿或儿童时期脑发育阶段,各种原因所致的非进行性脑损伤综合征,主要表现为中枢性运动障碍和姿势异常;可伴有不同程度的智力低下、惊厥、心理行为异常、感知觉障碍及其他异常。它是具有不同临床表现的一组综合征,而不是一种单一的疾病。儿童时期的脑在持续不断地发育成熟,特别是三岁以前更是处于生长发育阶段,因此,脑瘫患儿的临床表现并不是静止不变的,近年来脑的可塑性研究更加证明了这一观点。

(一)脑瘫的发病率和病因

1.发病率

脑瘫发病率的变化趋势各国报道不一,西方国家为 1.5‰～2.5‰。将 1959－1992 年瑞典、澳大利亚、英国和北爱尔兰脑瘫发病率进行比较,平均为 1.5‰～2.5‰,没有大的波动和变化。美国1985 年统计共有脑瘫患者 75 万人,英国每年新发生脑瘫患儿 2 000 名左右。发展中国家脑瘫发病率目前尚无清楚可信的报道。我国幅员辽阔,各地经济发展、生活水平及医疗条件差别很大。据文献报道,我国脑瘫发病率为 1.8‰～4‰。从调查结果看,脑瘫发病率各国差别不大,城乡差别不大,男性略高于女性。近几十年来,由于产科技术、围生医学、新生儿医学的发展,新生儿死亡率、死胎发生率均有明显下降,但脑瘫发病率并无明显减少趋势。人们解释这种现象是由于抢救重危新生儿技术提高,使许多过去很难生存的早产儿和极低体重儿得以生存,而这些婴儿患脑瘫的机会明显高于足月儿和正常体重儿。

2.病因

脑瘫的直接病因是脑损伤和脑发育缺陷,造成脑损伤和脑发育缺陷的时间可划分为三个阶段,即出生前、围产期和出生后。有人用先天性和获得性两种因素进行分析,目前国际上争论的焦点是幼儿期及幼儿期后引起的脑瘫病变和临床表现,是否应视为脑瘫,因此提出"生长中的脑"作为定义中的组成部分。传统的观点认为出生前原因占 20％,围产期原因约占 70％～80％,出生后原因占 15％～20％。近来对这一观点提出了质疑,认为围产期因素只占很小的比例,绝大多数脑瘫患儿没有围产期异常。发达国家和发展中国家各阶段的比例应有所不同。

(1)出生前因素:①母体因素。母亲孕期大量吸烟、酗酒、理化因素、妊娠期感染、先兆流产、用药、妊娠中毒症、外伤、风湿病、糖尿病、弓形体病、胎儿期的缺血缺氧、母亲智力低下、母体营养障碍等。②遗传因素。近年来的研究认为,遗传因素对脑瘫的影响越来越重要。瑞典的调查表明,有明显前因素的脑瘫中 1/6 为遗传因素所致,日本的调查也得出类似结果。我国学者毕学燕在 59 例脑瘫患儿中发现 20 例染色体异常。

(2)围产期因素:胎龄＜32 周、出生体重＜2 000 g、胎龄＞42 周、出生体重＞4 000 g、异常产、产程过长或急产、臀位分娩、双胎或多胎、窒息、胎位异常、脐带过短、产伤等。

(3)出生后因素:新生儿期惊厥、新生儿呼吸窘迫综合征、吸入性肺炎、败血症、缺氧缺血性脑病、胆红素脑病,以及婴幼儿期的脑部感染、低血糖症、脑外伤等都被认为是脑瘫的危险因素。

(二)脑瘫的病理生理学改变

脑瘫是在脑的发育时期由多种原因所致的非进行性脑损伤综合征,因此病理变化没有固定的表现。脑瘫的主要病理生理学改变如下。

1.先天因素与脑瘫

(1)中枢神经系统的先天畸形:①神经管闭合不全而形成无脑畸形、脑膜膨出和脑膜脑膨出,中脑水管畸形等。②脑泡演化发育障碍导致全前脑畸形、小脑扁桃体下疝畸形等。③神经元移行及脑回形成障碍导致神经元异常,平脑回或无脑回,巨脑回畸形,多小脑回畸形等。④联合障碍或中线结构异常可有胼胝体缺如或发育不全,透明隔缺如或发育不全。

（2）先天性感染：先天性感染是主要致畸因素，不仅可以引起中枢神经系统畸形，病变本身有时也可造成小儿脑瘫。导致先天性宫内感染引起畸形的主要病原体为弓形体、风疹病毒、巨细胞病毒、单纯疱疹病毒等。

2.产伤与脑瘫

产伤指胎儿在分娩过程中所遭受的损伤。颅脑产伤的原因是产道异常、胎位不正或胎头异常、手术操作不当、产程过速或过长。病变类型为颅外产伤、颅骨产伤和颅内产伤。颅内产伤主要为硬脑膜撕裂、硬膜下血肿、脑缺血性梗死等。与脑瘫关系密切的主要是后两种。

3.胆红素脑病与脑瘫

高胆红素血症时，胆红素通过血-脑屏障，损害中枢神经系统的某些神经核，导致脑瘫。病变的特点是基底节、海马、丘脑下部、齿状核等被染成亮黄色或深黄色。上述部位可有神经元变性、坏死，神经胶质细胞增生等变化。原因为游离胆红素沉着于细胞膜和线粒体的生物膜上，与膜的磷脂结合，阻碍细胞的氧化磷酸化，导致变性、坏死。有观点认为，此种情况多见于低出生体重儿、呼吸窘迫综合征、缺氧、酸中毒及感染的婴儿。

4.缺氧缺血性脑病与脑瘫

脑缺氧缺血是构成围产期胎儿或婴儿脑损伤的主要原因，可表现有明显的窒息史或出生后12小时内有异常神经系统症状，如意识障碍、嗜睡或者昏迷、肌张力减弱、原始反射异常等。基本病变主要有脑水肿、脑组织坏死、缺氧性颅内出血等。

由于胎儿发育过程中的不同时期，对缺氧缺血的敏感性不同，解剖生理特点不同，因此病变类型不同。

总之，无论何种原因造成脑的何种病理变化，损伤的部位与脑瘫的病型有关。损伤的部位主要分为三大类：锥体系、锥体外系和小脑。锥体系损伤引起随意运动障碍，主要为痉挛型脑瘫。锥体外系损伤引起异常的不随意运动，肌张力的变化，主要为强直型、手足徐动型和舞蹈型、阵颤型脑瘫。小脑损伤主要为共济失调型脑瘫。以上各种损伤往往不单独出现，但以一种损伤为主。

（三）分型和临床表现

1.分型

各国学者对脑瘫分型至今尚无统一的标准，但分型原则大同小异，即根据临床神经病学表现、解剖学特征、运动障碍的程度，以及病理学和脑损伤部位进行分型。我国提出过四次脑瘫分型标准，最近一次分型标准于2014年第六届全国儿童康复、第十三届全国小儿脑瘫康复学术会议讨论通过。目前国际上对脑瘫分型标准的制定趋于简化，在注重临床表现及解剖学特征的同时，注重功能的判定。

中国康复医学会儿童康复专业委员会、中国残疾人康复协会小儿脑瘫康复专业委员会、中华医学会儿科分会小儿神经学组提出的最新分型标准（2014年）。

（1）按运动障碍类型及瘫痪部位分型（6型）：①痉挛型四肢瘫；②痉挛型双瘫；③痉挛型偏瘫；④不随意运动型；⑤共济失调型；⑥混合型。

（2）按粗大运动功能分级系统（Gross Motor Function Classification System，GMFCS）分级（5级）：按照GMFCS 0～2岁、2～4岁、4～6岁、6～12岁、12～18岁的5个年龄段粗大运动功能分级标准，功能从高至低分为Ⅰ级、Ⅱ级、Ⅲ级、Ⅳ级、Ⅴ级。

上述分型中，痉挛型以锥体系受损为主；不随意运动型主要包括手足徐动型和肌张力障碍型，以锥体外系受损为主；共济失调型以小脑受损为主；混合型为两种或两种以上类型临床表现同时存在,多以一种类型的表现为主。

最新脑瘫分型标准中,在痉挛型脑瘫分型中取消了单瘫、三肢瘫。由于十分罕见,一般可归类于偏瘫、双瘫及四肢瘫。国际上也有如下分型:痉挛型:四肢瘫、双瘫和偏瘫。

此次分型取消了强直型,可归类于不随意运动型。肌张力低下型主要为其他类型早期表现,因此最新分型未单独列该型(小婴儿时表现肌张力低下,1岁以后逐渐呈现出运动障碍的实际类型)。震颤多与共济失调、不随意运动等共同存在,最新分型未单独列震颤型。

由于脑瘫是脑损伤所致的综合征,原因复杂,损伤复杂,临床表现复杂,因此分类存在一定困难,难以从单一的角度进行分类,也难以严格确定某一类型。

2.脑瘫的临床表现

无论哪种类型脑瘫,均具有非进行性脑损伤或发育障碍的特点。临床表现多以运动发育落后、姿势及运动模式异常、活动受限、原始反射延迟消失、立直(矫正)反射及平衡反应延迟出现、肌张力异常为主。锥体系受损可出现病理反射及牵张反射亢进。

(1)痉挛型:痉挛型脑瘫主要损伤部位是锥体系,但病变部位不同,临床表现也不同。主要表现如下:①肌张力增高:被动屈伸肢体时有"折刀"样肌张力增高的表现。关节活动范围变小,运动障碍,姿势异常。②由于屈肌张力增高,多表现为各大关节的屈曲、内旋内收模式。③上肢表现为手指关节掌屈,手握拳,拇指内收,腕关节屈曲,前臂旋前,肘关节屈曲,肩关节内收。过多使用上肢,易出现联合反应,使上肢发育受到影响。④下肢表现为尖足,足内、外翻,膝关节屈曲或过伸展,髋关节屈曲、内收、内旋,大腿内收,行走时足尖着地,呈剪刀步态。下肢分离运动受限,足底接触地面时下肢支持体重困难。⑤多见躯干及上肢伸肌、下肢部分屈肌及部分伸肌肌力降低。⑥动作幅度小、方向固定、运动速率慢。⑦痉挛型双瘫在脑瘫患儿中最为常见,主要表现为全身受累,下肢重于上肢,多表现为上肢屈曲模式和下肢伸展模式。⑧痉挛型四肢瘫一般临床表现重于痉挛型双瘫,可表现为全身肌张力过高,上下肢损害程度相似,或上肢重于下肢。由于大多一侧重于另一侧,因此具有明显的姿势运动不对称。⑨痉挛型偏瘫患儿临床症状较轻,具有明显的非对称性姿势运动,一般6个月后显现症状,1岁后左右差别明显。正常小儿很少在12个月前出现利手,痉挛型偏瘫的患儿却可在12个月前出现利手。此型可见明确的影像学改变。⑩视觉发育速度缓慢、视觉体验效应不足、视觉功能发育不足,影响粗大和精细运动发育速度和质量。⑪可有不同程度的智力落后、胆小、畏缩、内向性格等。⑫临床检查可见锥体束征,腱反射亢进,骨膜反射增强,踝阵挛阳性,2岁后病理反射仍呈阳性。⑬低出生体重儿和窒息儿易患本型,本型占脑瘫患儿的60%～70%。

(2)不随意运动型:损伤部位以锥体外系为主,主要表现如下。①难以用意志控制的全身性不自主运动,颜面肌肉、发音和构音器官受累,常伴有流涎、咀嚼吞咽困难,语言障碍。②当进行有意识、有目的运动时,表现为不自主、不协调和无效的运动增多,与意图相反的不随意运动扩延至全身,安静时不随意运动消失。头部控制差、与躯干分离动作困难,难以实现以体轴为中心的正中位姿势运动模式。③肌张力变化:主动肌、拮抗肌、固定肌、协同肌收缩顺序、方向、力的大小不能协调,肌张力强度和性质不断发生变化,出现主动运动或姿势变化时肌张力突然增高,安静时变化不明显。婴儿期多见肌张力低下,年长儿多见肌阵挛、肌强直等。由于多关节出现过度活动,使姿势难以保持,因而平衡能力差。④原始反射持续存在并通常反应强烈,尤以非对称性紧张性颈反射姿势为显著特征,呈现非对称性、头及躯干背屈姿势。⑤由于上肢的动摇不定,可使躯干和下肢失去平衡,容易摔倒。⑥亦可见皱眉、眨眼、张口、颈部肌肉收缩,脸歪向一侧,独特的面部表情等。⑦病变早期部分婴儿表现为松软,主动运动减少,状似仰卧的青蛙,因此早期确定病型较难。⑧此型患儿一般智商较痉挛型患儿高,有较好的理解能力。多开朗、热情,但高度紧张、怕刺激。⑨与上述表现不同的是,本型还可表现为肢体僵硬,活动减少,被动运动时伸肌和屈肌都有持续抵抗,因此肌张力呈现铅管状或齿轮状增高,常伴有智力落后、情绪异常、语言障碍、癫痫、斜视、流涎等,一般临床症状较重,较难护理。以往将其单独分型为强直型,目前归类于不随意运动型,此型在不随意运动型中很少见。⑩单纯不随意运动型脑瘫临床检查不出现病理反射,牵张反射不亢进。⑪本型以手足徐动临床表现多见,此外可见舞蹈样动作、扭转痉挛、强直等,也可同时具有上述几种表现,约占脑瘫的20%。

(3)共济失调型:主要损伤部位为小脑,表现为协调及平衡障碍,肌张力低下,无不自主运动。本体感觉及平衡感觉丧失或不足,不能保持稳定姿势。主要表现如下。①步态不稳、不能调节步伐,醉酒步态,容易跌倒,步幅小,重心在足跟部,基底宽,身体僵硬,方向不准确,过度动作或多余动作较多,动作呆板而机械。②手和头部可看到轻度震颤,眼球震颤极为常见。③指鼻试验、对指试验、跟膝胫试验都难以完成。④语言缺少抑扬声调,而且徐缓。⑤本型不多见,多与其他型混合,约占脑瘫的5%。

(4)混合型:脑瘫某两种类型或某几种类型的症状同时存在于一个患儿的身上时称为混合型,以痉挛型和不随意运动型症状同时存在为多见。两种或两种以上症状同时存在时,可能以一种类型的表现为主,也可以大致相同。

3.痉挛型与不随意运动型脑瘫的临床特征

痉挛型与不随意运动型脑瘫是临床最常见的脑瘫类型,对这两种类型脑瘫的分析、研究和防治是临床工作的重点。

(1)特点。①共性特点:具有脑发育早期的非进行性损伤或发育障碍的特点。临床表现以运动发育落后、姿势及运动模式异常、反射异常、局部或全身肌力改变、肌张力异常为主。肌张力不足或过高、动作的计划性不足、运动控制失调、动作与运动持久性障碍、动作稳定性缺欠、动作协调性缺欠等。②不同特点:痉挛型为大脑皮质、锥体系损伤为主,可分为偏瘫、双瘫、四肢瘫等;不随意运动型为锥体外系损伤为主,多累及全身,远端重于近端。

(2)临床表现:主要有以下特点。

反射发育:①痉挛型存在锥体束征,可存在腱反射亢进,骨膜反射增强,踝阵挛阳性,病理反射阳性;不随意运动型脑瘫上述反射为阴性。②不随意运动型原始反射持续存在时间及强度一般重于痉挛型,ATNR反射残存时间长(持久地呈现非对称性姿势)。③原始反射消失、立直反应及平衡反应建立的速度痉挛型双瘫优于不随意运动型。

运动发育速度和质量:痉挛型双瘫运动发育速度和质量优于不随意运动型。

肌力、肌张力异常特点:①痉挛型以躯干及上肢屈肌张力增高、下肢以伸肌和部分屈肌张力增高为主,呈"折刀征";躯干及上肢伸肌、下肢部分屈肌及部分伸肌肌力降低为主。②不随意运动型肌张力变化、不固定,伴随活动时以伸肌肌群张力增高为主,表现为肌张力突然增高,或呈"铅管"状或"齿轮"状,主动肌和拮抗肌间的肌张力强度和性质不断发生变化或持续增强。

姿势及运动模式异常特点如下。①痉挛型双瘫特点:总体以全身屈曲模式为主,各大关节的屈曲、内收内旋、运动范围变小,抗重力伸展不足(如重心后移,髋关节屈曲、内收、内旋,大腿内收,膝关节屈曲,行走时足尖着地,呈剪刀步态,足内、外翻等);过多使用上肢,易出现联合反应,使上肢发育受到影响;肌张力增高、动作发展速度慢、功能不充分,姿势异常导致对姿势变化有不快感,活动应变能力弱;下肢分离运动受限,足底接触地面时下肢支持体重困难;动作幅度小、方向固定、运动速率慢;视觉的问题导致视觉发育速度缓慢、视觉体验效应不足、视觉功能发育不足,影响粗大和精细运动发育速度和质量。②不随意运动型特点:难以用意志控制的有意识、有目的运动时的不自主、不协调和无效的运动增多,非对称性姿势,手足徐动、舞蹈样动作,难以达到流畅和完整的动作技能。主动肌、拮抗肌、固定肌、协同肌收缩顺序、方向、力的大小不能协调,婴儿期多肌张力低下、肌阵挛、肌强直等,安静时消失,多关节出现过度活动,使姿势难以保持,因而平衡能力差。影响到语言、发音、吞咽、独特的面部表情等。原始反射的残存,特别是非对称运动模式,身体远端通过骨骼固定来控制运动的速度和范围;头难以保持正中位,注视困难;手与手、手眼协调困难,运动功能障碍多为上肢重于下肢、远端重于近端,由此可使躯干和下肢失去平衡,容易摔倒;头部控制差、与躯干分离动作不能,正中位不能。很少发生挛缩和畸形。

其他问题:①痉挛型多有斜视、不同程度的智力落后、胆小、畏缩、内向;②不随意运动型多开朗、热情、智商较痉挛型高、高度紧张、怕刺激,语言障碍明显。

4.脑瘫的其他问题

除上述临床表现,多数脑瘫患儿还伴有各种各样的其他问题,概括起来主要有以下几方面。

(1)认知及学习困难:大约1/2脑瘫儿童伴有轻度或中度学习困难,他们的智商值一般低于70～80。有的脑瘫患儿看似没有大的问题,但可能存在阅读困难或计算困难。有的患儿阅读和计算非常好,但却难以建立形状的概念,从而画图画的能力极差。严重的学习困难更使脑瘫患儿对于走路、说话、活动等的学习十分缓慢。

(2)视觉损伤:视觉中枢或传导路损伤在脑瘫儿童中占一定比例,控制运动功能的眼部肌肉受累而导致斜视的脑瘫儿童几乎占半数。因此要早期发现斜视,通过小的手术或间断戴眼罩的办法矫治。还有一部分脑瘫儿童存在弱视,他们需要佩戴矫正弱视的眼镜。因此,由眼科医师对脑瘫儿童进行眼部的检查和视觉评价是必要的。

(3)听力损害:脑瘫儿童可能伴有听觉神经通路的损伤,易见于不随意运动型。由于是由耳至脑的部分神经损伤,因此称为中枢性听力障碍,应与儿童常见的由于感染所造成的传导性听力障碍相区别。后者是可以有效治疗和预防的。当然,脑瘫儿童更易患耳或咽部感染,因此患传导性听力障碍的比例更高,应该细心护理。中枢性听力障碍目前尚无有效方法修复损伤的神经,但应根据损伤的程度,尽早采取积极措施。脑干视觉及听觉诱发电位检查有助于早期发现异常。

(4)语言障碍:语言是表达思想和情感的方式,讲话是交流的基本功能。人们可以通过书写、手语或电码等其他方式表达语言,但对于脑瘫儿童这些都是困难的。部分脑瘫儿童控制语言和发音的肌肉受累,他们十分清楚要说什么,心里的语言非常好,但无法顺畅说出或根本无法说出。这种情况最常见于不随意运动型脑瘫。也有部分脑瘫儿童存在语言发育延迟。以上情况需要进行语言训练及使用能够替代讲话的辅助器材。

(5)癫痫:癫痫在脑瘫患儿中常见,大约50%的脑瘫儿童容易发生抽风或惊厥,有的发生新生儿惊厥,有的只是在儿童时期发生一两次抽风而无严重的惊厥。根据临床表现,惊厥被分为不同类型。部分脑瘫患儿由于没有明显临床症状而被忽视,在康复治疗过程中因不同原因而发生抽风,影响患儿的康复治疗。因此强调应早期发现、早期采取有效措施,避免诱导癫痫发作的各种因素。脑电图检查是必要的,但有时并不能全面反映情况,必要时可以采用录像或视频脑电图的方法仔细观察。目前控制癫痫的药物很多,应该正确使用药物,有效控制长期发作。伴有癫痫的脑瘫患儿在进行康复训练时,要注意适度。

(6)心理行为异常:脑瘫患儿可以出现行为异常,如自残行为、暴力倾向、睡眠障碍、性格异常等。情绪安定性、自制力、自立性、温和理性均低于正常儿童,表明脑瘫儿童易有情绪不稳定、易变、自我控制能力低、依赖性强、易冲动、攻击性强等性格特征。脑瘫儿童对社会、家庭的适应性低于正常儿童,对客观环境变化产生应变的心理适应力低。体质的安定度、个人的安定度低于正常儿童,呈现性格的不安定倾向及发展的不平衡特征。部分脑瘫患儿可共患孤独症谱系障碍。因此,要注意观察脑瘫患儿的发育与行为相关问题,采取有效措施预防异常行为的发生,同时要积极矫治,避免症状加重。

(7)饮食困难:许多脑瘫儿童具有饮食困难,婴儿期表现为吸吮困难,稍大后表现为咀嚼困难,也可能有吞咽困难。正常儿童的喉部能够使空气顺畅地进入气管和肺,使液体或固体食物进入食管和胃。脑瘫儿童的这种功能常不健全,因此很容易引起呛食,食物或液体进入气管和肺的同时带入细菌,引起肺部的反复感染。另外,小婴儿常常出现胃中食物反流现象,但这种现象会很快消失。脑瘫儿童这种现象可能持久存在,由于胃酸的长期反流,会导致食管壁的损伤而疼痛,最终导致脑瘫儿童的拒食。

应对以上问题首先要在饮食时将患儿摆放正确的姿势,对称性坐位,头稍前屈,易于喂食。食物的选择也很重要,如果患儿难以吞咽液体食物,则应配备有一定黏稠度的食物,这样患儿可以避免呛咳。如果患儿咀嚼困难,则同样不应选择固体食物。要保证有充足的能量、微量元素及维生素的摄入,因此在食品的选择和搭配上要精心。要注意观察患儿的体重情况,如果饮食量减少导致体重减少可能会形成恶性循环。如果采用各种方法仍不能摄入足够饮食,可采取通过下胃管鼻饲的短期替代方法,或通过腹壁将细管置入胃,这样既不影响通过口进食,也可以弥补鼻饲胃管过长的不足。当通过口的正常进食恢复后,可将胃管封闭。语言治疗师在帮助饮食时,应注意早期建立良好的饮食方式。

(8)流涎:脑瘫患儿可能很难控制口水。婴儿多有 6 个月左右的流涎,但很快学会吞咽口水。脑瘫患儿很难将口唇闭严,也很难规律地吞咽口水,因此持续流涎致使口周和前胸总是处于潮湿状态。目前通过口周按摩及通过小手术的方法都可以有效治疗流涎。

(9)牙齿问题:由于脑瘫儿童舌运动不灵活,残存原始性的吸吮和吞咽模式,咀嚼困难,牙齿常有附着物。显而易见,脑瘫儿童更易患牙病,因此刷牙和牙齿清洁,对于脑瘫儿童防止各类牙病的发生是十分重要的。

(10)直肠和膀胱的问题:脑瘫患儿因为活动少而导致大便干燥,同样影响饮食。早期控制远比年长后再控制要容易,因此要在饮食上注意多选择水果、蔬菜、纤维素多的食物,以保持大便通畅,直肠规律地排空,形成习惯。同时要经常检查,防止大便干燥的发生。脑瘫患儿与正常儿童相比,学习控制膀胱的能力很差。如果膀胱长期不能排空,则容易引起膀胱的细菌感染。因此,训练排尿习惯,采取各种措施预防感染是十分重要的。

(11)感染问题:由于咀嚼、吸吮、吞咽障碍,常使患儿不能得到充足的营养,缺少微量元素,免疫力较低。由于长期以某种固定的姿势和体位生存,甚至长期卧床而极易引起局部组织器官的感染,如肺部感染、泌尿系统感染等。因此,对脑瘫患儿要尽量使其获得均衡的营养,增强机体抵抗力,积极预防和治疗各类感染。

二、脑性瘫痪的诊断及鉴别诊断

由于婴幼儿期的脑处于发育最旺盛时期,脑的可塑性强,代偿能力强,接受治疗后效果好,因此早期发现异常,早期干预和治疗十分重要。早期发现异常,不等于一定急于作出脑瘫的诊断,但应早期进行干预。有学者认为出生后 6 个月到 9 个月作出诊断为早期诊断,一般认为最迟应在 1 岁左右作出诊断。只有及早进行针对性地促进正常发育,抑制异常发育的康复训练,才能取得最理想的效果。

(一)脑瘫的诊断

1.诊断脑瘫的主要依据

(1)有引起脑瘫的原因。

(2)有脑损伤的发育神经学异常。

(3)有不同类型脑瘫的临床表现。

首先要仔细询问病史,注意寻找有无引起脑损伤的原因,即高危因素。按照家族史、出生前、出生时和出生后的顺序仔细调查。如果患儿有明显的高危因素,对于诊断脑瘫有很大价值,同时还可以根据高危因素的种类,分析脑瘫型别的可能性及预后。有的患儿可能只有一种高危因素,有的则有两种以上高危因素,有的患儿可能找不到高危因素。

2.诊断脑瘫的五个要素

(1)运动发育落后或异常:运动发育落后表现在粗大运动和精细运动两方面。

正常小儿运动发育的特点和顺序:头尾方向,即自颈椎向胸椎、骨盆进行,从卧位向坐位、立位发育;近位向远位发育,俯卧位时肩支撑向肘、手支撑发育;总体运动向分离运动发育;由反射向随意运动发育;由粗大运动向精细运动发育;连续不断地发育。正常儿童随着月龄和年龄的增加,每一年龄段的运动发育会遵循上述规律而达到一定水平。如 3 个月时能抬头;4~5 个月时能主动伸手触物,两手能在胸前相握,能在眼前玩弄双手;6~7 个月时会独自坐而不跌倒;8~9 个月时会爬,双上肢或下肢交替移动;1 岁时能独自站立;1 岁至 1 岁半时能行走。精细运动检查可通过手的握持进行判断。新生儿时是握持反射,3 个月时是尺侧握,5 个月是手掌握,6~7 个月是桡侧手掌握,8 个月是桡侧手指握,10 个月以后可完成抓握动作,然后是有目的的使用手。脑瘫患儿运动发育不能按照正常规律,达到上述同一年龄段运动发育的水平。

(2)肌张力异常:通过被动运动,屈曲、伸直、旋前、旋后肢体了解肌张力。

小婴儿可握住其前臂摇晃手,握住小腿摇摆其足,通过观察手和足的活动范围判断肌张力。还可根据关节活动范围判断,关节活动范围大,说明肌张力低,反之肌张力高。可通过"围巾征"、股角、腘窝角、足跟触耳试验、足背屈角、"牵拉试验"等进行判断。脑瘫患儿多有肌张力的改变。痉挛型脑瘫以屈肌肌张力增高为主,表现为"折刀式"。手足徐动型脑瘫早期肌张力多不增高或表现为减低,随着年龄增加呈现静止时无明显增高,有意识活动时则增高。强直型屈肌和伸肌肌张力均增高,表现为"铅管状"或"齿轮状"。共济失调型肌张力多不增高或可能降低。

(3)姿势异常:脑瘫患儿异常姿势多种多样,与肌张力异常和原始反射延迟消失有关。

姿势是无意识的、稳定的,表现一定的位置关系,反映肌张力、中枢神经系统状态,为运动做准备。脑瘫患儿俯卧位时主要表现为臀高头低,不能抬头或抬头困难,双上肢不能支撑躯干,肩部着床;或双上肢内收、内旋、屈曲,两手握拳,下肢伸直;也可表现为一侧异常或两侧非对称。仰卧位时可能出现非对称性紧张性颈反射,也可能头后仰,下肢伸直,角弓反张(图 10-1)。肌张力低下时可能呈青蛙状。由仰卧位牵拉成坐位,正常儿童4～5个月时头即不明显后垂,两上肢能主动屈曲。脑瘫患儿可表现为躯干拉起,但头后垂(图10-2);一侧伸直,足跖屈;双下肢均伸直伴足跖屈(图10-3);一侧上肢正常呈屈肘动作,另一侧则伸直;牵拉时不经坐的过程直接成为直立姿势;头极度后垂,脊柱背屈。直立悬空位时,双下肢内旋、伸直、尖足、两腿交叉呈剪刀状(图10-4)。直立位时,下肢不能支持体重,躯干前屈头后仰,臀后倾,双下肢屈曲成X形或膝反张,足尖着地。手足徐动型主要表现为姿势的不对称、不协调和不稳定,以及不随意运动。其他各型很少单独出现。

(4)反射异常:反射异常主要表现为原始反射延缓消失,保护性反射减弱或延缓出现,各类平衡反应延缓出现。痉挛型脑瘫可表现为深反射活跃或亢进,可能引出踝阵挛及病理反射,但小年龄组主要观察反射的对称性。

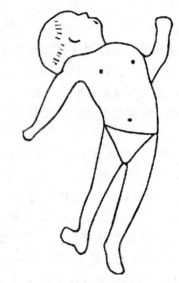

图10-1　角弓反张

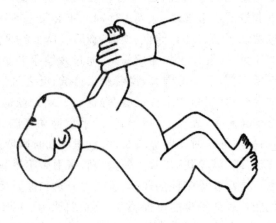

图10-2　躯干拉起头后垂

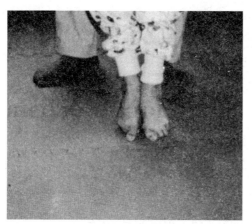

图 10-3　足跖屈

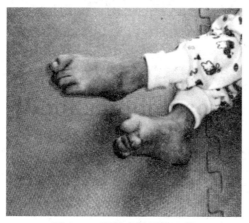

图 10-4　两腿交叉呈剪刀状

综上所述,脑瘫的主要特征是:①四肢和躯干的非对称;②某种固定的运动模式;③抗重力运动困难;④分离运动困难;⑤发育不均衡;⑥肌张力不平衡;⑦原始反射残存;⑧存在异常的感觉运动;⑨联合反应和代偿运动。

(5)辅助检查。

头部影像学检查:对于临床症状明显的脑瘫患儿不必进行 CT 检查,但需要明确是否存在脑畸形、脑积水、硬膜下血肿,明确脑损伤的部位、脑萎缩的程度时需要进行检查。痉挛型脑瘫常在额叶、顶叶有低密度区,侧脑室扩大或中间部异常。但这些均不是脑瘫的特异性表现,与病型、病情、病因、合并症有关。手足徐动型脑瘫较少发现 CT 改变,可能与脑细胞变性较轻、基底节区明显色素沉着,CT 目前尚不能显像有关。手足徐动型与痉挛型的混合型脑瘫可见第三脑室扩大和侧脑室扩大。共济失调型脑瘫表现为第四脑室扩大及小脑低密度区,亦可见小脑萎缩。二者同时存在时可出现痉挛的表现。肌张力低下型可见侧脑室扩大、脑积水及胼胝体发育不全。MRI 可以弥补 CT 检查的某些缺陷,如髓鞘发育迟缓、灰质块移位、多小脑回、导水管狭窄、小脑和脑干软化灶等,能从三维方向显示病灶的性质。但由于检查价格较高,只在必要时检查。

神经电生理学检查:①脑电图(EEG)检查能为脑瘫的诊断、治疗、预后判断提供一定依据,具有明确高危因素的脑瘫应定期检查。脑瘫 EEG 无特异性改变,可有慢波化倾向、左右差异、异常的快波、低波幅为主的基本节律的异常，以及棘波、高波幅发作性慢波群为主的发作性节律异常等。②肌电图(elec tromyogram,EMG)检查可区分肌源性与神经源性疾病。③诱发电位(evoked potential,EP)是继脑电图、肌电图之后临床神经电生理学的第三大进展。主要有短潜伏期躯体感觉诱发电位(short latency somatosensory evoked potential,SSEP)、脑干听觉诱发电位(brainstem auditory evoked potential,BAEP)及模式翻转视觉诱发电位(patern reversal visual evoked potential,PR-VEP)。在脑瘫诊断中，前两者即SSEP与BAEP得到一定的应用。婴幼儿脑瘫SSEP改变明显；脑瘫患儿常合并听力障碍，以往靠行为听力学检查，患儿不合作而导致误诊。BAEP具有无损伤、客观性强、不受意识状态等影响的优点，可以早期诊断听力障碍的性质和程度。

(6)早期症状：小婴儿早期临床表现不明显，但都有运动发育落后、四肢运动不对称、肢体和躯干过硬或过软、非对称性姿势、手口眼不协调等(表10-2)。

表 10-2　早期症状

年龄	症状
新生儿	哺乳困难、哭声弱、自发运动少、肌张力增强或降低、抽搐、原始反射弱或强、手握拳、四肢运动不对称
1～3 个月	拇指内收、手握拳、上肢内收内旋后背、不凝视、头不稳及不能竖头、俯卧位抬头<45°、肌张力增强或降低、非对称姿势
4～5 个月	不追视、不会翻身、俯卧位抬头<90°、不伸手抓物、竖头不稳、坐位全前倾、下肢交叉、肌张力改变、非对称姿势
6～7 个月	手口眼不协调、非对称姿势、抓物即松、肌张力改变、原始反射残存、俯卧位不能肘支撑、拉起到坐位时头背屈、不能独坐、下肢交叉

(二)脑瘫的鉴别诊断

脑瘫要与以下障碍或疾病进行鉴别：①一过性运动障碍、发育迟缓与脑瘫的区别是将来运动可以正常化，没有明显的异常姿势。②颅内感染性疾病以颅内感染为主要临床表现，治愈后无运动障碍。③脑肿瘤为进行性发展的疾病，伴有脑肿瘤的特征性症状。④智力低下可以有运动发育落后，但以智力低下为主要表现，以后运动功能会正常或接近正常。⑤肌张力低下型脑瘫应与进行性肌营养不良相鉴别，后者存在腱反射消失、肌萎缩、假性肌肥大、特殊的起立姿势、血清肌酸激酶增高、肌电图改变、肌活检有特征性改变。⑥肌张力低下型脑瘫还应与先天性肌迟缓、良性先天性肌张力低下相鉴别，后两者多在以后逐渐好转或恢复正常。⑦各类先天性代谢性疾病除了有运动功能障碍外，都有特征性的临床表现和实验室检查结果。⑧痉挛型脑瘫应与脑白质营养不良相鉴别，后者病情呈进行性发展。⑨痉挛型截瘫应与脊椎损伤、脊椎肿瘤、先天畸形等脊椎病鉴别，可进行X线检查、脑脊液检查、脊髓造影检查，结合临床表现进行诊断。⑩共济失调型脑瘫应与进行缓慢的小脑退行性病变鉴别，后者随年龄增长逐渐加重。

三、脑性瘫痪的评定

小儿脑瘫的评定又称作评价或评估，是脑瘫患儿康复的重要环节。通过评定可以全面了解小儿身体情况、运动功能状态、潜在的能力、存在的障碍，为设计合理的康复治疗方案、判定康复治疗效果和再次设计康复治疗方案提供依据。由于脑瘫的年龄、型别、程度等多种因素的复杂性，因此难以制定统一的评定量表。建议从实际出发，按自己的需求制定或选择各类评定量表。

(一)评定的目的及原则

1.评定的目的

(1)对患儿的身体功能状况、家庭情况和社会环境等资料进行收集,掌握患儿功能障碍的特点。

(2)对患儿所具有的能力进行量化。

(3)分析功能障碍程度与正常标准的差别。

(4)为制定康复训练计划提供依据。

(5)为康复治疗效果提供客观指标。

(6)为残疾等级的划分提出标准,为康复和回归社会提供依据。为了脑瘫康复的科学性、准确性,不断提高和改善康复技术,必须努力学习和掌握评定的方法。

2.评定的原则

(1)评定的程序可分为收集资料、分析研究、设定目标和制定治疗方案。

(2)强调整体评定的重要性,一定要以正常儿童整体发育为对照,进行身心全面的评定。

(3)重视脑瘫患儿异常发育特点即脑的未成熟性和异常性,注意原发损伤和继发障碍。

(4)运用评定为前提的原则,脑瘫的康复治疗,应贯穿以评定为开始,以评定为结束的原则,如何选择恰当的康复治疗取决于评定。

(二)身体状况的评定

患儿身体状况的评定应包括一般状况、心理与精神状态、智力评定。一般状态的评定有利于了解患儿的身体素质,患儿对康复治疗的承受能力。脑瘫患儿常存在精神心理障碍,因此治疗前应对患儿的心理、精神状态进行评定,注意性格特点、情绪、行为、反应能力等。运动障碍与感知认知障碍有关,因此,应掌握婴幼儿的感觉、认知发育。部分脑瘫患儿合并智力低下,康复治疗效果缓慢,因此进行智力评定,掌握患儿的智力情况,对于制定合理可行的康复治疗方案很有必要,可以选择目前国内采用的各类量表进行智力评定。

(三)肌力测定

肌力是肌肉收缩所产生的力量。肌力测定是脑瘫评定的组成部分,对于判定功能障碍的程度,制定康复治疗计划,辅助器具的选择等都十分重要。临床上可在全身各个部位,通过一定的动作姿势,分别对各个肌群的肌力作出评定。常用的肌力检查方法为手法肌力检查(manual muscle testing,MMT),应用简单器械的肌力测试和等速肌力测试,手法肌力检查的分级标准通常采用六级分级法。

(四)肌张力测定

肌张力是维持身体各种姿势和正常运动的基础,表现形式有静止性肌张力、姿势性肌张力和运动性肌张力。只有这三种肌张力有机结合、相互协调,才会维持与保证人的正常姿势与运动。肌张力的变化可反映神经系统的成熟程度和损伤程度,脑瘫患儿均存在肌张力的异常。肌张力评定的指标量化比较困难,目前评定多从以下几方面进行。

1.静止性肌张力检查

静止性肌张力是指肌肉处于安静状态的肌张力。检查时患儿保持安静、不活动、精神不紧张,临床多取仰卧位。检查包括肌肉形态、肌肉硬度、肢体运动幅度的改变及关节伸展度。通过观察可以判定肌肉形态;通过触诊可以了解肌肉硬度;用手固定肢体的近位端关节,被动摆动远位端关节,观察摆动幅度大小,判定肌张力状况;关节伸展度的检查可通过以下检查和测量进行判断：头部侧向转动试验、头背屈角、臂弹回试验、围巾征、手掌屈角（正常为 0～30°）、腘角（正常应大于 90°）、足背屈角（正常为 40°左右）、跟耳试验（正常时为阴性）、股角（又称外展角）等。

2.姿势性肌张力检查

姿势性肌张力是在主动运动或被动运动时，姿势变化产生的肌张力。姿势性肌张力在姿势变化时出现，安静时消失。可以利用四肢的各种姿势变化，观察四肢肌张力的变化。利用各种平衡反应观察躯干性姿势性肌张力，也可转动小儿头部，发生姿势改变时观察肌张力的变化。

3.运动性肌张力检查

运动性肌张力检查多在身体运动时，观察主动肌与拮抗肌之间的肌张力变化。利用主动或被动伸展四肢时，检查肌张力的变化。锥体系损伤时，被动运动各关节，开始抵抗增强然后突然减弱，称为折刀现象。锥体外系损伤时，被动运动时抵抗始终增强且均一，称为铅管样或齿轮样现象。锥体系损伤时，肌张力增高有选择地分布于上肢，以内收肌、屈肌及旋前肌明显；下肢以伸肌明显。锥体外系损伤时，除上述表现外，可有活动时肌张力的突然增强。

4.异常肌张力的几种主要表现

（1）肌张力低下时的几种表现：蛙位姿势（俯卧位或仰卧位），W 字姿势（仰卧位），二折姿势（坐位），倒 U 字姿势（俯悬卧位），外翻或内翻扁平足，站立时腰椎前弯，骨盆固定差而走路左右摇摆似鸭步，翼状肩，膝反张等。

（2）肌张力增高时的异常姿势：头背屈，角弓反张，下肢交叉，尖足，特殊的坐位姿势，非对称性姿势等。对肌张力增高的传统分度是分为轻度、中度和重度三个等级，比较粗略。目前较为通用的评定标准多采用 Ashworth 痉挛量表或改良 Ashworth 痉挛量表，二者都将肌张力分为 0～4 级，改良 Ashworth 量表较 Ashworth 量表分得更细。

（五）关节活动度评定

关节活动度的评定是在被动运动下对关节活动范围的测定。当关节活动受限时，还应同时测定主动运动的关节活动范围，并与前者相比较。决定关节活动度的因素有关节解剖结构的变化，产生关节运动的原动肌（收缩）的肌张力，与原动肌相对抗的拮抗肌（伸展）肌张力。测量可采用目测，但准确的测量多使用量角器。脑瘫患儿肌肉易发生挛缩，患儿容易出现关节的变形，如斜颈、脊柱侧弯、骨盆的前倾或侧倾、髋关节的脱臼或半脱臼、膝关节屈曲或膝反张、足的内外翻等。变形后容易造成肢体的形态变化，因此还要注意测量肢体的长度及肢体的周径。

（六）反射发育评定

小儿反射发育十分准确地反映中枢神经系统发育情况，是脑瘫诊断与评定的重要手段之一。按神经成熟度，可分为原始反射、姿势反射、平衡反应及正常情况下诱导不出来的病理反射。以下重点介绍对脑瘫评定具有重要意义的各类反射特点。

1.原始反射

（1）有关哺乳、摄食的反射：觅食反射和吸吮反射，未熟儿反应不完全、无力，新生儿期反射弱或消失应怀疑脑损伤，6 个月后仍存在则为异常。脑瘫患儿若以上两种反射存在一年以上，则提示摄食障碍。

（2）握持反射：手握持反射持续存在时间为生后 4 个月。婴儿早期反射减弱或消失见于中度脑损伤或脊髓上部损伤。偏瘫、臂丛神经损伤时不对称出现。脑瘫时此反射残存，妨碍抓握动作发育，拇指内收在拳头里，手-眼协调发育差。有人认为拇指内收是婴儿脑瘫早期指征之一。足握持反射持续时间至生后 10 个月，临床意义同手握持反射。

(3)拥抱反射:生后 3～4 个月减弱,6 个月消失。新生儿期反射减弱或缺失,说明中枢神经系统功能全面低下,或因产伤、窒息等原因致使中枢神经系统处于抑制状态。不对称说明有偏瘫、肌肉损伤等。拥抱反射残存说明有脑损伤或感觉运动障碍。低钙、早产儿及胆红素脑病此反射亢进。

(4)放置反射:生后 6 个月减弱、消失,具有腕伸直手预备支撑体重和足预备支撑体重的功能,反射减弱、延迟消失或左右不对称具有临床意义。

(5)踏步反射:生后 2 个月消失,肌张力低下、屈肌占优势时难以引出。

(6)侧弯反射:生后 3 个月消失,持续存在说明有脑损伤,偏瘫时左右不对称,手足徐动型脑瘫此反射活跃。

2.姿势反射

人生后就有抗重力维持立位和能够立位移动的基本能力,这种抗重力维持姿势的平衡、修正姿势的反射总称为姿势反射,大多是无意识的反射活动。人在活动中保持姿势是多个反射协调的结果,所以姿势反射可以反映神经系统的成熟度,是运动发育评定、脑损伤所致运动障碍的根据,与脑瘫关系密切。

(1)非对称性紧张性颈反射:生后 4 个月后仍存在为异常,脑瘫患儿一般此反射亢进和残存,影响正常姿势和运动发育,手足徐动型脑瘫尤为明显。此反射强制性持续,会阻碍视觉、不能随意抓物、手-眼协调障碍等,也会引起脊柱侧弯和脱位。

(2)对称性紧张性颈反射:此反射 3 个月后仍存在会影响四点支撑、爬位、站立位时的交互动作。典型的模式为跪位、兔跳式,长期此姿势会引起髋、膝和足关节畸形。

(3)紧张性迷路反射:紧张性迷路反射又称前庭脊髓反射,此反射 4 个月以后不消失的完全屈曲或伸展模式会使头的控制不好,阻碍了俯卧位的运动发育和仰卧位肢体到正中线的位置,抑制了翻身、从仰卧位到坐位的发展。

(4)矫正反射:矫正反射包括视矫正反射、迷路性矫正反射、颈矫正反射和躯干矫正反射。矫正反射出生后逐渐出现,功能是维持头在空间的正常姿势;头颈和躯干间的正常协调关系;躯干与四肢间的正常协调关系,是正常姿势反射和平衡反应功能发展的基础。肌张力异常、原始反射残存可严重影响矫正反射的建立,脑瘫患儿矫正反射缺如或延迟建立。

3.平衡反应

平衡反应是最高层次(皮质水平)的反应,从 6 个月到 1 岁逐渐完善。当倾斜小儿身体支持面,移动其身体重心时,小儿为了保持平衡,四肢代偿运动,调节肌张力以保持整体的正常姿势。因此,平衡反应的成熟发展,可以使人维持正常姿势。脑瘫患儿平衡反应出现延迟或异常,严重痉挛型脑瘫几乎不能建立平衡反应;中、轻度痉挛型脑瘫建立不完全,可能被不正常动作或原始动作干扰,出现较晚;手足徐动型脑瘫由于不自主动作和不能控制的姿势和肌张力的变化,虽然大部分反应都可建立,但反应不协调、不直接。

4.降落伞反射

降落伞反射又称保护性伸展反射,终身存在。此反射延迟出现或缺无,提示脑瘫或其他脑损伤疾病。脑瘫患儿此反射的反应模式也可表现异常。

5.背屈反应

从背后拉立位小儿使之向后方倾斜,则踝关节和足趾出现背屈,对于无支持的站立和行走十分重要。正常小儿出生后 15～18 个月出现,不出现或出现延迟为异常。

6.病理反射

锥体系受到损害时可以诱发出病理反射、牵张反射亢进、踝阵挛和联合反应。痉挛型脑瘫可以出现病理反射、牵张反射亢进、踝阵挛;痉挛型和手足徐动型脑瘫都有可能出现联合反应,如主动用力时嘴巴张开,闭嘴时发生姿势的改变等。我们在检查评价和康复治疗的过程中,要尽力避免和减少患儿的联合反应。

(七)姿势与运动发育评定

1.姿势与运动发育特点

姿势是指小儿从一个动作转换成另一个动作时,身体各部位之间所呈现的位置关系,即机体在相对静止时,克服地心引力所呈现的自然位置。只有保持正常的姿势,才能出现正常的运动(表 10-3)。

表 10-3　正常小儿运动发育特点

年龄	特点
3～4 个月	头的调节、肘支撑、臀低头高、四肢外展屈曲、向中线集中
4～5 个月	开始四肢对称性伸展及外展、手口眼协调
6 个月	四肢明显伸展、外展、瞬间独坐、靠站
7～8 个月	躯干调节、坐位平衡、主动翻身、直腰坐、扶站、俯爬
9～10 个月	四爬、前进运动、自由坐、肢体运动分离、抓站
11～12 个月	高爬、手上举步行、蹲立动作

脑瘫患儿存在脑损伤,神经系统发育受阻,神经系统调节障碍,必然导致姿势和运动发育异常。通过评定小儿姿势与运动发育情况,可以早期发现异常,也可以作为康复效果评定的客观指标。

Ingram 以婴儿肌张力的变化为指标,将婴儿运动发育分成四个期(表 10-4)。

表 10-4　婴儿运动发育特点(Ingram)

时期	年龄	特点
第 1 屈曲期	0～6 周	四肢、躯干呈半屈曲位
第 1 伸展期	7～15/16 周	躯干上部、四肢伸展
第 2 屈曲期	4～7 个月	躯干稳定、用手支撑
第 2 伸展期	8/9～12/14 个月	立位

2.异常姿势和运动发育特点

异常姿势和运动发育的主要表现为发育落后和发育的分离。Vojta 认为,运动发育落后3 个月以上则为异常,必须早期干预和康复治疗。发育的分离是指小儿发育的各个领域之间存在很大差距。脑瘫患儿会有运动发育与精神发育之间的分离,可能智力发育正常,但运动发育明显落后;姿势发育无明显落后,但双下肢运动功能落后而呈现坐着向前蹲行的表现等。

脑瘫患儿发育的主要特征是,运动发育延迟 3 个月以上,同时有异常姿势和运动模式。其特点概括如下。

(1)四肢和躯干的左右差别,呈非对称性。

(2)只以某种固定的模式运动。

（3）抗重力运动困难。

（4）做分离运动困难。

（5）发育不均衡，如上肢与下肢、仰卧位与俯卧位、左侧与右侧运动发育不均衡。

（6）肌张力不均衡，如异常肌张力、姿势变化时的肌张力增高、降低或动摇。

（7）原始反射残存，特别是6个月以上的患儿仍然存在原始反射。

（8）正常感觉运动发育落后，存在异常感觉运动发育。

（9）存在联合反应和代偿性运动。

评定姿势与运动发育是否有落后，是否有异常模式，还要动态观察这种状况是否改善或恶化。如果异常模式改善，运动发育正常化的可能性就大。如果恶化进展，病态固定成型，脑瘫的可能性就大，或康复治疗效果差。

（八）粗大运动功能评定

粗大运动功能评定（gross motor function measure，GMFM）是由加拿大学者 Russel 于 1989 年制定的量表，通过不同体位的检查和观察，以评分的形式，较为全面评定脑瘫患儿粗大运动功能状况，较易操作，目前被世界上许多学者所采用。量表将不同体位的反射、姿势和运动模式分为80项评定指标，每项评定指标的评分为0～3分，共分五个功能区：Ⅰ仰卧位、俯卧位、翻身、部分原始反射残存及姿势反射的建立；Ⅱ四点位及爬；Ⅲ坐位、跪位运动及平衡反应的建立；Ⅳ立位运动；Ⅴ走、跑、跳及攀登运动。

（九）日常生活活动能力评定

日常生活活动（activities of daily living，ADL）是指人为了独立生活而必须掌握的、共同的、每天反复进行的一系列身体动作。脑瘫患儿正处于生长发育阶段，日常生活活动能力的学习和训练是获得生活和学习的基本能力，建立生活信心和乐趣，取得全面康复效果的重要内容。因此，对于脑瘫儿童的日常生活活动能力评定已经成为康复评定的重要组成部分。应用于儿童的评定方法以 PALCI 评定法最为广泛使用，P（posture）为身体姿势、A（ADL）为日常生活动作、L（locomotion）为移动能力、C（communication）为交流能力、I（IQ）为智能。此评定方法适用于4岁以上儿童。

（十）功能独立性评定

功能独立性评定（functional independence measure，FIM），是美国物理医学与康复学会 1983 年制定的量表，其中儿童用的量表（WeeFIM）被许多学者采用，动态地记录功能变化情况，作为评定小儿脑瘫康复效果的方法之一。FIM 的内容有两大类，六个方面。每个方面又分为2～6项，总共18项。两大类是指躯体运动功能和认知功能。其中躯体运动功能包括自我照料、括约肌控制、转移、行走四个方面13个项目；认知功能包括交流和社会认知两个方面，5个项目。

（十一）感知认知评定

脑瘫虽然是以运动障碍为主要障碍，可以直观地观测和评定，但实质上运动障碍与儿童的感知、认知障碍是紧密相关的，尤其是发育中的脑。因此，掌握和评定婴幼儿感知、认知发育，可以达到表里如一、整体评定的目的。评定的方法可以根据儿童发育不同阶段的关键年龄所应具备的感知、认知标准，参考和应用各类量表或自行编制量表进行评定。

（十二）其他方面的评定

许多脑瘫患儿伴有语言障碍、部分伴有听力障碍和视觉障碍，因此专业人员应对脑瘫患儿进行语言障碍评定、听力障碍评定和视觉障碍评定，根据需要还可以进行步态分析，这些评定对于制定正确全面的康复治疗方案,评定康复效果是十分必要和重要的。评定需要采用必要的辅助器具。

四、脑性瘫痪的康复治疗

(一)脑瘫康复的基本目标和原则

1.脑瘫康复的基本目标

通过医疗、教育、社会等康复手段,实现身体、心理、职业、社会等方面最大程度的恢复和补偿。改善运动功能,达到最佳功能状态;提高生活自理能力,提高生活质量;提高交流能力;提高社会适应能力,实现平等享有权力,参与、分享社会和经济发展成果的目的。

2.脑瘫康复的基本原则

(1)早期发现、早期康复:婴幼儿时期的脑生长发育快、代偿性强、可塑性强,是学习的最佳时期。在这一时期从外界给予刺激性治疗和功能训练,可使患儿在康复治疗过程中,不断纠正异常,学习和建立正常的模式和功能,达到最佳效果。

(2)综合性康复治疗:以患儿为中心,组织各科专家、治疗师、教师等共同制定全面系统的康复训练计划,进行相互配合的综合性康复。针对功能障碍进行训练,以促进正常运动发育,抑制异常运动、姿势模式,预防和治疗合并症,促进身心发育。针对能力障碍进行日常生活动作和能力训练,提高生活自理、交流和参与社会的能力。针对不利条件,调整社会、家庭环境,确保患儿接受康复训练、接受教育。要强调以现代康复治疗为主体,开展中西医结合;以康复训练为主体,辅以各种恰当的辅助治疗和辅助器具的制作及使用。

(3)脑瘫康复与日常生活相结合:康复必须与日常生活动作紧密结合,除了正规的康复训练外,还要培训家长和看护者,开展家庭康复,巩固康复训练成果。

(4)将小儿脑瘫康复列入社会儿科学的防治体系中:我国是人口大国,康复事业起步较晚,小儿脑瘫康复尚未形成体系,康复设施机构尚不能满足需求,因此开展社区康复与社区医疗、社区服务、妇女儿童保健相结合,与教育、社会环境改造及宣传等社会活动相结合,是实现具有中国特色的小儿脑瘫康复模式的重要途径。

(二)脑瘫的康复治疗

脑瘫的康复治疗应以综合性康复治疗为主,即采用物理治疗、作业治疗、语言治疗等现代康复治疗方法,辅以必要的药物治疗、手术治疗、辅助器具的使用、传统康复治疗等方法。

1.物理治疗

(1)基本原则:物理治疗(physical therapy,PT)包括运动疗法和物理因子疗法,主要针对患儿的运动功能进行康复治疗。运动功能训练的原则应遵循:①由头向尾、由近位端向远位端等儿童运动发育的规律;②在抑制异常运动模式的同时,进行正常运动模式的诱导;③使患儿获得保持正常姿势的能力;④促进左右对称的姿势和运动;⑤诱发和强化所希望的固定运动模式,逐渐完成由单个运动向多个运动的协调运动;⑥康复训练前对肌张力的缓解。

(2)康复训练的要点:①头部的控制:进行运动功能训练时,头部的控制应放在最重要的位置。头的控制是运动发育中最早完成的运动,儿童在做各种姿势和运动时都是以头部直立为先行的,不能控制头部是难以完成其他运动的。因此要训练仰卧位头部保持正中位,颈部的牢固挺起;俯卧位抬头和转动;坐位保持头直立位,进行前后左右头的直立反应训练;拉起时头的直立、挺胸抬头训练。②支撑抬起训练:在训练头控制的同时,进行躯干肌肉的控制训练,以使身体能够抬起、翻身和回旋。逐渐实现肘支撑、手支撑、坐位支撑。③翻身训练:小儿开始翻身时要先抬起头,因此翻身和抬头是密切相关的。④坐位训练:坐位是向立位发育过程中的中间姿势,不能坐就不能站。坐位是日常生活动作的一种基本姿势,对生活、学习和工作都十分重要。⑤膝手立位和高爬位的训练:训练时要注意姿势调节的能力,重心逐渐下移而躯干抬高的能力,关心周围事物的能力。从腹爬位开始训练逐渐到膝手立位和高爬。⑥站立和立位训练:膝立位时如果能对骨盆和髋关节的控制达到一定程度,即可进行立位训练。可以从由他人扶站开始,至自己扶站、站立时两手交替拿物、立位平衡的建立、单腿站立,必要时可选用辅助器具。⑦步行训练:不会单腿站立就不会走,所以在单腿站立的前提下进行双腿交替运动的训练。⑧步行的进步和实用性训练:目标是建立不仅可以在平地行走,而且可以长距离和加速度行走,以及具有跨门槛、走不平的路的能力,以应付日常生活的需求。

各类痉挛型脑瘫治疗的主要目标是降低肌张力,抑制屈曲模式和肢体的内收内旋,促进伸展模式和外展外旋,促进对称性姿势,预防挛缩和畸形。手足徐动型脑瘫治疗的主要目标是控制头部保持中间位,控制肢体的活动向着中线方向,抑制伸展模式和非对称模式,抑制不随意运动和姿势的易变性,提高日常生活能力。

(3)Bobath 疗法:Bobath 疗法又称神经发育学疗法(neurodevelopmental treatment,NDT),是英国学者 Karel Bobath 和 Berta Bobath 夫妇共同创建的疗法,是当代小儿脑瘫康复治疗的主要疗法之一,我国于 80 年代初期引进,在欧美、日本及许多国家已经广泛应用多年。Bobath 从神经生理学角度分析,认为脑瘫患儿根本问题是由于缺少对反射性姿势和运动模式的抑制(中枢性抑制)而导致的异常。因此,Bobath 方法的基本原理是通过反射性抑制异常姿势和运动,促进正确的运动感觉和运动模式。其方法以抑制手技、关键点的控制、促通手技、刺激本体感受器和体表感受器手技(以叩击手技为主)等为重点,根据脑瘫患儿的不同类型和临床表现,采用不同手技(详见第五节)。

(4)Vojta 疗法:Vojta 疗法是德国学者 Vojta 博士创建的,是小儿脑瘫物理疗法之一。这种方法是通过对身体一定部位(诱发带)的压迫刺激,诱导产生全身性、协调性的反射性移动运动,促进和改善患儿的移动运动功能,因此又称为诱导疗法。Vojta 疗法所诱导的运动为反射性翻身(R-U)和反射性腹爬(R-K)两种,通过这种移动运动反复规则地出现,促进正常反射通路和运动模式,抑制异常反射通路和运动模式,达到治疗目的。Vojta 还创造了七种姿势反射检查方法,是早期诊断的一种手段。

Vojta 疗法利用一定的出发姿势,在身体的一定部位(主诱发带和辅助诱发带),按照一定的方向给予一定时间和强度的刺激,主诱发带多分布在肢体远端,辅助诱发带多分布在躯干上。从出发姿势开始,以主诱发带为主,辅以辅助诱发带的刺激,观察患儿出现反应的特点,调整手法、刺激强度和刺激时间。要避免患儿的哭闹,不要单纯为了追求出现反应而对患儿过分刺激,造成患儿的痛苦。

1)治疗机制:①反射性移动运动。根据机体发生发育过程中所形成的反射性翻身与反射性腹爬两种反射性移动运动的原理,进行诱导。②刺激本体感受器。通过刺激本体感受器即主诱发带和辅助诱发带诱发反射性移动运动。③应用运动学原理。诱导产生起始于一定的出发姿势,运动后又恢复到出发姿势的反复性、协调性的自主运动,使患儿获得最稳定的姿势,促进患儿运动与姿势的发育。④促进四肢末梢的正常运动模式。通过反射性移动运动的诱导,促进四肢末梢正常运动模式的建立,矫正患儿异常运动与姿势模式。⑤增强刺激和促进的效果。诱导产生的移动运动,使肌肉的等张性收缩与等长性收缩相互转换,改变肌肉收缩方向和关节活动方向,增强刺激和促进的效果。⑥肌肉的协同作用。各种体位时,促进主动肌、拮抗肌、固定肌等肌肉的协同作用,抑制异常运动模式。⑦运动模式的记忆和再学习。外周刺激所诱导的反射性移动运动,通过中枢神经系统的统合与反馈,实现运动模式的记忆和再学习。⑧技术要素。主要通过以下三种调节能力产生治疗效果,即姿势调节能力:身体的位置在空间发生变化时,所采取的头部、躯干、四肢的反应性适应能力;运动能力:活动身体某一部分或使身体的位置发生变化的能力;抬起与支持能力:人的身体由水平位逐渐抬起至垂直位,由全身支持体重逐渐缩小支持基底面,最后成为双足支持的能力。

2)治疗方法:反射性腹爬(R-K)。

出发姿势:患儿俯卧位,头颈在躯干延长线上回旋30～45°,稍屈曲。后头侧额部着床,颈肌伸展,左右肩胛及骨盆保持水平位。颜面侧上肢、后头侧上肢、双下肢都保持固定位置。

主诱发带共有四个:①颜面侧上肢肱骨内侧髁;②后头侧上肢桡骨的末端;③颜面侧下肢股骨内侧髁;④后头侧下肢跟骨。

辅助诱发带有六个:①颜面侧肩胛骨内侧缘下 1/3 处或下角;②后头侧肩峰;③后头侧肩胛骨下角;④颜面侧髂前上棘;⑤后头侧臀中肌;⑥后头侧下颌及后头部。

在出发姿势下,选择主诱发带和辅助诱发带给予一定的刺激,产生一定方向的合力而诱导出反射性腹爬的移动运动。实现:①颜面侧上肢以肘关节为支点的整体屈曲与后头侧下肢伸展相对应,驱动身体向前方活动;②颜面侧下肢屈曲与对应的后头侧上肢向前方的伸出运动;③颜面侧肩胛带抬起,使后头侧上肢容易伸向前方;④颜面侧骨盆带抬起使后头侧下肢容易伸展。以上各种反应,使患儿产生反射性腹爬运动模式,是一种综合协调的复合运动。

反射性翻身(R-U):仰卧位,使头部向一侧回旋30°,颈伸展,头轻度前屈,以眼睛能看到自己的乳头为宜。颜面侧上肢与下肢伸展,后头侧上下肢屈曲,呈非对称性紧张性颈反射姿势。

主诱发带一个:颜面侧乳头下二横指,即 6～7 或 7～8 肋间。

辅助诱发带四个:①后头侧肩峰;②后头侧下颌骨;③后头部;④后头侧肩胛骨下角。

在出发姿势下,选择主诱发带和辅助诱发带,给予一定方向、力度和时间的刺激,观察并诱导出反射性翻身的移动运动。实现:①头部向对侧回旋,眼球也向对侧转动;②颈部及上部躯干伸展,肩胛带内收,下部躯干屈曲,骨盆后倾,两下肢屈曲向腹部,腹肌明显收缩,骨盆向对侧回旋;③颜面侧肩关节外展、外旋、前臂旋前、手指伸展、躯干向对侧回旋;④后头侧肘关节稍伸展,腕关节桡背屈,肩胛带抬起;⑤颜面侧下肢伴随骨盆向对侧回旋而屈曲、内收;⑥后头侧髋关节外旋、伸展,回旋至侧卧位时用后头侧骨盆带支撑躯干。膝关节伸展,踝关节背屈,足趾伸展。通过以上运动,实现反射性翻身。

3)实施原则及注意事项。手技实施程序:①摆好正确的出发姿势;②刺激前使肌肉呈伸展状态;③给予诱发带压迫刺激,诱发全身反射性运动;④抵抗所诱发出的反射性运动,以延长反应时间;⑤除上述基本操作技术外,还可应用 Vojta 的其他操作手技和各类变法。

工具:主要应用治疗师的手,必要时还可应用治疗师的胸腹及下肢,无须特殊工具。应准备床、毛巾卷、大毛巾等。

治疗时间与次数:原则上 Vojta 手技 1 天四次,每次治疗时间为 10～30 分钟,每侧每次 3～5 分钟,根据患儿的适应情况和身体情况而适当增减次数和时间。

注意事项:①治疗师应精通理论并熟练掌握操作方法,具有指导与传授患儿家长的能力;

②应用本技术最好首先住院治疗,出院后到门诊或社区接受治疗;③接受手技操作的患儿应裸体,这样有利于正确选择诱发带,清楚地观察反应;④进食后1小时内不宜治疗,治疗后注意补充水分;⑤患重病、高热时应停止治疗;⑥治疗前后不宜洗澡。

(5)引导式教育:引导式教育是通过教育的方式,使功能障碍者的异常功能得以改善或恢复正常,即应用教育的概念体系进行康复治疗。因此引导式教育并不是单纯的物理治疗,而是通过一定的手段,诱导和实现预先所设定的目标,引导出功能障碍者学习各种功能动作的一种局面。这种功能动作的学习是通过功能障碍者本身的内在因素与外界环境的相互作用,主动地、相对独立地完成功能动作,达到学习、掌握、主动完成功能动作的目的,与单纯一对一、患儿被动接受治疗完全不同,通过引导者与功能障碍者的整体活动,诱发功能障碍者本身的神经系统形成组织化和协调性。目前,引导式教育已经成为脑瘫康复治疗的一个重要方法。适用于各种原因引起的功能障碍,以及并发智力低下、语言障碍、行为异常等的康复治疗,但不适于重症智力低下的患儿,小年龄组的治疗需有家长的辅助。

(6)其他运动疗法:除上述方法外,临床上还采用上田法、Temple Fay 法、Domain 法、Brunnstrom 法、Rood 法、PNF 法等方法。这些方法被称为易化技术,是根据神经生理学与神经发育学的原理,利用各种方式刺激运动通路上的神经元,调节其兴奋性,以获得正确的运动控制能力的一类康复治疗技术。

(7)物理因子疗法:主要包括以下几个方面。①水疗:水疗是利用水的物理特性对脑瘫患儿进行康复训练的方法。由于水的浮力、水波的冲击、水温的刺激,可以使患儿肌肉松弛,缓解痉挛,改善关节活动,从而使患儿能够在水中比较容易地自我控制、调整姿势及完成各种正常姿势和运动。水的压力还可以促进血液循环,促进胸腹的运动使呼吸运动加快,改善呼吸功能。由于呼吸循环功能的改善,可以增强患儿的抵抗力,促进神经系统的发育。因此,有条件的康复中心多应建立游泳池,由物理治疗师(士)进行治疗,家长参与和辅助。②传导热疗:常用的有石蜡、水、泥、蒸汽及化学热袋等,达到改善血液循环、缓解肌肉紧张等作用。③电疗法、超声波疗法等:如经络导平仪、神经肌肉电刺激、肌电生物反馈等治疗。④高压氧疗法:主要原理是通过提高血氧分压、提高组织氧储备、对血液黏度和内分泌系统的影响而起辅助作用。其作用和效果有待进一步研究。

2.作业治疗

作业治疗(occupational therapy,OT)是指有计划、有针对性地从患儿日常生活、学习、劳动、认知等活动中,选择一些作业,对患儿进行训练,以恢复和学习各种精细协调动作,解决生活、学习、工作及社交中所遇到的困难,取得一定程度的独立性和适应性。所以人们习惯地将作业疗法看成一座把患者个人和家庭、环境及社会结合起来的桥梁。作业治疗师(士)的目的,是使脑瘫患儿随着成长,逐渐理解自己的障碍和能力所在,学会和养成对自身问题的处理能力。作业疗法的重点和内容如下。

(1)保持正常姿势:按照儿童发育的规律,通过包括游戏在内的各种作业活动训练,保持患儿的正常姿势,是进行各种随意运动的基础。

(2)促进上肢功能的发育:上肢的功能发育,随意运动能力,是生活自理、学习及将来能否独立从事职业的关键。手的功能发育不仅与肩胛、上肢、手的运动有关,而且与视觉、知觉、认知的发育相关。手的基本运动形式是握、伸、抓、放动作,这些动作都与粗大运动发育相关。因此头部的控制、肩胛带的固定、头部与躯干和骨盆的正确姿势、手与手腕的姿势变化都是十分重要的。

通过应用各种玩具,以游戏的形式促进患儿正常的上肢运动模式和视觉协调能力;通过使用木棒、鼓棒、拔起插棒等方法,促进患儿手的抓握能力;矫正患儿拇指内收。

(3)促进感觉、知觉运动功能的发育:脑瘫不只是随意运动功能的障碍,而且存在感觉运动障碍。因此进行感觉统合训练,对于扩大患儿感知觉运动的领域,改善包括视觉、听觉、运动觉在内的身体部位和形象的认识,促进表面感觉和深部感觉的发育,正确判断方向、距离、位置关系等都十分重要。

(4)促进日常生活动作:作业疗法的最终目的是达到患儿的生活自理。促进运动发育、上肢功能、感知认知功能的训练,应与日常生活动作训练相结合。如训练饮食动作时需要头的控制、手眼协调、手的功能、咀嚼、吞咽时相应部位的运动;训练更衣动作,洗漱动作,排泄动作,洗浴动作,书写动作等。

(5)促进情绪的稳定和社会适应性:身体功能障碍越重,行动范围越受限,经验越不足,社会的适应性越差。脑瘫患儿由于本身障碍与同年龄儿童接触、游戏的机会少,活动难,多以自我为中心,情绪常不稳定,将来常不适应工作和社会环境。因此应注意从婴幼儿起,调整其社会环境,通过游戏、集体活动来促进脑瘫患儿的社会性和情绪的稳定。

3.言语障碍的矫治

(1)语言障碍的发生机制及特点:语言障碍的矫治(speech therapy,ST)实际上是指语言及交流障碍的矫治(speech and communication therapy)。脑瘫患儿约有80%具有不同程度的语言障碍。其发生机制为语言发育迟缓,发音器官功能障碍,交流意愿障碍及其他障碍所致。特点为语言发育迟缓和/或构音障碍。构音障碍有痉挛性构音障碍、运动失调性构音障碍、运动障碍性构音障碍(主要见于手足徐动型)、混合性构音障碍。根据发音方式,构音障碍的构音方式可分为喉塞发音/声带破裂音;腭化发音;咽摩擦发音;齿间化发音;鼻塞发音;边音化发音。

(2)语言障碍矫治的原则:①最大程度降低导致障碍的原因。②确定目标,制定系统训练方案。③采用多种训练方法。④强调正确发音,使用规范语言。⑤语言训练结合实际,具有实用性。⑥采用简捷方法进行训练。⑦个别训练与集体训练相结合。⑧早期治疗。⑨家庭成员参与。⑩辅助或替代语言交流工具的使用。

(3)语言障碍矫治的主要内容:①日常生活交流能力的训练。②进食训练。③构音障碍训练,包括抑制异常姿势反射训练,构音器官运动训练,构音训练。④语言发育迟缓训练。⑤利用语言交流辅助器具进行交流的能力训练等。

4.其他治疗

(1)药物治疗:小儿脑瘫的药物治疗目前仍属辅助性治疗,主要目的是针对脑瘫患儿的伴随症状和合并症。随着医学科学的发展,人们对脑瘫认识的进展,对于药物治疗的探索也日益引起人们的重视。

针对合并症的治疗。①呼吸系统感染和呼吸障碍:重症脑瘫往往伴有呼吸障碍,由于长期呼吸功能不全,很容易引起呼吸系统感染、扁桃体肥大、呼吸道分泌物潴留。除了对于扁桃体肥大者手术摘除,加强呼吸训练,改善呼吸状态和全身功能训练外,还应采取叩拍、辅助呼吸等物理治疗,必要时使用镇咳剂、祛痰剂、扩张支气管药物和抗组织胺药物。②营养障碍及消化系统功能障碍:由于咀嚼吞咽困难、肌张力过高导致的胃食管反流和呕吐、随意运动的障碍等,脑瘫患儿常有营养障碍和进食困难。除选择采用不同部位留置导管给予流食外,可适当补充微量元素、维生素、抑制胃反流药物。对于肥胖患儿应限制热量。③体温异常:由于感染、体温调节功能不全、脱水、环境高温等因素造成的体温过高,可根据不同原因采取物理的、心理的和药物治疗。④泌尿系统感染:重症脑瘫患儿由于长期卧床,身体抵抗力低下等原因,可能合并泌尿系统感染,除了进行全身状况调整外,应适当选用药物治疗。⑤癫痫:脑瘫患儿常合并癫痫,不仅影响康复治疗,而且加重异常姿势和运动。治疗主要采用抗癫痫药物,从一种药物小剂量开始,逐渐增加剂量达到控制发作的剂量,切忌短时间内频繁加减剂量和换药。用药期间康复训练的强度要适量。

肉毒杆菌毒素 A 肌内注射:肉毒杆菌毒素 A(Botulinum toxin A,BTA)肌内注射,最早报道用于脑瘫治疗是在 1992 年的美国矫形外科年会上,由英国学者 Gogrove 报道的。目前 BTA 肌内注射被认为是缓解痉挛型与强直型小儿脑瘫局部肌张力,争取康复治疗时机,建立良好功能,防止挛缩的新的和有效的辅助方法。BTA 肌内注射后,与神经肌肉接头处的突触前膜相亲和,抑制乙酰胆碱的释放,从而缓解肌痉挛,降低局部肌张力。这种作用一般持续 3~4 个月后,运动神经末梢又可生出新芽,形成新的神经肌肉接头处的突触前膜,释放乙酰胆碱,肌肉重新出现痉挛。因此需要重复注射,此种作用持续 3~4 年后身体产生耐药性即须停止用药。由于此药的毒性作用,用药时应严格掌握剂量和注射方法,选择好适应证和靶肌肉,一般应用于幼儿期后学龄前,可取得理想的近期和远期效果。

其他药物:①安定被认为适用于小年龄组儿童以降低肌张力,大年龄组儿童可以选择口服巴氯芬降低肌张力和肌肉痉挛。②以腹壁植入计算机控制的微型泵,进行鞘内巴氯芬注射是近几年由美国首先使用,用以替代选择性脊神经后根切断术的最佳方法。但由于价格较高等原因,目前仅在欧美发达国家应用,尚未普及。③左旋多巴和苯海索等多巴胺类药物被认为适用于抑制锥体外系损伤的不自主运动,对于手足徐动型脑瘫有较理想效果。④乙醇注射于运动神经末梢,阻断神经传递,缓解肌肉痉挛也被采用,但很快产生耐药性而不再起作用。⑤各类促进脑组织发育的生物制剂也被应用于小年龄组脑瘫患儿。

(2)手术治疗:手术治疗是脑瘫康复治疗的一种辅助疗法,分为神经外科和矫形外科的手术治疗。神经外科的治疗目前主要是选择性脊神经后根切断术(selective posteri or rhizotomy,SPR 或 selective dorsal rhizotomy,SDR),以降低重症痉挛型脑瘫的下肢肌张力。手术要求严格选择适应证,患儿必须具备下肢运动功能。作为替代 SPR 手术的巴氯芬鞘内注射,需要神经外科手术。矫形外科手术目的是改善功能,矫正局部畸形和挛缩,减少痛苦,易于护理。矫形外科医师往往有责任帮助矫形技师,为患儿配备合适的矫形器具。

(3)辅助器具及矫形器:脑瘫的康复治疗需要有一定的场地、根据条件配备一些辅助器具以便于康复训练使用。应用辅助器具及矫形器可以:①促进和辅助康复治疗和训练;②预防或减轻畸形与挛缩;③抑制异常姿势和不随意运动,有利于正确运动模式的保持;④负荷体重,有利于关节的稳定性和功能性作用;⑤代偿已经丧失的功能,使患儿能够充分应用残存功能,实现自身难以实现的功能。配备矫形器的目的可分为医疗用、恢复用、固定用、矫正用、步行用等不同目的。矫形器的材料不同可分为软性、硬性、带金属等不同材料。矫形器又可分为手部的各类矫形器、矫形鞋、短下肢、长下肢、膝关节、髋关节、骨盆、脊柱或同时针对两个以上部位的矫形器。辅助器具还包括坐位、立位、步行、移动、日常生活等不同用途的器具。因此,辅助器具和矫形器的配备要根据不同类型、不同年龄、瘫痪部位的不同、不同目的等进行配备。

(4)乘马疗法:近年来乘马疗法在欧美、日本发展较快,这一疗法既是物理疗法又是娱乐疗法,可以使脑瘫儿童通过训练提高自信心,建立独立自主的能力和勇气。通过有节奏的震动,诱导正确的反射,从而提高患儿的平衡能力和协调能力,纠正和抑制异常姿势,降低肌张力,建立正确的运动姿势。乘马疗法还可以改善患儿的性格,建立人与人、人与动物之间的关系,得到对于生存环境和社会的体验,促进智力发育,提高学习能力。但乘马疗法需要有场地、训练有素的马等诸多条件,患儿有年龄、病情轻重的限制。

(5)感觉统合训练:目的是增强正常的感觉-运动经验,提高运动与感觉及各感觉之间的相互作用,改善中枢的感觉统合功能。

(6)文娱体育治疗:根据患儿的年龄和病情,多以小组形式、家长或家庭成员参与的形式进行,促进患儿身心全面发育。

(倪祥强)

第四节　颅脑损伤儿童的康复治疗

一、概述

颅脑损伤(traumatic brain injury,TBI)是指由各种理化因素所致的脑部伤害。由于小儿活动多、自身保护能力差,而且头部与身体其他部分比例较成人大,因而颅脑损伤的比例较高。

许多颅脑损伤患儿都会留有不同程度的功能障碍,主要有以下几个方面:①认知功能障碍,表现为记忆、注意障碍等。②个性和行为问题,如冲动性和注意力减退等。③运动功能障碍,表现为痉挛、强直、震颤、手足徐动、阵挛等。

(一)新生儿颅脑损伤

1.病因

绝大多数是在各种原因难产时头经过骨产道和软产道受挤压所致,还有一部分是由于难产时实施器械助产所致。

2.种类

包括头皮外伤、颅骨骨折及脑损伤。脑损伤常见有颅内出血和脑挫伤。

(二)儿童颅脑损伤

1.病因和特点

发生率仅次于四肢外伤,常见病因:交通事故、失足跌撞、高空坠落、锐器伤和钝器伤和自然灾害等。其特点是闭合性和开放性损伤皆有之。严重的颅脑损伤则会出现不同程度的神经功能障碍,在出现肢体瘫痪的同时也可伴有心理、行为异常和认知功能障碍。

2.种类

一般有头皮损伤、颅骨骨折和脑损伤。头皮损伤主要有头皮挫伤、头皮血肿(皮下血肿、帽状腱膜下血肿和骨膜下血肿)、头皮撕脱伤(不完全撕脱和完全撕脱)。颅骨骨折分为颅盖骨线性骨折、颅盖骨凹陷骨折和颅底骨折(颅前窝骨折、颅中窝骨折和颅后窝骨折)。脑损伤分为原发性脑损伤和继发性脑损伤。原发性脑损伤形成于受伤当时,主要为脑震荡和脑挫裂伤;继发性脑损伤形成于伤后一段时间后,主要为脑水肿和脑血肿。

二、功能评定

儿童在脑损伤后,其解剖学、生理学和心理学的改变与成人不同,残疾和功能障碍对儿童发育、生活和学习的影响也不同于成人,故对儿童进行功能评定时要考虑到发育上的特点。除对颅脑损伤严重程度评价外,还要对运动功能、言语功能、认知功能、大脑综合能力等进行评定,只有这样才能对患儿的康复潜能和康复目标的确立作出科学的判定,才能对患儿的预后作出科学的判断。

(一)评定内容

1.精神(心理)功能评价

精神(心理)功能评价包括情绪评定、心理状态评定、认知功能评定、智力测定、性格评定等。

2.躯体功能评价

躯体功能评价包括肢体功能评定、关节功能评定、步态分析、协调与平衡的评定、原始反射与姿势反射评定、脊柱功能评定、神经电生理评定、痉挛与弛缓的评定、感觉与知觉的评定、使用辅助器具后的评定等。

3.言语功能评价

言语功能评价包括构音评定、失语症评定、言语失用评定、言语错乱评定、听力测定和发音功能的仪器评定等。

(二)评定注意事项

(1)检查时间不要超过患儿能集中注意力的时间。

(2)检查环境要安静,过分杂乱的环境不利于认知功能的检查。

三、常用的临床处理

小儿颅脑损伤常迅速出现严重的神经系统体征,所以,迅速对小儿颅脑损伤的严重程度作出科学判定和对原发颅脑损伤进行及时有效的处理是非常必要的。

(一)急救

急救对于提高小儿颅脑损伤后的生存率,减少并发症和后遗症是非常重要的。主要包括:①解除继续损伤的因素,以避免脑损伤进一步加重;②解除呼吸道阻塞,以保持呼吸道通畅;③控制头部出血,以避免失血性休克;④不要轻易搬动颈部,以避免因颈椎骨折错位引起高位脊髓损伤;⑤防止创口继续被污染;⑥如在医院外,需迅速转送到医院;⑦积极应对原发疾病和合并症,预防并发症的出现。

(二)常规治疗

一般包括:①止血;②保持正常循环,保持呼吸道通畅;③降低高颅压;④控制高热、烦躁、癫痫等;⑤预防感染;⑥预防应激性溃疡;⑦营养支持和应用神经营养药物;⑧手术治疗。

四、康复治疗

从康复医学角度,主张早期康复治疗。目前对早期康复治疗较为一致的观点是:"生命指征平稳,神经系统症状不再发展后48小时即开始康复治疗"。康复治疗计划和组织要照顾到儿童的兴趣、接受力和理解力,在形式和方法上要有特殊考虑。

（一）目的

在拟订脑损伤患儿的康复计划时，应考虑到全面、有步骤的处理。

1.改善身体运动和感知功能

通过训练和游戏促进神经、肌肉感觉运动的功能发育，保持和增大关节运动范围，增强肌肉力量，改善平衡能力和运动的协调性，或建立适当的运动方式，以完成日常活动。

2.日常生活活动技能训练

通过专门训练和特殊游戏，以及借助必要的矫形器、假肢和辅助器具，尽量做到生活自理。

3.培养良好的心理素质

矫正异常情绪和行为等。

4.发展认知能力

改善对生活和学习环境的控制及适应能力，为上学或坚持学业创造生理和心理条件。

5.发展社会性活动能力

组织和参加社会性活动，培养社交技能以利于患儿回归社会。

6.对患儿家长的教育

教育患儿家长改变对待患儿的不正确态度，鼓励他们积极参与患儿的康复治疗。

脑损伤儿童是个特殊的个体，脑损伤后，儿童要比成人恢复得更好。良好的生活环境也有利于功能恢复。

（二）早期康复方法

1.良肢位保持

由于颅脑损伤患儿多需较长时间卧床，有的会因颅脑损伤而产生一些异常姿势，如果不维持合理的卧位姿势或对异常姿势不加以纠正，就会影响以后功能的恢复。良肢位能起到防止或对抗痉挛姿势出现的作用，早期保持卧床的正确体位能防止或减轻痉挛姿势的出现或加重。常用的良肢位保持主要有患侧卧位、健侧卧位，仰卧位易使骶尾部、足跟和外踝等处产生压疮，且容易引起紧张性迷路反射和紧张性颈反射所致的异常反射活动，故临床少用这种肢位。

2.按摩和神经促进技术

病情稳定后，早期可进行床上按摩，略晚可用神经促进技术。按摩可以舒通经络，改善血液循环，缓解疼痛，预防压疮，预防关节僵硬及深静脉血栓形成。神经促进技术可以使软弱无力的肌肉收缩，提高肌张力，增强患侧肢体肌肉功能，防止患侧肢体失用。

3.尽早下床活动

当神志清醒的患儿病情稳定后，尽早由床上活动过渡到坐位练习，再由坐位过渡到下床直立练习。初期最好使用起立床，逐渐增加起立床的倾斜角，使患儿逐渐适应站立体位，并应站立足够长的时间，可起到刺激内脏功能、改善通气、降低颅内压、预防并发症的发生等作用。

（三）康复训练方法

1.认知训练

目的是改善患儿的思维混乱，培养患儿形成能使人接受的和有目的的行为活动，提高患儿处理信息的能力，再建与年龄相应的思维能力。

颅脑损伤后的认知障碍常包括记忆障碍、注意障碍、学习障碍、知觉障碍、交流障碍、觉醒障碍及大脑信息处理功能障碍等。常用的认知障碍康复训练方法有以下几种。

(1)注意力训练:要有合适的训练环境,任何能分散患儿注意力的外界刺激都应该减低到患儿能自己控制的程度,而任何有利于患儿功能训练的刺激都应该能清楚地与环境影响区别开来。根据患儿现有的功能状况制订训练目标,以保证患儿能顺利地完成预定的训练任务。

可选用挑选训练和猜测训练等。如将几个钢珠混在大豆里,让患儿从中将钢珠挑出来;弄一些小把戏让患儿进行猜测等。

(2)记忆力训练:遵循信息内容由简单到复杂,信息量由少到多,反复加强的原则。开始时每次训练时间要短,信息展现时间要长,对于较长的信息内容可采取分解记忆方式,逐渐进行组合训练,在训练时注意适时对患儿进行鼓励,以增强信心。

常用方法有:①PQRST 法:P 表示预览(preview)要记住的内容,Q 表示提问(question)与记忆内容有关的问题,R 表示认真阅读(read)需要记忆的资料,S 表示叙述(state)所记忆的内容,T 表示通过自我检测(test)强化记忆;②头词记忆法:帮助患儿将要记住内容的词头编成容易记忆和联想的"顺口溜"等;③环境辅助记忆法:在周围环境中设立醒目的记忆辅助标示。

2.运动功能训练

应在轻松愉快的心理状态下进行,鼓励患儿主动参与训练以提高训练效果。同时,周围环境最好不能有无关的听觉和视觉刺激,以免分散患儿的注意力。活动应令人愉快、有吸引力和具有鼓励性。

(1)改善肌力训练:肌力 0~1 级时,主要采取被动运动、辅助按摩和低频电刺激,并指导患儿强化运动意念。肌力 2~3 级时,除被动运动和按摩外,可增加肌电生物反馈电刺激疗法,刺激肌肉收缩,带动关节活动。肌力 4 级时,主要依靠自身肌肉主动收缩来增强肌力,包括等张收缩、等长收缩和等速收缩训练。

(2)拮抗肌肉痉挛训练:常用放松训练方法,在舒适、稳定的体位下做肢体延伸下垂、旋转或摆动。注意避免加重痉挛。严重的可采取药物治疗或手术治疗。但药物治疗和手术选择一定要慎重,手术亦应在 18 个月的自然恢复期后,对于仍存有痉挛和严重痉挛的患儿酌情采用。

(3)平衡功能训练:①坐位平衡训练:可借助于 Bobath 球和平衡板进行。②立位平衡功能训练:初期可利用起立床,之后从有辅助到无辅助,最后到能自主改变肢位和重心。③坐位起立平衡训练:注意双脚踏实,从有辅助到无辅助,从高凳到低凳,最后达到坐下时没有跌落姿势。④步行平衡训练:方法很多,如平行杠内训练、室内行走训练、活动平板训练,以及室外走坡道、上下台阶等训练。

(4)日常生活能力训练:包括吃饭、穿衣、大小便能力的训练,有些患儿需要配合一些辅助器具才能完成。

(5)手的精细活动能力训练:凡是能够改善手的协调、控制和精细活动能力的训练方法都可用,如搭积木、捡豆、推球、写字、画图、打字等。

(6)神经促进技术:比较有代表性的有 Bobath 技术、PNF 技术、Rood 技术及 Brunnstrom 技术。

3.言语训练

要尽早发现患儿的言语功能障碍,全面进行言语功能评定,了解言语障碍的程度和类型,制定出有针对性的训练方案,早期介入言语训练,以便达到最佳康复效果。

原则上以一对一训练为主,早期可在病床边进行训练,一旦病情允许,应到训练室进行训练,尽量避开视听干扰,确保患儿在言语训练时注意力集中,提高训练效果。一般每天一次,每次

30 分钟。

(1)构音障碍训练：一般包括呼吸训练、发音训练、共鸣训练、发音节奏和语调训练、手势和交流手册的使用训练。

(2)失语症的语言训练：主要有听理解训练、命名训练、复述训练、阅读理解训练、书写训练（由抄写到听写，由简单到复杂）。

(3)失语症的交流促进法(promoting aphasics communication effectiveness,PACE)：适用于各种类型及程度的言语障碍患儿，尤其是对重度失语症患儿。具体方法是将一叠图片正面向下扣于桌上，治疗师和患儿交替摸取，不让对方看见自己手中图片内容，然后双方用各种表达方式（如呼名、迂回语、手势语、画图、指物等）将信息传递给对方，接受方通过重复确认、反复质问和猜测等方式进行适当反馈。

(4)手势和交流手册的使用：对于经过系统言语训练仍收效甚微的严重失语患儿，进行手势语训练和交流手册使用训练是非常必要的。交流手册是将日常生活活动通过文字和图片表示出来，通过训练，让患儿能方便使用。但交流手册的使用只适用于有一定认识图画和文字的患儿。

（王　琪）

第五节　智力低下儿童的康复治疗

智力低下又称智力发育迟缓(mental retardation,MR)，也称智力落后或精神发育不全，是小儿时期常见的一种发育障碍。智力低下主要表现在社会适应能力、学习能力和生活自理能力低下，其言语、注意、记忆、理解、洞察、抽象、思维、想象等心理活动能力都明显落后于同龄儿童。智力低下的总患病率为1%～2%。智力低下的病因有生物医学因素、社会心理因素。智力低下的诊断是根据心理测验和适应能力评定。智力低下的预防需要有医学、预防医学、社会学、心理学、教育学等多学科协作。智力低下的治疗应强调早期治疗，需要应用医学、社会教育、职业训练等综合措施进行康复。大多数智力低下小儿经过积极的康复治疗，可以发挥其潜能，提高其生活质量，轻度智力低下还有可能汇入正常人群之中，发挥其社会职责。

一、智力低下的概念

1973 年美国智力低下协会(American Association on Mental Deficiency,AAMD)提出：智力低下是在发育时期内，一般智力功能明显低于同龄水平，同时伴有适应行为缺陷的一组疾病。发育时期指 18 岁以前。智力明显低于平均水平是指智商(IQ)低于人群均值 2 个标准差（人群的IQ 均值定为 100，一个标准差的 IQ 值为 15），一般 IQ 在 70 或 75 以下即为。智力低下适应行为包括个人生活能力和社会职责两个方面。

1985 年世界卫生组织(World Health Organization,WHO)对智力低下的定义又做了进一步的说明，指出智力低下包括三个基本内容：①智力功能明显低于同龄儿的一般水平；②社会适应能力有明显的缺陷；③是人的发育时期的缺陷。1992 年 AAMD 对智力低下的定义提出一个补充，强调个体与社会环境之间的相互作用，突出个体在社会中的活动和行使职责的能力，注重对智力低下的服务和支持系统的建立。2002 年 AAMD 对智力低下的定义又加入了对智力低下条件的多元化理解,提出了多重分类并存的必要性和可能性,即可以从不同的角度对智力低下进行分类,比如病因、智力水平、适应行为水平、所需要的支持服务强度。

智力是认识方面的心理学概念。智力是人认识客观事物、积累经验、运用以往经验解决当前问题、适应新环境的能力。它是学习能力、概括能力、抽象思维和适应新环境能力的综合。集中表现在反映客观事物深刻、正确、完全的程度上和应用知识解决实际问题的速度和质量上,往往通过观察、记忆、想象、思考、判断和概括等表现出来。在日常活动中,有几种行为可反映出一个人的智力:①学习能力,通过学习获得知识、并从中获益的能力。②思维和推理能力。③在社会生活中,解决问题和适应环境变化的能力。④为实现意愿而自我激发的能力。前三种能力属于认识范畴;第四种能力属于动机范畴。从医学遗传学的角度看,智力是多因素遗传的一个性状,是遗传和环境相互作用的结果。遗传赋予个体智力发展的潜在可能性;环境则决定这种潜能实际上能够得到发展的程度;智力的实际发展和有效地发挥依赖于个体的教育与学习,依赖于个体的主观努力与实践。

适应行为(adaptive behavior):AAMD 将适应行为定义为"个体适应自然和社会环境的有效性"。以后又进一步精确为"个人独立处理日常生活与承担社会责任的能力达到他的年龄和所处社会文化条件所期望的程度"。人的适应行为受个体发展和环境要求两种因素的影响,也受成熟程度和学习的影响。在人的不同发展阶段,对适应行为的要求是不同的。学龄前儿童的适应能力表现为与其年龄相当的感觉、运动协调、言语、社会化行为和自理技能;学龄期儿童的适应能力主要表现为在学校的学业成就;对青春期以后的儿童来说,智力反映在学业、家庭关系、社会交往、完成社会职责和职业成就等方面。不同的文化环境对人的适应行为有不同的要求。

二、智力低下的流行病学

智力低下流行病学调查的目的是了解智力低下在人群中的患病率、分布、病因及特征,为制订预防措施提供科学依据。包括针对病因和严重程度确定防治策略,以及根据环境和条件为患者制订康复措施。智力低下的患病率因各调查所规定的定义、诊断标准、取样方法和心理学测验方法的不同而有差异;也受人群特征(性别、年龄、种族等)、地区特征(经济、文化、科学发展水平、自然环境及疾病流行情况)等因素的影响。根据各国(地区)的流行病学调查,智力低下的患病率多在 1%～2% 的范围内。

(一)患病率

WHO 1985 年报道 3～15 岁儿童轻度智力低下的患病率为 3%,重度智力低下的患病率为 0.4%,轻重之比为 7.5:1。根据全国协作组 1988 年 5 月 1 日在华北、东北、西北、华东、西南、中南各行政大区对 85 170 名儿童进行的大规模的智力低下抽样调查的结果显示,在 0～14 岁儿童中,智力低下的总患病率为 1.20%(按照我国城乡人口构成比加权,城市人口按 30% 加减,农村人口按 70% 加减);城市患病率为 0.7%,农村为 1.41%。男孩患病率为 1.24%,女孩患病率为 1.16%;二者之间没有统计学差异。3 岁以下的患病率为 0.76%,3～7 岁为 1.10%,7～11 岁为 1.44%,11～14 岁为 1.50%。我国智力低下患者中轻度与重度之比为 1.5:1。城市农村患病率之比为 0.5:1。上述的调查结果不代表我国边远地区和地方病流行地区,在这些地区,智力低下的患病率可能会更高。例如,1981 年调查山西柞水县(山区)儿童智力低下的患病率为 3.84%。1985 年调查云南瑞丽(少数民族)儿童智力低下的患病率为 3.6%,这与经济文化发展水平和地方病如克汀病流行和缺碘有关。

(二)地区差异

造成智力低下发病率差异的原因主要有被调查地区的经济、文化和教育发展水平,尤其是经济发展水平;被调查地区的科学技术发展水平,尤其是医学,特别是预防医学的发展水平;被调查地区的自然环境,包括地形(平原、丘陵和山区)资源和交通等;被调查地区流行病流行情况。流行病流行情况是对智力低下患病率影响最大的因素。例如在地方性克汀病流行地区智力低下患病率比非流行地区高几倍、甚至几十倍,这是因为地方性克汀病(典型和亚临床克汀病)几乎都有智力障碍。由于我国是一个发展中国家,城市与乡村、沿海与内陆在经济发展水平上有显著差异,人口占70%以上的农村智力低下的患病率比城市高一倍。随着我国经济的飞速发展,农村智力低下的患病率一定会大幅度下降。

(三)儿童的性别和年龄

儿童的性别和年龄对智力低下的患病率也有很大的影响。调查的结果一般是男高于女,可能是男孩比女孩更容易发生与 X 染色体有关的疾病,也与男孩比女孩更容易受损伤有关。1988 年我国智力低下流行病调查结果显示:男孩智力低下患病率为 1.24%,女孩为 1.16%,但二者之间的差异没有统计学意义;而各年龄组之间智力低下患病率有显著差异,农村智力低下患病率 0~2 岁 0.86%,3~6 岁为 1.29%,7~10 岁为 1.73%,11~14 岁为 1.72%;城市智力低下患病率 0~2 岁 0.52%,3~6 岁为 0.65%,7~10 岁为 0.75%,11~14 岁为 0.99%。无论农村或城市智力低下的患病率都随年龄的增长而增高,幼儿期最低(0.76%),学龄前期开始增高(1.10%),学龄期最高(小学期为 1.44%,初中期为 1.50%)。学龄前期智力低下多为中、重度,而学龄期轻度智力低下者明显增多。这与学龄前期缺乏较敏感的智力测验和行为评定量表,以及学龄前期学业难度小、要求低,不少轻度智力低下患儿在学龄前期被漏诊有关。

三、智力低下的病因

智力低下是多种原因引起的发育时期脑功能异常的一种症状,病因非常复杂,智力低下的病因分类方法也很多。

(一)一般分类

一类为生物医学因素,是指脑在发育过程中(产前和围产期)受到各种不利因素的作用,使脑的发育达不到应有的水平,最终影响智力。另一类为社会心理文化因素,指教养不当、感觉剥夺、文化剥夺、家庭结构不完整、父母有心理障碍、贫困等因素的作用,使后天的信息输入不足或不当,没有学习的机会,从而影响智力水平。1988 年我国儿童智力低下流行病学调查的病因分类中,生物医学因素占 89.6%,而社会心理文化因素占 10.4%,后者在农村占的比例稍高于城市(11.3%)。

(二)按病因的作用时间进行分类

分为出生前、出生时、出生后三类。

1.出生前因素

出生前因素占 43.7%,包括遗传性疾病、胎儿宫内发育迟缓、早产儿、多发畸形、宫内窒息、妊娠毒血症、各种中毒、宫内感染等。其中遗传性疾病占 40.5%,主要的遗传性疾病有染色体畸变、先天代谢性疾病等。染色体畸变主要有 21-三体综合征、脆性 X 染色体综合征,先天代谢性疾病最常见的有先天性甲状腺功能低下、苯丙酮尿症等。

2.出生时因素

出生时因素占 14.1%,包括产时窒息、颅内出血、产伤,其中主要为窒息和颅内出血,分别占

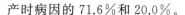

产时病因的 71.6% 和 20.0%。

3.出生后因素

出生后因素占 42.2%，包括脑炎（7.4%）、脑膜炎（9.9%）、脑病（10.9%）、惊厥后脑损伤（20.1%）、社会文化落后（21.6%）、颅脑外伤（6.7%）、营养不良（6.0%）、心理损伤（3.1%）、核黄疸（3.1%）、特殊感官缺陷、脑变性病、脑血管病、各种中毒等。

（三）我国流行病学调查结果

1.感染、中毒

占 12.3%，感染指出生前后的脑部感染，如风疹、巨细胞病毒、弓形体、单纯疱疹病毒及其他多种病毒感染。中毒包括高胆红素血症、毒血症、铅中毒、酒精中毒及长期应用过量的苯妥英钠或苯巴比妥等药物。

2.脑的机械损伤和缺氧

脑的机械损伤和缺氧占 19.6%，出生前、后及分娩时都可因物理因素或机械因素造成脑损伤，如产伤、颅脑外伤。围产期或生后缺血缺氧也可损害脑组织，如孕妇严重失血、贫血、心力衰竭、肺部疾病和新生儿窒息、颅内出血等，以及溺水、麻醉意外、癫痫持续发作后的脑缺氧。

3.代谢、营养和内分泌疾病

代谢、营养和内分泌疾病占 5.8%，体内氨基酸、碳水化合物、脂肪、黏多糖、嘌呤等物质代谢出现障碍都可影响神经细胞的发育及功能，如苯丙酮尿症、半乳糖血症。生前、生后营养不足特别是蛋白质、铁、锌等物质缺乏将会使胎儿、婴儿的脑细胞数目形成减少或功能低下。内分泌疾病也可影响智力发育，如甲状腺功能低下。

4.脑部结构性疾病

脑部结构性疾病占 0.7%，包括脑肿瘤、不明原因的变性疾病、神经皮肤综合征、脑血管病等。

5.脑的先天畸形或遗传性综合征

占 9.5%，先天畸形包括脑积水、水脑畸形、头小畸形、神经管闭合不全、脑的多发畸形等。遗传性综合征如肾上腺脑白质营养不良等。

6.染色体畸变

染色体畸变占 5.1%，染色体畸变包括常染色体或性染色体数目或结构改变，如先天愚型（21-三体综合征）、18-三体综合征、C 组三体综合征、猫叫综合征、脆性 X 综合征、先天性睾丸发育不全综合征、先天性卵巢发育不全综合征等。

7.围产期其他因素

围产期其他因素占 11.8%，包括早产儿、低出生体重儿、胎儿宫内生长发育迟缓、母亲营养性疾病、妊高征等。

8.伴发于精神病

如婴儿孤独症、儿童期精神分裂症、广泛发育障碍。

9.社会心理因素

占 8.2%，此类患儿没有脑的器质性病变，主要有社会心理损害和感觉剥夺等不良环境因素造成，如早期严重缺乏合适的刺激和教育。

10.特殊感官缺陷

占 5.1%，包括聋、哑、盲等特殊感官缺陷。

11.病因不明

占 21.9％,经过详细检查仍找不到任何疾病线索。原因不明的智力低下占有相当的比重。据国外报道,重度智力低下 20％～30％原因不明,轻度智力低下 40％～55％原因不明。

以上病因分析是我国八省二市儿童智力低下流行病学调查的结果,不代表我国边缘地区、经济不发达地区、缺碘地区的情况。我国是一个发展中国家,人口众多,缺碘地区极广,碘缺乏造成脑损伤,严重者导致智力低下。碘缺乏地区的儿童智力普遍受到损伤,当然这些地区除碘缺乏因素外,经济、教育、文化落后也是影响智力的很重要的因素。因此开展不同地区、不同人群的智力低下病因的研究是非常重要的。

四、智力低下的临床表现和分级

智力低下的临床表现主要是感知、注意、记忆、语言、理解、洞察力、思维等各方面的缺陷,同时伴有情感和人格的发育落后。智力低下的表现因年龄和程度轻重而不同。在新生儿、婴儿期,只有少数严重落后或伴有结构异常的先天性综合征,才被发现有发育异常,如 21-三体综合征、头小畸形等。在幼儿期,中等智力低下可被发现,因其达不到同龄儿的预期水平,特别是语言发育落后。轻型智力低下常常要到入学时才被发现。

智力低下的定义包括智力功能和适应行为两方面,因此智力低下的分级也要根据这两方面。另外,在实际临床工作中,单靠智力测验的 IQ 值进行智力低下的分级有时是有困难的,尤其是重度和极重度的划分,必须结合适应行为的评定结果。在智力低下的诊断和分级中,智力测验和行为评定两种结果都是重要的依据。

参照世界卫生组织和美国智力低下协会有关智力低下分类标准,根据 IQ 值、适应行为缺陷程度将智力低下分为轻度、中度、重度和极重度四级。

(一)轻度智力低下

轻度智力低下又称愚笨,占智力低下的 75％～80％。IQ 为 50～70,心理年龄 9～12 岁,适应行为轻度缺陷。早年发育较正常同龄儿稍迟缓,不如正常儿活泼,对周围事物缺乏兴趣。语言发育略迟,抽象性词汇掌握少,词汇不丰富,不能正确应用所学词汇,但仍有一定的表达能力。理解分析能力差,判断、抽象思维不发达,易上当受骗,被人利用。计算能力差,数学应用题完成困难。常常在幼儿园后期或入学后因学习困难而被确诊。通过特殊教育可获得实践技巧和阅读、计算能力。成年后可做一般性家务劳动和简单、具体的工作。不善于应付外界的变化,缺乏主见,依赖性强,易受他人的影响和支配。能在指导下适应社会。

(二)中度智力低下

中度智力低下又称愚鲁,约占智力低下的 12％。IQ 为 35～49,心理年龄为 6～9 岁,适应行为中度缺陷。智力和运动发育较正常儿迟缓。语言发育差,词汇贫乏,吐字不清,不能完整表达意思。阅读和计算能力差。理解分析能力下降,不能进行抽象的逻辑思维。对周围环境的辨别能力差,只能认识事物的表面和片段现象。不易与同龄儿建立伙伴关系。经过长期的教育和训练,可以学会简单的书写和个位加减法,可以掌握基本的卫生习惯、安全习惯和简单的手工技巧,可以学会简单的人际交往。在指导和帮助下可学会自理简单的生活,在监护下可从事简单的体力劳动。

(三)重度智力低下

重度智力低下又称痴愚,占智力低下的 7％～8％。IQ 为 20～34,心理年龄为 3～6 岁,适应行为重度缺陷。各方面发育均迟缓,语言极少,发音含糊,缺乏自我表达能力,不能进行有效的语言交流。抽象概念缺乏,理解能力低下,不会计数,不能学习。情感幼稚,动作笨拙,生活不能自理,能躲避明显的危险。经过长期、系统的训练可学会简单的生活和卫生习惯。成年后,生活需要照料,在监护下可做一些最简单的体力劳动。

(四)极重度智力低下

极重度智力低下占智力低下的 $1\% \sim 2\%$。IQ 低于 20,心理年龄在 3 岁以下,适应行为极度缺陷。缺乏语言功能,最多会无意识发"爸""妈"等音节,不认识亲人及周围环境。运动功能显著障碍,手脚不灵活或终身不能行动。感觉、知觉障碍。仅有原始情绪,如以哭闹、尖叫表示需求。缺乏自我保护能力,不知躲避明显的危险。常伴有多种残疾和反复癫痫发作。大多数早年夭折。幸存者对功能训练可有反应,但生活不能自理。

一般认为轻度智力低下是可教育的,中度智力低下是可训练的,而重度和极重度智力低下终身需要监护。

轻型智力低下的患病率要比重型智力低下多,轻与重之比为 $2 \sim 3 : 1$。也有人认为轻型占 $80\% \sim 90\%$。

轻重型的病因不同。重型智力低下几乎都是生物医学原因引起,特别是出生前或遗传因素所致的疾病,常伴有脑瘫、癫痫等其他发育障碍。轻型智力低下常由社会文化原因引起,常见于经济较差的群体中,患病率在学龄前期最高、青春期以后下降,因为有些轻型已融入正常人群之中。

五、智力低下的诊断、评价与预防

智力低下的诊断是一个非常严肃而复杂的工作,既不能漏诊也不能把正常或基本正常的儿童误诊为智力低下患儿。诊断智力低下首先要收集有关医学、心理、教育和社会等方面的资料,有专业人员进行智力测验和适应行为测验,明确是否有智力低下。对有智力低下的儿童,要作出病因诊断和程度分型。

(一)诊断要点

智力低下的诊断有三条,缺一不可。

(1)智力明显低于正常同龄儿平均水平,即智商(IQ)低于均值两个标准差,一般智商在 70(或 75)以下。

(2)适应行为存在缺陷,主要指个人独立生活和履行社会职责方面都有明显的缺陷。

(3)起病于发育年龄阶段,即 18 岁以前。单有智力功能损害或单有适应行为缺陷都不能诊断为智力低下。18 岁以后出现的智力损害不能称为智力低下,而称为痴呆。

(二)诊断标准

依据中国精神障碍分类与诊断标准(CCMD-3)归纳如下。

1.轻度智力低下

(1)智商在 $50 \sim 69$,心理年龄 $9 \sim 12$ 岁。

(2)学习成绩差(在普通学校学习常不及格或留级)或工作能力差(只能完成较简单的手工劳动)。

(3)能自理生活。

(4)无明显语言障碍,但对语言的理解和使用能力有不同程度的延迟。

2.中度智力低下

(1)智商在 35～49,心理年龄 6～9 岁。

(2)不能适应普通学校学习,可进行个位数加、减法计算,可从事简单劳动,但质量低、效率差。

(3)可学会自理简单生活,但需督促、帮助。

(4)可掌握简单的生活用语,但词汇贫乏。

3.重度智力低下

(1)智商在 20～34,心理年龄 3～6 岁。

(2)显著的运动障碍或其他相关的缺陷,不能学习和劳动。

(3)生活不能自理。

(4)语言功能严重受损,不能进行有效的语言交流。

4.极重度智力低下

(1)智商在 20 以下,心理年龄 3 岁以下。

(2)社会功能完全丧失,不会逃避危险。

(3)生活完全不能自理,大小便失禁。

(4)言语功能丧失。

(三)诊断智力低下时要注意的问题

对智力低下作出系统的、合理的诊断评估是非常重要的。要注意以下几个问题。

(1)只有在发育年龄阶段同时存在智力功能和适应行为缺陷时才能考虑为智力低下。

(2)智力低下不是单纯的医学诊断,而是医学、心理、行为诊断。有无医学异常、有无器质性脑损伤,都不是诊断智力低下的唯一标准。

(3)关于智力测验 IQ 临界值 70 或 75 有两种含义,一是 70 或 75 表示智力低下诊断的两种标准;二是 70 或 75 也可以表示不同种类的心理测验的临界值。例如常用的斯坦福-比奈量表心理测验的 IQ 临界值是 68;韦克斯勒儿童智力量表心理测验 IQ 临界值为 70;盖塞尔智能量表 DQ 临界值是 75。

(4)对每一种心理测验还要了解该测验的标准误,只有这样才能对心理测验做到较客观的评价。如韦克斯勒量表的临界值是 70,标准误是±3,如果一个儿童的测验结果是 IQ 为 71,这个儿童实际的 IQ 范围为 68～74,其心理测验的 IQ 值可能在临界值 70 以下,也可能在临界值 70 以上,这就需要结合适应行为评定及其他方面的有关信息进行综合评估。

(5)智力测验量表所测得的 IQ 值是估计值,而非真正值,并且 IQ 值也不是固定不变的,因此智力测验的结果不能作为评价智力状态的唯一标准,只能作为全面评价的依据之一。智力低下儿童治疗后 IQ 会有所提高,但变动范围是有限的。主要的变动是社会适应能力方面。因此智力低下的发现并不意味着"一锤定音"决定终身,应注意定期进行能力评价,特别是治疗后的变化。

(6)严重型智力低下并且有明确的病因(遗传、代谢、围产期损伤等)者,两岁以前即可作出诊断。而对于原因不明的可疑有发育落后而需要进一步观察的,最好随访至 5 岁再进行最后诊断。很多轻型智力低下到 6～7 岁入学时才能做出确切诊断。

(7)诊断是为了治疗,多学科协作寻找病因并给予治疗是必要的。

(四)诊断方法

1.智力测验

评价智力的方法称为智力测验,是一种心理测验,得到的数量是智商(IQ)。智商在一般人群中呈常态分布。分布曲线的高峰是智商的均值,定为 IQ100,根据韦氏智力量表,一个标准差是 15,在一般人群中,约 95%智商在均值加减两个标准差之内,即 IQ 在 70～130。理论上,智商低于 70 的人群占2%～3%。世界上有几千种智力量表,按测验的目的可分为两大类:筛查性量表和诊断性量表。现将几种主要量表的特点介绍如下。

(1)筛查量表:①丹佛发育筛查测验(Denver Development Screening Test,DDST):是一种筛查量表,适用于 0～6 岁的儿童,此量表在我国标准化后,称为小儿智能发育筛查法。此量表的结果判断分为正常(DQ＞90),可疑(DQ＝89～68)、异常(DQ＜68)。可疑和异常者要进行诊断量表测验。此量表方便、省时,其结果与诊断量表有较高的一致性,因此被世界各国广泛应用。丹佛发育筛查问卷(DPDQ),适合社区儿童智力发育监测。社区工作者根据被监测的儿童的年龄,将问卷发给儿童家长,家长根据自己掌握的小儿发育情况,回答问卷中提出的所有问题,最后社区工作者可从问卷中发现迟缓的儿童,再做 DDST,如果属可疑或异常,还需要诊断方法确定诊断。②绘人试验(Goodenough Draw Person Test):是智力筛查方法。适用于 5～12 岁儿童。绘人试验要求小儿在一张白纸上画人像,然后进行评分。方法简便、工具简单、指导语明确,能进行集体测验,是一种比较好的智力筛查方法。有年龄偏小的孩子得分偏高年龄偏大的孩子得分偏低的趋势。其结果与其他智力量表测验所得的 IQ 值有明显的相关性。此种方法虽然受到不同文化背景的影响,但在不发达地区,绘人试验与其他智力筛查方法相比,仍然是一种可靠的筛查方法。在我国,由北京儿科研究所等单位进行了标准化工作,修订了评分标准,并规定 5 岁为绘人试验的最小年龄。③图片词汇测试(Peabody Picture Vocabulary Test,PPVT):由上海儿科研究所及上海新华医院根据美国 L.M.D-unn 发表的皮勃迪图片词汇测试,结合我国儿童的实际情况制定的一套测试标准。共有 120 张图,每张图中有 4 幅画组成,每一幅画代表一个词语。此方法可测定小儿对词汇的理解能力。适合 3 岁 6 个月～9 岁 2 个月的儿童。

(2)诊断量表:①盖塞尔发展量表(Gesel Development Scale):是诊断量表,适用于 4～6 岁儿童。包括5 个领域,即适应行为、大运动、精细运动、语言及个人社会适应行为等。智力发育水平以发育商(DQ)表示,低于75 时则疑有发育落后。此量表专业性比较强,具有较为可靠的诊断价值,它不但在国际上得到广泛应用,而且成为编制婴幼儿量表的楷模。在我国已有北京市儿童保健所等单位完成了城市标准化工作,并向全国推广。②斯坦福-比奈智力量表(Standford-Binet Inteligence Scale,SBIS/BIS):已修订为中国比奈西蒙智力量表。适用于 2～18 岁儿童。由于其他更优秀的量表出现,此量表在国内的应用受到极大的限制。③韦克斯勒成人智力量表(Wechsler Adult Inteligence Scale,WAIS):韦克斯勒儿童智力量表(Wechsler Inteligence Scale for Children,WISC),韦克斯勒学前和学龄初期智力量表(Wechsler Preschool and Primary Scale of Inteligence,WPPSI)。这些量表已在我国完成标准化。其特点是采用了离差智商,解决了过去比率智商造成的各年龄组平均值不相等的问题。韦氏成人智力量表设计了 11 个分测验:理解、算术、背数、类同、填图、词汇、常识、数字广度、图片、拼图和积木,较好地反映了智力的整体和各个侧面,能比较全面地评价人的智力高低。韦氏儿童智力量表增加了一个迷津测验,共12 个分测验,比成人量表降低了测验的难度,每个儿童有10 个分测验是必做的,语言量表中的背数和操作量表中的迷津为替换测验。此量表适用于 6～16 岁的儿童。韦氏学前和学龄初期智力量表包括 11 个分测验,适用于 4～6.5 岁的儿童。

(3)智力测验中的几个有关的概念。①实足年龄(chronological age,CA):也称实际年龄,指从出生日到被测日的实际年龄,如果天数不足 15 天可以不计,天数等于或大于 15 天可以增加一个月。②智力年龄(mental age,MA):是指通过智力测验所测出的智力水平相应的年龄。例如一个 7 岁儿童经过智力测验,其智力水平相当于 9 岁的儿童,其智力年龄为 9 岁。③智力商数(IQ):智力商数是智力年龄与实际年龄的比,这种计算方法得出的智商是比率智商。比率智商由于其本身的局限性,许多测验很少采用。④离差智商:离差智商就是将各年龄组不同的智商均值和标准差标化为均值为 100 和标准差为15 的智力分数,通过计算受试者偏离平均值多少个标准差来衡量受试者的智商。这样就克服了比率智商只能和自己相比较的缺点,而是和自己同年龄组的总体平均数相比较,适合各个年龄阶段的人。离差智商被许多智力测验所采用。

2.适应能力评定

AAMD 1992 对"适应社会的能力"提出了具体的标准,认为适应行为是指个体参与社会职能的满意程度,主要表现在 10 个方面:交流和沟通、生活自理、家居情况、社会交往技巧、社区参与、自律能力、保证健康和安全的能力、学业水平、空闲时间、就业(工作)情况。在以上的 10 项适应能力中,至少两项有缺陷,才认为有适应行为能力的缺陷。常用量表如下。

(1)AAMD 适应行为量表(Adaptive Behavior Scale,ABS):包括两个部分,一是个体在独立、个人和社会的责任等 9 个行为领域的能力;二是个体不良适应行为。1994 年完成了国内标准化工作,并在全国推广。

(2)文兰适应行为量表(Vineland Adaptive Behavior Scale,VABS):适用于 0～30 岁,以儿童为主。量表包括 8 个行为领域:一般、饮食、穿着、运动、作业、自我指导、社会化及实际能力。此量表测量行为领域比较多,年龄跨度比较大,特别适合对智力低下儿童施加各种干预措施的疗效评估。国外利用此量表对极低体重儿行为发育进行较系统的长期研究,从出生至 8 岁。该量表具有较大的临床使用价值。

(3)巴尔萨泽适应行为量表(Balthazar Adaptive Behavior Scale,BABS):适用于重度智力低下儿童的行为评定。包括自理生活能力和生活行为能力两个部分。

(4)婴儿-初中学生社会生活能力量表:由日本心理-适应能力研究所等单位编制。全量表共 132 个项目,分为 6 个行为领域:独立生活能力、运动能力、作业能力、沟通能力、社会化和自我管理。适用于 6 个月至 14～15 岁的儿童。在适应行为评估中,采用了社会商数(social quotient,SQ)的概念,作为衡量适应行为的指标。

(5)新生儿行为神经评定法(neonatal behavioral nssessment scale,NBNS):全国协作组已确定新生儿正常范围,正在开展临床应用。

(五)病因诊断

首先要详细收集病史,要全面进行体格检查和神经精神检查,以及必要的实验室检查。

1.询问病史

(1)家族史:父母年龄、是否为近亲结婚、家族中是否有遗传病、盲、聋、癫痫、脑性瘫痪、先天畸形、智力低下、精神病患者。必要时进行家系研究。

(2)母亲妊娠史:妊娠持续时间;胎动情况;早期有无病毒感染、流产、出血、损伤;是否暴露于药物、毒物、射线等致畸物;有无甲状腺功能低下、糖尿病、严重营养不良;有无多胎、羊水过多、毒血症、胎盘功能不全、母婴血型不合等。

（3）出生史：是否为早产或过期产,先露部位;胎盘、脐带、羊水情况;出生体重,是否为低体重儿;身长、头围、胸围;有无窒息、产伤、颅内出血、低血糖、重度黄疸;有无先天畸形。

（4）生长发育史：神经精神发育情况,如抬头、独坐、走路等大动作开始出现的时间,手指精细动作的完成情况;语言功能,词句表达;吃饭、穿衣、控制大小便等表现。学习成绩。

（5）患病史：有无颅脑外伤、出血、脑炎、脑膜炎、癫痫或惊厥发作;有无内分泌代谢病;有无全身严重感染等。

（6）家庭环境和经济状态。

2.体格检查

应注意患儿的头颅、脊柱、颜面五官、肢体、指趾、内脏和外生殖器等有无畸形,皮肤、毛发有无异常,眼底、晶体、角膜有无异常。面容粗犷者,考虑代谢沉积症;眼底有樱桃红斑者,考虑有脑脂质沉积症;皮肤色素异常者,考虑神经皮肤综合征;有多发畸形者,考虑染色体病等。

3.发育检查

注意小儿的语言发育、大运动及精细运动发育的检查,并与正常同龄儿比较,判断生长发育是否落后。

4.神经系统检查

要进行全面的神经系统体检,并要注意有无语言功能障碍、有无视觉、听觉功能障碍、有无运动功能障碍。

5.实验室检查

根据诊断需要选择检查项目。必要时检查血氨基酸和尿有机酸(当婴儿期有惊厥史、神经发育倒退、尿有异味、小头、毛发色淡、皮炎、酸中毒时);尿还原糖(伴有白内障、肝大、惊厥者);血氨(有阵发性呕吐、代谢性酸中毒者);血铅(贫血、异食癖者);血锌(肢端皮炎者);尿黏多糖(有面容粗犷、肝脾大、骨骼畸形、角膜浑浊、耳聋者);血铜和铜蓝蛋白(有不自主运动、肝硬化、角膜 K-F 环者);染色体分析包括脆性 X 综合征(有多发畸形、孤独症、家族智力低下史、母亲暴露于致畸物等情况者);此外,来自缺碘地区者,应查甲状腺功能;有自残、暴怒发作、痛风、舞蹈症者,应查血尿酸;有代谢性酸中毒、肌阵挛发作、进行性力弱、共济失调、眼肌麻痹、卒中发作者,应查血乳酸、丙酮酸和特殊线粒体研究;疑有先天性感染者,应做病毒学检查(巨细胞病毒、风疹病毒等)。

6.特殊检查

脑电图(伴癫痫、感觉性失语者);头颅 CT、MRI 等影像学检查(疑有脑畸形、脑瘤、神经皮肤综合征、进行性头大、神经功能倒退、局限性癫痫时)。

7.产前检查

对于染色体病、遗传代谢病、神经管畸形等高危家族和人群应进行产前检查、作出产前诊断。

（六）早期评价

内因性 MR 疾病,由于新生儿表现明显比较容易诊断,也有只做临床检查即可明确诊断的情况。对外因性 MR 早期诊断则要依靠前面的得分高频度项目诊断。

明确的 MR 及重度 MR 暂且不提,外因性及原因不详 MR 在生后数个月诊断比较困难,此点与脑瘫相似。1 岁半到 2 岁轻症病例,由双亲注意到智力低下者极为罕见。

下面对早期评价的要点进行介绍。

新生儿行为评价量表(neonatal behavioral assessment scale,NBAS)是新生儿期神经学评价的重要方法。以后在发育评价中加上姿势反应评价,可以作为独立的行为评价而实施。

对新生儿应采用②、③项评价。①分娩时原始反射发育的最高程度如何；②对声音刺激、光刺激的定位反应、所诱发程度的发育情况；③包括对情绪刺激在内，各种行为的发育水平；④诱发头直立反应的程度和发育情况，胎儿运动与新生儿反射、行为、能力等之间的相互关系，胎儿发育与新生儿能力之间的关系。

对于胎儿期生长发育不全的新生儿，这些行为能力表现较差，分析胎儿行为与新生儿反射、行为等的相互关系，发现胎儿发育和新生儿能力之间相互关联。

新生儿行为的特征评价最有意义。

婴幼儿发育过程中，姿势反应和精神行为发育互相关联。生后 1～3 个月的正常儿，随着头立直反应的发育逐渐完善的同时，全身的抗重力发育也随之完成，精神行为能力也逐渐提高。新生儿行为能力，也比较容易引出。

生后 3 个月时，精神发育落后诊断的要点：进行新生儿行为发育水平评价的同时，有头的立直反应及各种自发行为（如凝视、说话、笑、哭）。在这个时期，应该十分注意这些自发行为活动，如哭的方式、颜面部表情是否十分丰富等。

诊断时，6 个月筛查时要注意 3.5～4 个月的评价项目，9 个月时注意 6 个月的评价项目，12 个月时注意 9 个月的行为发育水平，并尽力对各月龄相应的行为潜能给予诱发；此外需对立直反应、保护性反应、伸展及平衡反应进行评价。生后 6 个月，直立反应、保护性伸展反应及俯卧位倾斜反应的评价非常必要，MR 儿除姿势反应发育不全外，也伴有左右差异。

山氏对 6 个月内诊断的 21 例患儿早期症状的研究显示，头控制欠佳 18 例（86％），哺乳欠佳10 例（48％），啼泣不良 7 例（33 例），肌紧张、姿势异常 14 例（67％），对母亲自发的注视不良和视觉刺激定位反应欠佳 13 例（62％），听觉刺激定位欠佳 8 例（38％），面部表情缺乏 13 例（62％）等。

诊断困难的轻症病例，到 9 个月后，行为发育落后比较明显。另外 MR 儿有适应行为发育不良，也常出现多动、执着、攻击性行为、自伤行为及自闭倾向等。以多动的出现频率最高。MR伴多动行为的增加，行为学习则越来越困难。

以下是对适应行为评价指标的简要解释。新生儿期正常行为发育，此外，如果用Brazelton新生儿行为评价（Bragelton Behavioral Scale）项目，可考虑：①拥抱，面向检查者取拥抱姿势评价小儿的姿势反应；②防御能力，是指在婴儿头部取正中位用布蒙脸的上半部，轻轻按鬓角部分评价小儿反应，妨碍其视觉功能，对头部控制评价小儿想要取掉布的动作；③自我镇定能力。

生后 3.5～4 个月，确立睡眠和觉醒节律，白天和夜间周期顺利进展，白天睡眠转向夜间集中。

生后 9 个月，可以用手抓食物，自立性发育显著，摆脱帮助进食而要自己吃，2 岁自制力协调性发育，2 岁半则开始第一反抗期。

认知评价以 IQ 为指标。已有各种量表供保健和临床使用，对 MR 进行诊断。对重症和极重症预后差，严重者可以致残。年龄越小，越适合使用适应行动发育评价表。

（七）预防

预防是降低智力低下患病率的最根本的措施。预防的一个方面是加强对智力低下病因学的研究，只有针对病因采取措施，才能进行有效的预防。1981 年联合国儿童基金会提出了智力低下三级预防的概念。三级预防的中心思想是将预防、治疗和服务紧密结合起来。

1.初级预防

消除智力低下的病因,预防疾病的发生,提供健康脑发育的环境,保证小儿健康发育。

(1)采取婚前检查、进行遗传咨询、避免近亲结婚等措施,以预防遗传性疾病。

(2)实行围产期保健,进行高危妊娠管理、新生儿重症监护、劝阻孕妇饮酒及吸烟、避免或停用对胎儿发育有不良影响的药物。提高产科技术,以防产时脑损伤。

(3)加强卫生宣传教育,提高广大人民的防病意识,积极进行传染病预防接种,合理营养。在缺碘地区普遍食用碘盐,坚持特需人群补碘,预防地方性甲状腺功能低下。预防中枢神经系统感染。正确治疗脑部疾病,防止癫痫反复发作。

(4)减少颅脑外伤、溺水、窒息等意外事故。

(5)注意环境保护,以减少理化污染、中毒、噪声等各种不良因素。

(6)加强学前教育和早期训练。

(7)提高经济文化水平,避免心理挫伤,提高心理文化素质。

(8)禁止对儿童忽视和虐待。

2.二级预防

早期发现可能引起智力低下的疾病,在症状尚未出现之前就作出诊断,进行早期干预和及时治疗,以预防或减少损伤。

(1)遗传病产前诊断、出生缺陷监测(染色体病、代谢病、神经管发育畸形)。

(2)先天代谢病新生儿筛查(甲状腺功能低下、苯丙酮尿症)。

(3)高危儿随访。对高危儿进行随访,早期发现疾病,给予治疗。应注意到婴幼儿期蛋白质、维生素、微量元素的供应及适当的环境刺激对智力发育有良好的作用。

(4)发育监测、学前儿健康筛查等。

先天代谢病新生儿筛查工作在许多国家已有20多年的历史,已经挽救了成千上万个儿童免遭智力损伤。目前我国许多地区已经开展了先天代谢病新生儿筛查,并取得了一定的成绩,但是筛查覆盖率很低,广大中、小城市和农村还没有开展这项工作,许多患儿得不到早期诊断和治疗,他们几乎都有不同程度的智力残疾。

3.三级预防

三级预防是在已经发生脑的损伤、缺陷以后,采取综合治疗措施,以预防损伤进一步发展为智力残疾。这需要早期干预,给患儿以适当的刺激以发展认识功能。给予特殊教育、语言训练和技术训练。这需要家庭、社会、学校各方面协作进行。

总之,智力低下的预防是提高我国人口素质的关键措施,也是一项十分艰巨的任务,应引起全社会的普遍关注。

六、智力低下的康复治疗及预后

智力低下的康复是多学科综合诊治过程,需要医学、心理学、特殊教育、职业治疗、社会福利等共同协助配合。原则是早发现、早诊断、查明原因、早期治疗。康复方法有多种,应个体化,需要家长参加。

(一)医学治疗

1.病因治疗已经查明病因者

如慢性疾病、代谢病、癫痫、中毒、营养不良、听力及视力障碍等,应积极治疗,使智力得到部分或完全恢复。内分泌代谢异常,如甲状腺功能低下,应早期应用甲状腺素代替治疗;氨基酸病、有机酸病应早期应用特殊饮食治疗;半乳糖血症应尽早停止乳类食品,以米粉、面粉等淀粉类食物替代治疗,以改善智力水平。社会心理文化原因造成的智力低下,应改变环境条件,使患儿生活在和睦的家庭中,加强教育和训练,可使智力水平有较大提高。

2.药物治疗

到目前为止,尚未发现能够提高智力的特效药物。近年来研究发现脑活素、神经生长因子、药物穴位注射加针灸治疗能够促进脑细胞功能发育,对增强智力可能有一定疗效。

3.对症治疗

针对智力低下的伴随病症,给予相应的对症治疗。如伴随有癫痫者给予抗癫痫治疗,有注意缺陷多动障碍者应用哌甲酯治疗,有抽动障碍者用硫必利治疗。伴听力障碍者尽早佩戴助听器,伴视力障碍者佩戴眼镜。

4.基因治疗

应用基因治疗单基因遗传病具有广阔的前景,随着基因工程和人类基因组计划的不断深入研究,基因治疗将成为可能。

(二)康复

早期康复重点,如 Brazelton 新生儿行为评价指出的,每个新生儿都是有个性的,会有各种反应,应最大限度诱发其动作,观察其最好的反应,再进行评价。诊察脑瘫儿和 MR 儿时,能认清某些异常,能发现某些行为问题,对脑瘫儿、MR 患儿进行康复之前,必须进行发育评价。

黑丸认为生物的中枢神经系统并不是闭锁的,对外界开放。中枢神经系统进行工作之前,要接受外界环境刺激,人们在社会环境中的劳动、工作极为重要。为了促进脑的健康发育,自新生儿期开始培育新生儿的自发性是十分必要的。在精神发育过程中,不能忽视对儿童自发性的培养态度,中枢神经系统才可能发展,这是全面发育的保障。

对环境的自发探索,会对精神、运动发育起推动、强化作用。持续注意力集中,可呈现持续的姿势保持,而且这些功互相关联。对自发性的发育而言,并非单指儿童努力活动,康复人员也要对儿童的努力活动有高度感受性,还要有等待儿童动作表现的耐心。

MR 儿常多伴有各种各样的身体障碍,故在康复开始前宜进行神经学及行为学评价,熟悉身体障碍是不可缺少的。

身体障碍,如身体发育异常、头部发育异常、小头畸形、内脏畸形、免疫功能低下、痉挛发作、视力障碍、听力障碍、前庭功能障碍、肌张力低下、四肢瘫等多方面。身体障碍的并发率高,在提高康复效果时也必须对此有充分认识并进行相应的处置。

心脏畸形的 MR 儿,通过外科手术使循环状况改善,精神与身体发育达到正常水平的例子很常见。视力障碍、听力障碍、前庭功能障碍等感觉功能评价特别重要。伴有高度听力障碍儿会被误诊为孤独症。中度以上的 MR 有漏诊的可能。应对视、听力障碍儿进行相应的康复治疗。有学者报道,MR 儿出现痉挛的频率为 24.2%,越重者出现的频率越高,对发育中的 MR 儿进行调查,71 例中有 20 例伴有痉挛,占 28%,服抗痉挛药的 28 例中有 5 例可见异常脑电波。预防痉挛发作,脑电检查必不可少。头部 CT 检查,42 例中有 14 例(33%)可见异常,其中脑室扩大 6 例,低密度 4 例,脑萎缩 3 例,脑水肿 1 例。71 例中,伴有轻度运动障碍者 9 例,占 13%;伴痉挛者 7 例,伴手足徐动、运动失调者各 1 例。

在内分泌疾病中,因为有的是以综合征为特征的身体障碍,故有必要做进一步检查。因为饮

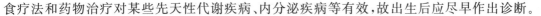

食疗法和药物治疗对某些先天性代谢疾病、内分泌疾病等有效,故出生后应尽早作出诊断。

康复时存在程序问题,出生时诊断明确者,必须坦率向家长说明病情。Mackay 氏认为对 MR 的事实,原则上应在出生后 24 小时内向家长说明为好。理由:"孩子的男女差、正常性的预想及对新生儿的期待等,都集中在出生后 48 小时以内。这种期待在某阶段被破坏会产生极其重大的问题"。怀有障碍儿的母亲经过悲痛反应后,如能开始将小儿看作一个有人格者,则和家人一起积极地去进行康复。通常告知越早越好,对轻视、延误一段时期后再告之,对患儿的预后造成严重的不良后果,这方面曾有过惨痛的经验教训。即使是诊断很困难的案例,经发育评价明确为 MR,也必须采取积极的康复措施。

1.保温箱出来后的措施

脑瘫儿、MR 儿、学习障碍儿、孤独症儿等有高危因素的新生儿,其神经系统、状态调节系统、运动系统相互作用,常常表现为行为能力低下。随着行为能力改善,促进认知能力,适应行为发育是重要的。Piaget 认为,对认知行为的发育,如剥夺对脑瘫、MR 儿感觉刺激,会带来明显的二次发育障碍。感觉综合疗法对 MR 儿有效。其使用顺序为:①控制意识水平;②感受器水平的评价;③提供适应的感觉刺激;④改善感觉统合能力;⑤促通适应行为。

对超低体重儿,可适当应用保育器,要与母亲一起进行 NBAS 评价,帮助其提高适应行为能力,尽早从保育器(箱)及抚育管理中脱离,应尽可能争取母子同室,力争使其享受到充分的母爱。

2.生活指导

以提高小儿意识水平,培养自发性为前提,首先力图确立生活节律来进行生活指导。

人体既有身体功能,又有精神功能,存在生物节律,重要的是确立大致的日间生活程序。环境的周期性变化中,适应生活规律(睡眠、觉醒)等,觉醒和睡眠由感觉刺激的量决定。MR 儿易受周围环境的影响,可用蒙遮来确立睡眠-觉醒生活节律,要求考虑环境的遮蔽(如置保温箱中婴儿用暗幕遮掩杂音)。

养成早起、早睡的生活规律,给予充足饮食和促进规律排泄的同时,使之愉快游戏、运动,也能提高其认知水平,以促进行为发育。

生活指导不仅要确立生活节律,还要以促进身体独立,使之掌握帮助他人等规律生活习惯为重点。例如穿、脱衣服,从新生儿期抱在膝上帮助穿,能强化姿势反应,协调动作的相互作用。

摄食动作在 7~9 个月,鼓励其用手抓,并能促进自主性、集中性、灵巧性的发育。18 个月,是训练排泄行动,但重要的不是强迫,而在于培养其兴趣和协调性动作。

Brazelton 建议用以下手法:将便盆放在小儿专用椅子上,让穿着衣服的婴儿坐下,一周以后,除去尿布,让婴儿坐便盆,慢慢适应,不但给小儿新奇感而且消除对失去自己身体一部分(排泄物)后的恐怖感觉。此阶段如果顺利,则进入第二阶段,教其对污染尿布的取换,污脏尿布落入便盆和取出的活动方式,通过学习掌握排泄方式。此后一日几次,则可按照自己的意志能在便盆中排泄。这种训练必须要以婴幼儿自身意愿来做。

3.物理疗法

未成熟儿新生儿期对外来刺激应激性高,反映在自主神经系统,运动系统等的控制系统。对这样的应激性,控制的第一目标是保持稳定性。如以体位为例,使其在俯卧位入睡,或包裹起来,以保持稳定。抱患儿应取胸对胸的姿势以保持稳定。

另外,敏感婴儿即使受到普通的刺激也会有强烈的惊吓反应,因此要避免与之接触,这又会使其经常处于睡眠状态或是哭泣状态。刺激减少也会使患儿对刺激更加敏感,因此形成恶性循环,阻碍其正常发育。这种对刺激反应过激的敏感儿接受刺激范围小,也需要更多时间适应。目光的注视刺激、语言的声音刺激及前庭刺激等感觉刺激较容易接受,可以先有节制地给予单一刺激,随着患儿对刺激适应逐渐增强可以重复刺激。

6个月以上的患儿存在的问题更加明确,可应用神经发育学理论,应用运动疗法中的促通手技。

相对智力而言,MR儿的运动系统发育良好,但其矫正反应、保护性伸展反应及平衡反应发育却常落后于正常儿。立位保持训练可强化平衡反应,此外,坐位平衡训练也有效。

有人认为在身体、精神之外,还存在自主神经系统的关联功能,副交感神经系统的关联功能具有持续性、进行性。而交感神经系统关联功能是内在的,外在环境变化与运动功能有着密切联系。

因此可推测,副交感神经的锻炼可提高稳定性,可用按摩背部、深呼吸运动及利用颈部静脉反射等方法稳定上肢、肩胛带,以此进行上肢的支撑训练。此外,强化前庭功能、感觉统合功能及稳定功能为主的运动疗法也有效。

4.作业疗法

中枢神经系统的功能成熟与感觉刺激(浅感觉、深感觉、前庭觉、视觉、听觉等)密切相关的事实众所周知,适当考虑导入伴有感觉运动统合训练功能的作业疗法是必要的。通过日常生活动作(会话、进食、更衣、排泄、书写、帮助等)、游戏等提高适应能力而使之生长发育。根据Ayres感觉统合理论,感觉统合疗法也有效。

对正常儿来说是普通的刺激,而对MR儿或其他障碍儿可成为不快刺激或是过激刺激,作为防御反应而多表现出哭泣、拒绝反应及多动等现象。

儿童对治疗室的气氛敏感而产生不悦心理,常会出现难以接受治疗的困难场面。OT进行时,应对儿童的能力进行评价,按儿童发育水平实施有针对性的治疗。

5.言语疗法

轻至中度的MR儿有以发音迟滞为初诊症状前来就诊的病例,多表现为与行为发育水平一致的言语发育延迟。

根据西鲁得MR儿童研究所的报道,包括唐氏综合征在内的MR儿康复治疗前后,未见IQ有明显变化,适应行动发育水平可有明显改善,且交际能力、理解能力及表现能力均可见到有较大进步。

在早期发育治疗中,应重视日常生活中的口腔锻炼,如强化摄食功能、加强呼吸发音的锻炼及进行活动口腔的游戏等均可视为说话前练习。言语学习阶段要增加感觉输入,通过视觉、触觉、嗅觉、味觉等所有的感觉器官的充分体验而进行学习。看书也有效果。

伴有摄食困难的症状要指导进食和纠正进食障碍。

6.社会康复

康复目标是使其回归社会,促进儿童全面发展,因此社会康复的任务很重。自幼年起进行医学康复,使其获得行动能力和社会实践能力,是回归社会的关键。治疗过程中,正常化过程中常忽略社会能力的获得,只重视肢体残疾的矫治,这样,患儿就失去了体验各种行动的机会,不利于全面回归社会。

社会康复的出发点是家庭生活。剥夺感觉运动的体验,引起神经功能永久丧失是众所周知的事实。新生儿期入院,母子被强行分离是无可异议的,但母亲应尽早介入到康复治疗过程中。

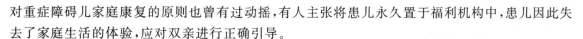

对重症障碍儿家庭康复的原则也曾有过动摇,有人主张将患儿永久置于福利机构中,患儿因此失去了家庭生活的体验,应对双亲进行正确引导。

家庭中,包括父亲在内和家庭成员要参加康复。第一,使生活规律,得到关怀照顾。第二,确认人格,承认人格,尊重其自主活动的要求。第三,养成正常生活习惯和帮助提高智力以适应行动。并且通过综合教育、综合保育丰富生活体验,能够提高其社会性。

康复过程中必须有正常儿和障碍儿在一起活动,强调"非隔离原则"。这样使正常者能深入理解障碍者,是培育正常化的基础。

生活自立观念的提出,促进了包括重症障碍儿在内的患儿的全面发展。因此,这也使康复机构逐渐庞大。障碍者的生活设施也在世界各地盛行。纽约市将 MR 者的大型收容机构建造成团队群体之家。

1978 年设立的 MR 者援助设施——云仙群体集团是 MR 者以自立生活为目标的积极的援助机构,主要以集体实践活动达到自立。1998 年止,已有 140 名障碍者重返社会,并都在福利工厂工作,能够有社会基本收入以上的薪金,而仅缴很少税金。并有 20 人搬出通勤宿舍到社区住宅。

该群体的生活指导员说:"以农畜业为主要产业,在广阔的大自然中,鼓励 MR 者全身心投入到勤奋劳作中,以此作为作业训练手段,也证明 MR 者并非没有生活能力。只要给他们帮助,他们能在各种各样训练中克服障碍,并建立自信,回归社会。这种群体集团的方式确实对障碍者有很大帮助,使其生活范围更加宽广,并具备了一定的生存能力。"

MR 的病因,既具有相同点,又有不同的特点,因此有个体差异,不能一概而论,以正确的发育评价为基础,对不同的病例提供有针对性的必要的康复。以唐氏综合征为例,个体差异明显,既有重症者,又有到入学年龄能够认识 50 个字母的较轻患者;在运动功能发育方面,有的不能独步,有的却在 5、6 岁时能玩球,因此,要注意其个体差异,康复时不能一概而论。

常有一些病因不同的重症 MR 儿,虽改善的希望不大,但仍不能放弃,确诊以后应该进行积极的康复。曾有被确诊无望救治的 8 个月重症 MR 儿被介绍来我处,初诊时视力障碍而不能追视,以或许有希望鼓励其父母进行积极康复。患儿现在 3 岁,虽然尚不能走,但可以表达丰富的感情,因此可以期待会有更好的效果。

大脑的高级功能不只限于新皮质,大脑边缘系统和脑干对新皮质有支撑作用。脑干在出生时已经发育成熟,出生后参与上位中枢功能活动,如脑干网状结构有调节作用,生后确立睡眠和觉醒节奏;脑干有感觉统合中枢,还有自主神经系统和内分泌系统中枢,这些都有利于将大脑边缘系统密切结合,即精神和身体功能相结合,并且在功能上能够协调。所以,不能忽视大脑边缘系统的作用。

对婴幼儿 MR,不仅要加强脑干和大脑边缘系统的功能,还要对生活规律和日常生活作进行训练,作为游戏和运动的重点,以期待有更好的康复效果。

(三)教育

教育是智力低下患儿的主要治疗方法,应强调早期进行,因为儿童在 5 岁前,尤其在 2 岁以前,是大脑形态和功能发育的关键时期,有较大的可塑性和代偿性。若在这一时期积极治疗,可能取得较理想的康复治疗效果。教育应有学校教师、家长、临床心理治疗师和职业理疗师相互配合进行。根据患儿的病情轻重不同,按照小儿正常的发育进程进行有目的、有计划、有步骤的教育。使患儿能够掌握与其智力水平相当的文化知识、日常生活和社会适应技能。

轻度智力低下的患儿可到特殊学校接受教育,也可在普通学校学习,教师和家长在教育过程中要用形象、直观、反复强化的方法,循序渐进地训练日常生活技能、基本劳动技能、回避危险和处理紧急事件的能力,可望通过教育和训练能达到自食其力、成年后可以过正常人的生活。

中度智力低下患儿应着重训练生活自理能力和社会适应能力。如洗漱、换衣、与人交往的正常行为、举止和礼貌,如何表达自己的要求和愿望等,同时给予一定的语言训练。可望通过长期训练,掌握简单的卫生习惯和基本生活能力。

重度智力低下儿童主要是训练其基本生活能力。如正确用餐、定点如厕,用简单的语言表达饥饱冷暖。可以在康复机构里接受集体训练。极重度患儿几乎无法训练。

(四)预后

智力低下的预后因病情程度、治疗和康复方法、神经成熟程度、是否伴有其他残疾而不同。轻型智力低下儿童,通过教育和训练可达到4~6年级的阅读水平,到成年后可独立生活。中度智力低下儿童通过教育和训练可学会基本的生活能力,但仍需要指导和照顾。重度智力低下儿童,经过合理康复也有进步,但生活需要照料,需长期指导和帮助。极重度患儿常常夭折,幸存者生活完全靠人照料。

(王 琪)

第六节 孤独症儿童的康复治疗

孤独症(autism)又称自闭症,是一组终身性、固定性、具有异常行为特征的广泛性发育障碍性疾病,以儿童自幼开始的社会交往障碍、语言发育障碍、兴趣范围狭窄和刻板重复的行为方式为基本临床特征。本病男童多见,未经特殊教育和治疗多数儿童预后不佳,通常表现为终身智力残疾状态。对儿童健康影响极大。近年来发病率显著上升。为了做到早期诊断、早期干预、改善预后,有必要对本病进行全面系统的了解。

一、孤独症的历史

美国儿童精神病医师 Leo Kanner 在孤独性情感交往障碍一文中首次报道了11名孤独症儿童,指出他们生后不久即出现共同表现:①极端孤僻不能与他人发展人际关系;②言语发育迟滞,失去了用语言进行交往的能力;③游戏活动重复而简单,并渴望维持原样不变;④孤立性才能,缺乏对物体的想象及灵巧地运用它们的能力,如缺乏想象性游戏,特别喜欢刻板地摆放物体的活动。Kanner 将这类患儿命名为"早发性婴儿孤独症"。他认为在这些特征中只有孤独性独自活动和强迫性坚持同一格式才有诊断意义。他将孤独症状归属于精神分裂症范畴,并认为本病发生在社会经济地位较高和高知识阶层家庭为多。

继 Leo Kanner 报道以后,美国、欧洲相继有类似特点的病例报道,采用的诊断术语有边缘状态精神病、童年精神病、婴儿精神病、共生性精神病、儿童精神分裂症等。如 Creak 等人(1961年)则用9个诊断要点,将儿童精神分裂症的所有形式,包括 Kanner 的婴儿孤独症概括在内,称为儿童精神分裂性障碍。1968年 Ruter 分析积累的资料后,提出了婴儿孤独症的定义及其基本特点:①缺乏社会化的兴趣和反应;②言语功能损害(从缺乏言语到言语方式独特);③异乎寻常的动作行为,游戏形式僵硬、局限,动作具有刻板重复性、仪式性及强迫性;④早发性,起病年龄在 30 个月之前。

1978 年美国儿童及成人孤独症学会顾问委员会提出了孤独症定义:起病年龄在出生 30 个月之前,并具有以下 4 项基本特征的行为综合征:①发育速度和发育顺序异常;②对任何一种感觉刺激的反应异常;③言语、语言认知及非语言性交流异常;④与人、物和事的联系异常。这一定义与 Ruter 及 Kanner 提出的特征为国际疾病分类手册第 10 版(ICD-10)和美国疾病诊断统计手册(DSM-Ⅳ)两大国际分类诊断标准的制定奠定了基础,并统一归属于广泛性发育障碍(pervasive developmental disorder,PDD)。

ICD-9 和 DSM-Ⅲ关于婴儿孤独症的定义及诊断标准相似,但它们关于孤独症的归类有明显的不同。在 ICD-9 中,婴儿孤独症归属为"特别起源于儿童期的精神病"之亚型,而在 DSM-Ⅲ和 DSM-Ⅲ-R(1987 年)体系中,婴儿孤独症被看成广泛性发育障碍的一种亚型。ICD-10(1989 年)也将本症归属于广泛性发育障碍。

目前美国精神病学会制订的 DSM-Ⅳ,诊断名称改为"孤独障碍"(autistic disor der),以代替"儿童孤独症"作为诊断用语,孤独障碍也涵盖本病的成人患者。第 10 版《国际疾病分类》(ICD-10)称为儿童孤独症,其中也包括孤独障碍、婴儿孤独症、婴儿精神病及 Kanner 综合征四个诊断概念。

近年来,欧美各国对孤独症的流行病学做了大量工作,患病率报道不大一致,这可能与调查者诊断标准和调查不统一有关,但其患病率呈显著上升趋势却是相同的。据 Brask(1976 年)、Gilberg(1982 年)等报道自 20 世纪 70 年代晚期至目前世界各国孤独症的患病率,在儿童大致 2~13/万。而 Bryson 和 Wing 诊断为婴儿孤独症加精神发育迟滞的儿童高达 10~21/万。Fombome总结了 1966—1999 年以英文发表的 23 篇有关孤独症流行病学研究的文献,涉及样本人口 400 多万,年龄 0~27 岁,共确诊患者 1 533 人,平均患病率为 5.2/万。1998 年后报道的 11 篇文献的平均患病率达 7.2 人/万。随年代患病率明显上升,美国 5 760 万 1~15 岁小儿至少有 5.8~11.5 万例孤独症。日本的发病率为 1.3/万。

1982 年我国儿童精神病学教授陶国泰首次报道儿童孤独症 4 例,是从 1 190 例儿童精神病中发现的。罗维武等 2000 年报道患病率为 12.8/万;我国福建省对 3~14 岁儿童孤独症流行病学调查报道患病率为 12.8/万。汪卫华等 2001 年报道患病率为 17.89/万,这些报道虽然低于国外文献报道的平均水平,但考虑到我国人口基数庞大的现实,实际患病人数据专家估计,患病率约为 1‰。流行病学研究显示男童患者明显多于女童,男女比例为(2.6~5.7):1。多数报道男童较女童患病率高 3~4 倍,但女性患者症状往往较男性重,智力水平也较低。

二、孤独症的病因

(一)遗传因素

据同病率、高发家系的研究和实验室的发现,均提示遗传因素在孤独症的发病中是一个不可忽视的因素。家族史调查研究发现,孤独症患儿的父母表现为冷漠刻板、过分敏感、焦虑性格和语言缺陷者较多见,表明其父母可能存在轻型的类似障碍。

1.同病率及高发家系研究

(1)双生子同病率:单卵孪生同病率为 40%~95.7%,双卵孪生同病率为 10%~23.5%。

(2)同胞患病率:原发性孤独症包括家族中有孤独症患儿,有 3%~8%的再现风险率。远离于一般群体,存在家族聚集现象。假如第一个孩子患孤独症,则第 2 个孩子患病的危险率将提高到 8.6%。

（3）高发家系的研究：1985 年 Ritvo 进行了一份较大样本的高发家系研究，在 46 个家庭中41 个家庭有两名孤独症患者，其余 5 个家庭有 3 名孤独症患者。推测孤独症有可能是常染色体隐性遗传。

（4）家族中认知功能缺陷者频率较一般群体高：认知功能缺陷是孤独症的基本缺陷。家族中即使没有同样的患者，也可以发现存在类似的认知功能缺陷，如语言发育迟缓，精神发育迟滞，学习障碍，心理障碍和显著内向等，这些都表明孤独症的发病存在遗传学基础。

2.染色体异常

研究发现孤独症儿童染色体脆断现象增多，称其为 X 脆性位点，即 Xq27（脆性 X 染色体），2%～5% 脆性 X 综合征（Fragile X Syndrome）患者表现有孤独症症状。有学者发现本症患儿有长 Y 染色体，而且患儿的父母和兄弟检查也有长 Y 染色体。研究资料表明，遗传因素对孤独症的发生有较明确的作用，但具体遗传方式尚待深入探讨。

（二）孕期及围产期并发症

Tsai 报道本症儿童母亲孕期及围产期的并发症较正常儿童明显增多。另外高龄产妇、第一胎和第 4 胎之后出生的孩子、怀孕 3 个月以后有阴道出血病史的母亲所生的孩子均可见患病率有上升的趋势。1998 年国内学者对孤独症儿童与精神发育迟滞儿童围产期并发症的比较研究发现，他们与正常儿童相比各种围产期并发症的发生率高。在不同危险因素的比较中显示，窒息、脑损伤在智力低下儿童中较多见，而先兆流产、孕早期感染在孤独症儿童中较多见。

某些产前因素，包括宫内感染风疹病毒、结节性硬化、染色体异常如脆性 X 综合征、Angelman 综合征、Down 综合征。产后因素如未经治疗的苯丙酮尿症、单纯疱疹脑炎等。归因于这些因素的比例占10%～30%。

（三）神经生物学因素

1.神经解剖及影像学研究

（1）尸检所见：少数报道孤独症患者死后尸检发现杏仁核、小脑、海马区大多数细胞有结构变化，神经细胞的髓鞘和形态有微小的改变。

（2）脑影像学检查。①结构性影像学改变：与正常对照组比较，显示孤独症患儿头颅 CT、MRI 检查显示第四脑室扩大，大部分患儿有额叶、脑沟轻度变宽，脑室扩大，基底核异常，小脑蚓部小叶发育不良，脑干明显变小等现象。②正电子发射断层显像（PET）：报道颇不一致，部分患儿额、顶、新纹状体及丘脑功能受损。单光子发射计算机断层成像（SPECT）示大脑皮质、基底神经核及丘脑呈现散发性缺损，部分区域的葡萄糖代谢率明显增高。

2.神经生化代谢

据近年研究报道发现，本症可能与神经递质失调有关。

（1）5-羟色胺（5-HT）：约 1/3 的孤独症儿童血浆 5-HT 水平增高。据 Lister 2001 年报道，孤独症患儿血浆 5-HT 为（134.41±57.67）ng/mL（正常儿童血浆 5-HT 水平为 108.69±30.81 ng/mL），但也有人认为本症与 5-HT 代谢无关。

（2）其他：有人发现孤独症患儿多巴胺（DA）功能低下，内源性内啡肽水平上升，尤其是有自伤行为者，其作用可能直接通过 5-HT 及间接通过下丘脑-神经内分泌径路，也许包括前原阿片褪黑激素、皮质醇及缩宫素等。褪黑激素异常可能与本病患儿的睡眠障碍有关。故当前临床应用盐酸纳曲酮治疗，可改善行为症状。

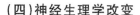

(四)神经生理学改变

1.脑电图

患儿自发脑电图异常率为 10%～83%,大多数表现为广泛性、非特异性异常,如慢波增多。此种被认为是脑发育不成熟的非特异性表现。有癫痫发作者可见阵发性慢波、棘波。有学者提出前头部中心的局灶性癫痫是孤独症合并癫痫的特征性表现,尚待进一步观察。孤独症并癫多发生在青春期。Ruter 报道孤独症至青少年期癫痫发生率近 28%,各类型癫痫皆可见。孤独症伴严重智力落后者发生癫痫的可能性大,女性患者较男性易合并癫痫。

2.脑干诱发电位

本病患儿脑干诱发电位各波幅均低于正常儿童,潜伏期延长。有人认为,潜伏期延长的主要原因为神经纤维髓鞘形成障碍,突触信息传递功能受损。

3.大脑半球的一侧化障碍

本症儿童语言和非语言沟通障碍,可能与左侧半球的信息程序紊乱有关。

4.脑功能失调

根据本症患儿调节刺激反应和做出相应的动作发生障碍,并可有神经系统体征或病理性神经系统体征,因而认为孤独症原发于脑功能失调。

5.围产期损伤

患儿围产期有损伤史较为多见,包括早产、难产、窒息、产伤及孕期的病毒感染等不良因素,与孤独症发病密切相关。

(五)社会心理因素

20 世纪 70 年代前对孤独症的社会心理学原因已做了大量的研究,结果表明孤独症不是单独的社会学和心理学原因引起的。以后研究亦提示了孤独症的发病与许多重要的生物学、医学的因素有关。近年来,有关孤独症心理学研究提示病理机制最新理论学说,一为"心理理论",一为"感情认知障碍"的理论学说。

心理理论(theory of mind,TOM)研究者认为,孤独症患儿的人际关系障碍主要是对他人的感情和心理的理解能力缺陷导致社会交往障碍,对人如同对无生命物体。

"感情认知障碍"的理论学说是 1993 年以 Hobson 为代表,他认为孤独症患儿的知觉障碍是不能理解他人的感情及多样的形式,因此人际的感知障碍是孤独症本质性障碍。

(六)免疫学研究

20 世纪 70 年代后期开始研究孤独症的免疫学方面的问题,近年来进展很快。多数学者认为,孤独症患儿存在免疫功能的异常,如淋巴细胞、辅助 T 细胞和 B 细胞数量减少。自然杀伤细胞减少,活性降低,抗脑抗体减少等。部分孤独症患儿母亲体内存在对抗患儿白细胞抗原的抗体,白细胞抗原在中枢神经系统细胞中也有发现,提示母亲的抗体直接对抗胎儿神经组织,可能是中枢神经损害引起孤独症的原因之一。提示孤独症与免疫系统功能异常有关。

(七)家庭因素

Kanner 认为孤独症的病因可能因父母对孩子教育方法不当或因父母个性中一种特殊形式的遗传,或二者兼有之。本症患儿的父母大都文化水平高,有专业技能,父母性格内向,对孩子淡漠和固执,家庭缺乏温暖。近年来研究提示孤独症可以发生在任何阶层的家庭之中,不是任何单独的社会心理因素所引起的,孤独症的发病有生物学基础。

三、孤独症的临床表现

孤独症是一个与神经生物学有密切关系的疾病,而社会心理因素、父母亲的养育方式和态度对疾病的过程及表现的严重程度产生一定的影响。该病一般在生后 36 个月内起病。多数患儿早期表现在婴幼儿期,至 12~30 个月症状明显。少数患儿出生后的前 10 个月表现极轻或完全正常。12~30 个月症状明显。出现语言功能退化。本来已会表达的少数语汇消失,并呈现典型孤独表现。由于临床上很多父母都难以说出孩子发病的确切时间,往往因为孩子到了一定年龄还不讲话或不与人交往才引起重视。因此,关于本病的发病年龄至今无法断定,PSM-Ⅳ 和 ICD-10 也只是笼统地规定为"3 岁以前起病"。孤独症的基本临床特征为 Kanner 三联征,即主要表现为语言、非语言交往、想象活动及社会交往有质的障碍,往往伴有刻板动作。以兴趣范围狭窄,强迫保持生活环境和方式为特征。

(一)社会交往障碍

社会交往障碍是孤独症的核心特征之一,即与他人缺乏感情联系,极端孤僻与外界隔离(自闭)。这种征象在婴儿期就表现出缺乏与他人眼与眼的对视,缺少面部表情,对人缺乏兴趣。母亲将其抱着喂奶时,他不会将身体与母亲贴近,不会望着母亲微笑。6~7 个月还分不清亲人和陌生人,不会像正常小儿一样发出咿呀学语声,只是哭叫或显得特别安静。有的患儿即使 1~2 岁发育正常或基本正常,但起病以后表现有饥饿、疼痛或不舒服时,不会到父母亲身边寻求食物或安抚,或只是拉着父母亲的手去取东西,而不会以言语或姿势来表达。不会伸开双臂要人抱。有的患儿甚至拒绝他人的拥抱,或当抱起他时表现僵硬或全身松软。当父母离开或返回时没有依恋的表示。和父母易于分离,跟随陌生人也很少有胆怯不安的反应。对亲人呼唤他们的名字时常无反应,以致使人怀疑他们是否有听力问题。不与周围小朋友交往,更谈不上建立友谊,喜欢独自玩耍。病情较轻的孤独症患儿社交障碍在 2 岁前不明显,5 岁以后患儿与父母同胞之间建立起一定的感情,但患儿仍极少主动进行接触,在与伙伴的活动中常充当被动角色,缺乏主动兴趣。他们青春期后仍缺乏社交技能,不能建立恋爱关系或结婚。

(二)语言发育障碍

孤独症患儿表现的语言、语言发育障碍十分常见和严重。此是最早也是最容易引起父母注意的症状,常为孤独症患儿的首诊原因。

孤独症的语言障碍是一种质的全面的损害,具体表现有以下几种形式。

1.语言发育延迟或不发育

患儿语言发育迟滞。约一半孤独症患者终身沉默。仅以手势或其他形式表达他们的要求,或极少情况下使用极有限的语言。也有些患儿 2~3 岁前语言功能出现后又逐渐减少甚至完全消失。

2.语言内容、形式的异常

不主动与人交谈,不会提出话题或维持话题。他们常常是自顾自地说话,毫不在意对方听不听,也不顾及周围的环境或者他人正在谈话的主题。部分患儿不会使用代词,或代词混淆不清,不能正确运用"你、我、他",或把"我"说成"你"等。以致其言语变得毫无意义或不知所云。有的患儿即使有相当的词汇量,也不能运用词汇、语句来与人进行正常的语言交流。

3.刻板重复的语言或模仿语言

刻板重复的语言可为反复模仿他人说过的话,亦可是患儿重复提类似的问题或要对方回答

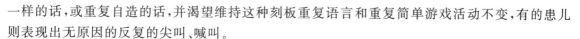

一样的话,或重复自造的话,并渴望维持这种刻板重复语言和重复简单游戏活动不变,有的患儿则表现出无原因的反复的尖叫、喊叫。

4.言语音调、节奏的障碍

语言缺乏声调,存在速度、节律、语调、重音等方面的问题,语言单调平淡或怪声怪调,缺乏抑扬顿挫,没有表情配合。患儿有时尖叫,哼哼或发出他人不能听清或不可理解的"话",或者自顾自地说话,也有称为"自我中心语言"。

5.非语言性交流障碍

面部表情、手势或姿势语言缺乏,患儿很少用点头、摇头或摆手及其动作来表达其意愿,常以哭或尖叫表示他们的需要或不舒服。稍大患儿可拉着大人的手走向他们想要的东西。

(三)兴趣范围狭窄及刻板、僵硬行为

1.对环境倾向于要求固定不变或不正常反应

表现对日常生活常规变化的拒绝,有的患儿每天要吃同样的饭或菜,数年不变,每天固定的排便时间、地点或便器,出门一定要走某条路线,若变动则表现烦躁不安,吵闹或拒绝。

2.兴趣狭窄和游戏方式奇特

表现对某些物件或活动的特殊迷恋,患儿常对一般儿童所喜欢的玩具或游戏缺乏兴趣,尤其不会玩有想象力的游戏,而对某些特别的物件或活动表现特别的兴趣和迷恋,尤其是圆的或可以旋转的物品,可达到着迷的程度。对喜欢的物件终日拿着,数天、十数天不让更换,若强迫更换,往往会选择另一件作为新的迷恋对象。情绪不稳定,易发脾气。

3.刻板、重复的行为和特殊的动作姿势

表现来回踱步、自身旋转、转圈走、重复地蹦跳,最常见的姿势是将手置于胸前凝视,这种动作常在1～2岁时发生,随着年龄增长而减轻消失,还有扑打、摇动、敲击、撞击、旋转等动作,亦有破坏行为及自伤行为,如咬手、撞头、以拳击墙等,这些行为往往在患儿无事可做时出现,有时则在其兴奋、烦躁时频繁出现。不许他人改变事物的固定模式,为孤独症患儿常见的现象。如反复触摸光滑物体的表面,似乎从中得到一种愉快,有的则不论给他们食物或非食物,接过来都先闻一闻。特别依恋某一种东西,反复看电视广告或天气预报,爱听某一首或几首特别的音乐,但对动画片通常不感兴趣。往往在某个阶段时间有某几种刻板行为,并非一成不变。动个不停,常以跑代走,东张西望,眼神飘忽,很难长时间集中注意力。

(四)感知觉异常

大多数孤独症患儿存在对刺激感觉异常,包括对某些声音的反应特别迟钝,如一个突然的声响对于正常儿童会引起惊跳,而孤独症患儿则若无其事。在后面对他们讲话或呼叫他们时,他们似乎像聋了一样没有反应,但对某些刺激又会特别敏感,如当收音机或电视机播广告、天气预报时,音量即使放得很小,他们也会做出相应反应。有些患儿表现对某些视觉图像恐惧;很多患儿不喜欢被人拥抱,触觉、痛觉异常也较常见。

(五)智力和认知缺陷

约3/4的患儿智力落后,但这些患儿可以在某些方面有较强能力,20%智力正常,约10%智力超常。智力正常和超常的孤独症患儿又称为高功能孤独症。多数患儿记忆力较好,尤其是在机械记忆方面有超常能力,如数字、人名、路线、车牌、年代和日期推算、速算的能力、音乐等。在应用操作、视觉空间技能、即时记忆的测验较优,而那些象征性、抽象思维和逻辑程序的测验上较差。其他认知缺陷表现在模仿、对口述词和手势的理解,灵活性、创造性、制定和应用规则上,与智商相同的非孤独症儿童相比,障碍则要广泛和严重得多。此外,智力低下和智力正常的孤独症患儿相比,前者认知障碍则更为广泛。Reter 和 Laeckyer 在 1967 年对孤独症患儿的智商研究中发现,孤独症患儿可出现"孤立性才能",在音乐、计算、推算、日期、机械记忆和背诵等方面有超常能力,被称为"白痴天才"。部分患儿可见神经系统阳性体征,包括肌张力减退或增高,流涎、肌阵挛性抽搐、踝阵挛、手部或手指的失张力性姿势、表情肌麻痹、斜视等。这些体征主要反映基底核特别是新纹状体功能障碍,其发生与额中叶或边缘系统的结构密切相关。

四、孤独症的诊断及鉴别诊断

典型孤独症的诊断并不困难,关键在于提高认识。目前在我国孤独症误诊率极高,原因主要在于儿科医师对孤独症缺乏认识;许多家庭存在"孩子大些语言就会好"的侥幸心理。因此,2～3 岁语言发育落后的儿童,如果并有非语言交流障碍和刻板行为应考虑孤独症的可能。山崎设计出 24 个项目构成的"孤独症乳幼儿早期行为表"提出,其中 6 项行为可能是孤独症早期的行为特征。即:①呼唤其名字时,只是应答,却不回头;②很热情地被逗惹时也不发笑,或无愉快表情;③被拥抱时无相应的姿势;④无视线交流;⑤1 岁前就已会说的有意义的言语逐渐消失;⑥无故大笑或突然哭闹。

(一)诊断步骤

1.病史

应详细、准确,现病史应重点了解其人际交往能力、语言交流及行为特点。对患儿的出生史、生长发育史、母孕期情况也应详细了解。既往有无中枢神经系统感染、外伤、中毒等病史,有无发育迟缓及家族中有无孤独症、认知缺陷、精神病等病史。

2.精神检查

十分重要,是直接获取诊断依据的手段。对于语言发育较好又合作的患儿,可采取面对面交谈,但对幼儿或低功能患儿则采用直接观察或参与游戏以了解其与人的交往、合作,模仿情况、运动水平,有无刻板、重复的动作,奇特姿势、行为及他们的兴趣和注意力等。对学龄期功能水平较高的患儿可选用韦氏儿童智力量表,对语言发育障碍者可选用瑞文推理测验、绘人测验、图片词汇测验,对学龄前或婴幼儿可用 Bayley 婴幼儿发育量表、Gesel 智力量表等,对儿童不合作者可用社会适应量表。

3.体格检查和实验室检查

(1)全面的体格检查可能对孤独症病因学诊断提供依据,部分患儿身高、体重明显低于同龄儿,皮肤细腻,肌张力低,关节过度伸屈,肢体运动发育迟缓或协调性欠佳。孤独症还可能与一些综合征同时存在,如结节性硬化、神经纤维瘤、苯丙酮尿症、乳酸中毒症、嘌呤病、脑积水、Duchenne 肌营养不良症、脆性 X 染色体异常和其他性染色体异常等。

(2)必要时做血尿常规、肝肾功能和心电图检查。

(3)染色体及脆 X 位点检查。可发现有脆 X 位点。

(4)其他如脑电图、脑电地形图、脑干诱发电位、头颅 CT 及 MRI,尚无特异性,对临床使用价值尚难确定。

4.孤独症评定量表

国外应用较广泛的儿童孤独症评定量表,有孤独症行为评定量表(ABC)、儿童孤独症评定量表(CARS)、克氏孤独症行为量表(Clancy autism behavior rating scale,CBRS)等。

(1)孤独症行为评定量表(Autism Behavior Checklist,ABC):本量表由 Krug 编制,共列出孤独症儿童的感觉、行为、情绪、语言等方面异常表现 57 项,可归纳为 5 个因素:感觉、交往、躯体运动、语言、生活自理。每项选择是与否的回答,对"是"的回答,按其在量表中的负荷大小分别给予 1、2、3、4 的评分。如第 10 项分值是 3 分,只要患儿有该项表现,无论症状表现轻重都评 3 分。有学者提出筛查界限分为 53 分,而诊断分为 67 分以上,本表由家长或抚养人填写。

(2)儿童孤独症评定量表(Childhood Autism Rating Scale,CARS):本量表由 Schoplen 编制,是由 15 项项目组成,是供检查者使用的评定量表。本量表每一项都附加说明,让评定者有统一的观察重点与操作方法。本量表每项按 1～4 级标准评分,每级评分意义依次为"与年龄相当的行为表现""轻度异常""中度异常""严重异常"。每一级评分又有具体的描述性说明,以期使不同评分之间尽可能一致。本量表最高分为 60 分。总分低于 30 分可诊断为非孤独症,总分在30～36 分并且低于 3 分的项目到 5 项则评为轻-中度孤独症,总分等于或高于 30 分并且至少有5 项的评分高于 3 分则评为严重孤独症。

(3)孤独症行为量表:本量表为国内外使用较多的孤独症筛查量表之一,由 14 项目组成(表 6-4)。每个项目分"从不"(0 分)、"偶尔"(1 分)及"经常"(2 分)3 种反应程度,因此为 0、1、2 分的 3 分法。试用 14 分为划分点,规定在 14 分以上,"从不"项目 3 项以下,"经常"项 6 以上可作为诊断孤独症的参考依据。

(二)早期发现

1.照料困难

部分婴儿睡眠少,好尖叫,只有在童车里被推着走,被抱着玩,听音乐或其他节奏感强的声音才能安静下来。母亲抱着时不能与母亲身体贴近,在洗澡和穿衣时挣扎、反抗。也有部分患儿表现得特别安静,整天不声不响地躺着,不注意周围的动静,甚至对父母亲也无所谓,即使饿了或不舒服也无表示,常在童车里摇晃或撞头,并对发光的东西和童车的轮子有浓厚的兴趣,而对一般孩子感兴趣的东西却无动于衷,7～8 个月尚分不清亲人和陌生人,任何人抱都一样。回避眼对视,忽视周围人,包括父母的存在,与人感情疏远。不愿与小朋友在一起,独自一个人玩,反而自得其乐。

2.发育进度和次序异常

到某一年龄阶段正常儿童能达到的发育情况,这种患儿不能达到,或过早出现与正常儿童迥异的情况,如孤独症患儿出生 4 个月时已能集中注意力看大幅画,7 个月时能看到父母叫"爸、妈",2 岁半上幼儿园,对认字特别感兴趣。很快就认得一千多字,他们站立走路不稳定,发育也较一般儿童延迟。这种发育进度和次序紊乱对早期识别孤独症也是重要指标,当然,根据发育评定要比根据早期异常行为可更早识别孤独症。

(三)诊断标准

儿童孤独症诊断标准(CCMD-3)归纳如下。

1.症状标准

在下列(1)～(3)项中,至少有 7 条,且(1)至少有 2 条,(2)、(3)项至少各有 1 条。

(1)人际交往存在质的损害:①对集体游戏缺乏兴趣,不能对集体的欢乐产生共鸣;②缺乏与他人进行交往的技巧,不能以适合其智龄的方式与同龄人建立伙伴关系,仅以拉人、推人、搂抱作为与同伴的交往方式;③自娱自乐,与周围环境缺少交往,缺乏相应的观察和应有的情感反应(包括对父母的存在与否无相应反应);④不会恰当运用眼对眼的注视。以及用面部表情、手势、姿势与他人交流;⑤不会做扮演性游戏和模仿社会的游戏(如不会玩过家家等);⑥当身体不适或不愉快时,不会寻找同情和安慰;对他人的身体不适或不愉快也不会表示关心和安慰。

(2)言语交流存在质的损害,主要为语言运用功能的损害:①口语发育延迟或不会使用语言表达,也不会用手势、模仿等与他人沟通;②语言理解能力明显受损,常听不懂指令,不会表达自己的需要和痛苦,很少提问,对他人的话也缺乏反应;③学习语言有困难,但常有无意义的模仿言语或反响式言语,应用代词混乱;④经常重复使用与环境无关的言词或不时发出怪声;⑤有言语能力的患儿,不能主动与人交谈,维持交谈及应对简单;⑥言语的声调、重音、速度、节奏等方面异常,如说话缺乏抑扬顿挫,言语刻板。

(3)兴趣狭窄和活动刻板、重复、坚持环境和生活方式不变:①兴趣局限,常专注于某种或多种模仿,如旋转的电扇、固定的乐曲、广告词、天气预报等;②活动过度,来回踱步、奔跑、转圈等;③拒绝改变刻板、重复的动作或姿势,否则会出现明显的烦躁和不安;④过分依恋某些气味、物品或玩具的一部分,如特殊的气味、一张纸片、光滑的衣料、汽车玩具的轮子等,并从中得到满足;⑤强迫性地固定于特殊而无用的常规或仪式性动作或活动。

2.严重标准

社会交往功能受损。

3.病程标准

通常起病于3岁以内。

4.排除标准

排除 Asperger 综合征、Heler 综合征、Ret 综合征、特定感觉性语言障碍,儿童精神分裂症。

此外,下述两个表现可作为诊断参考。3 岁发病,以下发育延迟或功能异常中至少有一个:社会交往;用于社会交流的语言;以及象征性或猜测性游戏。用 Ret 综合征或儿童时期性精神病不能更好地解释所观察到的症状。

(四)鉴别诊断

1.Ret 综合征

仅见于女童,通常起病于 7～24 个月,起病前发育正常,起病后头颅发育减慢,随即获得的目的性手部技能及言语功能部分或全部丧失,出现无目的刻板、重复动作。智力严重缺陷,社会交往能力丧失,并有过度呼吸、共济失调、运动不能、癫痫发作。预后差。研究证实此障碍为 X 性连锁遗传,其基因突变位于 Xq28,约 1/3 突变基因为 $MeCP_2$,但基因缺失导致 Ret 障碍的机制仍不清楚。

2.婴儿痴呆(Heler 综合征)

此症患儿有 2～4 年的正常发育期,随后社交、言语、生活技能迅速衰退,甚至消失。在数月内退化至痴呆状态。其发病率较孤独症低,表现出更多的缄默症状和 IQ＜40。

3.智力低下

将近 3/4 孤独症并智力低下,而部分智力低下儿童中亦可有不同程度地缺乏感情、任性和刻板重复的行为。鉴别的主要区别在于智力低下儿童的社会化相对较好,他们大多愿意与人交往,较好模仿他人活动,语言发育水平虽不足,但与其智力水平相一致,能进行角色游戏等,无明显兴趣狭窄和刻板重复行为,不难与孤独症鉴别。当然,智力低下可以与儿童孤独症并存,尤其是严重的病例两者鉴别有一定困难。

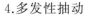

4.多发性抽动

本症患儿可出现强迫性和仪式性行为、重复叫喊、刻板重复言语等症状。尤其是高功能孤独症和持续发作的 Tourete 综合征伴有拒绝社交活动、退缩者，易于混淆。但若详细询问病史及检查，可以发现 Tourete 综合征有正常发育期，愿意与人交往，回避集体和他人是由于频繁发作而暂时回避，绝大部分患儿智力正常，他们渴望得到他人的理解和同情，渴望治疗，其社会化行为在孤独症患儿缺乏。

5.儿童精神分裂症

该症起病年龄明显与孤独症不同，主要起病于青春前期和青春期，病前发育多正常，起病后逐渐出现精神分裂症的基本表现，包括幻觉、思维形式或内容障碍、情感淡漠或不协调、意志活动缺乏、行为怪异等。精神分裂症男女的发病率相近，经系统的抗精神病药物试验治疗，若精神分裂症则疗效较好。

6.选择性缄默

讲话有明显的选择性，在社交场合或某些环境拒绝讲话或交往，以手势、点头或发单音节词与人交流，能理解他人的口语，但在家中可与家人正常进行交谈。本症通常伴有社交焦虑、退缩、敏感或抗拒。孤独症患儿在所有场合均有语言异常特征，在行为形式上与本症明显不同。

五、孤独症的康复治疗

孤独症治疗仍在探索阶段，主要采取综合性教育、训练和早期干预措施。包括药物治疗，行为矫治和训练教育，要注意对家长的咨询，需充分发挥家长的作用，鼓励家长积极参与治疗工作。

（一）特殊教育和强化训练

教育治疗是目前世界各国公认的孤独症的主要治疗方法之一。教育的目标重点应该以生活技能训练、语言训练、交往能力训练为主，教会他们掌握基本生活技能、语言技能、学习技能和有用的社交技能，其中注视和注意力的训练是最基本和最重要的，要及早进行。

孤独症患儿在学龄前一般不能适应普通幼儿园生活，而在家庭、特殊教育学校、医疗机构中接受教育和训练。学习期以后患儿的语言能力和社交能力有所提高，部分患儿可以到普通小学与同龄儿童一起接受教育，还有部分患儿可能仍然留在特殊教育学校。

特殊教育和强化训练由家长、儿科医师、心理医师、特教老师、行为治疗师和语言治疗师共同完成，但应该以家庭为中心开展训练。因此，教给家长有关教育和训练知识特别重要，也可开办专门的日间训练机构开始训练。在教育和训练过程中，应该注意做到以下几点。

1.早期开始

语言发育最佳年龄为 2～4 岁，如语言有严重障碍者到了 10 岁以后才开始培训，则已错过了脑组织语言发育的最适合学习教育时期，训练势必会事倍功半。教育训练开始的年龄越小越好，获得后越容易固定下来。

2.个体化，针对性

必须针对每个患儿的特点采用特定的教育和训练方式，并应随年龄及发育水平的增长而变化。孤独症患儿虽然都有上述三大症状，但每个患儿的具体表现都千差万别，因此必须针对每个患儿的具体情况、程度分别制定具体培训计划和步骤，要密切结合患儿年龄特点和现实生活实用原则，要让教师和家长懂得不能期望在短期的训练能改变患儿的行为和学会一项技能。有时看起来是非常简单的生活基本技能和习惯，而对孤独症患儿来说则需要半年或更长时间。这样使其培训效果必然会优于大班上课。

3.长期坚持,循序渐进

由于孤独症的矫治、康复、重归社会是一个艰难复杂的过程,因此对孤独症患儿的教育培训必须长期坚持,不可放松,其疗程应以月计,其疗效应以月、季度、年来评定。

4.爱心、耐心、信心是培训成功的必备条件

训练操作者多为家长和特教老师,训练成功与否,首先取决于家长和老师是否对患儿有爱心、耐心和信心,与孤独症患儿交往,先要使患儿对训练者感兴趣,双方能相互沟通,这一阶段往往是最困难的阶段。尤其是早期阶段,把孩子交给"保姆""阿姨""一般老师"是起不到治疗作用的,甚至是不负责任的表现。也不可操之过急,不能期望孩子在很短的时间内就能掌握一种或几种技能。需要把要求他们所学的技能分为若干个细小步骤,一小步一小步地朝着判定的目标靠近,直到患儿学会并固定下来。而不是一下子就全都交给他们,譬如教患儿拿筷子,必须先把自己拿筷子的姿势展示给他,让他从数只筷子中检出两只并粗细对齐,用于握他的手保持正确握拿状态,反复练习直到他掌握拿筷子的技术,在训练中患儿很容易因失败而烦躁或放弃学习,所以要边教做边鼓励。

5.训练时要动作-言语-奖励有机结合起来

即行为治疗中的"积极强化法"在教他们某一技能时,要不断讲解每一步骤的意义,完成了便给患儿适当的物质奖励或正性强化(强化物是喜欢吃的食物和玩具),以便增加孩子对训练的兴趣和减少不愉快情绪的发生。在教育时对孩子行为要宽容和理解,严禁体罚和责骂;还要积极改变对孤独症患儿表现的某一方面的能力,要善于发现、利用和转化。教育和训练强调个体化,训练前后评估为个体化方案判定所必须,这对治疗结果判断及进一步治疗的制订有重要意义。

6.教育训练中要特别注意父母所起的作用

在教育训练中父母不仅作为教师和训练人员出现,而且作为一个"人",通过训练使孤独症患儿对父母对人感兴趣,并且学会交往技能和技巧,以及不同的交往方式。患儿不宜长期住院,有条件可让其父母与患儿同时住院,目的在于让父母学会训练的方法。以家庭为中心的早期训练教育应是孤独症患儿训练的首推方案。

7.对家长的教育

家长得知患儿有孤独症后,将出现焦虑、恐慌和内疚等不健康情绪,将会给患儿的治疗带来严重困难,所以要给家长讲述孤独症是什么问题,并说明孤独症的病因至今仍不明确,与家庭环境和养育方式无关,消除内疚情况,如能早期进行有计划的医疗和矫治教育,并能长期坚持,可取得效果。从而使家长由消极、被动转为积极主动参与。

(二)行为治疗

治疗重点应放在促进孤独症儿童的社会化和语言发育上,尽量减少那些干扰患儿功能和与学习不协调的病态行为,如刻板、自伤、侵犯性行为。一般采用在高度结构化的环境中进行特殊行为矫正。

Lovaas等人总结了用行为疗法治疗孤独症的原则:第一,由于患儿的缺陷及其家庭环境的个体差异较大,因此,治疗方案应个体化,有的治疗措施对某些患儿有效而对另一些患儿却无效。第二,由于孤独症儿童的缺陷在环境之间泛化,设计治疗方案的关键是保证有步骤地鼓励行为改善的泛化,帮助他们尽量能把在医院或学校习得的技巧,移植到家里或其他场合。第三,治疗的另一目的是促进儿童的社会化发育,故不宜长期住院。以家庭为基地的措施能取得家庭成员的

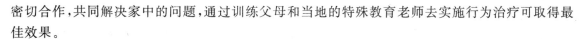

密切合作,共同解决家中的问题,通过训练父母和当地的特殊教育老师去实施行为治疗可取得最佳效果。

按摩疗法和控制注意力的对照试验显示,采用按摩疗法的患儿其多动、刻板动作、中断行为和睡眠障碍有明显改善,社会交往行为增多。亦有人采用计算机对孤独症患儿进行干预收到了积极的效果,且干预训练的次数越多,效果越好。亦有学者发明了动画交流训练的方法,主要通过各种变换的图片与患儿交流。对患儿进行干预训练,包括声音、姿势、模仿等,从利用简单的图标到利用组成句子,促使患儿建立和改善社交方式。Barber 认为音乐和颜色是行为的调节物,可以用来治疗孤独症,它可以给心理、情绪和身体提供一个安静、放松的环境。

(三)感觉统合治疗

感觉统合理论是由 Ayres 首先提出,她认为只有通过感觉统合,神经系统的不同部分才能协调工作,使个体与环境接触顺利,并涉及脑功能发展,学习与学习障碍和治疗三部分,感觉统合治疗方法对孤独症儿童的动作协调性、注意力、情绪的稳定及触觉过分防御行为方面有改善。在语言量和表达能力、与人交流方面也有不同程度的改进。Ayres 的感觉统合理论虽然有不完善之处,但它对儿童生理心理问题、学习及行为问题的治疗提供了一个新的治疗手段。

(四)药物治疗

目前药物治疗尚无法改变孤独症的病程,用药目的在于从某种程度上控制或改善某些行为症状,如减轻冲动、多动、破坏性行为,以便为教育训练提供条件。一般来说,多动、易怒在儿童早期较突出,到青少年期或成人期后变为少动与退缩;攻击、自伤在儿童晚期较突出;抑郁、强迫现象在青少年期和成人期较突出。选择药物时必须掌握好剂量,由小剂量开始,缓慢加量,要注意该药的适应证、禁忌证和不良反应。使用的药物有抗精神病药、中枢神经兴奋剂、抗组织胺类药、抗抑郁制剂、锂盐和维生素等,但疗效均无定论。

1.抗精神病药物

(1)氟哌啶醇:0.25~4.0 mg/d,分 2 次口服,可改善易怒、多动、激动、冲动、攻击和刻板行为及情绪不稳,但对退缩行为、认知、语言障碍和社会交往障碍疗效差,对智能无影响。当疗效不显著、不良反应不严重时可适当加量。长期应用的主要不良反应是迟发性运动障碍,短期大剂量应用主要不良反应是过度镇静。

(2)氯丙嗪:100~400 mg/d,分 2 次服,为多巴胺受体阻滞剂,可改善睡眠,过度活动,情绪和注意力,但对语言、交往等问题疗效不明显。不良反应主要是过度镇静,常常影响使用。

(3)舒必利:100~400 mg/d,分 2 次服,可改善孤僻、退缩,使患儿变得较活跃,言语增多,反应敏捷,减轻烦躁。常见不良反应为轻度兴奋及睡眠障碍。

(4)利培酮:为选择性单胺能拮抗剂,该药可改善活动过度、攻击行为和刻板动作。且不良反应较其他抗精神病药物为轻,有体重增加和镇静作用 4~10 岁 0.5~2 mg/d 或 0.1 g/(kg・d)。

(5)氯丙咪嗪:为内三环抗抑郁剂,也是临床治疗强迫症的主要药物,具有抗 5-HT 作用。可增加目光接触和语言的反应等社会交往技能,对于使用多巴胺受体阻滞剂后出现的障碍,如退缩、抽动等也有一定效果,5 mg/(kg・d),疗程 4 周以上。不良反应主要有诱发癫痫、延长 QT 间期、心率增加等。

2.中枢神经兴奋剂

应用中枢神经兴奋剂的原则一是以最小剂量获得最佳效果,二是给药注意个体化,因为不同患儿的症状严重程度、病因及对药物敏感性存在差别,最好是间断服用,幼儿一般不用。

（1）哌甲酯：可改善孤独症儿童的活动过度、注意涣散、冲动行为等症状，但对改善人际关系障碍疗效不明显。0.3～0.5 mg/(kg·d)，分 1～2 次口服。本药可降低抽搐阈值，故对有抽搐倾向的患儿，尤其有脑器质性改变者应慎用，以免诱发癫痫和抽动。

（2）匹莫林：为弱中枢兴奋药，治疗剂量一般为 10～20 mg/d，每晨口服 1 次。

3.其他药物

（1）氟苯丙胺：其结构与苯丙胺相似，可增加社交性，减轻活动过度，改善注意和睡眠。其临床使用价值有争议。一项协作研究对 81 名患儿运用双盲对照，4 个月后，33％的语言智商和操作智商均显著增加，但有其他的研究报道否定本药的治疗作用，并认为对学习可能产生负效果。不良反应可见失眠、食欲下降、体重下降、冷淡、烦躁、学习迟钝等。国内尚无使用报道。

（2）纳曲酮：为阿片受体阻滞剂，能改善患儿的社会交往和减少攻击、多动、冲动、退缩、刻板行为，增加语言量，对减轻自残也有一定效果。但对社会功能，学习技能等疗效不明显。0.5～2 mg/(kg·d)，不良反应为暂时少动和一些行为的混乱，其他不良反应为头痛、恶心，呕吐，肝细胞损害。

（3）可乐定：为肾上腺素能 α_2 受体激动剂。临床上用于控制抽动、多动等。在用于治疗孤独症方面，除能控制多动外，对其他方面的效果及不良反应目前还没有肯定的结论。

其他：氟西汀、舍曲林、帕罗西汀、丁螺环酮、氯氮平、锂盐、β 受体阻滞剂、维生素加镁盐等，均对孤独症进行过探索性治疗，但大多系小样本，非对照性研究，故目前难以定论。

六、孤独症的病程和预后

孤独症预后大多较差。预后的好坏与病情、婴幼儿时期语言发育状况、智商高低、病因及训练教育状况等有关。

大约 2/3 的孤独症预后较差，由于存在明显的社会适应不良，需要长期照管。因其没有独立社交能力，不能学会任何独立的生存本领，无法独立生活。在 5 岁以前已发展了有用的语言者，预后较好，孤独症中高功能患儿多在最初 1～2 年发育正常或基本正常，仍保持简单的认知和语言交流功能，与父母和周围人也保持一定的情感联系，无癫痫发作脑部器质性病变，以后出现的孤独症表现也较轻；而低功能患儿则反之。重度病例中大约有半数在青春期症状恶化，表现为活动过度，攻击、自伤、伤人或行为刻板，仪式性或行为不可预测性，继之失去言语技能及缓慢的智力倒退，女童较男童更易恶化。

有报道患儿在青春期心理和精神病症状上存在戏剧性转变，症状开始改善，至成年期大约 1/10 的患者尽管还有些奇怪的行为，但社会化方面有较明显的进步。在青春前期症状表现往往有明显的周期性和波动性，给治疗带来一些困难，在此时期最好避免环境更动，如更换抚养人、转学等。

到成年期他们的行为可能有以下 3 种类型：①仍然远离他人，与正常人不同；②积极友好，能长期与人在一起亦无明显的焦虑不安；③虽被描述成活跃，但行为离奇有社会交往的不适应。孤独症中大约一半人属于第 1 种类型，2、3 种类型各占一半。

孤独症预后与病因有一定关系，3％～5％起病涉及结节性硬化者有进行性衰退的病程，同时伴有癫痫及心、肾损害，青春前期的死亡率较高。孤独症涉及的综合征还有脆性 X 综合征，其在儿童期的临床表现是活动过度、神经质、回避凝视、害羞等。

苯丙酮尿症者应给予严格的饮食治疗，可以改变病程和预后。曾有婴儿痉挛和胚胎期感染风疹病史的孤独症和孤独行为,预后相对较好。

孤独症中有较高的癫痫患病率,发生率约占全部病例的 1/3,可在儿童早期或青春期发作,在青春期前发病约为 11%,大多发作不频繁。一般认为 24～36 个月内就开始干预治疗,其预后较 4 岁后治疗好。

(王　琪)

第七节　阅读障碍儿童的康复治疗

一、阅读障碍儿童特征及案例分析

(一)概述

1.定义

阅读障碍是指由于某些复杂的遗传因素和环境因素的影响,部分儿童虽然拥有正常的智力、情感,以及相应的教育及社会文化机会,但在阅读方面会出现特殊学习困难的状态,他们的阅读水平常常落后于相当年龄和智力的儿童。

根据世界卫生组织于 1993 年颁布的国际疾病分类(international classification of disease,ICD)第 10 版的定义标准,阅读障碍分为获得性阅读障碍和发展性阅读障碍。前者是指由于后天脑损伤或疾病引起的阅读困难;后者是指个体在一般智力、动机、生活环境和教育条件等方面与其他个体没有差异,也没有明显的视力、听力、神经系统障碍,但其阅读成绩明显低于相应年龄的应有水平,处于阅读困难的状态中。心理与教育研究中主要探讨的是发展性阅读障碍。

2.诊断标准

美国精神疾病诊断标准《精神障碍诊断及统计手册》(第 4 版)(DSM-Ⅳ)规定,阅读障碍必须符合以下 3 个条件:阅读表现低于个人的生理年龄、智商及在适当教育下应有的表现;阅读困难严重干扰学业表现和日常生活所需的阅读技能;不是因为感官缺陷或其他神经异常所引起的。

中华医学会精神病学分会组织国内多家精神卫生机构专家参考《ICD-10》(WHO 1993)和《DSM-Ⅳ》(APA,1994)对《CCMD-2-R》(中华医学会精神病学分会、南京医科大学脑科医院1995)进行了修订,出版了《CCMD-3 中国精神障碍分类及诊断标准》。《CCMD-3》对特定阅读障碍进行定义并制订了诊断标准:①特定阅读障碍是指一种特定学习技能发育障碍,主要特征是特定阅读技能发育显著受损,并且不能完全归因于智龄低、视力问题或教育不当;②诊断标准:符合特定学习技能发育障碍的诊断标准;阅读准确性或理解力存在明显障碍,标准化阅读技能测验评分低于其相应年龄和年级儿童正常水平,或相应智力期望水平,达 2 个标准差以上;有持续存在的阅读困难史,严重影响与阅读技能有关的学习成绩或日常活动。

3.病因和患病情况

从目前各国有关阅读障碍的研究中不难看出,阅读障碍的发生率和病因具有跨语言的一致性。尽管各种观点难以达成共识,但西方国家从心理语言学和认知心理学角度将阅读障碍的病因机制归结为语音加工障碍、视觉空间认知障碍、工作记忆障碍和元认知能力障碍等几大假说。而越来越多的国内学者意识到,中文阅读障碍的发生机制也无外乎这几个方面的作用。

　　史蒂文森等人1982年的一项跨国研究发现：日、中、美的儿童阅读障碍出现比率分别为5.4%、7.5%、6.3%，且这些数据间没有显著差异。这一研究结果冲击了20世纪80年代以前国内普遍流行的中文发展性阅读障碍由于汉语的特殊性而发生率极低甚至不存在的错误意识，使学者和教育者认识到属于表意文字的中文阅读障碍发生率并不低于属于拼音文字的英文，儿童的阅读不良不能只简单归因于儿童上课注意力不集中、学习兴趣不高、存在智力问题等因素。随后，国内研究者采用不同研究手段也陆续发现了阅读困难儿童的客观存在，甚至其比率高达7.96%；还有研究表明，阅读障碍在学龄儿童中的发生率为5%～17.5%，其中男生(2.63%)阅读障碍的发生率大于女生(1.17%)，左利手儿童(5.53%)的阅读障碍发生率大于右利手儿童(1.83%)，这些研究结果也不约而同的符合西方有关儿童阅读障碍发展趋势的研究结论。

　　(二)阅读障碍的临床特征

　　阅读过程非常复杂，在这个过程中，任何小的问题都会减慢或干扰阅读加工。影响阅读的生理因素主要包括言语、听觉、视觉缺陷及智力落后等。世界卫生组织与中华医学精神科学会分别就英语阅读障碍与汉语阅读障碍儿童的临床表现特征进行了研究并归纳总结出了该类患儿的基本临床表现。

　　1.英语阅读障碍儿童的临床表现

　　世界卫生组织通过研究对阅读障碍的临床表现特征描述如下。

　　(1)患儿在标准化阅读准确性和理解性个体测试上阅读成绩明显低于其年龄、综合智力和所在年级应有水平。

　　(2)在学习字母早期，患儿可能在字母表背诵、字母名称、简单词句的节律掌握和语音分析归类上出现困难(尽管其听力正常)，以后可能在朗读技能上出现障碍，表现为省略、替代、歪曲或添加单词或单词成分。

　　(3)阅读速度慢，始诵错误，长时间停顿或"不知读到哪儿"，短语划分不准确，颠倒句中词序或词中字母顺序。

　　(4)阅读理解缺陷，表现为不能回忆阅读内容，不能从阅读材料中得出结论和推论，用常识作为背景材料而不是根据所读故事中的信息回答与故事有关的问题。

　　2.汉语阅读障碍儿童的临床表现

　　中华医学精神科学会研究认为汉语阅读障碍儿童临床基本特征为："起病于学龄早期，并不能随学历的增加而改善；表现为汉字'形-音'和'形-义'联系的认知上有明显障碍，解码的准确性和速度差；词句内容的理解、记忆、推理和判断上也有明显困难"。汉语儿童阅读障碍的临床表现特征描述如下。

　　(1)认字与记字困难重重，刚学过的字就忘记。

　　(2)听写成绩差；朗读时增字与减字，不按字阅读而随意按照自己想法读。

　　(3)错别字连篇，写字多或少一笔。

　　(4)阅读速度慢，逐字阅读或以手指协助。

　　(5)说作文可以但写作文过于简单，内容枯燥。

　　(6)经常混淆形近字，如"视"与"祝"。

　　(7)经常混淆音近字；学习拼音困难，常将"Q"看成"O"。

　　(8)颠倒汉字的偏旁部首。

　　(9)爱做数学计算题，不爱阅读和学习语文。

(三)与阅读障碍相关的临床特征

研究表明阅读障碍儿童在读、写、工作记忆等方面存在许多问题,直接导致其学习出现困难,具体有以下几个方面特征。

1.口语

言语发展迟缓,发音较差;在成篇话语中很难提取出词汇;不能清楚地表达自己的想法;听力理解能力较差。

2.音素意识

音素意识较差;在单词的韵律、感知和声序方面有困难。

3.解码

难以将字母和其相应的读音联系起来;很难将字母或者读音联接成词;会把近似的词语混淆。

4.拼写

拼写有困难;会忽略语音;不能写对正确读音的字母;对于熟悉的、经常使用的单词记不住。

5.写作

尽管口语中可以熟练使用大量词汇,但是在写作中却词汇贫乏;有好的想法,但无法连贯表达;书写潦草;错字连篇。

6.数学

学习数学词汇或概念有困难;难以熟记数学公式;难辨别发音相似的数字;书写数字难以对齐;计算经常出错;在说时间、星期、月份和季节时反应很慢。

7.组织时间、材料和空间方面

表现出较弱的组织能力,如忘记家庭作业;工作空间杂乱;时间管理技能糟糕;工作过程缓慢费力;混淆空间方向,难辨左右。

8.社会和情感发展

阅读障碍患儿在经历了多次失败的同时,看见同龄人更快、更容易地学习成长,会持续不断地挣扎,这对他们的社会和情感发展产生影响;无法解读他人的肢体语言,对各类信息的理解仅存于字面上,从而导致无法理解幽默、形象化的语言,或者暗示。

二、阅读障碍儿童常用模式及方法

(一)安置模式

发展性阅读障碍是学习障碍的一种形式,研究它的最终目的是康复矫治。而目前对阅读障碍儿童的康复常用的安置模式主要有在康复中心或特教学校由康复师或教师进行的个别康复、集体康复,或在家庭中由家长为主导进行的家庭康复。具体安置模式的选择应该结合案例的具体情况采用适当的模式对儿童进行康复矫治。

(二)康复模式

随着研究的深入,人们对发展性阅读障碍有了深入的了解,也形成了一些行之有效的矫正与治疗的方法,这些康复模式对于儿童早期的阅读障碍具有较为明显的康复效果。就目前而言,对发展性阅读障碍的矫治主要采用以下几种模式。

1.行为干预模式

行为干预基本上是运用操作性条件反射原理,通过对与儿童某种目标行为相联系的事件进行适当的环境控制,增加或减少目标行为出现的频率。控制环境的意义在于为特定行为的产生提供机会。进行行为干预时,首先需要对行为产生的前提与后果进行细致的分析,这常常是以直接观察为依据的;其次,在确定那些可能引起或强化我们所要克服的问题中,主试要创造出稳定的、结构化的干预环境;再次,干预的规则要明确一致,尽可能以肯定的形式出现,而不要以单一的禁止形式出现。另外,对阅读障碍儿童所提的要求在一段时间内应少而明确,并保证随时反馈。

2.认知-行为干预模式

认知-行为干预强调阅读障碍儿童形成主动的、自我调控型的学习风格。认知行为派认为,个体自身可以控制自己的行为,行为的出现并不单纯取决于环境刺激或行为后果。在阅读过程中,阅读障碍儿童的消极被动表现妨碍了他们潜能的发挥,认知-行为干预模式主张对阅读障碍儿童进行认知策略训练或自我指导训练。

(1)认知策略训练:研究发现,学习障碍儿童的一个重要问题在于他们缺乏某些有效的认知策略,或者不会选用恰当的策略。认知策略训练的基本程序如下:①对阅读障碍儿童的现有策略水平进行测评,明确这些儿童的劣势所在,并确立所要训练的目标策略;②向儿童解释目标策略;③示范目标策略的使用;④言语预演;⑤提供低难度的材料,进行有控制的练习,并给予反馈;⑥提供与阅读障碍儿童年龄水平难度相当的阅读材料,进行练习并给予反馈;⑦测评阅读障碍儿童的策略,并指导儿童学会如何根据任务来选择恰当的策略;⑧在实际学习中实现迁移。

(2)自我指导训练:自我指导训练的中心思想是训练儿童主动运用自我指导语言监控自己的行为,一直到某个任务完成为止。这种训练要引导阅读障碍儿童设立阅读目标。设立的目标应具体而又有挑战性,这种清晰、现实的目标可以激发阅读障碍儿童的阅读动力,把注意力集中在必须完成的任务上。在追求所渴望的目标中进步还能促进一个人的成就感。这种自我指导语言可以是有声的或无声的,用来对自己讲话加以指导或调控自己的行为。语言的内容和顺序依据要完成的任务而定,但句子最好由阅读障碍儿童自己创造。在阅读过程中,阅读障碍儿童要自己审视阅读策略的使用和某些具体的行为表现,将先前拟定的自我指导语言贯穿这一过程。自我语言引导阅读活动按步骤和既定策略进行,在出错或偏离时起到提醒和督促改正的作用。在让儿童进行自我监控之前,训练者要先讲明具体做法。在最初几次,训练者需要观测儿童的自我监控情况,及时表扬儿童的正确行为,再逐步撤销外在监控。

3.神经系统功能训练模式

这种训练也是心理过程训练。这是从心理过程障碍的病理机制假设出发而设计的学习障碍干预方法。该模式的创立者认为学习依赖神经系统的高级功能,而这些高级功能的实现是以基本的感知等心理过程为基础的。因此,对基本心理过程进行训练就可以改善脑功能,进而提高学业成绩。近年来,在日本、中国台湾等国家、地区中,一种名为"感觉统合训练"的神经系统功能训练法得到一定范围的使用。这种方法是由伊瑞丝发展起来的。她把感觉信息的整合,即感觉统合作为神经系统的关键功能,认为以前庭系统失常为核心的感觉统合障碍会造成患者对肌肉运动的控制不良,对空间认知的不足,以及身体感觉信息的输入与处理受损,因而发生听、读、写、算及交往的障碍,并且使之难以从一般性的干预训练中受益。只有通过感觉统合训练,改善对感觉信息的组织,才能克服阅读障碍的问题。

4.生化与药物治疗模式

生化与药物治疗是采用药物治疗,首先控制和改善阅读障碍儿童的生理病情,进而改进其学习状况。对于药物治疗的后效问题,人们进行了大量的研究,发现这些药物治疗对阅读障碍有一定的疗效,但其治疗效果有限,应当慎重使用。

以上几种康复矫治模式各有其利弊,对阅读障碍儿童的教学干预不应仅仅局限于某一种康复矫治模式上,而应兼容并包,对症下药。

(三)康复流程

阅读障碍学生的康复过程中,对于学生的帮助是不容忽视的。阅读是指从文字系统中提取信息的过程。阅读理解是通过视觉器官接受文字符号的信息,再经过大脑编码加工,从而理解文章的意义。对阅读障碍患儿,可通过阅读理解训练进行康复治疗。其康复过程一般遵循以下流程。

1.制订康复目标

康复不能是盲目的,康复开始前康复师应首先制订出相对明确的康复目标。而康复目标的制订必须是严谨、科学的,目标的制订首先应该基于对被康复患儿的基本情况,结合科学的评估结果来制订出相应的长期目标(6个月以上)、中期目标(3～6个月)或短期目标(1个月内,不超过3个月)。

2.制订康复方案

康复师在制订康复方案前必须分析评估结果。以此决定患儿的语言功能水平,更好的制订患儿的康复方案。功能水平评估主要分为视觉匹配水平、单词水平、词组水平、语句水平、段落水平;还包括在该水平的刺激长度、词汇使用频率、抽象水平、语境提示等是否促进阅读理解。

方案的制订应该体现出阶段性,根据康复目标的要求制订出相应的月康复方案,在月康复方案中应该规划好每个月应该完成的康复目标,以及每月要实施的康复手段及月评估方案。根据月康复方案制订详细的周康复方案,体现每周应完成的阶段康复目标及每天应完成的目标及康复行为。根据周康复方案制订具体的日康复方案,将康复目标分解到每天的康复方案中,划分出每天具体时段的康复行为要求,如康复训练时间及训练内容、幼儿园课程学习时间及学习内容和家庭康复时间及康复内容。

3.方案实施

康复师根据指定的康复方案设计相应的科学有效、有针对性的训练内容对阅读障碍患儿进行康复治疗。

4.阶段评估

每个康复阶段完成后要及时针对康复内容进行阶段评估,以检测康复目标的完成情况,并根据阶段评估的结果及时进行查漏补缺。

5.方案再调整

根据阶段评估的结果及时调整下一阶段的康复方案,对于评估结果理想的患儿可适当提高康复目标、增加一定的康复训练内容。而对于评估结果不理想的患儿则应调整下阶段康复方案,适当降低目标,减少康复内容或降低康复内容难易度,帮助患儿更好地适应康复训练,将康复训练落到实处,达到最佳的康复效果。

（王　平）

第八节　书写障碍儿童的康复治疗

一、书写障碍儿童特征

(一)概述

1.定义

书写障碍是指学龄儿童在书写可辨性上存在严重缺陷的现象。包括拼写和写作两个方面：拼写障碍可能是文字在视觉输入和输出过程中出现问题，导致笔迹、字的结构、错别字等文字机制层面的异常现象；写作障碍可能是语言输入或中枢处理过程中无法正确地进行语言理解，导致看不懂题意、语句过短、语句不通顺等书面语表达异常的现象。

由于书写是一种高度复杂的技巧，涉及大脑小脑对运动、视觉、听觉、空间感觉、语言和认知等信息的高级整合和处理，上述任何环节出现异常均可能导致书写障碍，因此，需要对书写障碍儿童进行全面评估和适当干预。

2.诊断标准

(1)存在书写技巧发育落后或书写质量异常。

(2)存在书写障碍的临床表现。

(3)存在书写相关的其他异常，如语言发育迟缓、眼-手协调不良、视觉-运动统合失调和手内物品操作技巧不良等。

(4)通过直接观察法，运用汉字书写质量的六维度评定指标进行书写质量评定(表 10-5)等，显示书写技巧异常或不达标。

3.病因和患病情况

儿童书写障碍的原因包括：①精细动作协调障碍，在持笔、运笔、抓笔、用力等方面缺乏经验与技巧；②视知觉困难，不能在头脑中形成字或字母的形象；③动作-运动协调不良，手不能自如地运动，在书写过程中需要有意识去注意书写线索(例如空间大小、间架结构)，视觉追踪能力差；④注意力和记忆力缺陷，影响信息的输入、记忆和回忆，不能观察细节，不理解或不会发现内在关系，不能预先计划书写动作的空间运动，不能及时发现和纠正书写错误。书写障碍儿童的临床表现一般在入学后才显现，并常常被误以为是懒惰和/或不专心，如果能够早期被识别并接受适当的辅导，则有助于改善书写障碍儿童的学习能力和学业成绩。书写障碍是学习障碍的主要类型之一。学龄儿童中的患病率为 $5\%\sim10\%$。

表 10-5　汉字书写质量的六维度评定指标

维度	指标	描述
	头部位置	头部应在落笔点的正上方
	眼与笔的距离	眼睛距离笔尖 1 尺(1 尺≈33.3 cm)左右
坐姿	躯干	上身适当前倾，脊柱垂直于桌面

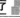

续表

维度	指标	描述
握笔姿势	肩部	双肩平行于桌面
	双臂和胸部的位置	双臂自然置于桌面上,胸与桌边距离一拳(5～10 cm)
	下肢	大腿平行于地面,双足与肩同宽
	握笔手型	拇指、示指第一关节指腹前1/2和中指第一关节的侧面夹持握笔
	笔与纸面	笔与纸面的夹角应向身体右上方倾斜约60°角
	运笔与写字行进方向	从左向右与桌边(或身体)平行移动
笔顺与笔画	笔顺正确	先左侧后右侧,自上而下、由外至里,最后收口
	笔画规范	横平竖直、撇捺折钩到位
用笔力度	握笔力度	拇指、示指向下,中指向上按照笔顺自然上下移动
	运笔力度	落笔略重、收笔略轻,收放自如
汉字结构	笔画结构	各笔画之间的位置、所占比例、各部分组合要合理
	田字格运用	要以田字格的中点为轴,上下、左右以笔画数量的多少均匀分布
	字根正确	偏旁部首书写的位置要正确,没有增减或不规则的笔画介入
书写速度	笔画抄写	1分钟内抄写不规则分布的所有笔画数
	汉字抄写	1分钟内对含有所有汉字基本笔画的完整语义句子所抄写的汉字总数

(二)儿童书写障碍的临床表现

1.书写障碍的分类

儿童书写障碍通常分为3类:动作型书写障碍、阅读困难型书写障碍、空间型书写障碍。

2.各类型书写障碍的特点

(1)动作型书写障碍:是指由于书写动作缺陷导致的书写障碍。见于各种原因的姿势异常、精细运动和手技巧发育不良、手眼协调障碍等。其临床表现如下。①身体姿势与握笔方法不正确:手臂过于贴近身体;手指过于接近笔尖;只用示指来运笔,纸的位置不正确(纸常移动、纸放得太斜等);手指生硬、不自然;身体太接近桌面;手指握笔过高。②握笔过紧:不熟练、肌肉紧张,妨碍儿童稳定和精确地完成书写动作,也很容易使儿童感到疲劳。③用力过重:运笔不自如,在书写时时常会折断铅笔芯或戳破纸,因费力的书写妨碍其思维过程。④字迹潦草:写出来的字经常很不整洁,也很难看得清楚,很少有自己的书写风格。

(2)阅读困难型书写障碍:是指阅读障碍伴随的书写障碍。阅读障碍是一种神经心理功能异常,表现为阅读、写作、拼字、书写等语言处理上有困难。这些问题并非由缺乏动机、感觉障碍、不适当教学技巧及环境所直接造成的,而是与大脑和小脑的讯息整合及传达障碍有关。阅读障碍患儿可能会避免所有与阅读、书写或拼字相关的任务,造成其存在社交退缩和孤立的现象。表现为同音异字,例如"互相"可能写成"互香";抄写困难;镜反字、左右颠倒、部首错置:如"部"和"陪";字体歪斜,大小不一,超出网格线或过小;字迹潦草,容易写错字,或是他人看不懂;字迹工整但握笔吃力、写字缓慢;连字没有空格;拼字错误;混淆形近字等。

(3)空间型书写障碍:是由于视空间知觉缺陷导致的书写障碍。表现为字的空间结构异常、笔顺异常,书写时不遵循笔顺规则,要么把一笔分成两笔,要么把几笔连成一笔,有些笔画倒着写,对某些不规则的字机械地按照某一规则来写。

(三)与书写障碍相关的其他临床特点

1.阅读障碍

阅读障碍见于阅读困难型书写障碍者。患儿智商正常,甚至在平均以上,但学校的表现却低于预期水平;觉得自己是"笨蛋",低自尊或缺乏自信;容易受挫或情绪化,常逃避阅读或测试;发呆,容易迷路或对于时间流逝没有感觉(注意力缺陷);书写或是阅读会出现加字、漏字、用别的字(词)替代、重复阅读;上下左右有时会混淆;没有时间概念或不易掌握时间,不易学习顺序性的任务或知识;发音不正确,会念颠倒或说话不完全;工作记忆不佳,有时不容易只靠自己理解事情。

2.运动功能障碍

书写技能建立在良好运动控制的基础之上。粗大和精细运动功能障碍往往限制书写技能的发展,特别是脑瘫、臂丛损伤、发育性协调障碍等导致的书写障碍,其运动功能障碍表现为以下特点:①运动发育里程碑延迟;②肌张力增高、减低或不稳定;③不随意运动、联合运动和镜像运动等异常模式;④病理性反射,如原始反射残存、深腱反射亢进等。存在以上运动异常者应进行相应的运动功能评定和影像学检查等进一步诊断。

3.感觉障碍

各种感觉功能特别是本体感觉、触觉和视觉与书写最为密切,感觉系统结构和功能异常参与书写障碍的发病,因此,部分书写障碍儿童可能存在感觉统合失调,表现为手部触觉和本体感觉不敏感或感知不良;视感知、立体视、视觉运动整合不良;眼手协调、单侧和/或双侧性运动协调不良等。可以采用Peabody精细运动发育测评和感觉统合功能评定进行排查。

4.认知能力障碍

部分患儿可以存在一定程度的认知障碍,特别是轻度或边缘智力的患儿容易被忽视。可采用Gesell发育量表、学前和学龄韦氏智力测验等进行智商水平和智力结构分析。

5.情绪行为异常

表现为缺乏耐心,脾气暴躁,易怒或攻击行为,啃咬指甲或铅笔,焦虑或抑郁,注意力缺陷和多动障碍等,可以通过相应的心理学测试方法进行评估。

综上所述,书写障碍是儿童期特定性学习障碍之一,成因和临床表现复杂,需要全面评估之后找出关键问题,分阶段、有重点、有计划地进行康复治疗和疗效跟踪,帮助儿童克服障碍、提高学习效率、促进学业发展和身心健康。

二、书写障碍儿童常用治疗模式

(一)常用治疗方法和内容

1.常用治疗方法与治疗策略

(1)常用治疗方法。①行为技术:使用隐线、模板、描摹和反馈等行为技术来改善书写;②积极书写练习法;③提示法:采用身体、口令和描摹提示进行书写辅导;④奖赏方法:在良好书写操作时给予奖励和特权;⑤积极练习结合奖惩方法。

(2)治疗策略:包括示范、描摹、刺激和刺激的撤除、抄写、排字、自我-监测等策略。初次学写新字时需要大量的视觉和听觉提示,一旦学会了这些新字,则要逐渐减少并最终消除提示。先学习临摹字和词,然后凭记忆书写字和词,最后用字和词进行组句练习。学校教育中书写技巧的获

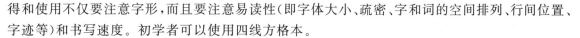

得和使用不仅要注意字形,而且要注意易读性(即字体大小、疏密、字和词的空间排列、行间位置、字迹等)和书写速度。初学者可以使用四线方格本。

2.主要治疗内容

(1)神经发育学治疗:干扰书写能力的精细运动障碍包括姿势控制障碍、自动性反应差、肢体协调不良、肌张力异常、竖直和平衡反应不良、近端肢体不稳定等。神经发育学治疗基于神经病学理论和正常发育的原则,着重于个体执行有效性姿势反应和运动模式的能力。下列是进行书写运动所需的姿势和上肢准备活动训练:①强化肌力;②调整肌张力;③促进近端关节稳定;④改善手功能。

(2)书写动作技巧的获得性训练遵循运动学习三阶段原则,通过练习、重复和强化,让儿童获得书写所需的复杂运动技巧。①认知阶段:让患儿理解书写任务的要求、发展进行所需运动性动作的认知策略,此阶段最重要的是精细运动的视觉控制,可以让孩子学写最简单的字母。②联想阶段:孩子已经学会了基本书写技巧,需要继续调整和精炼,此阶段最重要的是本体感觉反馈,同时要逐渐减少视觉线索的使用,如孩子已经掌握了字形,但还要积极学习字的空间结构和书写规则,不断练习、指导和自我纠错。③自动化阶段:孩子以最小的有意注意来书写,并且字迹差异性越来越小,任何小的错误都可以自我发现和纠正,一旦达到此阶段,孩子可以把注意力转移到书写的高级元素中,书写疲劳也会减轻。

(3)感觉运动训练 在书写训练中整合所有感觉系统,包括本体感觉、触觉、视觉、听觉、嗅觉、味觉。提供新奇的有趣的书写材料,包括丰富多彩的书写工具(蜡笔、水笔、毛笔、铅笔、钢笔)、书写表面(水平的、垂直的、斜度的)和书写位置,让书写活动富有动机、兴趣和挑战性。

(4)生物机械学训练。①正确的写字姿势:头部端正,自然前倾,眼睛离桌面约1尺(1尺≈33.3 cm)距离;双臂自然下垂,左右撑开,保持一定的距离,左手按纸,右手握笔;身体坐稳,双肩放平,上身保持正直,略微向前倾,胸离桌子1拳头,全身要放松、自然;两脚放平,左右分开,自然踏稳。②纸张位置:依据利手关系和手腕功能放置。如右利手书写时纸张末端向外偏离中5°~30°,与执笔侧前臂平行。左利手书写时纸张末端向外偏离中线30°~35°,与执笔侧前臂平行。非利手固定纸张。③正确的执笔方法:应采用三指执笔法,右手执笔,大拇指、示指、中指分别从3个方向捏住离笔尖3 cm左右的笔杆下端。示指稍前,大拇指稍后,中指在内侧抵住笔杆,无名指和小指依次自然地放在中指的下方并向手心弯曲。笔杆上端斜靠在示指的最高骨处,笔杆和纸面呈50°左右。执笔要做到"指实掌虚",就是手指握笔要实,掌心要空,这样书写起来才能灵活运笔。④补偿性策略:分析书写能力受限的因素,适当使用补偿性学习策略,如使用尺子辅助抄写和阅读,进行书写工具改造、书写过程的改良和环境修饰,学习键盘打字,使用电脑写作等,更好地提高书写和学习技巧。

(5)心理社会方面的治疗:着重于改善患儿的认知、学习、记忆、注意力、自我控制能力、抄写技巧和社交行为。

(二)常用治疗模式

1.个别化训练

针对书写障碍的评估结果,围绕康复目标,由治疗师进行一对一书写技巧训练。

2.融合教育与集体教学

教师直接分析书写障碍表现、成因和限制因素,通过课题集体教学实施治疗。

3.集体教学结合个别化辅助

单纯集体教学疗效不良或影响学习进步时,可以同时配合书写障碍的个别化治疗。

4.家庭治疗模式

治疗师与家长共同分析书写障碍表现、成因和限制因素,制订训练方案,治疗师指导家长实施治疗并对治疗效果进行监测和再训练方案的调整。

（王　平）

第九节　特定性语言障碍儿童的康复治疗

一、特定性语言障碍儿童特征

（一）概述

1.定义

特定性语言障碍是一种单纯性语言发育障碍,不伴有智力障碍、听力丧失、运动障碍、社交情绪功能障碍或明显的神经病学缺陷。由于语言是人类生活中必备的基本技能,是用来表达感觉、沟通情感、互换信息、思考和学习的工具,尽管不伴有其他功能区的异常,特定性语言障碍仍然会影响个体的学习、教育、社会及情绪等多个层面的发展。

2.诊断标准

特定性语言障碍的诊断,需结合患儿的病史资料、相关的辅助检查及各专科检查来确定,包括智力、语言、运动、心理、性格、情绪及社会适应性能力方面;口腔结构及口腔运动功能检查,进食情况;听力检查,近期有无耳朵感染;有无大脑神经损伤等。其诊断标准为:①在语言测试上的得分需低于 1.25 个标准偏差(百分等级在 10 以下);②在非语言智力或操作量表的得分需在 85 分及以上;③需通过对话层次的听力检查,且近期内无浆液性中耳炎;④未出现癫痫、脑性瘫痪、脑外伤等神经损伤;⑤口腔构造正常;⑥口腔动作功能正常;⑦未出现社会互动问题或是活动受限的现象;⑧非视觉障碍。

3.病因和患病情况

目前认为,特定性语言障碍的病因与遗传相关。其语言病理学机制主要涉及语言学习和信息处理方面的缺陷,是学龄前与学龄期儿童最常见的语言障碍类型。流行病学资料显示,美国等英语国家特定性语言障碍的患病率为 7%～8%,其中男童患病率高于女童。汉语儿童中也有较高的患病率,台北市 5 岁儿童特定性语言障碍的患病率约为 3.03%,国内 4～5 岁儿童中的患病率约为 4.41%。

（二）特定性语言障碍的临床特征

特定性语言障碍儿童主要表现为语言学习困难,其个体间的语言问题存在着相当大的差异,有些儿童语言的理解能力与年龄相符,但语言表达存在障碍;有些患儿语言理解与表达均存在发展迟缓,他们在理解及聆听、说话、语言的使用上都可能出现困难或问题,有的还会进一步影响书面语言的学习,具体表现在以下各个方面。

1.从语言起始的时间来看

很多特定性语言障碍儿童过了说话的年龄仍不会说话,说话晚或者很晚,有的患儿在3周岁时还完全没有自发性语言。

2.从语言组成的要素来看

在语言组成的各个要素中,特定性语言障碍儿童均可能存在发展迟缓或困难,如语音障碍、语义障碍、语法障碍、语用障碍等,具体表现如下。

(1)语音障碍:特定性语言障碍儿童在语言发展过程中有较高概率出现音韵缺陷,常常出现语音表达、语音知觉与音韵觉识问题。①特定性语言障碍儿童的语音特征类似于年纪很小的儿童,与正常儿童相比,他们的音韵历程延长,婴幼儿时期较少发音,音节结构较不成熟和缺少变化。②部分患儿还存在构音方面的问题,可能出现部分声母发音不清,语音出现省略或歪曲现象,有些语音只有父母才能听懂。③据观察,有些患儿还存在声调上的困难,有研究发现部分特定性语言障碍儿童在声学及重读知觉任务上存在困难。在口语表达方面对声音振幅上升时间和声音频率的敏感性差,这可能对特定性语言障碍儿童重读知觉有显著影响。④结合单字的技巧薄弱,一般儿童在学会20~30个字时,就开始尝试组合单字,时间约在18个月大时。而特定性语言障碍儿童一直要学会200个单字以上,才可能开始组合单字。

(2)语义障碍:特定性语言障碍儿童在学习口语词汇或新的词汇时常会出现困难,词汇习得速度较慢、理解和使用的词汇较少、词汇检索困难、语义网络较窄、对比喻性或抽象性词汇理解和应用能力较差,较难整合语句之间的意义等。①特定性语言障碍儿童开始说话较迟,单词期时第1个词或前50个词出现较晚。特别是在18~24个月间,当正常发展的儿童出现词汇暴发时,他们学习词汇的速度却显得很慢,所具有的单字及概念性知识十分有限。②特定性语言障碍儿童习得和使用的词汇量较少,而且都是限于高频词;他们在介词、方位词、副词、连词、人称代词、量词等词汇上使用障碍,学习抽象、比喻的词汇时常会有困难,他们更多地使用具体的而非抽象的词汇表达。也因词汇量不足而过度使用一些模糊的或是概括性的词汇(如这个、那个、东西等)指代特定的事物;读小学时,所习得的词汇较同龄儿童少,常常只能解释词汇或句子的表面意义,无法理解其隐含的或深层次的含义。很难理解象征性语言、幽默及成语、谚语等。③词汇意义过度类化:特定性语言障碍儿童出现此现象的持续时间较一般儿童延长,学龄期儿童如果还无法将词汇意义限制在其特定的意义上,则会出现词汇使用错误现象。④词汇检索困难:表现出词汇提取困难,并因此造成口语表达语速较慢、暂停、插入语或补白等言语障碍;在说话、造句或写作时,容易使用语义上有相近类别的词汇进行错误的替代。⑤语义组织的问题:语言的表达不仅限于单词、语句,更多的是按顺序描述事件。有些特定性语言障碍儿童虽然很爱说话,但是常常反复说一些不重要的细节,而且说话内容杂乱、缺乏组织。

(3)语法障碍:特定性语言障碍儿童在幼儿发展阶段就显现出语法发展迟缓的缺陷,在语法结构中,有些语句结构发展与一般儿童无差异,但有些语句结构则极不成熟。他们会出现在句子中省略词汇,语序错误,在使用助动词、动词、时态、连词等方面有困难,代名词的使用错误,对复杂句的使用能力有限等语言问题。①特定性语言障碍儿童语句较短,语句表达中大多数为不连贯的单词或短语,只用来表示重要概念的词汇,如有些四五岁的患儿在看图讲故事中的描述为:"起床、刷牙、穿鞋、走了、再见",仍似电报句阶段。②句子结构不完整,或在句中不恰当减少或添加词汇。如患儿表达"姐姐放在桌子了"(姐姐把蛋糕放在桌子上了),"小孩在玩沙里"(小孩在玩沙)。③语序混乱或颠倒,特定性语言障碍儿童在口语表达时,最容易出现语序错误。如"看我的写字"(看我写的字),"电话什么干的?"(打电话干什么)。④很少使用复杂句式,对复合句、被字句、比较句式的理解和使用困难。如让儿童看图片指认"小猫被乌龟追",患儿指"小猫追乌龟"的图片,不能回答"小华胖、小明瘦,谁比谁胖?"等问题。⑤对疑问句、否定句理解和使用困难。如"爸爸,请你吃薯片吗?"(爸爸,请你吃薯片)"不眼睛闭上"(你闭上眼睛)。⑥对连词、代名词、量词等使用错误。如患儿表达"小孩腿好痛,可是她哭了""你吃了我的饼干,你要赔你""一只汽车、一把帽子"等错误词汇。⑦个别障碍儿童还表现出词语搭配或修饰混乱,如患儿出现"多多地玩球""我要爱读大书"等用词混乱现象。

(4)语用障碍:语用是在社会情境中支配语言使用的规则,涉及如何以符合社会规范或约定俗成的方式使用语言与人对话、交谈和沟通。特定性语言障碍儿童在与人交谈时,常会出现无法开启、维持、结束话题,无法提供足够的信息,当信息不清楚时无法修补或者重新叙述清楚,无法适应听者与说者的角色轮替等问题;在讲故事、描述事件等需要说出较长篇章时都会出现一些问题或错误。①特定性语言障碍儿童的语用障碍表现为在人际交往中不自信或者反应迟钝,有一些患儿可以发起谈话,但却意识不到谈话对象的需要,缺乏话题轮替的技能。在语言测试过程中,他们对指令的反应较慢,需要多次重复才能理解指令的意思。回答问题时常重复他人的问题,或出现答非所问、不合常理的现象,例如,治疗师问"你最喜欢什么游戏?",患儿回答"我在水里把眼睛蒙住,把鼻子蒙住。"②缺乏适当的谈话修补策略。例如,当患儿没有理解谈话对象的话语时,不会问"你的意思是?"当他人听不懂自己所说的话时,也不会改换一种说法。与他人交谈时不能提供足够的信息、无法维持话题。③叙述技能:叙事是指在语言表达时,我们必须把词汇、句子根据语法规则结合,以清楚地表达个人的想法或事物的状态、关系,说话者必须注意句子与句子之间的联系,以及每句话和前一句话的逻辑关系。叙事是一种高层次的语言处理及认知运作历程,需要应用很多相关的技能,对于语言能力不足、认知处理较有问题的特定性语言障碍儿童,叙事自然是一件困难的事情。

特定性语言障碍儿童叙述观点远不及同龄儿童,对故事和个人经验的叙述都较简短,缺乏必要的细节,或只描述个人经验中具体的层面,在叙述中较少表达内心情感。他们的叙事问题主要有:无法描述完整的故事或事件;说出来的内容缺乏组织,颠三倒四;叙事内容不顾及前因后果、前后顺序的逻辑关系;内容混乱,不易理解,缺乏前后一致性;不能准确使用连词,叙事连贯性差,容易出现交流中断的现象;复述故事时较少运用复杂句,易出现较多的语法错误;叙事能力发展速度慢,无法达到一般儿童发展应有的水平。

3.从语言发展的问题来看

人类语言能力的发展是依照听、说、读、写的顺序前行的,读写是使用书面语沟通,或使用某种语言阅读及书写的能力。读写能力的发展始于阅读,儿童的阅读能力发展又与音韵觉识,语义、语法、语用关系的觉识有相当程度的关联。因此,语言学习的障碍不单会影响口语的发展,也会影响阅读能力。有些表现有口语理解问题的患儿同时也存在阅读障碍,例如识字问题、阅读理解问题、书写障碍等。

(三)与语言障碍相关的临床特征

部分特定性语言障碍儿童存在轻微的认知缺陷。虽然,在特定性语言障碍的诊断标准中有一项重要的指标就是非言语智力正常,但在英、美等国对特定性语言障碍的研究却显示,这些患儿在智力测验的得分虽然在正常范围或者是高于智能障碍的诊断分数,但他们在不同认知能力测验上的表现却显著低于同伴(如听知觉方面、听记忆方面等)。

二、特定性语言障碍常用治疗模式

特定性语言障碍儿童是一个异质性极高的群体,现在,虽对障碍儿童的语言治疗并没有固定的程序和方法,但治疗的目标会依据其语言评估资料,聚焦于语义、语法或语用等语言要素,或是患儿在语言学习的处理过程中出现的困难。治疗师采用有针对性的语言治疗模式,选取恰当的方法并融入各种技巧,在治疗中结合患儿的学习风格、情绪气质,进行密集的语言治疗,可以帮助患儿建立语言系统或提高语言处理的效能,促进患儿语言能力的发展。

(一)语言治疗常用的方法

特定性语言障碍儿童的语言表现多样又复杂,语言问题或缺陷特异性极高,对其语言障碍的治疗有 4 个基础条件,包括口语的输入、重复的接收、有意义的情境与实际的应用。在此基础上常常使用以下几种治疗方法。

1.聚焦刺激法

聚焦刺激法主要指结合教学者导向及以儿童为中心的治疗方法,实施方式为教学者在有意义的游戏情境、每天的例行活动中,提供大量、重复的语言示范,让患儿通过反复观察和重复来接受语言输入,以增加患儿自发说出目标语言的机会。

2.快速找词法

快速找词法是一套计算机化方案,可以让特定性语言障碍儿童在语言治疗室或在自己家里接受训练,通过改变话语的语音特征,慢慢调整患儿对口语或语音听知觉的运作处理,以促进患儿言语知觉能力。

3.情境教学法

这是一种非结构化或低结构化的自然取向、以交谈为本的语言治疗方法,在自然情境中训练患儿的沟通能力,实施方法是在语言及沟通产生的自然情境中,将目标语言或沟通技巧融入互动过程中,利用患儿的兴趣与主动性达成沟通意图,促进语言的使用。情境教学法的核心是模仿、指示引导、时间延迟和随机教学,应配合的 3 个要素是:①环境安排;②回应式互动;③交谈为本的情境。

4.脚本治疗教学法

这是语言治疗师利用互动、系统化重复的事件或活动,将所介入的目标语言包含在其中。方法是将患儿所经历及储存的事件,如搭公共汽车、过生日、超市购物等,用来当作语言训练的活动,因为患儿熟悉这些活动的顺序、内容,可将注意力放在语言上。

5.分享式阅读法

语言治疗师使用故事书,给患儿提供一种介入情境,在和患儿的分享式阅读中,通过生动的图文、故事情节和丰富的语言,提升患儿词语理解、语句表达、交谈技巧、因果关系理解、思考能力、注意力及篇章理解能力。

使用图书绘本进行语言治疗时,治疗师可以引导特定性语言障碍儿童注意图书的书名、封面图画,猜测或思考故事情节、内容、主题结构;以聆听故事及跟着大人念读的方式一起朗读;通过重复阅读来熟悉故事中使用的语言及其结构,以提高患儿的语言能力。治疗师可将各种语言治疗方法和技巧融入阅读中,例如:①通过患儿感兴趣的内容扩展词汇;②使用故事书中的词汇或语言提问;③在某一句、某一段、某一页后,问患儿相关的问题;④共读时,适时停下来让患儿猜猜接下去可能会出现的人、事、物;⑤将故事的内容与生活相联系,促进患儿的想象力、思维能力及主动表达能力的提升;⑥鼓励患儿用自己的语言重复讲述故事;⑦使用美工作品(如画画、做小玩偶、扮演故事角色等)反映故事内容,增强患儿的兴趣和想象力。

语言治疗师在患儿的语言训练中,选择合适的治疗方法,结合使用各种治疗技巧,才能更好地应用于特定性语言障碍的儿童。常用的语言治疗技巧包括仿说、自我谈话、平行谈话、示范、重组等。

此外,还可以使用提供信息的谈话和鹰架式教学法等。提供信息的谈话是教学者将其他人所说的话语解释给患儿听,在家中或小团体活动中,有较多人参与沟通时可使用此方法。例如,两个儿童准备画画,其中一个儿童说:"笔,画画。"教学者可对患儿解释:"冬冬用笔画画。"

鹰架式教学法是一种有效促进语言表达的方法,治疗师将语言治疗的目标一直维持在患儿能轻易达到的水平之上,这样可以维持互动的挑战性,同时提升成功的机会,促使患儿对语言目标的持续参与和学习。例如,患儿只能表达物品名称时,治疗师指着桌子上的物品对患儿说:"桌子上有一个苹果,还有 ?"患儿说:"一辆汽车。"

以上的治疗技巧中,自我谈话、平行谈话、示范、扩展、延伸、详述等技巧,对口语表达有限,或者不愿表达的患儿语言能力的提升有帮助;自然情境中的语言沟通示范可以让患儿学习如何在相同的情境中使用语言表达;此外,模仿、示范或者一些诱导口语表达的方式,如"故意说错话、传话、看看我有什么"等技巧同样也可以让患儿发展口语表达的技能。

无论采用哪种治疗方法,特定性语言障碍儿童对语言信息的接收,可能会因注意力、音韵短期记忆或工作记忆等认知处理上的问题或低效能,而影响语言的学习。因此,在提供语言治疗时,可以突显介入的目标语言结构或沟通的特性,以利于语言障碍儿童发现规则或正确的应用方式,提高其语言能力。一般而言,目标语言的重复出现、降低语句的复杂度、口语呈现方式的变化、视觉线索的辅助常是用以突显介入的目标语言的方式。具体说明如下。

(1)目标语言的重复出现:语言治疗师可设计活动让目标语言结构或沟通情境重复出现,以突显其特征,促进学习。如治疗师重复说同样语言结构的话:"老师说,我们要先洗手,再吃饼干。""老师说,我们要先看书,再玩小火车。"治疗师输入语言的同时配合图片或动作,不断将目标语言结构呈现。

(2)降低语句的复杂度:语言治疗的重点是某目标语言结构的习得,治疗师为了让患儿将注意力放在介入的目标语言上,必须控制其他会同时出现的相关刺激,也就是在对患儿解释、说明时,尽量用简短的句子并控制语法的复杂性。

(3)口语呈现方式的变化:特定性语言障碍儿童口语信息接收的认知处理过程有一些问题,治疗师除了使用简短、明确的句子说明之外,还应减慢说话的速度,并放大声音或停顿一下,以使患儿有更多的时间接收信息。

(4)视觉线索的辅助:语言治疗师要善于使用手势动作、具体事物、图画、文字描述,以便更好地帮助障碍儿童将口语信息与情境线索联系,学到此目标语言结构。如教导患儿理解被动语态时,配上仿真动物来讲解,将使患儿获得更多的视觉信息,更利于患儿的理解,提高学习效率。

(二)特定性语言障碍儿童常采用的治疗模式

1.语言治疗师本位的语言治疗模式

这是以语言治疗师为主导的治疗方法,是指由语言治疗师负责评价及治疗特定性语言障碍儿童的语言问题,治疗师首先评价出儿童语言发育水平,找到存在语言发展迟缓或困难的地方,再使用不同的训练方法来治疗有问题的方面。治疗的重点放在患儿有障碍的语言要素及沟通能力的训练层面上。语言治疗师以评价、治疗为基础,采用多种语言治疗方法,可有效提高特定性语言障碍儿童的语言、沟通能力。语言治疗师可选用前文中所讲述的治疗方法,也可采用以下的治疗方法。

(1)直接教学法:指语言治疗师在游戏情境中,向患儿示范某一语言结构,如"我要玩娃娃",可用视觉线索提示,引导患儿模仿说出"我要玩娃娃"后,治疗师将娃娃交给患儿,再次示范正确的语言形式,同时纠正患儿的错语,以此教学步骤改善患儿的语言能力。

(2)结构化交谈法:主要以治疗师示范正确的词语、语言形式,扩展患儿所说出来的话语,鼓励复述等步骤来实施训练。

(3)角色扮演活动:治疗师可使用情境图片或游戏让患儿了解这一情境中发生的事情,再让患儿假装是该情境中的某个角色,说出他需要说的话语。

2.家长执行的语言治疗模式

由于语言的习得和应用贯穿于日常生活中的各项活动、事件中,患儿的活动与陪伴者又密不可分,因此,家长在特定性语言障碍儿童的治疗中,应学习担任主要训练者的方法,障碍程度较重的儿童更有此需要。一个有效的语言治疗必须将家长置于其中,使家长担任重要的角色,语言治疗师指导家长学习并应用语言训练的技巧,在各种合适的互动时机,促进患儿的语言理解能力、口语表达能力,使障碍儿童将习得的语言沟通技能类化应用于家庭环境中,并促使其在自然情境中与他人沟通。语言治疗师的专业知识配合家长的积极参与,是促进障碍儿童语言能力发展的最重要因素。在此阶段中,语言治疗师应帮助家长不断思考并认识患儿的能力,观察记录患儿在语言沟通能力的强项、弱项及潜能,指导家长如何开展语言治疗及运用各种治疗技巧,促进患儿语言能力的发展。

家长执行的语言治疗模式,治疗师首先应将语言评价结果详细告诉家长,让家长清楚患儿的语言能力,哪些是患儿的优势,哪些是需要发展的能力,需要学习的内容或目标语言等,同时,语言治疗师应训练家长和患儿互动的一些技巧,使家长在生活中运用自如。例如:①故意说错话,当患儿想吃饼干,却故意拿杯子,并说:"你要喝水,对不对?"②猜猜看我做了什么:可以故意拿一样东西,当着患儿的面说:"猜猜我要做什么?"③看看我有什么:可以指着一个盒子,告诉患儿说:"你看,这里面有一样东西很好玩!"等待患儿做回答。④去问他人:当患儿向家长要求物品时,故意装作不清楚的样子,激发患儿去问他人。⑤示范表达自己的意图:在日常活动中,示范正确的沟通形式。例如去购物之前,询问患儿想买什么,家长说:"我们去超市买东西,我要买苹果、草莓、胡萝卜、果汁,你想要?"⑥模糊地说话:当患儿表达自己的意思,要求物品或活动时,可以故意含糊的回答或压低声音,说不清楚。⑦传话:当有几个小朋友一起玩的时候,故意当着A的面问B:"B,你有没有看见A的小汽车?"激发B去问A:"你的小汽车在哪里?"

家长学习这些技巧后,可在生活情境中诱发、鼓励患儿的表达,让自发性的沟通在自然互动的情境中产生。

3.教室本位的语言治疗模式

幼儿园、学校是儿童的主要学习场所。此种模式强调语言治疗师与教师相互配合,将语言沟通治疗目标与教室中的学习整合在一起。

语言是人际交往中最重要的工具,特定性语言障碍儿童由于在语言能力的发展上存在不同程度的障碍,这些障碍也会影响到儿童的社会情绪发展、社会技能及其他学科的学习,而采用恰当的语言治疗模式和方法,以合适的方式将目标语言呈现,可以更好地促进儿童的语言理解及表达能力,增强其与同伴间的沟通和参与度。特定性语言障碍儿童的语言治疗既要从医疗角度提供治疗模式和治疗方法,也应以儿童为中心,由语言治疗师和教师、家长密切配合,在学校、社区、家庭或治疗室中进行,将经过训练的语言沟通技能贯穿于日常生活、活动及事件中,这对提高儿童的自信心及学习起着良好的促进作用。

(王　平)

第十节　听力障碍儿童语言障碍的康复治疗

一、听障儿童语言障碍特征

(一)概述

1.定义

按照我国《残疾人残疾分类和分级》的国家标准,听力障碍定义为听觉系统中的感音、传音及听觉中枢发生器质性或功能性异常,导致听力出现不同程度的减退。

听力障碍有多种类型。按病变部位可分为传导性、感音神经性和混合性聋;按发生时间可分为先天性聋和后天性聋;按照与言语功能发育之间的关系分为学语前聋和学语后聋。

2.诊断标准

听力障碍的诊断通常需要借助多种听力测试、听觉功能评估的结果。对于儿童来说,一般以客观听力学检查与听觉行为测试相结合为主,根据儿童实际年龄填写的相应听觉发育表作为参考,综合各种检查结果,对听损伤的类型、程度等作出全面、系统的评估诊断。

听力障碍依据听力损失程度分成不同的级别。世界卫生组织公布的听力障碍分级标准(WHO 1997)将听力障碍分成轻度、中度、重度、极重度四级,详见表10-6。

表 10-6　世界卫生组织 1997 年公布的听力障碍程度分级标准

听力障碍程度	听阈均值(dB HL)	听言语声能力
轻度	26~40	听悄悄话存在困难
中度	41~60	在噪声环境下听说话存在困难
重度	61~80	大声说话才能听到
极重度	80 以上	听大声说话存在困难

注:听力障碍程度以平均气导听阈计算,平均气导听阈指 500 Hz、1 000 Hz、2 000 Hz、4 000 Hz 这 4 个频率气导听阈的平均值。

我国 2011 年正式发布实施的《残疾人残疾分类和分级》国标(GB/T 26341−2010),明确了听力残疾的分级标准,将中度以上(≥41 dB HL)的听力障碍分为四级听力残疾,具体见表10-7。

表 10-7　听力残疾分级

级别	听觉系统的结构和功能	较好耳平均听力损失	理解和交流等活动
一级	极重度障碍	>90 dB HL	不能依靠听觉进行言语交流,理解和交流等活动极重度受限,在参与社会生活方面存在极严重障碍
二级	重度障碍	81~90 dB HL	理解和交流等活动重度受限,在参与社会生活方面存在严重障碍

续表

级别	听觉系统的结构和功能	较好耳平均听力损失	理解和交流等活动
三级	中重度障碍	61～80 dB HL	理解和交流等活动中度受限,在参与社会生活方面存在中度障碍
四级	中度障碍	41～60 dB HL	理解和交流等活动轻度受限,在参与社会生活方面存在轻度障碍

注:此标准以 0.5 kHz、1.0 kHz、2.0 kHz、4.0 kHz 为听力测试频率,表中数值为听力损失分贝数的平均值。此标准适用于 3 岁以上人群的听力残疾评定。

对 3 岁以内儿童进行听力残疾评定,采用 1.0 kHz、2.0 kHz、4.0 kHz 三个频率听力损失分贝数的平均值。依据幼儿听觉行为发育特点,对 6～18 个月儿童只评定一级、二级听力残疾;对 19～36 个月儿童只评定一级、二级、三级听力残疾。

3.病因和患病情况

2006 年第二次全国残疾人抽样调查结果显示,0～6 岁听力残疾的主要致残原因,除不明原因外依次为遗传、母孕期病毒感染、新生儿窒息、药物性耳聋、早产和低出生体重儿;60 岁及以上组主要致残原因依次为老年性耳聋、中耳炎、全身性疾病、噪声和爆震及药物性耳聋等;我国单纯听力残疾人数量为 2 004 万人,加上多重残疾人群中不同程度的听力残疾 776 万人,总计为 2 780 万人;我国听力残疾现患率为 2.11%,0～14 岁儿童听力残疾现患率为 0.18%,据此推算全国 0～14 岁听力残疾儿童约 46 万;儿童听力残疾的级别分布情况是:0～3 岁组有 83.90% 是一级和二级听力残疾;4～6 岁组有 67.36% 是一级的二级听力残疾;7～14 岁组有 57.37% 是一级和二级听力残疾。

(二)听障儿童语言障碍的临床特征

根据听力障碍发生在儿童语言习得前或后,可将听力障碍儿童分为学语前聋和学语后聋两大类。无论对于学语前聋还是学语后聋听力障碍儿童,听力都是影响其语言发展的重要因素。学语前聋儿童因为听觉信息输入通道受损,无法建立顺畅的听觉-语言连接,以致无法获得语言;学语后聋儿童虽然是在获得语言后才发生听力障碍,但因为语言交流过程中缺乏听觉反馈,也会导致出现不同程度的语言障碍。根据相关研究,听障儿童的语言障碍表现在语言理解、语言表达、沟通交流等多个方面,以下将一一进行阐述。

1.语言理解障碍

(1)语言感知:听障儿童由于听力障碍,在感知语言方面存在困难,比如高频辅音 s、sh、ch 等经常听不见或听不清;相近的语音辨识困难,容易混淆,如"ba"听成"bao";"ge"听成"he"等;在听取一连串字符或在有背景噪声时听取语言困难会更大。

(2)语言理解:听障儿童语言理解能力往往显著滞后于同龄健听儿童。其对抽象、有多重含义、隐喻的词句理解更加困难。很多时候,听障儿童能机械重复他人的语言,但不理解其含义,因而也难以做出合理的回应。

2.语言表达障碍

(1)语音:听力障碍儿童最为外显的语言障碍特征表现在语音方面,具体可归纳为以下几点。①构音异常:具体可表现为音的省略、缺失、替代、歪曲、添加等现象。听障儿童由于听力的损失,不能清晰全面地捕捉语音信息。即使佩戴了助听器或植入了人工耳蜗的听障儿童也存在这方面的问题,同时由于听反馈不能正常地发挥作用,导致听障儿童对语音的敏感性较低,加上构音器官长期闲置,造成了听障儿童构音不清的问题。普通话的语音主要包括韵母和声母两部分,而声母因为其时长短、能量小、还要在不同部位形成不同方式的阻塞,所以听障儿童构音不清的问题主要体现在辅音(声母)上。②嗓音异常:具体表现为鼻化音、嘶哑音、尖叫音、音量不当、音调失控等现象。③节律异常:表现为在言语过程中难以控制音长、停顿异常等现象。除了上述表现外,听障儿童还经常表现出说话时语流不畅、语调单调、常有即时性或延迟性鹦鹉学舌式反问现象等。

(2)词汇:由于语言输入量不够,听力障碍儿童的词汇量较小且进步缓慢,而且习得的多是具体、容易理解的名词、动词、形容词等;对于抽象、不易理解的词语较难掌握。

(3)语法:语法包含词的构词和组词成句的规则,语法能力主要表现在词语的搭配是否合理、句子是否通顺等方面。对于听障儿童来说,其出现语法错误的概率较高,掌握语法需要更长的时间。听障儿童的平均语句长度比同龄健听儿童要短,交流中常使用简单句,并经常发生语法错误;较少使用副词、连词等具有语法功能的词汇。

(4)语用:听力损失使得听障儿童无法获取清晰、完整的言语信息,严重影响儿童的语言发展,从而导致听障儿童语用交流行为发展的滞后。无论是从语用交流类型的数量上还是具体内容上,听障儿童的语用交流行为都滞后于正常儿童。在交流意图、言语行为、言语变通三个层面,听障儿童使用的类型数量都显著低于同龄健听儿童。有研究显示,一般情况下,健听儿童在3岁以前就能够掌握大部分的语用交流行为类型,但是4~6岁听障儿童在言语倾向上无法讨论过去、将来和想象的事情,也无法表达自己的想法和情绪,甚至也没有熟练掌握引起听者注意的技巧;而在言语行为上,听障儿童与同龄健听儿童相比,不能够使用"承诺和回答""评估""澄清"三大类言语行为,在情感表达、活动协商、问题讨论上存在缺陷;言语变通是衡量个体运用不同的言语形式来表达自己交流意图能力的指标,体现了语言运用的灵活性与丰富性,听障儿童在互动过程中更多是应答,而非主动积极地表达自己的交流意图,也无法主导交流互动的方向。

3.沟通交流障碍

听障儿童由于语言感知能力受限,语言理解能力较低,因此缺少许多与他人沟通交流、提高沟通技巧的机会,沟通能力低下是听障儿童的显著特征之一。听障儿童一般主动沟通意识弱,被动地等待他人发起沟通行为;不善于维持沟通过程,缺乏注视对方、认真聆听、及时应答等积极沟通行为;当沟通出现问题时,也不会使用解释、重复等策略使沟通恢复正常。

4.读写障碍

随着儿童年龄的增长,阅读和书写也逐渐成为语言发展的重要内容。读写能力与语言理解、语言表达等能力密不可分,互相影响。对于听障儿童,其阅读和书写方面通常存在一定的困难。

在阅读方面,听障儿童表现为阅读时容易出现漏字、加字、不适当的停顿、语速太快、语序混乱、漏行、默读不专心且习惯用手指指着阅读等现象。此外,听障儿童在阅读习惯方面也有一些劣势。高珂娟对某聋人学校小学五年级至高中三年级132名听障学生的阅读调查显示,听障学生存在课外阅读习惯养成不够、读物类型不够丰富等现象,相当比例的学生(23.1%)表示看不懂课外书。聋校低年级段听障儿童在阅读理解时经常出现的问题有仅认识单个字、词、图,对整句、整段文字的理解存在不完整性,需要老师把相应的内容进行拆分讲解;文字理解能力较差,需要联系身边的实际事物或经过示范才能理解相关内容。聋校中高年级段听障儿童在阅读理解时,很难理解较抽象的词语或概念,如对于"角色"一词,听障儿童可能仅限于理解简单的字面意思

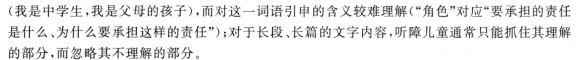

(我是中学生,我是父母的孩子),而对这一词语引申的含义较难理解("角色"对应"要承担的责任是什么、为什么要承担这样的责任");对于长段、长篇的文字内容,听障儿童通常只能抓住其理解的部分,而忽略其不理解的部分。

在书写方面,听障儿童主要表现在写一段文字时会出现句子成分省略、残缺、语序颠倒、关联词逻辑错误等现象;另外,听障儿童书写时句型很单一,常以陈述句为主,缺少疑问、祈使和感叹的表达;词汇较贫乏,以使用名词为主,动词变化少,形容词、副词等运用更少,以致作文描述呆板、不生动。

(三)与语言障碍相关的临床特征

1.认知

听力障碍阻碍或限制了儿童对外界信息的获取,致使其认知的丰富性和完整性存在不足。传统观点认为,由于听力障碍,听障儿童的视觉代偿能力较强,比健听儿童视觉更敏锐,观察事物更仔细;听障儿童的知觉形象以视觉形象为主,缺乏视听结合的综合形象,知觉的完整性、精确性比健听儿童差,更多借助视觉、触觉、运动觉协调活动,认识世界;学龄前听障儿童的注意以无意注意为主,有意注意的水平低、稳定性较差;听障儿童的短期视觉记忆和色彩记忆较强,但对易进行言语编码的材料的短时视觉记忆能力较差;由于语言发育迟缓,听障儿童的抽象逻辑思维形成较晚,水平也较低。例如,守恒问题的解决听障儿童要延迟1~2年。随着研究不断深入,人们对听障儿童认知发展规律和特点的认识一直在发生着变化,上述传统观点有些也开始受到质疑。譬如,有人根据皮亚杰的认识发生论认为,尽管社会交往能力在某些方面促进认知能力发展,但认知结构中最核心的思维和解决问题的能力却来源于儿童对环境中物体的操作,因而,听觉及言语障碍并不直接影响儿童的认知能力。佛斯等人用皮亚杰理论对听障儿童和健听儿童进行试验表明,听障儿童只在需要语言交流能力的思维领域与健听儿童有微小差距,而其他主要认知能力并未受到影响。在听障儿童智力发展方面,20世纪初,皮特纳等学者通过对听障儿童实施智力测验认为听障儿童的智力水平低于健听儿童。但在1930年以后,通过改进心理学测量技术,采用非言语智力代表听障儿童的一般智力。研究表明,听障儿童的智力并不落后。陈彦等人2012年的研究结果显示,听障儿童在数字推理、图形推理和异类鉴别能力方面低于健听儿童,在情景认知和记忆策略方面无差异。方俊明等人的"残疾人与正常人的认知过程的比较"课题通过一系列试验得出结论:在认知发展过程中,感官残疾人与正常人相比确实存在发展滞后,但这种差异并没有人们通常想象的那么大,随着年龄的增长和教育与康复训练的介入,认知发展的差距逐渐缩小和消失。

截至目前,有关听障儿童认知发展的研究还没有形成公认的结论。一方面是由于人类认知发展极为复杂,人们对这一领域的认识还十分有限,还没有一个公认的理论或技术模型可以用于听障儿童认知发展的研究;另一方面是由于受到测量工具、样本量等因素的影响。长期以来,有关听障儿童认知发展的各类研究在设计上不够完善,缺乏内在的一致性和可比性。影响听障儿童认知发展的因素极为庞杂。除了影响一般儿童认知发展的因素外,还与听障儿童是否接受了干预,以及干预的时间、形式、方法、效果等密切相关。只有充分排除各种混杂因素的影响,研究才能得出准确、可信的结论。尽管如此,对听障儿童认知发展的认识还在不断深化,越来越多的研究正趋向得出一致的结论,即听力障碍影响儿童的交流能力和运用语言进行思维的能力,因而会影响听障儿童的认知能力,但听力障碍并不必然导致儿童认知发展异常,在给予及时、有效干预的情况下,听障儿童同样可以遵循健听儿童的认知发展规律,获得与健听儿童一样的认知能力。

2.个性和社会性

个性和社会性发展是儿童发展的重要方面。个性反映儿童作为个体的心理特征,社会性反映儿童作为社会成员的适应状态。由于听力障碍,儿童言语、语言能力发展滞后,获取外部信息和表达自身意愿的途径不畅,交流中难免遇到情绪困扰和情感挫折,进而继发个性、社会性发展问题。近年来,国内外学者运用现代心理测量技术对听障儿童的个性、社会性发展开展了大量研究,并试图用现代心理学理论解释听障儿童的个性、社会性发展机制。普遍认为,听障儿童的人格发展同时存在外显和内隐两类问题。外显问题表现为存在注意缺陷或者行为过于活跃。内隐问题表现为自我评价低,有自卑、焦虑和孤独感等。在社会性发展方面,听障儿童由于语言发展迟缓,造成内部注意发展水平低,自我意识能力差,难以准确剖析自己和他人的思维、情感体验等,因而交往能力差。听障儿童的社会适应能力明显低于健听儿童,不仅体现在交往能力上,也体现在运动能力不足,参加集体活动和自我管理能力不足等方面。

3.情绪行为

情绪是人对客观事物的态度体验及相应的行为反应。情绪本身是内部的心理活动,但通常会伴随或表现为外部的行为表现。儿童的情绪行为特点反映了个体身心发展的水平,情绪行为和语言、认知能力也密切相关。有学者指出,听障儿童存在情绪行为问题,如注意力不集中、行为冲动等;情绪行为在一定程度上会影响儿童语言的发展。在国外,除了听力、语言外,情绪行为是听障儿童康复效果评估的重要内容。王娜等人的研究结果显示,学龄前听障儿童在冲动性、攻击或反抗方面比较突出,注意力容易分散,依从性和移情能力较低。

二、听障儿童语言康复常用治疗模式与方法

(一)常用治疗模式

以语言康复师是否直接介入语言训练为依据,可把语言康复的常用治疗模式划分为直接干预和间接干预两种模式。其中,直接干预模式包括个别干预、集体干预、小组干预三种,间接干预模式包括以家庭为中心的干预和协作两种。这种分类同样适用于听障儿童。但是,结合听障儿童的特点及其语言障碍的表现,在使用上述治疗模式时有一些特别之处值得说明。

1.直接干预模式

(1)个别干预模式:对于听障儿童来说,进行一对一语言康复时,需要特别注意两个方面:听能管理和言语矫治。

听能管理:听障儿童之所以产生语言障碍,根本原因在于听力受损。改善听障儿童的听力状态,确保其助听设备正常、助听效果处于最优状态,是进行语言康复的首要前提。而听能管理是这一前提条件得以落实的重要保障。所谓听能管理,是以听力师为主导,通过听力师、康复教师(或语言治疗师)及听障儿童家长三方协同合作,对听障儿童的听觉状况、助听效果及其所处的声学环境进行动态观察和主动评估,通过有效的听力服务,使听障儿童的听觉处于最佳状态。听能管理主要包括以下内容:第一,利用主客观方法对儿童的裸耳听力、助听听力进行测试,及时发现儿童的裸耳听力是否有变化,助听听力是否达到适合水平;第二,根据听力测试结果,考虑调试或更换助听设备(助听器、人工耳蜗、FM调频系统、其他辅听设备等),以确保听障儿童助听效果达到优化;第三,观察儿童在家庭、幼儿园或学校、社会活动等情境中的听觉行为反应,如果不理想则及时反馈给听力师以备调机;第四,听力师指导听障儿童家长或康复教师(或语言治疗师)正确

使用和维护助听设备、营造适合聆听的声学环境等。

言语矫治:如前所述,听障儿童最为外显的语言障碍特征为语音异常,这和听障儿童听觉反馈能力缺乏或不足有关。虽然随着康复的进展,听障儿童的言语清晰度会有改善,但语音异常仍然是较为突出的问题。有些听障儿童即使语言理解能力很强,掌握的词汇和语法也较多,也具备一定的语言沟通技能,但还是存在构音异常、语调异常或节奏异常等问题。因此,对听障儿童进行一对一康复时,需要加强言语矫治。言语矫治是针对存在言语障碍的听障儿童实施的康复活动,包括言语功能评估、言语障碍诊断、治疗等内容,其目的是解决听障儿童在呼吸、发声、共鸣、构音等方面存在的问题,使其言语清晰、准确、流畅。

当然,并非所有听障儿童都需要进行言语矫治。听障儿童大多不存在器质性言语障碍,其言语障碍主要是由于听力干预效果不理想,缺乏足够的听觉反馈对言语动作进行精确控制,或是由于干预时间晚,言语器官功能未充分发育,动作不灵活、不协调造成的。随着听力干预技术不断进步及干预时间不断提前,更多的听障儿童可以运用听觉顺利学习言语和语言,无须言语矫治。但是,对于听力干预效果不理想、干预时间过晚或伴有器质性言语障碍的听障儿童,仍然有必要对其进行言语矫治。

(2)集体干预模式:目前国内对于学龄前且语言水平较低的听障儿童多采用集体干预的模式,在专门的康复机构或特殊教育学校对其进行听觉语言康复。在这种模式里,通常的做法是根据听障儿童的听觉语言水平,将水平相近的儿童安置在同一个班进行以听觉语言康复为重点的教学。这种模式符合目前国内听力语言康复教师、言语语言治疗师严重匮乏的现状,可以较好地满足大量听障儿童及其家庭的康复需求,同时也可以发挥集体教学的优势(如听障儿童家长可互相学习经验)。但是,在为听障儿童实施集体干预时,需要注意下面三个方面。

优化教室声学环境:听障儿童所处教室的声学环境需进行必要的设计和改造。良好的聆听环境对听障儿童的语言康复至关重要。即使最现代的助听设备也不能完全补偿和重建儿童的听力。助听器和人工耳蜗的最佳作用距离为 1~2 m,环境中的噪声、混响对听障儿童的听辨能力也有显著影响。只有环境中的信噪比达到一定标准,听障儿童才能利用助听设备听清言语。一般情况下,健听成人听到完整、清晰的谈话需要信噪比达到 +5 dB,而听障儿童需达到 +15~+20 dB。混响时间是指声音从原来大小下降 60 dB 所需要的时间。混响时间过短或过长对言语听觉均不利。混响时间短会感到声音干涩,混响长会感到声音含混不清。超出一定标准,混响时间越长,言语清晰度越低。因此,改善环境的声学特性及人们的交流行为,对改善听障儿童的听能状况有重要意义。美国教室声学设计标准(ANSI/ASA S12.60-2002)推荐,教室容纳 35 人左右,在无人状态下最大背景噪声不能超过 35 dB,混响时间应控制在 0.6~0.7 秒。集体教室应该对照上述标准尽量创造有利于听障儿童听声学语的教学环境。另外,配置无线调频 FM 系统也可以帮助听障儿童克服距离和噪声的干扰。

坚持全面发展理念:虽然听障儿童康复的重点是提高听觉语言能力,但是儿童的认知、情绪、个性、社会性的发展与语言发展息息相关,对儿童的身心健康至关重要。因此,在听障儿童集体干预模式中,要坚持全面发展的理念,课程设计需要参考学前、学龄正常儿童教育大纲,将听觉语言康复融入各领域课程中。2007 年,中国听力语言康复研究中心在多年听障儿童临床服务实践的基础上,以现代康复教育理念为指引,提出了听障儿童全面康复模式,并于 2011 年在全国范围推行了听障儿童全面康复教育改革。该模式紧紧围绕着听障儿童全面发展这一核心目标,依据听障儿童康复的基本原则,建构起以学前教育为基础,以听力干预、听觉言语训练、言语矫治等专项技术为支撑的听障儿童全面康复模式。这一模式体现了现代儿童观、教育观、康复观的要求，涵盖了听障儿童康复所涉及的学科技术，清晰界定了不同学科技术的内在关系，使其组成一个完整、有机的体系。

提供融合教育机会：听障儿童语言康复的最终目的是使其获得能顺畅与人交流、融入正常社会生活。因此，在集体干预模式中，还要注意为听障儿童尽量多地提供融合教育的机会，比如和普通幼儿园、学校开展联谊活动，带领听障儿童参与社区活动等，帮助他们更快、更好地融入社会生活。

2.间接干预模式

对于年龄较小、不能适应或不方便接受直接干预模式的听障儿童来说，接受以家庭为中心的干预模式或协作模式就成为首选。其中，以家庭为中心的干预模式应该是最理想的选择，因为听障儿童的语言康复是一个长期的过程，如果家长掌握了康复原则、技能及方法，能够根据家庭状况，灵活且充分地利用家庭资源，将能最大程度促进听障儿童的语言康复和全面发展。但是，在实施以家庭为中心的干预模式时，作为提供专业支持的机构和人员，必须清楚了解每一个听障儿童家庭的需求，其支持和协助应该从评估家庭的需要开始。英国学者Dalzell归纳听障儿童家庭需要的评估包括四个方面：①信息需要，与听力和听力损失有关的信息；与助听器和人工耳蜗助听设备有关的信息；其他服务于听障人士的技术设备信息，比如闪灯门铃、电视电话、枕头闹钟等；儿童成长和发展的信息；如何帮助儿童发展交流技巧的信息；如何陪孩子玩耍和激发孩子的兴趣；如何与孩子谈话和交流；如何应对儿童的行为；当地有哪些适合孩子的服务及教育选择。②支持需要，如何接受孩子的听力损失；如何向他人解释孩子的听力损失；如何参与父母自助小组；如何获得康复有关资源；如何才能会见到别的听障儿童的父母亲。③社区服务需要，社区内的游戏小组、托儿所、幼儿园；听力语言康复专家、手语讲解员。④经济支持需要，听障儿童家庭可以享有的一些福利。

在以家庭为中心的干预模式中，听障儿童家长需要发挥更大的主动性，积极承担起康复责任。对于听障儿童家长而言，首先要接受、面对孩子听力障碍的现实，既不抱怨、回避，也不内疚、自责，逐步树立起帮助孩子康复的信心。其次需要克服一些与听障孩子交流时容易出现的问题。根据Cole等人的研究，与健听儿童家长相比，听障儿童的家长往往表现出许多不利于孩子听、说能力发展的交流特点：①与孩子的谈话少；②自我重复多；③扩展少；④句子短；⑤语法结构简单；⑥拒绝、批评多，经常忽视孩子的反应；⑦直接命令多（试图控制孩子行为）；⑧经常从孩子的关注点、行为和话语转移到成人的话题；⑨言语速度快、不流畅、不清楚、不悦耳。提供支持的康复机构和专业人员应帮助听障儿童家长学习掌握必要的康复知识、方法与技巧，并指导家长将科学的理念和知识内化为有利于儿童听、说能力发展的日常行为。只有如此，家长在听障儿童康复过程中才能更好地发挥出应有的重要作用。

(二)常用治疗方法

儿童语言训练的主要方法有三类，分别是以语言康复师为主导的训练方法、以儿童为中心的训练方法、综合教学方法。对听障儿童语言康复而言，常用的方法也可以按这三类划分。这里主要介绍围绕沟通与语言教学，在听障儿童康复领域形成的一系列具有代表性的语言康复方法。

1.听觉口语法

听觉口语法是一套主张听障儿童应尽早在助听设备的帮助下，最大限度发挥残余听力的价值，激发听觉潜能、发展聆听与口语能力的方法体系。它强调早期发展、佩戴助听辅具、家长参与、"一对一"教学、规避或降低说话时的视觉提示、经常性的听能评估与及早融入普通学校。自1978年Daniel Ling等人正式提出用"Auditory-Verbal"一词作为听觉口语法专有名称以来,听觉口语法经历了40年发展,目前已在全世界范围内得到推广,其应用于听障儿童早期语言学习的效果也被越来越多的研究文献所证明。该方法以发展有声语言和沟通技巧使听障儿童融入听力社会作为主要目标。在听觉能力获得方面,它主张及早、持续和有效地使用助听辅具(如助听器、人工耳蜗、FM调频系统),这是该方法的关键;在接受性语言发展方面,它主张听障儿童借助坚持并有效地使用个体助听设备,可以学会说话;在表达性语言方面,它强调既要发展儿童的有声语言表达,也要发展其书写能力;在家庭履责方面,它强调发展儿童的语言是家庭的基本责任,期望父母能将听语训练持续地融入听障儿童的日常生活和游戏活动之中。因此,作为听障儿童的父母必须为孩子提供一个丰富的语言环境,确保全天都在使用助听辅具,确保聆听成为孩子获得所有有意义经验的一部分。听觉口语法模式要求听障儿童父母要深度参与,以便他们学会相应的技能、技巧,成为听障孩子自然学习及听觉语言训练的教导者。这一方法模式与其他的听觉口语教育方法相比,最大的差异在于对听障儿童父母或主要监护人的角色定位的不同。

2.手型提示法

手型提示法其实质是一种凭借手型线索辅助呈现不同言语发音的视觉交流方法。与人讲话时,借助手型辅助线索可以使人看清正在说的话。这一方法有助于听障儿童区分相同唇形的语音。该模式亦将融入听力社会所必需的发展言语和沟通技巧作为主要目标。在听觉能力获得方面,该模式强烈建议使用助听设备,最大限度利用残余听力或重建听力;在表达性语言方面,该模式认为听障儿童通过使用助听设备、唇读和使用呈现不同语音的手型线索能够学会讲话;在家庭履责方面,该模式认为家长是听障儿童学会手型提示法的老师。父母双方或至少一人必须学会此法,当他与孩子进行交谈时,总能流利地使用手型线索促进孩子适龄言语与语言的发展。为此,该模式提供授课教师通过班级教学帮助家长学会手型提示的方法,但要求家长必须花费大量的时间进行练习,这样才能熟练地使用手型线索呈现不同言语发音的视觉信息。

3.全面交流法

全面交流法也称综合沟通法或者综合交际法。此种方法并不倾向于哪种沟通方法,而是综合运用手语法、手指法、口语法、读语法、体态语言等方法开展康复教学。该方法将为听障儿童提供一个与同伴、老师和家庭之间容易的、最少受限制的信息沟通交流的方法作为根本目标。特别强调口语与手语应同时呈现以利于听障儿童运用其中的一种或两种方式进行交流。在家庭履责方面,该模式认为家长至少有一人但最好是所有家庭成员应该学习一种视觉语言系统(如手语),通过充分交流从而发展孩子的适龄语言。同时提示家长,掌握手语词汇和语言是一个长期的、持续的过程。随着孩子表达需求的扩大,手语表达也会变得更为复杂,家长应为孩子提供一个有益于语言学习的环境,即鼓励听障儿童坚持使用助听设备,与其说话时更应坚持不懈地同步配以手语,流畅的手语使用应成为家长与孩子日常交流的一部分。

4.双语双文化法

双语双文化法在特殊教育法范畴也称为双语教学法,是指在聋校教育中让听障学生学会聋人手语和本国语言(包括书面语和口语),能使用这两种语言学习文化知识,能用两种语言进行交流,成为"平衡的双语使用者"。双语双文化法主张应将"聋"看作一种文化和语言的差异,而不是将它看作一种残疾。聋人手语(而非手势汉语)是聋人交往最自然、最流畅的语言,因而也是聋人最喜欢的语言。故而该模式强调聋人自然手语应作为聋童的第一语言,健听人使用的本国语言应作为聋童学习的第二语言。该模式主要是在聋校实施,针对在校就读的全聋和重度听力障碍的儿童。只要家长同意,听障儿童本人愿意,经过申请,也可以在资源教师的帮助下学习聋人手语。该模式与聋校原有的手语教学的最大不同在于十分强调聋人教师的参与,需要聋人教师和健听教师的共同配合来完成双语教学任务。缺少聋人教师的配合,双语教学是不完全的,也是不纯正的。目前,有关聋双语模式教学有效性的实证研究仍不够丰富,人们对它还持有不同的看法。

（王　平）

第十一节　智力障碍儿童语言障碍的康复治疗

一、智力障碍儿童语言障碍特征

(一)概述

1.智力障碍的定义及诊断标准

美国精神医学学会《精神障碍诊断与统计手册》第 5 版(diagnostic and statistical manual of mental disorders-V,DSM-V)将智力障碍定义为智力障碍(智力发育障碍)是在发育阶段发生的障碍,包括智力和适应功能两方面的缺陷,表现在概念、社交和实用的领域中。必须符合下列 3 项诊断标准:①经过临床评估和个体化、标准化的智力测验确认的智力功能的缺陷,如推理、问题解决、计划、抽象思维、判断、学业学习和从经验中学习。②适应功能的缺陷导致未能达到个人的独立性和社会责任方面的发育水平和社会文化标准。在没有持续的支持的情况下,适应缺陷导致一个或多个日常生活功能受限,如交流、社会参与和独立生活,且在多个环境中,如家庭、学校、工作和社区。③智力和适应缺陷在发育阶段发生。

中国残疾人联合会 2006 年将智力残疾定义为智力显著低于一般人水平,并伴有适应行为的障碍。此类残疾是由于神经系统结构、功能障碍,使个体活动和参与受到限制,需要环境提供全面、广泛、有限和间歇的支持。

智力残疾包括:在智力发育期间(18 岁之前),由于各种有害因素导致的精神发育不全或智力迟滞;或者智力发育成熟以后,由于各种有害因素导致智力损害或智力明显衰退。

2.智力障碍的分类

中国残疾人联合会第二次全国残疾人抽样调查分类标准将智力障碍分为 4 个等级见表 10-8。

表 10-8　智力障碍分级标准

级别	分级标准			
	发展商(DQ)0～6 岁	智商(IQ)7 岁以上	适应行为(AB)	WHO-DAS 分值
一级	≤25	<20	极重度	≥116 分
二级	26～39	20～34	重度	106～115 分
三级	40～54	35～49	中度	96～105 分
四级	55～75	50～69	轻度	52～95 分

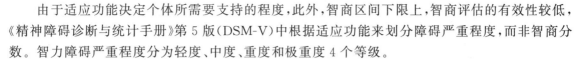

由于适应功能决定个体所需要支持的程度,此外,智商区间下限上,智商评估的有效性较低,《精神障碍诊断与统计手册》第5版(DSM-V)中根据适应功能来划分障碍严重程度,而非智商分数。智力障碍严重程度分为轻度、中度、重度和极重度4个等级。

3.智力障碍病因和流行病学

造成智力障碍的原因很多,根据"医学诊断学"的分类,将造成智力障碍的原因分成八类:

第一类:染色体异常引发的疾病,例如21三体综合征;第二类:新陈代谢障碍或营养失调所引发的疾病,例如苯丙酮尿症;第三类:产前或产后发生的疾病,例如出生时短时窒息;第四类:胎儿期感染或中毒引发的疾病,例如先天性梅毒感染;第五类:孕期孕妇吸烟饮酒等引发的疾病,例如酒精儿;第六类:与遗传有关的疾病,例如家族遗传性精神障碍;第七类:与环境因素有关的疾病,例如狼孩儿等早期发展经验被剥夺;第八类:不明原因的疾病,例如无脑畸形。

受概念界定、诊断标准、测量工具的影响,各国关于智力障碍发病率的报道并不一致。美国各种程度的智力落后患病率为1.6%~3%,英国重度智力落后患病率为0.33%,轻度智力落后为1.29%。患病率统计最大的差异出现在轻度智力障碍人群的诊断方面。

2006年第二次全国残疾人抽样调查数据推算,全国各类残疾人总数为8 296万人,智力障碍总人数为554万人,该数据不包括伴有智力障碍的多重残疾人群,其中男性占55.39%,女性占44.16%,智力障碍占残疾人的比例为6.68%。

DSM-V指出智力障碍在一般人群中的总体患病率约为1%,并随年龄而变化,严重智力障碍的患病率大约是1 000人中有6人。

(二)智力障碍儿童语言障碍的临床特征

1.语音

(1)语音清晰度:语音清晰度差是智障儿童常见问题。部分智障儿童有"大舌头"的情况,说话含糊不清,严重者更是难以听懂。部分智力障碍儿童在交谈时用点头、摇头或手势来代替所要表达的话语。

引起智力障碍儿童语音清晰度问题的原因是多方面的,发音器官的缺陷、听觉系统障碍或不良的社会心理因素等都可能引起智力障碍儿童语音清晰度问题。舌、唇、牙齿、下颌和软腭等发音器官缺陷是导致清晰度差的主要原因。智力障碍儿童发音器官的发音动作不如正常儿童灵活,缺乏自我调节。这些都可能导致智力障碍儿童出现发音不准,吐字不清的现象。

张福娟等人的研究表明,轻重度智力障碍儿童已经掌握了一定量的语音,但个体之间差距较大,轻度与中度智力障碍儿童语音正确率差异显著。

(2)韵律与连贯性:部分智力障碍儿童存在语音韵律、连贯性障碍;部分智力障碍儿童有口吃问题。在表述时通常存在以下现象:停顿多、叙述缓慢、重复多、不流畅。停顿大多出现在主词或动词、介词后面,如"这个小孩她……""这个小朋友在,在……";重复往往和停顿同时出现,他们重复一个短语、一个词,甚至一个句子。

2.语义

(1)语义理解:智力障碍儿童理解的词汇随年龄发展而发展,其发展规律与正常儿童相似,但发展速度落后于正常儿童。与相同智龄的正常儿童相比,智力障碍儿童的词汇理解能力没有显著性差异。词语理解能力与智力障碍程度密切相关,智力障碍程度越重,词语理解能力越差。智力障碍儿童词语理解能力的发展速度与能够到达的水平受智力水平影响,研究表明轻、中度智力障碍儿童词语理解能力随年级增高差距越来越大。

　　智力障碍儿童句子理解能力发展趋势与正常儿童相似,从语义简单句向语义复杂句发展,但句子理解能力发展速度远远落后于正常儿童。与相同智龄的正常儿童相比,智力障碍儿童句子理解能力显著落后与同智龄正常儿童。即随着智龄的发展,智力障碍儿童句子理解能力的发展速度较智力、词汇理解发展的速度要落后很多。

　　由于智力障碍儿童注意力和工作记忆广度受限,加工速度慢及智力转换能力低下,智力障碍儿童句子理解速度较慢并且错误多。表现为智力障碍儿童不能迅速准确地加工句子中多维信息,当句子中的信息量扩大时,智力障碍儿童难以兼顾整个句子内容,只能对句子局部信息进行加工,通常会舍去句子后部信息,或者将信息杂糅。与词语理解相似,智力障碍儿童智力障碍程度越重,句子理解能力越差。

　　(2)语义表达:华红琴等通过看图说话测试方式,发现智力障碍儿童讲述图片内容能力的发展过程与正常儿童一致,从表述外显动作、表情向表述内隐的心理活动发展,从表达孤立片面的事件向表达整体联系的事件发展,从阐述行为结果向阐述行为过程发展,从表达直观画面向表达基于画面的想象发展。匹配智龄后,智障儿童在各个发展阶段的生理年龄都比正常儿童大得多。此外,智力障碍儿童大多只能说明事物现象、行为动作之间的外在联系,表达事物内在联系方面的能力较弱。

　　3.语法

　　(1)句法结构的理解:智力障碍儿童理解句法结构的顺序与正常儿童基本一致。例如在方位词语的理解上,按照"在……上""在……后""在……前""在……和……中间""在……左/右"的顺序习得。但智力障碍儿童获得这些结构的时间要晚于正常儿童,即使匹配了智龄,也远不如正常儿童理解的好。

　　(2)句法结构的表达:在句子结构表达方面,随着智龄的增长,智力障碍儿童语言中不完整句越来越少,句法结构趋于完整。研究发现,中度智力障碍儿童句子长度与智龄基本相符。同时完整句的修饰成分也逐渐复杂,复杂谓语句所占比例逐年增大,单句比例减少,复句增多,这种变化趋势与正常儿童的语句结构发展趋势一致。

　　智力障碍儿童在连词的使用上较正常儿童单一。例如,智力障碍儿童最常用"和"来连接句子的 2 个成分。此外,智力障碍儿童还存在较频繁的词性误用现象,例如用副词"后来"来连接 2 个句子。

　　句子形式标记方面,中度智力障碍儿童在表述时并不用形式标记"在""正在"等词语,而是利用具体语境做直接陈述。中度智力障碍儿童表达被动句时,主要靠句子的义合关系进行表述,而不注重句子形式标记词,这与其语言发展的智龄相吻合。

　　4.语用

　　(1)交流行为。①智力障碍儿童前语言阶段的交流行为具有以下特征:首先,对智力障碍儿童前语言阶段的研究表明,他们与普通儿童的交流行为具有一定的共性。在这一阶段,智力障碍儿童使用的身体姿势类型与普通儿童相似,例如使用"拍手、摇头"等进行交流。其次,智力障碍儿童的非言语交流行为发展落后于普通儿童。研究表明与相同智龄的普通儿童相比,智力落后儿童注视母亲和其他刺激物的能力存在缺陷。智力落后儿童在与母亲的交流互动过程中,发声和微笑的频率比普通儿童少。最后,前语言阶段的研究表明,智力落后儿童在该阶段倾向于使用非语言交流行为。将词汇理解能力相等的智力障碍儿童与普通儿童进行匹配,发现智力障碍儿童在第一阶段的发展与普通儿童相似,但在此之后,他们用来表达交往意图的非言语交流行为越来越复杂,更加成熟,研究者认为这可能源于与词汇理解能力相等的普通儿童相比,智力障碍儿童的实际年龄较大,他们的社会经验更加丰富。②智力障碍儿童在语言阶段的交流行为具有以下特征:尽管智力障碍儿童倾向于运用非言语交流行为进行人际交往,但是大多数智力障碍儿童都能够发展出口语,并且口语是他们主要的交流方式。研究者考察智力障碍儿童在语前和单字句阶段的有意义交流、交流功能和方式在交流过程中所占的比例,发现智力落后儿童的这些指标都处在正常范围之内。在言语行动类型方面,与相同智力水平或者语言能力水平的普通儿童相比,智力障碍儿童言语交流行为的类型数和出现的频率与其相似;但与语言能力水平较低的智力落后儿童相比,语言能力水平较高的智力障碍儿童较少提问问题,这可能是由于随着年龄的增长,他们对语言表达越来越不自信的缘故。与普通儿童相比,智力障碍儿童更多地运用目光注视和一些亲社会行为来安慰对方,以此表示同情。

(2)会话能力:会话能力指运用适当的言语或非言语行为与他人进行面对面交流和沟通的能力,包括了话轮转换、会话发起与维持、会话修补3个方面的能力。

首先,话轮转换的研究发现,与父母交流时,虽然按他们的实际年龄的标准,其错误率较高,但是按他们的智龄标准,其错误率相对较低;但有研究者认为这只能说明父母对智力障碍儿童的错误容忍度大,而不能充分说明智力障碍儿童的话轮转换能力。

其次,会话发起的研究表明,智力障碍儿童很少主动发起会话,他们倾向于处于被动。有明显发展障碍的儿童可能不愿意或者没有能力主动发起任何形式的社交。如果他人与他们对话,这类孩子可能会回答,但是通常不会先说话。

第三,会话维持能力研究发现,智力障碍儿童会话维持技能与普通儿童十分相似。与相同语言表达能力的普通儿童相比,智力障碍儿童在话题保持、话轮、对话相关性和言语行为技能等方面更占优势。但实际上,智力障碍儿童只是帮助交流对象维持某一既定的话题,不能为这个话题延伸出新的信息,他们不能真正发挥维持话题的积极作用。

最后,智力障碍儿童具有一定会话修补能力,他们通常对交流对象是否明白自己的意思非常敏感,并且会努力让对方明白。智力障碍程度越严重,会话修补能力越差,重度智力障碍儿童也具有一定的会话修补能力。多数智力障碍儿童对会话的修补是不充分的,部分儿童仅是简单重复自己的话,并不能重新修正或补充。

(3)语篇能力:语篇能力属于儿童语用发展较高层级的能力,对儿童的语用能力要求提出了更高的要求,研究者较多围绕儿童叙事能力发展进行探讨。有研究表明中度到重度智力障碍儿童对事件、经历和故事的叙事能力都比较差,甚至不能复述一个故事或回答有关这个故事的问题,即使他们能够复述故事也往往漏洞百出。

(4)语境:国外许多研究者进行了有关于智力障碍儿童在不同语境下语用能力的研究。艾伯杜特与罗森堡探讨轻、中度智力障碍儿童与父母交往和与同龄人交往的研究表明,智力障碍儿童与同龄人交往的错误率高于与父母交往的错误率。这说明智力障碍儿童与不同身份的人交往,其成功完成会话的可能性会受交往对象影响;与熟悉的人(如父母)交往,成功的可能性大;与不熟悉的人交往,成功的可能性小。

(三)智力障碍儿童语言相关障碍的临床表现

1.言语

智力障碍儿童在发展过程存在言语障碍,部分智力障碍儿童存在呼吸支持不足问题,这主要由其呼吸方式为胸式呼吸所致。部分智力障碍儿童患有气道阻塞、喉软化、气管或支气管软化等问题,导致其在言语过程中出现呼吸困难。除此之外,部分智力障碍儿童还存在硬起音、高音调的问题,这主要与其喉部肌张力过高、声带异常有关。研究表明不同障碍程度(轻度、中度、重度)的智力障碍儿童构音器官功能存在差异"舌头、嘴唇、颚、仿声"差异非常显著。

2.认知能力

认知能力是影响语言能力的重要因素。已有研究表明,认知水平与语言发展密切相关,认知水平越高,语言能力发展越好。智力障碍儿童由于认知能力水平受限,其知觉、记忆、注意、思维和想象的能力不同程度存在障碍,认知水平越低,其语音、语义、语法、语用处理能力越差。轻度智力障碍儿童的个案研究表明所使用的词汇大量为实词,交流、沟通技能明显不足;认知水平不高是造成其语言能力不足的主要原因之一。中度智力障碍儿童语言能力研究表明,其语言习得过程与正常儿童大致相同,他们具有先天的语言获得机制和语言能力。认知能力不足是造成中度弱智者语言发展滞后的重要原因。

3.情绪行为

智力障碍儿童的情绪和行为往往存在自控能力差、反应直接及情绪容易愤怒等特点。智力障碍儿童情绪行为发展水平低、情绪控制能力差的特点影响其社会沟通交往和语言能力的发展。智力障碍儿童对事物的害怕程度与广度要高于正常儿童,加之情绪理解能力较差,这容易导致智力障碍儿童孤僻,影响其社会沟通交往。智力障碍儿童行为能力控制较差,部分智力障碍儿童伴有攻击性行为、强迫行为。这些因素限制了智力障碍儿童接受语言环境刺激的机会,进而影响其语言能力发展。

二、智力障碍儿童语言障碍常用治疗模式

目前,由于智力障碍儿童自身发展的特异性,尚未形成统一的治疗模式,但在临床实践中,也存在一些常用的治疗模式,可供语言治疗师参考。

(一)常用教学组织模式

临床康复实践中,智力障碍儿童语言治疗常用的安置模式主要是"1+X+Y"的教育模式。"1+X+Y"模式主要由三部分组成:集体教学①、个别化康复(X)和家庭康复(Y)。

1.集体教学

集体教学是指在康复机构、医疗中心或者是特殊教育学校中,以班级为单位,教师有目的、有组织、有计划地对智力障碍儿童进行康复教育的过程。对智力障碍儿童语言进行治疗的过程中,集体教学主要包括三部分:主题教育、区角活动、生活及运动活动。一般主题教育和区角活动的内容相对固定,而生活及运动活动相对灵活。下面主要介绍主题教育和区角活动。

(1)主题教育:主题教育主要是围绕着某些主题系统的对智力障碍儿童的语音、语意、语法和语用等方面进行康复。在具体的教学过程中,以班级为单位,先对儿童的语言及相关能力进行评估,确定本学期的主题网络和分级目标。其后,制订阶段康复方案、周康复方案和日康复方案。

(2)区角活动:区角活动是对主题教育内容的衔接,在保持主题一致的基础上,以游戏的形式进一步巩固和发展智力障碍儿童的语言能力。在智力障碍儿童的语言治疗中,区角活动除涉及语言活动外,还应在认知等领域进行必要的延伸和扩展,以促进儿童的综合康复。以"面包""蛋糕"的学习为例,语言活动可以采用角色扮演的游戏,设置蛋糕店的场景,使语言能力较差的儿童巩固词语"面包""蛋糕"。对于能力稍好的儿童,可以在巩固词语的基础上,学习句子"我买面包/蛋糕"。同时,还应在认知活动中加以延伸,可组织去蛋糕房实地参观,通过看、问、捏等方式

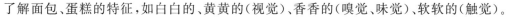

了解面包、蛋糕的特征,如白白的、黄黄的(视觉)、香香的(嗅觉、味觉)、软软的(触觉)。

2.个别化康复

智力障碍儿童的语言个别化康复的训练难度要根据智力障碍儿童语言能力评估的结果来设定,训练的内容要参照当天集体教学的内容和素材,实现"1"与"X"的有机统一。同时,在进行语言个别化康复时,要注意与儿童的言语矫正、认知训练及情绪疏导相结合,实现儿童的综合康复。

对智力障碍儿童语言实施个别化康复的流程一般为儿童语言能力的评估,制订康复目标,围绕康复目标制订康复方案,康复方案实施,儿童语言能力阶段评估,方案再调整。

3.家庭康复

家庭康复实现了将家长置于语言治疗中,发挥家长的作用。语言治疗师通过集中培训或个别培训的方式向家长提供康复指导和示范,使家长掌握语言训练的方法和技巧,以促进智力障碍儿童将习得的语言知识和技能泛化到家庭环境中,最终实现其在自然的生活情境中与他人沟通。

在实施过程中,语言治疗师要向家长介绍儿童在康复机构、医疗中心或者是特殊教育学校中康复或教学情况,家长要记录儿童在家训练的时间、程序和目标达成等情况,并向治疗师反馈,治疗师再根据反馈的内容对家长进行指导,以实现治疗师与家长的有机配合。

在实际的治疗过程中,集体教学、个别化康复和家庭康复并非各自独立的部分,而是相互联系、彼此促进的整体。

(二)常用治疗模式

1.以语言康复师为主导的治疗模式

在智力障碍儿童进行康复治疗时同样可以采用语言治疗师为主导的治疗模式。

2.以儿童为中心的治疗模式

在康复治疗实践中,很多智力障碍儿童伴有情绪行为问题,拒绝语言康复师试图采用的所有方式,使以语言康复师为主导的治疗模式难以实施。以儿童为中心的治疗模式可以很好地弥补其不足,使语言康复师赢得儿童的信任,与儿童建立良好的沟通交往关系。以儿童为中心的训练方法将儿童放在中心位置,语言康复师安排活动,提供机会让儿童在自然的游戏或者沟通中学会目标语言行为,除了选择儿童会玩的材料外,治疗师不直接控制活动的进程。从儿童的角度看,训练"仅仅"是一种游戏。该训练方法的目的并不是试图引出儿童特定的语言结构,而是使儿童在活动中学会如何将语言与行动或相应的物品进行匹配,关键在于帮助儿童建立起行动或相应物品与语言之间的对应关系。语言康复师在教学过程中要注意学会等待,等待儿童的表现,然后对其表现做出回应。

3.综合训练模式

综合训练法结合了以语言康复师为主导和以儿童为中心两类方法的优点,比以语言康复师为主导的治疗模式更加自然化,同时比以儿童为中心的治疗模式更加结构化、有序化和可控化,它的主要特征有:①该方法针对的是特定的一个或者一组目标;②语言康复师对训练活动和训练材料进行了控制,但在操作过程中,语言康复师最大程度诱导儿童自发使用目标语言行为;③语言康复师使用的语言刺激并不仅为了回应儿童的需要,更主要是为了示范和强化目标语言行为。综合训练法主要包括了4种训练技巧,分别是集中刺激、垂直结构、自然情景教学和脚本治疗。

(王 平)

第十一章

疼痛康复治疗

第一节 急性疼痛的康复治疗

国际疼痛协会定义急性疼痛为最近产生并能持续较短的疼痛,常与明确的损伤和疾病有关。临床常见的急性痛包括术后痛、创伤后痛、分娩痛、急性带状疱疹痛、心绞痛、肾绞痛、检查操作损伤、器官组织的急性炎症期、软组织损伤、某些慢性疼痛性疾病急性发作时等,其涵盖面很广。急性疼痛是一种生存保护机制,可使我们避开对人体有害的刺激。因此,在急性疼痛发生时,机体常表现为"对抗或逃避"反应,常伴随自主神经活动的客观征象,如心动过速、高血压、出汗等。

软组织急性损伤、骨折(尤其是关节内骨折)、慢性疼痛性疾病急性发作期,常常发展成为慢性疼痛性疾病的急性疼痛,这是目前康复治疗的主要对象。

一、康复原则

(一)止痛原则

对急性疼痛患者首先应进行积极的对症处理,即采用可能有效的方法进行止痛治疗。同时进行相关检查以明确诊断。

(二)明确诊断

明确诊断是保证急性疼痛治疗成功和安全的关键。但在检查的同时是否强调积极的对症治疗,以前曾有争议。有人认为未明确诊断前,疼痛的治疗可能使得某些症状不能显现而误诊、漏诊,但是现在也有研究显示疼痛治疗并未使误诊、漏诊增加,认为等到作出诊断后再止痛常常是不恰当的。

(三)防止转化

防止急性疼痛转化为慢性疼痛是急性疼痛治疗中的一项重要原则。积极对症治疗和消除导致急性疼痛的原因是降低急性疼痛转化为慢性疼痛的重要方法。

(四)对因治疗

在对症止痛治疗的同时,使用可能的最有效的方法去除或治愈引起急性疼痛原因是治疗急性疼痛的根本方法。主要是去除损害和防止并发症的出现。

二、康复方法

由于导致急性疼痛的病种繁多、发病机制不尽相同,所以治疗方法也各有不同。如急性软组织损伤、骨折与急性炎症导致的急性疼痛其处理方法是不同的。

急性疼痛治疗方法主要包括对症治疗和对因治疗,包括全身用药、痛点注射、神经阻滞、手术、物理疗法、手法矫治与推拿疗法及卧床休息、放松运动、生物反馈疗法等。涉及康复治疗的方法主要有以下几种。

(一)制动

当患者发生急性扭伤等创伤后,要立即制动,防止受伤部位发生移动,组织间摩擦产生新的创伤,避免炎症肿胀等进一步扩展。制动的方法根据损伤部位进行选择,可以采用卧床、支具固定、减除负重等方法。

(二)冷疗

冷疗法或冷冻疗法是指使用表面药物,通过去除或吸收热能达到制冷效果的治疗方法。冷感是由热能的相对缺乏或无法从其他能量形式转化为热能,通过传导和对流而产生。冷疗法仅通过体表物质发挥作用。冷冻喷雾剂吸收体表热量加之自身蒸发,从而降低治疗部位的温度,达到冷疗作用。冷疗主要适用于急性疼痛产生的 24～48 小时内的肌肉、韧带等运动器官急性损伤引起的疼痛。

冷疗法对生理有几个方面的影响:减少神经传导速度,减轻痉挛,降低新陈代谢,改变肌肉力量,提高痛阈,促进肌肉收缩等。据认为,冷疗减少传入纺锤丝和高尔基复合体的释放,痉挛从而得到缓解;抑制酶的活性从而使新陈代谢率下降;易化 α 运动神经元的活性从而短暂促进肌肉收缩;温度变化的程度和持续时间决定感觉运动神经传导的速度。此外,冷疗法初始可降低血液流速,但后期增加。

冷疗法有减轻肿胀、炎症、疼痛和缓解痉挛等作用。短期冷疗可改善局部血液循环,其生理作用类似于超过 10 分钟的热疗。较长时间冷疗(大于 3 分钟)往往用于急性损伤时,以达到止痛、收缩血管、消除水肿的作用。长时冷疗可以缓解痉挛,并减缓神经传导和代谢过程。当温度低至 13 ℃时会感觉不适,但皮肤表面仍可耐受。当温度低于 0 ℃(100 E),可引起组织损伤,应注意避免。

冰敷是最常见的冷疗法之一,它是治疗急性肌肉骨骼损伤"RICE"(休息、冰敷、加压、抬高)的一部分。冷疗法可以使用冰袋或冰块。冰袋内含凝胶状混合物,外覆乙烯,保持在 0～5 ℃。凝胶状顺从性较好,可使冰袋贴合在治疗部位。这些冰袋可利用水和外用乙醇的混合物或使用冷冻蔬菜来保存,放置家中备用。冰包是将碎冰置于塑料口袋中,用法与冰袋类似。在同一温度冰包较冰袋可提供更强的制冷效果,这是由于冰需要更多的热量来液化。冰按摩用于肌肉骨骼疼痛的局部加强治疗,如肱骨外上髁炎。为了加强治疗效果,对于积极性高、痛阈高的运动员,可使用冰敲击和漩涡法。而蒸汽冷却喷剂在"喷雾和伸展"触发点的治疗中,化学冰袋有助于处理急性损伤。

冷疗法禁忌证:缺血,雷诺综合征,皮肤感觉减退,无法对疼痛做出反应,冷冻球蛋白血症,冷过敏,冷引导的升压反应及严重的高血压。

(三)加压包扎

加压包扎不仅可以有一定的制动作用,而且可以使得局部压力增高,从而减少渗出和水肿,降低炎症反应的程度。对疼痛部位或疼痛部位附近的大动脉进行加压包扎。加压包扎一般在一周内间断使用,使用时应严密观察局部循环情况。

(四)光疗

急性疼痛产生的 24 小时后,可以根据具体情况采用偏振红外线或激光治疗。

(五)电疗

急性疼痛产生的 24～48 小时后,可以根据具体情况采用低频或中频电疗,或无热量的高频电疗。

(六)热疗

急性疼痛产生的 48 小时后,可以采用热敷、红外线及蜡疗等。

(七)其他

其他如针灸治疗和某些手法治疗效果也十分肯定。

(刘奕辛)

第二节　慢性疼痛的康复治疗

慢性疼痛通常是指损伤消退治愈后,依然存在的持续超过 1 个月以上的疼痛,或反复超过 3 个月以上的疼痛,或者预期会继续或进展的组织损伤所伴的疼痛。慢性疼痛的形成机制要比急性疼痛复杂得多。一般认为,慢性疼痛除了损伤(或潜在损害)的继续存在以外,各级中枢和外周神经重塑,心理问题及感受器过敏等因素可能都与其相关,并且产生更多更复杂的继发问题。例如出现痛觉过敏,运动减少、肌力和肌耐力降低、睡眠障碍、体重减轻、焦虑抑郁、便秘、ADL 及工作受限等异常。所以对慢性疼痛的治疗往往也要困难得多。慢性疼痛往往会导致严重的功能障碍和生活质量下降等问题,成为康复治疗的对象。

尽管慢性疼痛的病因非常复杂,但是探讨慢性疼痛的病因与机制是选择最佳方案的基础。例如髌骨软化症与髌骨外移,产生与股骨的长期摩擦形成损伤有关,此时的治疗需要通过各种能够实现恢复髌骨内移的来实现,例如胶布固定,股四头肌的内侧肌肉的力量训练和运动再学习的训练就显得更有意义。而一些研究认为躯干的一些小肌肉的肌力降低是腰背等慢性疼痛的原因,寻找薄弱环节并对这些肌肉进行训练可获得疼痛的缓解和功能的改善。

慢性疼痛可能与以下因素有关:①急性损伤未及时正确处理或治疗不彻底:如急性软组织损伤、骨折(尤其是关节内骨折导致的创伤性关节炎)及炎症等未及时治疗或治疗不彻底;损伤导致的骨化性肌炎。亦称为慢性炎症性疼痛。②慢性伤害性疼痛:局部有明显的组织损伤和慢性炎症的病理变化,损伤神经通路长时间传导疼痛信号。③中枢神经系统结构或功能损伤:中枢神经系统结构和/或功能异常常导致慢性疼痛。临床表现多伴有情绪和心理障碍,具有多样性和差异性,受人格特性、社会和家庭背景、教育程度、心身健康状况和职业等方面的影响。④外周神经系统发生不同程度的结构和/或功能异常:如坐骨神经痛。⑤神经性疼痛:通常没有明显的组织损伤,而是疼痛传导通路功能障碍引起的异常慢性疼痛信号的长时间传递。⑥骨关节病:如退行性骨关节病,风湿性关节炎。

慢性疼痛不是急性疼痛的延续,其有着更为复杂的机制,其诊断和治疗较急性疼痛可能更为困难。

一、康复目标

(1)缓解疼痛,减少疼痛并发症、防止或减少疼痛复发。

(2)避免或减少不必要的镇痛药。

(3)提高患者及其家庭的心理适应技术。

(4)提高日常生活活动的独立性。

(5)患者重新适应环境,以重返社会、提高生活质量。

二、康复方法

慢性疼痛的治疗应以康复评定为前提。慢性疼痛的治疗的手段很多,包括药物,神经阻滞治疗、康复理疗、心理治疗、传统中医药治疗、针灸推拿治疗、手术治疗等。方法繁多,这也体现了对慢性疼痛治疗的难度是何其大。

(一)药物疗法

1.非甾体抗炎药

非甾体抗炎药在治疗炎症相关的急慢性疼痛综合征中有重要作用,其主要作用机制是抑制环氧化酶(前列腺素合成酶)活性,从而抑制前列腺素的合成。肾毒性,胃肠道损害是大部分非甾体抗炎药的常见不良反应。

2.阿片类

阿片类药物仍然是现有的最有效的镇痛剂。阿片类药物的受体激动效应和亲和力不同,受体与疼痛最相关,没有封顶作用。慢性疼痛患者虽可发生阿片耐受,但极少发生阿片成瘾现象。目前应用阿片类药物的问题是对需用的剂量或成瘾常持不合理的顾虑(疼痛患者不易成瘾)及耐受问题。正确的态度:大胆谨慎选择适应证;选用长效药物;选用长效剂型;注意观察,进行必要调整。

3.抗抑郁药

抗抑郁药包括三环类抗抑郁药(TCA:阿米替林、丙米嗪、马普替林、氯丙嗪、多塞平)、5-羟色胺选择性再摄取抑制剂(SSRIs:氟西汀、帕罗西汀、氟伏沙明、舍曲林、西酞普兰、曲唑酮)、单胺氧化酶抑制剂(MAOIs:苯乙肼、吗氯贝胺)、其他如黛力新等。三环类抗抑郁药对于各种不同的疼痛具有广泛的作用。三环类抗抑郁药产生镇痛效果所需的剂量小于治疗抑郁症所需的剂量,在用药1～2周内即可产生镇痛作用,远快于产生抗抑郁效果的时间。抗抑郁药在镇痛的同时产生抗抑郁作用,能在一定程度上改善部分患者的情绪。

4.NMDA受体阻滞剂

NMDA受体阻滞剂可阻断兴奋性氨基酸如谷氨酸、天冬氨酸与NMDA(N-甲基 D-天冬氨酸)受体结合,可缓解因中枢神经系统的某些部分长期处于敏感化状态而致慢性疼痛。NMDA受体拮抗剂可抑制中枢敏化。常用的NMDA受体拮抗剂有氯胺酮、右美沙芬和金刚烷胺。

5.α_2受体激动剂

可乐定为常见的α_2受体激动剂,它能经皮肤、硬膜外、鞘内、静脉内及口服给药,可调节脊髓后角5-羟色胺和去甲肾上腺素的释放,它能抑制交感症状和阿片类药物的戒断症状。可乐定还可以有效地解除痛性痉挛。

6.抗惊厥药物（膜稳定剂）

抗惊厥药物广泛应用于治疗慢性神经病理性痛，特别是撕裂样痛和烧灼样痛，认为其止痛效果主要与稳定过度兴奋的神经细胞膜、抑制反复的神经放电并减少突触对兴奋冲动的传递有关。作用在 Na^+ 通道的卡马西平 $100\sim200$ mg，每天 $1\sim2$ 次；逐渐增加至 400 mg，每天 3 次。不作用在 Na^+ 通道的加巴喷丁 $200\sim600$ mg，每天 3 次；国外报道最大剂量可用至 1 200 mg，每天 3 次；国内也报道可用至 800 mg，每天 3 次。

7.抗组胺药

抗组胺药通常用于中重度疼痛患者的镇静。在有些不能使用苯二氮䓬两类药物的患者中，苯海拉明也用来治疗患者的焦虑或失眠。苯海拉明 $400\sim600$ mg，分次口服，对治疗中枢性疼痛有益。患者应用抗组胺药不会产生药物依赖。

8.糖皮质激素

糖皮质激素广泛应用于慢性疼痛疾病的治疗。其主要通过免疫抑制作用对各型变态反应、慢性结缔组织病产生良好的治疗效果，包括：①抑制巨噬细胞的吞噬作用。②破坏参与免疫反应的淋巴细胞。③抑制淋巴组织的增殖和蛋白质合成、抑制变态反应。④延缓肥大细胞中组胺的合成，减少组胺的贮量。⑤抑制组胺、慢反应物质（SRS-A）的释放。⑥抑制白细胞介素的合成与释放。

其抗感染止痛效应的机制为：①增加血管张力，降低毛细血管的通透性。②稳定溶酶体膜。③抑制炎症过程中的酶系统。④抑制中性粒细胞、单核细胞、巨噬细胞趋向炎症部位的募集现象。⑤抑制磷脂酶 A 的活性。⑥阻塞细胞膜孔。⑦抑制炎症细胞的 DNA 合成。⑧抑制细胞因子的产生。

长期大量应用糖皮质激素可引起类肾上腺皮质功能亢进综合征，诱发或加重感染，消化系统并发症（诱发或加剧胃、十二指肠溃疡、消化道出血或穿孔等），心血管系统并发症（高血压、动脉粥样硬化等），蛋白质钙磷代谢紊乱引起的并发症（骨质疏松、肌肉萎缩），眼部并发症（白内障）。同时还可能发生停药反应：医源性肾上腺皮质功能不全（肾上腺危象）、反跳现象、成瘾反应等。

（二）神经阻滞疗法

利用神经阻滞为主的方法治疗疼痛，称为神经阻滞疗法。神经阻滞，是指将药物注入脑脊髓神经节、丛或脊神经、交感神经节等神经内，或用物理、化学方法，或将针穿刺于神经、阻断神经传导功能。广义上将神经阻滞分为化学性和物理性两大类。化学性有局麻药和神经破坏药两种，物理性有加热、加压、冷却 3 种。

（三）微创疗法

微创疗法包括椎间盘髓核融解术、射频热凝疗法、经皮脊髓电刺激、脊髓电刺激、针刀疗法、臭氧治疗、银质针疗法等。

（四）患者自控镇痛（APC）疗法

自控镇痛技术（patient controlled analgesia，PCA）疗法分为硬膜外型（PCEA）、静脉型（PCIA）、皮下型（PCSA）等，以硬膜外型和静脉型为最常用。临床应用于术后痛、分娩痛、癌痛及慢性疼痛的治疗。

1.患者自控镇痛原理

PCA 控制系统允许患者自行给予一定量的镇痛药物，在预先设定的时间内控制系统对患者第二次给药的要求不会作出反应,因此,可有效防止药物过量。

在镇痛治疗中,产生临床镇痛作用的最小药物浓度被称为最低有效镇痛浓度(MEAC)。根据这一概念,一旦阿片类药物浓度大于 MEAC,就可产生有效的镇痛作用,小于 MEAC 时则相反,患者会感到疼痛。

2.PCA 技术参数包括以下剂量

(1)负荷剂量:给予负荷剂量在于迅速达到无痛状态。

(2)单次给药剂量:即患者每次按压 PCA 泵所给的镇痛药物剂量。单次给药剂量过大或过小均可能导致并发症或镇痛效果不佳。

(3)锁定时间:是指该时间内 PCA 装置对患者再次给药的指令不做反应。锁定时间可防止患者在前一次用药完全起效之前再一次用药,是重要的安全环节。

(4)最大给药剂量:最大给药剂量或限制量是 PCA 泵装置在单位时间内给药剂量限定参数,是 PCA 装置的另一保护措施。有 1 小时和 4 小时限制量,其目的在于对超过平均使用量的情况引起注意并加以限制。

(5)连续背景输注给药:大部分电脑 PCA 泵除了 PCA 镇痛给药功能外,还有其他功能可供选择,包括 PVC 在给药的同时,连续背景输注给药将减少患者 PCA 给药次数,减少镇痛药物的血药浓度,因此,可改善镇痛效果。

3.常用 PCA 的分类及主要特征

不同种类的 PCA 的特征在于其单次给药量、锁定时间和选用的药物有所不同(表 11-1)。

表 11-1 常用 PCA 的分类及其主要特征

不同种 PCA	单次给药(mL)	锁定时间(min)	常用药物
静脉 PCA(PCLA)	5.0	5~8	阿片类药、非甾体抗炎药等
硬膜外 PCA(PCEA)	4.0	15	局麻药和/或阿片类镇痛药
	0.6	20	吗啡等

(五)物理疗法

应用物理因素治疗疾病的方法称为物理疗法。物理疗法是疼痛治疗的常用方法之一,一般是应用各种物理治疗机(仪)进行治疗。主要有电疗、光疗、声疗、磁疗、水疗、温热疗、冷疗等。物理疗法的作用机制主要是利用物理因子对机体的刺激作用,直接作用于病变部位,或通过神经和体液的调节作用,促进血液循环、降低神经兴奋性、改善组织代谢,加速致痛物质排泄、缓解肌痉挛,起到去除病因、消炎、止痛、消水肿等作用。

1.电疗

电疗是康复理疗治疗慢性疼痛最常用的方法之一。它包括了低频、中频和高频电疗法。

(1)低频电疗法:是频率在 1 000 Hz 以下电流进行治疗的方法。常用的方法有经皮电刺激神经疗法、经皮脊髓电刺激、脊髓电刺激等。

1)经皮电刺激神经疗法(transcutaneous electrical nerve stimulation,TENS)是应用一定频率、一定波宽的低频脉冲电流作用于体表刺激感觉神经达到镇痛的治疗方法。经皮神经电刺激对慢性炎症痛有治疗作用,但不同频率的治疗作用又有所不同。研究表明无论是镇痛还是消炎,100 Hz TENS 的疗效均明显优于 2 Hz(表 11-2)。

表 11-2　不同类型 TENS 及其适应证

类型	频率	脉宽	时间	适应证
常规型	75～100 Hz	＜0.2 毫秒	每天 30～60 分钟	急慢性疼痛,短期疼痛
针刺型	1～4 Hz	0.2～0.3 毫秒	每天 45 分钟	急慢性疼痛,周围循环障碍,长期疼痛
短暂强刺激型	150 Hz	＞0.3 毫秒	每刺激 15 分钟,休息几分钟;每次 30～60 分钟,每天 1～2 次,每周 3～6 次	小手术,致痛性操作过程中加强镇痛效果

　　TENS 尤其对慢性顽固性疼痛效果较好。如用 TENS 治疗一周后仍无明显效果则停用。

　　禁忌证:植有心脏起搏器、颈动脉窦部位、妊娠妇女下腹部与腰骶部。认知障碍者不得自己使用本仪器。

　　经皮神经电刺激作为一种电刺激疗法,能通过皮肤把去极化电流传送到皮下的主要感受器产生止痛的效果。高强度电流电刺激出现的一个非治疗目的不良反应是肌肉痉挛。通过感觉刺激的相互更替以减轻痛觉。电极安置于皮肤表面,分别放置于疼痛区域的近端、远端或疼痛的两侧(此法存在争议)。电极也可放置于周围神经、神经根或穴位上。Ⅰ型传入神经被激活,将感觉信号传到脊髓灰质层背侧神经根传入带,可阻止伤害性疼痛信号的传入。

　　目前还没有单一机制可以解释 TENS 是如何缓解疼痛的。一种看似合理的理论是,有髓鞘传入神经纤维刺激能在脊髓水平阻止小的无髓鞘神经纤维传播的疼痛感觉,但是这个"闸门学说"不能解释止痛的其他特点(例如电刺激的延后止痛效应)。电刺激释放内源性阿片肽(神经肽)可能是另一个似乎合理的机制。另一种理论是电刺激治疗后(特别是高强度 TENS)改变了脑实质内的脑啡肽的浓度,但此理论难以与治疗效应联系起来。

　　TENS 有 3 种选择参数:传统的 60～80 Hz 的高频 TENS 几乎不能察觉到信号强度;频率 4～8 Hz 的低频信号 TENS 常使用高振幅;短阵快速脉冲常使用不同频率交替刺激。对于 TENS 选择哪种波形治疗疼痛最佳,目前试验研究显示还没有统一的观点。一些研究认为低频(＜10 Hz)高振幅刺激与高频(60～100 Hz)低振幅刺激(传统 TENS)相比,前者能释放更多的内啡肽。

　　为了加速创伤愈合(例如难愈合的压迫性溃疡,糖尿病神经性溃疡),一个 TENS 仪,可使用极短(5～100 μs)的脉冲宽度和 100～120 Hz 的脉冲频率的单相波形,直接将无菌和生物相容性阳极和阴极电极放置于创口。电刺激促进创伤愈合的其中一个治疗机制是通过活化血管活性肽加快微循环;另一个机制是电刺激诱导蛋白的合成,从而促进胶原纤维再生。

　　TENS 的最佳治疗时间仍未确定,具体刺激时间按个体化进行。高频(60～100 Hz)TENS 可选择从不可察觉的刺激到 2～3 倍于感觉阈水平的刺激,且每天可持续数小时;低频(0.5～10 Hz)TENS 通常引起 3～5 倍感觉阈的更高强度的刺激。患者可以经受每天间断几个 20～30 分钟的刺激而没有不适感觉。常用的方法是在开始使用高频 TENS 刺激无效时可调到低频刺激。

　　随着对设备和电极放置的最佳化,可连续观察到 TENS 对疼痛的缓解。但是,3～4 个月后,可能产生对电刺激应答的适应性。多样化刺激的新的方法可避免适应性产生。

　　2)经皮脊髓电刺激:近年发展的一种新方法,将电极安放在相应脊髓的外部进行刺激,使用高频率,短时间电流刺激,使上行神经传导路径达到饱和,难以感觉疼痛。短时间刺激可以产生

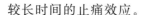

较长时间的止痛效应。

3)脊髓电刺激(spinal cord stimulation,SCS):是将电极植入脊柱椎管内硬膜外腔,经造影证实其确切位置后,在神经通路上制造电场以产生感觉异常区域,以脉冲电流刺激脊髓神经治疗疾病的方法。硬膜外弱电流可以兴奋后索粗神经纤维,抑制痛觉传入而达到止痛。脊髓刺激疗法对血管性疼痛尤其有效。慢性难治性疼痛是 SCS 的最大适应证,其次是对于癌痛和灼性神经痛,再次是糖尿病神经病变性疼痛,效果较差的是疱疹后神经痛。血栓性脉管炎和肋间神经痛综合征。幻肢痛和慢性脊髓损伤性疼痛的效果最差。低电压、低频率硬膜外电刺激可有效地减轻疼痛,近期镇痛效果良好;电刺激参数为强度 1～10 V。

疗效影响因素:女性优于男性。上肢和躯干疼痛的疗效好于下肢疼痛。伴有精神性疼痛、未接受心理治疗者的效果差。

并发症:最常见是电极移位,其次为局部感染。

适应证:其他方法治疗无效、不能或不宜手术治疗的顽固性心绞痛、腰背痛、四肢痛、肢体缺血性疾病、脊髓损失、脑血管意外等。TENS 常见的适应证包括急慢性骨骼肌肉疼痛,神经血管性疼痛及局部缺血性疼痛(心绞痛)。然而,由于多种因素的影响,TENS 止痛的有效率报道与安慰剂比较也是从 30%～95% 不等。这种结果可能与治疗(刺激)时间有关。TENS 是一种低强度电刺激形式。另外,多种毫安和微安电流发生器也已被研究 30 多年。电刺激同样对骨折不愈合患者有益,而且,电刺激对于糖尿病性溃疡也显示出很好的应用前景。可以明确的是 TENS 不可能提供长时间(治疗后)的止痛效果。TENS 不应单独用于治疗疼痛;TENS 只能作为一个综合处理疼痛方案中的一部分来使用。

禁忌证:植入部位皮肤感染者、带有心脏起搏器者。另外,TENS 不能置于靠近颈动脉窦和会厌周围区域及妊娠妇女上述范围之外的特定区域(例如腰部,腹部和下肢)。TENS 禁用于接触性皮炎和电极引起的皮肤刺激症状患者。

4)深部脑刺激:通过神经外科手术,将电极植入脑部,电刺激垂体,治疗顽固性疼痛。

(2)中频电疗法:调制中频电疗法电脑中频电疗仪操作简单,而且使脉冲电流组合变化更加多样,患者不易产生适应性反应,这种仪器在国内应用广泛,已经相当普及。

调制中频电疗治疗作用:镇痛,促进血液循环,促进淋巴回流,锻炼骨骼肌,提高平滑肌张力,调节自主神经功能,消散慢性炎症。

最佳治疗强度以患者感觉为主。治疗时电极下有电刺激,麻,颤,肌肉收缩感,可按照患者的感受与耐受度调节电流量。

适应证:神经痛,神经炎,软组织扭挫伤,骨关节退行性病变,腰椎间盘突出症,风湿性或类风湿关节炎等。

禁忌证:急性化脓性感染,出血疾病,恶性肿瘤,带有心脏起搏器者。

其他如间动电、干扰电、感应电、音频电、正弦调制及脉冲调制中频电等,都有较好的止痛效果。研究表明立体动态干扰电流疗法与低频调制中频的方波脉冲电流相比,两者疗效无差异,但是前者可以缩短治疗疗程。

(3)高频电疗法:包括短波、超短波及微波等。

1)短波、超短波电疗法:应用波长 10～1 m 的高频正弦交流电所产生的高频电场作用于人体治疗疾病的电疗法,又称超高频或超短波电场疗法。尽管美国联邦通信委员会(FCC)已经批准在美国医学上可以应用 3 个频率(40.68 MHz、27.12 mHz 和 13.56 MHz),不过美国和欧洲最常使用的频率是 27.12 mHz,治疗需要的输出功率为数百瓦。短波相对超声波的最大优势在于可以治疗的面积更大一些。急性病用无热量,短时间;慢性期用微热量,15～20 分钟。超短波作用深度可达到深部肌肉软组织,可作为深度镇痛用。

人体组织处于短波电流的磁场中感应产生涡电流,通过两种方式产生热量进行治疗。电容场法即利用电容电极间的高频交变电场作用于局部产生生物学效应。水分含量高的组织如肌肉,电导率高,电阻率低,因此涡电流主要在肌肉组织中通过,产生的热量较多。一般情况下,经治疗后 4～5 cm 深处的肌肉的温度可以提高 4～6 ℃。相反,脂肪组织含水量相对较低,产生热量较少。

金属和水是优良的导电体,暴露在短波中时会产生较多热量,有可能会导致烧伤。因此患者治疗时一定要将首饰等物件取下,并且在治疗期间注意擦去汗水。短波使用的禁忌证包括活动性肺结核、恶性肿瘤(一般剂量时)、严重心肺功能不全、起搏器及心瓣膜置换者、金属内固定、女性经期、妊娠妇女、佩戴隐形眼镜、出血倾向等。

2)微波:应用波长 1 mm 至 1 m,频率 300～300 000 mHz 的高频正弦交流电作用于人体治疗疾病的电疗法。微波作用深度较超短波表浅。多采用距离辐射,采用半圆形或矩形、马鞍形、槽形等辐射器,治疗时辐射器距离皮肤 2～3 cm,急性期每次 5～8 分钟,6 次为 1 个疗程;慢性期每次 15 分钟,10 次为 1 个疗程。微波透热的禁忌证与热疗和短波相似。

微波透热疗法是利用电磁波来使组织温度升高,其频率较短波高 30～100 倍。在欧洲,使用 2 450 mHz 产生的热效应来治疗骨关节及肌肉表面疼痛。微波的频率较高,使用也越来越广泛,其波段可以比短波更直接,但它们衰减更迅速,不能达到更深层部位,故可应用于表浅的部位。此外,微波会诱发白内障,故应避免眼睛部位。微波疗法过去应用较广泛,不过目前似乎有被超声取代的趋势。

2.热疗

热疗可以提高痛阈,也可使肌梭兴奋性下降,导致肌肉放松,而减少肌肉痉挛;热可产生血管扩张,增加血液循环,降低患部充血,促进炎症吸收;皮肤温度感受器受到刺激,可以抑制疼痛反射。如电热垫、电光浴、热水袋、热水浸泡、热水浴、热敷或蜡浴等。深部透热、超声,可作用机体深部组织如关节,韧带和骨骼。肌肉、关节和软组织病变所致的疼痛,热疗可以产生很好的治疗反应。退行性关节病变或椎间盘病变所致腰痛、痛性关节炎和肌筋膜炎等骨骼肌肉疾病,热疗都有效;胃肠道和泌尿道平滑肌痉挛,行深部热疗非常有效。

(1)石蜡疗法:石蜡疗法是将矿物油和石蜡以 1∶7 的比例混合放置在一个容器中,保持约 52 ℃(45～50 ℃)。石蜡疗法有 3 种常用操作方法,最常用的是浸蜡法,通过将身体某部位浸入蜡液后提出,使蜡在皮肤表面凝固变硬,重复上述操作 10 次。第一种治疗技术是在治疗部位表面覆盖一层蜡膜并在外面应用隔离套保温约 20 分钟。浸蜡技术通过反复浸浴 20 分钟可提供更有力的温热作用。第三种治疗技术是刷蜡法,用刷子将蜡均匀涂在治疗部位表面进行治疗,适用于治疗部位不易浸入石蜡容器,以及表面不规则的肢体远端等部位。石蜡疗法也可以应用在膝盖、背部及其他身体部位。

石蜡疗法常用于类风湿关节炎患者缓解手部症状,治疗挛缩特别是手挛缩,以及硬皮病患者的治疗。由于石蜡疗法中采用熔蜡,因此蜡液温度必须严格监测,以避免灼伤。

(2)温差水疗法:温差水疗法有两个蓄水池,通常其一为热水(43 ℃),其二为冷水(16 ℃)。治疗部位一般是手或脚,开始治疗的前 10 分钟用热水浸浴,然后热水与冷水交替浸浴。水浴时

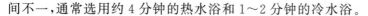

间不一,通常选用约4分钟的热水浴和1～2分钟的冷水浴。

温差水疗法常用于血管源性反射和脱敏的治疗,适用于肌肉骨骼疼痛(如类风湿关节炎),或神经性疼痛、原发性疼痛[如复杂性局部疼痛综合征Ⅰ(CRPSⅠ)]。水浴温度据需要而调节,当治疗CRPS患者或治疗脚部时初始温度不可过冷过热。

3.光疗

红外线被物体吸收后转变为热能,主要产生热效应,可以改善局部血液循环,促进肿胀消退,降低肌张力,缓解肌痉挛,镇痛等。常用于亚急性及慢性损伤和炎症。常用的方法有偏振红外光照射,普通红外线照射、激光穴位照射等。低强度(或称为冷激光、低水平激光)激光和单色辐照用于缓解疼痛、促进伤口愈合,促进肌肉骨骼损伤恢复已经有几十年历史了。这些装置大部分功率小于100 mW,并且使用红光(0.6 mm)或者红外(0.82～1.06 mm)光波长。

4.超声波疗法

超声波是每秒振动频率在20 kHz以上的机械振动波。以超声波治疗疾病的方法称为超声波疗法。治疗性超声是一种传入人体,且频率高于人类听觉范围(0.8～3 MHz)的疏波和密波的传输声波。它需要媒介传输,并且可以聚集、反射及折射。使用的频率是0.3 MHz和3 MHz的频率范围,但达到最佳的组织渗透性及性能的频率可考虑使用0.8～1.0 mHz。在超声波治疗的同时以超声波将药物透入的疗法称为超声透入疗法。超声波的机械振动作用于人体时引起微细按摩效应及多种理化效应而产生治疗作用。神经兴奋性降低,神经传导减慢,有较好的镇痛、解痉作用。改善局部组织血液循环,促进水肿消散,刺激组织再生,骨痂生长。促进结缔组织分散,松解粘连,软化瘢痕。作用于神经节时可以调节其分布区神经血管和内脏器官功能。对于局部组织由于慢性炎症导致的粘连和各种瘢痕可以用超声波、中频电同步叠加治疗,效果良好。

治疗方法:采用接触法,水下法,水囊法治疗各种神经痛、软组织损伤、皮肤皮下粘连、关节纤维性强直、注射后硬结、血肿机化、狭窄性腱鞘炎、瘢痕增生、关节炎、冠心病等。移动法,1.0～2.0 W/cm²,每次6～10分钟,10次为1个疗程。超声药物导入疗法,是指在超声治疗中使用局部药物混合耦合介质,或直接将药物导入,起到治疗作用。此技术的原理是,超声波"驱动"药物的活性成分进入组织内。渗透深度取决于使用的药物。据报道,大量的毒品是通过皮下循环吸收。临床研究,使用局部麻醉剂、皮质类固醇药物、保泰松和糜蛋白酶建议使用超声导入,效果较佳。但超声药物导入治疗是否优于单纯应用超声或者药物注射治疗,还需要更深入的研究。

适应证:挛缩,肌腱炎,肌肉骨骼疼痛,退行性关节炎,腕管综合征和亚急性创伤。没有得到证实的适应证包括促进伤口愈合,带状疱疹和足底疣。

治疗禁忌包括热性疾病,发育中或急性发炎的关节,椎体部位,肿瘤,妊娠子宫,眼睛和心脏。对心脏起搏器和类似装置区也应避免。在恶性肿瘤局部、急性炎症、活动性出血、妊娠妇女下腹部、眼、睾丸、小儿骨骺部禁用。

超声波能产生强烈的热能,需要治疗师持续的监测。治疗持续时间相对较短,从7～15分钟不等,可使用连续或脉冲的方式。治疗剂量取决于治疗的部位及治疗目的。如果目标是组织愈合,建议强度0.5～1.5 W/cm²;低强度可以产生非热效应。

其中最重要的超声治疗效果是当伤口愈合处组织密度改变时,产生的热效应,使组织充血和增加可扩展结缔组织的伸展性。热能可以被运送到深层已钙化的肌腱,并且可以放松和缓解痉挛。还有非热效应,如空化效应、媒介的运动和驻波。空化产生气泡,可以通过强迫振荡破坏和爆破组织。小规模的媒介运动,可能会出现在超声波接触。驻波会在一个固定超声场产生一种致密和稀疏的固定波形模式,表现出特定的生理效应。其他非热效应,包括机械变形,液体流变学改变和冲击波。连续运动使用超声探头时需小心,避免使组织表面过热。

治疗性超声可以使皮肤,脂肪,肌肉和骨骼变热。最显著的热效应发生在骨组织界面,是产热最多的区域。对这些区域应用超声波时,需谨慎。如避免椎体区域。

超声波可以穿透深层结构。临床上有益的加热深度依赖于应用的功率,组织的性质,方向和声波频率。例如:50%的超声波束可以穿透7～8 cm脂肪,但对于骨组织则小于1 mm。声波束的方向决定了热传递的深度,例如:平行时,声波束可以穿透7 cm肌纤维,而垂直时,只有2 cm。超声的另外一种物理性质——频率,对其效果也有着重要的影响。其频率从0.3 MHz提高到3.3 MHz,其穿透深度则会减少85%。在临床实践中,频率在0.8～1.0 mHz可以达8 cm深度并增加4～5 ℃。

5.体外冲击波疗法

体外冲击波是利用液电或电磁效应产生的一种能透入人体组织的机械冲击波,在人体特定部位聚焦,通过聚焦的冲击波对人体组织细胞的一系列作用,从而达到治疗目的。

治疗对象:骨关节疼痛性疾病患者经一般物理治疗、药物治疗,治疗时间超过半年,疼痛仍然存在并影响日常生活活动时,就可考虑进行体外冲击波治疗。但要排除以下情况:正在服用影响凝血功能药物的患者,有出血倾向的患者。

体外冲击波治疗骨关节疼痛性疾病是一种安全的治疗方法。一般不会出现严重的不良反应及并发症,治疗后可出现:治疗局部皮肤变红或有瘀斑,通常在几天后消除;局部出现麻木或麻刺感;治疗损伤导致肌腱膜撕裂;疼痛不缓解;治疗后出现疼痛加重现象;直接作用于大血管或重要神经可以引起这些组织的损伤。

6.磁疗

磁场有止痛、镇静、消炎、消肿、软化瘢痕等作用。利用直接贴敷法可以治疗神经科的疼痛,如坐骨神经痛、三叉神经痛、神经性头痛、神经衰弱,以及外科疾病,如扭挫伤、腱鞘囊肿、肩周炎、颈椎病、肱骨外上髁炎等。常用的磁疗方法有定磁场、动磁场疗法,主要运用于肢体的一般慢性疼痛;现在广泛运用于骨质疏松治疗的低频脉冲电磁场治疗对骨质疏松症引起的慢性疼痛也有很好的疗效。

7.运动疗法

运动疗法对疼痛的治疗主要体现在两个方面,一是对疼痛的直接疗效,对于一些患者,在经过特殊的运动治疗后,患者可获得即时的疼痛缓解;二是对疼痛的继发问题,如无力等的作用。

运动疗法可以改善血液循环,松解粘连,缓解或消除原发痛点;纠正不良姿势,加强关节稳定性,维持正常功能;减轻肌肉痉挛和紧张、减轻神经组织的压力,从而缓解疼痛;增强肌力、耐力和防止失用性改变(防止失用性骨质疏松、肌萎缩、关节挛缩);提高日常生活活动能力和工作能力,提高生存质量。而且有系统评价认为,目前对慢性疼痛的干预,只有运动治疗的临床依据最为充分。所以运动疗法成为慢性疼痛治疗不可缺少的一项方法。

8.牵引

牵引是物理治疗的辅助疗法。牵引适应于颈部或背痛伴或不伴因椎间盘突出症,神经根撞击,急性关节炎或椎旁痉挛导致的放射痛。从脊柱牵引的治疗作用包括:关节分离(分离的关节面负荷可能下降);肌肉放松(通过打破疼痛痉挛的疼痛周期);伸展软组织(增加它们的长度),减少椎间盘突出症(通过调整,吸或绷紧的后纵韧带)和关节松动(以增加活动或减少疼痛)。

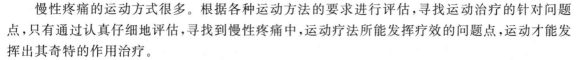

慢性疼痛的运动方式很多。根据各种运动方法的要求进行评估，寻找运动治疗的针对问题点，只有通过认真仔细地评估，寻找到慢性疼痛中，运动疗法所能发挥疗效的问题点，运动才能发挥出其奇特的作用治疗。

(六)心理疗法

疼痛是一种不愉快的感觉和情绪方面的体验，是人们接触到的最强的应激因素之一。疼痛除了与刺激因素及神经冲动相关联外，同时又具有人的主观性和个体性。因此，疼痛不仅是一个生理过程，也是一个复杂的心理表现过程。慢性疼痛患者的心理表现尤其突出，在治疗器质性疾病的同时，进行心理治疗具有十分重要的意义。

过去对于疼痛的心理研究主要强调社会心理与生理因素的关系，目前研究者已开始将生理学、心理生理学、心理学、行为因素融合在一起的模式来定义疼痛、解释症状和观察患者对治疗的反应，我们逐渐认识到慢性疼痛不能被很快治愈，而需要持久、整体的治疗，而心理治疗则是慢性疼痛整体治疗中重要的组成部分。

1.影响疼痛的心理社会因素

疼痛不能用特异的指标进行准确的测量，对疼痛程度和性质的评价也多是依靠语言描述、非语言的表达、特别的试验(神经体液和内分泌)和情感的参与，具有明显的主观性。大量的事实表明，对疼痛的知觉、反应强度、行为变化及对疼痛的耐受程度受个体的心理社会因素的影响。分散注意力、放松、恐惧、压抑，以及家庭和社会因素等都可调节疼痛体验，都说明了心理状态对慢性疼痛的影响。痛阈和耐痛阈的概念与测量，逐步明确了影响疼痛的生理、心理和社会因素。

(1)痛阈和耐痛阈。①痛阈：指引起疼痛所需的刺激的最低强度。不同的个体，痛阈可有很大差异，同一个体在不同情况下痛阈也有很大变化。镇痛药、酒精使痛阈提高，炎症、疲劳、邻近组织损伤等使痛阈降低。②耐痛阈：指机体能够耐受的最高疼痛刺激强度。与痛阈相比，它也有很大的变异。一般来说痛阈与生理状态的关系比较密切，而耐痛阈与心理因素的高度相关性更是显而易见。有些儿童在父母前摔跤，经常述说疼痛并大哭，可同样的情况发生在幼儿园，他们可能不当回事，继续与同伴嬉戏。

(2)影响疼痛的心理因素。①心理素质：主要指个体的心理负荷能力，心理应激的强度或情感上的承受力，这些条件将对疼痛的发生和疼痛的过程产生影响。生活事件的性质和遭遇的频度是对心理素质的挑战和检验。如果一个人的心理素质好，对疼痛的耐受力也会很高，不仅能提高疗效，而且可延长疼痛缓解时间。反之，心理素质差的人，一般在生活事件突发变故时会出现心身改变，在疼痛时常表现为过度的夸张性。②人格特征：慢性疼痛患者人格障碍发生率非常高，可表现出一系列人格方面的问题，而人格改变又可以使疼痛加重和持续。许多研究试图揭示有疼痛倾向的人格特征，有人认为外向性格的人的痛阈要高于内向性格的人，自尊心较强者不愿轻易述说疼痛，常常表现较高的痛阈，那种遇到困难不坚强或不健康的人可能会显示出对疼痛刺激耐受力的下降，更多地抱怨疼痛。但目前还未寻找到一种统一的、公认的疼痛人格。③性别：性别可以影响人们对疼痛的体验。许多研究显示女性痛阈较男性低，更易辨认和评定疼痛，而且对疼痛的耐受性也较差。女性常表现出比男性更为严重、更经常和更长时间的疼痛，也更易体验反复的疼痛。通常认为，女性疼痛更多源自心理因素，疼痛也易被解释成为纯粹心理现象。④年龄：目前关于年龄对疼痛的影响研究主要集中在老年人和儿童。如研究显示尽管老年人中慢性疼痛的发生率高、病程长，但与年轻人相比，老年人因疼痛而形成抑郁，以及因疼痛而致残的发生率反而较低，这可能与年轻人多冲动型人格，而老年人多安静型人格有关。⑤早期教育：每个个体都是从早期与损伤有关经历中,学会了应用疼痛这一词汇。以往的经验会对人们日后的疼痛行为产生一定的影响。通常认为,儿童时期疼痛的经验影响到以后对疼痛的感知和耐受性,而儿童对疼痛的体验深受其父母态度的影响。⑥注意力的集中或分散转移:疼痛的感觉与个体的注意力密切相关,临床发现,把注意力集中在自己的疼痛部位时,疼痛会变得更加剧烈,而剧烈的疼痛又可进一步使个体将注意力集中在自己疼痛部位上,形成恶性循环。任何内外环境的刺激,只要能吸引机体的注意,皆可使同时出现的其他刺激包括伤害性刺激暂处于被忽略的地位。如果个体的注意力转移到娱乐等其他活动上,即可分解个体对疼痛的注意力。例如,战士在战斗剧烈时,往往不知道自己受伤。夜间由于各种刺激减少,痛阈下降,患者对疼痛的感受性明显提高。⑦情境:人类对于产生疼痛的情境赋予的意义或认知评价,极大地影响人们对疼痛感受的程度。人在孤独无依时,疼痛会觉得难以忍受,但如果有人给予安慰与鼓励,疼痛的感觉会明显减轻。任何一个正经受疼痛刺激的人,在潜意识中都希望得到他人的理解,在慢性疼痛患者中对此表现尤为突出。对于患者所经受的疼痛,社会能接受或医师能认可,这都将在他的治疗中起到一定的作用。⑧情绪:任何感知都与情绪相关联,情绪能明显影响疼痛的感觉。恐惧、焦虑、失望、不耐烦,可使痛阈降低;愉快、兴奋、有信心,可使痛阈提高。⑨暗示:在临床上利用暗示、放松术、催眠术或安慰剂都可产生一定的镇痛作用,因为人体具有随意地把注意力指向内在情感、思维或意象,从而阻断外部环境传入信息的能力,使人达到一种松弛而舒适的状态,降低紧张和焦虑,减轻对疼痛的感受。

2.慢性疼痛患者常见的心理问题

精神心理因素对疼痛的程度、持续时间、频率、耐受性或治疗都可产生影响,反之,长期的疼痛对人体在精神心理方面也会引起一些反应,主要表现如下。

(1)抑郁:是一种持久的心境低落状态,多伴有焦虑、躯体不适和睡眠障碍,并常伴发各种各样的疼痛,由于疼痛症状突出,可能将抑郁症漏诊。抑郁在慢性疼痛患者中普遍存在,40%～60%的慢性疼痛患者伴随抑郁症状。疼痛可以引起抑郁,抑郁也可以引起和加重疼痛。疼痛医师应该意识到,慢性疼痛和抑郁共存,需要同步治疗。临床研究表明,抗抑郁药能够有效缓解甚至治愈慢性痛。

(2)焦虑:是由于受到不能达到目的或不能克服障碍的威胁,使个体的自尊心与自信心受挫,或失败感和内疚感增加,预感到不祥和担心而形成的一种紧张不安及带有恐惧和不愉快的情绪。有研究表明,慢性腰痛及骨骼肌疼痛患者常伴有焦虑情绪,肿瘤患者的精神症状也以焦虑最为突出。焦虑和恐惧都是由于患者对自身的痛苦失去控制感而产生的情绪反应。焦虑症的常见表现为急性焦虑障碍(惊恐发作)和广泛性焦虑。焦虑症的治疗除了心理疏导以外,药物治疗也非常重要。

(3)躯体化障碍:主要表现为多种多样、反复出现、时常变化的躯体症状,常为非系统性的、缺乏医学的认可或体检的阳性发现。

(4)疑病症:患者常诉说胸痛、腹痛、头痛等各种疼痛,担心自己患有重病,虽经各种检查显示正常和医师的解释保证,其疑虑仍不能消除。疑病症患者常同时有抑郁情绪存在。

3.心理治疗的原则

对于慢性疼痛的诊治,仅仅针对症状治疗是远远不够的。除了依据患者的主诉为发现躯体疾病或损伤的线索,也有必要了解影响疼痛乃至引起疼痛的心理社会因素,以便全面理解疼痛,针对原因采取有效措施,并针对患者进行适当的心理社会干预。

（1）摒弃旧的医学模式：以生物-心理-社会模式认识、处理人与疾病的关系。

（2）注意不同疼痛患者心理障碍的特殊性：医师在给慢性疼痛患者进行心理治疗前，首先必须了解患者的心理特征，以及所面临的心理问题，充分了解与心理障碍相关联的情况，全面认识疾病，采取最合适的心理治疗方法。

（3）建立良好的医患关系：医患之间的心理沟通是实施心理治疗的基础，良好的医患关系可以使患者感到安慰，增加安全感，减轻焦虑，改善机体状态。

（4）建立适于治疗的条件和环境：治疗的条件和环境对治疗效果起着重要的作用，应尽量创造良好的治疗环境。

（5）将心理治疗作为慢性疼痛整体治疗的组成部分：慢性疼痛治疗是一种整体性的治疗，要将心理治疗纳入慢性疼痛整体治疗中，使疼痛治疗与心理治疗相互促进。

4.心理治疗的方法

心理治疗的方法主要分为支持疗法、认知疗法、暗示和催眠疗法、行为疗法、生物反馈疗法等，这些方法都可用于慢性疼痛的心理治疗。

（1）支持疗法：是由 Thorne 于 1950 年首先提出，主要采取劝导、启发、鼓励、同情、支持、评理、说服、消除疑虑和提供保证等交谈方法，帮助患者认识问题、改善心境、提高信心，从而促进心身康复过程。主要包括倾听、解释、建议、保证、调整关系 5 个环节。支持疗法是目前我国应用最广泛，容易实施而有效的一种心理治疗方法。此疗法内涵非常丰富，一般是医师合理地采用和善用与患者所建立的良好关系，利用治疗者的权威、专业知识，来关怀、支持患者，使患者发挥其潜在能力，提高应付危机的技巧，提高适应困难的能力，舒缓精神压力，帮助走出心理困境，避免精神崩溃的发生。

（2）认知疗法：是根据认知过程影响情感和行为的理论假设，通过认知行为技术来改变患者的不良认知，从而使患者的情感和行为得到相应改变的一类心理治疗方法。所谓不良认知，是指歪曲的、不合理的、消极的信念和思想。人们患疼痛性疾病时常伴有巨大的精神压力，且大多数人又缺乏医学常识，因此也就易于产生焦虑不安和紧张情绪，因此，向患者讲明道理，帮助患者解除疑虑极为重要。凡是患者有疑问之处应热情耐心地加以说明，让患者对自己的疾病产生正确的认识，从而形成自我控制，同时寻找明确的生活目标和价值，建立起坚定乐观的人生态度。

（3）精神分析疗法：又叫心理分析疗法，是由奥地利学者 Freud 以精神动力学理论为基础所创立的心理治疗方法，是心理治疗中最主要的一种治疗方法。其基本理论核心是人的精神活动可分为潜意识、前意识和意识。应用此疗法使患者从无拘束的会谈中领悟到心理障碍的症结所在，并逐步改变其行为模式，从而达到治疗的目的。这种疗法重视和强调患者敢于揭示自己内心世界，否则治疗效果不好。慢性疼痛治疗，不宜单纯使用精神分析疗法，最好与其他疗法结合使用。

（4）行为疗法：又称行为治疗，其代表人物 John Wolpe。行为疗法是基于现代行为科学的一种非常通用的新型心理治疗方法，是根据学习心理学的理论和心理学试验方法确立的原则，对个体反复训练，达到矫正适应性不良行为的一类心理治疗。慢性疼痛患者常常表现出许多与疼痛有关的适应性不良行为，如不敢活动、过分静止、经常服止痛药、长期卧床等。行为治疗家认为通过学习或条件反射形成的不良习惯，可按相反的过程进行治疗即消除患者原来形成的条件反射，建立新的条件反射和健康的行为。在行为治疗中，除医师的作用外，更强调患者的自我调节。

（5）暗示疗法：是以某种信息影响他人的心理活动的特殊方式。暗示的方式很多，语言、文字、表情、手势都可以作为暗示手段,通过这些手段使患者受到积极的暗示,以达到治疗目的。

(6)松弛治疗:教育患者首先松弛肢体的一组肌肉,然后做到全身松弛,这种方法主要用于消除紧张和焦虑,打断"焦虑-肌肉紧张-进一步焦虑"所形成的恶性循环。放松疗法可使交感神经活动降低,氧耗减少,心率、呼吸变慢,解除患者的焦虑、恐怖,有助于疼痛的缓解。

(7)生物反馈治疗:由于慢性疼痛患者会有一系列情绪变化,从而出现心率、心电、脉搏、血压、肌电等生物生理信息的改变,如果将这些自己意识不到的信息经过检测放大,以光亮、仪表、数字或图像显示出来,经眼耳反馈给本人,通过具体的训练,让患者学会自我控制,以改变病理过程,达到自己控制情绪,促进功能的恢复,达到康复的目的。

(七)传统中医疗法

传统中医疗法是以中医学的理论为依据,以中医治疗方法为手段,如推拿、针刺、拔火罐、中草药及各种类型的传统锻炼,来缓解患者的疼痛,提高生活自理能力,进而提高生存质量。

(刘奕辛)

第十二章

产后康复治疗

第一节 产后乳房的康复治疗

母乳是婴儿的最佳食物,纯母乳喂养是婴儿出生后 6 个月内最理想的喂养方式,母乳喂养不仅有利于婴儿身体健康和智力发育,而且还能促进母体子宫收缩,减少产后出血,加速子宫复旧。目前我国婴儿纯母乳喂养的现状并不乐观,2008 年第四次全国卫生服务调查报道显示,0～6 月龄婴儿纯母乳喂养率为27.6%。2011 年全国性调查显示产后 7 天内纯母乳喂养率仅为 13.3%。孕产妇乳房的正常发育,泌乳正常和乳腺管的通畅是保障母乳喂养的前提,掌握乳房康复技术能提高乳汁分泌量,保持乳腺管畅通,减少乳腺炎的发生。因此如何进行规范的乳房康复,确保尽早母乳喂养显得尤为重要。

一、孕期和产褥期乳房的变化

妊娠期,胎盘分泌大量雌激素刺激乳腺腺管发育,分泌大量孕激素刺激乳房腺泡发育,垂体催乳素、人胎盘催乳素、皮质醇和胰岛素等参与或促进乳腺生长发育及初乳的产生,为泌乳做好准备。产后胎盘娩出,雌孕激素水平迅速下降,抑制下丘脑分泌的催乳素抑制因子释放,在催乳素的作用下,乳汁开始分泌。产妇于胎盘娩出后,进入以自身乳汁哺育婴儿的哺乳期,吸吮是新生儿的本能,吸吮是保持乳腺不断分泌的关键环节,保持乳腺管畅通,不断排空乳房是维持乳汁分泌的重要条件。产后新生儿每次吸吮乳头,乳头感觉信号到达下丘脑使催乳素呈脉冲式释放,促进乳汁分泌,吸吮乳头还能促进缩宫素的释放引导喷乳反射形成。

二、孕期乳房的康复

WHO 建议在产后 1 小时即开始进行母乳喂养,6 个月内纯母乳喂养和继续母乳喂养到 2 岁或以上。为提高产后早期母乳喂养率,我们建议在孕晚期即开始进行乳房的护理和康复。提倡在孕 28 周正常产检时,对孕妇进行乳腺检查,对于乳腺发育正常的孕妇,以健康宣教为主,通过孕妇学校、助产门诊、母乳喂养门诊、免费宣传手册等方式介绍女性乳腺的解剖结构、泌乳机制、母乳喂养知识和技术。

对于有乳头凹陷或平坦等乳腺发育不正常的孕妇应该在孕 28 周起开始乳房的康复治疗。

具体操作步骤如下。

(一)乳房清洁

用温水毛巾对双侧乳房和乳头热敷及清洁。

(二)手法牵拉

手法牵拉训练也叫乳头训练,将两拇指平行放于乳头两侧,由乳头根部向两侧方慢慢拉开,牵拉乳晕皮肤及皮下组织,使乳头向外突出,然后再将两拇指放在乳头上、下侧,由乳头根部向上、下纵向拉开。以上步骤重复多次,每次训练持续5分钟,使凹陷乳头突出。

(三)吸引疗法

可用吸奶器、侧孔抽吸式负压吸乳器等工具,每天吸引乳头数次,利用其负压促使乳头膨出。

(四)防止皲裂

内陷的乳头异常娇嫩,需对乳头进行防皲裂处理,乳头涂抹婴儿甘油,避免皲裂产生。

三、产后乳房的康复

泌乳是个复杂又有多种内分泌激素参与的生理过程,其中催乳素与肾上腺皮质激素在泌乳的启动和维持乳汁分泌中起主要作用。吸吮刺激可通过神经反射传达到腺垂体,促使催乳素分泌,有利于乳汁分泌。吸吮的次数越多,对乳房的刺激越强,乳汁分泌也就越多,一般产后2~7天乳汁分泌达到高峰。中国卫生统计资料显示有80%~90%的初产妇患哺乳困难症,主要表现为泌乳不足和排乳受阻。我们可以通过手法按摩、吸奶器挤奶、低频脉冲电刺激等康复技术进行产后乳房的康复。

(一)乳房按摩操手法按摩

1.按摩乳晕

产妇一手托住乳房,另一手4指并拢用指腹在乳晕周围进行360度小旋转按摩,每侧约30秒。

2.按摩乳腺导管

产妇用拇指、示指、中指的指腹面顺乳腺管纵向从乳房根部向乳头方向按摩,每侧约30秒。

3.指按穴位

中指点按膻中(前正中线上,两乳头连线的中点)20~30次,接着分别用两手的大拇指和示指同时按摩膺窗(乳头上,第3肋间隙)、乳根(乳头下,第5肋间隙)、天池(第4肋间隙,乳头外侧1.5~2.0 cm)和神封(第4肋间隙,乳头内侧1.5~2.0 cm)4个穴位,边按摩边轻轻向胸壁处挤压再放松,反复10次左右。

4.拿乳中

拿捏乳头10~20次。

5.托颤

双手托住乳房,抖颤乳房30下。

6.按摩胃脘

顺时针方向按摩胃脘(上腹部)3~5分钟。

7.按中府、周荣

用拇指以适中力度按揉中府(胸前壁外上方,平第1肋间隙,距前正中线10~12 cm)、周荣穴(在胸外侧,第2肋间隙,距前正中线10~12 cm),约30秒。

(二)电动吸奶器挤奶

电动吸奶器挤奶是一款模仿婴儿自然吮吸运动的吸乳器,首先用快速吸乳节奏刺激喷乳反射,让乳汁流动起来,这一阶段称为刺激阶段,然后,慢节奏吸吮,使乳汁柔和并高效地流出,这一阶段称为吸乳阶段。不断排空乳房是维持乳汁分泌的重要条件,通过吸奶器可使胀硬的乳腺管通畅,排空乳房,减轻乳胀痛苦,产妇舒适,促进母乳喂养。

(三)低频脉冲电刺激

运用产后康复综合治疗仪,通过模块化设计,利用低频电流及磁感应面板产生的磁感应作用,对产妇乳房内部产生刺激作用,促进乳房部位的血液循环和腺管畅通,保证了乳房的良好泌乳条件。

1.低频脉冲电刺激作用机制

(1)脉冲式低频电流直接刺激乳腺周围的胸廓肋间神经、锁骨上神经及交感神经,通过乳头神经末梢传入大脑皮质并使其兴奋腺垂体引起催乳素释放而泌乳。

(2)综合治疗仪的机械揉搓功能,似新生儿的吸吮行为,但强度比婴儿吸吮高5～10倍,按摩乳房并牵拉乳头,可反射性刺激脑垂体分泌催乳素和缩宫素促进乳汁分泌。

(3)电极片包绕乳房,达到乳房局部按摩作用,增加了乳房血液循环,促进乳腺发育,使乳腺管畅通,有利于乳汁排出,减轻了乳房胀痛。

(4)综合治疗仪的推拿模式如同手法推拿作用,刺激乳头和乳腺交感神经纤维,同时刺激围绕腺泡的肌上皮细胞使其收缩,促使乳汁快速从腺泡、小孔导管进入输乳管和乳窦而泌出。

2.具体操作步骤

产妇取平卧位,将乳房专用治疗片置于乳房,并用固定带固定好,选择治疗项目(催乳常规、乳汁分泌少、乳腺管不通),根据患者耐受度分别调整两个治疗通道的治疗强度,以双侧乳房有麻刺感,产妇感觉舒适为宜,每次30分钟,每天1次,连续治疗3～6次。

母乳喂养对母婴健康、家庭和社会都具有深远意义,泌乳启动和维持受多因素的影响和限制,重视对产妇的母乳喂养健康教育,运用科学合理的乳房康复技术,是促进乳汁提前分泌,增加乳量,减少产后乳房并发症,提高母乳喂养的重要措施。

(叶肖燕)

第二节 产后腹部的康复治疗

子宫是孕育胎儿的重要器官,在妊娠和分娩过程中,妊娠子宫逐渐增大,腹围增加40～50 cm,腹壁高度伸张及分离,而分娩后短短42天内子宫恢复到未孕状态,腹部经历如此巨大的变化,在组织结构上会有相应改变。同时妊娠期雌、孕激素、促黑色素细胞刺激激素(MSH)、糖皮质激素分泌增多,腹壁的皮肤、腹部的肌肉出现诸如腹部妊娠纹、腹部皮肤色素沉着、腹部皮肤松弛、腹部肌肉肌力下降、腹直肌不同程度分离等一系列变化。因此产后42天体检时,我们除了关注产妇生殖器官的恢复和盆底的康复,还应该对产妇腹部形态和腹部肌肉功能进行评估和康复。

产后腹部康复主要为腹部形体的康复、腹部肌力的恢复、腹直肌分离的康复。腹部肌力恢复将有利于腹直肌分离的改善,腹直肌间距恢复至正常后又有利于腹部形体的康复,三方面的康复相辅相成,密不可分,本节将主要介绍它们的评估与康复技术。

一、腹部形体的评估

妊娠期腹部皮肤主要有以下三方面的变化:①促黑色素细胞刺激激素(MSH)分泌增多,加之大量雌、孕激素有黑色素细胞刺激效应,使黑色素增加导致腹白线处出现色素沉着。②妊娠期间肾上腺皮质分泌的糖皮质激素增多,该激素分解弹力纤维蛋白,使弹力纤维变性,加之子宫增大使孕妇腹壁皮肤张力加大,皮肤的弹力纤维断裂,呈多量紫色或淡红色不规律平行略凹陷的条纹,称为妊娠纹。③腹部的皮肤由于孕期过度扩张、部分弹力纤维断裂导致腹壁明显松弛及凹陷明显。这些变化一般在产后 6～8 周恢复。

(一)观察产妇腹部皮肤颜色、皮肤松弛情况

腹部皮下脂肪的堆积程度、皮肤条纹的多少、是否存在明显的皮肤色素沉着、是否有大面积妊娠纹、是否有皮肤松弛、凹陷或由于过度松弛而使腹部皮肤呈现围裙状改变。

(二)运用软皮尺进行腹围和腰围的测量

1.腰围测量方法

被测者站立,双脚分开 25～30 cm,体重均匀分配。测量位置在水平位髂前上棘和第 12 肋下缘连线的中点。将测量尺紧贴软组织,但不能压迫,测量值精确到 0.1 cm。

2.腹围的测量方法

取立位或平躺,以肚脐为准,水平绕腹一周,测得数值即为腹围。

3.运用皮褶厚度计测量腹部皮褶厚度

用左手拇指及示指将距脐左方 1 cm 处皮肤连同皮下组织与正中线平行捏起呈皮褶,不要用力加压,在距拇指约 1 cm 处皮肤皱褶根部用皮褶厚度计测量。

二、腹部肌力的测定

肌力指在肌肉骨骼系统负荷的情况下,肌肉为维持姿势、启动或控制运动而产生一定张力的能力。腹部肌肉主要分为 4 组:腹内斜肌、腹外斜肌、腹直肌、腹横肌。腹部肌肉可以起到控制姿势,稳定脊柱,协调运动的作用,妊娠期不断增大的子宫将腹肌拉长,会造成腹部肌群的肌力下降,两侧腹部肌肉肌力不对称。因此产后我们应该对腹部肌肉进行肌力的评估,通过躯干前屈和躯干旋转动作对腹部肌肉进行徒手肌力检查。

三、腹直肌分离的评估

腹直肌位于腹前壁正中线的两旁,起于耻骨联合和耻骨嵴,止于胸骨剑突和第 5～7 肋软骨。妊娠期女性体内激素变化促使结缔组织弹性改变以利于胎儿发育及分娩,妊娠晚期,不断增大的子宫会将腹肌拉长,使原本平行并列的两条腹直肌从腹白线处的位置分开,此种现象称为“腹直肌分离”。腹直肌分离是妊娠期及产后常见并发症之一,在孕 14 周左右即可出现,并逐渐加重直至分娩。在妊娠晚期,有 66%～100% 的孕妇被诊断为腹直肌分离;多胎、多产和母亲年龄均是其高危因素。

四、产后腹部的康复治疗

腹壁在人类的日常活动中发挥着极其重要的作用,包括维持体态及躯干、骨盆的稳定,支撑

腹腔脏器,并参与完成呼吸及躯体运动。女性妊娠、分娩期腹部发生变化,腹部皮肤失去弹性,松弛凹陷明显,腹直肌分离,肌力下降,受损的皮肤与肌群难以自主复原,而腹部形体恢复是产后妇女最关注的问题,产后妇女可通过控制饮食、合理营养,自主锻炼及产后康复治疗技术等几方面进行腹部的康复治疗。

(一)控制饮食、合理营养

孕期产后过度营养、腹部脂肪堆积是产后腹部形态发现变化的重要原因之一,因此产妇既要合理营养补偿妊娠、分娩时所损耗的营养素储备,保证充足的乳汁分泌,又要控制饮食避免摄入过多高糖、高脂的食物。因此哺乳期妇女除了应遵循一般人群《中国居民膳食指南》,还应该遵循以下 5 条原则。

(1)增加富含优质蛋白质及维生素 A 的动物性食物和海产品,选用碘盐。

(2)产褥期食物多样不过量,重视整个哺乳期营养。

(3)愉悦心情,充足睡眠,促进乳汁分泌。

(4)坚持哺乳,适度运动,逐步恢复适宜体重。

(5)忌烟酒,避免喝浓茶和咖啡。

(二)自主锻炼

每天坚持自主锻炼,可以达到逐渐增强腹部肌肉力量,消除多余脂肪,使松弛的腹壁得到恢复和改善的目的。针对产后不同阶段,产妇是否有腹直肌分离等情况分别采用产褥期保健操,产后瑜伽操、站姿收腹、跪姿收腹等康复动作进行自主锻炼。

产褥期保健操适宜产后初期锻炼,一般在产后第 2 天就可以开始。它从局部运动开始到全身运动,运动量由小到大、循序渐进地进行,每 1～2 天增加一节,每节做 8～16 次。6 周后选新的锻炼方式。

产褥期保健操各级具体做法如下。

第一节:仰卧,深吸气,收腹部,然后呼气。

第二节:仰卧,两臂直放于身旁,进行缩肛与放松运动。

第三节:仰卧,两臂直放于身旁,双腿轮流上举和并举,与身体呈直角。

第四节:仰卧,髋与腿放松,分开稍屈,脚底放在床上,尽力抬高臀部及背部。

第五节:仰卧起坐。

第六节:跪姿,双膝分开,肩肘垂直,双手平放在床上,腰部进行左右旋转动作。

第七节:全身运动,跪姿,双臂支撑在床上,左右腿交替向背后高举。

产后瑜伽操是在产后第 6 周开始进行,产后瑜伽操对产妇后期体型和盆底肌肉恢复效果更佳。产后瑜伽的主要作用有以下几方面:①恢复体重,改善血液循环;②改善骨盆前倾、肩胛骨前拉等不良姿势;③强化手臂肌肉力量;④加强腹部及骨盆底肌肉张力;⑤改善下肢水肿;⑥加强体能恢复。

在产后瑜伽锻炼过程中应注意以下几点:①训练过程中勿屏气,保持呼吸顺畅;②不宜超过身体极限;③在专业人员指导下训练;④训练前 2 小时勿进固体食物,结束后休息片刻再去淋浴。

对于有腹直肌分离的产妇可以每天在家中有针对性的先进行腹式呼吸,激活腹部核心肌群力量,当腹直肌分离恢复到 2.5 cm 左右可以配合站姿收腹、跪姿收腹、跪姿伸腿、仰卧抬腿、仰卧蹬腿、平板支撑等康复动作训练,连续 10 次为 1 组,每天完成 3～4 组。

（三）产后康复治疗技术

目前，运用现代科技手段进行产后腹部康复治疗的技术主要有两种方法，一种运用"普林格尔"产后恢复技术恢复腹部松弛部位的紧张度和弹性；另一种运用"神经肌肉刺激治疗仪"进行仿生物电刺激治疗，促进肌肉被动收缩，对腹部肌群强化训练，使分离的腹直肌恢复正常。

1."普林格尔"产后恢复技术方法

该治疗技术采用数码仿生学及电磁学原理，在电脑的控制下，使松弛的肌肉结缔组织恢复弹性，使脂肪分子分解，同时加快肠蠕动，减少肠吸收，起到减少脂肪的作用。

产妇平卧，治疗者在专用治疗极片上涂上超声用耦合剂，均匀置于脐周，用腹带固定。选择形体恢复中的腹部恢复，治疗时间选择 30 分钟，第 1 次的能量为产妇首次治疗所耐受的最大能量，在随后治疗中逐渐加大，治疗结束时机器自动停止。治疗后取下极片，擦干净耦合剂，对腹部进行常规按摩。在治疗过程中，治疗能量越大效果越好，但以患者能耐受和感觉舒适为准，治疗隔天 1 次，12 次 1 个疗程。

2.电刺激治疗

通过粘贴腹部电极片，给予不同强度的电刺激，使腹部肌肉兴奋性提高，腹部肌肉被动收缩，对肌群强化训练，唤醒因受损而功能暂停的肌肉的本体感觉器，使分离的肌群恢复正常，达到锻炼腹部肌肉的目的，同时也可以恢复脊柱生理弯曲和改变骨盆的倾斜度。电刺激还可加速血液循环，牵拉肌肉，刺激生成新的胶原蛋白，缓解背部肌肉放松并达到镇痛效果。

产妇仰卧放松，治疗者在专用治疗极片上涂上专用导电膏，分别粘贴在腹部两侧对应的腹外斜肌、腹直肌。粘贴电极片 A1＋、A1－、A2＋、A2－、B1＋、B1－、B2＋、B2－，通过 8 导联进行仿生物电刺激。分 4 阶段调节刺激参数的频率和脉宽：第 1 阶段为频率 50 Hz，脉宽 200 微秒；第 2 阶段为频率 75 Hz，脉宽 400 微秒；第 3 阶段为频率 4 Hz，脉宽 500 微秒；第 4 阶段为频率 3 Hz，脉宽 150 微秒。时间为 25～30 分钟。隔天 1 次，10 次为 1 个疗程。电流强度指标：第一，达到引起肌肉震颤的强度，使肌肉收缩；第二，患者感舒适的麻刺感但不引起疼痛；第三，需达到患者能够耐受的最大水平，以保证疗效。

（叶肖燕）

第三节　产后性功能障碍的康复治疗

一、产后性健康的重要性

妇女产后的性健康是生殖健康的重要部分。女性在产后这段时期的特殊生理变化，决定了女性产后的性功能易受到多种因素的影响，其中包括妊娠和分娩所致的盆底肌肉力量、神经传导、盆底组织结构和功能的改变，会阴或腹壁损伤、产后抑郁等心理疾病，家庭传统习俗及新生儿诞生导致的角色转换和生活方式改变等社会因素的影响。妇女产后性生活的恢复对稳定产妇情绪、维系夫妻感情、促进家庭和谐有着至关重要的作用。然而国内外流行病学调查显示，女性产后性健康问题普遍存在，英国一项调查显示产后 3 个月时有 83％的女性存在性功能障碍，国内调查显示初产妇产后 3 个月时性功能障碍高达 70.6％。

二、产后性功能障碍的定义

女性性功能障碍(female sexual dysfunction,FSD)指女性个体不能参与其所期望的性行为,且在性行为过程中不能得到或难于得到满足,包括性欲减退、性唤起障碍、性高潮障碍、性交痛和阴道痉挛。

女性产后性功能障碍是指产前的性功能正常,在产后的性关系中,由于参与性活动的器官、组织、神经及激素水平等发生变化而导致的性功能障碍。

女性性反应分为四期:兴奋期、平台期、高潮期和消退期。在性活动过程中,耻骨阴道肌等盆底深层肌肉收缩,阴道顺应性改变,便于阴茎插入;坐骨海绵体肌等浅层肌肉收缩,使阴道口环绕紧缩,保持张力和压力,增强性唤起,增加性快感。此外,性唤起后阴蒂勃起和性高潮中解剖位置的改变和维持,使其更靠近阴道前壁以接受性刺激。可见,盆底肌和会阴部肌群在女性性反应过程中协同发挥重要作用,女性盆底肌肉的收缩能力可影响女性性反应中的快感强度。妊娠和分娩造成的盆底肌损伤是产后性功能障碍的重要病因之一。盆底肌肉受损可导致性交疼痛、阴道痉挛;盆底肌张力降低,可能造成阴道轻度感觉丧失,盆底深层和浅层肌收缩不协调,性高潮所必需血供不足、导致性唤起、性高潮障碍。

三、产后性功能障碍的康复治疗

产后性功能障碍的治疗包括心理疏导、行为训练和药物治疗等。

妇女受传统性教育影响产生许多不合理信念,同时有产后负性情绪、紧张性应激等,这些危险因素可以通过性高级中枢压抑心理性机制和反射性机制,最终导致性功能障碍,采用认知疗法可以对患者进行正确的心理疏导。认知疗法即对患者分析其不合理信念、错误思维方法是其性功能障碍的根源、摆事实讲道理和布置作业让其纠正自己的不合理信念或错误推理法、以达到治疗目的。

在认知疗法中性教育是非常重要的手段,给患者进行性教育是任何治疗手段的前提和关键。在进行治疗前可以先给患者进行女性和男性生殖器官解剖结构的讲解,介绍正常性生理过程,教会性生活的技巧,提高患者成功性行为的信心。

在行为训练方面,近年通过手法按摩、盆底肌锻炼、盆底康复器辅助训练、生物反馈、电刺激等综合技术的运用取得较好的疗效,成为治疗女性性功能障碍的热点。

(一)阴道痉挛的康复治疗

阴道痉挛是指阴茎插入阴道时,阴道外 1/3 平滑肌不自主无意识的痉挛收缩,盆底肌张力增高,导致阴茎无法插入。针对这类患者,我们可以运用手法按摩、电刺激和生物反馈的康复手段促进盆底肌肉的放松,逐步缓解阴道痉挛。具体康复治疗方案如下。

1.第一步手法按摩

按摩部位:腰部、臀部、腹部、大腿内收肌、阴阜。目的:盆腹部位的整体放松。

2.第二步手法按摩

按摩部位:先会阴浅层肌再会阴深层肌。目的:促进盆底肌肉的放松,逐步缓解阴道痉挛。

3.第三步电刺激

操作流程:运用阴道电极和皮肤电极片,阴道电极放置在阴道内,皮肤电极片对称贴在球海绵体肌部位,给予频率 1 Hz 脉宽 300 μs,时间每次 20 分钟的电刺激。目的:促进盆底肌肉的放松,逐步缓解阴道痉挛。

4.第四步生物反馈

操作流程:运用阴道电极,给予负反馈训练模块。目的:促进盆底肌肉的放松,逐步缓解阴道痉挛。

(二)性交疼痛的康复治疗

性交疼痛是指发生于性交各时期,无性生活时无疼痛,当阴茎插入阴道时造成的表面或深层持续或反复疼痛。浅表性性交疼痛往往由于外阴疼痛、阴道干涩、瘢痕硬化等原因导致,深层性性交疼痛往往是由于腹下神经丛和子宫阴道丛受刺激的自主神经症状。具体康复治疗方案如下。

1.第一步手法按摩

按摩部位:腰部、臀部、腹部、大腿内收肌、阴阜。目的:盆腹部位的整体放松。

2.第二步手法按摩

按摩部位:先会阴浅层肌再会阴深层肌、会阴部纤维化和瘢痕区。目的:促进盆底肌肉的放松,触及粘连处使其软化。

3.第三步电刺激

操作流程:运用阴道电极和皮肤电极片,阴道电极放置在阴道内,皮肤电极片对称贴在球海绵体肌部位,给予 TENS 电流,频率 80/120/80 Hz,脉宽 120/80/120 微秒,时间 10 分钟;内啡肽电流,频率 1/4/1 Hz 脉宽 270/230/270 微秒,时间 10 分钟,镇痛治疗;或者给予频率 1 Hz 脉宽 300 微秒,每次 20 分钟的解痉治疗。目的:缓解盆底肌疼痛,促进盆底肌肉的放松。

4.第四步生物反馈

操作流程:运用阴道电极,给予负反馈训练模块。目的:促进盆底肌肉的放松,逐步缓解阴道痉挛。

(三)性高潮障碍的康复治疗

性高潮障碍是指虽经充分性刺激和性唤起仍然发生持续性或反复发生的性高潮困难、延迟或缺如。具体康复治疗方案如下。

1.第一步性教育

通过会阴解剖图片,患者自己照镜子,观看性知识录像等方法对患者进行性教育。

2.第二步手法按摩

患者自己对会阴部进行手法按摩,感知自身敏感区、敏感缺失区和过度敏感区;医务人员对患者会阴部浅层肌和深层肌手法按摩,唤醒肌肉的敏感性;通过设置不同压力的压力气囊放置在阴道内,进行牵拉刺激,唤醒肌肉的敏感性。

3.第三步电刺激

选择阴道探头,设置不同频率脉宽的Ⅰ类肌和Ⅱ类肌电刺激模式,每次刺激 3 分钟,让患者认知每种刺激模式带来的不同感受。

4.第四步生物反馈

给予各种场景的生物反馈训练模块,由简到难,让患者跟着模块训练。

(叶肖燕)

第四节　产后盆底疾病的康复治疗

女性盆腔器官主要有尿道、膀胱、子宫、阴道和直肠,其正常位置的维持依赖于盆底肌肉群、筋膜、韧带及其神经构成的复杂的盆底支持系统的互相作用和支持。因损伤、衰老等病因造成女性盆底组织结构发生病理改变,最终会导致相应器官功能障碍,主要包括尿失禁(urinary incontinence,UI)、盆腔器官脱垂(pelvic organ prolapse,POP)、粪失禁(fecal incontinence,FI)、性功能障碍(sexual dysfunction,SD)及慢性盆腔疼痛(chronic pelvic pain,CPP),统称为女性盆底功能障碍性疾病(female pelvic floor dysfunction,FPFD)。

无论是在发达国家或发展中国家,FPFD 都是严重存在的健康问题。Hunskaar 等对欧洲 4 个国家(法国、德国、西班牙、英国)29 500 名成年家庭女性进行问卷调查,压力性尿失禁(stress urinary incontinence,SUI)的患病率分别为 44%、41%、23%、42%;在我国,随着人口逐渐老龄化、二胎政策放开、高龄产妇的增加,FPFD 患病率明显增加。2006 年有人对中国六大地区 19 024 名中国女性进行调查后发现尿失禁患病率在 30.9%,其中压力性尿失禁患病率为 18.9%,混合性尿失禁患病率在 9.4%,2011 年有人等对 11 921 名广东中山地区妇女调查后发现盆腔脏器脱垂、尿失禁、慢性盆腔疼痛、性功能障碍和粪失禁的检出率分别为 48.3%、8.7%、1.0%、0.8% 和 0.03%。目前 FPFD 发病机制尚未完全阐明,国内外研究均表明引起盆底功能障碍性疾病的病因有很多,包括遗传因素、生活方式、年龄、妊娠、分娩、绝经、慢性咳嗽、盆腔肿瘤压迫、盆腔手术史等,其中妊娠和分娩被认为是影响和导致女性盆底功能障碍的首要原因,约有 40% 的妇女在产后会出现盆底肌肉不同程度的损伤,导致 FPFD 的发生,对妇女身心健康造成严重影响。

一、妊娠和分娩对女性盆底功能的影响

妊娠和分娩是女性盆底功能障碍性疾病的独立危险因素,这和妊娠期人体生理性变化及分娩过程对盆底组织的直接损伤密切相关。

女性正常未孕时,腹腔压力和盆腔脏器的重力方向指向骶骨,而妊娠时孕妇腰、腹部逐渐向前突出,头部与肩部向后仰,腰部向前挺,形成典型孕妇姿势,由于躯体重力轴线前移,腹腔压力和盆腔脏器的重力直接指向盆底肌肉,孕妇体重增加、子宫增大,都可直接对盆底肌肉产生慢性持续性机械压迫;孕期不断变大的子宫会对右边的髂静脉产生很大压力,影响血液回流的速度,使盆底组织缺氧、缺血、代谢失去平衡,此过程不仅伤害了盆底的肌肉,更严重的还会对盆底的神经造成一定伤害,导致神经传导过程延长,从而降低了盆底组织的收缩能力;孕期体内性激素水平的变化影响胶原蛋白代谢,胎盘分泌的松弛素使骨盆韧带松弛导致盆底支持结构减弱,这些原因均使产后发生盆底功能障碍性疾病的风险增加。研究发现妊娠时并发压力性尿失禁的孕妇,其产后 3 个月、6 个月、1 年后压力性尿失禁发生概率增大 2 倍、2.3 倍,5 倍,进一步证明妊娠是导致产后盆底障碍性疾病发生的一个独立危险因素。

分娩过程中,骨、软产道被动扩张,盆底肌组织受压拉伸,胎儿娩出时会阴侧切的直接机械损伤,加上阴部神经受损及去神经损害等对盆底肌的间接损害,均可致盆底肌肌力下降,且受损程度随着阴道分娩次数增加而升高。经 MRI 和 B 超检查均发现,20%~36% 的初产妇在阴道分娩

后有肛提肌病变,与产后压力性尿失禁的发生密切相关。剖宫产少了分娩过程对盆底肌的损害,阴部神经受损发生率降低,故选择性剖宫产在短期内对盆底的影响相比于阴道分娩者降低,但不管哪种分娩方式对盆底功能的远期恢复并无明显保护作用,2013年巴西展了一项横断面研究,主要评估初产妇行剖宫产后两年内尿失禁和盆底功能障碍的患病率,研究发现,剖宫产不会对尿失禁起到保护作用,分娩方式与产后两年内发生尿失禁和盆底功能障碍无关。

国内外越来越多流行病学研究显示妊娠和产后是女性盆底功能障碍性疾病高发时期。Farrell等对593名产后6月初产妇进行尿失禁调查,发现10%的剖宫产产妇发生尿失禁,22%的阴道分娩产妇产后发生尿失禁,33%的产钳助产产妇发生尿失禁。有人对中国7个地区10 098名初产妇尿失禁的队列研究中发现,中国初产妇孕期尿失禁主要发生在妊娠晚期,发病高峰为孕32周,妊娠期发病率为26.7%,产后6周内尿失禁发病率9.5%,产后6个月发病率6.8%。

产后身体各项功能开始向孕前水平迅速复原,盆底解剖结构和盆底肌肌力具有一定程度的自我康复趋势,然而,妊娠与分娩对盆底肌的损害远远超过了人体自身修复能力,在产后3个月若单纯通过人体自身修复作用使盆底肌肌力完全恢复至正常水平几乎是不可能。多项研究表明,产后42天开始进行盆底康复治疗的产妇较未经治疗者盆底压力分级和综合肌力明显好转,SUI发生率明显降低,故产后42天门诊复查时若发现产妇盆底肌肌力明显降低、盆底功能障碍,应尽早建议其行盆底功能康复治疗,以减少FPFD的发生。

二、产后盆底疾病的康复治疗方法

产后盆底疾病非手术治疗包括生活方式干预、盆底康复治疗(pelvic floor rehabilitation,PFR)、子宫托、药物治疗等,其中效果较为肯定、临床广泛应用的治疗是盆底康复治疗。盆底康复治疗是一种简便、安全、有效的治疗方法,在整体理论的指导下,对盆底支持结构进行加强训练及功能恢复,主要方法包括盆底肌主动锻炼(Kegel训练)、盆底康复器(阴道哑铃)辅助训练、手法按摩、仿生物电刺激、生物反馈。

(一)盆底肌主动锻炼(Kegel训练)

Kegel训练是由Amonld Kegel在1948年首次提出,指患者自主收缩肛门阴道,进行和控制肛提肌群收缩训练,通过长期训练达到增加盆底肌收缩力,改善盆底功能,预防和治疗盆底功能障碍性疾病的目的。动作要领:收缩时只收缩肛门阴道,尽量使腹部,臀部及大腿内侧肌群不收缩。具体实施方法:Ⅰ类肌训练,进行提肛运动,每次持续5秒,松弛休息5秒,反复进行此运动50～100次/天,对Ⅰ类肌力弱的患者起初进行锻炼时可以每次持续3秒,松弛休息3秒,逐渐过渡到每次持续5秒,松弛休息5秒;Ⅱ类肌训练,进行提肛运动每次持续1秒,松弛休息1秒,反复进行此运动100～150次/天。

(二)盆底康复器(阴道哑铃)辅助训练

盆底康复器又称阴道哑铃,由带有金属内芯的医用材料塑料球囊组成,尾部有一根细线,常分为5个重量级,放置在阴道内,利用哑铃自身重量的下坠作用迫使阴道肌肉收缩,达到会阴肌肉锻炼的目的。阴道哑铃具备方便、简易、安全等特点,可进行家庭康复锻炼。动作要领:将球体置入阴道内,尾部细线留于阴道外,配合Kegel运动进行锻炼。

具体实施方法:根据患者自身盆底肌力情况选择合适型号的哑铃开始训练,原则由轻至重,慢慢延长其在阴道内的保留时间,当使用者运动、打喷嚏、爬楼梯等腹压增加的情况下不脱出,且

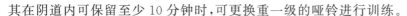

其在阴道内可保留至少 10 分钟时,可更换重一级的哑铃进行训练。

(三)手法按摩

通过手法按摩可以唤醒产妇盆底肌肉的本体感觉,放松肌肉,缓解盆底肌肉的痉挛和疼痛,增加盆底肌的敏感度。动作要领:医务人员戴无菌手套,手涂润滑油,先按摩盆底浅层肌再按摩盆底深层肌,最后按摩盆底肌肉的扳机点,以大拇指指腹的力量按摩会阴中心腱外侧,两侧大小阴唇,示指和中指置于阴道内肛提肌,沿骶骨至肛门处来回进行按摩。

(四)仿生物电刺激

仿生物电刺激是一种较早应用于临床盆底肌肉损伤及萎缩的方法,通过阴道探头电极传递不同强度的电流,刺激盆底肌肉和神经,仿生物电刺激参数设定包括频率、脉冲宽度、电流强度、时间范围等。由于电刺激存在个体差异,因此刺激参数目前没有统一标准,以患者感觉肌肉强力收缩而不疼痛或肌肉有跳动感而无疼痛为准,但电流强度不超过 40 mA,每次治疗前重新调整参数。

(五)生物反馈治疗

生物反馈治疗是一种主动盆底训练方法,通过生物反馈治疗头采集盆底表面肌电信号活动,反映于体外仪器上,进行盆底肌电图的描记,把肌肉活动信息转化为听觉和视觉信号,通过语音提示或图像显示,使患者了解盆底肌的活动状态,学会正确而有意识地收缩盆底肌,科学地进行盆底肌训练,并逐步形成条件反射的一种治疗方法。

盆底康复治疗的原理即通过综合运用这些治疗手段提高神经肌肉兴奋性,唤醒部分因受损而功能暂停的神经细胞,促进神经细胞功能恢复,使盆底肌肉收缩强度和弹性增强,促进妊娠和分娩造成的肌肉损伤恢复,同时可建立神经反射,反射性抑制膀胱兴奋,增强括约肌收缩,加强控尿而达到产后盆底肌功能重建治疗盆底功能障碍性疾病的目的。

三、产后盆底疾病的康复治疗方案

近年来,随着盆底组织生理学、盆底动力学和盆底电生理学逐渐成为研究的热点,盆底康复治疗(PFR),尤其是电刺激-生物反馈-盆底肌锻炼联合治疗被认为是预防和治疗 FPFD 的最有效、最安全和最有前景的非手术治疗方法,尤其是产后早期 PFR 可以唤醒盆底肌肉和神经,使阴道更好地恢复到产前的大小和敏感状态,从而可以提高盆底肌力,降低产后盆底功能障碍性疾病的发生。

盆底康复治疗重点在于应根据产妇具体情况制定个体化治疗方案,女性产后常见的盆底功能障碍性疾病有产后盆腔肌筋膜疼痛、尿失禁、器官脱垂等,现将逐一介绍针对性治疗方案。

(一)产后盆腔肌筋膜疼痛的康复治疗

盆腔肌筋膜疼痛(myofascial pelvic pain,MFPP)指腰、骶、臀、腿部的筋膜疼痛及肌肉僵硬,且存在激痛点,常可发生在产妇分娩后 1~2 个月内。急性疼痛通常是组织损伤的一种表现,是一种受到伤害的警告或防御信号,目前对产后 MFPP 的发病原因及治疗方法研究文献较少,没有完全引起妇产科医师的重视,易漏诊。国外 Bedaiwy 等研究发现产后盆腔肌筋膜疼痛发病率约为 13.2%,其中 75% 患者疼痛评分≥7 分,国内淮安市妇幼保健院程芳等研究发现产后盆腔肌筋膜疼痛发生率约为 21.38%,严重影响产妇生活质量。可见,我们应对产妇盆腔肌疼痛部位和疼痛程度进行全面检查,及时康复治疗。

1.疼痛点评估部位

盆腔检查时行手法评估闭孔内肌、梨状肌、肛提肌、球海绵体肌、会阴体、切口、耻骨联合等部位,明确触痛点,评估盆腔肌筋膜疼痛及痉挛情况。

2.疼痛程度评估

可采用数值等级规模(numerical rating scale,NRS)疼痛数字评分量表,评定疼痛的严重程度,以 0～10 代表不同程度的疼痛。0 为无痛;1～3 为轻度疼痛(疼痛不影响睡眠);4～6 为中度疼痛;7～9 为重度疼痛(不能入睡或者睡眠中痛醒);10 为剧痛。

3.盆腔肌筋膜疼痛诊断标准

(1)主要标准:①主诉区域性疼痛;②主诉疼痛或触发点牵涉痛的预期分散分布区域的感觉异常;③受累肌筋膜触诊的紧张带;④紧张带的某一点呈剧烈点状触痛;⑤测量时存在某种程度的运动受限。

(2)次要标准:①压痛点反复出现主诉的临床疼痛或感觉异常;②横向抓触或针刺入带状区域触发点诱发局部抽搐反应;③伸展肌肉或注射触痛点可缓解疼痛。

满足 5 个主要和至少 1 个次要标准,可确诊为肌筋膜疼痛及综合征。

4.针对性治疗方案

通过手法按摩和神经肌肉刺激治疗仪电刺激进行康复治疗。首先采用手法按摩和解痉的电刺激治疗,促进盆底肌肉放松,然后再进行镇痛的电刺激治疗。

(1)手法按摩:①按摩腰部、臀部、腹部、大腿内收肌、阴阜,达到盆腹部位整体放松的目的;②先按摩会阴浅层肌再按摩会阴深层肌,最后针对疼痛点进行按摩,以产妇感觉舒适的力度为宜,逐步缓解阴道痉挛。时间每次 20 分钟,每周 2～3 次。

(2)解痉电刺激:应用法国 PHENIXUSB 系列,选择频率 1 Hz 脉宽 300 μs 电流,时间每次 20 分钟,每周 2～3 次;或者和手法按摩组合治疗,先用解痉电刺激 10 分钟,在手法按摩20 分钟。

(3)镇痛电刺激:应用法国 PHENIX USB 系列,采用:TENS 电流,频率 80/120/80 Hz,脉宽 120/80/120 微秒时间 10 分钟;内啡肽电流,频率 1/4/1 Hz 脉宽 270/230/270 μs 时间 10 分钟,每周 2～3 次。

(4)具体实施方案:手法按摩具体操作是以大拇指指腹的力量按摩会阴中心腱外侧,两侧大小阴唇,示指和中指置于阴道内肛提肌,沿骶骨至肛门处来回进行按摩;电刺激实施方案是根据患者临床症状和疼痛点分别放置皮肤表面电极和内置盆底肌肉治疗头,给予电刺激治疗,TENS 电流强度以产妇感觉少许麻刺感的最小电流强度即可,内啡肽刺激电流强度尽量调到最大,但前提是产妇不感觉疼痛,由于皮肤和黏膜对电刺激的阈值不同,因此操作过程中皮肤电极和阴道黏膜电极必须分开调节。1 个疗程 12 次,每周 2～3 次。

(二)产后尿失禁的康复治疗

产后尿失禁(postpartum urinary incontinence,PPUI)的临床定义为继发于妊娠及分娩的尿失禁(UI)。国内外学者研究发现妊娠和分娩可导致相当一部分妇女发生一过性的尿失禁,其中大多数能在产后几个月消失,但仍有部分会持续存在,产后 42 天～3 月是盆底康复的黄金时间,运用电刺激和生物反馈等盆底康复治疗手段可产生以下作用。①刺激阴部神经传出纤维,增强肛提肌及其他盆底肌肉及尿道周围横纹肌的功能,加强对尿道和膀胱颈的支持作用,提高尿道关闭压。②刺激阴部神经传入纤维,通过神经元连接至骶部逼尿肌核,抑制逼尿肌核兴奋,再经盆神经至逼尿肌,抑制逼尿肌收缩。③电刺激冲动上行至胸腰段,兴奋交感神经,使膀胱颈部及尿道近端收缩、膀胱底部松弛,增加膀胱储尿功能。④通过 A3 反射训练可以增加尿道近端的收缩能力及抑制逼尿肌收缩,从而有效预防和治疗尿失禁。但很多产妇对尿失禁并没有足够的认识或者由于羞怯心理未能及时就医而错失良机。产后尽早地进行盆底肌功能的康复训练,并选择最佳时机及正确方法,是预防日后发生持续性尿失禁的关键。

1.产后常见的尿失禁

(1)压力性尿失禁(stress urinary incontinence,SUI):指腹压突然增加导致的尿液不自主流出,但不是由于逼尿肌收缩压或者膀胱壁对尿液的张力压引起。其特点是正常状态下无遗尿,而腹压突然增高时尿液自动流出。

压力性尿失禁临床常用以下简单的主观分度。

Ⅰ级尿失禁:只有发生在剧烈压力下,如咳嗽,打喷嚏或慢跑。

Ⅱ级尿失禁:发生在中度压力下,如快速运动或上下楼梯。

Ⅲ级尿失禁:发生在轻度压力下,如站立,但患者在仰卧位时可控制尿液。

(2)急迫性尿失禁:指有强烈的尿意,不能控制而发生的尿失禁。其中因逼尿肌无抑制性收缩(即不稳定膀胱)引起的尿失禁称为运动紧迫性尿失禁,而非逼尿肌无抑制性收缩引起者则称为感觉性尿失禁,临床上两者常混合存在。

(3)混合性尿失禁:指同时有压力性和急迫性尿失禁。

2.诊断

以患者的症状为主要依据,常规体格检查、妇科检查及相关神经系统检查外,还需要压力试验、指压试验、棉签试验和尿动力学检查等辅助检查。

3.针对性康复治疗方案

(1)压力性尿失禁的针对性康复治疗方案:对于轻度和中度压力性尿失禁可以进行电刺激、生物反馈及主动盆底肌锻炼,对于重度压力性尿失禁患者,如果康复效果不佳,可以手术治疗。轻度和中度压力性尿失禁患者治疗前应进行详细的检查和评估,检查患者是否存在尿道脱垂、Ⅰ类肌肌力情况、Ⅱ类肌肌力情况、是否存在Ⅱ类肌纤维反射延迟,根据不同情况制定不同治疗方案。

主动盆底肌锻炼:医师通过手诊评估患者的Ⅰ类肌和Ⅱ类肌的肌力情况,并教会患者正确的进行 Kegel 训练,嘱患者自行训练。良好的Ⅰ类肌肌力能够诱发Ⅱ类肌反射,所以原则上应先锻炼Ⅰ类肌。

电刺激:将盆底肌肉治疗头放置于阴道内,给予频率为 8～33 Hz,脉宽为 320～740 μs 电刺激,进行Ⅰ类肌被动训练,提高Ⅰ类肌肌力,有利于诱发Ⅱ类肌反射,给予频率为 20～50 Hz,脉宽为 160～320 μs 电刺激,进行Ⅱ类肌被动训练,尿道横纹括约肌大部分为Ⅱ类肌纤维,提高Ⅱ类肌肌力,有利于快速反应时尿道横纹括约肌收缩,关闭尿道口,电刺激每次 20～30 分钟,每周 2～3 次。通过电刺激还可以促进局部血液循环,唤醒产妇本体感觉。

生物反馈训练:给予Ⅰ类肌、Ⅱ类肌及各种场景的生物反馈训练模块、A3 反射训练模块、会阴腹部协调收缩的生物反馈训练模块,每次 20～30 分钟,每周 2～3 次。形成条件反射完善控尿功能。

患者的主动盆底肌锻炼应贯穿在压力性尿失禁的康复治疗过程中,嘱咐患者回家进行 Kegel 训练,但不主张进行大运动量训练,易造成盆底肌过度劳累而加重尿失禁症状,每天多次训练,每次以不劳累为准,同时在治疗过程中应动态评估尿失禁症状,及时调整治疗方案。肥胖患者还应适当减轻体重,否则在盆底承重过度的情况下保守治疗很难获得成功。

(2)急迫性尿失禁的针对性治疗方案:在开始对急迫性尿失禁进行针对性康复治疗前,应首先由泌尿外科诊治,评估引起急迫性尿失禁的病因,是否有下尿路梗阻、炎症、膀胱结石等,并除外可能存在的膀胱局部病变,如果是由于这些原因导致的急迫性尿失禁应由泌尿外科治疗,不属于康复治疗的范围。

急迫性尿失禁患者康复治疗包括排尿日记、行为治疗膀胱再训练、电刺激治疗、生物反馈治疗及主动盆底肌锻炼。

排尿日记:记录3天的液体摄入量和排出量。需要记录的内容包括饮水量、排尿时间、排尿量等,有无尿急、尿失禁等情况。排尿日记不仅有助于自我判断有无尿频症状,而且还有助于医师分析病情、病因和评估治疗效果,帮患者建立治疗信心。

行为治疗膀胱再训练:是保守治疗中一种较为有效的方法,要求患者在出现尿意时采用延迟手段逐渐延长储尿时间,使自己重新获得控尿或部分控尿的能力,长期疗效可达50%。但注意膀胱训练过程中只有逐渐延长才能达到疗效。

电刺激治疗:在患者腹部膀胱底部位和骶2、3、4位置放置一对皮肤表面电极,或者用阴道电极,给予频率为10/5/10 Hz,脉宽为200/500/200微秒的电刺激,抑制逼尿肌过度活跃;给予频率为20 Hz,脉宽为250微秒的电刺激,抑制逼尿肌收缩,每次20～30分钟,每周2～3次。

生物反馈训练:给予Ⅰ类肌生物反馈训练、尿急情况下生物反馈训练、A3反射生物反馈训练,每次20～30分钟,每周2～3次。

(3)混合性尿失禁的针对性康复治疗可以通过综合运用压力性尿失禁和急迫性尿失禁的电刺激治疗方案配合生物反馈和主动盆底肌锻炼进行。

(三)产后器官脱垂的康复治疗

妊娠时增大的子宫对盆底组织的持续性重力压迫及慢性牵拉,分娩时胎头下降过程中对盆底肌的过度挤压或行会阴侧切时直接机械性损害,这些均可使盆底支持结构发生改变,从而引发盆腔器官脱垂。重度盆腔器官脱垂首选手术治疗,对于轻-中度子宫脱垂、阴道壁膨出的产妇的康复治疗目的为通过电刺激、生物反馈及主动盆底肌锻炼,提高患者的盆底肌力;教会患者训练提肛运动,养成每天锻炼盆底肌的习惯;进行健康宣教,改变不良生活习惯,从而达到改善器官脱垂,预防盆腔器官脱垂进一步加重。

盆腔器官脱垂的康复治疗是一个漫长过程,通过1个疗程的康复治疗,不一定会有明显的脱垂症状改善,因此在康复治疗前需要和患者充分沟通,明确康复治疗的目的,完成1个疗程康复治疗,患者盆底肌力达到3级以上,建议患者回家自行进行Kegel训练,定期到医院复查。

1.产后器官脱垂针对性康复治疗方案

可通过Kegel运动、生物反馈这两种主动训练方法和电刺激被动训练方法增强盆底肌力。

2.主动盆底肌锻炼

医师通过手诊教会患者正确地进行Kegel训练,嘱患者先锻炼Ⅰ类肌。

3.电刺激

运用阴道探头给予Ⅰ类肌纤维、Ⅱ类肌纤维电刺激,每次20～30分钟,每周2～3次,原则先训练Ⅰ类肌再训练Ⅱ类肌。

4.生物反馈训练

给予生物反馈训练模块,训练患者在各种场景时盆底肌肉维持收缩状态而不会出现脱垂现象。

盆底康复治疗是一种简便、安全、有效的治疗方法,是在整体理论的指导下,进行对盆底支持结构的训练、促进盆底血液循环,加强产后盆底肌力量及功能恢复,防治FPFD的发生,对提高女性生活质量具有重要意义。

(叶肖燕)

第十三章

临床营养治疗

第一节 营养与健康

一、我国居民的健康状况与营养问题

(一)慢性病严重危害人体健康,带来沉重社会经济负担

随着经济的快速发展,我国居民的膳食营养和健康状况有了很大的改善,儿童青少年平均身高、体重增加,营养不良率下降。然而,部分人群膳食结构不合理及身体活动不足,引起肥胖、高血压、糖尿病、血脂异常等慢性病的发病和死亡增加,已成为威胁国民健康的突出问题。

2012 年,全国 18 岁及以上成人超重率为 30.1%,肥胖率为 11.9%,高血压患病率为 25.2%,糖尿病患病率为 9.7%。与 2002 年相比,患病率呈上升趋势。40 岁及以上人群慢性阻塞性肺病患病率为 9.9%。根据 2013 年全国肿瘤登记结果分析,我国癌症发病率为 235/10 万,肺癌和乳腺癌分别位居男、女性发病首位,10 年来我国癌症发病率呈上升趋势。2012 年全国居民慢性病死亡率为 533/10 万,占总死亡人数的 86.6%。心脑血管病、癌症和慢性呼吸系统疾病为主要死因,占总死亡的 79.4%,其中心脑血管病死亡率为 271.8/10 万,癌症死亡率为 144.3/10 万(前 5 位分别是肺癌、肝癌、胃癌、食管癌、结直肠癌),慢性呼吸系统疾病死亡率为 68/10 万。有报道指出,45% 的慢性病患者死于 70 岁之前,全国因慢性病过早死亡占早死总人数的 75%。在我国由于慢性病造成的疾病负担占总疾病负担的 70%,对家庭和社会造成极大的经济负担,是家庭因病致贫返贫的重要原因。

(二)营养不足与营养过剩并存

1.营养不足

我国居民仍然存在营养缺乏的问题,如营养不良及钙、铁、维生素 A、维生素 D 等微量营养素缺乏,特别是在贫困地区居民及儿童、孕妇和老年人等特殊人群中,营养不良的挑战依然较大。

(1)生长迟缓和消瘦:《中国居民营养与慢性病状况报告(2015)》(以下简称《报告》)显示,2012 年,我国 6~17 岁儿童发育迟缓率和消瘦率分别为 3.2% 和 9.0%,与 2002 年相比,分别下降了 3.1% 和 4.4%。总体上看,6~17 岁儿童青少年生长迟缓近年来持续下降,已不是主要营养问题,但在贫困农村地区,还需要给予关注。消瘦仍然是 6~17 岁儿童青少年主要的营养不良问

题,大城市、中小城市、普通农村和贫困农村依次加重。

(2)成人营养不良:《报告》显示,2012年全国18岁及以上居民营养不良率为6.0%,虽然比2002年降低了2.5%,多数群体营养不良率有所降低,但农村60岁及以上老年人营养不良率为8.1%,需要予以重视。

(3)贫血:2012年,我国6岁及以上居民贫血率为9.7%,其中6~11岁儿童和孕妇贫血率分别为5.0%和17.2%,虽然较2002年有明显下降,但仍需重视。

2.营养过剩

营养过剩造成的营养性疾病,如超重肥胖、血脂异常、糖尿病等发生率却呈现快速增加的趋势。

(1)超重肥胖:2012年,我国成年居民超重率为30.1%,肥胖率为11.9%,比2002年上升了7.3%和4.8%,6~17岁儿童青少年超重率为9.6%,肥胖率为6.4%,比2002年上升了5.1%和4.3%,农村增长幅度高于城市。

(2)高血压:2012年,我国成年居民的高血压患病率为25.2%,呈上升趋势,其中60岁及以上老年人超过一半人患高血压。儿童青少年的高血压患病率有所升高,呈现低龄化的趋势。

(3)糖尿病:我国成年居民糖尿病患病率为9.7%,60岁及以上人群为19.6%。

(4)血脂异常:我国成年居民高胆固醇血症患病率为3.3%,其中城市老年人高达6.4%;高甘油三酯血症患病率为11.3%。

二、我国居民的营养需要与食物选择建议

"营养"作为一个专业术语,与我们日常所说"食物有营养"中的"营养"不同。这里的"营养"是指一个动态的过程,也是人体利用食物维持生理需要的过程。因此,"营养"的定义是指人体通过摄取食物,经过体内消化、吸收和代谢,利用食物中对身体有益的物质作为构建机体组织器官的材料、满足生理功能和身体活动需要的过程。

食物里包含很多物质,有的具有营养作用,有的具有药用作用,有的还可能有些毒副作用,只有那些可以给人提供能量、提供构建组织器官的"建筑材料"、提供维持人类生命活动所必需的有益物质才可以被称为"营养素"。

蛋白质、脂类和碳水化合物因为需要量多,每天从食物中获取的量也较多,被称为宏量营养素,是提供能量的三大物质。矿物质和维生素的需要量相对较少,每天从食物中获取的也较少,被称为微量营养素。目前已证实人类必需的营养素有40余种,这些营养素大多必须通过食物摄入来满足人体需要。

因此,食物中对人体具有营养功能的物质称为"营养素",它包括蛋白质、脂类、碳水化合物、矿物质、维生素和水六大类。

营养素需要量是指机体为了维持健康和活跃的生活,在一段时间内平均每天需要获得的各种营养素的最低量。制定营养素需要量的目的是为了指导膳食,确保大多数人能够满足健康需要,因此,营养素需要量是针对人群而不是针对每一个人制定的。

膳食营养素参考摄入量(DRIs)是一组每天平均膳食营养素摄入量的参考值,针对人体所需的主要营养素,从7个方面定义其需要量。①平均需要量(EAR):EAR是根据个体需要量的研究资料制订的营养素摄入水平;该摄入水平可以满足某一特定性别、年龄及生理状况群体中50%个体需要量,但不能满足群体中另外50%个体对该营养素的需要。②推荐摄入量(RNI):

RNI是可以满足某一特定性别、年龄及生理状况群体中绝大多数(97%～98%)个体营养需要量的摄入水平。③适宜摄入量(AI):AI是个体需要量的研究资料不足不能计算 EAR 和 RNI 时,通过观察或试验获得的健康人群某种营养素的摄入量。④可耐受最高摄入量(UL):UL是平均每天摄入营养素的最高量。当摄入量超过 UL 时,损害健康的危险性随之增大。有些营养素没有足够的资料来制定其 UL,并不意味着过多摄入没有潜在的危害。⑤宏量营养素可接受范围(AMDR):AMDR是脂肪、蛋白质和碳水化合物理想的摄入量范围。⑥预防非传染性慢性病的建议摄入量(PI-NCD):简称 PI(建议摄入量),是以非传染性慢性病(NCD)一级预防为目标的必需营养素的每天摄入量。当 NCD 易感人群摄入量接近或达到 PI 时可降低发生 NCD 的风险。⑦特定建议值(SPL):除营养素以外具有改善人体生理功能、预防慢性疾病的某些膳食成分的每天摄入量。当某些疾病易感人群这些成分摄入量接近或达到 SPL 时有利于健康。

(一)能量基本概念和需要量

能量是人类赖以生存和生命活动的基础。人类生命的维持、生长发育和身体活动等,都离不开能量,就如同汽车在马路上行驶离不开汽油一样。离开了能量,生命就会停止。能量来源于日常所吃的各种食物之中。食物中只有三种营养素可以提供能量,即碳水化合物、蛋白质和脂肪。这三种营养素各自提供的能量是不同的,占总能量的比例也不一样。能量的国际单位是焦耳(J),目前营养学上更多应用的能量单位是千卡(kcal),其换算关系如下:1 kcal=4.184 kJ,1 kJ=0.239 kcal。1 g 碳水化合物和 1 g 蛋白质提供的能量都为 4 kcal,而 1 g 脂肪提供的能量为 9 kcal。

《中国居民膳食营养素参考摄入量(2013)》中,可以根据自己的年龄、性别、劳动强度和生理状况,查找适合自己的能量需要量。如果体重过轻或过重,则需要调整能量的摄入。比如一个体重正常的健康成年人,劳动强度不强的情况下,每天需要能量 9 204.8～9 623.2 kJ。

(二)营养素基本概念和需要量

1.蛋白质

蛋白质是一种含氮的有机化合物,除了提供能量外,也是人体重要的组成成分。它是儿童少年生长发育所必需的营养素,参与组成人体细胞和各种组织如肌肉、毛发、血液等。人体细胞中除水分外,蛋白质约占细胞内物质的80%。身体的生长发育可视为蛋白质的不断积累过程,成年人组织的更新也需要摄入足够的蛋白质,身体受伤后也需要蛋白质作为修复材料。同时,蛋白质在体内是构成多种生物活性物质的成分,如促进食物消化、吸收和利用的酶蛋白,维持机体免疫功能的免疫蛋白,携带、运送氧的血红蛋白等。一切生命的表现形式,本质上都是蛋白质功能的体现。

根据《中国居民膳食营养素参考摄入量(2013)》,一个体重正常的健康成年男性,每天需要蛋白质 65 g。

2.碳水化合物

碳水化合物也叫糖类,由碳、氢、氧三种元素组成。它是人体最主要、最经济的能量来源。另外,碳水化合物也是构成生命细胞的主要成分。它是生命细胞结构的主要成分及主要功能物质,其生理功能主要包括储存和提供能量,构成组织及重要生命物质,节约蛋白质,抗生酮和解毒作用,增强肠道功能等。大脑工作时,只有碳水化合物才可以为大脑提供能量,所以糖类对于脑力劳动者来说,是非常重要的。

碳水化合物尽管也被称为糖类,但是和我们平常吃的糖果、白糖、红糖等是不同的。我们平常吃的糖属于碳水化合物的一种,但碳水化合物种类很多,几乎所有的食物都含有碳水化合物,如米面中的淀粉、牛奶中的乳糖、水果蜂蜜中的果糖、甘蔗中的蔗糖、肉中的糖原等。尽管碳水化合物是身体所必需的,但也不能多吃白糖等糖果类,更不能用它来代替日常其他食物,否则就有可能导致营养不良,或因能量过剩造成肥胖,还有可能患上龋齿。

人体中碳水化合物的存在形式主要有葡萄糖、糖原和含糖的复合物三种。碳水化合物的食物来源根据其种类而不同:膳食中淀粉的来源主要是粮谷类和薯类,粮谷类一般含碳水化合物60%～80%,薯类含15%～29%,豆类为40%～60%;单糖和双糖的来源主要是蔗糖、糖果、甜食、糕点、甜味水果、含糖饮料和蜂蜜等。碳水化合物(主要是淀粉和少量糖)以占能量55%～65%计算,每天300～400 g。

3.脂类

脂肪也发挥着十分重要的作用。脂肪能提供能量,1 g脂肪产生的能量是9 kcal,要比1 g碳水化合物或蛋白质产生的能量(4 kcal)高2倍多;脂肪是组成人体的重要成分,人体的每一个细胞,包括大脑、神经等都离不开脂肪;脂肪除了本身能提供脂溶性维生素外,还是人体吸收脂溶性维生素(如维生素A、维生素D、维生素E等)的必需条件;脂肪中的"必需脂肪酸"是生长发育过程中必不可少的,只能由脂肪来提供;皮肤下的脂肪有助于保温,腹腔内的脂肪有利于保护身体内的各个脏器,使胃、肠、肝脏等隔离开,不让它们随着身体的移动而互相碰撞;食物中的脂肪具有促进食欲的作用。因此,脂肪也是人体所必需的营养素。脂肪的需要量可以按照能量的20%～30%计算,每天最多不要超过80 g。

4.矿物质

矿物质是一组无机元素。矿物质中有7种(钙、磷、钠、钾、硫、氯、镁)在人体内含量较多,称为常量元素;还有8种在人体内含量较少,称为微量元素,如铁、锌、硒、碘等。

这些无机元素是构成身体结构和组织、维持生命活动和保证生长发育不可缺少的营养素,如钙、磷是构成牙齿和骨骼的主要原材料,铁是红细胞中血红蛋白的原料,参与人体内氧的转运和交换等。这15种矿物质中任何一种摄入不充足,都会对健康造成危害,如铁缺乏会导致缺铁性贫血,不但会影响儿童少年的生长发育,还会影响智力发育;缺钙会影响儿童身体的生长,老年人发生骨质疏松;缺碘会造成呆小症,个子矮小,智力障碍。矿物质中钙应保证800 mg/d;男性铁应保证12 mg/d,女性因容易发生缺铁性贫血应摄入20 mg/d;锌约12.5 mg/d;碘为120 μg/d。

人体需要的钠主要从食物中来,食盐、酱油、味精、酱和酱菜、腌制食品等都可以提供较多的钠,肉类和蔬菜也可以提供少部分钠。预防非传染性慢性病钠的建议摄入量(PI)2 g,我国成人一般日常所摄入的食物本身大约含有钠1 g,需要从食盐中摄入的钠为1 g左右,因此,实际在每天食物的基础上,摄入3 g食盐就基本上达到人体钠的需要,由于人们的膳食习惯和口味的喜爱,盐的摄入都远远超过3 g的水平。世界卫生组织建议健康成年人一天食盐(包括酱油和其他食物中的食盐量)的摄入量是5 g。

5.维生素

维生素是一类有机化合物,天然存在于各类食物中,人体几乎不能合成。维生素参与了人体的很多生理活动,虽然每天需要的量不多,但是对维持生命和健康作用很大。根据溶解性将维生素可以分为两大类:脂溶性维生素和水溶性维生素。脂溶性维生素只能溶解于油脂,有维生素A、维生素D、维生素E、维生素K等,这类维生素在肠道内必须借助脂肪才能吸收。水溶性维生素只能溶解于水,包括维生素B_1、维生素B_2、维生素C、叶酸、维生素B_6、维生素B_{12}等。

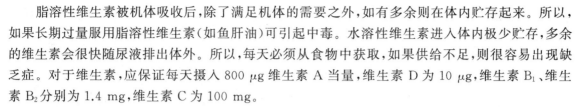

脂溶性维生素被机体吸收后,除了满足机体的需要之外,如有多余则在体内贮存起来。所以,如果长期过量服用脂溶性维生素(如鱼肝油)可引起中毒。水溶性维生素进入体内极少贮存,多余的维生素会很快随尿液排出体外。所以,每天必须从食物中获取,如果供给不足,则很容易出现缺乏症。对于维生素,应保证每天摄入 800 μg 维生素 A 当量,维生素 D 为 10 μg,维生素 B$_1$、维生素 B$_2$分别为 1.4 mg,维生素 C 为 100 mg。

6.水

水是人类赖以生存、维持基本生命活动的物质。体内水的来源有饮水、食物中含的水和体内代谢产生的水。水的排出主要通过肾脏,以尿液的形式排出,其次是经肺呼出、经皮肤和随粪便排出。进入体内的水和排出来的水基本相等,处于动态平衡。

一个人可以几天不吃饭,只要能保证供应足够的水分,即使体重减轻 40% 也还不会死亡。但如果几天没有水喝,我们的皮肤要丢失水,排尿要丢失水,当失去的水分仅占体重的 2% 时,就会出现口渴、少尿;当失水达到体重的 10% 以上时,可出现烦躁、眼球内陷、皮肤失去弹性、全身无力、血压下降;当失水超过体重的 20% 时,人就会死亡。由此可见,水也是人体必不可少的营养素之一。

水的需要量主要受年龄、环境温度、身体活动等因素的影响。一般来说,健康成人每天水的总摄入量为 3 000 mL(男)/2 700 mL(女);适宜饮水量为 1 700 mL(男)/1 500 mL(女)。在高温或强体力劳动的条件下,应适当增加。饮水不足或过多都会对人体健康带来危害。饮水应少量多次,要主动,不要感到口渴时再喝水。饮水最好选择白开水。

三、食物营养价值特点

营养价值是指食物中营养素及能量满足人体需要的程度。各种食物可提供的营养成分存在一定的差异,其营养价值也就不同。例如,谷类食物能提供较多的碳水化合物和能量,但其蛋白质的营养价值较低;蔬菜水果能提供丰富的维生素、矿物质和膳食纤维,但蛋白质、脂肪的营养价值较低。即使是同一种食物由于品种、产地、贮藏烹调方式等不同,其营养价值也不完全相同。所以,食物的营养价值是相对的。

《中国居民膳食指南》根据食物的营养成分把食物分成了以下 5 个大类。①谷类及薯类:包括米、面、杂粮、马铃薯等,是我国居民膳食的基本食物。谷类包括米、面、杂粮,薯类包括马铃薯、甘薯、木薯等。②动物性食物:包括肉、禽、鱼、奶、蛋等。③豆类和坚果:包括大豆及其制品、其他干豆类及花生、核桃、杏仁等坚果类。④蔬菜、水果和菌藻类。⑤纯能量食物:包括动植物油、淀粉、食用糖及酒类等。

(一)谷类及薯类的营养价值特点

谷物食物是中国传统膳食中最主要的能量来源,也是碳水化合物、蛋白质、膳食纤维和 B 族维生素的主要来源,对健康的作用不容忽视。淀粉是谷类的最主要成分。在蒸煮过程中淀粉会吸收水分、膨胀、糊化,糊化越完全越容易消化,相对来讲,籼米不如粳米易消化。在矿物质方面,谷类中虽也含有一定的矿物质,如钙等,但由于吸收较差,因此并非是钙的良好来源。

完整的谷粒分为谷皮、糊粉层、谷胚和胚乳,谷皮中含纤维素和半纤维素,糊粉层含蛋白质和 B 族维生素,谷胚中富含 B 族维生素和维生素 E,胚乳中含淀粉和少量蛋白质。由于各种营养素的分布不均匀性,在加工中易造成一些成分的损失。谷类对 B 族维生素(如维生素 B$_1$、烟酸、生物素)的贡献非常重要,由于主要分布在胚芽部,加工时越精损失越多。加工精度高的大米、面粉可以满足人们的口感喜好,但从营养学角度讲加工精度高并不意味着营养价值高,加工过精的大米白面损失了大量营养素,特别是 B 族维生素和矿物质。因此,尤其在食物种类相对较少的农村地区更应避免吃精米精面,以免造成维生素和矿物质缺乏。此外,烹调方式包括在淘洗中容易造成水溶性维生素及矿物质的损失,以及在蒸煮中也会损失维生素。

薯类主要包括马铃薯、甘薯、木薯、红薯、芋头及山药等,不同种类的薯类所含的营养成分略有不同。薯类也是高淀粉食物,其含量甚至比谷类食物还高;所含的蛋白质量不高,但属于完全蛋白。因此很多国家和地区会把薯类当作主食,在膳食设计时也常把薯类与谷物互换。薯类食物膳食纤维丰富,是谷类的 1～2 倍,主要包括纤维素、半纤维素、果胶等,有利于肠道健康。另外,薯类中含有胡萝卜素和维生素 C,这在谷类食物中是很难得的,而且其矿物质含量也较为丰富。

(二)动物性食物的营养价值特点

蛋白质中氨基酸种类多,各种必需氨基酸的构成比例与人体接近,氨基酸的利用率高,也就是蛋白质的营养价值高,这种蛋白质称为优质蛋白质。肉、禽、鱼、奶、蛋均属于动物性食物,是人类优质蛋白质、脂类、脂溶性维生素、B 族维生素和矿物质的良好来源。

猪、牛、羊等畜肉类食物及其制品可以提供优质蛋白质和脂肪。由于品种、饲养环境和部位不同,肉中蛋白质和脂肪含量差异很大。畜肉的肌肉组织,也就是常说的"瘦肉"(里脊、臀尖、排骨、肋条等)中蛋白质含量较高。畜肉除动物皮属于胶原蛋白外,大部分蛋白质属于优质蛋白质。畜肉的脂肪无处不在,不要说肥膘,即便是看不到一点白的"瘦猪肉"脂肪含量也至少有 8％,有的高达 30％以上。畜肉中的脂肪以饱和脂肪酸为主,同时胆固醇含量也相当高,如果吃得过多会引起血胆固醇升高,因此应与其他来源的油脂配合食用。此外,在矿物质方面,瘦肉中的含量高于肥肉中的,如磷、硫、钾、钠等。畜肉的维生素以维生素 A、维生素 B_{12} 和烟酸为主。

禽类的营养价值与畜肉非常相近。禽肉类蛋白质大部分存在于肌肉组织中,如胸脯肉、翅膀、腿肉,属优质蛋白质。禽肉中脂肪含量因品种、年龄、肥瘦程度、养殖方法及部位不同有较大差异,总体来说一般在 5％～30％,低于猪肉,其中肥鸡、鸭和鹅肉的脂肪含量较高;如果是带皮禽肉,尤其是鸭皮,脂肪含量猛增至 50％～60％,所以在享受鸭皮独特美味的同时,不要吃得太多。禽肉和动物血中铁含量丰富,生物利用率高,是膳食铁的良好来源。此外,在矿物质方面,禽肉中也含钾、钙、钠等,其中硒的含量高于畜肉。

水产品可分为鱼类、甲壳类和软体类,是蛋白质的良好来源。鱼类食物中蛋白质含量一般为 15％～20％,含有人体必需的各种氨基酸,属于优质蛋白质。水产品脂肪含量与组成上与畜肉有很大不同:总体来讲,水产品的脂肪含量明显低于畜肉类,蟹、河虾、软体动物等的脂肪含量较低,但在脂肪组成上以不饱和脂肪酸为主,吸收率较高。在矿物质方面,水产品中含量丰富,如钙含量远比畜、禽肉高,且虾皮是钙的良好来源;海鱼、藻类中碘含量丰富,可辅助预防碘缺乏病;鱼类含锌、铁、硒也较丰富。鱼类肝脏和鱼油是维生素 A 和维生素 D 的重要来源,维生素 E 和维生素 B_1、维生素 B_2 和烟酸等 B 族维生素含量也较高,贝类食物中维生素 E 含量较高。因此,日常膳食中应经常食用水产品。

奶类含有丰富的蛋白质、脂肪、碳水化合物、维生素和矿物质。奶类中蛋白质大体可以分为酪蛋白和乳清蛋白,易消化、易吸收,属于优质蛋白质。乳品中脂肪的组成比较复杂,含有多达 400 种的脂肪酸,其中短链脂肪酸含量较高,具有良好的风味,易被人体消化吸收。奶类中天然的碳水化合物主要为乳糖,在体内需要特定的酶水解为半乳糖和葡萄糖后再吸收,而部分人会出现饮后不适症状,可以选择酸奶或乳糖水解奶缓解这些不适症状。另外,奶类是钙的良好来源,奶类中的钙吸收好,奶类中还含有人体所需的各种维生素,特别是维生素 B_2。根据奶制品的加工方式不同又各具营养特色:酸奶是用有益菌发酵后生产的奶制品,和原奶相比基本营养物质相似,而且不会出现乳糖相关的不适症状;配方奶是在原奶基础上按照不同人群的营养需要进行了复配营养成分的产品;奶油或黄油主要提取了乳品中的脂肪成分;奶酪主要是蛋白质;炼乳相对来讲营养价值较低,无论蛋白质还是脂肪含量都比较低,并且添加了很多糖;乳饮料是以乳类为原料之一配制的饮料产品,不可用来代替原奶。

和其他食物相比,蛋类的营养价值相对较高。从蛋白质来看,无论是蛋清中的蛋白还是蛋黄中的卵黄磷蛋白和卵黄球蛋白,都属优质蛋白质。鸡蛋中 98% 的脂肪集中在蛋黄内,分散成细小颗粒,易于消化吸收。此外,蛋类食物几乎含有所有的维生素,特别富含叶酸、生物素等与细胞核及 DNA 合成密切相关的物质。在矿物质方面,蛋黄也是钙、镁、锌、硒的良好来源,但受到饲料来源的影响较大。但要注意的是,蛋类中胆固醇含量较高,所以不宜过多进食。

(三)大豆和坚果的营养价值特点

豆类大致可分为大豆及其他豆类,常见的有黄豆、青豆、黑豆、豌豆、蚕豆、绿豆、红豆、豇豆、芸豆等。大豆的根系有非常强的固氮作用,蛋白质含量较高,氨基酸组成接近人体需要,而且富含谷类蛋白较为缺乏的赖氨酸,属优质蛋白质。大豆中脂肪含量达 $15\%\sim20\%$,可作为油料作物。大豆的碳水化合物中,有一半是不能被人体消化吸收的棉籽糖、木苏糖等大豆低聚糖,在肠道微生物作用下可发酵产生气体,具有促进肠道蠕动、降低血糖的作用。此外,大豆中还含有丰富的钙、维生素 B_1、维生素 B_2 和维生素 E,并且含有磷脂、异黄酮、植物固醇等多种植物化学物质,具有健脑、降低血脂和抗氧化等作用。其他豆类的蛋白质含量中等,脂肪含量极少,碳水化合物含量较高,其他营养素近似大豆。

坚果类包括富含油脂的坚果,如杏仁、南瓜子等蛋白质含量较高;淀粉类坚果,如栗子、莲子等蛋白质含量稍低。坚果中的蛋白质一般需要与其他食品互补后才具有较好的生物学价值。坚果中脂肪含量较高,特别是富含油脂的坚果中脂肪含量通常在 40% 以上,其中所含的脂肪酸多为不饱和脂肪酸,是人体必需脂肪酸的来源。富含油脂的坚果其碳水化合物含量较低,淀粉类坚果碳水化合物含量较高。坚果类的膳食纤维含量较高。此外,坚果类也是维生素 E 和 B 族维生素的良好来源。虽然营养丰富,但坚果的能量很高,要注意适量,不可过量食用。

(四)蔬菜、水果和菌藻类的营养价值特点

从形态、部位来分,蔬菜可以分为根茎类、叶菜类、鲜豆类、瓜类、茄果类、花等。从食物成分来看,蔬菜水分含量高,蛋白质和脂肪含量大多很低,碳水化合物以多糖为主,是维生素 C、胡萝卜素、维生素 B_2 和叶酸等维生素、矿物质及植物化学物的主要来源。不同种类的蔬菜又各有特色,如根茎类蔬菜含较多的碳水化合物,比如藕的淀粉含量达 15%;茎菜膳食纤维较高;叶菜是蔬菜中营养最为丰富的一类食物,维生素 C、叶酸、维生素 B_2 含量丰富;深色蔬菜胡萝卜素含量较高,而且是钾、钙、镁、铁等矿物质的重要来源;茄果类以维生素 C、类胡萝卜素见长;瓜类因水分含量高清脆爽口,可直接食用。由于蔬菜中存在的草酸会影响所含钙和铁的吸收,利用率并不很高,但如果烹调前用开水焯一下,可去除部分草酸。

水果是味甜多汁的植物性食物的总称,可以不经烹调直接食用,感官外形清新爽口,其营养价值因水果构成各有差异。大多数水果分为果皮、果肉及果仁三部分,不同部位具有不同的营养物质:果皮往往含有丰富的色素、维生素和膳食纤维,果肉含有丰富的糖分、有机酸,果仁作为种子含有丰富的蛋白质、脂肪和矿物质。很多水果中的糖是成熟过程中由淀粉分解而来，所以越熟的水果越甜。除了葡萄糖外，水果富含果糖。和其他食品相比，水果含有非常丰富的维生素 C、B 族维生素，钾、镁等矿物元素，并且含有多种有益健康的生物活性物质，如橘子、柿子等黄红色水果中含有类胡萝卜素，柠檬、枇杷中含有黄酮类物质，柠檬、苹果等水果中含有有机酸，以及樱桃、草莓、葡萄中含有花青素等。这类生物活性物质通常具有非常强的抗氧化、抗衰老作用，对心脑血管有保健作用。由于水果特殊的营养特点，鼓励大家多吃水果，且不宜用蔬菜替代。

菌藻类食物包括食用菌和藻类，如海带、紫菜、菇类等，其特点是能量低，脂肪含量少，维生素 C 含量不高，但维生素 B_2、烟酸和泛酸等 B 族维生素含量较高，还含有丰富的矿物质，尤其是钾、铁、锰、锌。菌藻类食物还富含蛋白质，其中蛋氨酸和胱氨酸都极丰富，一般动物性食物中相对缺乏这两种氨基酸，所以菌藻类适宜与动物性食物搭配食用，提高蛋白质的生物利用率。另外，菌藻类食物还含有丰富的多糖，这些多糖在调节免疫力、降血脂方面具有重要作用。

（五）纯能量食物的营养价值特点

顾名思义，纯能量食物主要是提供能量。这类食物包括动植物油、淀粉、食用糖和酒类。但动植物油含有的脂肪是脂溶性维生素能被肠道吸收的必要条件，还可以提供维生素 E 和必需脂肪酸。

四、中国居民膳食指南

平衡膳食是指膳食中所含的营养物质种类齐全、数量充足、比例适当，所供给的营养素与机体的需要保持平衡。正是因为人体必需的营养素有 40 多种，而各种营养素的需要量又各不相同，并且每种天然食物中营养成分的种类和数量也各有不同，所以必须由多种食物合理搭配才能组成平衡膳食，即从食物中获取营养成分的种类和数量应能满足人体的需要而又不过量，使蛋白质、脂肪和碳水化合物提供的能量比例适宜。中国居民平衡膳食宝塔就是将五大类食物合理搭配，构成符合我国居民营养需要的平衡膳食模式。

《中国居民膳食指南》根据平衡膳食理论，提供了最基本、科学的健康膳食信息，对各年龄段的居民摄取合理营养和避免由不合理的膳食带来疾病具有普遍的指导意义。长期坚持《中国居民膳食指南》的膳食原则，就可以预防营养失衡引起的疾病，使机体处于良好的健康状态，最终达到合理营养、平衡膳食、促进健康的目标。

（一）食物多样，谷类为主，粗细搭配

人体对各种营养物质的需求数量需要保持一定的比例关系，各种营养素在体内发挥作用时是互相依赖、互相影响、互相制约的关系。各类食物所含的营养物质不完全相同，且各种食物各有其营养优势。食物没有好坏之分，但如何选择食物的种类和数量来搭配膳食却存在着合理与否的问题。平衡膳食必须由多种食物组成，才能满足人体各种营养需求。此外，随着科学的发展，植物化学物质及其生物活性还将不断被发现，只有摄取多样化的膳食，才能获得足够对健康有益的植物化学物质。在不改变能量摄入总量的基础上，同类食物间一定程度上可以互换，以保证食物的多样化。

坚持谷类为主，就是为了保持我国膳食的良好传统，强调膳食中谷类食物应是提供能量的主要来源，应达到 50% 以上。谷类为主的膳食模式既可提供充足的能量，又可避免高能量、高脂肪和低碳水化合物膳食的弊端，有利于预防相关慢性病的发生。谷类食物是人体能量的主要来源，也是最经济的能源食物，一般成年人每天应保持适量的谷类食物摄入。中国居民平衡膳食宝塔建议每天摄入 250～400 g。

此外,要注意粗细搭配,经常吃一些粗粮、杂粮和全谷类食物。稻米、小麦不要研磨得太精,否则谷类表层所含维生素、矿物质等营养素和膳食纤维大部分会流失到糠麸之中。而且,适当多吃粗粮有利于防止肥胖、糖尿病和高血糖的发生。每天最好能摄入 50～100 g 的粗粮。

(二)多吃蔬菜水果和薯类

蔬菜水果是维生素、矿物质、膳食纤维和植物化学物质的重要来源,水分多、能量低,是平衡膳食的重要组成部分,也是中国传统膳食重要特点之一。薯类富含淀粉、膳食纤维及多种维生素和矿物质。含有丰富蔬菜、水果和薯类的膳食对保持身体健康,维持肠道正常功能,提高免疫力,降低患肥胖、糖尿病、高血压等慢性疾病风险具有重要作用。

我国膳食指南强调增加蔬菜和水果的摄入种类和数量,中国居民平衡膳食宝塔推荐成年人每天吃蔬菜 300～500 g,最好深色蔬菜约占一半,水果 200～400 g。

近年来,我国居民薯类的摄入量明显下降:平均每标准人日薯类摄入量在 1982 年为 179.9 g,而 2002 年下降到 49.1 g。中国居民平衡膳食宝塔建议适当增加薯类的摄入,每周吃 5 次左右,每次摄入 50～100。薯类最好用蒸、煮、烤的方式,可以保留较多的营养素。尽量少用油炸方式,减少食物中油和盐的含量。

(三)每天吃奶类、大豆或其制品

奶类营养成分齐全,除含丰富的优质蛋白质和维生素外,含钙量较高,且利用率也很高,是膳食钙质的极好来源。大量研究表明,儿童少年饮奶有利于其生长发育,增加骨密度,从而推迟成年后发生骨质疏松的年龄;中老年人饮奶可以减少骨质丢失,有利于骨健康。

中国居民营养与健康状况调查结果显示,我国居民平均每天钙摄入量约为 400 mg,不足膳食参考摄入量的一半;奶类制品摄入量为 26.5 g/d。目前我国居民膳食钙的主要来源是蔬菜和谷薯类食物,奶类或其制品提供的钙不到 7%。考虑到我国居民膳食钙的摄入量远远低于推荐摄入量。因此,应大大提高奶类的摄入量以改善我国居民营养健康状况。中国居民平衡膳食宝塔建议每人每天饮奶 300 g 或食用其他相当量的奶制品,可获得约 300 mg 钙,再加上其他食物中的钙,基本能够满足人体钙的需要。对于饮奶量更多或有高血脂和超重肥胖倾向者,应选择低脂、脱脂奶及其制品。

同时,2002 年中国居民营养与健康状况调查结果显示,我国居民平均干豆类摄入量为每人每天 4.2 g,豆制品摄入量为每人每天 11.8 g,远低于中国居民平衡膳食宝塔的建议摄入量 50 g。大豆及其制品营养丰富,也是重要的优质蛋白质来源。为提高农村居民的蛋白质摄入量及防止城市居民过多消费肉类带来的不利影响,应适当多吃大豆及其制品,建议每人每天摄入 40 g 大豆或相当量的豆制品。以所提供的蛋白质计,40 g 大豆分别约相当于 200 g 豆腐、100 g 豆腐干、30 g 腐竹、700 g 豆腐脑、800 g 豆浆。豆浆中蛋白质含量与牛奶相当,且易于消化吸收,其饱和脂肪酸、碳水化合物含量低于牛奶,也不含胆固醇,适合于老年人及心血管疾病患者饮用;但豆浆中钙和维生素 C 含量远低于牛奶,锌、硒、维生素 A、维生素 B_2 含量也比牛奶低,它们在营养上各有特点,两者最好每天都饮用。

(四)常吃适量的鱼、禽、蛋和瘦肉

随着经济的发展和生活的改善,人们倾向于食用更多的动物性食物和油脂。目前我国部分城市居民食用动物性食物较多,尤其是食入的猪肉过多,应调整肉食结构,适当多吃鱼、禽肉,减少猪肉摄入。相当一部分城市和多数农村居民平均吃动物性食物的量还不够,应适当增加。

鱼类脂肪含量一般较低,且含有较多的多不饱和脂肪酸,有些海产鱼类富含二十碳五烯酸(EPA)和二十二碳六烯酸(DHA),对预防血脂异常和心脑血管病等有一定作用。禽类脂肪含量也较低,且不饱和脂肪酸含量较高,其脂肪酸组成也优于畜类脂肪。蛋类富含优质蛋白质,各种营养成分比较齐全,是很经济的优质蛋白质来源。畜肉类一般含脂肪较多,能量高,但瘦肉脂肪含量较低,铁含量高且利用率好。肥肉和荤油为高能量和高脂肪食物,摄入过多往往会引起肥胖,并且是某些慢性病的危险因素,应当少吃。

鱼、禽、蛋和瘦肉均属于动物性食物,是优质蛋白质、脂类、脂溶性维生素、B族维生素和矿物质的良好来源,尤其富含赖氨酸和蛋氨酸,如与谷类或豆类食物搭配食用,可明显发挥蛋白质互补作用。这些动物性食物是平衡膳食的重要组成部分。

根据 2002 年中国居民营养与健康状况调查的结果,在一些比较富裕的家庭中动物性食物的消费量已超过了谷类的消费量,这类膳食提供的能量和脂肪过高,且一般都含有一定量的饱和脂肪和胆固醇,而膳食纤维过低,摄入过多可能增加心血管病的罹患危险性。中国居民平衡膳食宝塔推荐成人每天摄入鱼虾类 50～100 g,畜禽肉类 50～75 g,蛋类 25～50 g。

(五)减少烹调油用量,吃清淡少盐膳食

脂肪是人体能量的重要来源之一,并可提供必需脂肪酸,有利于脂溶性维生素的消化吸收,但是脂肪摄入过多是引起肥胖、高血脂、动脉粥样硬化等多种慢性疾病的危险因素之一。膳食盐的摄入量过高与高血压的患病率密切相关。《中国居民营养与慢性病状况报告(2015)》显示,我国居民平均每天摄入烹调油 40 g,已远高于膳食指南的推荐量;每天食盐平均摄入量为 10.5 g,是世界卫生组织建议值的 2.4 倍。建议我国居民应养成吃清淡少盐膳食的习惯,即膳食不要太油腻,不要太咸,不要摄食过多的动物性食物和油炸、烟熏、腌制食物。中国居民平衡膳食宝塔其中建议每人每天烹调油用量不超过 25 g;食盐摄入量不超过 6 g,包括酱油、酱菜、酱中的食盐量。

采用以下方法可有效控制烹调油或盐的使用,并烹制出美味佳肴:合理选择有利于健康的烹调方法,如蒸、煮、炖、焖、水滑熘、拌、急火快炒等,用煎的方法代替炸也可减少烹调油的摄入;坚持家庭定量烹调油或盐,控制总量,可将全家每天应该食用的油或盐倒入一量具内,炒菜用油或盐均从该量具内取用。逐步养成习惯,久之,控制烹调油或盐用量,对防治慢性疾病大有好处。

(六)食不过量,天天运动,保持健康体重

进食量和运动量是保持健康体重的两个主要因素,食不过量指每天摄入的各种食物所提供的能量不宜超过人体所需要的能量。由于生活方式的改变,我国居民的身体活动减少,进食量却相对增加,我国超重和肥胖的发生率正在逐年增加,这是心血管疾病、糖尿病和某些肿瘤发病率增加的主要原因之一。各种食物所提供的能量应能满足人体需要,体重过高和过低都是不健康的表现,易患多种疾病,危害健康。所以,适当限制进食量,保持进食量和运动量的平衡,使体重维持在适宜范围。

中国居民平衡膳食宝塔中成年人平均能量摄入是代表人群的平均水平,如城市 18～59 岁男子为 9 204.8 kJ(2 200 kcal),相当于每天摄入的食物量约为谷类 300 g,蔬菜 400 g,水果 300 g,肉、禽和鱼虾 150 g,蛋类 50 g,豆和豆制品 40 g,奶和奶制品 300 g,油脂 25 g。成年女子每天所需要的能量为 7 531.2 kJ(1 800 kcal),相当于每天摄入的食物量约为谷类 250 g,蔬菜 300 g,水果 200 g,肉、禽和鱼虾 100 g,蛋类 25 g,豆和豆制品 30 g,奶和奶制品 300 g,油脂 25 g。对于具体每个人来讲,由于自身生理条件和日常生活工作的活动量不同,能量需要因人而异。体重是判定能量平衡的最好指标,每个人应根据自身体重及变化适当调整食物的摄入,各类食物的摄入同

样应该考虑合理的比例。

身体活动是指日常生活、工作、出行和体育锻炼等各种消耗体力的活动,身体活动在体力付出的同时,肌肉收缩,能量消耗增加。因此,走路、骑自行车、打球、跳舞、上下楼梯、清扫房间等都是身体活动的不同形式。体育锻炼是一种以健身为目的的主动身体活动,如参加跑步、体操、球类、游泳、太极拳等运动。运动不仅有助于保持健康体重,还能够降低患高血压、脑卒中、冠心病、2 型糖尿病、结肠癌、乳腺癌和骨质疏松等慢性疾病的风险;同时还有助于调节心理平衡,有效消除压力,缓解抑郁和焦虑症状,改善睡眠。中国居民平衡膳食宝塔建议成年人每天进行累计相当于步行 6 000 步以上的身体活动,每周约相当于 40 000 步活动量;如果身体条件允许,最好进行30 分钟中等强度的运动。

为降低心血管病等慢性疾病的风险,则需要更多的运动,可以是达到中等强度的日常活动,也可以是体育锻炼。每次活动应达到相当于中速步行 1 000 步以上的活动量,每周累计约20 000 步活动量。运动锻炼应量力而行,体质差的人活动量可以少一点;体质好的人,可以增加运动强度和运动量。根据能量消耗量,骑车、跑步、游泳、打球、健身器械练习等活动都可以转换为相当于完成 1 000 步的活动量。完成相当于 1 000 步活动量,强度大的活动内容所需的时间更短,心脏所承受的锻炼负荷更大。不论运动强度和内容,适当多活动消耗更多的能量,对保持健康体重更有帮助。

(七)三餐分配要合理,零食要适当

1.三餐分配要合理

一天三餐的时间及食量安排要合理,进餐须定时定量。早餐提供的能量应占全天总能量的25%~30%,午餐应占 30%~40%,晚餐应占 30%~40%,可根据职业、劳动强度和生活习惯进行适当调整。一般情况下,早餐安排在 6:30~8:30,午餐在 11:30~13:30,晚餐在 18:00~20:00进行为宜。早餐所用时间以 15~20 分钟,午、晚餐以 30 分钟左右为宜,不宜过短,也不宜太长。进餐时应细嚼慢咽,不宜狼吞虎咽。三餐定时定量,不宜饥一顿饱一顿。

早餐营养要充足。早餐距离前一晚餐的时间最长,一般在 12 小时以上;而且作为一天的第一餐,对膳食营养摄入、健康状况和工作或学习效率至关重要。不吃早餐,容易引起能量及其他营养素的不足,降低上午的工作或学习效率。所以,每天都应该吃早餐,并且要吃好早餐。可以根据食物种类的多少来快速评价早餐的营养是否充足:如果早餐中包括了谷类、动物性食物(肉类、蛋)、奶及奶制品、蔬菜和水果等四类食物,则为早餐营养充足;如果只包括了其中三类,则早餐的营养较充足;如果只包括了其中两类或以下则早餐的营养不充足。早晨起床半小时后吃早餐比较适宜。一般情况下,早餐提供的能量应占全天总能量的 25%~30%,成年人早餐的能量应为 2 930.1 kJ 左右,谷类为 100 g 左右,可以选择馒头、面包、麦片、面条、豆包、粥等,适量的含优质蛋白质的食物,如牛奶、鸡蛋或大豆制品,再有 100 g 的新鲜蔬菜和 100 g 的新鲜水果。不同年龄、劳动强度的个体所需要的能量和食物量不同,应根据具体情况加以调整。

午餐要吃好。经过上午紧张的工作或学习,从早餐获得的能量和营养不断被消耗,需要进行及时补充,为下午的工作或学习生活提供能量。因此,午餐在一天三餐中起着承上启下的作用。午餐提供的能量应占全天所需总能量的 30%~40%,以每天能量摄入 9 204.8 kJ 的人为例,主食的量应在 125 g 左右,可在米饭、面食(馒头、面条、麦片、饼、玉米面发糕等)中选择;并按照均衡营养的原则从肉、禽、豆类及其制品、水产品、蔬菜中挑选几种进行搭配,可选择 75 g 动物性食品、20 g 大豆或相当量的制品、150 g 蔬菜和 100 g 水果,以保证午餐中维生素、矿物质和膳食纤维的摄入。

晚餐要适量。晚餐与次日早餐间隔时间很长,所提供能量应能满足晚间活动和夜间睡眠的能量需要,所以晚餐在一天中也占有重要地位。晚餐提供的能量应占全天所需总能量的 30%～40%,谷类食物应在 125 g 左右,可在米面食品中多选择富含膳食纤维的食物如糙米、全麦食物。这类食物既能增加饱腹感,又能促进肠胃蠕动。另外,可选择动物性食品 50 g,20 g 大豆或相当量的制品,150 g 蔬菜,100 g 水果。

从事夜间工作或学习的人,对能量和营养素的需要增加。如果晚上工作或学习到深夜,晚饭到睡眠的时间间隔往往在 5～6 小时或者更长。在这种情况下,一方面要保证晚餐的营养摄入,要吃饱,不宜偏少;另一方面,还要适量吃些食物,以免营养摄入不足,影响工作或学习效率。一杯牛奶,几片饼干,或一个煮鸡蛋,一块点心等,都可以补充一定的能量和营养。

2.合理选择零食

零食作为一天三餐之外的营养补充,可以合理选用,但来自零食的能量应计入全天能量摄入之中。有些人特别注意控制正餐时的食物量和能量摄入,而常常忽视来自零食的能量,在聊天、看电视或听音乐时往往不停地吃零食,结果不知不觉中摄入了较多的能量。合理选择零食,要遵循以下原则。

(1)根据个人的身体情况及正餐的摄入状况选择适合个人的零食,如果三餐能量摄入不足,可选择富含能量的零食加以补充;对于需要控制能量摄入的人,含糖或含脂肪较多的食品属于限制选择的零食,应尽量少吃;如果三餐蔬菜、水果摄入不足,应选择蔬菜、水果作为零食。

(2)一般说来,应选择营养价值高的零食,如水果、奶制品、坚果等,所提供的营养素,可作为正餐之外的一种补充。

(3)应选择合适的时间。两餐之间可适当吃些零食,以不影响正餐食欲为宜。晚餐后 2～3 小时也可吃些零食,但睡前半小时不宜再进食。

(4)零食的量不宜太多,以免影响正餐的食欲和食量;在同类食物中可选择能量较低的,以免摄入的能量过多。

(八)每天足量饮水,合理选择饮料

水是一切生命必需的物质,在生命活动中发挥着重要功能。一般来说,男性健康成人每天水的总摄入量为 3 000 mL,女性为 2 700 mL;男性健康成人每天适宜饮水量为 1 700 mL,女性为 1 500 mL。在高温或强体力劳动的条件下,应适当增加。饮水最好选择白开水。

饮料多种多样,需要合理选择,如乳饮料和纯果汁饮料含有一定量的营养素和有益膳食成分,适量饮用可以作为膳食的补充。有些饮料添加了一定的矿物质和维生素,适合热天户外活动和运动后饮用。有些饮料只含糖和香精香料,营养价值不高。多数饮料都含有一定量的糖,大量饮用特别是含糖量高的饮料,会在不经意间摄入过多能量,造成体内能量过剩。另外,饮后如不及时漱口刷牙,残留在口腔内的糖会在细菌作用下产生酸性物质,损害牙齿健康。有些人尤其是儿童青少年,每天喝大量含糖的饮料代替喝水,是一种不健康的习惯,应当改正。

(九)如饮酒应限量

在我国经济高速发展的今天,社会交往日趋增多,迎来送往时饮酒成为一种沟通感情的方式。尤其在节假日、喜庆和交际的场合,人们饮酒更是成为一种习俗。高度酒含能量高,白酒基本上是纯能量食物,不含其他营养素。无节制的饮酒,会使食欲下降,食物摄入量减少,以致发生多种营养素缺乏、急慢性酒精中毒、酒精性脂肪肝,严重时还会造成酒精性肝硬化。过量饮酒还

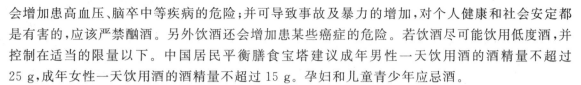

会增加患高血压、脑卒中等疾病的危险；并可导致事故及暴力的增加，对个人健康和社会安定都是有害的，应该严禁酗酒。另外饮酒还会增加患某些癌症的危险。若饮酒尽可能饮用低度酒，并控制在适当的限量以下。中国居民平衡膳食宝塔建议成年男性一天饮用酒的酒精量不超过 25 g，成年女性一天饮用酒的酒精量不超过 15 g。孕妇和儿童青少年应忌酒。

(十)吃新鲜卫生的食物

食物放置时间过长就会引起变质，可能产生对人体有毒有害的物质。另外，食物中还可能含有或混入各种有害因素，如致病微生物、寄生虫和有毒化学物等。一个健康人一生需要从自然界摄取大约 6×10^4 kg 食物、水和饮料。人体一方面从这些饮食中吸收利用本身必需的各种营养素，以满足生长发育和生理功能的需要；另一方面又必须防止其中的有害因素诱发食源性疾病。吃新鲜卫生的食物是防止食源性疾病、实现食品安全的根本措施。

(孙　剑)

第二节　营养状态的评估

一、营养风险筛查

营养风险筛查(nutrition risk screening，NRS)用于对患者进行可能出现营养相关临床并发症或营养因素影响患者结局的风险情况进行筛查，以便为临床营养干预提供线索。

在初次接诊患者、书写入院记录及病历等过程中，都会涉及患者饮食情况；除此之外，在进行营养支持的患者，还要对营养摄入情况进行全面评价。

(一)膳食调查

1.饮食史

通过直接询问患者或家属及陪护人员，了解患者过去的饮食结构和数量、饮食习惯及特殊爱好等情况，尤其是发病以来或近一周以来的进食情况。这在下面的"营养风险筛查"部分还会提到。

2.摄入量计算和评价

如需较准确地了解患者饮食摄入量，则一般要求患者详细记录至少 3 天的饮食摄入情况，由营养科医师或技师通过相应的工具或软件计算出能量及各种营养素的摄入情况，并与参考标准或目标值进行比较，以作出客观评价。

(二)肠内及肠外营养供给量

1.常用肠内营养制剂

(1)乳剂或混悬液：注意能量密度及蛋白质等营养素含量。

(2)粉剂：可按说明书含量及实际用量进行计算。

2.静脉营养

(1)供能营养制剂：包括脂肪乳、葡萄糖和氨基酸注射液，常用剂型及能量、营养素含量。

(2)电解质及微量营养素：如钾、钠、钙、磷、镁等电解质需常规或根据生化结果进行适量补充，维生素、微量元素制剂常规补充。

（三）判断及评价

1.能量

（1）参照《中国居民膳食参考摄入量（2013）》有关标准。

（2）根据患者的病情、体型、年龄及活动强度，采用系数 20～25（或 30～35）kcal/kg 进行估算。

（3）根据患者的性别、年龄、身高、体重等参数，利用经典的 Harris-Benedict 公式计算基础能量消耗（BEE）值，再乘以相应的应激系数及活动系数进行估算。

2.蛋白质

（1）参照《中国居民膳食参考摄入量（2013）》有关标准。

（2）根据患者的肾功能、病情、清蛋白水平、体重等情况，采用系数 0.6～0.8（或 1～1.2）g/kg 进行估算后评价。

二、人体测量

（一）身高、体重

1.体重

理想体重（kg）＝身高（cm）－105（适用于成年人）。

评价方法：实际体重/理想体重×100％，在 90％～110％范围内为正常，110％～120％为超重，120％以上为肥胖，80％～90％为体重偏轻，80％以下为消瘦。

2.体重指数

体重指数（BMI）＝体重（kg）/[身高（m）]^2。

评价方法：18.5～23.9 kg/m^2 为正常，24～27.9 kg/m^2 为超重，28.0 kg/m^2 及以上为肥胖，18.5 kg/m^2 以下为消瘦。

3.体重改变

1 周内体重丢失 1％～2％，或 1 个月内体重丢失低于 5％，为中度体重丢失；1 个月内体重丢失大于 5％，或 3 个月内体重丢失大于 7.5％，为重度体重丢失。

4.身高的测量

（1）器材。①卧式量板（或量床）：24 月龄内的婴儿一般采用卧式量板（或量床）测量身长。测量身长用的卧式量板由一长 120 cm 的底板及在其一端与之垂直的顶板组成，另有一可以移动于底板纵槽上的足板。该足板必须与顶板平行，与底板垂直，在底板中线两侧要嵌有两条与长边平行的量尺，其刻度可读至 0.1 cm。②人体测高计：使用前应校对零点，并用标准钢卷尺校正人体测高计刻度尺，每米误差不得大于 0.1 cm。同时，应检查立柱与底板、立柱与滑测板是否垂直，连接处是否紧密，零件有无松动等情况，应及时加以校正。

（2）方法。①卧式量板（或量床）：测量前先脱去婴儿的鞋、袜、帽、外衣裤及尿布。将量板放在平坦地面或桌面；脱去婴儿的鞋帽和厚衣裤，使其仰卧于量板中线上；助手固定婴儿头部使其接触头板，此时，婴儿面向上，两耳在同一水平上，两侧耳郭上缘至眼眶下缘的连线与量板垂直；测量者位于婴儿右侧，在确定婴儿平卧于底板中线后，将左手置于婴儿膝部，使其固定，用右手滑动滑板，使之紧贴婴儿足跟，然后读取读数至小数点后一位（0.1 cm）。②人体测高计：选择平坦靠墙的地面水平放置人体测高计，立柱的刻度尺面向光源。被检者赤足，立正姿势站立在人体测高计的底板上，两上肢自然下垂，足跟并拢，足尖分开成 60°，挺胸收腹，头部正直，两眼平视前方,眼眶下缘与耳屏上缘呈水平位,足跟、骶骨部及两肩胛间区三点与立柱相接触。检测人员站立于被检者的右侧,将滑测板轻轻沿立柱下滑,直到与颅顶点接触。检测人员双眼应与滑测板等高时读数。测量误差不应超过±0.5 cm。

(3)结果记录:以厘米(cm)为单位记录,读数至小数点后一位。

(4)注意事项:①滑测板与颅顶点相接触,松紧适度。头顶的发辫、发结应解开,饰物应取下。②完成测量后,应立即将滑测板推到最高处,避免其他被检者发生意外创伤。

5.体重的测量

(1)器材:杠杆秤或便携式电子体重测量仪。使用前应检验其准确度和灵敏度,用 50 kg 及 0.1 kg 标准砝码进行校正,准确度要求误差不超过 0.1%,灵敏度应能测出 0.1 kg,达不到要求应及时更换。

(2)方法。①婴儿体重的测量:体重的测量应尽可能使用杠杆式体重计,最好是带有躺卧厢或折叠椅床的婴幼儿专用体重计。体重计应定期校验,确保测量准确。体重测量应在温度适宜的房间进行。测量体重时,应让婴幼儿排空大小便,衣服尽量减少,脱掉衣裤、鞋袜,最好仅穿内衣、短裤或内层薄衣。1 岁内的婴儿应平卧在体重计的卧厢内,1 岁后的儿童可坐在体重计的小椅子上。测量者移动体重计上的游码,直到刻度尺呈水平位置时,读取游码处刻度数。带有电子显示的体重计,应在儿童安静无哭闹时读取数据。婴幼儿体重精确到 10 g,幼儿体重精确到 50 g。在没有婴幼儿专用体重计的情况下,可采用如下办法进行测量。成人抱着婴幼儿站在磅秤上称体重,然后再称量成人的体重,两数相减即为婴幼儿的体重。将婴幼儿用被单兜起,用杠杆秤勾挂称重,然后减去被单及包括尿布在内的一切衣物重量,即为婴幼儿体重。由于普通家用体重秤的测量误差在 100 g 左右,因此采用这种方法不能准确得知婴幼儿在一周内的体重增长,而只是适用于了解较长时间的体重变化。在没有取暖条件的情况下,寒冷季节测量婴幼儿体重时,应将婴幼儿所穿的衣服及尿布等重量扣除。②儿童青少年体重的测量:将体重秤放置在平坦的硬地面上。男学生穿短裤,女学生穿短裤、背心,站立秤台面中央。使用杠杆秤时,检测人员应站立于秤台正前方,先调整零点至刻度尺呈水平位,测量时,添加砝码,移动游码至刻度尺平衡,双眼正视刻度尺读数。测量误差不应超过±0.1 kg。

(3)结果记录:以千克(kg)为单位记录,读数至小数点后一位。

(4)超重、肥胖的判断:根据我国 BMI 标准进行超重、肥胖判断。儿童青少年的判断标准应考虑年龄、性别,当被检者 BMI 值大于或等于相应年龄、性别组的超重值,而小于相应组段的肥胖值时,判断为超重。当被检者 BMI 值大于或等于相应年龄、性别组的肥胖值时判断为肥胖。

(5)注意事项:①被检者上、下秤台动作要轻。②每天使用体重秤前均需校正。

(二)脂肪及肌肉储备

1.三头肌皮褶厚度

三头肌皮褶厚度(TSF)是最常用的评价脂肪贮备及消耗的良好指标。目前常用日本参考值为男性 8.3 mm,女性 15.3 mm。也可采用治疗前后的变化来反映脂肪营养状况。

评价方法:测量值/参考值×100%,在 90% 以上为正常,90% 以下为皮下脂肪储备不足。

2.上臂肌围

上臂肌围(MAMC)=上臂围(cm)-[0.314×三头肌皮褶厚度(mm)]。

MAMC 能较好地反映体内蛋白质贮存情况,也可用作为患者营养状况好转或恶化的指标。我国目前常用参考值为男性 24.8 cm,女性 21.0 cm。

评价方法:测量值/标准值×100％,在90％以上为正常,90％以下为肌肉蛋白不足。

3.腰围

腰围(WC)是反映身体脂肪总量和脂肪分布的综合指标,常用来衡量腹部肥胖程度,特别是对于那些体重指数虽然正常,但腹部脂肪过多者。腰围超标可以作为独立诊断肥胖的指标。

评价方法:我国成年男性≥85 cm,成年女性≥80 cm,称为腹部脂肪过多。

4.腰围/上臂围的测量

(1)器材:长度为1.5 m,宽度为1 cm,最小刻度为0.1 cm尼龙带尺。

(2)方法。①腰围:被检查者自然站立,双臂适当张开下垂,两足分开30～40 cm,露出腹部。测量时平缓呼吸,带尺下缘距肚脐上缘1 cm处,并经两侧十二肋骨下缘与髂嵴上缘之间的中点,水平环绕一周测量。测量误差不应超过±1.0 cm。②上臂围:右臂自然下垂,肌肉放松,找出肩峰到尺骨鹰嘴连线中点,水平环绕一周。

(3)结果记录:以cm为单位记录,读数至小数点后一位。

(4)注意事项:①尼龙带尺在使用前用钢卷尺校正,每米误差不超过±0.2 cm。②测量时应使尼龙带尺贴近皮肤但避免紧压而陷入皮肤。

5.三头肌皮褶厚度的测量

(1)器材:皮褶厚度的测量采用Lange皮褶计,分度值为1 mm,测量范围为0～7 mm。

(2)方法:被检查者上臂自然下垂,右上臂背侧中点(肩峰至尺骨鹰嘴的中点)上约2 cm处(记为标记点)的皮肤连同皮下组织捏起,检查者右手持皮褶计手柄,打开测试臂,从标记点下1 cm处钳入测试臂,待指针静止不变后读数。

(3)结果记录:以毫米(mm)为单位记录,读数至小数点后一位。

(4)注意事项:①皮褶计在使用前用需进行校准,确保其压力符合规定标准(10 g/mm²)。②测量时要防止将上臂的肌肉也提起误判为皮下脂肪,读数前令被检查者主动收缩该部位的肌肉,可以使肌肉滑脱,避免误差。③测量及读数时,应保持皮褶计平面与上臂平行。

三、血液生化指标

常用指标为清蛋白、总蛋白、前清蛋白、转铁蛋白、血红蛋白(Hb)、淋巴细胞总数、氮平衡等,并结合其他临床生化指标进行综合判断。

(一)清蛋白

清蛋白(albumin,ALB)全部由肝细胞合成,是血浆中含量最多的蛋白质,占血浆总蛋白的40％～60％。清蛋白的半衰期较长,为14～20天。其主要代谢部位是肠道和血管内皮。短期内蛋白质摄入不足时,机体通过肌肉分解释放氨基酸,提供合成清蛋白的基质,同时伴有循环外清蛋白向循环内转移,使血浆内清蛋白维持在相对稳定水平。只有在长期蛋白质摄入不足或营养不良时,清蛋白才有较显著的下降。

1.清蛋白的主要功能

(1)维持血浆胶体渗透压的平衡。

(2)作为载体和代谢产物、金属离子、胆红素、游离脂肪酸、激素、药物等结合而被运输。

(3)作为外周组织蛋白质合成的氨基酸库。

(4)血浆中主要的抗氧化剂。

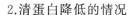

2.清蛋白降低的情况

(1)营养不良:可能为摄入不足或消化吸收不良。持续的低清蛋白血症被认为是判断营养不良最可靠的指标之一。

(2)消耗增加:如多种慢性消耗性疾病(严重结核、甲亢或恶性肿瘤)。

(3)合成障碍:主要是肝功能障碍。

(4)蛋白丢失过多:如急性大出血、严重烧伤及慢性肾脏病变等。短期内的低清蛋白血症是系统性炎症反应的主要表现。

(5)妊娠尤其是妊娠晚期,清蛋白浓度可减少,但分娩后可迅速恢复正常。

(6)较罕见的先天性清蛋白缺乏症病例。

3.清蛋白增高的情况

(1)严重失水导致的血浆浓缩。

(2)水分不足:晨间空腹取血禁食如同时也禁水,常有水不足,一般情况可增加 $4\% \sim 5\%$ (1.5～2.5 g/L)。

(3)先天性免疫球蛋白缺乏症:清蛋白代偿性增多(约可增加 70%)。

(二)总蛋白

血清总蛋白(total protein,TP)是血清中全部蛋白质的总称,清蛋白和球蛋白则是应用盐析法或电泳法从血清总蛋白中分离出来的两类重要组分。

1.总蛋白降低的情况

(1)血清水分增加:使总蛋白浓度相对减少,如水、钠潴留或静脉应用过多低渗液等。

(2)营养不良:如摄入不足或消化吸收不良。

(3)消耗增加:如多种慢性消耗性疾病(严重结核、甲亢或恶性肿瘤等)。

(4)合成障碍:主要是肝功能障碍。

(5)蛋白丢失:如急性大出血、严重烧伤及慢性肾脏病变等。

2.总蛋白增高的情况

(1)血清水分减少:使总蛋白浓度相对增加,水不足时血清钠、血红蛋白(HGB)、血细胞比容(HCT)均平行增高,A/G 比值在正常范围,如急性失水,肾上腺皮质功能减退等。

(2)清蛋白合成增加:如多发性骨髓瘤(主要是球蛋白的增加),如 Na^+、HGB、HCT 不增高,A/G 比值减小,球蛋白增多,则可判断为高清蛋白血症。

(三)前清蛋白

血清前清蛋白(prealbumin,PAL)是由肝细胞合成的一种糖蛋白,其半衰期仅 0.5 天,属急性时相蛋白,是一种载体蛋白,又称转甲状腺激素蛋白。结合甲状腺激素的能力受水杨酸影响,后者可从载体中置换甲状腺激素;与视黄醇结合蛋白(RBP)结合成蛋白复合体,以避免从肾小球滤出丢失。

1.前清蛋白的主要功能

(1)结合并转运约 1/3 的内源性甲状腺激素。

(2)营养学评价、消化外科、胃肠外营养、昏迷及其他消耗性疾病营养监测,PAL、总蛋白(TP)、ALB、转铁蛋白(TRF)、视黄醇结合蛋白(RBP)、总胆固醇(TC)、甘油三酯(TG)应联合测定,是反映营养支持患者早期内脏蛋白合成的指标。当患者在输注清蛋白时,使清蛋白升高,而不会影响前清蛋白的水平,故宜选择前清蛋白而非清蛋白作为营养状况的评价指标。

2.前清蛋白降低的情况

(1)蛋白质-能量营养不良:作为蛋白质-能量营养不良(PEM)的监测指标较 ALB 敏感,可用于早期诊断,是消化外科、慢性疾病和儿童营养评价的有用指标。

(2)前清蛋白降低是肝细胞损害早期和敏感的指标,较丙氨酸氨基转移酶(ALT)特异性高,比 ALB 敏感,多数肝病患者可下降 50% 以上,重型肝炎可降至 0。急性肝炎持续降低提示有发展为重型肝炎的可能性。慢性肝炎活动期降低明显,疾病稳定或恢复时回升,是判断慢性肝病活动性的有用指标。

(3)急性应激反应如感染、创伤、组织坏死,与急性期反应蛋白(ARP)升高相反,ALB、TRF、PAL 均降低,以 PAL 更为敏感,进行性降低提示预后不良。

(4)分娩或其他严重疾病也见降低。幼儿的前清蛋白含量约为成人的一半,青春期迅速增加到成人水平。

3.前清蛋白增高的情况

(1)甲状腺功能亢进、肢端肥大症、同化激素治疗,系由于合成增多。肾病综合征 ALB、TRF 因漏出而明显减少,PAL 虽也漏出增多,但与生成比较,生成多于漏出,故血浓度增高。

(2)脱水和慢性肾衰竭:由于前清蛋白清除的主要场所是肾脏,因此肾衰患者可出现血清前清蛋白升高的假象。

(四)转铁蛋白

转铁蛋白(transferrin,TRF)在肝脏合成,半衰期 8 天,主要功能为结合并转运铁,调节体内铁的平衡,防止铁的毒性作用,提高机体免疫力,用于铁代谢评价、蛋白质能量营养不良监测和红细胞生成素(EPO)治疗监测。1 个 TRF 分子可结合 2 个 Fe 原子,结合铁者呈棕色,未结合铁者为无色。前者称饱和铁结合力(SIBC),后者称未饱和铁结合力(UIBC),两者之和即总铁结合力(TIBC)。TRF 结合铁的百分比称铁饱和度(IS)或转铁蛋白铁饱和度。

1.转铁蛋白降低的情况

(1)蛋白质-能量营养不良和蛋白质丢失性疾病,如蛋白质摄取或吸收障碍、氨基酸缺乏、失蛋白性胃肠症、大面积烧伤、慢性肾小球肾炎、肾病综合征等。

(2)重症肝炎、肝硬化等严重肝病。

(3)急性感染、炎症和应激、胶原病、严重疾病状态、部分肿瘤。

(4)先天性转铁蛋白缺乏症。

2.转铁蛋白增高的情况

铁缺乏状态和缺铁性贫血、妊娠后期、蛋白同化激素、雌激素或口服避孕药使用。

(五)血红蛋白

血红蛋白(hemoglobin,Hb)是由珠蛋白和亚铁血红蛋白组成的结合蛋白质,从早幼红细胞时期开始生成,直到网织红细胞仍可合成少量血红蛋白。血红蛋白可与血液中的氧结合形成氧合血红蛋白,起到运输氧和二氧化碳的作用。血红蛋白增减的临床意义基本同红细胞计数,且能更好地反映贫血程度。

(六)淋巴细胞总数

淋巴细胞来源于淋巴系干细胞,在骨髓、脾、淋巴结和其他淋巴组织生发中心发育成熟者为 B 细胞,在胸腺、脾、淋巴结和其他组织依赖胸腺素发育成熟者为 T 细胞。淋巴细胞一般占白细胞总数的 20%~40%。患者营养不良及应激反应可使其分解代谢增高,从而造成淋巴细胞总数

(lymphacytes,L 或 Lym)减少。

淋巴细胞在免疫应答中起核心作用,以维持机体正常细胞免疫功能。其总数增多主要见于:①某些传染病,如百日咳、结核病、水痘、麻疹、风疹、流行性腮腺炎、流行性感冒、病毒性肝炎、艾滋病、梅毒、鼠疫、传染性单核细胞增多症等;②淋巴细胞性白血病、器官移植术后等。淋巴细胞总数减少主要见于放射病、营养不良、应用激素等。

(七)氮平衡

正常人食物中氮摄入量和排泄物内的含氮量往往是相等的,此种情况称为氮平衡。氮平衡测定是了解体内蛋白质代谢状况最常用的方法。体内氮代谢的最终产物主要随尿排出,汗液和脱落的皮屑中含有少量含氮化合物,还有微量的氮随毛发、鼻涕、月经、精液等丢失。肠道中未被吸收的含氮化合物从粪排出。尿中主要的含氮化合物有尿素、氨、尿酸和肌酐,其量随蛋白质的摄入而异。普通膳食时,尿素氮占总氮量 80% 以上;低蛋白膳食时,尿素氮降低;饥饿时,氨氮增高。尿肌酐的排出量似乎与膳食蛋白的含量无关。

氮的摄入量大于排出量为正氮平衡(合成状态),摄入量小于排出量称负氮平衡(分解状态)。氮平衡试验一般为 7 天,前 4 天为适应时间,后 3 天为试验期,记录食入蛋白质的量及测定每天尿氮排出量。氮平衡的计算要求氮的摄入量与排出量都要准确的收集和分析。摄入氮包括经口摄入、经肠道输入及经静脉输入的氮量。一般情况下氮是以蛋白质或氨基酸形式摄入的,此时可按 6.25 g 蛋白质=1 g 氮或 7.5 g 氨基酸进行计算。排出氮包括经尿、大便、皮肤、消化液等丢失氮的总和。

1.氮平衡计算方法

蛋白质摄入量(g)/6.25-[24 小时尿尿素氮(g)+3.5]。

2.临床意义

(1)摄入氮=排出氮:提示氮平衡。在实际工作中,为了安全可靠起见,往往摄入氮较排出氮多 5%,才可认为确实处于平衡状态。

(2)摄入氮>排出氮:为正氮平衡,提示部分摄入的蛋白质用于体内合成蛋白质,以供细胞增殖,往往发生在儿童、孕妇、患病初愈的患者,说明蛋白质的需要量大。

(3)摄入氮<排出氮:为负氮平衡,常见于蛋白质需要量不足时,如饥饿或消耗性疾病患者。

（孙　剑）

第三节　营养规范与管理

一、计划步骤

(1)现状调查与分析。

(2)确定项目目标。

(3)制订计划。

(4)执行计划。

(5)效果评估。

二、必要性

(1)会使所开展的工作目的明确、目标具体,使营养工作者和工作对象相互支持合作,使计划较易获得成功。

(2)有明确的工作步骤和细致的计划安排,有利于提高工作效率,使项目能顺利实施。

(3)有利于组织协调有关方面的力量,共同执行计划,把计划建立在广泛发动和依靠群众的基础上。如所开展的营养改善工作,要在当地政府的领导下,组织农业生产、食品供应、教育、卫生等多部门共同协作,商定目标,明确各部门的任务,建立工作关系,才能较好地完成营养改善工作。

三、现状调查与分析

(一)概述

只有充分收集资料才能了解现状,才能正确地制订和执行计划。现状调查与分析是在实施计划之前,收集调查点居民的营养状况及有关的各种资料,只有得到当地行政领导的支持及广大群众的紧密配合才能收集到较为完善的资料。并对收集的资料加以分析,找出存在的问题及其严重程度及造成这些问题的原因,这时所收集到的资料称为基础资料。

如果在制订一项计划之前没进行充分的现状了解,就会使计划失败,如一项营养改善工作计划,要在村子里推广优质大豆的生产,但是这个村子并不具备生产大豆的条件,气候和地理状况均不适合大豆的生长,但是当地有生长各种蔬菜的有利条件,而该村只种萝卜、白菜等很少几种蔬菜,如果开展推广优质蔬菜品种的项目将会取得成功,并能解决当地居民缺铁性贫血和维生素A等营养缺乏症。如果执行项目前没有对现状进行调查,则既浪费人力、物力,又拖延了解决问题的时间,使人们受害的时间延长,甚至使项目在执行过程中中断,虎头蛇尾,根本没有解决人群中存在的问题。因而在计划执行之前,现状的调查与分析是非常重要的。

(二)有关名词及其含义

1.基础资料

基础资料是现场调查时所收集的相关资料,用以说明执行营养计划之前当地的状况,有了这种资料才能知道将来需要做什么,才能衡量计划执行后的效果。

2.现状调查中要收集的资料

现状调查中要收集的资料包括两大类,一类是关于人群的资料,另一类是关于资源的资料。

(三)关于人群资料

人群资料包括人口调查、健康状况、生化检查、营养调查、文化情况、经济状况等。

(四)关于资源资料

资源资料包括农业方面的资料、农业用品的供应情况、粮食储藏情况、市场资料、食物生产方面的资料、供水情况、服务设施、卫生服务环境等。

四、确定项目目标

(一)项目目标概念

项目目标是陈述我们希望通过开展一项规定的活动所要获得的成果。项目目标要详细,便于进行计划和评价。针对项目目标要定出执行计划的可行措施和具体的活动安排,对每项活动

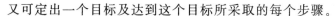

又可定出一个目标及达到这个目标所采取的每个步骤。

(二)合格项目目标特点

(1)目标应该描述得非常准确、清楚,使得项目执行者明确应该做什么。

(2)项目目标应该有一些衡量标准,以便能辨别活动是否开展得顺利。这些标准应包括项目所花的时间及活动应达到的质量。能衡量活动结果的正是这些标准。因此找出可以衡量的指标对设计项目目标十分重要。

(3)项目目标要切合实际,根据当地的条件而制订。

五、制订计划与安排活动

(一)组织活动要高效率

(1)认真按计划安排组织活动。

(2)按时间表工作。

(3)按计划要求准备所需的资源。

(4)管理好各项活动的参与者。

(5)安排好办公室日常工作。

(6)按预算开展工作。

(二)成功基本保证

(1)妥善利用时间。

(2)妥善安排资源的使用。

(3)妥善编制预算。

六、执行计划

(一)各部门现场工作者应相互协作

在计划的执行过程中,各系统的现场工作者应相互协作,这样他们可以共用物资,互通有无,节省经费。现场工作者在营养工作中,可以协调的范围如下:医疗卫生工作者、社会工作者、农业技术工作者、教育工作者、当地政府、供销服务等。

(二)营养工作者与其他部门协作的好处

(1)共同使用基层调查点的资料。

(2)在现场工作中统一制订计划,避免冲突。

(3)与协作的不同部门就工作中类似的问题进行讨论,以便共同制订调查方案及表格,一次性调查供多部门使用。

(4)各协作部门的工作人员可以相互学习好的经验,以便使现场工作更加成功。

七、项目评估

(一)监测

(1)计划执行过程中,监察计划中各项工作的进展,计划是否按步骤进行,是否达到预期目标,是否有什么障碍,从而对发现的问题进行及时调整和修正。监测时可考虑计划的覆盖率、遗漏率,以及是否有目的地使用资源、管理机构的作用、存在的干扰因素等。

(2)对监测中收集到的重要资料进行分析,并对计划进行调整、修正,使干扰计划进行的因素在早期被发现、纠正,以免发生严重差错。

(二)评估

1.评估概念

评估是对一项活动成功程度的系统鉴定。在活动结束后,把项目目标所规定的任务与活动所带来的实际变化、社会效益和成本效益进行比较,以鉴定一项活动是否取得成功。

2.评价时应考虑

(1)评价的指标是什么?

(2)指标由谁制订?内部的(计划者本身),还是外部的(上级)。

(3)什么时候进行评价?

(4)我们打算用这些结果做什么?

3.评价营养改善措施内容

(1)成本:指对开展项目规划所投入资源如经费、材料、交通等及服务劳动力、后勤等的评价。

(2)成绩:是与成本有关的结果,表明改善计划执行的直接产物。成绩测量是中间指标,如目标组覆盖率、营养素缺乏人群数目减少等。如果没有对项目执行系统的评价,就不会看到成效。

(3)成果:指改善措施对目标组行为及营养健康状况改变的影响,是精神行为和生理变化的效益指标。如行为改变、婴儿死亡率的变化和身长、体重的变化等。

(4)效益:营养和健康状况所带来的远期社会效益和经济效益,如生产力的提高,人们的智力、体力的改善,生活质量的提高等。

4.评估的重要性

(1)评价取得的成绩。

(2)告诉人们取得何种成绩。

(3)鉴定所取得成绩的价值。

(4)调整今后计划。

八、原因分析模型

原因分析模型旨在弄清各种因素之间的因果关系,具有较强的逻辑性。菲律宾国家营养委员会设计的营养不良原因分析模型中,其中个人营养状况受食物摄入和个体食物利用2个因素影响。换言之,食物摄入和个体食物利用影响个人营养状况;而食物摄入受家庭组成、家庭可利用食物、喂养方法和饮食习惯3个因素的影响。

(孙　剑)

第四节　临床治疗饮食的种类和适应证

医院膳食根据其性质和特点大致可以分为基本膳食(或称常规膳食)和因诊断、治疗需要而设立的特殊膳食。基本膳食通常包括4种,即普通饮食(普食)、软食(软饭)、半流质饮食(半流食)和流质饮食(流食)。特殊膳食一般有治疗膳食、试验膳食和代谢膳食等。

一、基本膳食

(一)普食

该膳食与正常人饮食相似,是一种适合于身体需要的平衡膳食。适用于消化道功能正常、无发热症状、疾病恢复期患者及其他治疗上无特殊要求又不需要膳食限制的患者。

(二)软食

该膳食禁用含粗纤维素较多的食物如韭菜、芹菜、藕等,蔬菜、肉类等皆做软。适用于溃疡病恢复期、胃肠手术后、口腔疾病、老年人或幼儿等咀嚼不便、不能食用大块或较硬食物、消化吸收能力稍弱的患者。

(三)半流食

该膳食特点:食物宜细软、易消化,不含粗纤维,禁用蒸饭、烙饼、水饺、油炸食物、强烈调味品、大量肉类食品等。适用于发热、各种手术后、消化道疾病及消化不良等身体比较衰弱、缺乏食欲、愿暂时食用稀软食物的患者。

(四)流食

此种膳食所用食物均为流体,易于消化吸收,甜咸相间,避免使用一切刺激性食品及强烈调味品。适用于急性病、高热、胸/腹部施行大手术后、口腔/耳鼻喉部手术后、消化道急性炎症或溃疡等极度衰弱或无力咀嚼的患者。

清流食和冷流食为两种特殊的流食。清流食一般适用于腹部、胃肠道施行大手术后开始进食后的试餐,多采用米汤、稀藕粉或去油鸡汤等稀薄流体食物,禁用牛奶、鸡蛋、豆浆等营养丰富或易胀气食物,营养价值极低,仅能短时间采用。冷流食适用于喉部手术后最初 $1\sim2$ 天,如扁桃体切除、上消化道出血患者也需用适当的冷流食。冷流食不能用热食品、酸味食品及含刺激性香料的食品,防止引起伤口出血及对喉部刺激,其他原则同流食。

二、治疗膳食

(一)高能量高蛋白膳食

此类膳食的能量及蛋白质含量均高于正常人膳食标准。成年人每天能量摄入量应 $>2\,000$ kcal,蛋白质每天不应 <1.5 g/kg 体重,为 $100\sim120$ g,其中优质蛋白质要占 50% 以上。适用于严重营养不良、手术前后及分解代谢亢进的患者,如烧伤、创伤、肺结核、伤寒、甲亢等疾病。

(二)低蛋白膳食

此种膳食蛋白质含量较正常膳食低,目的是减少体内氮代谢产物,减轻肝、肾负担。适用于急性肾小球肾炎、肾衰竭、高血氨的肝病等患者。在限量范围内,肾脏患者尽量提高优质蛋白质比例及提供充足的能量,肝脏患者可选用含支链氨基酸丰富的植物蛋白。根据低蛋白质程度的要求,分为低蛋白 20 g/d、30 g/d 和 40 g/d。对于有血氨升高的肝病患者,为降低血氨浓度,防止肝性脑病发生,蛋白质摄入量更应严格限制。如同时伴有神经系统症状者,必要时完全禁用动物性蛋白质食品。

(三)低盐/无盐/低钠膳食

全天供钠分别 $<2\,000$ mg、$1\,000$ mg 和 500 mg,适用于急性肾小球肾炎恢复期、慢性肾小球

肾炎、肝硬化有腹水、高血压、心脏病及水肿等患者。低盐膳食烹调时每天食盐限制在 2~5 g,无盐膳食烹调时不加食盐,低钠膳食除完全不加食盐及酱油外,并禁用加碱的发面食品(如馒头、发面饼、饼干、点心等)、含钠量较高的蔬菜(如芹菜、甘蓝、菠菜等)。

(四)低脂/无油/纯糖膳食

减少或禁止食物脂肪的摄入,改善脂肪代谢紊乱和吸收不良而引起的各种疾病。适用于急慢性胰腺炎、胆囊炎、胆石症、肝炎、冠心病、高血压、高脂血症等患者。按不同的疾病和病情,低脂膳食又分为脂肪 50 g/d、40 g/d、20 g/d 和 10 g/d。

(五)低嘌呤膳食

低嘌呤膳食适用于痛风、高尿酸血症等。在痛风急性发作期应采用无嘌呤膳食。总能量应较正常摄入量低,膳食中限制富含嘌呤的食物,如动物内脏、鹅肉、鲱鱼、沙丁鱼、贝壳类、各种肉汤,以及嘌呤含量中等的鸡、鱼、肉类、豌豆、扁豆、干豆类、蘑菇、香菇、菠菜、韭菜、菜花、芦笋等。可采用的食品:奶类、蛋类及其他蔬菜,可鼓励患者多吃水果,膳食宜清淡、少油。

(六)少渣膳食

该膳食是含极少量膳食纤维和结缔组织的易于消化的膳食。目的在于减少膳食纤维对消化道刺激和梗阻,减少肠道蠕动和粪便的运行。适用于各种急慢性肠炎、伤寒、痢疾、结肠憩室炎、肠管肿瘤、消化道少量出血、肠道手术前后、肠道或食管管腔狭窄及食管静脉曲张等。食物选择上可用鸡、鸭、肉类、蛋类,制作要烧烂做软,蔬菜选用含纤维素少的瓜类、根茎类及豆类制品中的豆腐、豆腐干、粉丝等;食物需细软,无刺激性,尽量减少纤维素的含量及胀气食品;禁用粗粮、富含粗纤维的蔬菜,如叶类蔬菜、韭菜、芹菜、藕等,禁用整粒干果、干豆、一切油炸、油煎食物及强烈调味品。

(七)贫血膳食

贫血膳食适用于贫血患者。膳食多选用富含蛋白质、铁及维生素 C 的食物,如动物肝脏、瘦肉、鸡蛋及新鲜蔬菜水果等。

(八)糖尿病膳食

糖尿病膳食适用于糖尿病或血糖偏高、糖耐量异常患者。由医师根据患者年龄、性别、标准体重、现有体重、并发症、劳动强度及血糖等确定其每天总能量、蛋白质、脂肪、碳水化合物的需要量及各餐分配数量。此膳食需要严格控制饮食,如主食、点心、糖果、蜜饯、土豆、粉条、肉类等均不能随意食用。

(九)胃切术后膳食

该膳食适用于胃大部或全胃切除术后。食物应易消化、细软、减少胀气、少纤维的食品,禁用蔬菜和油炸、死面食品及刺激性调味品。正餐时应以干食物为主,干稀分开。三餐主食避免液体类食物,加餐时再适当摄入汤汁类食品。应适当增加优质蛋白质和能量的供给量。

(十)管饲膳食

管饲膳食是一种由多样食物混合制成的流质状态的膳食,是供给不能口服自然食物患者的一种营养较为全面的肠道营养膳食。适用于昏迷状态、意识障碍或吞咽困难、精神失常拒食、外科食管、口腔、喉部手术前后的消化功能正常的患者。总能量及进食数量、次数由医师根据病情而定。

(十一)低铜膳食

该膳食适用于肝豆状核变性患者。限制摄入含铜量高的食物,铜的摄入量一般不超过

2 mg。不用铜制器皿来烹调食物和烧煮饮用水。肝豆状核变性常伴有肝硬化,故应供给充足的能量及蛋白质的膳食。由于有些促铜盐排出的药物易导致维生素 B_6 和锌的缺乏,应给予含维生素 B_6 和锌丰富的食物,可用食物如绿叶蔬菜、鱼、奶、肉、禽等。保持理想的体重,避免过高能量的摄入,防止肥胖。

(十二)门冬餐

该膳食适用于儿童白血病,使用门冬酰胺酶进行化疗者。采用高碳水化合物、低脂肪膳食,防止引起急性胰腺炎。适量补充优质蛋白质,严格限制烹调用油。烹调食物多以氽、炖、蒸、煮、烩、拌等少油的方法。

(十三)婴儿辅助膳食

婴儿辅助膳食适用于6～12个月消化功能正常的婴儿。为满足婴儿生长发育需要,随婴儿年龄的增长,除喂人乳或配制牛奶之外,增加辅助食品。

三、试验膳食

(一)胆囊造影检查膳食

目的:检查胆囊功能、胆道与胆囊疾病。

膳食原则:①第1天中午食用高脂饭,在原膳食基础上增加油煎鸡蛋2个,晚5点进食无脂饭。②第2天早空腹服造影剂,按指定时间再进食高脂饭。

(二)钡剂灌肠检查膳食

目的:检查结肠疾病。

膳食原则:①为减少食物中纤维素及脂肪含量,第一天早、午、晚餐可吃馒头、面包、面条、稀饭、糖果汁、藕粉、豆腐、酱豆腐、果酱,晚餐不进食,可喝糖水、果汁水、冲麦乳精、藕粉等。②禁食蔬菜、土豆、肉类、蛋类、牛奶、含油脂多的食品。

(三)肌酐试验膳食

目的:测定肾功能。

膳食原则:①膳食中完全限制含肌肉纤维的食物,如瘦猪肉、牛肉、羊肉、鱼、虾、鸡蛋及其汤类。②蛋白质总量不超过 40 g/d。③全日主食定量不超过 450 g。④选用含蛋白质少的蔬菜。⑤试验期3～5天。

(四)低碘膳食

目的:检查甲状腺吸碘率。

膳食原则:①限制含碘丰富的食品如鱼、虾、海米、虾皮、紫菜、海蜇及一切海产品。②米、面、鸡、肉类、牛奶、鸡蛋、蔬菜等均可食用。③检查试验期限由临床医师决定。

(五)纤维肠镜检查膳食

目的:减少肠道存留的食物残渣,借以检查肠道疾病。

膳食原则:少渣半流,1天6餐,时间为2～3天。

四、代谢膳食

(一)钾、钠代谢膳食

(1)目的为诊断原发性醛固酮增多症。膳食原则:膳食中含钾量每天 60 mEq/L,含钠量每天 160 mEq/L。试验期为 10～20 天。试验期只能食用供给的膳食。

(2)膳食设计与计算：①根据试者食量定出一天主食品。②根据《中国食物成分表》计算出膳食要求的钾钠数量，减去主食，副食中钾钠含量。③不足之钠的含量用食盐补充。每克食盐含393 mg钠。

(3)食物选择主食：各种谷类均可用，但禁用含碱或发酵粉制作的面食，如馒头、发面饼、桃酥等。副食多选用含钾高，钠低的食物。烹调油与食糖不限。

(二)低蛋白正常钙、磷代谢膳食

(1)目的为测定肾小管回吸收磷的功能。膳食原则：①每天膳食中蛋白质不超过 40 g，不含动物性蛋白质。②每天膳食含钙 500～700 mg，含磷 500～700 mg。③试验期为 3～5 天。

(2)膳食设计与计算：①根据受试者进食情况定出一天的主食量。②根据《食物成分表》计算出主食中含钙、磷的数量。③将代谢膳食所要求的钙和磷数量减去主食中所含钙、磷数量，剩余的钙和磷由副食补充。

(3)食物选择主食：谷类可选用稻米、富强粉。副食用含钙较高含磷较低的蔬菜，烹调油及盐不限。

(三)钙、磷代谢膳食

(1)目的为诊断甲状旁腺功能亢进。膳食原则：①每天膳食中钙的含量不超过 150 mg。②每天膳食磷含量为 500～700 mg。③试验期为 5 天。

(2)膳食设计与计算：①根据受试者进食情况定出一天的主食量。②根据《食物成分表》计算出主食中含钙、磷的数量。③将代谢膳食所要求的钙和磷数量减去主食中所含钙、磷数量，剩余的钙和磷由副食补充。

(3)食物选择主食：谷类可选用细粮，如稻米、富强粉。副食免用牛奶，用含钙较低的蔬菜，烹调油及盐不限。用蒸馏水烹制。最好不用碱或起子粉制品(如馒头、饼干等)，因所含钙磷量不易掌握。

(孙　剑)

第五节　肠外营养

一、定义

肠外营养(parenteral nutrition,PN)是从静脉内供给营养作为手术前后及危重患者的营养支持，全部营养从肠外供给称为全胃肠外营养(total parenteral nutrition,TPN)。

二、适应证

(1)胃肠道功能障碍(不能耐受肠道喂养)。

(2)由于手术或解剖问题禁止使用胃肠道。

(3)存在尚未控制的腹部情况，如腹腔感染、肠梗阻、肠瘘等。

三、禁忌证

（1）血流动力学不稳定或存在组织低灌注状态。

（2）存在严重水、电解质与酸碱失衡。

（3）严重肝衰竭、肝性脑病。

（4）急性肾衰竭存在严重氮质血症。

（5）未控制的严重高血糖。

四、肠外营养配方

（一）葡萄糖

葡萄糖是肠外营养中碳水化合物的主要来源，供能为 4 kcal/g。但以葡萄糖为唯一能量来源可导致高糖血症及必需脂肪酸缺乏，过量输注葡萄糖还可致肝脏脂肪蓄积，二氧化碳生成量增加及儿茶酚胺分泌增加等。故提倡以糖脂双能源提供非蛋白热量，糖脂比例 6：4 或 5：5。

（二）脂肪乳

脂肪乳是肠外营养中另一重要营养物质和非蛋白质能量来源，提供必需脂肪酸，参与细胞膜磷脂的构成及作为携带脂溶性维生素的载体。糖脂双能源供能有助于减轻葡萄糖的代谢负荷和营养支持中血糖升高的程度。重症患者脂肪供给量一般为 1～1.5 g/(kg·d)，需考虑机体对脂肪的利用和代谢能力，同时监测脂肪、血脂水平及肝肾功能。高甘油三酯血症患者（甘油三酯＞4 mmol/L）不推荐使用脂肪乳剂；合并脂代谢障碍（如重症胰腺炎早期）及老年患者，应降低脂肪的补充量。常用的脂肪乳剂包括长链脂肪乳剂（LCT）和中长链脂肪乳剂（MCT/LCT），长链脂肪乳剂在肝脏的代谢需要卡尼汀的参与，且可能影响危重症患者的巨噬细胞、中性粒细胞功能，影响呼吸衰竭患者的氧合。

含中链甘油三酯（MCT）的脂肪乳剂其代谢更容易，对机体免疫和呼吸功能影响更小，是理想的脂肪来源。然而，纯 MCT 不能提供必需脂肪酸，且快速氧化后可显著升高体温，此外还可导致酮血症。目前临床上使用将 MCT 和长链脂肪酸混合输注的脂肪乳，称为中长链脂肪乳剂。脂肪乳剂的浓度有 10%、20%、30%，供能为 9 kcal/g。快速输注脂肪乳剂可出现寒战、发热、呕吐、背痛、腰痛等不良反应，由于脂肪乳含有卵磷脂，因此不能用于对鸡蛋过敏的患者。

（三）氨基酸

输注氨基酸溶液的目的是提供机体合成蛋白质所需的氨基酸而非提供能量。如果未能通过葡萄糖和/或脂肪乳提供充分热量，氨基酸就会被用于分解功能，而氮将被排出而非用于组织合成，因此应予以足够的非氮源热量以便有效利用氮。平衡型氨基酸是临床常选择的剂型，其含有各种必需氨基酸和非必需氨基酸，比例适当，具有较好的蛋白质合成效应。重症患者肠外营养时蛋白质补充量及热氮比构成的原则：维持氮平衡的蛋白质供给量一般从 1.2～1.5 g/(kg·d)开始，相当于氮 0.2～0.25 g/(kg·d)；适宜的热氮比认为比单纯强调蛋白质的补充量更为重要。危重症患者，应降低热氮比，可(100～150)kcal：1 g N[(418.4～627.6)kJ：1 g N]。支链氨基酸是在肝外代谢的氨基酸，适用于肝功能障碍的患者，有助于减轻肝脏的代谢负担，调整血浆氨基酸谱，防治肝性脑病。但在改善蛋白质代谢（节氮效应）及影响预后方面，强化支链氨基酸的复方氨基酸并未显示出较平衡氨基酸具有更有明显的优势。

(四)维生素

几乎所有维生素都来自体外,补充维生素也就成为肠外营养配方的一部分。存在营养不良、感染、胃肠道切除或因创面、瘘导致大量体液丢失的患者需要高剂量的水溶性维生素。脂溶性维生素的需要量在疾病急性期、感染、负氮平衡、以脂肪为能量来源等条件下会增加。

(五)水和电解质

营养液的容量或每天水的补充量依疾病及液体平衡状态而定,包括每天体重监测、液体出入情况,以及临床检查是否存在脱水、水肿。电解质的补充量取决于代谢状况、肾脏以外的失水、液体和电解质丢失、酸碱平衡及纠正既往丢失量等情况。血清电解质浓度测定为确定电解质的补充量提供依据。每天常规补充的电解质主要有钾、钠、氯、钙、镁、磷。钠和钾可以通过盐酸盐的形式补充,镁通常以硫酸镁形式补充,钙则来源于葡萄糖酸钙或氯化钙。

(六)微量元素

微量元素在体内含量低、需要量少,但它们具有重要或特殊功能。某种微量元素的过多或缺乏均会危害健康,短期肠外营养者通常不会发生微量元素缺乏,禁食超过 4 周者必须给予补充。

应强调指出:肠外营养时各种营养素应同时进入体内,否则将影响其有效利用。即在无菌条件下配制成全静脉营养混合液后持续匀速输注。为确保输入的混合营养液的稳定性,不应在全合一营养液中添加抗生素、胰岛素等其他任何药物。

五、肠外营养的途径

肠外营养的输注途径主要有外周静脉和中心静脉。周围静脉途径是指浅表静脉,大多数是上肢周围静脉。周围静脉途径具有应用方便、安全性高、并发症少而轻等优点,适用于预期只需短期(<2 周)肠外营养支持的患者。中心静脉途径适用于需要长期肠外营养,需要高渗透压营养液的患者。临床上常用中心静脉途径:①颈内静脉途径;②锁骨下静脉途径;③经头静脉或贵要静脉插入中心静脉导管(PICC)途径。

六、肠外营养液的输注

肠外营养的输注有持续输注法和循环输注法两种。持续输注是指营养液在 24 小时内持续均匀输入体内。由于各种营养素同时按比例输入,持续供给氮源、能量及其他营养物质,对机体的代谢及内环境的影响较少。循环输注法是在稳定输注营养液的基础上缩短输注时间,使患者有一段不输液时间,此法适合于病情稳定、需长期肠外营养,而且肠外营养素量无变化的患者。

七、并发症

(一)导管相关性并发症

此类并发症多见于中心静脉穿刺。

1.气胸、血胸和大血管损伤

静脉穿刺可造成动脉、静脉、胸膜、肺脏等损伤。少量气胸(肺压缩<2%)在数天内自行吸收,可不予处理。严重气胸应行紧急穿刺抽气。重症患者需反复穿刺抽气或放置胸腔闭式引流管以引流。如导管误置入胸腔并输入营养液,可导致胸腔积液。若穿破静脉时也可导致血胸。其中锁骨下静脉穿刺的并发症发生率较高。

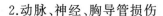

2.动脉、神经、胸导管损伤

锁骨下静脉穿刺错误时可误伤锁骨下动脉,引起局部大范围出血及血肿形成,甚至引起纵隔血肿而压迫纵隔。此外,还可能导致臂丛神经或其分支损伤。颈内静脉穿刺可能损伤膈神经、迷走神经、喉返神经,进而出现一系列相应的临床表现。

3.空气栓塞

低血容量或深吸气时胸腔内负压明显增加,若此时行穿刺置管、输液完毕未及时更换或导管连接处脱落可引起空气栓塞,穿刺置管过程中亦可发生。大量空气进入血管可直接致死。一旦发生空气栓塞,应立即将患者左侧卧位,并头低脚高,必要时右心室穿刺抽气。

4.导管栓塞与静脉栓塞

输液缓慢、导管扭曲、高凝状态等情况下,导管尖端及周围可形成血栓。如发生导管栓塞应予拔管,亦可试用肝素或链激酶治疗,但切不可采取加压注水的方法,以免血栓脱落而造成重要器官(心、肺、脑)血管栓塞。营养液多为高渗,长时间输注可刺激静脉壁而发生静脉炎及血栓形成(如锁骨下静脉血栓形成)。

5.导管相关性感染

多发生于置管后晚期,包括以下几条:①导管定植,无全身或局部感染症状,仅在标本(经导管获取的血液或已拔除的导管中的血液)中发现有病原体生存;②经隧道和完全导管置入的入口导致感染;③导管相关的血行感染。穿刺置管时未严格遵循无菌技术、导管放置时间过长等都是发生感染性并发症的因素。如出现导管相关血行感染,应该拔除管道并行合适的全身和局部治疗。

(二)代谢性并发症

肠外营养时提供的营养物质直接进入循环中,营养底物过量容易引起或加重机体代谢紊乱和器官功能异常,产生代谢性并发症,如高血糖、低血糖、氨基酸代谢紊乱、高脂血症、电解质及酸碱代谢失衡、必需脂肪酸缺乏、再喂养综合征、维生素及微量元素缺乏症等。具体如下。

1.糖代谢紊乱

肠外营养时输入大量葡萄糖,机体无法及时利用以致血糖水平骤增。可表现为高血糖伴渗透性利尿。严重应激状态下,机体常出现代谢性高血糖反应及外周胰岛素抵抗。肠外营养支持的初期阶段,往往会使血糖升高更加严重。严重高血糖所致的高渗状态可导致脑细胞脱水,患者出现昏睡或昏迷,同时出现全身脱水征。

常见的原因:①营养液输注速度过快或输液量过多;②原发疾病影响胰岛素分泌及糖代谢,如重症胰腺炎、糖尿病、胰腺癌等;③药物对血糖的影响,如糖皮质激素、生长激素和生长抑素的作用等。

防治措施:①减少葡萄糖的输注量,葡萄糖输液速度应每分钟<4 mg/kg,适当提高脂肪乳剂在非蛋白质热量中的比例,以脂肪提供$40\%\sim50\%$的非蛋白质热量为宜。②逐步增加葡萄糖的输注量,使内源性胰岛素的分泌量逐渐增加,以适应高浓度葡萄糖的输注。③补充外源性胰岛素,以调整血糖于满意范围。胰岛素不宜加入全静脉营养混合液中,一方面防止其被营养袋吸附而失去作用,另一方面不易控制用量,最好应用微量输液泵单独补充,以便随时调整用量及保证药物作用效果。胰岛素以持续静脉输注时也要注意防止血糖下降过快及低血糖。④营养液持续、均速输注,避免血糖波动。⑤输注过程中密切监测血糖浓度,同时亦应注意血钾及尿量改变。

长时间肠外营养支持会使内源性胰岛素持续分泌,若突然终止输入,体内血胰岛素水平仍较

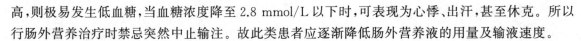

高,则极易发生低血糖,当血糖浓度降至 2.8 mmol/L 以下时,可表现为心悸、出汗,甚至休克。所以行肠外营养治疗时禁忌突然中止输注。故此类患者应逐渐降低肠外营养液的用量及输液速度。

2.脂代谢异常

长期接受肠外营养者,若营养液中不含有脂肪则可能发生必需脂肪酸缺乏。人体无法合成必需脂肪酸,必须由外界摄入,包括亚油酸、亚麻酸和花生四烯酸。某些患者存在脂肪代谢异常的基础疾病,如高脂血症、肝硬化、胰腺炎、糖尿病等。在严重应激状态下,可能会很快出现必需脂肪酸的缺乏,其原因:①必需脂肪酸及维生素 E 补充不足;②持续葡萄糖输注,使血胰岛素水平升高或外源性补充大量的胰岛素,从而使体内储存脂肪的动员受到抑制。必需脂肪酸缺乏可使患者出现皮肤干燥、毛发脱落、伤口延迟愈合、肝大、肝功能异常、骨骼改变、血花生三烯酸/花生四烯酸比值升高(正常为 0.4)、红细胞脆性增加、贫血、前列腺素水平下降等表现。每天输入 20%脂肪乳剂 250 mL 可补充必需脂肪酸 30 g,补充维生素 E 与维生素 B_6 可增加亚麻酸的生理功能。在严重感染时亦可出现脂代谢的改变,脂肪利用障碍。应用外源性脂肪时,应注意控制脂肪的补充量,每天 0.5~1.0 g/kg,并从 1/3 或半量开始,在严密监测血脂、脂肪廓清及呼吸商的情况下,酌情调整用量,并缓解输注速度。

3.氨基酸代谢紊乱

肠外营养治疗可能导致氨基酸失衡,长期肠外营养治疗时需监测血清氨基酸浓度,根据个体情况进行调整。

4.电解质及微量元素缺乏

危重患者由于能量、体液的消耗及丢失增加,可导致低钾、高钾、低镁、低磷、低钙血症。低钾血症见于较高浓度的葡萄糖输入及应用外源性胰岛素,其促使糖原合成,钾离子进入细胞内而使血钾浓度下降;渗透性利尿或应用利尿剂使尿钾排出增多;钾的补充不足。高钾血症见于钾的补充过多、大量输血;全肠外营养支持期间补钾量往往较大,碱性液体的输注可促使钾向细胞外转移,肾衰竭时亦可出现高钾血症。低镁血症常见原因为尿量增加及腹泻,使镁的排出量增加;镁的补充不足;另外,某些基础疾病易合并低镁血症,如肠瘘、胆瘘、急性胰腺炎等。低磷血症见于较长时间禁食、进食不良等使磷摄取减少;呕吐、胃肠减压等磷丢失增多;营养支持治疗时氨基酸在机体内合成蛋白质、碱中毒时促进磷向细胞内转移;代谢障碍导致体内磷储存减少及细胞内磷的利用严重减少。低钙血症多由于炎症反应时降低机体对甲状旁腺素(PTH)的反应性;交感神经兴奋、儿茶酚胺水平过高及器官衰竭可导致 PTH 分泌障碍或 PTH 抵抗;亦可见于急性胰腺炎。防治可采用静脉补充,对于肾功能正常患者静脉补充钾浓度要求不宜超过 40 mmol/L,补钾速度应控制在 20 mmol/h 以下;而肾功能异常、少尿患者补钾宜慎重。镁的补充量为每天 0.04 mmol/kg,在额外丢失患者应增加补充量并及时测定镁浓度。补磷应根据供葡萄糖、氨基酸、肾功能、胃肠液等丢失情况而进行调整,通常>20 mmol/cal。而在行肠外营养治疗时,这些电解质的需要量相应增加,于是加重了电解质的缺乏,应及时补充。禁食超过 1 个月以上可导致微量元素缺乏,最常见的是锌缺乏,其次是铜缺乏和铬缺乏;长期行肠外营养治疗的患者亦存在微量元素缺乏,故需每天补充。

(三)胃肠道并发症

长期禁食及肠外营养治疗,肠道处于休息状态,长期不使用则导致肠黏膜上皮绒毛细胞萎缩、变稀、皱褶变平,肠道黏膜正常结构和功能被破坏,极易引起肠道菌群易位导致肠源性感染。

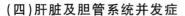

(四)肝脏及胆管系统并发症

长期肠外营养可导致胆汁淤积、胆泥形成甚至胆管结石。肠外营养提供过高的能量、过多碳水化合物、过多脂肪可导致肝功能改变,经调整及纠正营养治疗方案后,停用肠外营养或减量,肝功能大都可恢复正常。对于原有肝病基础或伴有其他疾病,如中/重度营养不良、短肠综合征,肝胆系统损害更易发生,可导致门静脉炎、脂肪肝、肝内毛细血管胆汁淤积等,进一步发展可导致肝功能不全,甚至肝衰竭及死亡。

(五)代谢性骨病

部分长期肠外营养患者出现骨钙丢失、骨质疏松、血碱性磷酸酶水平增高、高钙血症、尿钙排出增加、四肢关节疼痛,甚至出现骨折等表现,称为代谢性骨病。

八、监测

肠外营养治疗过程中需监测内容包括监测肠外营养的需要量、效果及并发症。

(一)常规监测指标

1.生命体征

体温、脉搏和呼吸的监测可帮助及时发现有无营养输液引起的不良反应和感染并发症。

2.每天液体出入量

特别是 24 小时尿量、消化液丢失量、非显性丢失液量(汗液量、呼吸道丢失等),用以了解患者体液平衡情况,以指导每天静脉补液量,在危重者中应有更加精确的记录。

3.血清电解质浓度

血清电解质浓度包括血清钾、钠、氯、钙、镁、磷浓度。

4.血气分析

可了解酸碱平衡情况。肠外营养治疗初期时需每天测定,如未发现明显异常则每 1～2 周测定 1 次,危重者有明显异常时应严密监测。

5.尿糖、血糖

通过定期测定尿糖、血糖以了解机体葡萄糖代谢和利用情况,指导每天输入葡萄糖和胰岛素的剂量,避免发生高血糖、低血糖等并发症。对接受单以葡萄糖为供能物质的肠外营养治疗患者及原患有糖尿病的患者更应重视尿糖、血糖的严密检查。

6.血清蛋白质浓度

包括血清蛋白、转铁蛋白、维生素 A 结合蛋白、纤维连接蛋白等。一般每周测定 1 次以了解营养治疗效果。

7.血常规

包括红细胞计数、白细胞计数和分类及血小板计数。一般每周查 1～2 次,如怀疑并发感染时应随时、动态监测白细胞计数及分类情况。如有血小板数下降,除需考虑可能由血液系统、脾、肝疾病等因素引起外,还应考虑有无铜缺乏的可能性,并行进一步相关检查。血中淋巴细胞数可反映免疫功能。

8.肝肾功能

包括血清总胆红素、直接胆红素、谷草转氨酶、谷丙转氨酶、碱性磷酸酶、γ-谷氨酰转肽酶、尿素氮、肌酐等,一般每周测 1～2 次,危重患者需根据病情变化及时予以复查。

9.血脂浓度及血脂廓清试验

包括血清总胆固醇、甘油三酯、低密度脂蛋白胆固醇、高密度脂蛋白胆固醇、载脂蛋白等,每周或每2周测1次。

10.体重

如果可以排除脱水或水肿等影响,体重的改变可以直接反映成人的营养状态。一般每周测量体重1～2次,最好用理想体重百分率和病前体重百分率来表示,以评估体重变化。

11.人体测量

主要测定中上臂臂围和三头肌皮褶厚度,通常每周测定1次。

12.氮平衡

为每天摄入氮量与排出氮量之差。

(二)特殊监测指标

1.血清渗透压

对接受肠外营养治疗的危重患者,当怀疑其可能有血液高渗情况时,应及时测血清渗透压(成人正常值285～295 mmol/L),在积极处理的同时应严密监测直到恢复正常。也可用下面的公式估计血清渗透压:血清渗透压(mmol/L)＝2[血清钠(mmol/L)＋血清钾(mmol/L)]＋血糖(mmol/L)＋血清尿素氮(mmol/L)。

2.24小时尿钠、尿钾测定

如果患者出现明显电解质代谢紊乱,需监测24小时尿钠和尿钾的排出总量以指导治疗。

3.胆囊超声检查

接受肠外营养治疗超过两周的患者应行胆囊B超检查以了解胆囊容积、胆汁稠度、有无胆泥等,结合肝功能检查结果综合评定肝胆系统是否受损和有无胆汁淤积情况。

4.血清维生素、微量元素测定

定期监测微量元素和维生素水平。

5.肌酐身高指数

肌酐身高指数如小于0.8则提示营养不良。

6.尿3-甲基组氨酸测定

可反映肌肉蛋白质的分解程度,尿中尿3-甲基组氨酸排出量增加提示蛋白质分解代谢加重。动态监测其值,如逐渐减少常提示应激程度减轻及营养治疗有效。

7.迟发型变态反应试验

用以了解患者的免疫功能。蛋白质营养不良患者对此试验的反应减弱或消失,经治疗后随营养状况的改善,对该试验的反应可再出现或更明显。

8.微生物污染的监测

出现与原发病无关的发热时应怀疑是否存在肠外营养相关性感染,应立即留取营养液残液、患者血液做细菌和真菌培养,必要时拔除中心静脉导管并行导管尖端微生物培养。

9.血清氨基酸谱分析

可根据需要不定期测定,以指导调肠外营养配方。

（孙　剑）

第六节 肠 内 营 养

一、定义

肠内营养(enteral nutrition,EN)是经胃肠道提供代谢需要的营养物质及其他各种营养素的营养支持方式。

二、适应证

(1)胃肠功能正常,但营养物摄入不足或不能摄入者(昏迷、烧伤、大手术后危重患者)。

(2)胃肠道部分功能不良,如消化道瘘、短肠综合征(大部分小肠切除术后)等。

(3)胃肠功能基本正常但合并其他脏器功能不良者,如糖尿病或肝、肾衰竭者。

需进行营养支持时,凡胃肠道功能正常或存在部分功能者,应当首选肠内营养或与肠外营养配合,部分应用肠内营养。

三、禁忌证

(1)胃肠道功能障碍。

(2)完全性肠梗阻(如机械性肠梗阻和麻痹性小肠梗阻)。

(3)严重的消化道出血。

(4)梗阻性内脏血管疾病,如肠系膜血管缺血或栓塞。

(5)未解决的腹部问题,包括后腹膜炎症、出血、不可控制性肠瘘。

(6)严重腹胀和腹腔内高压(IAH)等。

(7)严重腹泻,经处理无改善,应暂时停用。

(8)俯卧位时应暂停肠道喂养。

四、肠内营养制剂

肠内营养制剂根据其组成可分为非要素型、要素型、组件型及疾病专用型肠内营养制剂四类。

(一)非要素型制剂

也称整蛋白型制剂,该类制剂以整蛋白或蛋白质游离物为氮源,渗透压接近等渗,口感较好,口服或管饲均可,使用方便,耐受性强。适于胃肠道功能较好的患者,是应用最广泛的肠内营养制剂。

(二)要素型制剂

该制剂是氨基酸或多肽类、葡萄糖、脂肪、矿物质和维生素的混合物。具有成分明确、营养全面、不需要消化即可直接或接近直接吸收、含残渣少、不含乳糖等特点,但其口感较差,适合于胃肠道消化、吸收功能部分受损的患者,如短肠综合征、胰腺炎等患者。

(三)组件型制剂

该制剂是仅以某种或某类营养素为主的肠内营养制剂,是对完全型肠内营养制剂的补充或强化,以适合患者的特殊需要。主要有蛋白质组件、脂肪组件、糖类组件、维生素组件和矿物质组件等。

(四)疾病专用型制剂

此类制剂是根据不同疾病特征设计的针对特殊患者的专用制剂,主要有糖尿病、肝病、肿瘤、婴幼儿、肺病、肾病、创伤等专用制剂。肠内营养制剂有粉剂及溶液两种,临床上应根据制剂的特点、患者的病情进行选择,以达到最佳的营养效果。

五、肠内营养的途径

肠内营养的输入途径有口服、鼻胃/十二指肠置管、鼻空肠置管、胃造口、空肠造口等,具体投给途径的选择取决于疾病情况、喂养时间长短、患者精神状态及胃肠道功能。

(一)鼻胃/十二指肠、鼻空肠置管

通过鼻胃或鼻肠置管进行肠内营养简单易行,是临床上使用最多的方法。鼻胃管喂养的优点在于胃容量大,对营养液的渗透压不敏感,适合于各种完全性营养配方,缺点是有反流与误吸的风险。鼻胃或鼻肠置管喂养适合于需短时间(<2周)营养支持的患者,长期置管可致咽部红肿、不适,呼吸系统并发症增加。

(二)胃及空肠造口

适用于需要较长时间接受管饲或经鼻置管困难的患者,如存在意识障碍的危重症患者。如原发疾病需要开腹手术者可于手术同时完成,一般多为小肠造口置管术。或在床旁内镜协助下行经皮内镜下胃造口术(percutaneous endoscopic gastrostomy,PEG)或经皮内镜下空肠造口术(percutaneous endoscopic jejunostomy,PEJ)。后者具有不需剖腹与麻醉,操作简便、创伤小,可在床旁实施等优点,已经越来越多地被临床采用。

(三)经胃喂养

经胃喂养是比较符合生理的途径,一般常用于胃排空功能较好的重症患者。优点:保留对胃、十二指肠的神经内分泌刺激作用,置管简单,因胃腔容量较大,故对营养液的渗透压不敏感。但是,危重患者胃肠动力不良或排空障碍发生率较高,增加反流、误吸与吸入性肺炎的发生率,影响肠内营养的安全有效实施。不耐受经胃喂养的常见因素除了基础疾病(如糖尿病、肾功能障碍、消化道手术、严重颅脑、脊髓损伤等)外,高血糖与低血糖状态、持续镇静、应用儿茶酚胺、阿片类药物等亦是较常见的影响胃肠动力的因素。此外,经鼻胃管途径不适于接受长期肠内营养或昏迷的患者,长时间留置鼻管可增加鼻窦炎、中耳炎、口咽部与上呼吸道感染的发生。

(四)经小肠喂养

适用于合并胃动力障碍的危重患者,与经胃肠内营养相比,经小肠肠内营养优点:①促进胃肠动力恢复,较早达到目标营养量。②反流、误吸发生率低(经肠7%对经胃13%)。③研究显示小肠喂养可减少重症患者肺炎的发生,肺炎风险降低23%,但尚未发现对病死率方面的影响。对于存在肠内营养不耐受、反流、误吸的高危重症患者,可考虑给予经小肠肠内营养。

六、肠内营养的输注

肠内营养的输注方式有一次性投给、间歇性重力滴注和经泵连续性输注。

(一)一次性投给

将配好的营养液或商品型肠内营养液用注射器缓慢注入喂养管内,每次 200 mL 左右,每天 6~8 次。该方法常用于需长期家庭肠内营养的胃造瘘患者,因为胃容量大,对容量及渗透压的耐受性较好。

(二)间性重力输注

将配制好的营养液经输液管与肠道喂养管连接,借重力将营养液缓慢滴入胃肠道内,每次 250~400 mL,每天 4~6 次。此法优点是患者有较多自由活动时间,类似正常饮食。

(三)经泵连续输注

应用输液泵 12~24 小时均匀持续输注,是临床上推荐的肠内营养输注方式。具有胃肠道不良反应较少、营养效果好等优点。肠内营养液输注时应循序渐进,开始时采用低浓度、低剂量、低速度,随后再逐渐增加营养液浓度、滴注速度及投给剂量。一般第 1 天用 1/4 总需要量,营养液浓度可稀释一倍。如患者能耐受,第 2 天可增加至 1/2 总需要量,第 3、第 4 天增加至全量,使胃肠道有逐步适应、耐受肠内营养液过程。开始输注时速度一般为 25~50 mL/h,以后每 12~24 小时增加 25 mL/h,最大速率为 125~150 mL/h。输入体内的营养液的温度应保持在 37 ℃左右,过凉易引起胃肠道并发症。

七、并发症

(一)感染性并发症

1.吸入性肺炎

常见原因是营养液误吸入呼吸道引起。一次性大量吸入时患者可突然出现气促、呼吸困难、发绀等;发热,胸部 X 线检查显示上肺有无法解释的浸润性病灶。误吸入营养液后的病情严重程度主要取决于营养液的 pH、营养物质的颗粒大小、营养液的性质和吸入量等。经鼻-空肠喂养发生吸入性肺炎的可能性比经鼻-胃喂养的可能性要小得多。

吸入性肺炎的治疗:立即停止使用肠内营养并吸出气管内液体或食物颗粒,同时吸尽胃内容物;鼓励患者咳嗽以排出气管内异物;如食物颗粒进入气管,应立即行气管镜检查清除所有食物颗粒;误吸后易继发感染,应适当使用抗生素,细菌主要来源于寄生于咽喉部的厌氧菌,常需联合抗厌氧菌药物。

吸入性肺炎的预防:取半卧位,抬高床头 30°~45°;监测胃潴留情况,通常需要每 6 小时后抽吸一次腔残留量,如果潴留量≤200 mL,可维持原速度,如果潴留量≤100 mL 增加输注速度,如果残留量≥200 mL,应暂时停止输注或降低输注速度。对肠内营养耐受不良(胃潴留>200 mL、呕吐)的患者,可使用促胃肠动力药物;并注意营养液的温度、速度与浓度,浓度应由稀到浓,速度使用动力泵控制,由慢至快逐渐递增,温度适宜,在喂养管末端予以加温有助于患者肠内营养的耐受。

2.营养液配制或输送系统污染所致的感染

医护人员应注意严格执行无菌操作,配液器应严格消毒,输注营养液的管道每 24 小时更换一次,管道接头处保持相对无菌状态。

(二)胃肠道并发症

1.肠内营养相关腹泻

在肠内营养中很常见,主要原因包括肠内渗透负荷过高,饮食通过肠腔时间短、胆盐无法吸收，小肠对脂肪不耐受，肠道吸收和分泌异常，营养液温度太低等。

2.腹胀和便秘

重症患者在开始肠道喂养时应注意腹胀情况，注意减慢输注速度，降低浓度，配合胃肠动力药物及密切监测胃或肠内潴留量。便秘情况比较少见，主要是由脱水、肛门粪块嵌塞和肠梗阻引起。选择富含纤维素的肠内营养制剂可有效减少便秘的发生。

3.恶心与呕吐

原因主要有高渗透压导致胃潴留、营养液配方中脂肪含量过高、乳糖不耐受、输注速度过快、营养液气味不佳等，发生率为 $10\%\sim20\%$。按所估计的原因对症处理可预防或减少其发生率。

4.倾倒综合征

放置空肠营养管的重症患者，可出现倾倒综合征，多因高渗溶液快速进入小肠所致。减慢输注速度，适当稀释营养液以降低渗透压，多可使症状缓解。

(三)喂养管相关并发症

1.喂养管异位

喂养管异位可导致误吸及其他并发症。

2.喂养管肠内扭结

喂养管在肠内扭结会导致不能拔出。

3.喂养管刺激及压迫

中耳炎、鼻咽部不适感、鼻咽部黏膜糜烂/坏死、鼻部脓肿、急性鼻窦炎、咽部溃疡和狭窄。直径大、质地硬的喂养管可能压迫喉部黏膜造成糜烂，应改用细软的喂养管，并可用雾化吸入等缓解症状。

4.造口并发症

可出现造口出血、造口周围皮肤糜烂、造口周围溢出胃肠内容物、管道梗阻等。

(四)代谢性并发症

可出现水代谢异常、糖代谢异常、电解质或微量元素异常、维生素缺乏等，但远较肠外营养的代谢并发症少见。

八、监测

(一)胃肠道耐受性监测

功能性肠道的存在是肠内营养安全有效实施的保障，但判断重症患者肠道功能正常与否的客观指标较少，常以能否耐受肠内营养作为主要参考，临床应用中亦存在一定难度。胃残余量(gastric residual volume,GRV)是目前临床中广泛应用判断肠内营养耐受性的客观指标，认为GRV 监测对肠内营养的耐受性评估、预测反流与误吸的风险具有一定的指导意义。但 GRV 亦与肠内营养的喂养方式与用量相关，其判断标准变化范围较大。是否能可靠的预测和评价肠内营养的耐受情况，临床上还存有争议。

目前胃残余量多少标准不一，$150\sim500$ mL 均有报道，多数学者采用 $200\sim250$ mL 为标准。近年来自西班牙的有关探讨肠内营养时 GRV 标准的多中心研究，结果显示 GRV 为 500 mL 并未明显增加胃肠道不耐受的发生，而且 3 天后的喂养量明显高于对照组。由此认为肠内营养期间可将 GRV 限定在 500 mL 以下。需要强调的是 GRV 的动态变化比单次测量法在评价危重症患者肠内营养的耐受性时更有意义，同时需参考患者基础病情的前后变化。小肠喂养时 GRV

并不能反映肠内营养耐受与否,此时肠内营养不耐受常表现为腹胀、腹泻。

(二)有关代谢和营养的监测

肠内营养对机体代谢的影响相对较少,但亦需严密监测,包括每天记录患者液体出入量;定期检测血清胆红素、谷草转氨酶、谷丙转氨酶、碱性磷酸酶;定期检测血糖、尿素氮、肌酐、钠、钾、氯、钙、镁、磷、碳酸氢盐,必要时行尿电解质测定。有关营养的监测包括监测营养的需要、营养状态及营养效果,用以指导进一步营养治疗。包括实施肠内营养治疗前对患者行全面营养状况评估,根据其营养状态确定营养配方及对患者相关实验室检查等,对长期行肠内营养者根据病情对易发生缺乏的营养素不定期测定,如铜、铁、维生素、叶酸等。

九、肠内营养的优化管理策略

重症患者肠内营养实施中喂养不足是较常见的临床现象,并且与病死率增加相关。研究显示,肠内营养达到预计目标量的 30%、70%,其死亡率分别为 15%、6%。采用肠内营养的优化管理策略可提高肠内营养实施的安全性和有效性,促进早日达到预计的营养供给量,减少反流、误吸的发生,避免喂养不足及其对预后的不良影响等。

优化管理策略:①病情的评估;②采用持续输注的喂养方式;③耐受性动态监测(GRV);④使用促胃肠动力药;⑤患者恰当的体位(上胸抬高 30°~45°);⑥反流误吸高风险的重症患者,可试行经空肠喂养。例如,胃动力不良(高 GRV,胃肠轻瘫,呕吐、腹胀)和病情需要者(昏迷、半卧体位受限)应采取幽门下小肠喂养;⑦营养量的评估,肠内营养喂养量不足时及时添加肠外营养;⑧血糖的监测与控制(≤150 mg/dL)。

肠内营养计划:①24~48 小时考虑开始经胃或小肠肠内营养;②设置喂养速度 20~25 mL/h 开始,逐渐增加,如能耐受每 4~8 小时,在原基础上增加 20 mL/h;③胃肠功能良好的重症患者,多在 48~72 小时达到目标喂养量。

(孙 剑)

第七节 特殊状态的营养治疗

一、肝功能不全的营养支持

肝功能不全患者早期能耐受正常饮食,合并中度或重度营养不良时,需通过口服或管饲加强肠内营养,一天进食次数可增加至 4~7 次,以降低营养的不耐受、减少低血糖的发生。在肝功能不全并食管静脉曲张出血时,放置肠内营养管时应注意食管黏膜的损伤和诱发消化道出血,但并非绝对禁忌。合并肝硬化腹水患者行开腹胃空肠切开置管可导致腹膜炎及腹水渗漏,应慎重。

当肝功能障碍患者食欲下降且消化吸收严重障碍时,可通过肠外营养补充能量与氨基酸、维生素和微量元素。

对肝功能不全患者进行营养支持还必须考虑各种物质的代谢特点及与肝功能的关系。

(一)葡萄糖

肝功能不全者常合并有糖代谢异常,糖耐量曲线明显升高,组织对胰岛素的敏感性降低,存在胰岛素抵抗。此时经静脉补给的葡萄糖不仅可能导致血糖升高,还可能因未被彻底氧化而转化为脂肪,并沉积在肝内形成脂肪肝加重肝脏损害。此外,还可造成静息能量消耗增加、高血糖等并发症,二氧化碳生成过多加重呼吸肌负荷等。因此,葡萄糖不能作为肝功能不全者主要能源。

(二)脂肪乳

应激、创伤时机体对脂肪的利用明显加快,肝功能不全时脂肪氧化增加。目前认为中链脂肪乳(MCT)较长链脂肪乳(LCT)清除速率快,不需要卡尼汀参与可直接进入线粒体氧化代谢,对肝功能、胆红素代谢干扰及免疫功能影响小,肝功能不全患者宜选用中/长链脂肪乳剂混合乳剂。

(三)氨基酸

在早期肝硬化患者,蛋白质分解增加,低蛋白血症加速了肝细胞损害及肝功能不全的发展,此时补充蛋白质(氨基酸)能促进正氮平衡而不导致肝性脑病,可根据肝功能代偿情况给予蛋白质 1.3~1.5 g/(kg·d),平衡氨基酸与支链氨基酸相比,蛋白合成效率更高。发展至肝性脑病时,增加蛋白的摄取可能导致血氨增加,加重肝性脑病,蛋白摄入量可减至 0.5~1 g/(kg·d),富含支链氨基酸的氨基酸液能纠正肝衰竭患者血浆支链氨基酸/芳香族氨基酸比例的失衡,改善肝脏蛋白合成,减少分解代谢,减轻肝性脑病。欧洲临床营养和代谢协会推荐急性或亚急性肝衰竭患者的氨基酸补充量为 0.8~1.2 g/(kg·d)。

(四)热氮比

对肝功能不全患者,供热范围在 5 023.0~8 371.7 kJ/d 已能满足大多数患者能量需求,热氮比为(418.6~837.2)kJ∶1 g N。还应根据体重和病情定出合理的能量与蛋白质需要,减少低蛋白血症的发生,同时避免肝性脑病。

二、肾功能不全

对于可经口进食的肾功能不全患者应口服营养素,如口服仍不够者,可予肠外营养、要素饮食或管饲/肠道造瘘等方法喂养。

对于肾衰竭患者的蛋白质供给,普遍认为足量的蛋白质能减少机体蛋白质分解,同时有助于改善肾脏功能。肾衰竭患者蛋白质的摄入量应根据患者的分解代谢情况而定,如透析无法进行且患者有排尿障碍时,蛋白质必须限量。对肾功能不全患者进行营养治疗时还需注意水、电解质平衡,肾衰竭时血清钾、磷、镁离子浓度随 BUN 增高而增高,在实施营养时不能盲目按常规补充钾、磷、镁及维生素 A、维生素 D。当以上物质浓度在正常范围时,不必补给。以上物质浓度轻度下降时,可按常规量的 10%~25% 补给。对于行肾替代治疗的患者,应注意肾替代治疗过程中糖、氨基酸和维生素的丢失,在透析液中加入 4~6 mmol/L 的葡萄糖溶液有利于维持血糖稳定及减少糖的丢失;常规 24 小时维持肾替代治疗氨基酸丢失量通常在 15~20 g/d,应额外补充;肾替代治疗使 B 族维生素丢失增加,应适当增加补充量;此外须加强对血脂、电解质和微量元素的监测,提高透析患者的生存率。

三、心功能不全

心功能不全患者的营养代谢改变主要表现如下。

(1)胃肠道淤血导致营养摄入和吸收障碍。

(2)交感神经系统代偿性兴奋导致热量消耗增加。

(3)由于肝淤血导致清蛋白合成减少,肾淤血引起蛋白尿,患者可出现低蛋白血症。

(4)应用洋地黄、利尿剂及过分的限制水钠可导致电解质紊乱。

心功能不全患者经肠内营养可促进肠道运动、消化和吸收,改善肠黏膜细胞营养。在肠内营养不能达到所需摄入热量要求,并且需严格控制液体量的情况下,可选择部分或全部使用肠外营养。根据患者的营养状态及代谢状况确定适宜的营养需要量,可选择高热量密度的营养配方,需监测心脏功能及肝脏功能指标,及时调整肠外营养的剂量和配方。一旦胃肠道功能恢复,即应逐渐减少或停止肠外营养,尽早过渡到肠内营养或经口摄食。

四、呼吸衰竭

呼吸衰竭的患者应避免过度喂养,碳水化合物补充过多将增加二氧化碳的产生、增加呼吸商、加重患者的呼吸负荷。可适当增加非蛋白质热量中脂肪的比例。对呼吸衰竭患者通常采用高蛋白、高脂肪、低碳水化合物的膳食或胃肠外营养液:蛋白质、脂肪、碳水化合物热量比分别为20%、20%~30%、50%~60%;蛋白质摄入量为 1.0~2.0 g/(kg·d),热氮比为(627.9~753.5)kJ:1 g N;每天适量补充各种维生素及微量元素,依据临床电解质检测结果给予适当调整,应特别注意补充影响呼吸肌功能的钾、镁、磷等元素。合并 ARDS 患者营养支持的原则:①尽早给予营养支持,并首选肠内营养;②适当降低非蛋白热量中碳水化合物的比例,降低呼吸商;③添加鱼油与抗氧化剂的营养配方。

五、胃肠、胰腺疾病

(一)重症急性胰腺炎

重症急性胰腺炎患者在急性反应期往往存在严重的代谢紊乱,特点是高代谢、高分解、高血糖、高血脂、低蛋白血症、低钙及低镁等,急性期营养支持的目标是纠正代谢紊乱,尽可能将蛋白质丢失减少到合适水平,如无禁忌证,可早期肠内营养,通常可在发病24~48小时开始早期肠内营养。开始肠内营养的指征:血流动力学稳定;腹腔压力不超过 2.7 kPa(20 mmHg);具备空肠营养通道。肠内营养应使用输注泵调节输注速度,通常从 10 mL/h 开始,逐渐增加输注速度,通常先应用易消化肠内营养配方,之后切换成标准肠内营养配方,并逐步提高输注总量。只有当经过积极尝试仍无法实施肠内营养时才考虑肠外营养。急性期总热量摄入在 1.0~1.1 倍静息能量消耗或每天 83.7 kJ/kg 左右,氮量每天 0.2~0.24 g/kg,对无高脂血症的患者可应用脂肪乳剂,如果脂肪廓清良好,糖/脂比例可达到 5:5。感染期总热量摄入应在 1.2 倍基础代谢率,或每天 104.6~125.5 kJ/kg,氮量每天 0.2~0.24 g/kg。残余感染期总热量摄入在 1.5~2.0 倍静息能量消耗或每天 125.5~146.6 kJ/kg,氮量每天 0.24~0.48 g/kg,糖脂比例可达到 6:4。

(二)胃肠道瘘

营养治疗原则:肠外瘘发生早期以维持生命体征及酸碱平衡、电解质等内环境稳态为主,尽早行中心静脉置管以补充大量丢失的液体和电解质,同时行外科引流和抗感染治疗;内环境稳定后以控制感染、调节代谢紊乱和支持治疗为重点,可应用生长激素以促进蛋白质合成,使用短链脂肪酸以减少肠道细菌易位,加用支链氨基酸供能及精氨酸以促进免疫功能;内环境、腹腔感染控制后应根据肠瘘的类型、部位、肠道情况合理选择营养治疗方法;对严重营养不良者,应在严密监测下,在调整内环境的同时进行肠外营养治疗,待其一般情况及营养状况改善后,如胃肠道能够利用,可由肠外营养过渡至肠内营养。

　　肠内营养有助于维持肠黏膜细胞结构与功能的完整性,支持肠黏膜屏障,明显减少肠源性感染的发生。在肠瘘病情加重、机体免疫力下降、肠道低灌注情况下,肠外营养易使代谢偏离生理过程,代谢并发症增加,此时应用肠内营养显得很重要。输注营养液时应缓慢均匀,最好使用输液泵控制速度,否则会因为液体输入过快而产生吸收不良、腹痛、腹泻等症状。

(孙　剑)

参 考 文 献

[1] 李冰华.康复治疗医学基础[M].郑州:郑州大学出版社,2022.

[2] 张峰,曹建业,董利薇,等.骨科常见疾病康复治疗[M].北京:科学技术文献出版社,2019.

[3] 周顺林.脑血管病的康复治疗重点[M].北京:科学技术文献出版社,2020.

[4] 刘刚,杨峥.康复治疗临床基础[M].郑州:郑州大学出版社,2022.

[5] 许立臣.颈肩腰腿痛治疗与康复[M].郑州:河南科学技术出版社,2019.

[6] 王坤.运动损伤与康复[M].天津:天津科学技术翻译出版公司,2021.

[7] 刘西花,李晓旭,刘姣姣.心肺康复[M].济南:山东科学技术出版社,2019.

[8] 王左生,冯晓东.康复医学[M].郑州:郑州大学出版社,2019.

[9] 刘越.实用康复治疗与操作技巧[M].开封:河南大学出版社,2020.

[10] 张润洪.康复医学[M].北京:北京大学医学出版社,2019.

[11] 顾晓超,王木生,卢健敏.言语康复治疗技术[M].天津:天津科学技术出版社,2021.

[12] 章荣,张慧.社区康复[M].北京:人民卫生出版社,2019.

[13] 黄先平,张秀伟.儿童康复[M].武汉:华中科技大学出版社,2019.

[14] 郭琪,金凤.康复评定临床实用手册[M].上海:上海交通大学出版社,2022.

[15] 戴红,姜贵云,王宁华.康复医学[M].北京:北京大学医学出版社,2019.

[16] 李成君.老年疾病预防与康复治疗[M].哈尔滨:黑龙江科学技术出版社,2020.

[17] 余航.康复医学基础与临床[M].北京:科学技术文献出版社,2019.

[18] 李建华.盆底功能障碍性疾病诊治与康复 康复分册[M].杭州:浙江大学出版社,2020.

[19] 任册,肖品圆.康复评定技术[M].长沙:中南大学出版社,2019.

[20] 全莉娟.临床常见疾病康复治疗[M].开封:河南大学出版社,2022.

[21] 赵桂花.康复护理学[M].北京:北京大学医学出版社,2019.

[22] 邵季超.运动医学与康复[M].天津:天津科学技术出版社,2019.

[23] 何兴亮.实用康复治疗学[M].长春:吉林科学技术出版社,2020.

[24] 范成香.康复护理学[M].郑州:郑州大学出版社,2019.

[25] 燕铁斌,陈文华.康复治疗指南[M].北京:人民卫生出版社,2020.

[26] 崔彦辉,赵翔猛,王卫兵,等.临床疾病治疗与康复[M].哈尔滨:黑龙江科学技术出版社,2022.

［27］窦祖林,万桂芳.吞咽障碍康复技术［M］.北京:电子工业出版社,2019.

［28］王雪松.康复治疗理论与实践［M］.北京:科学技术文献出版社,2020.

［29］李小六.骨科常见疾病康复评定与治疗手册［M］.郑州:北京名医世纪文化传媒有限公司,2021.

［30］何永正.康复治疗技术与设备应用［M］.郑州:郑州大学出版社,2021.

［31］燕铁斌.骨科康复评定与治疗技术［M］.北京:科学出版社,2020.

［32］陈梅.现代康复医学诊疗实践［M］.开封:河南大学出版社,2021.

［33］刘华,荣湘江,周华.康复治疗技术［M］.北京:北京体育大学出版社,2020.

［34］刘利兵,赵新,秦立国.康复护理学［M］.北京:中国协和医科大学出版社,2019.

［35］刘陵鑫.现代临床康复治疗学［M］.哈尔滨:黑龙江科学技术出版社,2020.

［36］杨振宇.脑卒中不同恢复时期的康复治疗［J］.世界最新医学信息文摘,2021,21(30):162-163.

［37］郑金刚,李伟红,付盼盼.不同年龄段脑瘫儿童康复治疗特点的比较［J］.深圳中西医结合杂志,2022,32(2):25-27.

［38］黄金君,张茗俊,熊波,等.早期综合康复治疗急性脑梗死的疗效及价值分析［J］.大医师,2022,7(2):87-89.

［39］陈骁,张卫.全膝关节置换术后疼痛与康复治疗进展［J］.大医师,2022,7(7):137-141.

［40］占丰飞.综合康复治疗脊髓损伤患者的应用及预后分析［J］.中国伤残医学,2022,30(17):51-54.